JN087582

女子栄養大学
管理栄養士国家試験対策委員会 編

管理栄養士
国家試験
受験必修
キーワード集

第10版

Compulsory Keywords for National Exam.

女子栄養大学出版部

第10版はしがき

　本書は，管理栄養士国家試験の受験準備に必要な用語を解説し，また，管理栄養士に求められる標準的知識を学べるように編集してあります。初版（2002年，約2300語）以来，受験生の皆様から好評をいただき，版を重ねてきました。

　この度，前版（2018年）掲載の項目を見直し，記述の改善を図るとともに，若干の項目を追加し，第10版（約3600語）としました。例文は，直近3年分（2019～2021年）の国家試験問題を精査して入れ込み，2006年以降のものから取捨選択しました。なお，前版までの巻頭の科目別キーワード一覧は削除しました。

本書の特色は，以下のとおりです。
1. 過去の国家試験問題を，系統的に分析し，その中から，試験対策に必要な用語を精選してあります。
2. 用語の選別は，ガイドラインに準拠しています。
3. 用語は，管理栄養士に求められる標準的知識をベースに，わかりやすくかつ詳しく解説してあります。
4. 過去問における出現頻度に基づき，各用語の重要度ランクを示してあります。
5. 各用語について，過去問中に出現した問題の選択肢を適宜正解の文章としたものを例文とし，科目別に記載してポイントをつかめるようにしてあります。
6. 用語の効率的検索のために，索引（巻末）の充実を図っています。
7. 手軽に持ち運びのできるハンディ版です。
8. 国家試験対策だけではなく，養成課程における授業や栄養士・管理栄養士業務のパートナーとしても利用できるように編集してあります。

管理栄養士国家試験問題は広範，多岐にわたっています。能率的な受験準備のために本書を指針として，役立てていただければ幸いです。

2021年10月
女子栄養大学
管理栄養士国家試験対策委員会

1　利用のてびき

1 キーワード

2 重要度ランク

3 同義語または別名

【アミノ-カルボニル反応】★★★《メイラード反応, アミノ糖反応》　アミノ化合物とカルボニル化合物との間で起こる反応。食品の加工, 調理, 貯蔵時における非酵素的褐変は, おもにこの反応に起因する。アミノ化合物としてアミノ酸*, ペプチド*, たんぱく質*やアミン類が, カルボニル化合物として還元糖*, 各種カルボニル化合物(脂質酸化生成物など)がある。
(食物) しょう油の色は, アミノ-カルボニル反応により生じる。[2014]
【アミノ酸価】⇨アミノ酸スコア

4 *印

5 例文(正文)

6 ⇨印

1 キーワード──標準的表記法に従って, 50音順に配列した。

2 重要度ランク──★の数でランク付けした。数の多い用語ほど重要度が高い。
　　★★★★★(5つ):複数の教科にまたがって繰り返し出題される可能性のある最重要用語
　　★★★★(4つ):複数の教科にまたがって繰り返し出題される可能性のある重要用語
　　★★★(3つ):複数の教科にまたがって出題される可能性のある用語
　　★★〜★(1〜2つ):1〜2教科中に過去の国試に出題されたことのある用語, あるいはこれから出題される可能性のある用語

3 同義語または別名──解説文の前に《　　》に入れて記載した。重要なものはキーワードとしても載せた。

4 *印──*印を付した語は, 本書の中でキーワードとして解説されている。

5 例文(正文)──試験科目別に, 過去問に出現した選択肢から精選し, 試験対策のポイントを掴めるように適宜正解の文章とし, [年度]を付して収載した。また, 必要に応じてオリジナル例文を付記した([年度]の記載なし)。なお, [年度]を付した例文のうち法令や制度の改正などにより, 現行に即した表現に改めたものがある。

科目名は次のように省略した。

(社会) 社会・環境と健康
(人体) 人体の構造と機能及び疾病の成り立ち
(食物) 食べ物と健康
(基栄) 基礎栄養学　(応栄) 応用栄養学
(栄教) 栄養教育論　(臨栄) 臨床栄養学
(公栄) 公衆栄養学　(給食) 給食経営管理論

6 ➡印——見よ項目。解説を施した同義語または別名。

2　配列のしかた

1) キーワードの配列は50音順によったが，例外として化学物質の異性体や結合の位置を示す記号や数字は無視して配列した（2-ナフチルアミン→ナ）。ただし，それを冠しないと意味をなさないものはその位置に配列した（β-酸化→ベ，n-3系脂肪酸→エ）。
2) 濁音は清音とみなし，拗促音は直音として配列した。また，長音は無視して配列した。
3) 欧文字の読みは下記に従って配列した。
　　A:エー, B:ビー, C:シー, D:ディー, E:イー, F:エフ, G:ジー, H:エイチ, I:アイ, J:ジェー, K:ケー, L:エル, M:エム, N:エヌ, O:オー, P:ピー, Q:キュー, R:アール, S:エス, T:ティー, U:ユー, V:ブイ, W:ダブリュー, X:エックス, Y:ワイ, Z:ゼット

3　本書の上手な使い方

1) 全科目にわたって試験対策に役立つキーワードを精選し，解説を付してありますので，いつも手元に置いて，たえず参照してみてください。また，短期準備の場合には，本書を教科書ダイジェストとして読むこともお勧めします。
2) キーワードの下にある例文は過去問から作成した文章で，試験科目区分ごとにまとめてあります。例文に目を通すことで，出題傾向や出題頻度を把握することができます。
3) 短期準備のためには，★の数の多いキーワードから優先的に学習することをお勧めします。

イラスト●鈴木あり
表紙・大扉デザイン●Concent,Inc.（鈴木住枝）
本文イラスト●熊アート
レイアウトデザイン●金子　裕
校正●くすのき舎

本編

ア

【IHD】 → 虚血性心疾患

【ISO】 ★《International Organization for Standardization, 国際標準化機構》 電気および電子技術分野を除く全産業分野（鉱工業、農業、医薬品等）に関する国際規格の作成を目的とする国際標準化機構。国際的な製品やサービスの交換のため、標準化活動の発展、促進を目的とする。ISO9000は品質マネジメントシステム、ISO14000は環境マネジメントシステムである。審査登録機関の審査を受け認証を得るためには「PDCA*」活動を基本にした継続的改善活動が重視される。

(食物) ISO14000シリーズは「環境マネジメント」に関する国際規格である。[2012]

(給食) ISOとは、国際標準化機構のことであり、ISO9000シリーズは、品質管理に関するマネジメントシステムである。[2007]

【IMP】 → イノシン酸

【ILO】 ★★《International Labor Organization, 国際労働機関》 国連の専門機関（政府間機関）の1つ。ILOでは加盟各国における労働条件・雇用関係の改善、男女平等の問題、労働問題の調整、労働統計等を扱っている。労働衛生（産業保健）についてはWHO*との協同が多い。

(公栄) 国際労働機関（ILO）は、栄養士の定義を定めている。[2008]

(社会) ILO（国際労働機関）は、労働条件の向上を推進している。[2008]

【IgE】 ★★★《immunoglobulin E, 免疫グロブリンE, レアギン抗体》 Ⅰ型アレルギー（即時型アレルギー）*に関与する抗体。5種の免疫グロブリン*の中で血中濃度は最も低い。食物アレルギー*やアトピー性アレルギー、寄生虫感染で増加する。IgE抗体は肥満細胞*（マスト細胞）や好塩基球に結合する。マスト細胞に結合したIgEにアレルゲン*（抗原）が結合すると、細胞からヒスタミン*やセロトニン*などの化学伝達物質が放出され、その結果数分以内で症状があらわれる。アレルゲン

の種類や侵入部位によって、気管支喘息やじん麻疹、発赤あるいはアレルギー性鼻炎、腹痛・下痢などの症状があらわれる。臨床症状やアレルゲン特異的IgE抗体の検出（RAST法など）、食物除去および負荷試験などにより診断される。全身性症状を呈するアナフィラキシーショック*は、IgE抗体が関与する。

(人体) IgEは、形質細胞から分泌される。[2017] ／肥満細胞（マスト細胞）は、IgEと結合する受容体をもっている。[2009]／食物アレルギーの発症には、IgEが関与する。[2006][2008][2009]

(臨栄) アナフィラキシーショックは、IgE（レアギン抗体）が関与する。[2009]

【IgA】 ★★★★《immunoglobulin A, 免疫グロブリンA》 腸管などの粘膜*で外来抗原の侵入を阻止して感染防御あるいはアレルギー発症抑制に働く分泌型の抗体。血清中に存在する血清型IgAと唾液、母乳、涙、鼻粘膜、気管分泌液、腸管分泌液などに分泌される分泌型IgA（s-IgA）の2つのタイプがある。血清型IgAは一量体であるのに対して、分泌型IgAは形質細胞内でJ鎖（joining chain）が結合した二量体としてつくられ、さらに分泌成分（SC）と結合して粘膜表面に分泌されて粘膜免疫の主力として働く。リンパ節や脾臓などがおもに働く全身免疫と区別して、粘膜免疫を局所免疫*とよぶこともある。IgA腎症は、腎糸球体のメサンギウムにIgAが沈着して起きる糸球体腎炎である。

(人体) IgAは、唾液や腸管分泌液に多く含まれる。[2017]／分泌型IgAは二量体である。[2011]

(応栄) 分泌型IgAは、成熟乳より初乳に多く含まれている。[2012][2015][2016][2017]

(臨栄) 腸管では、IgAが分泌される。[2007]／わが国では、IgA腎症の頻度が高い。[2006]

【IgA腎症】 ★《Berger（ベルジェ）病, メサンギウム増殖性糸球体腎炎》 糸球体*におけるIgA（免疫グロブリンA）のびまん性沈着を特徴とし、メサンギウム増殖を主病変とする糸球体腎炎。最初の報告者の名前をとってベルジェ病ともよばれる。原発性慢性糸球体腎炎の中で最も頻度が高く、成人の糸球体腎炎の約30%、小児の

20%を占める。職場や学校検診でのたんぱく尿や血尿により発見される場合が多い。血尿は持続性で、肉眼的血尿を認める場合もある。たんぱく尿は軽微なものから1g/日以上のものもある。また、血中IgA値が高値になることが多い。比較的予後は良好であるが、20〜30%は大量のたんぱく尿と高血圧を伴い腎不全*に陥る。治療は腎機能低下に応じた安静と食事療法、ステロイド剤、抗血小板剤、降圧剤を投与する。

(臨栄) わが国ではIgA腎症の頻度が高い。[2006]

【IgM】 ★《immunoglobulin M, 免疫グロブリンM, γ1-マクログロブリン》 免疫初期に産生される抗体。抗原が体内に侵入した時、まずIgM抗体がつくられる。J鎖(joining chain)によって五量体を形成している。5種の免疫グロブリン*のうちで最も大きい分子量をもつ。感染早期の防御に重要である。

(人体) IgMは、感染の初期に上昇する。[2009] ／IgMは、胎盤を通過しない。[2017]

【IgG】 ★★★★《immunoglobulin G, 免疫グロブリンG》 ヒト血清中で最も高濃度に存在する免疫グロブリン*。分子量は約16万。成人男子の血中濃度は約12mg/mL。二次免疫応答で速やかに出現して高値を維持する。種々の抗原に対する抗体が含まれ胎盤通過性があることから、新生児の体液性免疫による生体防御には重要である。新生児体内にある母親由来のIgG抗体濃度は分娩後2〜3カ月後に最低になる。IgGは、2本のL鎖(Light chain)と2本のH鎖(Heavy chain, IgGの場合γ鎖という)、合計4本のポリペプチドからなり、2つの抗原*結合部位をもつ(2価)。IgG1〜IgG4の4種のサブクラスがあり、IgG4以外は補体結合能があり、古典経路を介して補体を活性化して殺菌作用を促す。またマクロファージ*などのFcレセプターに結合して食作用を促す。

(人体) IgGは、単量体である。[2020]／IgGは、ヒト血清中に最も高濃度で存在する免疫グロブリンである。[2009]／IgGは、胎盤を通過し新生児の体液性免疫を担う。[2009]／IgGは、各2本のL鎖とH鎖をもつ。[2010]／IgGは、抗原結合部位を2つもつ。[2011]／IgGは、糸球体基底膜を通過しない。[2016]

(応栄) 血中IgG濃度は、生後3〜6カ月頃に最低値になる。[2021]

【ICD】 ★★《International Statistical Classification of Diseases and Related Health Problems, 疾病及び関連保健問題の国際統計分類, 国際疾病分類》 世界保健機関(WHO*)が作成し、加盟国にその使用を勧告している「疾病、傷害及び死因分類」。ICDとは、「疾病及び関連保健問題の国際統計分類」の略語である。ICDは、医学の進歩や多様化する用途に応じて適宜修正されており、日本では1990年(平成2)にWHO総会で採択されたICD-10が1995年(平成7)から適応され、2006年(平成18)からはICD-10(2003年版)が使用されている。統計法に基づく統計調査や医療機関における診療録の管理等に活用。なお、同法の改定・施行により平成28年1月からICD-10(2013年版)が使用されている。

(社会) 疾病の発生や死因の調査結果は、ICDに従って分類される。／死因分類には、ICD-10が用いられている。

【IgD】 ★《immunoglobulin D, 免疫グロブリンD》 たんぱく質分解酵素に高い感受性をもつ免疫グロブリン*。分子量17〜20万の糖たんぱく質で、ヒト血清中に0.02〜0.4mg含まれる。抗体産生細胞の誘導に関与すると推定されている。

(人体) IgDは、ヒト血清中に0.02〜0.4mg含まれ、IgEの次に少ない。

【アイスクリーム】 ★ 牛乳*などを原料に用いた冷凍食品。乳および乳製品に、卵、砂糖などの甘味料*、香料等を加えて加熱後攪拌し、泡立てながら半凍結または凍結させたものをいう。乳等省令では、乳固形分3.0%以上のものをアイスクリーム類とし、大腸菌群陰性のものとされている。乳固形分と乳脂肪分の多い順にアイスクリーム、アイスミルク、ラクトアイスの3種に区分されている。アイスクリームの乳固形分は15%以上、うち乳脂肪分は8%以上と定められている。

（食物）アイスクリームを長く保存した場合に，組織が砂状になることをサンデ化という。／アイスクリーム，アイスミルク，ラクトアイスの中で乳脂肪分が最も高いのはアイスクリームである。[2008]／アイスクリームは，乳脂肪分が8.0%以上のものをいう。[2019]

【アイソザイム】 ★★《イソ酵素》 同じ反応を触媒するが，一次構造が異なる酵素*群。同一個体において複数存在し，生理的変化や，特定の組織で発現する，各々異なるアイソザイム型が存在する。電気泳動法*によって分離され，臨床検査*において病気の診断の一基準として用いられる場合もある。例として，乳酸脱水素酵素（LDH）*にはH（心筋型）とM（骨格筋型）の2種，4つのサブユニットで構成されている。サブユニットの組み合わせにより，H_4，H_3M_1，H_2M_2，H_1M_3，M_4の5種のアイソザイムが存在する。

（人体）同じ反応を触媒する酵素で，たんぱく質の構造が異なる酵素をアイソザイムという。[2007][2008][2010][2015][2020]／アイソザイムは，同じ基質特異性をもつ。[2012][2014][2015]／乳酸脱水素酵素には，アイソザイムがある。[2016]／アイソザイムのミカエリス定数（Km値）は，かならずしも同じではない。[2015]

【アイソトープ】 ➡同位元素
【IPA】 ➡エイコサペンタエン酸
【IBS】 ➡過敏性腸症候群

【iPS細胞】 ★《iPS：induced pluripotent stem cells，誘導多能性幹細胞，人工多能性幹細胞》 体細胞より作成される多能性をもった幹細胞株。ES細胞*が内部細胞塊より作られるのに対し，iPS細胞は，体細胞に4種類の遺伝子（Oct3，Sox2，c-Myc，Klf4）を導入しES細胞に似た多能性をもった幹細胞株である。ES細胞は適当な分化誘導剤を添加することにより心筋細胞，肝細胞，神経細胞等に分化させることができ，再生医療*への応用が期待されるが，受精卵に由来するため倫理上の問題があった。そこで開発されたのがiPS細胞であり開発者の山中伸弥博士には2012年にノーベル賞が授与されている。

iPS細胞によってES細胞のもつ倫理面の問題も解決され，臨床応用されている。

（人体）iPS細胞（人工多能性幹細胞）は，神経細胞に分化できる。[2015]

【IVH】 ➡中心静脈栄養法

【アウエルバッハ神経叢】 ★ 消化管の運動調節に関わる自律神経叢。十二指腸*以降の消化管の筋層は内輪層と外縦層からなり，両層の間にアウエルバッハ神経叢がある。また粘膜下層にはマイスネル神経叢*がある。

（人体）消化管の筋層の2層の間には，アウエルバッハ神経叢が存在している。

【アウトカム評価】 ★★★《結果評価，成果評価》 栄養状態・健康状態，生活の質（QOL）に関する評価。具体的には，肥満度や血液検査などの健診結果の変化，糖尿病*の有病者数，死亡率*，要介護率，医療費の変化などが，アウトカム（成果）評価とされる。

（栄教）「健康診断の結果，肝機能の改善がみられた」は，結果評価である。[2012]／「学習者の日常生活動作の改善を確認した」は，結果評価である。[2016]／生活満足度は，後期高齢者を対象に低栄養予防を目的とした栄養教育を計画した際，結果評価の指標となる。[2017]／BMIは，後期高齢者を対象に低栄養予防を目的とした栄養教育を計画した際，結果評価の指標となる。[2017]

（公栄）糖尿病有病者の割合は，特定健康診査・特定保健指導のアウトカム（結果）評価に用いる指標である。[2014]／健康指標の変化は，結果評価にあたる。[2013][2017]／結果評価の1つに，耐糖能異常者の割合がある。[2010]／医療保険のレセプトは，アウトカム評価に活用できる。[2011][2012]／低栄養状態にある者の割合は，結果評価の指標である。[2016]

（給食）給食利用者の栄養状態の確認は，給食における栄養管理の結果評価である。[2007]／健康診断における有所見者数の割合は，栄養管理の結果評価項目である。[2014]

【アウトプット評価】 ★《事業実施量評価》 事業実施量評価のこと。具体例として，プログラムの実施回数，参加人数などがある。

（公栄）栄養教室の実施回数と参加者数についての評価は，アウトプット評価である。／生活習慣病関連の医療費は，アウトプット評価にあたる。[2016]

【和えもの】 ★　野菜，魚介類*などの材料を茹でる，しめるなどの下処理をした上で，調和のよい和え衣で和えたもの。衣の材料は，豆腐*，卯の花，卵黄*，全卵，ごま，落花生，みそなど。種類は白和え，ごま和え，黄身酢和え，木の芽和え，ぬたなどがある。

（給食）和えもの料理では，仕上がりから喫食までの保管温度を10℃以下とする。

【亜鉛】 ★★★★　必須微量ミネラル（無機質*）の1つ。亜鉛は成人体内に約2g含まれ，このうち95％は細胞内に存在し，おもに骨格筋，骨，皮膚，肝臓，脳，腎臓などに分布する。また，DNAポリメラーゼ*やRNAポリメラーゼ*などの200種類以上の酵素に含まれる。食品では，肉類，大豆，海藻，穀類*などに含まれるが，穀類中のフィチン酸塩や食物繊維*の過剰摂取によって吸収が阻害される。欠乏すると，成長障害，食欲不振，味覚障害，皮疹，精神障害，免疫機能低下，生殖機能異常をきたす。生体内の亜鉛の指標は血漿亜鉛濃度が用いられるが，日内リズム，食事摂取，ストレス，種々の病態で変動する。

（人体）亜鉛欠乏により，免疫能が低下する。[2007]

（食物）亜鉛は，皮膚や粘膜の健康維持を助ける栄養素である。[2016]

（基栄）亜鉛の欠乏によって，味覚異常を起こす。[2010][2015]／亜鉛の吸収は，共存する食品成分の影響を受ける。[2013]／腸管からの亜鉛吸収は，穀類などに多く含まれているフィチン酸によって阻害される。[2012]／亜鉛はスーパーオキシドジスムターゼ（SOD）に含まれる。[2008]／亜鉛の構成成分は，アルカリホスファターゼである。[2016]

（応栄）亜鉛は，妊婦の付加量が設定されている。[2015]

（臨栄）亜鉛は，わが国で使用されている高カロリー輸液用微量元素製剤に含まれている。

[2010][2012]／亜鉛欠乏では，味覚異常がみられる。[2017][2020]／褥瘡では，亜鉛を十分に摂取する。[2019]

【アカラシア】 ⇒食道アカラシア

【あく】 ★★　食品中に含まれるえぐ味*，苦味*，渋味*など不味成分および褐変物質の総称。茶や赤ワインなどの渋味，ふきやホップの苦味など，適量であれば好まれる場合もある。あく成分の代表的なものは，カルシウム*やマグネシウム*などの無機塩類・配糖体の一種や有機塩類，有機酸，塩基性物質，サポニン*，タンニン*，アルカロイド*，テルペンなどである。たけのこのえぐ味はチロシンが酵素により酸化されたホモゲンチジン酸*とシュウ酸である。あくを取り除く操作をあく抜きといい，茹でる時に灰，重曹*，米ぬか，小麦粉などを加える。

（食物）たけのこのあく除去は，米ぬか（米のとぎ汁）で茹でる。[2009]／あくを抜くことで，食物アレルギーの抗原性は弱くなる。

【アクアポリン】 ★　《水チャネル，AQP：Aquaporin》　浸透圧*に依存して水の高速輸送を行う細胞膜貫通たんぱく質。ヒトではアクアポリン0から12までの13種類が明らかになっており，局在する細胞，たんぱく質の構造，機能等が異なる。アクアポリン0は眼水晶体に，1は赤血球や腎臓近位尿細管に，抗利尿作用をする下垂体後葉ホルモンのバソプレシン*は，腎臓集合管に作用してアクアポリン2を活性化させ，水の再吸収を促して尿量を減少させる。

（人体）アクアポリンは，細胞膜における水の通過に関与する。[2011]

【悪液質】 ★★《カヘキシー》　がん*をはじめ結核*，血液疾患などで，末期にみられる著しい衰弱状態。その特徴は，病状の進行に伴い，体重減少，低栄養*，筋肉*量減少による消耗状態が徐々に進行していく。食欲*不振を合併していることが多い。特に，がん患者は悪液質が合併しやすいが，がん種によっては悪液質を生じにくいものもある。食欲不振による体重減少，特に筋肉量の減少が特徴である。

ア

●アクエ

その原因としては，食欲不振による摂取量減少および炎症*反応による代謝の亢進や筋肉組織や脂肪組織*の崩壊の亢進などである。このような状態の患者は，がん治療の抵抗性も弱く，予後も悪いとされており，悪液質が進行しているかを確認することは重要である。

(臨栄) がん悪液質には，サイトカインが関与する。[2017]／がん悪液質では，除脂肪体重が減少する。[2017][2018]／悪液質では，筋たんぱく質の異化が優位になる。[2021]／慢性心不全が進行すると，悪液質となる。[2021]

【アクシデントレポート】➡インシデントレポート

【悪性黒色腫】★ 皮膚*，口腔，眼球などにあるメラニン*色素を産生する細胞（メラノサイト）から発生する悪性腫瘍*。太陽光線への皮膚の過剰な露出が原因となりうる。白人では罹患率が極めて高い。好発部位は顔面，足底部，手掌，爪床の皮膚，口腔粘膜，さらには網膜，髄膜にも発生する。血行性に肺，リンパ行性に所属リンパ節などに転移する。皮膚がんの中では最も悪性度が高い。

(人体) 悪性黒色腫は，メラニンを産生する色素細胞が悪性化したものである。

【悪性腫瘍】➡悪性新生物

【悪性新生物】★★★★《がん，悪性腫瘍》 異型性が著しく，細胞が非可逆的かつ発育が速く異常な増殖をし，周囲の正常細胞への浸潤性と遠隔部への転移を特徴とした新生物。一般にがんといわれるものである。新生物または腫瘍とは，細胞組織が自律的に異常な増殖をするものをいい，その生体への悪影響の程度によって良性と悪性に区分される。悪性のものがいわゆる悪性新生物である。上皮細胞から発生するものをがん腫，結合組織および血液の腫瘍（白血病，リンパ腫など）を肉腫として区分される。1953年（昭和28）から1981年（昭和56）まで死因の第2位，それ以降第1位となっている。死亡数・死亡総数に対する割合・粗死亡率は増加傾向。年齢調整死亡率*は男女ともに減少傾向。近年の粗死亡率では，男は肺がん・胃が

ん*・大腸がん*，女は大腸がん・肺がん・膵臓がんが多い。胃がんは食生活など生活様式の変化やがんの早期発見・早期治療の確立・普及によって，子宮がんは衛生状態の改善やがん検診の普及と早期治療によって減少傾向にある。男の肺がん・大腸がん，女の肺がん・大腸がん・乳がんは増加傾向を示している。一方，欧米より胃がんが多く，肺がん・乳がんが少ないが，しだいに欧米の傾向に近づいている。

(社会) 悪性新生物の二次予防対策として，がん検診が行われる。[2007]／悪性新生物の粗死亡率は，上昇傾向にある。[2006][2013]／特定死因として，悪性新生物を除去した場合の平均寿命の延びが最も大きい。[2007]

(人体) 悪性腫瘍では，血行性転移が起こる。[2008]／後天性免疫不全症候群（AIDS）では，悪性腫瘍発生の頻度が高い。[2006]／上皮細胞由来の悪性腫瘍をがん腫とよぶ。[2006]／悪性腫瘍は，組織学的に異型性が強い。[2008]／悪性腫瘍の細胞の増殖は速い。[2008]／良性腫瘍は，悪性腫瘍と比べて細胞の分化度が高い。[2019][2021]／悪性腫瘍では浸潤性に発育（進展）する。[2008]／悪性腫瘍は，細胞の核細胞質比（N/C比）が大きい。[2008]／磁気共鳴イメージング（MRI）は，悪性腫瘍の診断に用いられる。[2013]／肉腫は，非上皮性の悪性腫瘍である。[2021]

【悪性中皮腫】★ 肺胸膜，心膜や腹膜表面の中皮細胞に発生するがん。発生部位により悪性胸膜中皮腫，悪性腹膜中皮腫，悪性心膜中皮腫に分類される。悪性胸膜中皮腫と悪性腹膜中皮腫はアスベスト*への曝露歴が発症に深く関係しており，業務上疾病に認定されている。

(社会) アスベスト（石綿）は，悪性中皮腫の原因となる。[2006]

【悪性貧血】➡ビタミンB12欠乏症

【アクチン】★★ 筋肉*の主要たんぱく質の一種。分子量約4万の球状の単量体をG-アクチンといい，これが線（繊）維状に重合してアクチンフィラメント（F-アクチン）を形成する。ミオシンフィラメントとともに筋線維を構成し，横紋筋の主体となる。アクチンフィラメントはミオシン

フィラメントとATP*存在下で滑りによる収縮を起こす。死後硬直*はATPの減少により筋肉の収縮性が失われ、アクチンとミオシンが結合しアクトミオシン*となることによる。

(人体)アクチン、ミオシンは、収縮たんぱく質である。[2009]／筋収縮は、アクチンフィラメントがミオシンフィラメントの間に滑り込むことによって起こる。[2011][2017]／心筋細胞内のカルシウムイオン濃度の上昇により、アクチンとミオシンが結合する。[2010]

【アクティビティファクター】★　《Af: Activity factor, 動作強度, 活動係数》　日常生活に必要な消費エネルギー量を表す指数。アクティビティファクターは活動時の全消費エネルギー量を基準となる代謝量(米国では安静時代謝*、日本では基礎代謝*)で割った数値であり、日常生活の活動レベルを示す指標として国際的に広く使われている。睡眠は1.0、座位または立位の静的な活動は1.1〜1.9、ゆっくりとした歩行や家事など低強度の活動は2.0〜2.9、長時間持続可能な運動・労働など中強度の活動(普通歩行を含む)は3.0〜5.9、頻繁に休みが必要な運動・労働など高強度の活動は6.0以上となる。エネルギー代謝率(RMR)に1.2をプラスして求められる。

(基栄)動作強度(Activity factor)とは、各種動作のエネルギー消費量が基礎代謝量の何倍であるかを示したものである。

(臨栄)寝たきり患者では、活動係数として1.0〜1.2を用いる。[2009]

【アクティブガイド】⊃健康づくりのための身体活動指針

【アクトミオシン】★　筋肉の収縮、弛緩に関係する筋原線(繊)維たんぱく質のアクチン*とミオシンの複合体。水産練り製品の原料となるすり身は魚肉に2〜3%の食塩を加えて筋原線維たんぱく質を溶解させ、さらにすりつぶして、アクトミオシンを形成させることで肉糊状にしたものである。かまぼこなどの練製品の原料のすり身のゲル化現象では、アクトミオシンが熱により分子間に架橋をつく

り、網目構造の中に水分を閉じ込めて安定化するので弾力が出る。

(食物)塩化ナトリウムは、魚肉のアクトミオシンの調製に用いられる。[2018]

【アクリルアミド】★★★　食品の加熱調理により生成する有害成分。神経毒性や発がん性が懸念される化学物質である(本来は、塗料や合成樹脂などの工業原料)。炭水化物*を多く含む食品を高温で加熱調理*した場合にアミノ酸の一種であるアスパラギンが、グルコース*やフルクトースなどの還元糖*とアミノ－カルボニル反応*する過程で生成する。ポテトチップスやフライドポテト、コーヒーなどに比較的多く含まれるが、野菜などを高温調理した食品(天ぷらなど)にも存在することが報告されている。健康への影響が懸念されてはいるが、通常の食生活における摂取量で発がん性が認められるかどうかははっきりしていない。

(食物)アクリルアミドは炭水化物を多く含む食品の加工により生成される。[2017]／アクリルアミドは食品の加熱により生成される。[2017]／アクリルアミドは、アミノカルボニル反応によって生じる。[2020]／アクリルアミドは、アスパラギンとグルコースの高温加熱で生成する。[2017][2018]／アクリルアミドは加熱調理で分解されない。[2017]／アクリルアミドは神経障害を引き起こす。[2017]

【アクロレイン】★　不飽和脂肪酸*加熱分解産物の揮発性不飽和アルデヒド。油の長時間加熱によって生じる特有の酸化臭で、多量に吸い込むと胸やけを起こす。

(食物)油温が240℃以上になると油が分解してアクロレインを生じる。

【アジソン病】★★《Addison病, 慢性原発性副腎皮質機能低下症》　慢性副腎皮質機能不全症。副腎皮質各層の慢性的な破壊・萎縮に伴うホルモン*の合成・分泌不全。易疲労性、食思不振、悪心・嘔吐、低血圧、体重減少、皮膚・粘膜の著明なメラニン色素沈着、無月経、低血糖、低ナトリウム・高カリウム血症、低コルチゾール血症、低アルドステロン血症、高ACTH血症などの症状を呈する。副腎皮質低下症の原因

は，先天的なものと後天的なものがあるが，アジソン病は特に後天的なものを指す。後天的原因は副腎結核，がんの副腎転移，自己免疫による発症（特発性アジソン病，特発性副腎皮質萎縮）などである。

人体 アジソン病では，皮膚や口腔粘膜にメラニン色素の沈着がみられる。／アジソン病では，血中コルチゾールの低下がみられる。[2021]

【アシドーシス】★★★★ 体液*の酸塩基平衡が変化してpH*が低くなり酸性に傾いた状態。通常の体液pHは7.40であるが，pH7.35以下をアシデミアといいその病態をアシドーシスという。酸塩基平衡の調節は主として肺*と腎臓*で行われ，腎臓で産生されるHCO₃⁻（重炭酸イオン）濃度と呼吸調節による二酸化炭素分圧により決定する。呼吸性アシドーシスは，呼吸機能の障害により体内に二酸化炭素が蓄積する状態をいい，代謝性アシドーシスは，乳酸やケトン体などの不揮発酸の産生過剰または腎臓からの酸排泄障害または重炭酸イオンの喪失によって生じる。血液のpHが低下すると，心収縮力が低下し心不全や不整脈を起こし，頭痛，意識障害，痙攣などの中枢神経症状も呈する。カリウムの細胞内から細胞外への移行を促進して高カリウム血症をきたすこともある。

人体 飢餓では，代謝性アシドーシスとなる。[2010]／肺気腫では，呼吸性アシドーシスとなる。[2010]／腎不全では，アシドーシスとなる。

【亜硝酸塩】★★ 食品の発色剤（ナトリウム塩）。ハム，ソーセージ，イクラ，すじこ，たらこなどに使用。ヘモグロビン*やミオグロビン*と結合し，ニトロソヘモグロビンやニトロソミオグロビンとなり，食肉製品の色を安定に保つ。食品添加物として使用基準が設けられている。

食物 亜硝酸塩は，食肉の酵素的褐変を防止するために用いられる。／ハムやソーセージの発色剤として，亜硝酸塩が用いられる。[2008][2011][2015][2016]

【アシル基】★ カルボン酸（R−COOH）からヒドロキシル基（−OH）を除いた残りの原子団の総称。一般にRCO−で表される。酢酸の−OHを除いた残りの原子団CH₃CO−をアセチル基というが，アシル基の一種である。生体内でのアシル基転移を伴う反応はいずれも補酵素A（CoA）*が関与している。

食物 CoAは，アシル基，アセチル基の転移反応に関与する補酵素である。

【アシルCoA】★ 脂肪酸*のカルボキシ基（−COOH）とCoA（補酵素A）*のチオール基（−SH）が脱水結合したもの。脂肪酸の代謝は，まずアシルCoAという活性型になって行われる。脂肪酸がβ酸化を受ける時，アシルCoAはミトコンドリア*の内膜を通過できないので，いったんカルニチンと結合してアシルカルニチンとなり，内膜を通過した後，ミトコンドリアのマトリックス内で再びアシルCoAに戻る。

人体 アシルCoAのアシル基は，カルニチンに転移され，アシルカルニチンとしてミトコンドリア膜を通過する。

【アスコルビン酸】➡ビタミンC

【アスタキサンチン】★ キサントフィル類*に分類されるカロテノイド*色素。存在形態は脂肪酸エステル型，たんぱく質複合型，遊離型など組織によって多様である。えび，かになどの甲殻類の殻にはたんぱく質複合体として存在（青褐色）する。加熱するとたんぱく質部分が変性脱離し，アスタキサンチンが遊離して赤色が顕在化する。さけ，ますなどの肉の赤色もアスタキサンチンによる。えびやかにを茹でると赤くなるのは，たんぱく質結合型青色色素のたんぱく質部分が変性し，アスタキサンチンの色調があらわれるためである。

食物 アスタキサンチンは，さけ・ます類，甲殻類に含まれる赤色の色素である。[2011][2017]

【アスパラギン】★ たんぱく質を構成するアミノ酸の一種。AsnまたはNと表記。アスパラギン酸の4位のカルボキシ基（−COOH）のアミド型（−CONH₂）。L型異性体はたんぱく質の構成アミノ酸。アスパラガスから最初に単離されたアミノ酸*

である。

（人体）アスパラギンは，体内では窒素の供給体としての役割をもつ。

【アスパラギン酸】 ★★《2-アミノコハク酸》
たんぱく質を構成するアミノ酸の一種。AspまたはDと表記。L型異性体はたんぱく質を構成する酸性アミノ酸の1つ。オキサロ酢酸*からアミノ基転移反応によって生成する。逆反応でアミノ基を2-オキソグルタル酸*へ渡してオキサロ酢酸となる。この反応を触媒する酵素であるASTは，補酵素としてピリドキサールリン酸（PLP）を必要とする。核酸*のプリン塩基，ピリミジン塩基の合成の材料として利用される。また尿素回路*においてシトルリン*と反応してアルギニノコハク酸を生じ，尿素のアミノ基2分子のうちの1分子を供給する。

（人体）アスパラギン酸は，糖原性アミノ酸である。[2012]／アスパラギン酸は，ピリミジンヌクレオチド，プリンヌクレオチドの合成に使われる。

【アスパラギン酸アミノトランスフェラーゼ】 ⊖AST

【アスパルテーム】 ★★《L-α-アスパルチル-L-フェニルアラニンメチルエステル》 食品添加物として使用が許可されている人口甘味料の1つ。L-アスパラギン酸とL-フェニルアラニンのメチルエステルを結合させたジペプチド。ショ糖の約200倍の甘味度があるため，低エネルギー甘味料として使用される。清涼飲料，菓子類（ガム，冷菓など），漬け物などに広く用いられる。食品添加物としての使用制限はない（ADIは40mg/kg体重/day）。無色・無臭の結晶性粉末，常温で溶解度1%（水溶液）程度。常温弱酸性で安定であるが，加熱により分解して甘味が減退する。アスパルテームの代謝物にはフェニルアラニンが含まれるため，フェニルアラニン尿症患者に対する注意喚起の表示が義務づけられている。

（食物）アスパルテームは，アスパラギン酸とフェニルアラニンが結合したペプチド性の甘味料である。[2008][2015][2018]／アスパルテームは，「L-フェニールアラニン化合物」と表示する。[2020]

【アスベスト】 ⊖石綿（いしわた）

【アセチルCoA】 ★★《アセチル補酵素A》
補酵素A（CoA）*にアセチル基（CH₃CO-）が結合した化合物。重要な代謝中間体。例えば，脂肪酸*のβ-酸化では，炭素原子が2個ずつアセチルCoAの形で切断される。また，解糖系で形成されたピルビン酸が脱炭酸・脱水素反応を受けてアセチルCoAとなる。これらの経路で形成されたアセチルCoAはオキサロ酢酸と結合してクエン酸を生成し，クエン酸回路で完全に分解される。また，アセチルCoAから脂肪酸，ケトン体*，コレステロール*などが合成される。

（人体）アセチルCoAは，糖新生のための基質とならない。[2007]／アセチルCoAは，オキサロ酢酸と反応してクエン酸回路に入る。[2010][2013]／脂肪酸のβ化は，脂肪酸をアセチルCoAに分解する過程である。

（基栄）パントテン酸は，アセチルCoAの構成成分である。[2014]／ピルビン酸からアセチルCoAへの変換には，ビタミンB₁が関与している。[2016]

【アセチルコリン】 ★★ 代表的な神経伝達物質*の1つ。シナプス小胞体内に存在し，次の神経細胞*への刺激伝達のために放出される。アセチルコリンを伝達物質とする神経をコリン作動性神経といい，運動神経や副交感神経節後神経はこれに属する。

（人体）副交感神経終末の伝達物質は，アセチルコリンである。[2019]／アセチルコリンの受容体は，細胞膜に存在する。[2006]／アセチルコリンは，心拍数を減少させる。[2009]

（基栄）アセチルコリンは，胃液の分泌を促進する。[2016]

【アセチル補酵素A】 ⊖アセチルCoA

【アセチルメチルカルビノール】 ⊖アセトイン

【アセトイン】 ★《アセチルメチルカルビノール，ジメチルケトール》 チーズやバターの香気成分の一種（CH₃CH(OH)COCH₃）。乳酸発酵の中間産物であるピルビン酸*

から生成される。ヨーグルト様の酸っぱい香りを示し、発酵乳製品に多く含まれる。アセトインはむれ香とされ、日本人にはあまり好まれない。

（食物）食酢の香気成分であるアセトインやジアセチルは、多いほど好まれない。

【アセト酢酸】★ ケトン体*の一化合物で脂質の分解が増加した飢餓、糖尿病、高脂質食などの際に血液や尿中に増加する。強い酸性物質で、ケトアシドーシスの原因物質の1つである。CH_3COCH_2COOHの構造をもち、脱炭酸によって容易にアセトンを生じ、また還元されて3-ヒドロキシ酪酸となる。

（人体）アセト酢酸は、ケトン体の1つである。[2006]

【アセトン血性嘔吐症】 ⮕周期性嘔吐症
【アセトン体】 ⮕ケトン体
【厚揚げ】 ⮕生揚げ
【圧覚】★ 皮膚感覚*の1つで生体に加えられた圧刺激によって生じる感覚。皮膚感覚には他に触覚、温度感覚、痛覚がある。パチニ小体が圧覚に関係するといわれ、皮下組織以外にも骨膜*や筋膜、腸間膜*にも存在している。

（人体）触覚と圧覚の受容器は、毛根周囲に多く存在している。

【暑さ指数】 ⮕WBGT
【圧迫壊疽】 ⮕褥瘡（じょくそう）
【圧力鍋】★ 蒸気を鍋の中に閉じ込めることで鍋内の圧力を上げ、高温で調理できる特殊構造の鍋。大気圧以上の圧力下では水の沸点が上がることを利用している。家庭用はメーカーにより異なるが、内部圧力50〜150kPa（0.5〜1.5kgf/cm²）で、沸騰点は110〜130℃弱に上昇する。消火後の余熱の利用が使用上のコツである。硬い食材の加熱時間短縮ができ、燃料の節約にもなる。

（食物）圧力鍋による水の沸点の上昇は、鍋内部の圧力を（大気圧以上に）高めることによる。[2014]

【アディポサイトカイン】★《adipocyto-kine》 脂肪細胞*から分泌される情報伝達たんぱく質。肥満*によって分泌され

るアディポサイトカインには耐糖能*を下げる腫瘍壊死因子α（TNF-α）、血圧*を上げるアンギオテンシノーゲン、血液凝固*を高めるPAI-1などの悪玉アディポサイトカインが多く、これを減らすのがメタボリックシンドローム*治療の目標の1つとなっている。これらの有害作用に対抗するアディポネクチンは善玉アディポサイトカインである。

（人体）アディポサイトカインは、脂肪細胞から分泌される生理活性物質のことである。

【アディポネクチン】★★《adiponectin》 脂肪細胞が分泌するホルモン。血中濃度は一般的なホルモンに比べると μg/mLと高い。その作用は、インスリン受容体を介さない糖輸送促進、脂肪酸化促進、肝臓のAMPキナーゼ活性化、動脈硬化抑制、抗炎症等、健康維持に重要である。

（人体）アディポネクチンは、脂肪細胞から分泌される。[2015]／アディポネクチンは、インスリン抵抗性を抑制する。[2017]／アディポネクチンは、インスリン感受性を増大させる。[2019]／アディポネクチンの分泌は、メタボリックシンドロームで減少する。[2020]

【アデニン】★★ プリン塩基の1つ。DNA*にもRNA*にも含まれる。DNAにおいてはチミンと、RNAにおいてはウラシルと相補性の水素結合*をする構造をもつ。糖（DNAの場合はデオキシリボース、RNAはリボース）と結合してアデノシン、さらにリン酸と結合してヌクレオチド*のアデニル酸となる。結合したリン酸の数によってアデノシン一リン酸（AMP）、アデノシン二リン酸（ADP）、アデノシン三リン酸（ATP）*となる。AMPはDNA、RNAの構成単位でもあり、また、NAD、NADP、FAD、CoA、アデノシルコバラミンなど補酵素の構成成分にもなっている。

（人体）尿酸はプリン塩基（アデニン、グアニン）の最終代謝産物である。[2011][2020]／DNAにおいて、アデニンはチミン、グアニンはシトシンとそれぞれ水素結合する。[2010][2014][2019]

【アデノシルメチオニン】 ⮕S-アデノシル

メチニン

【アデノシン三リン酸】→ATP

【アテローム(動脈)硬化症】→粥状(じゅくじょう)硬化症

【アトウォーター】★《Wilbur Olin Atwater》 生理的燃焼値を提唱した米国の栄養学者(1844〜1907)。栄養学をドイツから米国に移入し,人体の栄養学について大きな足跡を残した。消化吸収率を考慮した三大栄養素の実用的な生理的燃焼価算定係数を,たんぱく質4kcal/g,脂肪9kcal/g,糖質4kcal/gとした。この数値はアトウォーターの係数とよばれる。

(食物)アトウォーターは,三大熱量素の生理的燃焼値を提唱した。[2006]

【アドヒアランス】★★《アドヒアレンス》 指示や約束事などをどの程度守って実行するかという概念。「コンプライアンス*」とほぼ同義だが,「コンプライアンス」は専門家の指示や助言に従う(従属する,受動的に従う)というニュアンスが強い。一方,「アドヒアランス(adherence)」とは,対象者(学習者,相談者,患者,あるいはクライアント)自身が自分の健康状態を理解し,食行動変容の意義や目的を理解した上で,食習慣改善の意志決定に積極的,あるいは能動的に参加し,その方針を守っていくことを意味する。したがって,対象者の自主性を尊重する「アドヒアランス」が,最近は多く用いられている。

(臨栄)アドヒアランスは,患者が積極的に治療方針の決定に参加し,その決定に従って治療を受けることである。[2015][2017][2018][2019]

【アドホック研究】★《野次馬調査, ad hoc study》 記述疫学*の1つ。事故や感染症などが発生した時に,ただちに現場に駆けつけて実態を初動調査すること。疫学の方法論に則った計画的な調査は,引き続いて行われる本格的な調査を有益な方向に導き,状況の把握や原因究明,対策の樹立に役立つ。突発的な事件にただちに乗り込むため,準備不足や無計画により,必要な情報が得られないことがある。

(社会)アドホック研究は,感染症の集団発生などが起こると,現場に駆けつけて初動調査をする方法であり,原因究明に役立つ。

【アドレナリン】→エピネフリン

【アナフィラキシー型アレルギー】→I型アレルギー, 食物アレルギー

【アナフィラキシーショック】★★★ 少量のアレルゲン*(アレルギー反応*の原因物質)が体内に入ることで,数分から十数分で急速に発症する強いアレルギー反応によるショック。おもにアレルゲンが肥満細胞*(マスト細胞)上のIgE*抗体*に結合し,肥満細胞からヒスタミン等の化学伝達物質が放出されることで発症する。症状は全身のじん麻疹,呼吸困難,消化器症状等に引き続く血圧低下,意識消失等で,死に至ることがあり迅速な対応が必要である。原因アレルゲンとしては,食物,薬剤,輸血,ハチやヘビ毒,ラテックスなどがあげられる。

(人体)アナフィラキシーショックは,即時型アレルギーである。[2011]／IgEは,アナフィラキシーショックに関与する。[2009][2021]／食物アレルギーのアナフィラキシーショックには,アドレナリンが第一選択である。[2016]

(臨栄)食物アレルギーは,アナフィラキシーショックを誘発する。[2009][2012]／アナフィラキシーショック時には,アドレナリン(エピネフリン)を投与する。[2013]／アナフィラキシーショック時には,エピペン®を用いる。[2018]／食物アレルギーは,食後の運動でアナフィラキシーショックが誘発される。[2016]／ピーナッツは,アナフィラキシーの原因となる。[2017]

【アニサキス】★★《Anisakis》 テラノーバ属(Terranova)とともにアニサキス症の原因となる寄生虫(線虫)。本寄生虫はイルカ,オットセイ,クジラ(海獣類)などに寄生する。糞便とともに海中に排出された虫卵を海産魚類が摂取することで,内臓や筋肉内に3cm前後の被のう幼虫または遊離虫体として生存する。アニサキスが寄生した魚類(さば,すけとうだら,にしん,さくらます,かつお,するめいか等)をヒトが生食することにより感染する。刺身を食べる習慣のあるわが国では,毎年ほぼ300人発症している。本

寄生虫のヒトへの感染症状は，幼虫が胃壁，腸壁に穿入し，摂食後数時間後に急激な腹痛，悪心，嘔吐があらわれる。感染しても発病しないことが多く，予後も良好である。幼虫は熱処理（60℃，1分以上）あるいは−20℃で数時間放置すると死滅する。

（食物） アニサキスは，海獣類から排出された虫卵が幼虫に発育し，それに感染したいか，たら，にしんなどの生食で感染する。[2019]／アニサキスは，鮭やサバの生食で感染する。[2021]／アニサキスは，幼虫の寄生により発症する。[2016]／アニサキスは，魚介類を介する。[2013]／さば中のアニサキスは，熱処理や低温処理で死滅する。[2018]

【アノイリナーゼ】★★《チアミナーゼ》 ビタミンB₁*分解酵素。山菜類（わらび，ぜんまい），貝類（かき，あかがいを除く），えび，かに，川魚（こい，ふな）などに含まれている。ほとんどの場合加熱によって失活する。

（食物） チアミナーゼ（アノイリナーゼ）は，ビタミンB₁を分解する。

（基栄） 貝類中に含まれるアノイリナーゼは，ビタミンB₁を分解する酵素である。

【アビジン】★★ 卵白に存在する塩基性の糖たんぱく質。ビタミンB群のビオチン*と複合体を形成し，活性を阻害する。加熱により変性し，阻害能は失われる。ビオチン要求性の微生物が原因となる卵の腐敗を防止する働きがある。

（食物） アビジンは糖たんぱく質であり，ビオチンと結合して不活性化する。[2011]／アビジンはビオチンを要求する微生物の増殖を阻害する。[2013]

（基栄） ビオチンは，生卵白中のアビジンと結合する。[2018]

【油】→食用油脂

【アフラトキシン】★★★《アフラトキシンB₁，アフラトキシンG₁，アフラトキシンM₁》 カビ毒*（マイコトキシン*）。*Aspergillus flavus*（アスペルギルス・フラバス），*A. parasiticus*（アスペルギルス・パラシティカス）の一部の菌によって産生されるカビ毒。現在十数種の化学構造が判明している。多くの種類の動物に影響を及ぼし，

急性毒性として肝臓障害，慢性毒性として肝臓がんを発生させる。B₁はラットで，15ppbのレベルで100%肝臓がんの発生を示し，現在知られている化学物質の中で最強の発がん物質*と考えられている。さらに，熱に安定で，270℃以上で分解する。わが国の規制値は食品全般に対しアフラトキシンB₁，B₂，G₁，G₂の総和として10ppbを超えてはならないとなっている。アフラトキシンM₁について，乳に対し0.5ppb以下の規制値が設定されている。

（食物） アスペルギルス属のカビの産生するアフラトキシンは，強力な肝障害や発がん作用が問題とされている。[2006]／アフラトキシンは，加熱調理では分解できない。[2010][2018][2019]／アフラトキシンB₁は，270℃以上の加熱により分解することができる。[2013]／アフラトキシンB₁は，おもにナッツ類で検出されている。[2013]／アフラトキシンB₁は，肝臓がんを引き起こす。[2016][2017]／アフラトキシンM群は，牛乳から検出されるカビ毒である。[2020]／アフラトキシンを産生するカビ類は，主に熱帯，亜熱帯に生息する。[2021]

【アフラトキシンM₁】→アフラトキシン

【油焼け】★ 脂肪含量の高い魚介類*（イワシやサバなど）の加工品を長期保存した時，黄色や赤褐色に変化する現象。異臭や苦味なども呈する。乾燥中や貯蔵中に脂質*の酸化が起こり，過酸化脂質の分解で生じるアルデヒドが原因物質と考えられているが，着色物質の化学構造は未解明である。油焼けは脂質過酸化が進んでいることを意味しているため，油焼けが進むことは好ましくない。

（食物） 冷凍すると，魚の油焼けが起こりやすくなる。[2007]

【アポたんぱく質】★★《アポリポたんぱく質》 リポたんぱく質*の表層部分を構成するたんぱく質。アポA〜Jまで10種類以上が同定されている。アポたんぱく質は，リポたんぱく質の構造を安定化させるだけではなく，リポたんぱく質が組織で代謝される際に重要な役割を有する。例えば，アポたんぱく質B-100は組織のLDL受容体と結合するリガンド*として働く。

アポたんぱく質C-Ⅱは，リポたんぱくリパーゼの活性化，アポたんぱく質A-ⅠとC-Ⅰは，レシチンコレステロールアシルトランスフェラーゼ（LCAT）*の活性化に関与する。各リポたんぱく質に含まれる主要アポたんぱく質は，キロ（カイロ）ミクロン（B-48, A-Ⅰ, E, C-Ⅰ, C-Ⅱ, C-Ⅲ），VLDL*（B-100, E, C-Ⅰ, C-Ⅱ, C-Ⅲ），LDL*（B-100），HDL（A-Ⅰ, A-Ⅱ, C-Ⅰ, C-Ⅱ, C-Ⅲ）である。

（基栄）アポたんぱく質は，リポたんぱく質のたんぱく質部分を指す。[2009]／アポA-ⅠとA-ⅡはおもにHDLに分布する。[2008]／アポたんぱく質Bは，LDLのおもな構成たんぱく質である。[2008][2018]

【アポトーシス】★★《細胞死》 正常な発生・分化の過程で，特定の時期に特定の部位に生じる生理的プログラムによる細胞死。壊死*（ネクローシス）が細胞膨化，膜破壊，融解*など病理的な細胞死を特徴とするのに対して，アポトーシスは核濃縮とそれらの断片化などを特徴として形態学的に異なる。

（人体）プログラムされた能動的な細胞の死を，アポトーシスという。[2006][2009][2015][2018]

【アポリポたんぱく質】⤵アポたんぱく質

【甘味】★★ 基本味*の1つ。甘味はショ糖*に代表される味。甘味物質が，味蕾（みらい）を構成する味細胞のマイクロビリー膜面上に分布する甘味受容体（たんぱく質）に結合することで生じる感覚。甘味受容体としてTIR2／TIR3（二量体）が知られている。甘味の強さはショ糖に対する相対甘味強度（甘味度）で表し，普通，5％ショ糖溶液と同等の甘味を示す対象物質の濃度から算出。天然甘味物質には，ブドウ糖*，果糖*などの単糖類，乳糖*，ショ糖，麦芽糖*などの二糖類*，グリシン*，アラニン*などのアミノ酸類，ベタイン，トリメチルアミンオキサイドなどの有機塩基類，モネリン，タウマチンなどのたんぱく質，ステビア，グリチルリチン*，ジヒドロカルコンなどの配糖体がある。化学合成甘味物質には，アスパ

ルテーム*，ネオテーム，アドバンテームなどのペプチド類，ソルビトール*，マルチトール*などの糖アルコール，糖誘導体のスクラロースがある。また，純化学合成甘味物質には，サッカリン*やアセスルファムカリウムがある。

（食物）炊飯による米飯の甘味の増加は，アミラーゼの作用による。[2007]／同じ砂糖濃度の場合，ゲル状食品の方が甘味を弱く感じる。[2008]

（基栄）基本味は，甘味，酸味，苦味，塩味，うま味の5つである。[2012]／甘味の感覚は，糖質を認識することによる。[2013]

【アミノ-カルボニル反応】★★★《メイラード反応，アミノ糖反応》 アミノ化合物とカルボニル化合物との間で起こる反応。食品の加工，調理，貯蔵時の非酵素的褐変の主因。アミノ化合物としてアミノ酸*，ペプチド*，たんぱく質*，アミン類が，カルボニル化合物として還元糖*，カルボニル化合物（脂質酸化生成物など）が関与する。反応は複雑多岐にわたり，最終的に褐色重合色素メラノイジン*が蓄積する。通常，反応中間体のα-ジカルボニル類とα-アミノ酸との反応（ストレッカー分解*）によってアルデヒド類やピラジン類*などの加熱香気*を生成する。反応は低温で抑制，高水分食品では遅く，中間水分食品では速い。pH5以下では遅く，中性・アルカリ性で速い。酸素や金属イオン（鉄，銅など）で促進される。この反応で有効性リシン*が失われ，たんぱく質栄養価が低下することがある。

（食物）中間水分食品が示す水分活性範囲では，アミノ-カルボニル反応の反応性が高い。[2016]／しょう油の色は，アミノ-カルボニル反応により生じる。[2014]／コーヒーの褐色は，主にアミノ-カルボニル反応による。[2021]／アミノ-カルボニル反応では，カラメルが生じない。[2016]／アルカリ性では，アミノ-カルボニル反応の反応性が高い。[2016]／リシン残基は，アミノ-カルボニル反応の反応性が高い。[2016]／アミノ-カルボニル反応の速度は，温度によって影響される。[2014]／アクリルアミドは，アミノ-カルボニル反応によって生じる。[2020]

【アミノ基転移反応】★★　アミノ酸のアミノ基が他の2-オキソ酸（α-ケト酸）に転移する反応。アミノ酸は対応する2-オキソ酸となり、もとの2-オキソ酸は対応するアミノ酸となる。筋肉などで種々のアミノ酸のアミノ基がピルビン酸*、オキサロ酢酸*、2-オキソグルタル酸（α-ケトグルタル酸*）に転移されて、それぞれ対応するアミノ酸であるアラニン、アスパラギン酸、グルタミン酸となる。これらのアミノ酸は肝臓に運ばれ、窒素は尿素回路に入り尿素となる。アミノ基転移反応にあずかる酵素はアミノトランスフェラーゼ（トランスアミナーゼともいう）とよばれ、ピリドキサルリン酸（PLP）を補酵素とする。動物組織の中で最も強力なアミノトランスフェラーゼはAST（アスパラギン酸アミノトランスフェラーゼ）ならびにALT*（アラニンアミノトランスフェラーゼ）である。分岐鎖アミノ酸*のアミノ基転移反応は3つのアミノ酸に共通の酵素（分岐鎖アミノ酸アミノトランスフェラーゼ）で触媒される。

（人体）アミノ基転移反応は、細胞内の可溶性画分およびミトコンドリアで行われる。／アラニンは、アミノ基転移反応によりピルビン酸になる。[2012][2017]

（基栄）アミノ基転移反応には、ビタミンB_6が関与している。[2016]

【2-アミノコハク酸】 ➡アスパラギン酸

【アミノ酸】★★★★★　体たんぱく質*の構成成分として重要であるとともに、多くの含窒素生体成分の原料。体たんぱく質を構成するアミノ酸は20種類（グリシン、アラニン、バリン、ロイシン、イソロイシン、セリン、トレオニン、アスパラギン酸、アスパラギン、グルタミン酸、グルタミン、リシン、アルギニン、システイン、メチオニン、フェニルアラニン、チロシン、ヒスチジン、トリプトファン、プロリン）あり、うち9種類（上記下線部分）は体内で合成することのできない必須アミノ酸（不可欠アミノ酸）。この他に、生体内で遊離あるいは結合した状態で存在し、代謝上特殊な作用を果たすアミノ

酸がある（オルニチン、シトルリンなど）。体内の遊離アミノ酸はアミノ酸プール*とよばれ、絶えず体たんぱく質の分解、食物摂取、体内合成によって供給される一方、体たんぱく質やエネルギー源へと変換する。体内で過剰となったアミノ酸は脱アミノ後、炭素部分は糖質や脂質の代謝系に合流する。その際、グルコースに変換され血糖を補給できるアミノ酸を糖原性アミノ酸*といい、アセチルCoAに変換されケトン体に代謝されるアミノ酸をケト原性アミノ酸*という。調理においては、グルタミン酸などのアミノ酸はうま味物質として重要である。

（人体）アミノ酸を指定するコドンは、61種類である。[2017]／人のたんぱく質を構成するアミノ酸は、主にL型である。[2020]／アミノ酸の炭素骨格部分は、身体活動のためのエネルギー源となる。[2013]／tRNA（転移RNA）は、アミノ酸を結合する。[2015]

（食物）グリシンは、光学活性を示さないアミノ酸である。[2011]

（基栄）小腸において、アミノ酸とジペプチドの輸送体は異なる。[2007]／消化管から吸収されたアミノ酸は、体内のアミノ酸プールに入る。[2006]／糖質を多く含む食事の後、肝臓では、アミノ酸からのグルコースの産生が抑制される。[2011]／空腹時には、アミノ酸からのグルコース合成が促進される。[2014]／アミノ酸の筋肉への取り込みは、インスリンにより促進される。[2017]／過剰なたんぱく質の摂取は、アミノ酸の異化を促進する。[2020][2021]／アミノ酸の補足効果は、植物たんぱく質に対して発揮される。[2019]

【アミノ酸インバランス】★《アミノ酸不均衡》　食事中のアミノ酸含量が低レベル、あるいは限界レベルである場合に、その食事に1種類もしくは複数種のアミノ酸を添加することで引き起こされるアミノ酸の不均衡（インバランス）のこと。アミノ酸インバランスにより、成長低下や脂肪肝*などが起こることがある。必須アミノ酸*の欠乏による場合は、アミノ酸アンバランスとよび区別する。

（基栄）アミノ酸インバランスとは、制限アミノ

酸の補充でかえって栄養価が悪化することである。[2015]／アミノ酸インバランスは，不可欠アミノ酸の過剰摂取により起こる。[2019]

(臨栄) 肝硬変では，アミノ酸インバランスを防ぐために，分岐鎖アミノ酸を補充する。

【アミノ酸価】⊃アミノ酸スコア

【アミノ酸スコア】★★★《アミノ酸価》 食品中たんぱく質*の栄養価を表す指標の1つ。算定法は，当該食品たんぱく質中の必須アミノ酸*を分析する。アミノ酸ごとに窒素1gあたりのmg数で表す。この値を，「アミノ酸評点パターン*(1985年あるいは2007年，FAO/WHO/UNU)」の値と比較して，割合(%)を算出する(100以上のものは100とする)。割合(%)が最小のアミノ酸を「第一制限アミノ酸」といい，その値を「アミノ酸スコア」という。「比較たんぱく質(1957年，FAO)」を用いて同様に求めた値を「たんぱく価」「プロテインスコア」という。「人乳」「鶏卵」のアミノ酸パターンと比較したものをそれぞれ「人乳価」「卵価」という。アミノ酸スコア(2007年，FAO/WHO/UNUパターン〈1～2歳〉による)は，鶏卵，牛乳，豚肉，アジ，大豆はいずれも100，精白米64，小麦粉は39であり，一般的に植物性に比べて動物性の方が高い。何種類かのたんぱく源の食品を同時に摂取することで，アミノ酸スコアは改善される。

(食物) 精白米のアミノ酸価は，そば粉(全層粉)よりも低い。[2009][2016]／全卵たんぱく質のアミノ酸スコアは100である。[2018]

(基栄) アミノ酸価は，食品たんぱく質中の不可欠(必須)アミノ酸量によって決まる。[2015][2016][2017]／アミノ酸価は，摂取エネルギー量に影響されない。[2021]

【アミノ酸評点パターン】★《基準アミノ酸パターン》 ヒトの成長やからだを維持するために必要とされるアミノ酸組成のこと。1973年には 世界保健機関(WHO)*/国際連合食糧農業機関(FAO)*合同のものが，1985年 および2007年 にはWHO/FAO ／国連大学(United Nations University; UNU)合同のものが公表されている。2007年のものでは，成人，乳児，児童*(年

代別)の不可欠アミノ酸推定平均必要量から評点パターンを報告している。アミノ酸評点パターンは，食品のたんぱく質*評価法の一つであるアミノ酸スコア*を算出する際に用いられる。

(基栄) アミノ酸評点パターンは，ヒトにとって望ましいアミノ酸量を示す。[2020]

【アミノ酸不均衡】⊃アミノ酸インバランス

【アミノ酸プール】★★ 体内の遊離アミノ酸のこと。遊離アミノ酸は血液や組織液中に存在しており，絶えず体たんぱく質*の分解，食事，生合成(非必須アミノ酸)によってアミノ酸が供給されている一方，体たんぱく質や血清アルブミン，含窒素生体成分の合成，また脂肪や糖質への変換，エネルギー源としての分解のために絶えず流出している。アミノ酸プールの遊離アミノ酸量は，ホルモン*や多数の因子によって調節されており，ほぼ定常状態を保っている。

(基栄) アミノ酸プールを減らす要因として，体たんぱく質の合成，窒素化合物への代謝，エネルギーとしての利用がある。／食事たんぱく質由来の遊離アミノ酸も，体内のアミノ酸プールに入る。[2006][2014]

【アミノ酸補足効果】★ 特定の必須アミノ酸*が欠損ないし不足しているたんぱく質に，当該制限アミノ酸*を添加することによって，たんぱく質の栄養価を高める効果。この効果を利用することによって，栄養価の低い植物性たんぱく質を栄養価の高い動物性たんぱく質*に近づけることができる。一方，特定のアミノ酸を過剰に摂取することにより害作用があらわれることをアミノ酸インバランス*という。

(基栄) とうもろこしたんぱく質ツェインに，リシン，トリプトファンを添加すると利用率が高まるのは，アミノ酸補足効果による。

【アミノ酸味】★★ アミノ酸*の呈する味。L型アミノ酸には旨味をもつグルタミン酸，甘味をもつグリシン*やアラニン*，苦味をもつ疎水性アミノ酸などがあり，食品中の遊離アミノ酸は，呈味に関与する。また，一般にD型アミノ酸は

甘味を呈する。

(食物) 食酢に含まれるアミノ酸は、呈味上重要である。／旨味を呈する物質には、アミノ酸系物質と核酸系物質、有機酸系物質がある。

【アミノ糖反応】 ➡アミノ・カルボニル反応

【アミラーゼ】★★★★ でんぷん加水分解酵素。α-アミラーゼ、β-アミラーゼ、グルコアミラーゼなどがある。α-アミラーゼは、唾液、膵液中に分泌される。でんぷん分子のα-1,4グルコシド結合をランダムに加水分解し、おもにデキストリンを生成する。β-アミラーゼは大麦、小麦などの穀類や豆類、いも類に存在し、でんぷん分子の非還元末端よりマルトース*（麦芽糖）単位でα-1,4結合を逐次加水分解する。グルコアミラーゼはα-1,4結合だけでなくα-1,6結合（分枝結合）も加水分解する。でんぷんは、α-アミラーゼによって低分子化し溶解性が高まり（液化）、β-アミラーゼによってマルトースが生成するため甘くなる（糖化）。急性膵炎では血清アミラーゼ、尿中アミラーゼが上昇するので、アミラーゼ活性は検査指標として使われる。

(人体) アミラーゼは、加水分解酵素である。[2013]

(食物) アミラーゼは、麦芽に含まれている。／炊飯による米飯の甘味の増加は、アミラーゼの作用による。[2007]／β-アミラーゼは、マルトースの製造に用いられる。[2016][2017]

(基栄) でんぷんは、α-アミラーゼによって部分的に消化される。／α-アミラーゼは、チモーゲンとしての分泌ではない。[2020]

(臨栄) 急性膵炎急性期では、尿中アミラーゼ値が上昇する。[2019]

【アミロイドーシス】★★ アミロイドとよばれる線（繊）維構造をもつたんぱく質の細胞外沈着に基づく全身性あるいは局所性疾患群。アミロイドは、免疫グロブリン*のL鎖、あるいは血清アミロイドAたんぱく質などに由来し、主として細血管周囲・内膜下に沈着する。このため、肝・腎では実質細胞の圧迫萎縮、心臓、消化管、筋肉では機能障害を起こす。臨床的には、肝脾腫、ネフローゼ症候群*、心

障害、手根管症候群、慢性の下痢*、甲状腺*機能低下などを起こす。長期透析患者では、血中で増加するβ₂Mグロブリン由来のアミロイドが靱帯、骨に沈着する手根管症候群、弾撥指など骨/関節の障害（Aβ₂Mアミロイドーシス）が発現する。認知症を引き起こすアルツハイマー病は脳のアミロイド沈着が原因である。

(人体) アミロイドーシスでは、特異な異常たんぱくが微小なフィラメント状となって、血管、結合組織、基底膜などに沈着する。

【アミログラフ】★《ビスコグラフ》 ブラベンダー社（ドイツ）開発の一種の回転粘度計。小麦粉*・米*・でんぷん*等の懸濁液の糊化*に伴う粘度の変化を測定するために用いられる。自動的な一定温度の上昇（1.5℃/分）・保持・下降により連続的な粘度を検出し、試料の糊化開始から冷却の一連のプロセスにおける粘度が得られる。他の機器で測定した粘度値とは比較できず、この装置で測定した固有の粘度であり、単位はBU（ブラベンダー・ユニット）である。

(食物) アミロ（ビスコ）グラフは、小麦粉やでんぷんの粘度測定に用いられる回転粘度計である。

【アミロース】★★★ でんぷん*分子の形態の1つ。アミロペクチン*とともにでんぷん粒を構成する。数百から数千のブドウ糖*分子がα-1,4グリコシド結合で重合したコイル状化合物である。ヨード分子と包合体をつくり、青色を呈する（ヨードでんぷん反応）。糊化*した時、アミロペクチンに比べて粘弾性に乏しく老化しやすい。もち米でんぷんにはアミロースはほとんどなく、アミロペクチンのみからなるが、うるち米はアミロースを20%程度含む。

(人体) アミロース分子は、1巻き6分子のブドウ糖からなるら旋構造をとっている。[2008]

(食物) アミロースは、うるち米には約20%含まれるが、もち米にはほとんどない。[2011]／小麦のおもな構成でんぷんは、アミロースとアミロペクチンである。[2018]／アミロースは、アミロペクチンより老化が進みやすい。[2010][2014]／アミロースは、α（1→4）結合によっ

てグルコースが重合したものである。[2008]

(臨栄) 米のアミロースは，アナフィラキシーショックを起こしにくい。[2014]

【アミロペクチン】★★★ でんぷん*分子の形態の1つ。アミロース*とともにでんぷん粒を構成している。数百万分子のブドウ糖*分子からなる分岐鎖状重合体である。 a -1,4グルコシド結合したブドウ糖25個程度の比較的短い鎖状分子が， a -1,6結合によって多数ツリー状に枝分かれしてできている。ヨードでんぷん反応では赤紫色を呈する。糊化*した時，アミロースに比べて粘弾性が大きく，老化しにくい。類似構造のグリコーゲン*は，アミロペクチンよりも細かく枝分かれしている。

(食物) もち種の米でんぷんでは，ほぼ100％がアミロペクチンである。[2009]／でんぷん粒中のアミロペクチンは，温水で水和されやすい。[2007]／アミロペクチンは，アミロースに比べて老化が起こりにくい。[2014]

【アメーバ性大腸炎】 ⟳ アメーバ赤痢

【アメーバ赤痢】★《アメーバ性大腸炎》 赤痢アメーバ（*Entamoeba histolytica*）原虫の経口感染*によるアメーバ症。熱帯・亜熱帯に多いが，全世界に分布する。感染症法では5類の全数把握疾患と定められている。赤痢アメーバは感染後，大腸粘膜を侵し，粘膜下層に及ぶ潰瘍が多数形成され，粘血便を主徴とする赤痢症状を示す。次いで，門脈*から血流に入り，肝・肺・脳などに進展し，膿瘍を形成する（アメーバ性肝膿瘍）。赤痢アメーバ症では糞便中にシスト（嚢子）が排出され，感染源となる。なお，「赤痢アメーバ」には，病原種E.histolyticaと非病原種E.disparとがあり，その割合は1：9と推定されている。シストは乾燥に弱く，1分間以上の煮沸で死滅させることができる。消毒には，1％次亜塩素酸ナトリウムが有効。

(人体) 赤痢アメーバ感染によって肝膿瘍が起こる。

【アラキドン酸】★★ 炭素数20，二重結合4個のn-6系多価不飽和脂肪酸。必須脂肪酸*の1つ。体内では，リノール酸*から，

γ -リノレン酸を経てつくられる。細胞膜リン脂質の構成成分として重要である。アラキドン酸はホスフォリパーゼ A_2 によってリン脂質から遊離し，エイコサノイド*（プロスタグランジン，トロンボキサン，ロイコトリエン）に代謝され，血管拡張・収縮や血小板凝集などの生理活性をもつようになる。

(人体) アラキドン酸は，リノール酸から γ -リノレン酸を経て合成される。[2011][2013]／プロスタグランジンは，アラキドン酸からつくられる。[2007][2009][2010]

(基栄) リノール酸，アラキドン酸は，n-6系の不飽和脂肪酸である。[2018]／アラキドン酸は，リノール酸から生成される。[2012]／エイコサペンタエン酸とアラキドン酸の炭素数は同じである。[2016]／エイコサノイドは，アラキドン酸から合成される。[2020]

【アラニン】★★★《2-アミノプロピオン酸》 たんぱく質*を構成する中性アミノ酸*の1つ。AlaまたはAと表記。ピルビン酸*からアミノ基転移反応*によって生成される。逆反応でピルビン酸となる。この反応を触媒する酵素はALT*で，補酵素としてピリドキサルリン酸（PLP）を必要とする。筋肉や赤血球ではグルコース*が解糖系によってピルビン酸となり，さらにアラニンとなる。アラニンは肝臓に運ばれてピルビン酸となり糖新生経路に入ってグルコースとなる（これをグルコース・アラニン回路という）。このように，アラニンは糖原性アミノ酸の一つである。

(人体) アラニンは，肝での糖新生に利用される。[2010]／アラニンは，アミノ基転移反応によりピルビン酸になる。[2012][2017]

(基栄) アラニンは，非必須アミノ酸（可欠アミノ酸）である。[2011]／筋肉から放出されたアラニンは，肝臓でグルコースに変換される。[2006]／分枝アミノ酸のアミノ基は，骨格筋でアラニン合成に利用される。[2015]

【アラニンアミノトランスフェラーゼ】 ⟳ ALT

【アラニン・グルコース回路】 ⟳ グルコース・アラニン回路

ア

●アラビ

【アラビノース】★《L-アラビノース》 天然由来の五炭糖*（アルドース）のひとつ。正式にはL-アラビノース。豆類，とうもろこし，甜菜などに，細胞壁のヘミセルロースの構成成分として含まれている。植物ガムであるアラビアガムの構成糖でもある。小腸においてシュクラーゼ（ショ糖*分解酵素）の働きを阻害するため，ショ糖の消化吸収を抑え，血糖値上昇を抑制する効果がある。

（食物）L-アラビノースは血糖値上昇抑制作用がある。[2013]／L－アラビノースは，「血糖値が気になり始めた方の食品」と表示する。[2019]

（臨床）アラビノースは，砂糖摂取時の血糖値上昇を抑制する効果がある。

【アリシン】★★ にんにく特有の臭気をもつ硫化アリル化合物。にんにくに含まれる前駆物質アリインが，酵素アリイナーゼにより分解されてアリシンになる。ビタミンB₁と結合すると脂溶性のアリチアミン*に変わる。

（食物）にんにくのにおいは，硫化アリルのアリインからアリイナーゼ（酵素）により臭気成分のアリシンが生成したことによる。[2007]

【アリチアミン】★ ビタミンB₁*（チアミン）とにんにくの臭気成分であるアリシンが結合した脂溶性誘導体。ビタミンB₁と同様の効果を有し，チアミナーゼ*による分解作用を受けず，脂溶性なので膜透過性がよく，吸収されやすい。

（食物）アリシンは，ビタミンB₁と反応して，腸内で安定なアリチアミンを生成する。

【アリルイソチオシアネート】★《アリルからし油》 黒からし，和がらし，だいこん，わさびなどの刺激性辛味成分。辛味のないシニグリン*（からし油配糖体*）を前駆体として，組織が損傷すると酵素ミロシナーゼ（チオグルコシダーゼ）が作用して生成する。揮発性があり鼻に抜ける辛味となり，失われやすい。すりおろしたわさびでは2〜3分後に最大となり，おいしく感じられるのは10分程度である。また抗菌性があり，食品保存に利用されている。

（食物）だいこんの辛味は，アリルイソチオシア

ネートによる。

【アリルからし油】⊃アリルイソチオシアネート

【REE】⊃安静時エネルギー消費量

【RNA】★★★《リボ核酸》 核酸（DNA*とRNA）の1種。糖（リボース*），塩基*（アデニン，グアニン，シトシン，ウラシル），リン酸とで構成されるヌクレオチド*が，ホスフォジエステル結合によって連結したポリヌクレオチド。DNAと異なり一本鎖である。アルカリによって，構成ヌクレオチドに加水分解される。RNAは分子的にも機能的にも多様であり，mRNA，rRNA，tRNAなどがある。最も多量に存在するrRNAは，リボソーム*の構成成分である。mRNAは，核における遺伝子DNAからの転写産物で，核膜孔から細胞質に移動し，リボソームと結合することで翻訳が行われる。tRNAは，翻訳過程において，対応するアミノ酸をmRNA上のコドンに運び，それらが結合することでポリペプチド鎖が形成される。触媒機能をもつRNAもあり，これはリボザイムという。また，遺伝子の転写後の発現調節などに特定の機能をもつマイクロRNA（miRNA）も存在する。

（人体）細胞内のRNAで量が最も多いのは，リボソームRNA（rRNA）である。[2012][2015]／核酸に含まれる塩基の種類は，DNAとRNAで一部異なる。[2011]／RNAは，ウラシルを含む。[2014]／リボースは，RNAの構成糖である。[2015]／tRNA（転移RNA）は，アミノ酸を結合する。[2015]／rRNA（リボソームRNA）はリボソームを構成する。[2016]

（基栄）葉酸が不足すると，DNAおよびRNA合成が阻害される。[2008]

【RNAポリメラーゼ】★《転写酵素，トランスクリプターゼ，DNA依存RNAポリメラーゼ》 DNA依存RNAポリメラーゼは，遺伝子*の転写を触媒する酵素である。DNAの塩基と相補的塩基をもつリボヌクレオチドを次々に連結させ，遺伝子DNAを鋳型としてmRNAが合成される。RNAポリメラーゼⅠ，Ⅱ，Ⅲがあり，ⅠはrRNA前駆体，ⅡはmRNA前駆体，Ⅲは

18

tRNA，5S rRNAおよびその他小型RNAの前駆体等の合成を触媒する。RNAポリメラーゼは，多数の転写因子の相互作用により，遺伝子の5′上流域にあるプロモーター領域にまず結合し，転写開始複合体を形成することにより転写が開始する。

(人体) DNAからmRNA(伝令RNA)への転写は，RNAポリメラーゼの働きによる。[2010]／イントロンは，RNAポリメラーゼにより転写される。[2017]

【RF】 ⟳腎不全

【RFS】 ⟳リフィーディング症候群

【ROS】 ⟳活性酸素

【ROC曲線】 ★★ 《receiver operating characteristic curve，受信者動作特性曲線》
　スクリーニング検査の精度の評価や複数の検査法の有効性を比較するために用いる曲線。Y軸を敏感度*(疾病に罹っている者が検査で正しく陽性となる割合)，X軸を偽陽性率(1−特異度*，疾病がないにもかかわらず，陽性となる割合)として，判定基準(カットオフ値)を様々に変化させて描いた曲線。敏感度と特異度が高い検査法ほど曲線はより左上方に位置し，疾病や異常の判別に優れた検査法といえる。

(社会) スクリーニング検査でのROC曲線は，縦軸を敏感度，横軸を偽陽性率(1−特異度)とする。[2007][2010][2019][2021]

【ROD】 ⟳腎性骨異栄養症

【アルカリ】 ★★★ 水酸化物(MOH)の形をとり，水に溶けてアルカリ性(pH>7.0)を呈する物質の総称。Mはアルカリ金属(ナトリウム*，カリウム*)やアンモニウム基を指す。一方，水素イオン(H⁺)を解離する物質を酸という。食品中にはアルカリと酸に解離する物質が混在し，これらのバランスでpHが決まる。食品のpHを変化させることでたんぱく質，脂質，ビタミン，色素類などの分解や変性が生じる。食品加工には，アルカリ剤や酸剤が利用される。小麦の精製やピータン*の製造にはアルカリ剤を，ピクルスや各種清涼飲料などは酸剤を添加する。

(食物) たんぱく質をアルカリで処理すると，リシン残基とデヒドロアラニン残基が反応して，リシノアラニンを生成する。[2006]／クロロフィルは，アルカリに安定である。[2017]

【アルカリホスファターゼ】 ⟳ALP

【アルカロイド】 ★ 《alkaloid》 窒素原子を含み，塩基性を示す有機化合物の総称。多くは植物に含まれる。植物毒の多くはアルカロイドである。種々の薬理作用があることから，生薬あるいは医薬品の原料に用いられる。食品衛生上はじゃがいもの芽や緑変部に含まれるソラニン*，トリカブトのアコニチン，ハシリドコロのスコポラミンなどが問題となる。

(食物) じゃがいもによる食中毒は，アルカロイドによって起こる。[2007]

【アルカローシス】 ★★★ 血液のpH*が上昇していく(アルカリ性側へ傾く)状態。酸−塩基平衡が変化して血液pHが急激に上昇すると，カルシウム(Ca²⁺)へのたんぱく質結合が亢進して低カルシウム血症性テタニー(全身筋肉のけいれん)が起こる。酸素不足，脳炎，発熱などで生じた過呼吸による呼吸性アルカローシスと，胃内容物の嘔吐や利尿剤の投与など呼吸以外の原因による代謝性アルカローシスがある。原発性アルドステロン症では，アルカローシスとなる。利尿剤もアルドステロン*過剰も腎臓*でのNa⁺再吸収とH⁺分泌を増加させる。

(人体) ひどい嘔吐などで電解質や酸性物質が異常に排泄されると，代謝性アルカローシスとなる。[2010][2015]／過呼吸(過換気)により，呼吸性アルカローシスを引き起こす。[2010]

【アルギニン】 ★★ 《2-アミノ-5-グアニジノ吉草酸》 L型異性体はたんぱく質*を構成する塩基性アミノ酸の1つ。ArgまたはRと表記。尿素回路*の中間体でアルギナーゼにより速やかに尿素とオルニチンに分解される。クレアチンは，腎臓でアルギニンとグリシンとから生成したグアニジノ酢酸に，肝臓でメチオニン*のメチル基が付いて生合成される。

(人体) アルギニンは尿素の前駆体である。[2011]／アルギニンは，一酸化窒素(NO)の前

駆体である。[2009][2010][2011]／アルギニンは，塩基性アミノ酸である。[2020]

【RQ】 ➡呼吸商

【アルキル水銀】 ➡メチル水銀

【アルギン酸】 ★★　D-マンヌロン酸*とL-グルロン酸から構成される難消化性多糖類。こんぶなどに含まれる。増粘多糖類（増粘剤*）として，加工食品に用いられる。また，水溶性の塩であるアルギン酸ナトリウムは水に溶けるが，カルシウムイオンと反応するとゲル化し，不溶性のアルギン酸カルシウムとなる。

（**食物**）アルギン酸は，カルシウムイオンでゲル化される。[2010]／アルギン酸は，熱水抽出によりこんぶやわかめから製造される。[2009]／アルギン酸は，D-マンヌロン酸とL-グルロン酸の2種のウロン酸を構成糖とする。[2013]

【アルコール】 ★★★★　化学的には脂肪族の水酸基をもつ化合物の総称。通常はアルコール飲料に含まれるエチルアルコールを指す。酒税法では，アルコール1度（容量比で1％）以上のものをアルコール飲料としている。一部は胃*で吸収*されるが，大部分は十二指腸*と空腸上部から急速に吸収される。適量のアルコールは胃液の分泌を促し，食欲を亢進させ消化能力を高める。血管を拡張させ血行をよくする。血漿中のVLDL*を低下させ，HDL*を上昇させる。高エネルギー（7kcal/g）で他の栄養素はほとんど含まない。アルコールの多飲は痛風*の要因で，ビールは多量のプリン体を含有しており，醸造日本酒にも多く含まれるので，痛風患者ではアルコールは制限または禁止される。慢性的アルコール摂取による疾患では，アルコール性脂肪肝，アルコール性肝炎，アルコール性膵炎，アルコール性胃・十二指腸潰瘍などがあり，全身にわたり種々の障害を呈する。肝臓でアルコールの分解・解毒が行われるので，飲む時は良質たんぱく質，ビタミン，ミネラルなどの補給をする。

（**社会**）アルコール依存症の発症リスクは，飲酒開始年齢が早いほど高い。[2018]

（**人体**）過剰なアルコール摂取により，血清トリグリセリド値は上昇する。[2018]／アルコールは，尿酸の尿中排泄を抑制する。[2014][2017][2020]／アルコールは食道がんの発生要因である。[2008]

（**食物**）本みりんはアルコールを含む。[2015]／酢酸のエネルギー換算係数は，アルコールより小さい。[2017]／本みりんのアルコール度数は，本直しより低い。[2018]

（**基栄**）アルコールを大量に摂取する場合，ビタミンB_1の摂取量を増やす。[2010]

（**応栄**）エネルギー産生栄養素バランスの炭水化物のエネルギーには，アルコールを含む。[2016]／摂取したアルコールは，母乳中へ移行する。[2007][2010][2015][2018]／アルコールは，乳児の吸てつ刺激によるプロラクチンの分泌を低下させる。[2011]

（**臨栄**）アルコールのエネルギー量は，7.1kcal/gで計算する。[2012]／アルコールの多飲は，尿酸値を上昇させる。[2010]／高トリグリセリド血症では，アルコール摂取量を25g/日以下とする。[2019][2020]

【アルコールアシルトランスフェラーゼ】 ➡エステル合成酵素

【アルコール発酵】 ★★ 《エタノール発酵》　糖類が酵母*によりエチルアルコールと炭酸ガスに分解される発酵様式。$C_6H_{12}O_6 \rightarrow 2C_2H_5OH + 2CO_2$で示され，1分子のグルコースを解糖系*で無酸素的に分解して，2分子のエチルアルコールと二酸化炭素を生成する。実際には複雑な反応系で，微量の化合物を同時に生成する。古くから清酒，ビール，ワインなどの酒造に利用されてきた。工業的には酵母の一種サッカロミセス・セレビシエが用いられるが，清酒酵母，ビール酵母，ワイン酵母などが目的に応じて利用されている。

（**食物**）赤ワインは，赤または黒ぶどうを果皮・種子ともにアルコール発酵させたものである。／ビールは，麦汁をアルコール発酵してつくられる

【RCT】 ➡ランダム化比較試験

【アルツハイマー病】 ★★ 《Alzheimer's disease》　高齢者の脳*に不溶性のアミロイドたんぱく質が蓄積し，神経原線維が

変化することにより，神経細胞*が失われて起こる認知症*。認知症は見当識の喪失，記銘力，判断力の低下を中核症状とするが，その中でアルツハイマー病は最も頻度が高い。活発な心身の活動，葉酸*，DHA*の摂取などが予防に有効であり，糖尿病*はリスク因子である。

(人体) アルツハイマー病は，大脳の神経原線維変化である。[2006]／アルツハイマー病は，認知症の原因となる。[2016]／アルツハイマー病では，脳萎縮がみられる。[2018]／アルツハイマー病では，見当識は保たれない。[2018]／アルツハイマー病では，症状が持続的に進行する。[2020]／アルツハイマー型認知症では，パーキンソン病様症状がみられることは少ない。[2019]

【RDA】 ⟳推奨量
【RTP】 ⟳短半減期たんぱく質

【アルデヒド脱水素酵素】 ★《ALDH:aldehyde dehydrogenase》　アセトアルデヒドを代謝する酵素。アルコール*はアルコール脱水素酵素により，アセトアルデヒドに酸化され，さらにALDHによって酢酸にまで分解される。ALDHには6つのアイソザイム*が存在し，その中でもおもにミトコンドリア分画に検出されるALDH₂はアセトアルデヒドに対する親和性が強く，アセトアルデヒドの代謝にはおもにALDH₂が作用している。ALDH₂には一塩基多型*が存在し，酒に弱い人では，ALDH₂の517個のアミノ酸により構成されるサブユニットの487番目のアミノ酸が塩基の置換（G→A）によりグルタミン酸からリシンに変わり，酵素活性を失う。

(基栄) ALDHの変異のある人は，速やかにアセトアルデヒドを代謝できない。[2009]／日本人は，欧米人に比べてアルデヒド脱水素酵素2型の非活性型が多い。[2009]

【アルドース】 ★　アルデヒド基をもつ単糖の総称。例としては，リボース，グルコース，ガラクトース，マンノースなど。

(人体) グルコースはアルドースである。

【アルドステロン】 ★★★★《ミネラルコルチコイド，電解質コルチコイド，鉱質コルチコイド》　副腎皮質から生成，内分泌され，電解質代謝を調節するホルモン。腎臓*の遠位尿細管*に作用してナトリウムおよび塩素イオンの再吸収と，カリウムおよび水素イオンの分泌を促進する。ナトリウム摂取量の増加／減少によりアルドステロンの生成・分泌は抑制／促進される。レニン-アンギオテンシン系と関連し，その生成，内分泌は調整される。すなわち，腎臓の傍糸球体細胞が血液量の減少を感知し，レニン*を生成，内分泌させる。レニンは肝臓で合成されたアンギオテンシノーゲンに作用してアンギオテンシンⅠに変換し，これはさらに肺のアンギオテンシン変換酵素（ACE）によりアンギオテンシンⅡに変換される。アンギオテンシンⅡは血管壁を収縮させて血圧を上げ，副腎皮質のアルドステロン生成，内分泌を促進する。分泌低下はアジソン病*を，亢進はアルドステロン症を発症させる。

(人体) アルドステロンは，副腎皮質から分泌される。[2020][2021]／アルドステロンは，遠位尿細管に作用してナトリウムの再吸収を促進する。[2007][2013][2018]／アルドステロンは，カリウムの分泌を促進する。[2019]／アルドステロンは，尿へのカリウム排泄を増加させる。[2006][2011][2015][2017]／アルドステロンは，血清カリウム濃度低下に関与する。[2007]／循環血液量の減少は，アルドステロンの分泌を促進する。[2012][2016]／うっ血性心不全では，血中アルドステロン濃度は上昇する。[2015]／アルドステロンの過剰分泌により，代謝性アルカローシスが起きる。[2019]／アンギオテンシンⅡは，アルドステロンの分泌を促進する。[2020]

(応栄) 高温環境によって脱水が生じた場合，アルドステロンの分泌は亢進する。[2013]

【アルドステロン過剰症】 ⟳アルドステロン症

【アルドステロン症】 ★《アルドステロン過剰症，高アルドステロン症》　アルドステロン*の過剰分泌による疾患の総称。原発性と続発性に分類される。原発性アルドステロン症は副腎皮質に発生したアルドステロン産生腺腫による場合が多く，カリウム排泄促進による低カリウム血症，低レ

ニン*性高血圧*を示し，頭痛，多尿，筋力低下，四肢麻痺などの症状を呈する。続発性アルドステロン症は，レニン分泌亢進によりアンギオテンシン*を介して二次的にアルドステロンの過剰分泌を呈する。ネフローゼ，肝硬変*，腎性高血圧などにおいて，また脱水や利尿薬によって体液量が減少したことによりレニン－アンギオテンシン系が亢進される。

（人体）アルドステロン症では，高血圧，低カリウム血症などの症状があらわれる。[2018]／原発性アルドステロン症では，低カリウム血症を起こす。[2016][2019][2020]

【α-アミノイソカプロン酸】➡ロイシン

【α-アミノイソ吉草酸】➡バリン

【α-グルコシダーゼ】★★★ オリゴ糖*や配糖体の非還元末端側から加水分解してブドウ糖*を遊離する酵素。マルターゼ，イソマルターゼ，スクラーゼなどは別名。消化管粘膜に存在，でんぷん消化の最終段階に関与する膜消化酵素。糖尿病患者の血糖コントロールのための消化吸収遅延剤としてα-グルコシダーゼ阻害剤が用いられる。

（人体）α-グルコシダーゼは，加水分解酵素である。[2013]／2型糖尿病の栄養指導では，α-グルコシダーゼ阻害剤使用者でも，穀類，いも類，砂糖類を制限する。

（食物）α-グルコシダーゼの阻害により，食後血糖値の上昇を抑制する。[2020]

（臨栄）α-グルコシダーゼ阻害剤は，腹部膨満を起こす。[2007]

【α-グルコシダーゼ阻害薬】★ 小腸粘膜上皮細胞に存在する二糖類*分解酵素（α-グルコシダーゼ）の作用を阻害する薬剤。二糖類から単糖への分解を抑制し，腸での糖の消化吸収を遅らせて食後の急激な血糖の上昇を抑制する。アカルボース，ボグリボースなどが代表的なもの。通常，摂食直前（一般的には10分以内）に服用する。

（臨栄）α-グルコシダーゼ阻害薬は，摂食直前（10分以内）に服用する。[2009]／α-グルコシダーゼ阻害薬は，食後値の血糖上昇を抑制する。[2011][2017][2020]／α-グルコシダーゼ阻

害薬を服用した者が食事量の減少による低血糖症状となった場合，グルコース投与が有効である。[2013]

【α-ケトグルタル酸】★★《2-オキソグルタル酸》 糖質やアミノ酸代謝の重要な中間体。クエン酸回路（TCA回路）ではイソクエン酸から生成し，スクシニルCoA*となる。α-ケトグルタル酸がスクシニルCoAとなる反応は，脱炭酸，脱水素，CoAとの結合が含まれていて（酸化的脱炭酸反応*という），2-オキソグルタル酸デヒドロゲナーゼ複合体が触媒する。この補酵素の中にはNAD*，FAD*，チアミンピロリン酸（TPP）*，リポ酸が含まれている。この反応はピルビン酸がアセチルCoAになる反応と類似している。アミノ酸代謝では，アミノ基転移酵素またはグルタミン酸脱水素酵素*によって，グルタミン酸から生成する。前者は補酵素としてピリドキサルリン酸（PLP），後者はNADを必要とする。

（人体）グルタミン酸は，α-ケトグルタル酸から生成される。

【α-ケトプロピオン酸】➡ピルビン酸

【α-構造】➡α-ヘリックス

【α-酸化】★ 脂肪酸*のカルボキシ末端から一炭素分子ずつ分解する酸化方式。β-酸化とは異なり，脂肪酸のカルボキシ基とその隣接する炭素（α位の炭素）間のつながりが，水酸化および脱炭酸により一つずつはずされていく。哺乳動物の脳*でみられ，CoAを必要とせず，また高エネルギーリン酸化合物も産生しない。

（人体）脂肪酸のα-酸化は，カルボキシ末端から炭素原子1個ずつ切断される。

【α-ヒドロキシプロピオン酸】➡乳酸

【α-フェトプロテイン】★★《AFP：α-feto-protein》 胎児性の血清たんぱく質。肝細胞がんの腫瘍マーカーとして用いられる。血清を電気泳動するとα-グロブリン位に泳動される。おもに胎児の肝細胞と卵黄嚢で産生，成人では微量にしか存在しないが，肝細胞がん，卵黄嚢腫瘍等病的状態で産生が再開される。原発性肝細胞がんで高率に発現するが，胆管細胞が

んでは陰性であることから両者の鑑別診断上有用な検査である。その他，肝炎*，肝硬変*などの肝疾患の指標としても有用である。幹細胞がんのスクリーニングにはAFPとPIVKA-Ⅱ(protein induced by vitamin K absence-Ⅱ)の2つを組み合わせることにより，さらに特異性を高めることができる。

(人体) 原発性の肝がんでは，α-フェトプロテイン(胎児性たんぱく，AFP)値が血中で上昇する。

(臨栄) 肝腫瘍(肝がん)は，血清α-フェトプロテイン(AFP)値を用いて評価する。[2013][2015]

【α-ヘリックス】★《α-らせん，α-構造》
たんぱく質*の2次構造の1つ。たんぱく質はアミノ酸*が多数結合してできた鎖(ポリペプチド鎖)が複雑に折れ曲がった構造をしている。この複雑な構造を表すために，1次構造(アミノ酸の配列順序)，2次構造(棒，シート状の構造)，3次構造(たんぱく質全体の立体的構造)，複数の鎖から成り立っているたんぱく質については4次構造(鎖の数や鎖同士の結合の様子)という表し方をする。2次構造にはα-ヘリックス(α-らせん)やβ-シート*(β-構造)がある。2次構造はいずれもペプチド鎖中のC=O(カルボニル基)とNH(アミド基)との間の水素結合*によって形成される。

(人体) α-ヘリックスは，らせん構造である。[2006]

【α-らせん】➡α-ヘリックス

【α-リノレン酸】★★《リノレン酸》 炭素数18，二重結合3つのn-3系の多価不飽和脂肪酸*。体内では生合成できないことから必須脂肪酸*の1つである。総脂肪酸量に対して，なたね油8.1%，大豆油6.6%，米ぬか油1.3%と，植物油に比較の多く含まれる。また，しそ油には約60%と高濃度に含まれる。ヒト体内で鎖長延長，不飽和化を受け，EPA*，DHA*に代謝される代謝経路が存在する。α-リノレン酸摂取による肥満抑制，冠動脈疾患予防効果が期待されている。

(食物) α-リノレン酸は，n-3系列の不飽和脂肪酸である。[2006]

(人体) α-リノレン酸は炭素数18のn-3系多価不飽和脂肪酸で，体内で合成できない必須脂肪酸である。[2008][2009]／エイコサペンタエン酸およびドコサヘキサエン酸は，α-リノレン酸から合成される。[2011]

(基栄) α-リノレン酸は，多価不飽和脂肪酸である。[2015]／α-リノレン酸は，n-3系脂肪酸である。[2020]

【アルブミン】★★★★★ 卵白*，乳汁，血清中に存在し，互いによく似た生化学的性質を有するたんぱく質の総称。動物性のものは卵白のオボアルブミン*，乳汁のラクトアルブミン*，血液中の血清アルブミンなどがあり，血液中ではグロブリンとともに存在している。血液中のアルブミン／グロブリンは通常1.5〜2.3で，栄養状態が悪いと，数値は低下する。肝臓で1日に約12〜14g合成され，生物学的半減期*は約14〜21日である。半減期が長いので短期間の栄養状態の評価には不適当であるが，血清アルブミンが低下していると絶対的な栄養障害が存在することを示す。低たんぱく質状態の指標は血清アルブミン 3.5g/dL以下とされている。遊離脂肪酸やビタミンB_2，B_6はアルブミンと結合して血液中を移送される。ネフローゼ症候群*では尿中に1日30〜40gのアルブミンが排泄される。

(人体) たんぱく漏出性胃腸症では，アルブミンの合成は亢進する。[2011]／血清アルブミン値は，ネフローゼ症候群で低下する。[2014]

(食物) アルブミンは，水，塩類溶液や希酸，希アルカリに可溶である。[2008]

(基栄) 血中の遊離脂肪酸は，アルブミンに結合して運搬される。[2012][2017]／アルブミンは，肝臓で合成される。[2019]／血漿アルブミン濃度が低下すると，膠質浸透圧が低下する。[2020]

(応栄) 血清アルブミンの半減期は，20日前後である。[2006][2020]／血清アルブミン値は，中期(2〜3週間)のたんぱく質栄養状態の指標となる。[2007]／血清アルブミンは，静的栄養アセスメントとして用いられる。[2011][2016]

／アルブミンは，低栄養のアセスメントに用いられる。[2017]／正常妊娠では，血清アルブミン値が低下する。[2011][2020]

(臨栄) 低アルブミン血症は，浮腫の原因となる。[2007]／血清アルブミン低値では，腹水がみられる。[2017]／腹膜透析では，透析液へのアルブミンの喪失が起きる。[2008]／血清アルブミン値は，栄養不良により減少する。[2012]／糖尿病腎症は，尿中微量アルブミンの出現で診断される。[2012]／CKD（慢性腎臓病）の補正カルシウム濃度は，血清アルブミン値4.0g/dL未満で用いる。[2015]

【アルマ・アタ宣言】★★　1978年に旧ソ連のアルマ・アタにおけるWHO＊とUNICEF＊の合同会議において，「西暦2000年までに全ての人々に健康を」のスローガンとして採択された宣言。プライマリーヘルスケア＊という住民参加の保健活動を提唱した。特に発展途上国における重要な方策である。

(公栄) アルマ・アタ宣言は，プライマリーヘルスケアの概念について述べている。[2007][2011][2013][2019]

【アルミニウム】★　常温常圧で高い熱伝導性・電気伝導性をもつ金属。金属容器の材料として利用される。アルミ缶は軽い，通気性がない，さびない，成型しやすい，缶臭がないという利点をもつ。さらにイージーオープン性は清涼飲料，ビールなど缶容器に適合する。比熱が小さく熱伝導率がよいので鍋＊の材質に適する。

(食物) アルミニウムは，プラスチックに比べて光透過性が低い。[2012]

【アレルギー】★★★★《アレルギー反応》　過敏な免疫反応による病態。外界物質が体内に侵入し，生体の恒常性＊を破壊するような時には，生体はそれを異物として認識し，異物処理の反応（抗原抗体反応＊）が起こる。抗原抗体反応の中で生体にとって有利な現象を免疫といい，不利な現象をアレルギーとよぶ。原因物質をアレルゲン＊（抗原）という。抗原侵入後数分ないし数時間で発現するものを即時型反応（Ⅰ，Ⅱ，Ⅲ型が属す）といい，免疫グロブリンのような体液性免疫が関与し

ている。24〜48時間後に発現するものを遅延型（Ⅳ型）といい，感作リンパ球を中心とする細胞性免疫が関与している。アレルゲンが呼吸器から侵入するものを吸入性アレルゲン，消化管から入った食物中の成分がアレルゲンとなるものを食物アレルギーという。食物アレルギーはⅠ型（アナフィラキシー型）で，皮膚症状，消化器症状，呼吸器症状がみられる。アレルゲンとしては鶏卵・牛乳・大豆の頻度が高いが，除去食療法，減感作療法，回転食療法などの対症療法を行う。

(人体) アレルギーには食物摂取後，1時間以内に発症する即時型と1〜2日後に発症する遅延型とがある。[2009]／IgEは，即時型アレルギー反応に関わる。[2017]

(食物) さばの加工食品には，アレルギー表示が義務づけられていない。[2018]

(臨栄) 卵アレルギーは，耐性を獲得することができる。[2014]／牛乳アレルギーの児童には，ヨーグルトは代替食としない。[2013]／牛乳アレルギーは，カゼインやβラクトグロブリンがアレルゲンである。[2013]

(給食) アレルギー原因物質を含む食品の表示は，食品衛生法に規定されている。[2013]

【アレルギー反応】⮕**アレルギー**

【アレルギー表示】★★★　食品表示基準に基づく，アレルゲン＊を含む食品に関する表示。消費者が食品選択する際の適切な情報提供を目的とする。表示の対象となる食品は，表示義務のある「特定原材料」と表示が推奨される「特定原材料に準ずるもの」に分類されている。「特定原材料」は，特に発症数が多い食品および重篤な症状を引き起こす食品で，えび，かに，小麦，そば，卵＊，乳，落花生の7品目。これらを原材料として含む，または，特定原材料に由来する添加物を含む加工食品には，食品表示基準に従って表示しなければならない。「特定原材料に準ずるもの」は，一定の頻度で健康被害が認められる21品目（アーモンド，あわび，いか，いくら，オレンジ，カシューナッツ，キウイフルーツ，牛肉，くるみ，ごま，さけ，さば，大豆，鶏肉，バナナ，豚肉，まつ

たけ，もも，やまいも，りんご，ゼラチン）。食物アレルギーの原因物質は時代とともに変化する可能性があり，実態調査・科学的研究に基づき，表示について適宜見直しが行われる。

(食物) アレルギー表示が義務づけられているものは，卵，乳・乳製品，えび，かに，小麦，そば，落花生の7品目である。[2008][2011][2014]／食品のアレルギー表示は，一括表示が認められている。[2015]／特定原材料であっても，アレルギー表示が免除されることがある。[2015]／落花生を原料とする食品には，アレルギー表示が義務付けられている。[2015]／アレルギーの表示として，「アイスクリーム」は，乳の代替表記として認められている。[2015]／そばを原料とする食品には，アレルギー表示が義務付けられている。[2014]／アレルギー表示について，「小麦粉」は，小麦の代替表記として認められている。[2014]／さばや大豆を原料とする食品は，アレルギー表示を奨励されている。[2011][2013][2014][2015]

(栄教) 加工食品表示について栄養教育を実施する際の説明として，「アレルギー表示の特定原材料として，7品目が定められています。」がある。[2015]

【アレルギー様食中毒】★ ヒスチジン*から生成されたヒスタミン*が原因となって起こる食中毒。鮮度の低下したまぐろ，かつお，さばなどヒスチジン含量の多い赤身魚やその加工品を食した後，顔面紅潮，頭痛，発疹，発熱，じん麻疹などの症状を呈する食中毒。これはヒスチジン脱炭酸酵素を有するモルガン菌などの腐敗細菌により，ヒスタミンが生成されることによる。

(食物) ヒスタミンは，アレルギー様食中毒の原因物質である。

【アレルゲン】★★★ Ⅰ型（いちがた）アレルギーを引き起こす抗原*（おもにたんぱく質*）のこと。アレルギー*とは，生体防御のための免疫反応（抗原抗体反応*）が過剰に起こり，生体に不利益な状態が生じることである。アレルゲンが生体内に入り，アレルゲンに対するIgE*と結合すると即時的に反応が起こり，ヒスタミ

ンなどが放出される。アレルゲンには花粉，ダニ，ハウスダスト，食品成分などがある。食品アレルギーの代表である食物アレルギー*はⅠ型アレルギーである。

(人体) アレルゲンを推定するため，特異的IgE抗体検査を行う。[2010]

(食物) 肉のアレルゲン活性は，加熱により低下する。[2014]／卵のアレルゲン活性は，加熱処理によって減弱する。[2013]／卵を原料料に含む場合は，アレルゲンの表示が義務づけられている。[2021]

(臨栄) 食物アレルギーは，アレルゲンとなる原因食品（抗原）除去食が有効である。[2009]／鶏卵は，加熱によりアレルゲン性が低下する。[2016]／卵白のアレルゲンには，オボムコイドがある。[2017]／小麦のアレルゲンには，グルテンがある。[2017]／鶏肉のアレルゲン性は，加熱により低下する。[2017]

【アロステリック酵素】★ アロステリック効果を示す代謝調節を行う酵素*。酵素中に，基質結合部位以外の調節部位（アロステリック部位）をもち，この部位に特定の阻害物質や活性化物質を結合して活性を変える。これはアロステリック部位に結合した阻害物質によって酵素の立体構造が歪んで基質結合部位の構造が変化するためである。

(人体) アロステリック酵素のアロステリック部位とは，調節因子が結合する部位のことである。／アロステリック酵素の反応曲線は，S字状（シグモイド）である。[2017]

【アロステリック阻害剤】★ アロステリック酵素を阻害する特定の代謝調節物質。代謝経路の終産物である場合が多く，アロステリック部位（調節部位）に結合して酵素の構造を変えて活性を低下させるため，終産物の過剰を防ぐ。

(人体) アロステリック阻害剤は，酵素の調節部位に結合する。

【アロプリノール】★★ 高尿酸血症治療薬。プリン骨格を有するキサンチンオキシダーゼ阻害薬。プリン化合物分解経路の最終段階において，ヒポキサンチンからキサンチン，次いでキサンチンから尿酸の生成に関与するキサンチン酸化酵素

を阻害し尿酸の生成を抑制し，血中尿酸値を低下させる。痛風*，高尿酸血症*を伴う高血圧症の治療などに使用。

(臨栄) 痛風の治療薬アロプリノールは，尿酸産生を抑制する。[2009][2014][2017]／尿酸降下薬として，アロプリノール(尿酸生成阻害薬)を使用する。[2012]

【安衛法】⟳労働安全衛生法

【アンギオテンシン】★★★《アンジオテンシン》 血圧調節に関わるペプチドホルモン*。アンギオテンシンにはⅠとⅡがあり，血圧上昇作用を示すのはアンギオテンシンⅡである。アンギオテンシンⅡはアルドステロン*の分泌を増して塩分を貯留する。アンギオテンシノーゲンが腎臓*から分泌されるレニン*で分解され，まずアンギオテンシンⅠを生じ，これがさらにアンギオテンシン変換酵素(ACE)で分解されてアンギオテンシンⅡとなる。アンギオテンシノーゲンの遺伝子多型によって高血圧*になりやすい日本人が約70%いる。

(人体) レニンは，アンギオテンシノーゲンをアンギオテンシンⅠに変換する。[2011]／アンギオテンシン変換酵素により，アンギオテンシンⅠからアンギオテンシンⅡが生成される。[2009]／アンギオテンシンⅡのペプチド鎖は，アンギオテンシンⅠより短い。[2011]／アンギオテンシンⅡは，アルドステロンの分泌を促進する。[2009][2020]／アンギオテンシンⅡには，血管を収縮させる作用がある。[2007]／アンジオテンシンⅡは，血圧を上昇させる。[2020]

(臨栄) アンギオテンシン(アンジオテンシン)変換酵素を阻害すると血圧は低下する。

【アンギオテンシン変換酵素】★★★《ACE》 アンギオテンシンⅠをアンギオテンシンⅡへ変換する酵素。アンギオテンシンⅠのC末端の2アミノ酸を切断して活性のあるアンギオテンシンⅡへ変換するジペプチジルペプチダーゼである。レニン－アンギオテンシン－アルドステロン系は血圧と体液量を調節する機構の1つである。循環血液量の低下や血圧低下は腎臓のレニンの分泌を促進し，肝臓で合成され血中に存在するアンギオテンシノーゲンを

アンギオテンシンⅠに変換する。アンギオテンシンⅠは血管内皮細胞に存在するアンギオテンシン変換酵素によってアンギオテンシンⅡに変換される。アンギオテンシンⅡは副腎皮質を刺激しアルドステロン*を分泌する。アルドステロンは腎臓のナトリウムの再吸収を促進し，体液量を回復させる。さらに，アンギオテンシンⅡは視床下部*に働き，口渇感をもたらし，水分摂取を促す。また，アンギオテンシンⅡは血管を収縮し血圧を回復させる。現在ではアンギオテンシン変換酵素阻害薬が高血圧*や心不全*の治療薬として用いられている。

(人体) アンギオテンシン変換酵素は，たんぱく質分解酵素である。[2013]／アンギオテンシン変換酵素により，アンギオテンシンⅠからアンギオテンシンⅡが生成される。[2009][2010]

(食物) アンジオテンシン変換酵素の阻害により，血圧降下に作用する。[2020]

(臨栄) アンギオテンシン変換酵素阻害薬は，血圧の降下に作用する。[2017]／アンジオテンシン変換酵素阻害薬は，尿中カリウム排泄を抑制する。[2019]／アンジオテンシン変換酵素阻害薬は，尿中ナトリウム排泄を促進させる。[2020]

【アンジオテンシン】⟳アンギオテンシン

【安静時エネルギー消費量】★★★《REE：resting energy expenditure，安静時代謝》 安静状態でのエネルギー消費量。安静状態とは，肉体，精神とも緊張がなく，食後2時間以上を経過し食物の影響もできるだけ少ない状態を指す。いすに座った状態で測定する場合とベッド上で仰臥位で測定する場合がある。基礎代謝*量の1.1～1.2倍で表される。

(人体) 慢性閉塞性肺疾患(COPD)では，安静時エネルギー消費量が増加する。[2013][2014][2015][2017]

(基栄) 安静時代謝量は，睡眠時代謝量より高い。[2015]／安静時代謝量は，基礎代謝量より高い。[2021]／安静時のエネルギー消費量は，発熱により上昇する。[2012]／安静時のエネルギー消費量は，脂肪組織より骨格筋の方が大きい。[2010]／メッツ(MET)は，身体活動におけるエネルギー消費量を安静時代謝量で除したもの

である。[2014]

(臨栄) 安静時エネルギー消費量は，間接熱量測定計で測定できる。[2010]／重症外傷患者では，安静時エネルギー消費量は，増加する。[2021]／進行した慢性閉塞性肺疾患(COPD)患者では，安静時エネルギー消費量の増加がみられる。[2019]

【安静時代謝】 ⇨安静時エネルギー消費量

【安全衛生管理体制】 ★　環境管理，作業管理*と健康管理*からなる労働衛生管理を行うことにより，労働者の安全と健康*を確保するとともに，健康の保持・増進をはかる衛生管理を推進するための体制。労働安全衛生法では，常時50人以上の労働者を使用する事業所は総括安全衛生管理者，衛生管理者，産業医*，作業主任者等を選任し，衛生委員会または安全衛生委員会を設けることになっている。

(社会) 常時50人以上の労働者を使用する事業所は，産業医や衛生管理者を置かなければならない。

【安息香酸】 ★　食品添加物*の1つ。酸型保存料として使用され，食品のpHが2.5～4.0で最大の効果を発する。各種微生物に対し静菌作用を示し，水溶性の安息香酸ナトリウムとともに，キャビア，菓子製造用果実ペーストおよび果汁(濃縮果汁を含む)，マーガリン*，清涼飲料水，シロップ，しょうゆ*に用いられるが，それぞれ使用量や使用制限が定められている。

(食物) 材料のしょうゆに使用された安息香酸が，キャリーオーバーとして含まれた佃煮に表示の必要はない。

【アンチコドン】 ★　tRNA(転移RNA)の塩基の3つ組。mRNAのコドン*と相補的な配列になっており，リボソーム*上でmRNAのコドンと塩基対を形成する。翻訳の開始時には，mRNA上の開始コドン(AUG)に対して，相補的なアンチコドン(UAC)をもち，メチオニン*を結合したtRNAが結合することで，翻訳がスタートする。次に，開始コドンのとなり(3'側)にあるコドンと相補的なアンチコドンをもつアミノアシルtRNA(アミノ酸を結合

したtRNA)が結合し，翻訳反応が進んでいく。

(人体) tRNA(転移RNA)は，アンチコドンをもつ。[2008][2009][2013]

【アンチトリプシン】 ⇨トリプシンインヒビター

【安定剤】 ⇨増粘剤

【アントシアン系色素】 ★★★★　野菜，花，果物などに存在する水溶性色素の総称。糖と結合した配糖体(アントシアニン)として存在する。アントシアニンの非糖部分(アグリコン)をアントシアニジンという。アントシアニンは水酸基の数，糖の種類，糖の結合位置により多数の種類がある。カリステフィン(いちご，小豆)，シアニン(赤かぶ)，シソニン(しそ)，ナスニン(なす)，クリサンテミン(黒豆)などがある。一般にアルカリ性で青色を呈し，酸性で赤色を呈する。また，金属イオンとキレートをつくり，安定な色素となる。

(食物) アントシアニンが赤色を呈するのは，酸性条件下である。[2015][2017]／ぶどうの果皮の紫色やさつまいもの紫赤色は，アントシアニンである。[2011]／黒豆のアントシアニンは，鉄イオンと錯体を作って色が安定する。[2015]

【アンドロゲン】 ★★《男性ホルモン》　男性ホルモン作用を有するステロイドホルモン*の総称。代表的なものは，精巣*のテストステロン，副腎皮質のアンドロステンジオン(副腎アンドロゲン)があり，合成，分泌される。胎生期の性分化，生殖器官の機能維持，二次性徴の発現，精子形成，骨格筋*におけるたんぱく同化促進作用をもつ。アンドロゲン合成器官は，女性では副腎であり，成人男性では精巣である。男性の場合，精巣でつくられるアンドロゲンは，副腎に比べ圧倒的に多い。

(人体) 副腎アンドロゲンは，男性同様，女性でも分泌されている。／黄体形成(化)ホルモンは，男子では男性ホルモン(アンドロゲン)の生成と分泌を促進する。

【1,5-アンヒドログルシトール】 ★★
《1,5-AG:1,5-anhydro-D-glucitol, 1-デオキ

シグルコース》　食物により摂取される，グルコース*の1位炭素の還元体。健常者では，腎糸球体で濾過されて近位尿細管でほとんどが再吸収されるため，血中濃度はほぼ一定に維持されている。糖尿病*では，尿糖の増加に伴い1,5-AGの再吸収が競合阻害を受けて尿中喪失が増量，血中濃度は低下する。したがって，血中濃度は，直近の平均的血糖管理の鋭敏な指標となる。特に，軽症糖尿病患者の治療効果の判定，急性増悪/回復などの指標となる。腎性糖尿，妊娠後期，慢性腎不全*，長期TPN*実施，飢餓状態では異常値となる。基準値14.0μg/mL以上。近位尿細管でグルコース再吸収に関与する酵素SGLT2を阻害する糖尿病薬（SGLT2阻害薬）投与中は血糖コントロールによらず尿糖強陽性となる。

（人体）血中の1,5-AGは，尿糖の排泄とともに数値が低下する。

（臨栄）血清1,5-アンヒドログルシトール値から，血糖コントロールの状態を把握できる。[2011]

【アンモニア】★★★★　分子式がNH₃で表される無機化合物。常温常圧では無色透明の気体であり，強い刺激臭をもつ。水，エタノールによく溶ける。ヒト体内では，アミノ酸*が異化（脱アミノ反応）される際に，はずれたアミノ基から有毒なアンモニアが生成される。肝臓*では，尿素回路*の働きによって，アンモニアを無害な尿素*に変換している。肝硬変*では，高アンモニア血症による中枢神経症状が出現する。腎臓*では，グルタミナーゼの作用により，グルタミン*からグルタミン酸*とアンモニアを産生し，アンモニアを尿中に排泄している。また，このアンモニアは体内における酸塩基平衡にも利用される。食品学の分野では，たんぱく質*の分解によって生じるアンモニアやアミン類を揮発性塩基窒素といい，鮮度の判定に用いる。

（食物）アンモニアは，魚肉から発生する揮発性塩基窒素の成分である。[2019]

（臨栄）非代償性肝硬変では，血中アンモニア値が上昇する。[2019]

（人体）尿素回路は，アンモニア代謝に関与する。[2017]

（基栄）腎臓では，グルタミンからアンモニアが産生される。[2018]

【胃】★★★★　食道*に続く膨らんだ管状の消化吸収器官。十二指腸*以降で行われる消化吸収に備え，食物を蓄え，部分的に消化しておく働きをもつ。食道から胃への入り口を噴門，十二指腸への出口を幽門*という。上方の部分を胃底，胃底から幽門部までの間を胃体部という。筋層は平滑筋*でつくられ，内斜，中輪，外縦の3層からなる。幽門部では斜層を失って内輪，外縦の2層となる。胃の運動，外分泌は自律神経*の支配を受け，副交感神経により促進，交感神経により抑制される。主細胞からたんぱく質分解酵素ペプシンの前駆体であるペプシノーゲン，傍（壁）細胞から塩酸（HCl），副（粘液）細胞から粘液（ムチン）が外分泌されている。

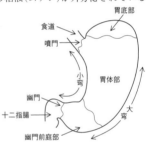

胃の断面

（人体）胃・小腸粘膜は，（単層）円柱上皮である。[2020]／胃の外縦走筋は，平滑筋である。[2008][2013]

（基栄）胃に食物が入ると，摂食中枢が抑制される。[2008]／ビタミンB₁₂の吸収に必要な内因子は，胃から分泌される。[2009]／たんぱく質の消化は，胃から始まる。[2009]／ガストリンは，胃から分泌される。[2010]

（臨栄）胃切除の合併症として，貧血がある。[2016]／胃全摘術後5〜6年後には，ビタミンB₁₂吸収障害により，巨赤芽球性貧血を合併しやすい。[2019]／胃全摘術後では，カルシウム摂取不足によって骨粗鬆症が生じやすい。[2020]

【EER】⊃推定エネルギー必要量
【EAR】⊃推定平均必要量
【胃液】★★★　胃*の消化性外分泌液。塩酸，内因子，ペプシノーゲン，粘液などが含まれており，1日に1〜3L分泌され，そのpHは1〜2である。それらを分泌する細胞は胃の粘膜*（粘膜固有層）にあり，噴門腺，胃底腺，幽門腺にある副細胞は粘液，胃底腺にある主細胞はペプシノーゲン，壁細胞は塩酸や内因子を分泌する。ガストリン*は幽門腺のG細胞から内分泌され，血行性に胃腺に作用して胃酸を分泌させる。胃液分泌は，脳相，胃相，腸相の3つにより調節される。胃液分泌に影響する因子は，分泌促進:副腎皮質ホルモン，ガストリン，インスリン，カフェイン，アルコール，ヒスタミン，アセチルコリン，ニコチン，ピロカルピン，香辛料。分泌の抑制:脂質，酸，アトロピンである。

（人体）胃液中の内因子欠乏により，悪性貧血になる。[2007]

（基栄）胃液の分泌は，ビタミンB₁₂の吸収に必要である。[2006][2013][2014]/アセチルコリンは，胃液の分泌を促進させる。[2016]

（応栄）ストレス性の消化性潰瘍は，胃液（胃酸，ペプシン）の分泌過多によって生じる。[2008]

【ES細胞】★《ES:embryonic stem cells, 胚性幹細胞》　内部細胞塊より作成される多能性をもった幹細胞株。ES細胞は，動物の発生初期段階である胚盤胞期の内部細胞塊よりつくられる細胞株であり，培養皿で無限に増殖可能である。受精卵を分化させ内部細胞塊より作成する。受精卵は胎盤*を含む全ての胚の組織に分化できる全能性をもつが，ES細胞は胎盤以外の全ての胚の組織に分化する多能性をもつ。また，ES細胞は胚盤胞細胞に移植し，母体に戻せば個体を作成可能であり，ES細胞を利用して特定遺伝子を破壊したノックアウト動物が作成されている。また，適当な分化誘導剤を添加することにより心筋細胞，肝細胞等に分化させることができ，再生医療*への応用が期待されている。

（人体）ES細胞（胚性幹細胞）の作成には，受精卵を使用する。/胚性幹（ES）細胞は，未分化な細胞である。[2019]

【EN】⊃経腸栄養法
【胃炎】★★　種々の原因による胃粘膜*の炎症。急性胃炎*と慢性胃炎*に分けられる。急性胃炎は一般に突然に発症し，経過は短く，原因が明らかな場合が多い。病因として，暴飲暴食，アルコール*の過飲，食物アレルギー*，消炎鎮痛薬や抗生物質*の内服などがある。症状には，嘔吐，胸やけ，食欲不振，心窩（か）部痛などがある。慢性胃炎は一般的に固有胃腺の減少，消失を起こす進行性，萎縮性の変化である。原因は明らかでない場合が多いが，加齢，不摂生な食事や飲酒*による慢性刺激，栄養障害，神経性因子などがある。

（栄教）慢性胃炎の場合，アルコールやカフェイン飲料などの刺激物は避ける。/急性胃炎では，胃の保護と同時に，その安定期には胃粘膜の修復に栄養成分を要する。

【硫黄（イオウ）】★　主要ミネラル（無機質）*の1つ。成人の体内には，約112g含まれている。体たんぱく質を構成する含硫アミノ酸*（メチオニン*，システイン*）の成分となる。含硫アミノ酸の他，グルタチオン*，インスリン*，ビオチン*，パントテン酸*，コンドロイチン硫酸*（軟骨の多糖類）の構成元素ともなっている。毛，爪の構造たんぱく質（ケラチン）にも多く存在している。

（基栄）イオウの給源は，含硫アミノ酸である。

【硫黄酸化物】★《SOx》　大気汚染物質*の1つ。二酸化硫黄と三酸化硫黄が重要である。おもに重油の燃焼によって生じ，慢性気管支炎等の呼吸気道の障害を起こす。二酸化硫黄は大気汚染に関わる環境基準項目の1つであるが，近年はほとんどの地域で環境基準を達成している。

（社会）硫黄酸化物は，慢性気管支炎を起こす。

【イオンチャンネル】★《イオンチャネル》　イオンなどを，拡散により細胞膜を通過させるための膜輸送たんぱく質。個々のイオンあるいはイオンのグループに特定のチャンネルがある。チャンネルの開閉

はリガンド*(神経伝達物質*やホルモン*)の作用や脱分極によって行われる。

(人体) 細胞膜には, レセプターやイオンチャンネルが存在している。

【胃潰瘍】★★　胃酸やペプシン*により胃・十二指腸の粘膜筋板あるいはそれよりも深部に達する組織欠損が生じた状態。胃潰瘍と十二指腸潰瘍を総称し, 消化性潰瘍ともよばれる。粘膜上層が傷害された状態を「びらん」, 粘膜下層より深部組織が傷害された状態を「潰瘍」という。予後は良好であるが, 再発しやすい疾患である。発症原因は, ヘリコバクター・ピロリ菌感染, 非ステロイド系抗炎症薬(NSAIDs)の副作用, その他にアルコール多飲による粘膜傷害, ストレスなどが考えられている。また, 胃酸, ペプシン, ピロリ菌, 喫煙, アルコール*などの粘膜に対する攻撃因子と粘液, 血流, 重炭酸イオン, プロスタグランジン, セクレチンなどの防御因子の不均衡も発症に関与していると考えられている。好発年齢は胃潰瘍が40〜50歳代, 十二指腸潰瘍が30歳代に多く, 性別では男性に多い。最も多い症状は心窩部痛であり, 腹部膨満感, 悪心・嘔吐, 食欲不振, 胸やけ, 呑酸などがみられる。胃潰瘍による出血は吐血としてあらわれる。診断には, 上部消化管造影検査, 内視鏡検査を行う。

(人体) 胃潰瘍では, 吐血することもある。[2007]／プロスタグランジンは, 胃・十二指腸潰瘍の防御因子である。

(臨栄) 胃潰瘍は, ヘリコバクター・ピロリによる。[2007]／胃潰瘍で出血を起こすと, HbA1cは低値を示す。[2021]／胃潰瘍で出血を起こすと, ヘマトクリットは低値を示す。[2021]／胃潰瘍で出血を起こすと, 尿素窒素は上昇する。[2021]／胃潰瘍で出血を起こすと, 平均赤血球容積(MCV)は低下する。[2021]

【異化作用】★★《カタボリズム》　生体において有機栄養成分を分解しエネルギーを生成する作用。生体内の代謝は, 合成反応と分解反応の平衡によって成り立ち, 合成反応を同化作用*, 分解反応を異化作用という。異化作用により, 食物とし

て摂取された高分子物質は, 酵素*を介して分解され, 体内に吸収後, 酸化反応によりエネルギー(ATP*)を生成する。ATPの分解によって放出されるエネルギーは同化作用における生合成, 能動輸送*, 情報伝達, 筋肉収縮など様々な生命現象に用いられる。異化作用によって生じたCO_2やH_2O等の最終代謝産物は, 体外へ排泄される。

(基栄) たんぱく質の異化作用が促進されると, 尿中窒素排泄量が増加する。／過剰なたんぱく質の摂取は, アミノ酸の異化を促進する。[2020][2021]

(応栄) 精神的ストレスでは, たんぱく質の異化作用が促進される。

(臨栄) 重症外傷患者では, 骨格筋たんぱく質の異化が亢進する。[2013]／敗血症では, 体たんぱく質の異化は, 亢進する。[2021]

【医科診療医療費】★　国民医療費*のうち医科診療にかかる診療費。従来の一般診療医療費が2010年(平成22)より医科診療医療費と療養費等に区分された。医科診療医療費は「入院医療費」と「入院外医療費」の別に推計されている。また傷病分類別では循環器系の疾患が最も多い。

(社会) 国民医療費の一般診療医療費に占める入院医療費の割合は, 入院外医療費より低い(平成19年度)。／一般診療医療費の傷病分類別では, 循環器系の疾患が最も多い(平成19年度)。

【胃がん】★★★　胃*に発生するがん。進行すると嘔吐, 貧血*, 体重減少などがみられる。わが国の胃がん死亡率は男女とも低下傾向にあるが, 他国に比べてまだかなり高い。深達度により, 筋層に達しない早期がんと筋層以上の進行がんに分類される。早期胃がんの診断に転移の有無は関係しない。肉眼的形態により, 早期胃がんの内視鏡的分類および進行がんのボールマン分類がある。また, 治療法の選択や予後の推定のために, T(深達度, 病巣の深さ), N(リンパ節転移), M(他部位への転移)の3因子による進行度を決めるTNM分類がある。リスク要因として食塩の過剰摂取があげられる。また, ヘリコバクター・ピロリ菌の感染と胃がん

イ
●イカイ

の前がん状態である萎縮性胃炎*との関係が注目されている。内視鏡検査で診断し、生検による病理検査で確定する。早期がんは内視鏡的粘膜切除術、進行がんは胃切除術(ビルロートⅠ法、Ⅱ法)または胃全摘術を行う。

(社会)ヘリコバクター・ピロリは、胃がんの発生要因である。[2008][2011][2013][2021]／胃がんの年齢調整死亡率は、男女ともに低下傾向にある。[2011][2012]／胃がんのリスクファクターとして、高塩分食品がある。[2012][2017]

(人体)腸上皮化生は、胃がんの前がん状態である。[2012]／胃がんに対する胃全摘は、根治療法である。[2021]

【閾値】★★★　刺激を感知できる最小刺激量。閾値には、①刺激閾(検知閾):感覚が生じるための最小刺激量、②認知閾:ある刺激の特性を認識できる最小刺激量、③弁別閾(識別閾):認知できる刺激量とそれとわずかに異なる刺激量の差を識別できる最小刺激量などがある。一般的には認知閾を指し、食塩溶液では水と判別できる食塩の最小濃度が「食塩の認知閾(=閾値)」となる。測定方法には極限法、調整法、恒常刺激法など複数あり、方法により閾値は異なる。また、同一測定法でも試料温度によって閾値は異なる。閾値には個人差があるが、さらに測定時の生理的な状態や実施環境により変化する。加齢により味覚感受性は落ちて閾値は上昇し、特に塩味*の上昇が大きい。

(食物)食塩は温度が上がるほど閾値が上がり、感じ方が悪くなる。

(応栄)高齢者では、味覚の閾値が上昇するため食塩等に対する感受性は低下する。[2015][2019][2021]／高齢期では、塩味の閾値の変化は、苦味の閾値の変化より大きい。[2009]

【育児用粉ミルク】→調製粉乳

【移行便】★　新生児*が哺乳を開始したのち排出される便のうち、生後2〜3日までに排出する胎便*と、生後4〜5日以後排出する哺乳による普通便との中間にみられる便。胎便と哺乳による便を混じた便で、顆粒粘液などを多く含む。人工栄養児の便は、母乳栄養児*のように水様便でなく、軟便であり、やや白みがかった黄色である。

(応栄)新生児が哺乳を開始してから排出される便で、胎便と哺乳による便が混ざった状態の便を移行便という。

【イコサノイド】→エイコサノイド
【イコサペンタエン酸】→エイコサペンタエン酸

【意識障害】★　脳*の代謝低下や破壊によって覚醒状態が損なわれ、精神活動が低下した状態。脳の代謝を支える酸素の欠乏(窒息、肺疾患、心疾患*)、低血糖*(インスリンショック)、脱水、中毒、高アンモニア血症(肝疾患)等で起こる。また脳出血、脳梗塞、脳外傷等の脳損傷でも意識は低下する。意識障害は刺激に対する開眼、発語、運動機能の程度で分類され、最も重いのはあらゆる刺激に反応しない昏睡である。意識障害の診断にはJCSやGCSが用いられる。意識障害患者には経管栄養等が行われる。

(臨栄)意識障害の程度は、JCSやGCSなどを用いる。[2012]／意識障害は嚥下障害の原因になる。[2008]

【萎縮性胃炎】★　慢性胃炎*の中心的病態。びらんなどの粘膜欠損とその再生を繰り返していくと、固有胃腺の機能障害が起こり胃腺が萎縮する。萎縮は小彎(わん)側から大彎側へと広がっていく。病因としては、ヘリコバクター・ピロリ菌感染の関与、自己免疫の関与、加齢が関係すると考えられている。萎縮性胃炎では胃の粘膜*が萎縮し、胃酸の分泌が低下し無酸(低酸)症になっている。肥厚性胃炎の多くは、胃酸の分泌が亢進し過酸症*となっている。

(臨栄)萎縮性胃炎は、ヘリコバクター・ピロリ菌の慢性感染がある高齢者に多くみられる。

【胃食道逆流症】★★　胃液*、胆汁*、胃内容物などが食道*内へ逆流して、胸やけ症状や食道炎を呈する病態を広く包含した概念。発症には、下部食道括約部の逆流防止機構、食道の排出能など、種々の因子が関与している。内視鏡検査で食

道下部に発赤やびらんが認められる場合を，特に逆流性食道炎とよんでいる。炎症の繰り返しによって，下部食道の扁平上皮が化生円柱上皮に置き換わることがあり，これをバレット上皮というが，食道腺がんの発生母地となるので注意を要する。治療は酸分泌抑制剤（プロトンポンプ阻害薬）の投与が第一選択である。食事療法では過食を避け，小量頻回食とする他，胃内停滞時間が短く消化のよい食品を中心に摂取させる。その他，腹圧の上昇を避けるために，便秘の改善や肥満防止も重要である。

(人体) 胃食道逆流症では，胸焼けの症状がみられる。[2013]／胃食道逆流症では，下部食道括約筋圧が低下する。[2011]／胃食道逆流症の原因には，食道裂孔ヘルニアがある。[2011][2015]／胃食道逆流症では，高脂肪食を避ける。[2011]／胃食道逆流症では，菓子類の摂取を避ける。[2011]

(臨栄) 胃食道逆流症では，分割食を勧める。[2018]／胃食道逆流症では，1回の食事量を少なくする。[2015][2017][2020]／胃食道逆流症の栄養管理では，胃瘻の場合，半固形タイプの栄養剤を用いる。[2020]／胃食道逆流症の栄養管理は，重症例でなければ，エネルギー，各栄養素は食事摂取基準に準ずる。[2021]／胃食道逆流症では，高脂肪食を回避する。[2017]／胃食道逆流症の栄養管理では，脂質の摂取エネルギー比率を20〜25％E程度とする。[2020]／胃食道逆流症では，カフェインの摂取を控える。[2017]／胃食道逆流症では，かんきつ類を回避する。[2017]／胃食道逆流症では，就寝は，頭高位とする。[2020]／胃食道逆流症の場合,夕食後は,1時間以上横にならない。[2017][2020]

【石綿（いしわた）】★★《アスベスト，せきめん》 繊維性の天然鉱物。耐摩耗性・耐熱性に優れ，防火材やブレーキパッドなどに使用される。肺内に沈着すると肺線維症を起こし，肺がんや中皮腫の原因となる。1987年（昭和62），全国各地の学校の天井や壁にアスベストが吹きつけられていることがわかり，社会問題となった。産業衛生ばかりでなく大気汚染物質*としても注目される。2006年（平成18），石

綿による健康被害の救済に関する法律（アスベスト新法）が施行され，石綿による健康被害を受けた者およびその遺族に対し，医療費等を支給するための措置が講じられることとなった。

(社会) アスベスト（石綿）は中皮腫の原因となる。[2006]／石綿による中皮腫の労働災害認定件数は，2006年以降，減少傾向にある。[2008]／石綿（アスベスト）への職業性曝露と中皮腫発症との関連は，症例対照研究で調査される。[2015]

【イースト】⇒酵母

【異性化糖】★ ブドウ糖の約半量を果糖*に異性化したブドウ糖と果糖の混合物。でんぷん*を糖化して得られるブドウ糖*にグルコースイソメラーゼ*を作用させてつくる。JAS規格では，果糖42％の異性化糖液を「ブドウ糖果糖液糖」，果糖55％の異性化糖液を「果糖ブドウ糖液糖」とする。転化糖*に類似した性質を有し，甘味度はショ糖と同程度。溶液は高濃度でも粘性が小さく，結晶が析出しにくいので食品工業用原料として便利である。単糖類が主成分なので同一濃度でもショ糖に比べて浸透圧*が高く防腐効果に優れる。清涼飲料，乳酸飲料，パン，冷菓，缶詰などの甘味料*として利用される。

(食物) ブドウ糖にグルコースイソメラーゼを作用させて，異性化糖をつくる。[2007]

【胃切除手術】★★★★ 胃を全部あるいは部分的に切除する手術。術前の低栄養状態は術後の予後不良をまねくため，高エネルギー・高たんぱく質食で術前の栄養状態を改善しておく。術後の合併症には，縫合不全，逆流性食道炎*，イレウス*，ダンピング症候群*（早期ダンピング，後期ダンピング症候群）がある。また，胃液分泌量の低下による，鉄，カルシウム，ビタミンB_{12}の吸収障害により，鉄欠乏性貧血，骨代謝異常，巨赤芽球性貧血（悪性貧血）もみられる。術後の栄養管理は，絶食とし，その間は高カロリー輸液で栄養補給をする。経過が良好であれば経腸栄養，経口摂取へと進め，経口摂取は，

流動食から開始し，三分粥，五分粥，七分粥，全粥へと移行する。高エネルギー・高たんぱく質・高ビタミンを基本とし，易消化，低残渣，低脂肪，低刺激の食品を選択する。術後1カ月間は1日5〜6回の頻回食，その後1日3回食に移行する。食事時間を決め規則正しく，ゆっくりと食べるよう指導する。

(人体) 胃全摘手術後の下部食道括約機構の障害が，逆流性食道炎を引き起こす。[2007]／胃全摘手術後の吸収障害により，骨粗鬆症になる。[2007]／胃全摘手術後の迷走神経切断による胆汁うっ滞により，胆石症が起きる。[2007]

(臨栄) 胃切除術後は，胃酸分泌が低下する。[2007]／胃切除後は，鉄吸収が抑制される。[2007][2015]／胃切除後の骨塩量減少の原因は，カルシウムの吸収不良である。[2007]／胃切後の後期ダンピング症候群対策として，間食は不可欠である。[2006]／胃切除後の悪性貧血は，手術後約5年目以降に起こる。[2011]

【イソ酵素】★ ➡アイソザイム

【イソフラボン】★★ マメ科の植物に多く含まれるフラボノイド(系色素)。特に大豆*に多く含まれる。食品中では，多くは配糖体*として存在する。女性ホルモン(エストロゲン*)と構造が類似しており，エストロゲン様の作用を示すと考えられている。骨からのカルシウムの溶出を抑制する効果や抗酸化作用，発がん抑制効果などが報告されている。大豆イソフラボンは，骨の成分維持に役立つ成分として，特定保健用食品や機能性表示食品に機能性の表示が許可されている。

イソフラボンの基本構造

(食物) 栄養機能食品において，イソフラボンは栄養機能表示が認められた指定成分ではない。[2007]

【イソプレノイド】★ イソプレン骨格(C₅)を分子構造内に反復単位として有する一連の有機化合物。これにはモノテル

ペン(C₁₀)，セスキテルペン(C₁₅)，ジテルペン(C₂₀)，テトラテルペン(C₄₀)＝オクタプレン(カロテノイド)がある。低分子イソプレノイドには芳香性のあるものが多い。脂溶性ビタミン類にはイソプレノイド構造をもつものがある(レチノール*，トコフェロール)。

(食物) レチノールは，β-イオノン核とイソプレン鎖よりなる。

【イソロイシン】★ 《2-アミノ-3-メチル-n-吉草酸》 L型異性体はたんぱく質*を構成する分岐鎖アミノ酸の1つ。ILeまたはIと表記。必須アミノ酸*。分解されると，アセチルCoA*とスクシニルCoA*になる。したがって，ケト原性アミノ酸*でもあり，糖原性アミノ酸*でもある。メープルシロップ尿症*は，分岐鎖アミノ酸(バリン，ロイシン，イソロイシン)の先天性代謝異常症である。

(人体) イソロイシンは，ケト原性の強いアミノ酸である。／バリン，ロイシン，イソロイシンは分岐鎖アミノ酸である。[2008]

(基栄) イソロイシンは，主に骨格筋で代謝される。[2018]

【イタイイタイ病】★ ➡慢性カドミウム中毒

【炒めもの】★★ 鍋*を温め，少量の油を熱し食材を加えて撹拌しながら加熱する調理法。鍋と油から直接食材に高熱が伝わるため鍋をなるべく高温にし，加熱中は撹拌して温度分布を均一にし，水分蒸発の促進をはかることがポイントである。鍋は熱容量の大きい厚手のもので，材料を撹拌しやすい形のものが適している。利用温度域は150〜200℃。高温短時間加熱なのでビタミン類の調理損失が少ない。食品の表面が油でおおわれるため食品の内部に調味料は浸透しにくく，煮物に比べ薄味が可能である。

(食物) 油通しとは，炒めものの下処理として食材料を低温で揚げる操作を指す。

【一塩基多型】★★ 《SNP：single nucleotide polymorphism，スニップ》 同一生物種間の遺伝子配列の1個の塩基*の置換。その変異が集団内で1％以上の高頻度でみられる時は，一塩基多型，これより低い時

33

イ
●イ チ エ

は突然変異とよばれる。生活習慣病*等の多くの遺伝子が関与する多因子型遺伝疾患の発症は，多種類のSNPと栄養，運動などの環境要因によって左右される。単一遺伝子病と違い，生活習慣病のSNPでは単にそれぞれの疾患に罹りやすくなるだけの疾患感受性遺伝子である。一塩基多型を解析して，病気に対する感受性や薬物への応答を調べ，個人対応の一次予防*や副作用の少ない薬を投薬するようなテーラーメイド医療が可能になるといわれ，研究が進められている。個体には1000塩基について約1個のSNPが存在する。SNPの位置を示す時，たんぱく質のアミノ酸が変化する場合は，例えば，p.Trp64Argと書く。これはたんぱく質のアミノ末端から64番目のアミノ酸が野生型ではトリプトファン*（Trp）であるが，変異型ではアルギニン*（Arg）に変化していることを示す。SNPはたんぱく質のアミノ酸変化を起こすとは限らない。遺伝子の周辺の調節部位やイントロン*の塩基配列が変わった場合には，例えばg.4852G＞Aと示す。これはDNA*の5′末端から4852番目の塩基が野生型ではG（グアニン*）であるが，変異型ではA（アデニン*）に変わっていることを示す。

(人体) 遺伝子変異の中には，一塩基多型（SNP）がある。[2011]

(臨栄) 遺伝子−塩基多型とは，先天的な遺伝子変異をいう。[2007]

【Ｉ型アレルギー】★★★★《即時型アレルギー，アナフィラキシー型アレルギー》 IgE抗体に依存する即時型アレルギー反応。アレルギーはⅠ，Ⅱ，Ⅲ，Ⅳ，Ⅴ型に分類され，Ⅰ型は狭義のアレルギー*。好塩基球*および肥満細胞*（マスト細胞）に結合したIgEとアレルゲン（抗原）との反応で，その細胞から放出されるヒスタミン*などの化学伝達物質によって引き起こされる。アレルゲンとの接触から約2時間以内で発症する。最も頻発するアレルギー反応であり，食物アレルギーもこの1つ。気管支喘息*，花粉症（アレルギー性鼻炎），じん麻疹，アトピー性皮膚炎，ペニ

シリンショック等薬物アレルギーなども含まれる。血圧が低下してショック状態に陥るアナフィラキシーも多い。

(人体) Ⅰ型アレルギー反応では，ヒスタミンが放出されて炎症が生じる。[2006][2008][2014]／Ⅰ型アレルギー反応には，気管支喘息が含まれる。[2006]／アレルギー性鼻炎は，Ⅰ型アレルギーである。[2008]／アナフィラキシーショックは，即時型アレルギーである。[2011]

(臨栄) 食物アレルギーは，Ⅰ型アレルギー反応（即時型反応）である。[2009]／Ⅰ型アレルギーに関与する免疫グロブリンは，IgEである。[2008]

【1型糖尿病】★★★★ 膵臓*ランゲルハンス島B（β）細胞が自己免疫機序や特発性により破壊されることにより生じるインスリン*依存性の糖尿病*。すなわち急激に発症し，インスリン治療を行わないとケトアシドーシスを起こし，糖尿病昏睡に陥り死亡する。一般に若年層に多くみられ，体型はやせ型が多く，糖尿病患者に占める割合は日本では10％以下である。原則的には正常な発育が促され合併症の予防をはかる必要があるので，エネルギー量は同年代の子どもと同じ量にする。必要栄養量を充足させた上で血糖コントロールはおもにインスリンで行う。不定期の運動時には補食を考慮する。

(人体) コントロール不良の1型糖尿病では，アシドーシスとなる。[2015]／空腹時血糖400mg/dLの1型糖尿病ではインスリンによるコントロールが優先される。[2013]

(臨栄) 1型糖尿病では，血中インスリン濃度低下，尿中Cペプチド濃度低下がみられる。[2011]／1型糖尿病では，抗膵島抗体が検出される。[2006][2011]／1型糖尿病では，脂質エネルギー比は同年齢の健常児と同じくする。[2010]／1型糖尿病の発症には，自己免疫的因子が関与する。[2010]／小児糖尿病の多くは1型糖尿病であり，治療はインスリン療法と食事療法を調和させることが必要である。[2011]／2型糖尿病と比べて，1型糖尿病では遺伝因子が希薄である。[2011]

【1,5-AG】 ⭢ 1,5-アンヒドログルシトール

【一次性脱水症】 ⭢ 高張性脱水症

【一次予防】★★★ 健康増進，特異的予防

を柱とする予防手段の適用水準。二次予防*（早期発見・早期治療），三次予防（リハビリテーション・社会復帰）に対置される概念。健康増進には，生活習慣（食生活，労働・運動，休養，喫煙，飲酒）の適正化，ストレス制御，QOL，アメニティー（快適性），健康文化，カウンセリングなどが含まれる。特異的予防には，感染症対策（感染源・感染経路対策，予防接種），環境整備，栄養補給，職業病対策，発がん物質・アレルゲンの除去，事故予防，危機管理などが含まれる。疾病，体調不良，身体危害を未然に防ぎ，直接的医療手段に頼らないための方策。医療財政の逼迫下で一次予防の重要性が高まっている。「健康日本21」「健康日本21（第2次）*」（厚生労働省*）は国民的規模における一次予防運動である。

（社会）予防医学における一次予防とは，健康増進である。[2006]／予防接種は，一次予防を目的に実施される。[2008][2012][2015]／生活環境改善は，一次予防である。[2012]／生活習慣病の一次予防は，乳幼児期から始まる。[2015]／食育活動は，一次予防の健康増進を目的の1つとしている。[2014]／野外活動前の虫除け材の使用は，一次予防である。[2015]／粉じん作業における保護具の着用は，一次予防である。[2015]／身体活動はメンタルヘルス不調の一次予防として有効である。[2015]／マスメディアを用いた減塩キャンペーンは，一次予防である。[2018]

（栄教）健康中高年者への，がん予防を目的とした集団健康教育は，一次予防である。[2014]／生活機能低下の早期対応を目的とした後期高齢者への介護予防教育は，一次予防である。[2014]

（公栄）健康日本21は，生活習慣病の一次予防に重点をおいている。[2006][2011]

【一炭素基転移反応】★　種々の生合成過程において，メチル基（-CH₃），メチレン基（-CH₂-），ホルミル基（-CHO）など一炭素基を転移する反応。テトラヒドロ葉酸*はメチオニン*のメチル基，グリシンやセリンのメチレン基をプリン塩基，ピリミジン塩基などの生合成に供給する補酵素として働く。また，メチオニ

ンから生じるS-アデノシルメチオニンはメチル基をクレアチン*やコリン*などの生合成に供給する。

（人体）テトラヒドロ葉酸は，メチル基やアルデヒド基などの一炭素基の転移反応に関与する補酵素である。

【一日摂取許容量】→ADI

【一秒率】★★　最大吸気位から最大努力で呼出したはじめの1秒間の排気量（1秒量）の，努力肺活量に対する百分率。70％未満は閉塞性換気障害であり，慢性の気道閉塞により空気の呼出が障害されていることを示す。疾患としては，気管支喘息*や慢性閉塞性肺疾患*（慢性気管支炎・肺気腫）などの閉塞性肺疾患に認められる。ちなみに換気障害には閉塞性換気障害の他に拘束性換気障害があり，この場合はパーセント肺活量の低下（80％未満）を示す。

（人体）1秒率とは，1秒間に呼出する量の肺活量に対する割合をいう。[2015]／肺気腫では1秒率は低下する。[2011]／閉塞性肺障害では，1秒率が低下する。[2017]

（臨栄）進行した慢性閉塞性肺疾患（COPD）患者では，1秒率の低下がみられる。[2012][2013]

【1類感染症】★★★　感染症法*における感染症の分類の1つ。感染力，罹患した場合の重篤性などに基づく総合的な観点からみた危険度がきわめて高い感染症。1類感染症には，ペスト，ラッサ熱，エボラ出血熱，クリミア・コンゴ出血熱，マールブルグ病，痘瘡，南米出血熱が指定されている。診断した医師はただちに知事に届け出，患者は第一種感染症指定医療機関への入院が勧告される。

（社会）痘瘡は1類感染症である。[2006]／エボラ出血熱は1類感染症である。[2006]／ペストは1類感染症である。[2006]

【一価不飽和脂肪酸】★★　炭素骨格中に二重結合を1つ含む脂肪酸（モノエン酸）。ミリストオレイン酸（14:1, n-7），パルミトオレイン酸（16:1, n-7），オレイン酸（18:1, n-9），エルカ酸（22:1, n-9）などがある。食事中の一価不飽和脂肪酸の約90％はオレイン酸であり，オレイン酸は動

物性脂肪*やオリーブ油などの食用調理油に広く含まれる。一価不飽和脂肪酸は食品から摂取されるとともに，生体内でも飽和脂肪酸から不飽和化によって合成される。

(食物) オリーブ油の構成脂肪酸の多くは，一価不飽和脂肪酸である。[2006]

【1歳半健診】→1歳6カ月児健康診査

【1歳6カ月健診】→1歳6カ月児健康診査

【1歳6カ月児健康診査】★《1歳半健診，1歳6カ月健診，1.5歳児健診》　母子保健法*に基づき市町村が実施。運動機能・視聴覚障害や精神発達の遅滞の早期発見，生活習慣の自立，虫歯予防，栄養・育児指導を目的に，身体発育，栄養，身体・歯の疾病異常，行動・言語・発達の異常などを診査する。

(社会) 1歳6カ月児健康診査の項目に，精神発達の状況を含む。[2010]／1歳6カ月児健康診査の目的には，う歯の予防が含まれる。[2020]

【一酸化炭素】★《CO》　空気より比重の軽い不完全燃焼産物。空気中には異常成分として存在する。酸素と比較してCOはヘモグロビン*との親和性が300倍高いことから，曝露を受けるとCO-Hbが形成され，これによって細胞内呼吸が阻害される。作業環境における許容濃度，大気汚染に関わる環境基準に気中濃度が設定されている。

(社会) 一酸化炭素は，空気の常成分ではない。／たばこ煙中の一酸化炭素は，血液の酸素運搬能を低下させる。[2011]

【一酸化窒素】★★《NO》　体内でメディエータとして働く物質の1つ。血管平滑筋弛緩による血管拡張や細胞間伝達メディエータとしての働きがある。血管内皮細胞，マクロファージ*，好中球*，血小板*などで一酸化窒素シンターゼによってL-アルギニンから誘導される。フリーラジカルである一酸化窒素は，過剰な場合は細胞毒性を示す。また，化石燃料の燃焼で生じる窒素酸化物の1つで，光化学オキシダント*の生成にも関わっている大気汚染物質*でもある。

(人体) 生体内で一酸化窒素(NO)はアルギニンから一酸化窒素合成酵素により生じる。[2009][2011]

【一対比較法】★　複数の試料を2個ずつ組み合わせ比較する官能評価*の代表的な手法。2個ずつの対をつくり，各対でどちらが強いか，どの程度強いかなどを比較判断する。比較順序を考慮する方法と考慮しない方法がある。比較法なので小さな差もとらえやすい。しかし，試料数が多いと組み合わせ数が多くなってしまう。

(食物) 一対比較法は，比較判断であるので，小さな差でもとらえやすい。／複数個の試料を2個ずつ組み合わせて比較する方法を，一対比較法という。

【一般細菌数】★★《生菌数》　食品中の生きている雑菌の数。一般細菌数(以下，生菌数)とは一定の条件下(栄養素，培養温度・時間，好気性培養など)において発育した菌数のことである。これは食品中の全ての生菌が集落をつくるということと，1個の生菌が1個の集落をつくるということを仮定して菌数を算出するものである。生菌数測定は，食品の保存性の判定(鮮度の判定)，食品の安全性の判定，食品が衛生的に取り扱われたか否かの判定の目的で行われる。一般に食品1gあたりの生菌数が10^7〜10^8になった時に初期腐敗とみなしている。食品の取り扱いや保存方法が不適切な場合に，その食品の生菌数は衛生的な条件で保存などした場合より多くなる。このため生菌数が多い食品は，不適切な取り扱いを受けたことを意味する。生菌数は食品衛生法*に基づいて，乳・乳製品，冷凍食品などの規格基準に設定されている。

(食物) 一般細菌数(生菌数)は，好気的条件で増殖する中温細菌数を計測して求める。[2008]／飲用乳では，一般細菌数(生菌数)は1mLあたり5万以下(常温保存可能品を除く)でなければならない。[2008]／初期腐敗とみなすのは，食品1g中の生菌数が107〜108個に達したときである。[2013]

【一般成分】★　日本食品標準成分表*2020年版(八訂)における水分，成分項目群「た

んぱく質」に属する成分，成分項目群「脂質」に属する成分（ただし，コレステロールを除く），成分項目群「炭水化物」に属する成分，有機酸および灰分である。

(食物) 食品成分表でいう一般成分とは，水分，たんぱく質，脂質，炭水化物および灰分である。[2010]

【一般廃棄物】★　廃棄物の処理及び清掃に関する法律（略称：廃棄物処理法，1970年〈昭和45〉）によって分類される廃棄物の一種。事業活動に伴って生ずる廃棄物のうち，燃えがらや汚泥など量的・質的にみて環境に大きな影響を与えるおそれのある特定の種類のものを「産業廃棄物＊」と定め，その他のものを「一般廃棄物」とする。家庭から出る一般廃棄物の他，産業廃棄物以外の事業系一般廃棄物も一般廃棄物に含まれる。一般廃棄物の収集・処理は市町村の責務であり，産業廃棄物（汚泥等20種）の処理は，排出事業者責任で処理することになっている。

(社会) 一般廃棄物の処理責任は，市町村にある。[2014]／一般廃棄物の総排出量は，年々減少している。[2014]

【ET】➡感覚温度
【ED】➡成分栄養剤
【遺伝暗号】➡コドン

【遺伝子】★★★★　DNA＊上，またはRNA上（RNAウイルスの場合）に存在する情報の単位。たんぱく質を指令するDNA部分をそのたんぱく質の遺伝子といい，RNAとして機能するrRNAやtRNAの塩基配列を指令する部分もそれぞれの遺伝子という（狭義では構造遺伝子）。遺伝子は遺伝情報をアデニン＊，グアニン＊，シトシン＊，チミン＊の塩基配列として保持しており，それは転写，翻訳のしくみによってたんぱく質のアミノ酸配列に転換され，たんぱく質の機能が発現される。真核細胞の遺伝子によっては分断されて存在するものもあり，分断された部分には介在配列（イントロン＊）が存在している。イントロンに対して成熟mRNAになる部分のことをエキソン＊という。しかしDNA全体（ゲノム＊）では構造遺伝子の占める割合

は数％程度にすぎない。

(人体) 遺伝子はエキソン（エクソン），イントロンに分断されている。[2009]／Y染色体には，性を決定する遺伝子が存在する。[2009]／概日リズム（サーカディアンリズム）の形成には，遺伝子が関与する。[2013]

(基栄) ヒトでは，ビタミンCや必須脂肪酸を合成する酵素の遺伝子が欠損している。[2009]／2型糖尿病と関連する遺伝子は，複数存在する。[2011]／2型糖尿病と関連する遺伝子型をもっている人は，食生活を変えることで糖尿病を発症する確率を変えることができる。[2011]／肥満は，複数の遺伝子の変異が組み合わさって発現することが多い。[2011]／栄養素には，遺伝子の発現を調節するものがある。[2011]

【遺伝子組換え食品】★★《DNA組換え食品》細胞＊の遺伝子＊を操作し，新しい形質を付与した作物を原料として製造された食品。害虫抵抗性，除草剤耐性などの栽培に適した性質をもつ。大豆＊，なたね，とうもろこし，じゃがいも，トマトなどに実用化されている。第2世代のものとして，栄養価を高めたり，生理機能性を付与したものも開発されている。日本では，組換え体あるいは，それから発現するたんぱく質の残存の可能性がある食品には，表示の義務がある。

(食物) 輸出国で安全性審査を受けた遺伝子組換え食品であっても，日本での安全性審査が必要である。[2011]／遺伝子組換えとうもろこしを主原料とするコーン油は，遺伝子組換え食品の表示は不要である。[2012]／遺伝子組換え大豆を原料とするしょうゆは，遺伝子組換え食品の表示は不要である。[2012]／分別生産流通管理が行われた非遺伝子組換え食品には，「非遺伝子組換え食品」の表示は任意で認められている。[2013]／非遺伝子組換え食品には，「遺伝子組換えでない」の表示が義務づけられていない。[2018]／遺伝子組換え食品は，加工食品に利用できる。[2019]

【遺伝疾患】★《遺伝子病》　遺伝子＊の異常が原因となる疾患。広義には，大きく分けて3つあり，染色体異常による疾患，単一遺伝子疾患（メンデル型遺伝疾患），多因子型遺伝疾患に分けられる。狭義には，

単一遺伝子疾患を指す。この単一遺伝子疾患は、常染色体性優性(顕性)遺伝あるいは劣性(潜性)遺伝、X染色体連鎖性優性(顕性)遺伝あるいは劣性(潜性)遺伝、Y染色体連鎖性遺伝の遺伝形式をとる。優性(顕性)遺伝の場合は病原遺伝子がヘテロ接合体で発病、劣性(潜性)遺伝の場合は病原遺伝子がホモ接合体で発病する。X染色体連鎖性遺伝病(伴性遺伝)は病原遺伝子がX染色体上にあり、男性は病原遺伝子をもつとかならず発病する。

(臨栄) 2型糖尿病は、遺伝が関与する。

【遺伝子発現】 ★　DNA*のもつ遺伝情報が形質としてあらわれること(狭義にはmRNAに転換される段階を指すことが多い)。DNAから転写によりmRNAの塩基配列に転換され、それをもとに翻訳によってたんぱく質が合成される。たんぱく質はさらに様々な修飾を受け機能を発揮するようになる。

(人体) 活性型ビタミンDは、遺伝子発現を調節する。[2010]

【遺伝子病】 ➡遺伝疾患

【イニシエーション】 ★　DNA*が化学修飾を受けて、正常細胞が潜在性がん細胞に変化すること。発がんの開始段階に位置づけられる。この変化に関与する物質を発がんイニシエーターという。イニシエーションに続いて発がん促進因子(発がんプロモーター)が継続作用した場合に、潜在性細胞ががん細胞に転化する。この過程をプロモーション*という。

(基栄) 活性酸素や放射線は、発がんのイニシエーションの原因となる。

【イヌリン】 ★　きくいも、ダリアなどのキク科植物塊茎に含まれる難消化性多糖。数十の果糖分子がβ-2,1結合した重合分子の還元末端にブドウ糖が結合している。水溶性食物繊維の一種で、糖尿病患者の血糖値調節に有効である。

(食物) イヌリンのおもな構成糖は、フルクトースである。[2017]／きくいもに含まれる主要多糖類は、イヌリンである。[2010][2019]

【易熱性】 ★　熱により変化あるいは崩壊しやすいことを表す用語。反意語は耐熱性。ボツリヌス菌*の神経毒は易熱性で85℃、10分間の加熱で毒性を失うが、黄色ブドウ球菌のエンテロトキシン*(腸管毒)は耐熱性で100℃、30分間の加熱でも毒性を失わない。毒素原性大腸菌は60℃、10分間の加熱で失活する易熱性エンテロトキシン(LT)と100℃、30分間の加熱でも失活しない耐熱性エンテロトキシン(ST)の両方を産生する。細菌においては、芽胞を形成しない細菌や芽胞形成菌であっても、栄養型細胞は易熱性で65℃、30分間、あるいは75℃、1分間の加熱によって大部分死滅する。細菌芽胞は耐熱性で100℃の煮沸では死滅せず、121℃、20分で殺菌される。

(食物) ボツリヌス菌のつくる神経毒は、易熱性である。[2007]

【胃粘膜】 ★　胃壁の最内側の膜。外分泌腺がある。胃粘膜の炎症性疾患では胃炎*が多く、急性胃潰瘍や急性びらん性胃炎を急性胃粘膜病変という。原因、増悪因子には、ヘリコバクター・ピロリ菌、暴飲暴食、アルコール、薬物、機械的刺激、ストレスなどがある。胃がんは、粘膜の外分泌腺細胞ががん化することで発症することが最多である。

(人体) 加齢に伴い胃粘膜には、腸上皮化生が生じる。[2006]／胃粘膜下層までのがんを、早期胃がんという。[2007]

【イノシン一リン酸】 ➡イノシン酸

【イノシン酸】 ★★《IMP:inosine monophosphate, イノシン一リン酸》　ヌクレオチド*の一種。ヒポキサンチン、リボース*、リン酸から成る。IMPと略記する。リン酸の結合位置によって3種の異性体がある。通常は、かつお節のうま味*成分イノシン-5'-一リン酸を指し、魚肉、畜肉に100〜250mg/100g含まれる。食肉の熟成過程において、屠殺後、酵素の働きにより、筋肉中のATP(アデノシン-5'-三リン酸)は、ADP(アデノシン-5'-二リン酸)、さらに、AMP(アデノシン-5'-一リン酸)を経て、5'-IMPへと順次変化する。時間の経過とともに、IMPは漸減し、無味のイノシンや、苦味のあるヒポキサン

チンが生成する。いか，たこ，えび，貝類には，AMPデアミナーゼがなく，IMPは生成されない。グルタミン酸ナトリウムに少量の5′-IMPを加えると，著しく旨味が強くなる（相乗効果＊）。

（食物）イノシン酸は，かつお節，獣肉，魚肉などの旨味成分である。[2006]／イノシン酸は，核酸の分解物である。[2019]

【イノベーション普及理論】★★　1つのイノベーションが生まれたとき，それが社会の中でどのように普及していくかのプロセスと，その要因を整理した理論。ここでいうイノベーションとは，新しい技術，商品，アイデア，行動，プログラム，あらゆる「新しいもの」を意味する。イノベーションが普及するプロセスは，①認知→②説得→③決定→④採用→⑤革新という段階を経る。また，イノベーションが普及する速度に影響する要因として，①相対的優位性，②適合性，③複雑性/単純さ，④試行可能性，⑤観察可能性の5つの要因がある。

（栄養）部長を集め減塩教育を行うのはイノベーション普及理論に基づく初期活動である。[2016]

【EPA】→エイコサペンタエン酸

【EBM】★★★《evidence based medicine，根拠に基づいた医療，エビデンスに基づいた医療》　最新で最善の根拠を良心的かつ思慮深く活用して臨床上の意思決定を行うこと。「最善の科学的根拠」と「患者の希望や価値観」，利用できる費用・時間・労力などの「資源」を考え合わせて，患者にとってより良い医療を目指そうとする考え方に基づく。また，エビデンスレベルは研究デザインの種類により階層化されており，公益財団法人日本医療機能評価機構が運営するMinds（EBM普及推進事業）では，①システマティックレビュー＊／ランダム化比較試験＊のメタアナリシス＊，②1つ以上のランダム化比較試験，③非ランダム化比較試験，④コホート研究＊，⑤症例対照研究＊，横断研究＊，⑥症例報告，⑦患者データに基づかない専門委員会や専門家個人の意見の順としている。

（社会）EBMは，患者の個別の問題から出発し，情報を収集・検証して最適な医療を実施する過程である。／エビデンスの質は，コホート研究より横断研究の方が低い。[2015]

（人体）EBMでは，複数の無作為化比較対照試験（RCT）の結果を用いたメタアナリシスのエビデンスの質が最も高い。[2006]

（応栄）食事摂取基準では，各々の栄養素のエビデンスレベルは異なる。[2016]

【イミテーション食品】→コピー食品

【イムノグロブリン】→抗体

【医薬品医療機器等法（旧薬事法）】★《医薬品，医療機器等の品質，有効性及び安全性の確保等に関する法律》　医薬品，医療機器等の品質，有効性及び安全性の確保等に関する法律。①医薬品・医療機器などの安全対策強化，②医療機器の特性をふまえた規制への対応，③再生医療に対する規制への対応，の観点を薬事法に追加して2014年に施行。日々進歩する再生医療などの医療技術に対する高度な安全性を求めるとともに，柔軟に実用化できるようなしくみを設ける必要があるとの背景がある。新たに加わった内容以外はこれまでの薬事法と同様で，その骨子は以下のとおりである。医薬品を中心にした製造や利用などに関する法律で，実際には医薬品に限らず，医薬部外品，化粧品，医療機器および特定生物由来製品（輸血＊用製剤や免疫グロブリン＊など）に関する事項を規制し，もってこれらの品質，有効性および安全性を確保することを目的としている。従来どおり，一般医薬品は第一類から第三類に分類されており，薬剤師でなくても登録販売者であれば第一類以外の多くの医薬品を販売できる。名称改正に先立ち，2014年6月12日から要指導医薬品の指定や特定販売に関するルールが規定され，インターネット＊などによる対面販売以外の販売方法などの販売制度も始まった。一方，危険ドラッグの乱用者を抑えるために，医薬品医療機器等法上の「指定薬物」として指定される物質が急増し，規制が厳しくなっている（実際には指定されていなくても取り締まりの対象になり得る）。

(社会) 医薬品医療機器等法は，医薬品等の品質，有効性および安全性の確保のために必要な規制を行うことである。

(食物) いわゆる健康食品の広告で「○○病が治る」の表示があれば，医薬品医療機器等法違反となる。[2013]

【医薬分業】★★ 医師と薬剤師が分業すること。医師は患者の診断と処方箋の発行，薬剤師は処方箋に基づく調剤を行う。医薬分業により，副作用や飲み合わせ(相互作用)の防止など医薬品の安全確保，医薬品の内容の患者への開示などが期待される。

(社会) 医薬分業により，同一薬剤の重複や薬剤の相互作用の発生を抑制することが可能となる。[2010]／医薬分業には，患者安全対策上の効果がある。[2011]

【医療圏】★ 都道府県が病院*の病床の整備をはかるにあたって設定する地域的単位。医療法*では，地域医療計画の中で2次医療圏と3次医療圏を設定することとしている。1次医療圏は市町村を単位とする日常的保健医療を充足するものである。2次医療圏はおもに病院における入院に関わる医療を提供する体制を確保するためのもので，おおむね人口30万人程度の広域生活圏としており，医療法では2次医療圏ごとに基準病床数を設定することになっている。3次医療圏は，先進医療を提供する病院を整備すべき区域をいい，北海道の6医療圏を除いて，原則，各都道府県が1単位となっている。

(社会) 病床整備は，2次医療圏を基本に進められている。[2006]

【医療費】**⇒**国民医療費
【医療扶助】★★ けがや病気で医療を必要とする時の扶助・医療券等による給付。生活保護*受給者に対して，受診の費用，薬剤，治療材料の購入費，施術の費用，移送費等が，必要最小限度の額で現物給付される。

(社会) 医療扶助は，わが国の生活保護による扶助費の中で最も大きな費用を占める。

【医療法】★★★ 医療行為を行う場合に根拠となる法律。医療を行う施設の開設や

その管理・整備を行うのに必要な事項を定め，その体制を確保し，国民の健康*を守ることを目的とする。その要点は，①医療提供施設等の定義[病院*(特定機能病院および療養型病床群を制度化)，診療所，老人保健施設等に助産所等に区分]，②医療提供の理念と責務，③開設の許可と届け出，④病院の人員設備等の基準，⑤業務の依託，⑥医療計画，⑦医療監視制度，⑧医療広告制限，⑨診療所の患者収容時間等，⑩診療に関する記録の保存年限，⑪診療放射線の防護である。

(社会) 地域医療計画に関する根拠法令は，医療法である。[2014]／医療法は，医療を提供する体制を規定したものである。[2007]／医療法には，病院・診療所の開設や管理に関することが定められている。[2006][2010]

(公栄) 医療法の目的は，地域および広域を対象に効率的な医療を提供する体制を確保し，国民の健康の保持に寄与することである。[2012]／医療行為の説明と同意の取得は，医療法に規定されている。[2016]

(給食) 介護老人保健施設の給食は，医療法に規定されている。[2015]

【医療法施行規則】★ 医療法*(病院*・診療所・助産所の開設・管理・整備に必要な事項を定めたもの)の施行に伴う1948年(昭和23)厚生省令。病院給食*に関わる法令によれば，「病床数100以上の病院にあっては栄養士*を1名置かなければならない」とされている。

(公栄) 医療法施行規則によれば，100床以上の病院にあっては，栄養士を1名置かなければならない。

【医療保険】★★★ 医療費の個人負担を軽減し，適切な医療を受けられるようにする社会保障制度。主として給与所得者が得た賃金額に応じて一定の保険料を事業主と折半して納入し，傷病の際に給付を受ける「被用者保険」と，おもに自営業を対象とし市町村および特別区を単位として運営される「国民健康保険」がある。

(社会) 医療保険は，現物給付が原則である。[2011][2019][2020]／わが国の医療保険制度において，訪問栄養指導は，給付対象になって

いる。[2014]／わが国の医療保険制度では，保険料率は保険者により基準が異なる。[2014]／わが国の医療保険制度において，70歳以上の患者では所得によって患者窓口負担金の割合は異なる。[2014]／わが国の医療保険制度では，被保険者が保険者に保険料を支払う制度となっている。[2017]／正常な分娩に対して，医療保険制度は適用されない。[2021]

(臨栄) 医療保険制度は，国民皆保険で全加入の方式がとられている。[2008]

【医療保護入院】★　精神保健指定医1名の診断と家族等のいずれかの者の同意により入院させる制度。精神保健福祉法に基づき，精神保健指定医が診察の結果，医療および保護のため入院の必要があると認められた場合で，本人の同意による入院が行われる状態にない場合に適用される。

(社会) 医療保護入院は，「精神保健及び精神障害者福祉に関する法律」に基づく入院形態である。

【医療面接】★《問診》　診療行為の1つで，患者やその家族から会話を通して症状やその経過などの情報を聞き取ること。従来は，患者を問いただすような質問により情報を得ることが主目的であったので問診とよばれた。しかし現在では，医師と患者の人間関係を樹立して様々な説明をすることにより，患者が主体的に病気の予防や治療に向き合えるようにすることの意義も重要視されるようになった。そのために，問診というよりも医療面接とよばれることが多い。

(公栄) 身体状況調査では，身長，体重，血圧，血液検査，歩数調査，問診が行われる。

【イレウス】⊃腸閉塞
【胃瘻】⊃ペグ
【色もどり】★　精製脱色した油脂が貯蔵中に再び色が濃くなる現象。大豆油*，米ぬか油，とうもろこし油*などの植物油*に顕著である。脂質*成分のトコフェロール*類の酸化によるトコレッド（赤色）の生成が原因である。

(食物) 大豆油の色もどりとは，精製食用油の保存中にトコフェロールの酸化物ができ，着色す

る現象をいう。

【院外調理】★★　病院外の施設において食事を調理加工し，病院内で再加熱して提供するシステムのこと。1996年（平成8）発令の「医療法施行規則*の一部を改正する省令の施行について」において，病院*の入院患者等（産婦，妊婦，産褥婦，外来透析患者，デイケア利用者等を含む）に対して，当該病院外の施設において調理加工された食品を病院内において提供する「院外調理」が認められた。ただし，病院内の給食施設において提供直前の再加熱を行うこととなっている。調理方式としては，クックチルシステム*，クックフリーズ*，クックサーブ*，真空調理*の4方式がある。厚生労働省より，「院外調理における衛生管理ガイドラインについて」（1996年〈平成8〉）が出され，衛生管理に関して遵守すべき事項が定められている。クックチル，クックフリーズ，真空調理などの方式を総称して「新調理システム」とよばれることが多い。

(給食) 院外調理における調理加工施設は，食品衛生法に基づく営業の許可の対象になる。[2006]／院外調理を行う病院であっても，給食施設の設置が必要である。[2006]／入院時食事療養における院外調理では，喫食直前の再加熱は病院内で行わなければならない。[2010]／入院時食事療養における院外調理では，調理加工後の食品は中心温度3℃以下で保存する。[2010]

【インクレチン】★★《グルカゴン様ペプチド，グルコース依存性インスリン分泌刺激ポリペプチド，GIP:glucose-dependent insulinotropic polypeptide，GLP-1:glucagon-like peptide-1》　血糖値依存的に膵臓のβ細胞からのインスリン*分泌を促進する消化管ホルモン。インクレチン作用を示し，あるいはインクレチンの分解を防ぐ新薬が糖尿病*の治療に使用されるようになった。経口投与したグルコース*は静脈内投与したグルコースよりも血糖上昇が低いのは消化管*からインクレチンが分泌されるためである。GLP-1とGIPの2種があり，GLP-1は胃の内容物排出速度を遅らせ，満腹感を助長することで食欲を

抑制し，食後の急激な血糖上昇を抑制する。GIPは脂肪細胞にそのGIP受容体が存在し，脂肪細胞への糖の取り込みを促進し肥満＊を助長させる。

(人体) インクレチンは，膵臓β細胞に作用しインスリン分泌を促進する因子である。[2011][2013][2015][2019]／GLP-1（グルカゴン様ペプチド1）は，小腸のL細胞から分泌される。[2015]／GLP-1（グルカゴン様ペプチド-1）は，満腹時に分泌が増加する。[2020]

(臨栄) DPP-4阻害薬は，インクレチン分解を抑制する。[2016][2017]

【インシデントレポート】★《アクシデントレポート(類語)》 発生したインシデントについての発見者からの報告書。インシデントとは，アクシデントに至らなかったがヒヤリとかハッとした事件・事故を指す。インシデントレポートには，発生日時，内容，原因，処理方法を記入し，大きな事故を未然に防ぐため，インシデント事例を集積・分析し，安全対策を講じるために用いられる。従事者の意識の向上にも役立つ。

(給食) インシデントレポートの件数は，給食経営管理の評価指標になる。[2009]／危機管理対策として，調理従事者の意識向上のために，インシデントレポートを実施する。[2015]

【飲酒】★★★★ 厚生労働省＊の国民健康・栄養調査＊における飲酒習慣の定義では，週に3日以上，1日(日本酒)1合(純アルコール＊換算22g)以上飲酒する人を，飲酒習慣ありと判定する。健康日本21(第1次)によればアルコール1日20g程度(日本酒1合かビール中瓶1本)を節度ある適度な飲酒とし，女性・高齢者・遺伝的に代謝能が低い人はさらに少ない量を適度とする。アルコールには耐性(長期間摂取すると薬物としての効果が減少すること)があり，習慣的摂取は結果として飲酒量の増大につながる。過度の飲酒はアルコール性肝障害・アルコール依存症・胎児アルコール症候群・尿酸＊合成促進による痛風＊・膵炎・高血圧＊・糖尿病＊・脳卒中のリスクファクター＊となる。

(社会) 未成年者の飲酒対策として，アルコール

類の対面販売の推進が行われている。[2010]／妊娠中の飲酒の対策として，「妊産婦のための食生活指針」の活用を行っている。[2010]／飲酒は，食道がんのリスク因子である。[2014]／飲酒は睡眠の質を高めない。[2016]／適正飲酒は，HDL-コレステロール値を上昇させる。[2018]／長期にわたる多量飲酒は，骨粗鬆症のリスク因子である。[2018]

(栄教) 飲酒に関する指導では，アルコールには依存性があることを考慮して行う。[2013]

(臨栄) 非代償期の慢性膵炎は，飲酒を禁止する。[2017]

(公栄) 妊娠中の母親の飲酒割合は，乳幼児身体発育調査で把握できる。[2010]

【インスリン】★★★★★ 膵臓ランゲルハンス島のB(β)細胞から分泌され，血糖値の低下作用に重要な役割をもつペプチドホルモン＊の一種。肝臓＊以外の組織(筋肉＊や脂肪＊組織)での，細胞膜＊へのグルコース透過性を高める。さらに，肝臓や他の組織では，グリコーゲン合成，たんぱく質合成，中性脂肪＊合成などを促進する。食後，血糖値が上昇するとそれに伴い血清インスリン濃度も上昇し，血糖値を正常値に維持する。インスリンの作用不足によって起こる疾病として糖尿病がある。1型糖尿病＊は膵臓＊B(β)細胞の破壊による絶対的なインスリン欠乏状態により発症し，インスリン注射を必要とする。一方，糖尿病の大多数を占める2型糖尿病＊は，遺伝的背景に加えて，肥満などによるインスリンの相対的な作用不足が加わって発症する。2型糖尿病では，適正なエネルギー摂取や栄養素バランスのよい食事療法による治療が重要となる。

(人体) インスリンは，A鎖とB鎖の2本のペプチド鎖からなる。[2007][2010]／インスリンは，細胞膜にある受容体に結合して作用する。[2018]／インスリンは，骨格筋でグルコース輸送体(GLUT4)に作用する。[2010][2014]／リポたんぱく質リパーゼは，インスリンによって合成亢進される。[2010][2012]／肝臓，筋肉でのグリコーゲンの合成は，インスリンによって促進される。[2009][2012]／インスリンは，

体脂肪を増加させる。[2011]／インスリンは，解糖を促進する。[2011]／糖新生は，インスリンによって抑制される。[2017]／インクレチンは，インスリン分泌を促進する。[2011][2013][2015][2019]／アディポネクチンは，インスリン作用を増強する。[2013]／インスリンの絶対的不足によって，尿ケトン体が陽性になる。[2013]／インスリン受容体は，細胞膜を1回貫通する構造をもつ。[2015]／ホルモン感受性リパーゼの活性は，インスリンによって抑制される。[2018]／インスリンは，母体から胎児へ移行しない。[2021]

(基栄) 体たんぱく質の合成は，インスリンによって促進される。[2014][2020]／アミノ酸の筋肉への取り込みは，インスリンにより促進される。[2017]／クロムは，インスリン作用を増強する。[2017]／クロムが欠乏すると，インスリンの作用が低下する。[2013]／インスリンは，血中グルコースの脂肪組織への取り込みを促進する。[2015][2019]／インスリンは，筋肉への血中グルコースの取り込みを促進する。[2018][2020]／難消化性糖質は，インスリンの分泌を抑制させる。[2018]／インスリンは，食欲を抑制する。[2019]／ホルモン感受性リパーゼの活性は，インスリンにより低下する。[2021]／食後には，インスリンは，肝臓のグリコーゲン合成を促進する。[2021]

(応栄) 妊娠母体のインスリンの感受性は，低下する。[2013]

(臨栄) インスリンは，脂肪組織へのグルコースの取り込みを促進する。[2010]／後期ダンピング症候群とは，インスリンが過剰に分泌され，低血糖症状を示すことである。[2012]／インスリン治療による低血糖では，単糖類や二糖類を投与する。[2014]／妊娠中の糖尿病患者には，インスリンを使用する。[2008][2012]／スルホニル尿素(SU)薬は，インスリン分泌を促進する。[2016][2017]／チアゾリジン薬は，インスリン抵抗性を改善する。[2016]／超速効型インスリン注射は，食後高血糖を改善する。[2020]／食事はインスリン注射後，直ちに摂取する。[2019]／神経性やせ症(神経性食欲不振症)では，インスリンの分泌が低下する。[2020]

【インスリン感受性】★★ 一定のインスリン分泌量に対する骨格筋*あるいは肝臓でのインスリン作用の効きの程度。組織におけるインスリン感受性が下がり，インスリン作用が悪い状態をインスリン抵抗性*という。インスリン感受性に関わる遺伝子異常もあるが，多くは内臓脂肪蓄積型肥満やストレスなどの生活習慣に起因する環境因子がインスリン抵抗性に大きく関わる。インスリンの効きが悪いために血糖が下がりにくくなり，その代償にインスリン分泌が亢進し是正しようとする。しかしやがて膵臓が疲弊し，インスリン分泌は低下し，結果，高血糖をきたす。2型糖尿病の場合，成因がインスリン抵抗性かインスリン分泌能障害によるのかどちらが優位かで治療方針を決める。

(社会) 習慣的な運動は，インスリン感受性を増加させる。[2019]

(人体) 肥満者は，インスリン感受性が低い。[2018]

(応栄) 習慣的な運動によって，インスリン感受性が上昇する。[2012][2014]／インスリン感受性は，妊娠期には低下する。[2021]／更年期女性においてインスリン感受性は，低下する。[2021]

(臨栄) 肥満では，インスリン感受性が低下する。[2012]

【インスリン抵抗性】★★★★ 標的臓器(骨格筋，肝臓，脂肪組織)に対してインスリンの作用が低下している状態。インスリンが膵臓より分泌しているにもかかわらず，インスリンの作用低下により，骨格筋や脂肪組織へのグルコースの取り込み低下や，肝臓では糖新生が抑制できず，耐糖能*異常を呈する。このことをインスリン抵抗性の増大，またはインスリン感受性*の低下という。インスリン抵抗性は，肥満，運動不足，高脂肪食，ストレス，遺伝により生じる。インスリン抵抗性の増大は，脂質異常症*，高血圧，糖尿病*などの生活習慣病*を引き起こす。

(社会) 身体活動・運動は，骨格筋のインスリン抵抗性を改善する。[2018]

(人体) TNF-α(腫瘍壊死因子α)は，インスリ

ン抵抗性を促進する。[2017][2021]／アディポネクチンは，インスリン抵抗性を抑制する。[2017]

(応栄) 肥満妊婦では，通常の妊婦に比べて脂質異常症のインスリン抵抗性の増大が助長される。[2010]／非妊娠期に比べて，中期以降ではインスリン抵抗性は上昇する。[2012][2020]／閉経前後ではインスリン抵抗性は，増大する。[2015]／インスリン抵抗性は，有酸素運動で改善する。[2021]

(臨栄) 肥満では，インスリン抵抗性が高まる。[2013]／ショ糖の摂取は，インスリン抵抗性を悪化させる。[2012]／2型糖尿病の発症には，インスリン抵抗性が関与する。[2010]／非アルコール性脂肪性肝炎では，インスリン抵抗性がみられる。[2011][2019]／重症外傷患者では，インスリン抵抗性は増大する。[2021]／有酸素運動は，インスリン抵抗性を改善する。[2020]

【インスリン療法】 ★★《inslin therapy》
糖尿病*の注射薬療法の1つで，インスリン製剤を投与する方法。インスリン依存状態，高血糖性の昏睡，糖尿病合併妊婦では，インスリン療法が必要である。周術期*，妊娠糖尿病*などでも行われる。インスリン非依存状態の場合でも著明な高血糖，薬物療法のみでは良好な血糖*コントロールが得られない場合などでも適応となる。一般的に1型糖尿病では強化インスリン療法*による治療を基本にする。インスリンは，その種類（超速効型・速効型・中間型・混合型・配合溶解・特効型溶解），用量，投与するタイミングを調整し原則的に皮下注射を行うが，昏睡治療や周術期管理では静脈内投与となる。自己注射を行うことが多いため，手技や低血糖*への対処法，血糖自己測定についての患者教育が重要である。

(応栄) 糖尿病合併妊娠では，インスリン療法を行う。[2018]

(臨栄) 食事療法で血糖コントロールができない妊娠糖尿病では，インスリン療法を用いる。[2006]／糖尿病において，インスリン依存状態の場合は，インスリン療法が有効である。[2009]

【インターネット】 ★《ネット》 通信プロトコルTCP/IPを用いて世界中のコンピュータネットワーク（LANやWAN）を相互に接続した巨大なネットワークのこと。インターネット上には，膨大な文書（画像・動画を含む）をお互いに連結したWebや，電子メール，ツイッターやフェイスブック，インスタグラムに代表されるソーシャルネットワークサービスなど，様々な機能，サービス，システムがあり，それらを含めて，インターネットとよぶ場合が多い。

(栄教) インターネット上での育児に関する情報発信は，情報へのアクセスの整備である。[2010]

【咽頭】 ★★ 鼻腔，口腔，喉頭の背側の空間。ここで，消化器系（口腔－咽頭－食道*）と呼吸器系（鼻腔－咽頭－喉頭－気管*）が交差している。嚥下*の際，食塊が咽頭に触れると咽頭反射が起こり，軟口蓋が咽頭後壁に押しつけられ喉頭蓋が気管入口を塞ぐ。この一連の協調運動により食塊は食道へ送られる。食物を急いで食べようとすると，協調運動が間に合わず，食塊の一部が気管に入ることがある。これを誤嚥*とよび，肺炎の原因となることがある（誤嚥性肺炎*）。

(人体) 食道は，咽頭に続いて胃の噴門に至る臓器である。[2008]／咽頭は，鼻腔や口腔と喉頭の間に存在する。[2010]

(臨栄) 嚥下の咽頭期は，不随意運動（嚥下反射）である。[2013]

【イントロン】 ★《介在配列》 遺伝子*の分断部分に挿入されている塩基*配列。真核生物の多くの遺伝子はゲノム*上で分断されて存在しており，遺伝子を広げて大型化している。イントロン部分は，最終産物であるRNA*（mRNA*，rRNA，tRNA*など）やたんぱく質には発現しない。一方，RNAの最終塩基配列，たんぱく質のアミノ酸配列に発現する部分をイントロンに対してエキソン*という。1つの遺伝子はエキソン，イントロンを含む連続した1本のRNAに転写され，その後スプライシング*によってイントロン部分が切り取られ，エキソン部分が結合してmRNAが仕上げられる。例えば，インスリン遺伝子は2個，血清アルブミン*遺

伝子は13個のイントロンを含む。

(人体) 遺伝子はエキソン(エクソン)，イントロンに分断されている。[2009]／イントロンは，RNAポリメラーゼにより転写される。[2017]／成熟したmRNA(伝令RNA)は，イントロン部分をもたない。[2008]

【インピーダンス法】★★★ 身体に微弱な電流を流して生体の電気インピーダンス(電気抵抗)を測定し，そこから体脂肪*量を測定する方法。除脂肪組織は約7割が電解質*を多く含む体水分*であるため電気が流れやすく，脂肪や骨は電解質をほとんど含まないために電気が流れにくいという身体組織の電気伝導度の違いを利用している。簡便であるため，市販の多くの体脂肪計がこの方法を用いている。しかし，水中体重法に比べ，測定時間や体調など身体状態による変動がみられるため，安定した測定値を得るには正しい方法で決まった時間に測定することが必要である。

(応栄) インピーダンス法は，組織の電気抵抗の違いを利用して体組成を評価する方法である。[2010]

(臨栄) 生体インピーダンス法は，体脂肪量の推定に用いられる。[2007]

【インヒビター】⇨阻害剤

【インフォームド・コンセント】★★★《告知に基づく同意》 生命倫理において患者の人権を守る手段の1つ。医師，医療者，研究者が医療方針，研究内容について患者あるいは被験者に十分に説明して承諾を得る手続き。本来は医師と患者間の信頼性を高め，また患者の治療の自己選択権を確保する行為であったが，現在では，治療法の治験をはじめ，栄養に関する疫学*調査や食事療法の有効性の研究においても，被験者に十分に説明してその承諾を得ることがわが国の人を対象とした生命倫理の指針として定められている。

(社会) 無作為化比較対照試験(RCT)では，無作為割付を行う前に，インフォームド・コンセントをとる。[2009]

(臨栄) インフォームド・コンセントとは，患者または被験者に，十分に説明をして同意を得る

手続きのことである。[2009][2011][2019]／クリニカルパスでは，インフォームド・コンセントが必要である。[2015]／患者の栄養管理では，インフォームド・コンセントが必要である。[2016]／インフォームド・コンセントでは，患者および家族の意思は反映される。[2012]

【インフルエンザ】★★ 定点把握対象の5類感染症*であり，第二種学校感染症*。毎年多くの患者が発生し，時に爆発的流行を起こす。これはインフルエンザウイルスの伝染力が強いこと，周期的に抗原*変異を起こして予防接種が不完全になることによる。ヒト以外にブタ，ウマ，アヒル等が感染源になる。なお，5類感染症のインフルエンザには，新型インフルエンザ等感染症*やH5N1亜型インフルエンザを含まない。

(社会) インフルエンザ(鳥インフルエンザ，新型インフルエンザ等感染症を除く)は，5類感染症である。[2010]／インフルエンザに罹患した児童は，解熱した日の2日を経過してから登校してよい。[2016]／65歳以上の者のインフルエンザ予防接種は，努力義務ではない。[2018]

【インベルターゼ】⇨スクラーゼ
【ヴァリアンス】⇨バリアンス
【ウイルス】★★★ 生きた細胞に侵入し，その細胞内で増殖する粒子。細胞構造をもたないため厳密には生物ではない。大きさが20～300nmと小さく，電子顕微鏡でのみ観察することができる。ゲノム*としてDNAかRNA*のいずれか一方をもち(DNAウイルス，RNAウイルス)，宿主細胞の酵素やリボソーム*を用いてたんぱく質合成を行うことで自己複製する(偏性細胞内寄生性)。したがって食品(死滅細胞)中で増殖することはないが，冷凍状態では，通常，長期間感染性を失わない。DNAウイルスにはB型肝炎ウイルス，単純ヘルペスウイルス，水痘・帯状疱疹ウイルス，伝染性紅斑ウイルスなどがある。RNAウイルスには，A・C・E型肝炎ウイルス*，ノロウイルス*，インフルエンザ*ウイルス，麻疹*ウイルス，流行性耳下腺炎ウイルス，風疹*ウイルスなどがある。

(社会) 肝細胞がんは，ウイルス対策が重要とされている。[2011]／子宮頸がんは，ウイルス対策が重要とされている。[2011]

(人体) 手足口病や流行性耳下腺炎はウイルスによる。[2007]

(食物) 最近の食中毒発生状況調査の結果，細菌・ウイルスによる発生件数が多い。[2015]

(臨栄) A型肝炎のウイルスはRNAウイルスで，B型肝炎のウイルスはDNAウイルスである。

【ウィルソン病】★★《肝レンズ核変性症》

常染色体*性劣性遺伝による先天性銅*代謝異常症。余分な銅が胆汁*中に排泄されず，肝をはじめ，全身臓器に銅が蓄積し，種々の組織障害を引き起こす。特徴的な検査所見として血清銅および血清セルロプラスミン*の低値，尿中銅排泄の増加がみられる。

(人体) ウィルソン病は，銅の代謝異常症である。[2015]／ウィルソン病では，血中のセルロプラスミンが減少する。[2012]

(臨栄) ウィルソン病では，銅のキレート薬を用いる。[2009]

【ウインタリング】★《脱ろう》

食用油脂の製造工程のうち，低温で析出する成分を除去する工程。サラダ油*製造の際，脱色工程の後で行う。油を0〜10℃に冷却して高融点の固体脂（グリセリドまたはロウ*）を析出させた後，ろ過または遠心分離により除去する。この操作を経て精製した植物油は，低温でも清澄でサラサラした物性に変わる。

(食物) ウインタリングとは，サラダ油製造時の工程で，低温の室に入れ析出してくる沈殿物を除去することをいう。

【ウエスト周囲径】★《ウエスト周囲長》

内臓脂肪蓄積の評価法。メタボリックシンドロームの診断の一次スクリーニングとして用いられる。立位，軽呼吸時，臍レベルで測定する。男性85cm以上，女性90cm以上を内臓脂肪蓄積としている。

(臨栄) ウエスト周囲径は，内臓脂肪面積の評価に使用する。[2016]

【ウエルシュ菌】★★《Clostridium perfringens》

本菌は人や動物の腸内，土壌中に広く分布する嫌気性芽胞*形成桿菌。

ガス壊疽菌としても知られており，食中毒*の原因となる菌は特に耐熱性の強い芽胞を形成する。食中毒の発現は，本菌が汚染・増殖した食品を摂取することで小腸*内で芽胞を形成し，その際に毒素（エンテロトキシン*）を産出し，これが下痢*の原因となる。原因食品としては，肉類およびその加工品，野菜類およびその加工品によるものが多い。特に大量の加熱調理済み食品を室温放置することによって本菌が増殖し，食中毒をもたらすことから，集団給食の場で十分な注意が必要である。

(食物) ウエルシュ菌は，偏性嫌気性芽胞菌である。[2019]／ウエルシュ菌中毒は，シチューなど肉類の加熱調理品を原因食とするものが多い。[2014]／ウエルシュ菌は，真空包装をすることにより活発に増殖する。[2011]／ウエルシュ菌による食中毒の主症状は，水溶性下痢である。[2021]

【ウェルニッケーコルサコフ症候群】★★

《ウェルニッケ脳症，コルサコフ症》 ビタミンB₁*欠乏によって起こる脳障害。ウェルニッケ脳症は眼球運動麻痺，歩行運動失調，錯乱を伴う。慢性化すると記憶喪失やせん妄を伴うコルサコフ症に進展することから両者を一括してよぶ。ビタミンB₁欠乏が主因で，大量飲酒者や栄養不良*者に多い。また，高カロリー輸液時のビタミン剤非投与で，高乳酸血症によるアシドーシスやウェルニッケ脳症が起こる。

(人体) ウェルニッケ脳症は，ビタミンB₁欠乏でみられる。[2014][2016][2018]

(応栄) 妊娠悪阻は，ウェルニッケ脳症の原因になる。[2020]

【ウェルニッケ脳症】⮕ウェルニッケーコルサコフ症候群

【ウェルビーイング】★《well-being》

身体的・精神的・社会的に良好な状態にあることを意味する概念。「幸福」と解釈されることも多い。WHO憲章の全文では，「健康とは，病気ではないとか，弱っていないということではなく，肉体的にも，精神的にも，そして社会的にも，すべてが

満たされた状態(well-being)にあることをいう」(日本WHO協会：訳)とされている。

(社会) well-beingとは、今の健康状態からよりよい健康状態を、さらに理想的な健康状態を目指すことをいう。

【う歯】★★★《虫歯、う蝕》 ストレプトコッカス・ミュータンス(虫歯菌)がショ糖*を分解し、歯垢の形成に関与するデキストランや乳酸などを産生して歯のリン酸カルシウムを溶出した状態。ショ糖以外の糖質*では起こりにくい。たんぱく質*、カルシウム*、ビタミンA*・C*・D*の摂取による良質の歯の形成や、歯磨き、糖分のとり方や量の改善などによって一次予防*を行う。また、適量のフッ素は、歯質を構成するヒドロキシアパタイト結晶の安定化、耐酸性の獲得などを向上させ、う歯を予防する。二次予防*は定期検診・早期治療である。

(社会) う蝕(虫歯)のリスクを低下させる成分として、糖アルコールを用いた特定保健用食品が承認されている。[2009]／国民生活基礎調査において、う蝕(虫歯)による通院者率が把握されている。[2009]／甘味飲食物の過剰摂取の制限は、う歯の予防となる。[2012]／う歯を有する学童の割合は、減少傾向にある。[2017]

(基栄) フッ素のう歯予防効果は、歯の表面の耐酸性を高めることによる。[2020]

(応栄) 最近10年間の学校保健統計調査では、小学生のう歯の者の割合は減少している。[2021]

(公栄) 幼稚園児のう歯の被患率は、学校保健統計調査で調査されている。[2011]

【右室肥大】★《右心室肥大》 右心室流出路の狭窄、肺動脈圧の上昇、重症左心不全などによる右心室の肥大。肺高血圧症、心房中隔欠損症、肺動脈狭窄症、ファロー(Fallot)四徴症、心筋*症、心筋炎などで起こる。右心不全で見られる。

(人体) 慢性肺疾患では、右心室の肥大・拡張が起こってくる。

【う蝕】⮕う歯
【右心室肥大】⮕右室肥大
【右心室不全】⮕右心不全
【右心不全】★《右心室不全》 右心系の機能

不全・低下に基づく大静脈系のうっ滞をきたし、諸臓器にうっ血*がみられる病態。体静脈圧、毛細血管圧の上昇、ナトリウム*・水の貯留、下肢の浮腫*、頸静脈怒張、肝腫大、腹水、乏尿、右心肥大などをきたす。原因疾患：慢性閉塞性肺疾患*、間質性肺炎、肺梗塞、重症左心不全、心筋疾患などで起こる。

(人体) 右心不全では、肝腫大や腹水、全身浮腫などが見られる。[2006][2011][2017]／右心不全では、体循環のうっ血をきたす。[2019]

【うつ】★★《気分障害》 シナプス*におけるセロトニン*の放出・再吸収やその受容体*の感度の異常によって起こる慢性の抑うつ状態。他の疾患が関与せず、うつ状態により苦痛を伴い、社会的な障害を起こし、薬物療法が中心の大うつ病と、心身相関の代表例でストレス*に対する反応としてうつ状態となり自然治癒や心理療法で軽快することも多い反応性うつ病がある。症状に、抑うつ気分の他に体重や食欲の減退または増加、易疲労性がある。老年症候群、脳梗塞、高血圧*、糖尿病*、胃潰瘍*、喘息*、アトピー性皮膚炎ではうつを伴うことがある。

(社会) 気分障害の1つに、うつ病がある。[2009]／うつ状態は、低栄養のリスク因子である。[2012]／習慣的な運動は、うつ状態を改善する。[2019]

(応栄) 誤嚥、うつ、転倒、褥瘡は老年症候群に含まれる症候である。[2014]

【うっ血】★★★ 血管内に静脈血*が充満している状態。心臓に起因した全身性と局所性がある。全身性では、うっ血性心不全、急性心膜炎、収縮性心膜炎などがある。局所性では、静脈が血栓*、炎症*、悪性腫瘍*などにより閉塞、狭窄した時にみられる。

(人体) チアノーゼは、うっ血で出現しやすい。[2007]

(臨栄) うっ血性心不全では、血漿BNP(脳性ナトリウム利尿ペプチド)値は、上昇する。[2020]／うっ血性心不全では、心胸郭比は、大きくなる。[2020]／うっ血性心不全では、交感神経系は、賦活される。[2020]／うっ血性心不全では、食塩摂取量は、6g/日未満とする。[2020]／うっ

血性心不全では，水分摂取量は，ナトリウムコントロールを優先し，浮腫や排泄量により調整する。[2020]

【うま味】★★★★ 甘味*，酸味*，苦味*，塩味*を混合してもつくりえない独立した基本味*。うま味物質には，グルタミン酸*などアミノ酸*系物質とイノシン酸*，グアニル酸*など核酸*系物質とがある。グルタミン酸はほとんどの動植物に含まれるが，こんぶのうま味成分として発見されたL-グルタミン酸塩が非常に強いうま味をもつ。イノシン酸は動物性食品に広く含まれる。5′-イノシン酸はかつお節のうま味成分として知られる。グアニル酸はきのこ類，牛，豚肉などの獣肉類に多く含まれる。5′-グアニル酸はしいたけの煮だし汁から見出されたものである。うま味物質には他に，しじみ，あさりなど貝類や日本酒のうま味であるコハク酸*，みそ，しょうゆなどに多いアスパラギン酸などがある。近年，5基本味の味細胞膜における受容と応答のしくみが明らかになってきており，うま味物質の受容体はT1R1とT1R3と考えられている。

(食物) だし汁に食塩を少量加えるとうま味が強まるのは，対比効果である。[2010]／こんぶ表面の粉は，うま味に関わる。[2014]

(基栄) 甘味，酸味，苦味，塩味，うま味の5つを基本味とする。[2012]

【ウラシル】★ ピリミジン塩基の1つ。糖（リボース*）と結合してヌクレオチド*であるウリジン，さらにリン酸と結合してヌクレオチドのウリジル酸となる。結合するリン酸の数によってウリジン一リン酸（UMP），ウリジン二リン酸（UDP）*，ウリジン三リン酸（UTP）がある。UMPは，RNAの構成単位となる。ウラシルは，核酸ではRNAのみに含まれ，DNA中のアデニン*と相補性の水素結合*をする構造をもち，DNA上のアデニンはRNAのウラシルに結合する。

(人体) mRNAを構成する塩基には，ウラシルが含まれる。

【ウリジンニリン酸】 ⇒UDP

【うるち米】★★ 米の種類の1つ。うるち米に対して，もう1つの種類としてもち米がある。稲の種実で，日本型（ジャポニカ）とインド型（インディカ）があり，わが国では前者の栽培が主流。うるち米のジャポニカはでんぷん*のアミロース*含量が20％前後，アミロペクチン*が80％前後であるが，インディカ米のアミロース含量は25％を超える品種もある。水分が15％前後の乾物*なので，加水・浸漬して炊飯し，でんぷんを糊化*し，適度な硬さと粘りのある飯として食される。

(食物) うるち米を水に浸漬すると，米重量の約20〜25％吸水する。／もち米は，うるち米より水浸漬中の吸水量が多い。[2011]／うるち米飯は，もち米飯よりも水分が多い。[2017]／100gあたりのアミロース含量は，もち米ではうるち米に比べて少ない。[2011]／白玉粉はもち米から，上新粉はうるち米からつくられる。[2006]

【ウレア】⇒尿素

【ウロビリノーゲン】★★ 胆汁*として腸管内に排出された抱合型ビリルビン*がグルクロン酸*を失い，腸内細菌*作用により還元されてできた生成物。多くは腸内細菌によって黄褐色のウロビリンとなり糞便中に排泄されるが，一部は腸管から再吸収されて肝臓で再びビリルビンになり胆汁に分泌される（腸肝循環*）。血液中のウロビリノーゲンの一部は，腎を経て尿中に排泄される。

(人体) 腸管から再吸収されたウロビリノーゲンの一部は，血行を介して尿中に排泄される。／尿ウロビリノーゲンは，肝機能障害などで増加，閉塞性黄疸などで減少する。

【ウロン酸回路】★《グルクロン酸回路》 糖代謝の1つで，グルクロン酸*を産生する経路。グリコーゲン*合成系のUDP*-グルコース*からの分路で，UDP-グルクロン酸，さらにはグルクロン酸が生成される。グルクロン酸は，抱合によって体内の有毒物質を解毒，排泄する重要な物質である。ヒト，サル，モルモット以外の動物ではグルクロン酸からアスコルビン酸（ビタミンC）*を合成している。

(基栄) ウロン酸回路において，体内の毒物を排泄するグルクロン酸を産生する。[2013][2021]

【運動】★★★★　身体活動（生活活動・運動）は，栄養*，休養*と並ぶ健康づくりに欠かすことができない生活習慣の3本柱の1つ。「運動」は，体力の維持・向上を目的として計画的・意図的に実施される「身体活動」で，日常生活の「生活活動」と区別される。運動は，瞬発力を要する無酸素運動*と持久力を要する有酸素運動*に大きく分類され，無酸素運動はおもに糖質*（グリコーゲン*，グルコース*）のみがエネルギーとして利用されるのに対して，有酸素運動では糖質に加え，体内貯蔵脂肪*をエネルギーとして利用することが可能。したがって，中高年以降の健康を目的とした場合，全身持久力を高めることの可能なジョギング（120m/分）や速歩（100m/分），自転車（18km/時間）などの有酸素運動を毎日継続して行うことが望ましい。

(社栄) 身体活動は，運動と生活活動とに分類される。[2013]／「運動習慣のある者」の割合は，20歳以上では女性の方が男性より低い。[2020]／「運動習慣のある者」の割合は，65歳以上は20〜64歳より高い。[2020]／習慣的な運動は，インスリン感受性を増加させる。[2019]／習慣的な運動は，血清HDL-コレステロール値を上昇させる。[2019]／習慣的な運動は，うつ状態を改善する。[2019]／習慣的な運動は，結腸がんのリスクを低減する。[2019]／習慣的な運動は，認知機能を改善する。[2019]

(基栄) 急激な運動時には，グルコースから乳酸が生成される。[2014]／運動は，骨形成を促進する。[2017]

(応栄) 運動により，トリグリセリドの代謝は促進される。[2006]／身体活動は，生活活動と運動に分類される。[2010]／乳幼児期における運動機能の発達は，粗大運動が微細運動に先行する。[2014]

(臨栄) 運動療法により，インスリン感受性は高まる。[2007]

【運動指導】★★　体力・健康*の維持増進を目的として行われる運動*の指導。国では，国民の健康づくりを推進するために，「運動所要量」1989年（平成元）や「運動指針」1993年（平成5）を策定し，「健康日本21」2000年（平成12）とそれに続く「健康日本21（第2次）*」2013年（平成25）でも運動習慣者の増加を目指して具体的な数値目標を掲げている。2006年（平成18）に「健康づくりのための運動指針2006（エクササイズガイド2006）」，2013年（平成25）には「健康づくりのための身体活動基準2013*」が厚生労働省*より策定され，運動の実践および運動指導の必要性が健康づくりの重要課題となっている。そこで，適切な運動指導を行える人材として，運動プログラムを作成する健康運動指導士*や，この運動プログラムを踏まえた運動の実践的指導を行う健康運動実践指導者などの養成がなされている。さらに平成20年度（2008）から始まった特定健診・特定保健指導*（メタボ健診）やフレイルティ（フレイル）対策においても，運動指導は重要な役割を果たしている。

(社栄) 「健康づくりのための身体活動基準2013」では，保健指導の一環として行う運動指導の考え方が示されている。[2015]

(栄教) 学童期における単純性肥満では，食事指導や運動指導をする。

【運動習慣】★★　健康維持のため，意図的，継続的に行う身体活動量*を高めるための習慣。「国民健康・栄養調査*」では「運動を週2回，1回30分以上，1年以上継続している人」を運動習慣のある人として毎年調査しており，また「健康日本21」では「運動習慣者の増加」を目標に掲げて健康づくりにおける運動習慣の重要性を強調している。さらに自分の身体状況やライフスタイルにあった運動習慣を身につけるための指標として，「健康づくりのための身体活動基準2013*」（平成25，厚生労働省）が策定されている。

(社栄) 健康日本21の最終評価では，運動習慣者の割合は変化しなかった。[2013]

(公栄) 肥満者の割合を低下させるという長期目標に対して，運動習慣をもつものの割合の増加は短期・中期の目標である。[2006]

【運動神経】★　運動機能に必要な情報を

中枢神経*から末梢に伝える末梢神経*。骨格筋を効果器にもつ遠心性神経は大脳皮質の運動野の大錐体細胞から発する運動情報を末梢に伝え，身体の運動や姿勢を制御する。運動神経細胞は脊髄*の前角にあり，線維は前根を通り末梢に至る。運動ニューロンの興奮は，運動神経末端部から神経伝達物質（アセチルコリン）が分泌されると筋細胞膜が興奮し活動電位を生じる。他方，知覚神経線維は後根を通る（ベル・マジャンディーの法則）。自律神経*系の血管運動神経は血管の収縮や拡張を制御することにより循環血液量や血圧*の調節を行う。

(人体) 運動神経に存在する神経伝達物質として，アセチルコリンがある。

【運動性貧血】 ➡スポーツ性貧血
【AI】 ➡目安量
【エアロビクス】 ➡有酸素運動
【影響評価】 ★★★★ 栄養教育*プログラムの短期的な効果を評価すること。栄養教育プログラムによって個人・集団の学習目標，行動目標，環境目標は達成されたかを評価する。

(栄養) 男性サラリーマンの肥満解消を目的とした栄養教育プログラムにおいて，「3食規則正しく食べるようになったか」という評価は，影響評価である。[2011]／「缶ビールのサイズが500mLから350mLになった」のは，影響評価である。[2012]／「学習者が記録した毎日の歩数で，行動の実行を確認した」は，影響評価である。[2016]

(公栄) 影響評価とは，短期的な目標の達成状況を評価するものである。／影響評価の1つに，体重自己計測の習慣化がある。[2010]／社会資源の利用度の変化は，影響評価の指標である。[2009]／食行動の改善は，影響評価である。[2017]

【エイクマン】 ★《Christiaan Eijkman》オランダの衛生学者（1858〜1930）。19世紀末に，ニワトリの白米病（脚気*）を発見し，米ぬかに予防・治療効果があることを証明した。その後，フンク（C.Funk）によって，米ぬか中の成分はビタミンと名づけられ，さらに，構造式を決定したウィリアムス（Williams,R.R.）によりチアミン（ビタミンB_1）*と名づけられた。

(基栄) エイクマンは，脚気の原因が白米であることを実験的に証明した。[2009]

【エイコサノイド】 ★★《イコサノイド》 プロスタグランジン（PG）*，プロスタサイクリン（PGI），トロンボキサン*（TXA），ロイコトリエン*（LT）などの生理活性物質の総称。細胞膜*リン脂質*に存在する炭素数20のアラキドン酸（n-6系）がホスフォリパーゼA2によって遊離し，代謝されることで生成する。強力かつ多様な生理活性を示す。PGIは血管壁でつくられ，血小板*凝集抑制作用をもつ。TXAは，血小板でつくられ，血管収縮と血小板凝集を引き起こす。LTは，白血球*でつくられ炎症作用に働く。一方，n-6系のジホモ-γ-リノレン酸，n-3系エイコサペンタエン酸（EPA）*からも，同様の代謝経路によってそれぞれエイコサノイドが産生されるが，EPAから産生されるTXAの血小板凝集活性は，アラキドン酸由来のものより弱く，さらに，炎症の収束作用もあるため，体内の恒常性維持にはたらく。これらのことから，食事中のn-3系脂肪酸は，血栓症予防，炎症やアレルギー*症状緩和に効果があるとされている。

(基栄) エイコサペンタエン酸は，エイコサノイドの合成材料である。[2015]／エイコサノイドには，血小板凝集を阻害するものがある。[2012]／エイコサノイドは，アラキドン酸から合成される。[2020]

【エイコサペンタエン酸】 ★★★《EPA，イコサペンタエン酸，IPA》 炭素数20，二重結合5個のn-3系（ω3系）多価不飽和脂肪酸*。ドコサヘキサエン酸（DHA）*とともにいわしやさばなどの魚介類に多く含まれる。アラキドン酸*とともに，プロスタグランジン*，トロンボキサン*，ロイコトリエン*など特有の生理作用をもつエイコサノイドへの前駆物質*となる。EPA由来のエイコサノイドは，アラキドン酸由来のものよりも血管収縮作用や血小板凝集作用が弱いため，梗塞性疾患の予防作用をもつことが知られている。また，EPAから生成されるレゾルビンは炎症を収束させるエイコサノイドとしても

知られている。体内EPAは、α-リノレン酸*から鎖長延長、不飽和化によって生成されるものと、魚類摂取により直接取り込むものとの両方で構成される。

(人体) エイコサペンタエン酸(EPA, イコサペンタエン酸)は、n-3系不飽和脂肪酸である。[2007]／エイコサペンタエン酸は、炭素数20の多価不飽和脂肪酸である。[2010]／エイコサペンタエン酸とアラキドン酸の炭素数は同じである。[2016]

(基栄) エイコサペンタエン酸は、エイコサノイドの合成材料である。[2015]／エイコサペンタエン酸(EPA)は、α-リノレン酸から合成される。[2020]

【衛生害虫】★　蚊、ノミ、シラミ、ダニ、ハエ、ゴキブリのように、ヒトへ疾病を媒介したり、不快感を与える節足動物。ハエやゴキブリは不快昆虫であり、体表面に付着した病原体を運搬する。蚊、ノミ、シラミ等も害虫であるが、時にこれらの体内を通過することによって感染力が賦与される日本脳炎*ウイルス(蚊によって媒介)のような病原体もある。

(社会) 衛生害虫は、病気を媒介し害を与える有害昆虫、不快感を与える不快害虫に分類される。

【衛生検査試料】⤵保存食

【HIV】★★★《human immunodeficiency virus, ヒト免疫不全ウイルス》　ヒトの免疫細胞であるCD4陽性Tリンパ球*に感染、破壊するウイルス。HIVの感染を受けて細胞性免疫*不全状態をおもな病態とする疾病がエイズ(後天性免疫不全症候群)である。HIV感染は、血液、精液、膣分泌物等を介して起こっており、性的接触、HIV汚染血液製剤の受注、母子感染が主要な感染経路であるが、わが国では性的接触によるものが大半を占め、なかでも同性間(男性間)性的接触が最も多い。

(社会) HIV感染経路として性的接触が最も多い。[2008]／血液、精液、膣分泌液を介してHIV感染が起こる。[2013]／HIV感染は、わが国では数は少ないが母子感染が確認されている。[2013]／わが国の集団におけるHIV感染者の把握はむずかしい。[2013]

(人体) ヒト免疫不全ウイルス(HIV)は、新興感染症である。[2015]

【HMG-CoA還元酵素】★★《ヒドロキシメチルグルタリルCoA(hydroxy methylglutaryl-CoA)還元酵素, HMG-CoAレダクターゼ》コレステロール*生合成の律速酵素*。コレステロール合成の初期段階で、アセチルCoA*から生成されたHMG-CoAを還元してメバロン酸にする反応を触媒する酵素である。最終産物であるコレステロールによってフィードバック阻害を受ける。高コレステロール血症の治療薬(スタチン系)は、HMG-CoA還元酵素阻害剤である。

(人体) ヒトのコレステロール合成の律速酵素は、HMG-CoAレダクターゼである。[2008][2009][2019]／HMG-CoA還元酵素は、コレステロールによってフィードバック阻害を受ける。[2013]／肝臓のLDL受容体は、HMG-CoA還元酵素の阻害に伴って増加する。[2012]

(臨栄) HMG-CoA還元酵素阻害薬(スタチン)は、コレステロール合成抑制作用がある。[2014]／HMG-CoA還元酵素阻害薬は、高コレステロール血症の治療に用いられる。[2018]

【HMG-CoAレダクターゼ】⤵HMG-CoA還元酵素

【HCV】⤵肝炎ウイルス

【Ht】⤵ヘマトクリット

【HD】⤵血液透析

【HDI】⤵人間開発指標

【HDL】★★★★《high density lipoprotein, 高密度リポたんぱく質, 高比重リポたんぱく質》血中リポたんぱく質*の中で密度(比重)1.063〜1.210と最も重く、粒子径は75〜200Åと小さい画分。約50%をアポたんぱく質*(apo A-Ⅰ, apo A-Ⅱ, apo C, apo E)が占め、脂質成分としてはリン脂質とコレステロールエステルを多く含む。肝臓と小腸で合成され、末梢組織からコレステロールを肝臓へ輸送する役目をもつ。末梢動脈壁やマクロファージなどの細胞からの遊離のコレステロールは、HDLのapoA-Ⅰにより活性化された血漿中のレシチンコレステロールアシルトランスフェラーゼ(LCAT)*の働きで、エステル型コレステロールに変換される。そ

れらは，HDLの中に取り込まれ肝臓へ輸送される。HDL中のコレステロール値は血液中のHDL量の指標となり，40mg/dL未満（空腹時採血）で脂質異常症を示し，低HDLコレステロール血症とされる。動脈硬化性疾患になるリスクが高まる。

(社会) 身体活動・運動は，HDL-コレステロール値を上昇させる。[2018][2019]／適正飲酒は，HDL-コレステロール値を上昇させる。[2018]

(人体) HDLの粒子径は，キロミクロンより小さい。[2012]

(基栄) HDLは，肝外組織のコレステロールを肝臓へ輸送する。[2010]／HDLは，レシチンコレステロールアシルトランスフェラーゼ（LCAT）の作用によりコレステロールを取り込む。[2021]

(応栄) 習慣的な有酸素運動により，血清HDL-コレステロール値は上昇する。[2013][2014][2015]／更年期の女性は，血清HDL-コレステロール値が低下する。[2018][2021]

(臨栄) 持久性運動トレーニングにより，高比重リポたんぱく質（HDL）濃度は増加する。[2007]／低HDL-コレステロール血症では，有酸素運動を勧める。[2017]

【HTLV-1】 ★《human T-cell leukemia virus 1，ヒトT細胞白血病ウイルス1型》 成人T細胞性白血病*を引き起こすウイルス。おもな感染経路は母乳を介してであるが，子宮内感染，夫婦間感染もあるとされている。日本全国でキャリアは100万人と推定されている。

(社会) HTLV（ヒト細胞白血病ウイルス）は，成人T細胞白血病を引き起こす。

【Hb】 ➡️血色素量
【HBE】 ➡️ハリス・ベネディクトの式
【HBM】 ➡️ヘルス・ビリーフモデル
【HUS】 ★《hemolytic uremic syndrome，溶血性尿毒症症候群》 急性腎不全*，血小板減少，微小血管の血栓による溶血性貧血*を3徴とする症候群（HUS:hemolytic uremic syndrome）。腸管出血性大腸菌*感染症（3類感染症）発症者の約5〜10％に発症する。発症の第1段階は，腸管出血性大腸菌（大腸菌O157など）のベロ（Vero）毒素が腎糸球体*血管内皮細胞を傷害することによる。腸管出血性大腸菌感染症に

よる死亡は大部分HUSによる。

(食物) O-157発症患者の6〜7％に，HUS（溶血性尿毒症症候群）の症状がみられる。

【AED】 ★《automated external defibrillator，自動体外式除細動器》 突然の心臓*停止から生命を救うための装置。心筋梗塞*など虚血性心疾患*では心室*細動や無脈性心室頻拍のような突然死をきたす不整脈が高い頻度で起こり，心臓のポンプ機能が失われる。AEDは心臓に一過性の高エネルギーの電流を流し，この電気ショックにより心臓の異常な興奮を抑え，正常な刺激の発生と心臓の動きを取り戻す治療法である。電極パッドは心臓を挟む位置に貼る。2004年（平成16）から医師や救急救命士だけでなく，現場に居合わせた非医療従事者もAEDが使用できることとなった。さらに，2010年からは小児用AEDパッドが未就学児にも使用できることになった（JRC蘇生ガイドライン2010，JRC：Japan Resuscitation Council）。

(人体) 心室細動の除細動には，自動体外式除細動器（AED）が用いられる。[2007]

【栄養】 ★★★ 狭い意味での栄養とは，全ての生物が生まれて活動し，生きて活動し，子孫をつくって繁栄するために適当な物質を外界からとり入れ，それによって体をつくり，エネルギーを獲得し，代謝によって生じた不要な成分を体外に排出することをいう。広い意味での栄養とは，人体の栄養だけでなく，社会をつくる人間が食物連鎖の頂点にあって獲得した食品を，量的，精神的にも，人が満足できるように飲食物として供給し続けることをいう。

(基栄) 生物が生存に必要な物質を摂取して生命を維持する営みを栄養という。[2007]

(公栄) 栄養教諭による児童の栄養に関する指導および管理は，学校教育法等の一部を改正する法律に規定されている。[2008]

【栄養アセスメント】 ➡️栄養状態判定
【栄養改善法】 ★ 1952年（昭和27）に制定された国民の栄養改善の方策について規定した栄養改善の基本となる法律。2002年（平成14）健康増進法の制定，2003年（平

成15）4月施行により栄養改善法は廃止された。規定内容の主たるものは，国民栄養調査の実施，市町村による栄養相談等の実施，都道府県による専門的栄養指導，栄養指導員*制度，給食施設の栄養管理，特別用途食品*制度，食品の栄養表示基準などである。

(公栄) 栄養改善法は，健康増進法の制定によって，2003年(平成15) 4月に廃止された。

【**栄養管理報告書**】★★　特定給食施設*の栄養管理に関する報告書。健康増進法施行細則第6条に示されている。特定給食施設の管理者は，毎年5月および11月に実施した給食について，実施した月の翌月15日までに報告書を都道府県知事に提出しなければならない。栄養管理報告書の様式は都道府県によって異なる。

(給食) 作成した栄養管理報告書は，栄養・食事管理の評価の対象である。[2010][2012]／栄養管理報告書は，設置者の責任において作成する。[2014]／栄養管理報告書から，栄養管理の実施状況を評価する。[2020]

【**栄養機能食品**】★★★　保健機能食品*の1つで，栄養成分の機能を表示し，その栄養素の一定量を規格基準の範囲で含有する食品のこと。栄養機能表示だけでなく注意喚起表示等も表示する必要がある。身体の健全な成長，発達，健康の維持に必要な栄養成分の補給・補完を目的とした食品である。適用される成分はn-3系脂肪酸，ビタミン*13種類，ミネラル*6種類である。栄養素の配合限度量は上限値と下限値が決められている。消費者庁の個別審査を受けたものではないことを表示する必要がある。表示は食品衛生法*に規定するものの他，栄養機能表示，1日の摂取目安量*，摂取方法などの表示をしなければならない。

(食物) 栄養機能食品は，食品衛生法と健康増進法に基づいて定められている。[2012]／栄養機能食品は，国への届出は必要ない。[2014]／栄養機能食品は，保健機能食品の1つに位置づけられる。[2008]／栄養機能食品は，特別用途食品ではない。[2014][2018]／栄養機能食品は，疾病のリスク低減表示ができない。[2014]／栄

養機能食品には，消費者庁の許可マークはない。[2014]／栄養機能食品は，消費者庁による個別審査を受けない食品である。[2006][2018]／栄養機能食品は，個別の食品の安全性について，国による評価を受ける必要はない。[2018]／栄養機能食品は，指定されているビタミンで栄養機能表示ができる。[2006][2014]／栄養機能食品は，熱量が100gあたり5kcal未満なら，ゼロと表示してよい。[2006]／生鮮食品は，栄養成分の機能の表示ができる。[2018]／n-3系脂肪酸は，栄養成分の機能の表示ができる。[2018]／「ビタミンAは，夜間の視力の維持を助ける栄養素です」は，栄養機能食品の機能表示である。[2013]／栄養機能食品では，原材料の栄養成分量から得られた計算値を，機能成分の栄養成分表示に用いることができない。[2021]／栄養機能食品は，申請者が消費者庁長官に届け出た表現により栄養成分の機能を表示できない。[2021]

(栄教) 葉酸の栄養機能食品の利用は，妊娠を計画していたり，妊娠初期の人に勧める。[2012]

(公栄) 妊産婦のための食生活指針では，栄養機能食品による葉酸の摂取を推奨している。[2021]

【**栄養教育**】★★★★《食教育，食育》　人々の健康の増進，および生活の質の向上を目指して，望ましい食物選択と食行動の自発的な実践を促すために，栄養学と関連する諸科学，例えば行動科学や教育学等をふまえ設計された教育的戦略の組み合わせである。栄養教育の目指す方向は，QOLを向上させ，健康寿命の延伸をはかることである。そのためには，個人・集団への栄養教育と食環境整備の両方が必要であり，相互に関連し合ってなければならない。栄養教育の目的は，狭義に考えれば，望ましい食物選択と食行動の変容である。人間の食物選択や食行動には，個人の要因，家庭の要因，所属する組織の要因など多様な要因が関連している。それらに対応するには，知識等の教授，観察学習，体験学習の積み重ねなど，様々な方法や技法を組み合わせる必要がある。この方法や技法の組み合わせのことを，教育的戦略の組み合わせと表現している。

(栄教) 栄養教育プログラムの計画では，重要度

が高い場合においても，実現可能性を考慮する。[2011]／栄養教育プログラムの計画では，プログラムの実施前に，評価指標と手段を決定する。[2011]／生活満足度は，後期高齢者を対象に低栄養予防を目的とした栄養教育を計画した際，結果評価の指標となる。[2017]／BMIは，後期高齢者を対象に低栄養予防を目的とした栄養教育を計画した際，結果評価の指標となる。[2017]

(臨栄) 入院患者の栄養ケア計画では，家族への栄養教育も含む。[2012]

(公栄) プリシード・プロシードモデルを応用した栄養教育では，QOLの向上を最終目標としている。[2010]

【栄養強化】★ 特定の栄養素等を補うことによって食品の栄養的価値を高めること。栄養強化を目的とする食品添加物*は，食品の製造加工の際に失われた栄養素を補うためや特定の栄養素の強化に使用される。ビタミン類，アミノ酸類，ミネラル（無機質）類などがある。なお，表示は免除（調製粉乳*を除く）される。

(食物) 表示が免除される食品添加物は，加工助剤，キャリーオーバー，栄養強化のために使用するものである。[2009]／ビタミンCを栄養強化の目的で使用する場合，「栄養強化剤（ビタミンC）」などの表示は必要ではない。[2013][2016]

【栄養行政】★★《公衆栄養，公衆栄養行政》 栄養関連の法規事項を基盤に，国民栄養の向上をねらいとする施策を，行政機構を通して推進すること。衛生行政の一環として厚生労働省→都道府県（保健所*）→市町村の形で行政組織が整えられている。また，栄養行政に関わる研究機関として，国立研究開発法人医薬基盤・健康・栄養研究所（国立健康・栄養研究所），国立保健医療科学院（旧国立公衆衛生院）がある。

(公栄) 公衆栄養では，生活習慣病の予防を第一の目的とする。[2018]／公衆栄養では，地域住民のエンパワメントを重視する。[2018]／公衆栄養では，健康格差の解消に向けた取組を行う。[2018]／公衆栄養では，地域の特性を考慮した健康なまちづくりを推進する。[2018]／公衆栄養では，フードセキュリティの達成を目指す。

[2018]

【栄養強調表示】★★ 旧来は健康増進法*栄養表示基準により定められた制度であり，現在は食品表示法の食品表示基準（平成27年内閣府令第10号）に定める栄養成分または熱量について，その補給ができる旨の表示やその適切な摂取ができる旨を表示する強調表示。日本語により栄養成分または熱量に関する表示をする場合に適用される基準である。「高い旨」あるいは「含む旨」または「強化された旨」が表示できる栄養素は，たんぱく質*，食物繊維*，ミネラル*（無機質）6種，ビタミン13種で，量に基準がある。「含まない旨」あるいは「低い旨」が表示できるものは，熱量，脂質*，飽和脂肪酸*，コレステロール*，糖類，ナトリウム*で，量に基準がある。違反した場合は，消費者庁長官から是正処置がとられる。

(食物) 栄養表示基準制度では，特定の栄養成分の強化だけでなく，低，減，無，強化等の栄養強調表示をする場合，消費者庁長官の許可を受けなければならない。

【栄養教諭】★★★ 食の専門家として小・中学校を中心に配置される教諭。栄養に関する専門性と教育に関する資質を合わせ有する教育者。従来，学校栄養職員*が実施してきた安全でおいしい給食づくり，児童生徒に提供する任務に加え，食に関する指導を学校の年間計画に則り，自立して実施する。栄養の専門家として，その専門性を十分に発揮し，食育*を実施する。その際，学校の教職員はもちろんのこと，家庭，学校，地域との連携・調整を行うコーディネーターとしての役割が期待されている。学校給食*を生きた教材として有効活用することなどにより，食に関する指導を行う。本資格取得のためには，栄養に関する科目と教職に関する科目の必要単位を修得しなければならない。本教諭の配置については現在のところ任意である。

(栄教) 栄養教諭の職務には，地域の食に関する行事への参画がある。[2006]／栄養教諭の職務には，給食を教材とした食に関する指導がある。

[2006]／栄養教諭の職務には，食物アレルギーのある児童生徒への個別指導がある。[2006]／栄養教諭が「食に関する指導」の年間計画を作成する際に，参考となる既存資料として，児童の食物摂取状況や食習慣などがある。[2009]／学校教育法の一部を改正する法律は，栄養教諭の配置を規定している。[2020]

(公栄) 管理栄養士の栄養教諭免許状の取得は，教育職員免許法に基づいている。[2016]／栄養教諭による児童の栄養に関する指導および管理は，学校教育法等の一部を改正する法律に規定されている。[2008][2012]

【栄養教諭制度】★★　栄養教諭*の創設の背景および業務内容について規定したもの。朝食欠食，野菜嫌い，食物アレルギー*，痩身願望による誤ったダイエットの実施など，現在，児童*生徒の食生活の乱れは深刻化している。そこで学校において児童生徒ならびにその保護者に食に関する指導を実施し，学校ではもちろんのこと，家庭においても児童生徒が望ましい食習慣を身につけられるように，栄養教諭は食に関する指導にあたることとされた制度である。なお，給食管理*業務は従来どおり実施する。2005年(平成17) 4月1日から施行された。栄養教諭の資格は，専修免許状(大学院修士修了＋管理栄養士*資格)，1種免許状(学士の資格＋管理栄養士資格)，2種免許状(学士または准学士＋栄養士*資格)がある。平成21年度以降に免許状の所要資格を取得した者は，資格の有効期限が10年後の年度末とされたことから，免許更新の研修を受け，必要単位を修得し免許の更新をしなければならないとされた。新卒者は教諭として任務に就くか，臨時職員としてであっても任務に就かないと10年後には栄養教諭の免許は失効する。

(栄教) 栄養教諭制度は，児童生徒の食に関する指導を充実し，望ましい食習慣を身につけることができるように新たに設けられた。

【栄養ケア】★★　対象者の現在の健康状態・栄養状態をよりよい状態へ維持・増進させるための実践活動。栄養ケアの流れは，栄養スクリーニング*→栄養アセスメント*→栄養ケアプラン*→実施→モニタリング*→評価，の手順で行う。栄養ケアを行うために，対象者の栄養上の問題を把握し，改善するための栄養ケアプランを作成する。

(応栄) 栄養ケア計画は，管理栄養士と他職種が連携し作成する。[2014]／モニタリングは，栄養ケアプログラム実施の過程の評価である。[2014]

(臨栄) 栄養ケア目標は，POS(問題志向システム)の初期計画として表現する。[2006]／POMRの初期計画では，問題ごとに栄養ケアの目標を設定する。[2010]／栄養ケア計画作成には，身体計測が必要である。[2012]

【栄養ケアプラン】★★★　ケアに関連する人たちが対象者について実行可能な栄養ケア計画を協議し，決定した内容を文書化したもの。栄養スクリーニング，栄養アセスメントをもとに改善の目標を設定した栄養補給法，関連領域との連携(他職種連携)による栄養ケア，栄養教育の具体的な計画のことであり，いつ，どこで，だれが，なにを，どのように実施するのかが最低限記載される。また，計画の実施，モニタリングおよび評価より，栄養ケアプランを再検討することが必要となる。

(応栄) 栄養ケアプランでは，栄養補給・栄養教育・多領域からの栄養ケアを中心に実施する。／モニタリングによって得られた問題は直ちに修正し，栄養ケアプランにフィードバックさせる。

(臨栄) 栄養ケアプランの目標は，短期目標と長期目標に区分する。[2008]／栄養ケアプランでは，問題解決が可能な目標を設定する。[2008]／入院患者の栄養ケア計画では，家族への栄養教育も含む。[2012]／入院患者の栄養ケア計画では，食事計画に対する患者の同意を得る。[2012]／入院患者の栄養ケア計画では，疾患の治療方針に沿う。[2012]

【栄養欠乏症】➡栄養失調

【栄養サポートチーム】★★《ニュートリションサポートチーム，NST》　栄養障害の状態にある患者や栄養管理をしなければ栄養障害の状態になる患者に対し，患者の生活の質の向上，原疾患の治癒促進および感染症*等の合併症予防等を目指す多職

種からなる医療チーム。医師，看護師，薬剤師，管理栄養士*等で構成されている。保健医療機関において栄養サポートチーム加算の施設基準の要件が整えば診療報酬の算定が可能となる。栄養サポートチームにおける管理栄養士の役割は，患者の栄養状態を的確に評価・判定し，治療と予防のための適切な栄養補給を行い，あわせて効果的な健康・栄養教育をチームで共同して行うことである。

(臨栄) 栄養サポートチームは，患者のQOLを優先する。[2016]／栄養サポートチーム加算は，2010年に新設された。[2013]／栄養サポートチーム加算は，週1回算定できる。[2014]／栄養サポートチーム加算の算定患者数は，1チーム1日あたりおおむね30人以内である。[2013]／栄養サポートチーム加算では，経口摂取できる患者も算定対象である。[2013]

(給食) 栄養サポートチーム(NST)は，プロジェクトチームである。[2013]

【栄養士】★★★　「栄養士」の名称を用いて栄養の指導に従事することを業とする者。栄養士は栄養士法*に定められた資格であり，「栄養の指導に従事することを業とする者」と定義されている。各種特定給食施設*(病院，事業所，学校，保育所，老人福祉施設など)や保健センターにおいて栄養の指導を行う他，食品開発，出版関係，マスコミ関係など，栄養士の活躍の場は多岐にわたっている。2002年(平成14)4月施行の新栄養士法では，栄養士の業務は主として対物業務，すなわち特定給食施設などにおいて，給食管理業務を行うこととされた。栄養士免許*の取得は，4年制，3年制，2年制のいずれかの養成施設を卒業後，各都道府県知事に申請することにより，知事から免許が交付される。

(公栄) 栄養士とは，栄養士の名称を用いて栄養の指導に従事することを業とする者をいう。[2009][2017]／栄養の指導について，栄養士の名称独占の規定がある。[2018]／栄養士の免許は，都道府県知事が与える。[2017]／栄養士名簿は，都道府県にそなえられる。[2015]／養成制度の創設は，管理栄養士より栄養士が先で

ある。[2015][2017]／国際協力機構(JICA)は，開発途上国へ栄養士を派遣している。[2010]

(給食) 特定給食施設には管理栄養士または栄養士をおくことが望ましい。[2008]／特定給食施設における検収業務は，栄養士または調理員が行う。[2008][2011]

【栄養失調】★★★★《栄養不良，低栄養，栄養欠乏症》　食物の質的欠陥による栄養障害。食物の量的摂取不足を低栄養という。第二次世界大戦後，食料の不足から栄養失調に陥る人々も多く，栄養問題は重要な課題となった。入院患者の多くは潜在的栄養不良あるいは栄養不良で，体細胞量の低下，組織および臓器の機能的障害を伴う。栄養不良を見落としたり，治療しないでおくと，虚弱，免疫能*低下，創傷治癒の遅延および合併症を引き起こす原因となる。内科的および外科的治療で効果が得られないのは，こうした栄養的要因によることがある。ヒト免疫不全ウイルス(HIV)*感染患者は栄養不良に陥りやすく，たんぱく質やエネルギーの不足が主要な問題となる。

(社会) 開発途上国における5歳未満の死因の第1位は，栄養失調である。[2009]

(基栄) 基礎代謝は低栄養状態で減少する。[2018]

(臨栄) マラスムス型の栄養失調は，エネルギー欠乏が主体となって起こる。／血清トランスフェリン値は，低栄養の指標となる。[2012]

(公栄) 介護予防の観点からの地域支援事業では，低栄養ハイリスク者に対する支援が含まれる。[2011]／先進国と開発途上国ともに，低栄養と過栄養の問題がある。[2017]／栄養不良の二重負荷(double burden of malnutrition)とは，低栄養と過栄養が混在する状態をいう。[2020]／最近の国民健康・栄養調査の結果によると，低栄養傾向(BMI20kg/m²以下)の高齢者の割合は，男性より女性で高い。[2020]

【栄養指導員】★★★★　医師または管理栄養士の資格を有する都道府県，保健所*を設置する市または特別区の職員のうちから，都道府県知事より命じられた者(健康増進法*第19条)。おもな業務は，地域住民の健康の増進をはかるために必要な栄養指導のうち，特に専門的な知識およ

び技術を必要とするものを行うこと，および特定かつ多数の者に対して継続的に食事を供給する施設に対し，栄養管理の実施について必要な指導および助言を行うことである。都道府県知事が，栄養管理の実施を確保するため必要があると認めた施設については，栄養指導員に当該施設に立ち入らせ，業務の状況若しくは帳簿，書類その他の物件を検査させ，若しくは関係者に質問させることができる（健康増進法第24条）。立入検査または質問をする場合は，その身分を示す証明書を携帯し，関係者に提示しなければならない。

(公栄) 栄養指導員の任命は，健康増進法に規定されている。[2013][2020]／都道府県知事(政令指定市長，特別区長を含む)は，医師または管理栄養士の資格を有する都道府県，保健所を設置する市または特別区の職員のうちから，栄養指導員を命ずる。[2009][2011][2012][2016][2021]／栄養指導員による特定給食施設への立ち入り検査は，健康増進法に規定されている。[2008][2009]

(給食) 栄養管理に必要な指導は，栄養指導員が行う。[2015]

【栄養士配置規定】★★ 特定給食施設*における管理栄養士*，栄養士*の配置を規定したもの。特定給食施設全般に関する管理栄養士・栄養士の配置規定については，健康増進法*第21条および法施行規則第7条に示されている。さらに，特定給食施設の種類により，それぞれ配置規定の法令がある。

(公栄) 老人福祉センターでは，栄養士の配置は努力規定になっている。／市町村保健センターへの管理栄養士・栄養士の配置に法的根拠はない。

【栄養士法】★★★ 管理栄養士*・栄養士*の資格に関わる事項を定めた法律。1947年(昭和22)に制定された。規定するおもな内容は，栄養士・管理栄養士の定義，栄養士・管理栄養士の免許制度，管理栄養士国家試験制度，名称の独占，罰則である。2000年(平成12)の改正では，管理栄養士制度が登録から免許制にし，国家試験受験資格が見直された。

(公栄) 管理栄養士・栄養士の定義記載は，栄養士法による。[2008][2012][2017]／管理栄養士でなければは，管理栄養士の名称を用いて栄養士法に規定する業務を行ってはならない。[2009]／管理栄養士免許は，厚生労働大臣が与える。[2019]／栄養士法には，都道府県知事による栄養士免許の付与が定められている。[2007]／栄養士免許証の書換え交付は，栄養士法に基づいている。[2016]／栄養士免許の取消は，「栄養士法(平成19年改正)」に規定されている。[2011]／栄養士法は，管理栄養士国家試験の年間最低実施回数を定めている。[2008][2011]／傷病者に対する療養のために必要な栄養の指導を行うことは，管理栄養士の業務として栄養士法に規定されている。[2014]／健康の保持増進のための栄養の指導を行うことは，管理栄養士の業務として栄養士法に規定されている。[2014][2019]／栄養士法には，医療施設における栄養士の配置基準が規定されていない。[2021]／栄養士法には，行政栄養士の定義は示されていない。[2021]

【栄養士免許】★ 栄養士養成施設*において，2年以上栄養士*として必要な知識および技能を修得した者に与えられる免許。栄養士法*には，免許制度として免許資格，免許申請，免許を与えない場合，免許証，免許の取消の規定がある。免許資格は厚生労働大臣指定の栄養士養成施設で2年以上，栄養士として必要な知識および技能を修得し，都道府県知事に申請し交付される。

(公栄) 栄養士法には，都道府県知事による栄養士免許の付与が定められている。[2007][2010]／栄養士免許証の書換え交付は，栄養士法に基づいている。[2016]

【栄養障害の二重苦】★《栄養障害の二重負荷，低栄養と過栄養》 栄養過剰の人と栄養不良の人の両方が同じ地球上に，または同じ国に混在していること。具体的には，肥満*や生活習慣病*等で栄養過剰が懸念されている人と，やせ*や拒食，低栄養*などで栄養不良が心配される人が混在していることなどがある。また，一人の人生の中でも壮年期の肥満(栄養過剰)から

高齢期*のフレイル*(虚弱)で栄養不良となってしまうことも，栄養障害の二重苦という。

(公栄) 先進国・開発途上国ともに栄養障害の二重苦(double burden of malnutrition)の問題がある。[2013][2018]／先進国と開発途上国ともに，低栄養と過栄養の問題がある。[2017]／栄養不良の二重負荷(double burden of malnutrition)とは，低栄養と過栄養が混在する状態をいう。[2020]

【栄養士養成施設】★　栄養士*養成のために指定認可された学校。栄養士免許*は，厚生労働大臣の指定した栄養士養成施設において，2年以上栄養士として必要な知識および技能を修得したものに対して，都道府県知事が与える。管理栄養士養成施設(4年制)，栄養士養成施設(2, 3, 4年制)がある。

(公栄) 栄養士養成施設は，厚生労働大臣から指定認可される必要がある。

【栄養状態判定】★★★★★《栄養状態評価，栄養アセスメント》　食物摂取や，栄養素*の摂取によってもたらされる体の栄養状態に関する判定。この判定は，対象者の実態の把握，把握された資料の解析(診断)，活動計画の立案，実施，評価の一連の行動を行うのに必要となる。判定方法としては，直接的評価法，間接的評価法がある。前者には食物摂取状況調査，身体状況調査*，生化学的検査，臨床医学的検査，生活状況調査などが含まれる。後者には各種統計資料(食料需給表*，家計調査*年報，人口動態統計*，国民生活基礎調査*など)が活用される。栄養状態判定を実施するにあたり，前記した諸方法の全てを実施しなければならないことはない。しかし判定は，できるだけ多くの方法により総合的に行うことが望ましい。エネルギーおよび栄養素欠乏の有無のみならず，栄養素のバランスや過剰摂取の有無をも評価する必要がある。判定の基準として，食物摂取調査では，食品数，栄養素摂取量，エネルギー産生栄養素バランスなど，身体状況調査では，BMI*，標準体重，各種体格指数*を算出する。

(応栄) 栄養アセスメントは，栄養状態を評価・判定する。[2018]／栄養アセスメントの項目には，問診・観察が含まれる。[2014]／栄養アセスメントでは，血液検査データを用いる。[2021]／HbA1cは，糖代謝異常のアセスメントに用いられる。[2017]／アルブミンは，低栄養のアセスメントに用いられる。[2017]／クレアチニンは，腎機能障害のアセスメントに用いられる。[2017]／総コレステロールは，脂質代謝異常のアセスメントに用いられる。[2017]／ヘマトクリットは，貧血のアセスメントに用いられる。[2017]／血清総コレステロール値は，静的栄養アセスメントの指標である。[2018]

(給食) 栄養・食事管理では，利用者の栄養アセスメントを行う。[2015]

【栄養状態評価】⊖栄養状態判定

【栄養食事指導料】★★　厚生労働大臣が定める特別食*を，医師が必要と認めた者(がん患者，摂食機能または嚥下機能が低下した患者，低栄養状態にある患者を含む)に対し，保健医療機関の管理栄養士*が医師の指示に基づき療養のため必要な栄養の指導を行った場合に算定する診療報酬。①入院栄養食事指導料，②外来栄養食事指導料，③集団栄養食事指導料，④在宅患者訪問栄養食事指導料がある。

(臨栄) 集団指導と同一日に行った個人指導は，「栄養食事指導料」が診療報酬として算定できる。[2008]／診療報酬の算定に関して，個人栄養食事指導料は，入院中2回まで算定できる。[2014][2015][2019]／外来患者は，初回月に2回栄養食事指導料を算定できる。[2015]／外来患者は，初回概ね30分以上の栄養食事指導で算定できる。[2019]／集団栄養食事指導料の算定は，1回の対象者数の上限が15人である。[2019]／集団栄養食事指導料は，外来患者と入院患者が混在した場合も算定できる。[2019]／小児食物アレルギー患者の外来栄養食事指導料は，9歳未満の場合に算定できる。[2019]／成人の食物アレルギー食は，栄養食事指導料の算定対象外である。[2015]

【栄養食事療法】⊖食事療法

【栄養所要量】★　日本人の栄養所要量は，健康人を対象として国民の健康の保

持・増進，生活習慣病*の予防のために標準となるエネルギーおよび各栄養素の摂取量を示すものとされ，昭和45年度（初回）から平成16年度まで用いられた。平成11年度（第5次）までの栄養所要量を主眼としてきたが，平成12年度から16年度に使用された「第6次改定日本人の栄養所要量」では，欠乏症を防ぐ必要量（所要量）に加えて，過剰摂取による健康障害を防ぐ上限値（許容上限摂取量）も設定をし，これを「食事摂取基準」と称した。そこで，「第6次改定日本人の栄養所要量」における「栄養所要量」とは，特定の年齢層や性別集団のほとんどの人（97～98％）が1日の必要量を満たすのに十分な摂取量であり，原則として「平均必要量＋標準偏差の2倍（2SD）」で表され，また，平均必要量を算定するのに十分な科学的知見が得られない場合は，特定の集団においてある一定の栄養状態を維持するのに十分な量を所要量として用いることとされた。平成17年度（2005）より，「日本人の栄養所要量」の名称は，「日本人の食事摂取基準」に改定され，「栄養所要量」は「推奨量」に名称変更された。

(公栄) 2005年版の食事摂取基準から，栄養所要量は使われなくなった。

【栄養出納表】★　特定給食施設*において，一定期間に提供した食事の食品群別使用量，給与栄養量，栄養比率などを算定し栄養計画に対する実施献立の評価に用いるもの。給与栄養量の算出は，食品群別荷重平均成分表*が用いられる。

(給食) 栄養出納表とは，給食の適否を判断するために用いることができる。／栄養・食事管理において，栄養出納表や残菜調査表が活用される。

【栄養スクリーニング】★★★★　栄養ケア・マネジメントの必要性の高い可能性のある対象者を抽出するため，栄養状態および関連要因を含めて最初に行うアセスメントのこと。問診*，触診，視診，食事摂取量の把握と同時に，主観的包括的栄養評価法（SGA：subjective global assessment）が用いられる。SGAは，身体測定や検査データを用いず，最近の体

重や食事摂取量の変化，身体所見などから栄養状態を簡便に評価する方法である。

(応栄) 栄養スクリーニングは，栄養リスク者選定のために実施する。[2011]／栄養スクリーニングに求められる用件に，簡便であること，妥当性が高いこと，信頼性が高いこと，侵襲性が低いこと，敏感度が高いことがあげられる。[2017][2018]／栄養スクリーニングは，PDCAサイクルのP（plan）にあたる。[2021]

(栄教) 介護施設では，入所後速やかに栄養スクリーニングを行う。[2008]

(臨栄) 栄養スクリーニングは，入院・入所時に行う。[2012]／主観的包括的栄養評価法（SGA）は，栄養スクリーニングに有用である。[2012]

【栄養成分表示】★★★　一般消費者向け加工食品*および添加物に対して義務づけられている食品中の栄養成分値に関する表示。生鮮食品は，任意表示の対象である。熱量，たんぱく質*，脂質*，炭水化物*，ナトリウム*（食塩相当量で表示）は義務表示である。推奨表示として，飽和脂肪酸，食物繊維*があり，任意表示として，n-3系脂肪酸*，n-6系脂肪酸*，コレステロール*，糖質，糖類（単糖類または二糖類であり，糖アルコールでないもの），ミネラル（ナトリウムを除く，亜鉛，カリウム，カルシウム，クロム，セレン，鉄，銅，マグネシウム，マンガン，モリブデン，ヨウ素，リン），ビタミン類（ナイアシン，パントテン酸，ビオチン，ビタミンA，ビタミンB_1，ビタミンB_2，ビタミンB_6，ビタミンB_{12}，ビタミンC，ビタミンD，ビタミンE，ビタミンK，葉酸）がある。

(食物) 熱量，たんぱく質，脂質，炭水化物，食塩相当量の順に表示する。[2017]／栄養成分の含有量は，1食分でも表示できる。[2017]／「ひかえめ」は，「低い旨」の強調表示である。[2017]／数値が基準より小さい場合，「0」と表示することができる。[2017]／「豊富」は「高い旨」の強調表示である。[2017]／一般用加工食品には，栄養成分表示が義務化されている。[2019]

(栄教) 低塩・低脂肪の栄養成分表示をして，ヘルシーメニューを提供することは，情報へのアクセスと食物へのアクセスの統合である。[2009]

／外食の時に，栄養成分表示のある店を選ぶことは，自らが設定する行動目標である。[2010]

（公栄）保健所の管理栄養士は，飲食店の利益にも十分に配慮した上で，栄養成分表示について指導する。[2006]／加工食品に栄養成分表示をしようとする場合は，国の基準に従わなければならない。[2007]

【栄養摂取状況調査】★★ 国民健康・栄養調査*の調査事項の1つ。健康増進法*施行規則第1条第3項。調査内容は，①世帯および世帯員の状況，②食事の状況，③食事の料理名・食品名と摂取量，④その他栄養摂取状況に関することである。対象は満1歳以上，食物摂取状況は秤量法*による世帯ごとの案分比率を用いる。結果は栄養素等摂取量，食品群別摂取量は性別・年齢階級別・地域ブロック別に解析している。

（公栄）国民健康・栄養調査での栄養摂取状況調査は，1日行う。[2007][2009][2014][2015]／国民健康・栄養調査の栄養摂取状況調査には，秤量食事記録法を用いる。[2012][2013]

【栄養素】★★★★★ 生命を維持するために必要な物質のこと。ヒトは，外界から栄養素をとり入れ利用している。大きくエネルギーを産生する栄養素とそれ以外の栄養素に分類される。食物に含まれる成分のうち，生命活動を維持するのに必要なエネルギー*を供給する炭水化物*，脂質*，たんぱく質*をエネルギー産生栄養素という。ミネラル*，ビタミン*は，エネルギーとしての作用はないが，体内代謝を円滑にさせる働きをもつ。

（基栄）栄養素とは，生物が生命を維持するために摂取すべき物質のことをいう。[2018]／生物が代謝を営むために体外から取り込む物質を栄養素という。[2007][2008]／栄養素は，体内において他の栄養素に変換される。[2008][2011][2018]／栄養素には，遺伝子の発現を調節するものがある。[2011]／栄養素の必要量は，他の栄養素の摂取量によって変わることがある。[2011]

（応栄）耐容上限量が策定されている栄養素以外でも，過剰摂取による健康障害は発症する可能性がある。[2010]

（栄教）食物ベースの栄養教育では，栄養素よりも食事パターンを重視している。[2009]／開発途上国では，微量栄養素欠乏症対策として，栄養素の補給が行われている。[2010]

（臨栄）経口摂取が不可能な場合，経腸または経静脈ルートより栄養素を補給する。[2009]

【栄養素密度】★ 総エネルギー摂取量を分母に，注目している栄養素摂取量を分子とした値で表す。エネルギーを産生するたんぱく質，脂質，炭水化物，アルコール（エタノール）では，それぞれ1gが産生する熱量を用いて，総エネルギー摂取量に占める割合（エネルギー比率，単位は％エネルギーまたは％E，E％と表記）を算出する。エネルギーを算出しない栄養素では，総エネルギー1000kcalあたりの摂取量を算出することが一般的である。単位は，g/1000kcalなどのように表記する。

（公栄）栄養素密度を用いた場合，異なる総エネルギーをもつ人，または集団を比較する時に便利である。

【栄養転換】★《nutrition transition》 低栄養*問題から過剰栄養の問題に転換すること。途上国の栄養問題は，従来主として栄養不足問題であったが，近年，途上国でも過剰栄養の問題や生活習慣病の患者数の増加がみられる。経済的な富裕層のみならず，貧困層にも頻発することが注目され，貧困と肥満*，胎児期や幼少期*の低栄養と成人後の糖尿病*発生のリスクの関連性などが研究されている。低栄養問題と過剰問題が1つの国の中に，あるいは同じ世帯や個人において同時に存在することから栄養問題の二重苦（二重負荷，Double burden）ともいわれる。女性の貧血と併せて，三重苦として注視されている。

（公栄）一部の途上国では，栄養不足から栄養過多への移行，すなわち栄養転換が問題となっている。

【栄養不足人口】★ 食事エネルギー供給必要量を満たすだけの十分な食料を入手できない人口の割合のこと。世界の慢性的栄養不足人口の割合は，今後は低下す

ると予想されるが、特に一定の地域においては依然広範囲に及んでいる。

(公栄) 栄養不足人口が最も多いのは、アジア・太平洋地域である。[2019]／開発途上国の栄養不足人口は、10年前と比較して減少傾向である。[2019]

【栄養不良】⮕栄養失調

【栄養補助食品】⮕ダイエタリーサプリメント

【栄養マネジメント】★★★　栄養マネジメントとは、対象者の栄養状態の把握（栄養スクリーニング*、栄養アセスメント*）、栄養改善計画（栄養補給、栄養教育、多領域からの栄養ケア*）の作成、計画の実施、モニタリング*、評価、フィードバックといった栄養管理に関する過程の全てをいう。対象者の栄養状態、健康状態を改善し、QOL*を向上させることが目的となる。

(応栄) 栄養マネジメントにおける長期目標は、QOLに関連する栄養状態に関わる目標である。[2011]／栄養マネジメントにおける過程（経過・プロセス）評価では、実施過程での進捗状況の評価と、それに基づく継続や変更の検討を行う。[2011]／栄養マネジメントにおける影響評価では、短期目標の達成程度の評価を行う。[2011]

(臨栄) 栄養マネジメントのゴールは、栄養状態、健康状態を改善し、QOLを向上させることである。

【AAA】⮕芳香族アミノ酸

【AST】★★《aspartate aminotransferase, アスパラギン酸アミノトランスフェラーゼ, GOT：glutamic oxaloacetic transaminase, グルタミン酸オキサロ酢酸トランスアミナーゼ》　アミノ基転移酵素の1つ。L-アスパラギン酸*＋2-オキソグルタル酸*⇔オキサロ酢酸*＋L-グルタミン酸*の反応を触媒し、ピリドキサルリン酸*（PALP）を補酵素*とする。細胞質*性AST（c-AST）とミトコンドリア*AST（m-AST）の2つのアイソザイム*がある。心臓*、肝臓*、筋肉*に多く含まれ、臓器の組織破壊で血中に流出する逸脱酵素である。血清AST高値は肝障害で最も頻度が高いが、ALT*と異なり心筋梗塞*、

筋肉疾患、溶血性疾患でも高値となる。ウイルス性急性肝炎*、ウイルス性慢性肝炎*、急性アルコール性肝炎、薬物性肝炎、脂肪肝*、総胆管結石、心筋梗塞、筋肉疾患、溶血性疾患で高値となるが、特に、ウイルス性急性肝炎では、1000ユニットを超える高値になることもある。慢性の肝障害では、AST/ALT比が1以下となるが、肝がん*では、AST/ALT比が1以上となる。

(人体) ALTは、ASTより肝特異性が高い。[2014][2017]

(臨栄) 血清AST（GOT）値やLDH値は、心筋梗塞で上昇する。

【Af】⮕アクティビティファクター

【AFP】⮕α-フェトプロテイン

【AMC】⮕上腕筋囲

【ALT】★★《alanine aminotransferase, アラニンアミノトランスフェラーゼ, GPT：glutamic-pyruvic transaminase, グルタミン酸ピルビン酸トランスアミナーゼ》　アミノ基転移酵素の1つ。L-アラニン*＋2-オキソグルタル酸*⇔ピルビン酸*＋L-グルタミン酸*の反応を触媒し、ピリドキサルリン酸*（PALP）を補酵素*とする。肝臓*に多く含まれ臓器の組織破壊で血中に流出する逸脱酵素である。心臓*、骨格筋*など他臓器では肝臓の1/10以下であり、血清ALT値は肝細胞の損傷を反映していると考えてよい。急性肝炎*ではAST*、ALTは発病に先立って上昇する。慢性肝炎*と脂肪肝*では軽度上昇か正常値を示し、ASTより血中半減期が長いため、AST/ALT比が1以下の場合が多い。

(人体) ALTは、ASTより肝特異性が高い。[2014][2017][2019]

(臨栄) 脂肪肝の時、血中AST（GOT）、ALT（GPT）の軽度上昇、コリンエステラーゼの上昇がみられる。

【ALDH】⮕アルデヒド脱水素酵素

【ALP】★★《alkaline phosphatase, アルカリホスファターゼ》　有機リン酸エステルを加水分解する酵素*。骨*、肝臓*、腎臓*、腸管、乳腺、胎盤*などに分布する。pH9近くで最も働きやすく、胆汁*を介して

肝臓から排泄されるため胆汁流出障害のマーカーとなる。特に閉塞性黄疸*や胆汁うっ滞では上昇する。骨の新生状態や胎盤機能の評価にも役立つ。副甲状腺機能亢進症*，骨疾患，成長期，妊娠後期に上昇する。

(基栄) 亜鉛の構成成分は，アルカリホスファターゼである。[2016]

(臨栄) 甲状腺機能亢進症では，血中のコレステロールは低値を示し，ALPは増加する。／くる病は，血清アルカリフォスファターゼ(ALP)値が上昇する。[2020]

【A型ウイルス性肝炎】➡A型肝炎
【A型H1N1亜型インフルエンザ】➡新型インフルエンザ
【A型H5N1亜型インフルエンザ】➡鳥インフルエンザ
【A型肝炎】★★《A型ウイルス性肝炎》
A型肝炎ウイルスによる急性伝染病。ウイルス*は肝実質細胞に存在し，糞便内に排泄されるため，経口的に伝播される。感染後早期にIgM*型抗体HA抗体が，その後IgG*型抗HA抗体が出現して免疫を獲得する。A型肝炎は，B型肝炎同様，ワクチン*接種による予防対策が行われている。

(社会) A型肝炎は，汚染された飲料水や食べ物を介して経口的に感染するウイルス感染症である。[2006]

(人体) A型肝炎は経口感染する。[2006]／A型肝炎，B型肝炎は，ワクチン接種による予防対策が行われている。[2009]

【液化壊死】➡融解壊死
【疫学】★
人間集団における，疾病の分布や頻度とその発生要因を研究する科学。疾病の発生要因の究明，さらにそれに基づいて疾病発生を予防することを目的とする。すなわち予防医学としての意味をもつ。疫学の研究方法には，記述疫学*研究，横断研究*，生態学的研究(地域相関研究)*，症例対照研究*，コホート研究*，介入研究などがある。これらのうち記述疫学研究以外は，要因と疾病との間の統計的関連を確認し，因果性を推定する方法であり，記述疫学に対応して分析疫学*とよばれることがある。疫

学研究は，根拠に基づく医学(EBM*)の大きなよりどころとなっている。

(社会) マクマーンは「疫学は，人間集団における疾病頻度の分布と，その決定要因を研究する学問」と定義した。／疫学は，健康と疾病に関連する要因を明らかにするための重要な科学的方法である。

【液汁】➡ドリップ
【エキソペプチダーゼ】★
たんぱく質のポリペプチド鎖を外側から分解する消化酵素*のこと。エキソは"外側"を表す接頭語である。したがって，エキソペプチダーゼはペプチド鎖の端に作用して，アミノ酸を切り離す。膵液*中に分泌されるカルボキシペプチダーゼ(前駆体はプロカルボキシペプチダーゼ)，小腸の上皮細胞微絨毛膜に局在するアミノペプチダーゼは，いずれもエキソペプチダーゼである。カルボキシペプチダーゼはペプチド鎖のカルボキシ末端に，アミノペプチダーゼはアミノ末端に作用する。

(基栄) エキソペプチダーゼは，ペプチド鎖の端に作用して，アミノ酸を切り離す。

【エキソン】★★《エクソン》
DNA*の構造の中で，転写後にスプライシング*という切断−結合反応を経て，伝令RNA*として伝達される部分。エキソンは遺伝子*の中でたんぱく質に翻訳される部分であるため開始コドンをもつ。高等な生物の遺伝子の特徴であり，真性細菌にはない。

(人体) 成熟mRNA(伝令RNA)で遺伝情報を含む部分は，エキソンである。[2010]／エキソンの塩基配列が，たんぱく質のアミノ酸配列に翻訳される。[2009]／遺伝子はエキソン(エクソン)とイントロンに分断されている。[2009]／エキソン(エクソン)は開始コドンをもつ。[2009]

【エキノコッカス症】★
条虫類(包条虫)による人畜共通感染症の1つ。虫卵で汚染された水を飲んで感染する。終宿主はキツネやイヌで腸管に寄生し，虫卵は糞便とともに排泄される。ヒトやネズミは中間宿主*でおもに肝臓に寄生する。4類感染症*に指定されている。

(社会) エキノコッカス症は，哺乳類との人畜共通感染症である。

【AQP】⟳アクアポリン

【液卵】★★　割卵した全卵，卵黄，卵白。業務用に使用されている。製造条件により殺菌されたものと未殺菌のものとがあり，保存形態では冷蔵と冷凍のものとがある。液卵の規格基準*は，殺菌液卵については25g中サルモネラ*は陰性であること，未殺菌液卵については一般細菌数が10^6/g以下と定められている。

(食物) 未殺菌液卵を使用して食品を製造する場合は，十分な加熱処理を行うことが原則である。

(給食)「大量調理施設衛生管理マニュアル」において，液卵の保管時の温度は8℃以下とする。[2009]

【エクステンソグラフ】★　小麦粉*生地の物性測定の装置。ファリノグラフ*で一定の硬さ(500BU)にこね，一定温度の恒温槽でねかせた小麦粉生地を装置のフックで引っ張った時の力(伸長抵抗)と生地の伸び(伸長度)を測定する。測定時に得られる曲線を，エクステンソグラフという。グラフから，伸長抵抗が大きいほど生地を引き伸ばすのに力を要し，伸長度が大きいほど生地は伸びやすい状態であることが読み取れる。生地の足腰の強さが得られ，ねかし時間の変化によってねかし効果が確認できる。

(食物) 食品の物性測定のうち，模擬的方法にファリノグラフやエクステンソグラフがある。

【エクソン】⟳エキソン

【えぐみ(えぐ味)】★　ヒトが食べ物から感じる感覚の1つで広義の味。苦味*と渋みが混じったような，最も不快な味わいとして表現されるもの。えぐみ成分としては，フェノール系カルボン酸であるホモゲンチジン酸*やシュウ酸カルシウムなどが知られている。これらは，たけのこ，ごぼう，さといも，わらび，ぜんまいなどに含まれており，これらの山菜類を茹でた時に出てくる「あく*」汁の不快な味わいの原因物質である。調理では灰汁，重曹，ぬかなどを加えた水で茹でて取り除いている。

(食物) たけのこに含まれるえぐ味成分は，ホモゲンチジン酸である。[2018]

【壊死】★★★《壊死性筋膜炎》　生体の一局所の組織・細胞*が病的変化で死ぬこと，および死んでいる状態。細胞1個の壊死としてはウイルス*性肝炎*での肝細胞の壊死，細胞集合としての組織の壊死としては心筋梗塞*が代表的な例である。壊死の原因としては，血液供給の障害(虚血*)や，ウイルス・細菌による感染がおもなものである。壊死に陥った細胞の組織学的な特徴には，核濃縮，核崩壊，核融解や細胞質*の凝固などがあげられる。褥瘡，いわゆる床ずれ*は，持続的な圧迫によって生じる皮膚や皮下組織の壊死である。

(人体) 乾酪壊死は，結核でみられる。[2007]

(応栄) 持続的な圧迫や床ずれによって生じる皮膚や皮下組織の壊死を，褥瘡という。[2009]

【ACE】⟳アンギオテンシン変換酵素

【壊死性筋膜炎】⟳壊死

【ACTH】⟳副腎皮質刺激ホルモン

【SIDS】⟳乳幼児突然死症候群

【S-アデノシルメチオニン】★《アデノシルメチオニン，活性メチオニン，SAM》　メチオニンとATPから生成する活性メチル基をもつ化合物。肝臓*などに存在するメチオニンアデノシルトランスフェラーゼ(メチオニン活性化酵素)により生成する。クレアチン*やコリン*の生合成にメチル基を供与する。DNAのメチル化による代謝調節に有用である。

(人体) メチオニンは，ATP，メチオニンアデノシルトランスフェラーゼによりアデノシルメチオニンになる。／S-アデノシルメチオニンのメチル基は，コリン，クレアチンなどの生合成に使われる。

【SAM】⟳S-アデノシルメチオニン

【SMR】⟳標準化死亡比

【SOx】⟳硫黄酸化物

【SOD】★★(superoxide dismutase，スーパーオキシドジスムターゼ，超酸化物不均化酵素)　体内，細胞内に発生した活性酸素*を分解する抗酸化酵素。活性酸素のもととなるスーパーオキシドアニオンを酸素と過酸化水素に変換する反応($2O_2^- + 2H^+ \rightarrow H_2O_2 + O_2$)を触媒する。活性酸素の毒

性から生体を保護し，がん*，動脈硬化*などの疾患や老化の防止効果を有する。活性中心に銅イオン，亜鉛イオン，マンガンイオン，鉄イオンなどのⅡ価またはⅢ価の金属イオンをもつ。ヒトでは3種類のSODが存在し，おもに細胞質(銅と亜鉛を含むSOD1)，ミトコンドリア(マンガンを含むSOD2)，細胞外(銅と亜鉛を含むSOD3)に局在している。

(基栄) 銅は，スーパーオキシドジスムターゼ(SOD)の構成成分である。[2013]

【SDA】⯈食事誘発性体熱産生
【SDGs】⯈持続可能な開発目標
【STD】⯈性感染症

【エステル結合】★　酸とアルコール間の脱水縮合による結合。加水分解酵素*により分解される。カルボン酸，リン酸，硫酸などの多くのエステルが生体において重要な働きをしている。ATP*はリン酸エステルであり，キナーゼにより，リン酸基が転移されて生成される。TGは，グリセロールの−OH基と脂肪酸*とのエステル結合を3個もつ。

(人体) 硫酸のエステルとしては硫酸化ムコ多糖がある。

【エステル合成酵素】★《アルコールアシルトランスフェラーゼ》　酸とアルコール*からエステルを合成する酵素*。油脂や果実香気のエステル類*が合成される時に働く。クライマクテリック・ライズを示す果実では，成熟期に活性が高まる。

(食物) メロンやりんごの香気成分は，エステル合成酵素で生成した種々のエステル類である。

【エステル類】★　酸とアルコールの脱水縮合物。カルボン酸エステル，リン酸エステル，硫酸エステルなどがある。果物の芳香には揮発性のカルボン酸エステル類が関与する場合が多い。また，中性脂肪*は脂肪酸*とグリセリン(グリセロール)のエステルである。

(食物) エステル類のギ酸エチル，酢酸イソアミルは，果物の香気成分である。

【エストロゲン】⯈卵胞ホルモン
【SPM】⯈浮遊粒子状物質
【SV】⯈サービング

【Sv】⯈シーベルト
【枝切り酵素】⯈脱分枝酵素
【エタノール発酵】⯈アルコール発酵
【Aw】⯈水分活性

【エチレン】★《成熟ホルモン，エチレンガス》　果実の成熟と追熟を促す植物ホルモン。また成長を阻害し，老化の引き金ともなる。構造式は$CH_2=CH_2$で，二重結合で結ばれた炭素2個からなる炭化水素。エチレンは植物ではメチオニン*より生合成される。りんご，メロン，アボカド，セイヨウナシなどはエチレンを多く発生させ，りんごのエチレンガスはともに保管すると，バナナの成熟を促進，じゃがいもの発芽を抑制，ホウレンソウの葉を黄変させる性質がある。

(食物) エチレンは果実自体がメチオニンから生成するガスで，果実の追熟や老化を早める成熟ホルモンである。

【エックス線検査】★《レントゲン検査》　エックス線(レントゲン線ともいう)が，密度の低い物質によく透過し，密度の高い物質には吸収される性質を利用した検査。エックス線は波長1pmから100nmの電磁波*で，透過率に応じて，写真フィルムを感光し，蛍光板を発光させる。心臓*や骨*は白く，肺*は黒く写る。肺に結核*やがん*があると白く写る。

(臨栄) 骨粗鬆症の診断は，主として長管骨ないしは椎体骨のレントゲン写真によって行われる。

【ADI】★★《acceptable daily intake，1日摂取許容量，摂取1日容量》　ADIはヒトが食品添加物*などの化学物質を一生涯毎日摂取してもなんら影響があらわれない量。ヒトの体重1kgあたり1日に何mg(mg/kg/日)として表される。これは，動物(マウス，ラット，イヌなど)を用いた1年間反復投与毒性試験の結果から得られた無毒性量(被検動物に対し毒性を示さない量)に，安全係数を最低1/100かけ算出される。

(食物) 食品添加物のADI(1日摂取許容量)は，食品安全委員会が設定する。[2018]／添加物の使用基準は，摂取総量がADI(1日摂取許容量)を下回るよう定められている。[2019]／ADIは，

mg/体重(kg)/日で表され，その量を一生涯摂取してもヒトになんら影響のあらわれない量である。[2006][2008][2014][2021]／ADIは，動物実験の結果より得られた無毒性量を安全係数で除して求める。[2006][2014]／1日摂取許容量(ADI)は，最大無毒性量(NOAEL)に1/100を乗じて求める。[2017]／1日摂取許容量(ADI)の種差と個人差を考慮した安全係数には，100が使われる。[2008][2014]

【ADH】⤵バソプレシン

【ATL】★《adult T-cell leukemia, 成人T細胞性白血病》 レトロウイルス科のHTLV-1ウイルス(Human T-cell Leukemia Virus 1)による感染症*。Tリンパ球*に特異的に感染し，長い潜伏期の後，発症する。感染経路はおもに母乳であるが，輸血や性行為感染もある。持続感染し，キャリアは全国で約100万人と推定される。キャリアのATL発症率は40歳以上で1年あたり1000～2000人に1人である。

（人体）成人T細胞性白血病(ATL)は，持続感染する。

【ADL】⤵日常生活動作

【ATP】★★★★《adenosine triphosphate, アデノシン三リン酸》 生物のエネルギーの源泉となる高エネルギーリン酸化合物*。アデニンとリボースが結合したアデノシンに，さらにリボースに3個のリン酸が結合した構造をもつ。それが加水分解され，ADP(アデノシン二リン酸)とリン酸に分かれる際に，1モル(507g)あたり約7kcalのエネルギーを放出する。呼吸や解糖によって栄養素を分解する最も大きな意義は，ATPの合成である。筋肉においては，ATPの分解でアクチンとミオシンが滑り込み収縮して，力学的エネルギーを生じる。ATPはNa，K-ATPアーゼによって細胞内にカリウム，細胞外にナトリウムを能動輸送*し，これが細胞活動の電気的エネルギーの源泉となる。また，ATPはたんぱく質の合成の際には，アミノ酸を転移RNA*に結合させる段階で必要とされ，尿素*や各種の物質の合成にも消費されるなど，化学的エネルギーにも変換される。

（人体）アデノシン3-リン酸(ATP)は，ヌクレオチドである。[2017]／ATPは，高エネルギーリン酸化合物である。[2014]／酸化的リン酸化によるATPの産生は，ミトコンドリアに存在する酵素によって行われる。[2006][2008][2011][2012]／ATPの産生は，グルコースの異化の過程で起こる。[2015]／グルコースは，解糖系，クエン酸回路で代謝され電子伝達系を経てATPを生じる。[2011]／解糖系では，グルコース1分子あたりATPが2分子生成される。[2007][2019]／酸化的リン酸化の過程では，H^+イオンの濃度勾配を利用してATPが合成される。[2006][2009]／アデニル酸シクラーゼは，ATPをcAMP(環状AMP)へと変換する。[2007][2010]／プロテアソームによるたんぱく質の加水分解は，ATPを必要とする。[2007]／グルコースの好気的代謝によって生じるATPは，嫌気的代謝よりも多い。[2010]／脱共役たんぱく質(UCP)は，ATP合成を抑制する。[2014]／クレアチンキナーゼは，ATPの加水分解に用いられる。[2020]／筋収縮のエネルギーは，ATPの分解による。[2021]

（食物）死後硬直は，筋肉中のATPが減少するために起こる。[2008]／K値は，ATPの分解物を定量して求める。[2013]

（基栄）赤血球におけるATPの産生は，解糖系で行われる。[2021]

【NS】⤵ネフローゼ症候群

【NST】⤵栄養サポートチーム

【NAD】★★《nicotinamide adenine dinucleotide, ニコチンアミドアデニンジヌクレオチド》 ナイアシン*の補酵素*型の1つ。クエン酸回路*や脂肪酸*の脱水素反応において水素受容体*として働き，$NADH+H^+$となる。細胞質で生成した$NADH+H^+$は，リンゴ酸*－アスパラギン酸*シャトルなどによって，ミトコンドリア*内へ輸送される。$NADH+H^+$の水素(電子)は，電子伝達系*(呼吸鎖)に伝達され，最終的には酸素に受け取られ，H_2Oとなる。この時，1モルの$NADH+H^+$から2.5分子のATP*が生成する。NADはトリプトファン*，ナイアシンから主として肝臓*で合成される。

（人体）NAD^+の還元型はATPの産生に寄与す

。／電子伝達系では，NAD⁺は電子供与体として働く。[2009]

【NADP】 ★《nicotinamide adenine dinucleotide phosphate，ニコチンアミドアデニンジヌクレオチドリン酸》 ナイアシン*の補酵素*型の1つ。NAD*のリボースにさらにリン酸がエステル結合したもの。ペントースリン酸回路の脱水素反応において，水素受容体として働き$NADPH+H^+$となる。$NADPH+H^+$は脂肪酸*やステロイド*の合成反応において，水素供与体として働く。

(人体) ペントースリン酸経路(五炭糖リン酸サイクル)では，NADPから還元型($NADP+H^+$，$NADPH_2$)を生成する。[2006][2007]

【NO】 ⊃→一酸化窒素

【n-3系脂肪酸】 ★★★《ω3系脂肪酸》 脂肪酸炭素鎖のn-3位《ω3位》(メチル基側から数えて3番目の位置)に最初の二重結合があらわれる多価不飽和脂肪酸*の総称。n-3系脂肪酸としては，α-リノレン酸*(炭素数18，二重結合3)，エイコサペンタエン酸《EPA》(炭素数20，二重結合5)，ドコサヘキサエン酸《DHA》(炭素数22，二重結合6)が代表的。生体内で合成されないため，特に，α-リノレン酸は栄養学的に必須脂肪酸*として取り扱われている。DHAは細胞膜リン脂質成分として，また，EPAはプロスタグランジン*やトロンボキサン*，ロイコトリエン*など，生理活性物質であるエイコサノイド*の前駆体として重要である。α-リノレン酸はおもに植物油に，EPA，DHAは魚の脂肪に多く含まれる。

(人体) エイコサペンタエン酸(EPA，イコサペンタエン酸)は，n-3系不飽和脂胞酸である。[2007]

(食物) α-リノレン酸は，炭素数18のn-3系多価不飽和脂肪酸で，体内で合成できない必須脂肪酸である。[2006][2008]／n-3系脂肪酸の栄養機能表示は，「皮膚の健康維持を助ける栄養素です。」と定められている。[2017][2020]

(基栄) n-6系とn-3系の必須脂肪酸は，生理活性の異なるエイコサノイドをつくる。

(応栄) 胎児の神経系器官形成のために，n-3系脂肪酸のより多い摂取が必要である。[2011]

(臨栄) 血小板凝集抑制のためには，n-3系多価不飽和脂肪酸の摂取が望ましい。[2006]／クローン病寛解期では，n-3系多価不飽和脂肪酸の摂取を勧める。[2016]／高トリグリセリド血症では，n-3系脂肪酸の摂取を増やす。[2020]

【NGO】 ★《Non-Governmental Organization，非政府組織，民間国際協力団体》 国際協力を行う非営利民間団体。直訳は非政府組織。国際連合(国連)が名づけたのが名称の始まり。国連の活動パートナーは通常政府であるのに対して，パートナーとして民間組織を表現するために名づけた総称である。国連の社会経済理事会への登録団体は，国連の行う協力活動への交渉・提言ができる。日本でも特定非営利活動法人法の制定で，法人化が可能となった。住民参加による社会開発，地域保健*等，草の根レベルでの活動における役割や政府開発援助(ODA)*への提言活動，日本社会に対する途上国や国際協力理解に関する啓蒙活動が期待されている。国連機関やODAからの委託事業や共同事業もあり，またODAの一部はNGO対象の補助金として実施されている。

(公栄) NGO(民間国際協力団体)は，各団体独自の活動だけでなく，国連諸機関，ODA(政府開発援助)の活動の請負や共同事業も実施している。

【NCD】 ★★《非感染性疾患》 NCD(non-communicable disease)とは，「非感染性疾患」と訳される。慢性疾患，生活習慣病*などとよばれることもある。WHO*(世界保健機関:World Health Organization)の定義によると，不健康な食事や運動不足，喫煙*，過度の飲酒*などの原因が共通しており，生活習慣の改善により予防可能な疾患をまとめてNCDと位置づけている。NCDによる死亡で割合が高いのは循環器疾患で，他にがん*・慢性呼吸器疾患・糖尿病*などがある。

(社会) WHOは世界的なNCD(非感染性疾患)対策に取り組んでいる。[2017]／発展途上国でも，NCDは健康課題となっている。[2021]／NCDのわが国の死因別死亡割合は，約6割である。

[2021]／NCDに遺伝的要因は,影響する。[2021]／NCDに,COPDは含まれる。[2021]／NCDに,麻しんは含まれない。[2021]

(公栄) NCDの予防と管理に関するグローバル戦略の策定は,世界保健機関(WHO)が行っている。[2018]／先進国では,NCDによる死亡数が増加している。[2020]／開発途上国において,NCDは増加傾向である。[2019]

【NTD】⊃神経管閉鎖不全

【N-ニトロソ化合物】★　発がん物質の1つ。食肉発色剤*あるいは野菜を起源とする硝酸塩が還元されて生成する亜硝酸(塩)と食品成分の2級アミンが酸性下で反応し生成する。

(食物) 発色剤の亜硝酸塩は食品中のアミン類と反応して,発がん性のN-ニトロソ化合物を生成する。

【NPO】★★《Non-Profit Organization, 非営利団体》　営利目的ではなく様々な社会活動を行う民間団体のこと。福祉や国際協力*などを行う目的別組織やボランティア団体,当事者によるセルフヘルプグループ,学術団体(学会),非営利である業界団体など,多彩な組織がある。日本では,1998年(平成10)に特定非営利活動促進法が制定され,法人化が可能となった。活動内容は,保健医療福祉,社会教育,まちづくり,環境保全,国際協力,災害救助,文化芸術振興など多岐にわたるが,福祉団体の占める割合が大きい。NPO活動の特徴は,身近で個人が実際に活用するのに有用な情報,健康*に関連したサービス,物品などの提供にとどまらず,異業種や国際的な連携などにより,人々や組織がつながる活動に取り組むことである。

(社会) NPOには,目的別組織,ボランティア,セルフヘルプグループなどがある。

(公栄) NPOの活動に参加する人々は,活動を通じて多面的に他者とつながることができる。

【NPC/N比】⊃非たんぱく質エネルギー／窒素比

【n-6系脂肪酸】★★★《ω6系脂肪酸》　脂肪酸炭素鎖のn-6位〈ω6位〉(メチル基側から数えて6番目の位置)に最初の二重結合が

あらわれる多価不飽和脂肪酸*の総称。n-6系脂肪酸としては,リノール酸*(炭素数18,二重結合2),γ-リノレン酸(炭素数18,二重結合3),アラキドン酸*(炭素数20,二重結合4)が代表的。生体内で合成することができない。特に,リノール酸,アラキドン酸は,栄養学的に必須脂肪酸*として取り扱われている。アラキドン酸は,プロスタグランジン*やトロンボキサン*,ロイコトリエン*など,重要な炎症作用にはたらくエイコサノイド*に変換する。リノール酸は植物油*の主要な構成脂肪酸*であり,血清コレステロール*低下作用を有する。

(人体) リノール酸は,n-6系不飽和脂肪酸である。[2006]

(食物) 大豆油に含まれる多価不飽和脂肪酸は,n-6系が多い。[2012]

(基栄) リノール酸,γ-リノレン酸は,n-6系の多価不飽和脂肪酸である。

【エネルギー】★★★★★《熱量》　「物理的な仕事ができる力」のこと。全ての生物において,生命を維持し,発育,生活,増殖などの活動を営むために必要とされる。エネルギー源となる栄養素は炭水化物(糖質*),脂質*,たんぱく質*である。このうち,エネルギー源として効率のよい栄養素は,完全酸化することの可能な炭水化物と脂質である。一方,たんぱく質は燃焼する際,尿素*を生成する(不完全酸化)。エネルギー源としてブドウ糖*しか利用できない神経組織へのエネルギー供給のため,血糖値*は常に一定に維持されている。

(人体) ヒトが生存・活動するためのエネルギーとして利用しているのは,化学的エネルギーである。[2010]／脳は,1日あたり約300kcalのエネルギーを消費する。[2012]

(食物) こんにゃくのエネルギー値は,アトウォーターの係数を適用して求めた値に0.5を乗じて算出されている。[2014]／100g当たりの熱量が100kcalである食品は,「カロリー控えめ」と表示できない。[2015]

(基栄) 1kgの水(14.5℃)の温度を1℃上げるのに必要なエネルギー量は1kcalである。[2011]

／ケトン体は，脳でエネルギー源として利用される。[2010][2018]／肝臓グリコーゲンは，脳のエネルギー源として利用される。[2014]／エネルギー摂取量が不足すると，たんぱく質の利用効率が下がる。[2017]／糖質摂取が少なく，エネルギー源として脂質の利用が高まると，ビタミンB₁の消費量が少なくなる。[2006]／筋肉に取り込まれた分岐鎖アミノ酸は，エネルギーとして利用される。[2006]／糖質や脂質からのエネルギー摂取が不足すると，窒素出納は負になる。[2014]／エネルギーの深刻な不足は，マラスムスを誘発する。[2018]／直接法は，身体から放散される熱量を測定する方法である。[2021]

(応栄) 成人のエネルギーの指標には，BMI(kg/m²)を用いる。[2016]

(臨栄) エネルギー摂取量は，30〜35kcal/kg標準体重/日とする。[2019]／内臓脂肪型肥満の場合，指示エネルギー量は1日25kcal/kg×標準体重以下を目安とする。[2021]／高トリグリセリド血症では，炭水化物由来エネルギーや単糖類を制限する。[2017]／高LDL−コレステロール血症では，炭水化物の摂取エネルギー比率を50〜60％Eとする。[2020]／慢性腎臓病ステージ1，Ⅰ度高血圧の場合，栄養療法は，エネルギー25〜35kcal/kgとする。[2019]／腹膜透析患者の栄養管理では，エネルギーの摂取量は，30〜35kcal/kg標準体重/日とする。[2020]／血液透析(週3回)の食事療法基準では，エネルギー30〜35kcal/kg標準体重/日とする。[2019][2021]／糖尿病性腎症の病期第3期では，エネルギー量は25〜30kcal/kg標準体重/日とする。[2020]／微小変化型ネフローゼ症候群では，エネルギー摂取量は，35kcal/kg標準体重/日とする。[2019]／甲状腺機能亢進症では，エネルギーを十分に補う。[2020]／神経性やせ症(神経性食欲不振症)では，エネルギーの摂取量は，800〜1000kcal/日から開始する。[2020]／非妊娠時BMIが肥満の妊娠糖尿病患者の場合，摂取エネルギー量は標準体重×30kcalを目安とする。[2021]／メープルシロップ尿症の栄養管理では，十分なエネルギーの摂取量が必要である。[2019]

(公栄) ある集団のエネルギーの過不足を評価する場合，BMIや体重変化量を用いる。[2014]

[2019][2021]

【エネルギー換算係数】★　食品のエネルギー産生成分1gあたりのエネルギー量。エネルギー産生成分は，日本食品標準成分表2020年版(八訂)からは原則としてFAO/INFOODSの推奨する方法に準じ，可食部100g当たりのアミノ酸組成によるたんぱく質(記載が無い場合はたんぱく質)，脂肪酸のトリアシルグリセロール当量(記載がない場合は脂質)，利用可能炭水化物(単糖当量)(成分値の確からしさを評価し，利用可能炭水化物〈単糖当量〉あるいは差引き法による利用可能炭水化物のどちらかを用いる。利用する収載値の右に「*」が付けられている)，糖アルコール，食物繊維総量，有機酸およびアルコールと変更された。食品成分表2015年版までは，kcal単位のエネルギーに換算係数4.184を乗じてkJ単位のエネルギーを算出していたが，FAO/INFOODSではkJ単位およびkcal単位のエネルギー換算係数が記載されている。成分表のエネルギーは，100g当たりのエネルギー産生成分量(g)に各成分のエネルギー換算係数を乗じて，kJ(キロジュール)およびkcal(キロカロリー)を算出し収載値としている。

(食物) 日本食品標準成分表2015年版(七訂)では，アルコールおよび酢酸のエネルギー換算係数を，それぞれ7.1kcal/g，3.5kcal/gとしている。／酢酸のエネルギー換算係数は，アルコールより小さい。[2017]

【エネルギー産生栄養素バランス】★★★
エネルギー*を産生する栄養素，すなわち，たんぱく質，脂質，炭水化物(アルコールを含む)とそれらの構成成分が総エネルギー摂取量に占める割合。その単位は％エネルギー(％E)である。日本人の食事摂取基準*の中で，エネルギーを産生する栄養素ならびにこれらの栄養素の構成成分である各種栄養素の摂取不足を回避するとともに，生活習慣病の発症予防とその重症化予防を目的として示されている。

(応栄) エネルギー産生栄養素バランスは，目標

量(DG)として設定された。[2016]／エネルギー産生栄養素バランスの炭水化物のエネルギーには，アルコールを含む。[2016]／エネルギー産生栄養素バランスのたんぱく質の下限は，推奨量(RDA)以上であると設定された。[2016]／エネルギー産生栄養素バランスの脂質の上限は，飽和脂肪酸の目標量(DG)を考慮して設定された。[2016]／エネルギー産生栄養素バランス活用時には，基準とした値の幅を柔軟に用いる。[2016]

【エネルギー消費量】★★★★　ヒト体内で消費されるエネルギー量。基礎代謝量と活動代謝量(特異動的作用を含む)で構成される。動作強度*(Activity factor)，メッツ(METs)，身体活動レベル*(PAL)算出時の指標となる。エネルギー消費量の算出には二重標識水法*やダグラスバッグ法*などがある。安静時の単位重量(kg)あたりのエネルギー消費量は組織によって異なり，心臓，腎臓，脳で高く，脂肪組織では低い。筋肉は単位重量当たりのエネルギー消費量は低いが，筋肉組織全体である1日当たりの消費エネルギーが高い組織となる。活動量の増加，妊娠，炎症性疾患，ストレス負荷などの代謝亢進により，エネルギー消費量が増加すると，ビタミンB$_1$*，B$_2$*，ナイアシン*の必要量も高まる。

(基栄) ダグラスバッグ法では，呼気ガス分析によりエネルギー消費量を算出する。[2007]／直接法では，水温の上昇からエネルギー消費量を評価する。[2017]／安静状態における単位重量あたりのエネルギー消費量は，骨格筋よりも心臓の方が高い。[2009]／動作強度(Af)は，身体活動によるエネルギー消費量を基礎代謝量の倍数として表したものである。[2008]／身体活動レベル(PAL)は，1日のエネルギー消費量を1日あたりの基礎代謝量で除した値である。[2006][2008][2014][2016]／メッツ(METs)は，身体活動におけるエネルギー消費量を安静時代謝量で除したものである。[2014][2016]

(応栄) 推定エネルギー必要量は，エネルギー消費量の測定値から得られた。[2006]

(臨栄) クリティカルケアにおいて，侵襲直後は，エネルギー消費量が一過性に低下する。[2009]

【エネルギー代謝】★★　体内で行われている代謝のうち，エネルギー消費に関する代謝をいう。エネルギー代謝には，基礎代謝*，安静時代謝，活動代謝，食事誘発性熱産生，睡眠時代謝がある。エネルギー代謝量の測定方法には，24時間以上の代謝量測定には，直接法，二重標識水法*があり，ある動作中の代謝量測定には，間接法がある。直接法は，ヒトを外部と熱遮断した個室に入れ，個室の周りを循環する水の温度上昇により，発生したエネルギー量を直接測定する。二重標識水法は，2種類の放射性同位元素*を用いた水を摂取し，体内での標識の希釈速度から求める。間接法は，動作中の呼気を採取・分析し，排出したCO_2量と消費したO_2量を求める。また，動作時に蓄積した尿を採取・分析し，尿中N量からたんぱく質燃焼による排出したCO_2量と消費したO_2量を求める。これらを次式にあてはめ，NPRQ(非たんぱく質呼吸商)を計算し，代謝量を求める。NPRQ=(呼気分析による排泄したCO_2-たんぱく質燃焼により排泄したCO_2)／(呼気分析による消費したO_2-たんぱく質燃焼により消費したO_2)

(基栄) 食事誘発性熱産生によるエネルギー代謝量は，総エネルギー摂取量の10％である。／エネルギー代謝が亢進している時には，ビタミンB$_1$，B$_2$，ナイアシンの必要量が増加する。[2008]／ルブネル(Rubner, M.)は，エネルギー代謝の基礎を築いた。[2009]／甲状腺ホルモンは，エネルギー代謝を亢進させる。[2010]／骨格筋のエネルギー代謝量は，運動によって変化する。[2013]

(応栄) ストレス応答の抵抗期では，エネルギー代謝は，促進される。[2015]

(臨栄) 広範囲熱傷では，エネルギー代謝が亢進する。[2014]／重症外傷患者では，エネルギー代謝が亢進する。[2013]

【エネルギー代謝測定室】⬅ヒューマンカロリーメーター

【ABC分析】★★　商品・メニューをある一定期間の金額(売上)の高いものから昇順に並べ，全体の売り上げに対する比率

が高いものをA(累積比率0〜75%を占めるグループ),B(同75〜95%のグループ),C(同95〜100%のグループ)と3グループに分け管理する経営手法。通常,Aグループの商品・メニュー数は全商品・メニュー数の10〜20%にあたる。Aグループを重点的に管理して販売効率のアップ,利益確保,食材料原価*管理などを行う。

(給食)食材費のABC分析は,食材料(原価)管理に用いる。[2006][2007]/在庫管理では,食材料費のABC分析を用いて,Aの食材を重点に管理する。[2010][2016]

【エビデンスに基づいた医療】 ⊖EBM

【エピネフリン】 ★★★★《アドレナリン》 副腎髄質ホルモン*でもあり神経伝達物質*でもある。副腎髄質細胞や限定された脳の神経で合成される。チロシン*よりドーパ,ドーパミン*を経て合成される。糖質代謝においてはcAMP*を介してホスフォリラーゼ*を活性化し,肝臓グリコーゲンの分解を促進して血糖値*を上昇させる。脂質代謝においては脂肪の動員と脂肪酸*の酸化を促すとともに脂肪酸の合成を抑制する。エピネフリンの血中濃度や尿中排泄量は副腎髄質の機能を反映している。気管支の拡張作用や,心筋の収縮力を強め,心拍出量増加により血圧上昇作用を示す。

(人体)エピネフリン(アドレナリン)の受容体は,細胞膜に結合して存在する。[2014][2017][2018]/エピネフリン(アドレナリン)は,チロシンから合成される。[2010][2015][2017]/アドレナリン(エピネフリン)は,副腎髄質から分泌される。[2008][2014]/アドレナリンは,ファーストメッセンジャーである。[2009]/交感神経刺激により,アドレナリンの血中濃度は増加する。[2009]/血圧が低下すると,アドレナリンの分泌は促進される。[2016]/アドレナリンの静脈内注射は,二次救命処置である。[2010]/アドレナリンは,脂肪細胞での脂肪分解を促進する。[2013][2020]/Gたんぱく質(GTP結合たんぱく質)は,アドレナリン(エピネフリン)の作用発現に関与する。[2013]/アドレナリン(エピネフリン)は,気管支を拡張させる。[2015]

(基栄)アドレナリンは,肝臓グリコーゲンの分解を促進する。[2020]/アドレナリンは,血糖値を上昇させる。[2019]/基礎代謝はアドレナリンにより増大する。[2018]

(応栄)低温環境では,アドレナリンの分泌は増加する。[2017]

(臨栄)褐色細胞腫では,血中アドレナリン(エピネフリン)値の上昇がみられる。[2013]/アナフィラキシーショック時には,アドレナリン(エピネフリン)を投与する。[2013]

【FAO】 ★★★★《Food and Agriculture Organization of the United Nations, 国際連合食糧農業機関》 栄養*と生活水準の向上,農業の生産性の向上および農村の改善を目的に創設(1945年)された国連の専門機関。FAOは,農村の開発・栄養の改善と食料の確保によって,飢餓および貧困の対策に努めてきた。また,WHO*と協力して,加盟各国の利用に供するため,栄養や食品に関する国際的な基準や規格を作成している。特に後者については,FAO/WHO合同食品規格プログラムのもとに,1963年以来,コーデックス食品規格を定めている。

(食物)コーデックス(Codex)委員会は,FAOとWHOが合同で設立した食品の国際的規準作成のための政府間組織である。[2009][2012][2016]

(栄教)WHO(世界保健機関)とFAO(国際連合食糧農業機関)による食物ベースの食生活指針は,世界栄養宣言に基づいている。[2006]

(公栄)国際連合食糧農業機関(FAO)は,フードバランスシート(食料需給表)の作成方法の基準を定めている。[2015][2016]/食料需給表は,国連食糧農業機関(FAO)の手引きに準拠して作成する。[2012][2015]/FAO(国際連合食糧農業機関)は,栄養と生活水準の向上,農業の生産性の向上,農村の改善を目的としている。[2006]/世界栄養宣言は,1992年にWHOとFAOが合同で開催した国際栄養会議において出された宣言である。[2008][2011]/食物ベース食生活指針の基本方針は,世界保健機関(WHO),国連食糧農業機関(FAO)が作成している。[2016]

【FSH】 ⊖卵胞刺激ホルモン

【FAD】★★《flavin adenine dinucleotide, フラビンアデニンジヌクレオチド》 リボフラビン(ビタミンB₂)*の補酵素型の1つ。クエン酸回路でのコハク酸の脱水素反応、β-酸化での脂肪酸*の脱水素反応などにおいて水素受容体*として働き、FADH₂となる。FADH₂の水素は、最終的なエネルギー産生の場である電子伝達系*に伝達される。

（人体）FADの還元型は、電子伝達系と共役した酸化的リン酸化によるATPの産生に寄与する。／ビタミンB₂は、体内でおもにフラビンモノヌクレオチド(FMN)やフラビンアデニンジヌクレオチド(FAD)となり、補酵素として作用する。

【FFQ】⤵食物摂取頻度調査法
【エマルション】★★《乳濁液、エマルジョン》 水と油のように溶け合わない2種類の液体の一方に他方が小さな液滴(コロイド*粒子)となって分散した系。水中に油を分散させ、安定化させるには乳化剤*が必要である。エマルションには、牛乳などの水中油滴型(O/W)とバターなどの油中水滴型(W/O)がある。分散油である油滴中に、さらに水相が存在するW/O/W型や、その逆のO/W/O型の多相エマルションのクリームやバターもある。

（食物）生クリームは、水中油滴型エマルションである。[2013]／クリームからバターをつくるとき、エマルションはO/W型からW/O型に転移する。[2012]／バターは、W/O型エマルションである。[2007]／マヨネーズは、O/W型エマルションである。[2017]

【MRI】⤵核磁気共鳴イメージング
【MRSA】★《methicillin-resistant staphylococcus aureus、メチシリン耐性黄色ブドウ球菌》 種々の抗生物質*に感受性を示さなくなった多剤耐性の黄色ブドウ球菌。本菌の感染症*として肺炎*、敗血症*、腸炎、髄膜炎、関節炎、胆管炎等がある。MRSAが問題となるのは院内感染であり、高齢患者、免疫不全患者、手術後患者、未熟児等の抵抗力の弱い人が感染しやすい。

（人体）MRSA(メチシリン耐性黄色ブドウ球菌)は、接触感染である。[2008][2016]／メチシ

リン耐性黄色ブドウ球菌(MRSA)は、院内感染の原因となる。[2013]

【mRNA】⤵メッセンジャーRNA
【MSG】⤵グルタミン酸モノナトリウム
【MA包装】★ 《Modified Atmosphere Packaging》 包装容器内を低酸素・高二酸化炭素濃度にすることで食品の品質を維持する包装方法。プラスチックフィルム*による食品包装*の中で、MA包装は、MA(Modified Atmosphere)貯蔵とも呼ばれ、おもに青果物を流通する際に利用されている。野菜や果実をポリエチレンやポリプロピレンなどのプラスチックフィルムで包装することにより、水分の蒸発を抑制し、植物の呼吸*による酸素濃度の減少と二酸化炭素*濃度の上昇により、貯蔵期間を延伸する。

（食物）MA(Modified Atmosphere)包装では、包装内の酸素濃度を低下させる。[2018]

【MCH】⤵平均赤血球色素量
【MCHC】⤵平均赤血球血色素濃度
【MCT】⤵中鎖脂肪酸
【MCV】⤵平均赤血球容積
【MTH】⤵プロラクチン
【MDGs】⤵ミレニアム開発目標
【エラスチン】★★ 皮膚、腱、動脈などの各種結合組織*中に存在し、弾性線(繊)維を構成する硬たんぱく質の1つ。エラスチンは酸やアルカリ溶液に溶けにくく、比較的安定なたんぱく質である。筋基質たんぱく質としても知られるが、コラーゲン*とは異なり、伸展性に富む性質を示す。しかし、筋肉中のエラスチンの量的割合は少ないので、食肉の肉質に及ぼす物理的な影響は少ない。

（人体）エラスチンは、線維状たんぱく質である。
（食物）コラーゲン、エラスチン含量が多いほど、肉質は硬い。

【エリスリトール】★ みそ、しょうゆ、酒などの発酵食品*、きのこ類、果実等に存在する糖アルコール*。糖の還元性を有するカルボニル基が還元され、アルコール性水酸基に変化したもの。ブドウ糖を原料とし、酵母の発酵により製造される。甘味度はショ糖*の約70～80％で低

エネルギー，水に溶かした時，吸熱する。また，弱う蝕性などの特徴がある。

(食物) エリスリトールやマルチトールは消化吸収されにくいか，吸収されても代謝されにくい低カロリー甘味料である。／エリスリトール，キシリトールなどは，溶解による吸収熱が大きく，冷たい食感をもつ菓子に使われる。

【エリスロポエチン】★★★　腎臓でつくられ赤血球*の産生を促進するたんぱく質。貧血などで腎臓への酸素供給が低下すると分泌される。腎臓機能が失われた慢性の腎不全*患者，ことに血液透析*患者に起こる貧血*はエリスロポエチンの欠乏によるので，造血に関係する栄養素とともにこれを補給する必要がある。赤血球の寿命は長いので急性の腎不全では補給は不要である。

(人体) 腎臓から分泌されるホルモンには，赤血球の産生促進作用をもつエリスロポエチンがある。[2013][2015]／赤芽球の分裂・増殖は，エリスロポエチンにより促進される。[2018]／腎性貧血では，エリスロポエチン産生が低下する。[2009][2012][2014][2017][2019][2020]

(臨栄) エリスロポエチン産生障害の評価には，ヘモグロビン値を用いる。[2020]／腎性貧血は，エリスロポエチン合成が障害されて起こる貧血である。[2007][2016]／血中エリスロポエチン値の減少により，正球性正色素性貧血を起こす。[2011]／エリスロポエチンには，赤血球産生促進作用がある。[2010]

【エリソルビン酸】★★　アスコルビン酸（ビタミンC）*の立体異性体。イソアスコルビン酸ともよばれる。ビタミンとしての作用はアスコルビン酸の1/20程度であるが，抗酸化作用*はアスコルビン酸と同程度の強さを有する。抗酸化作用としては，ラジカル捕捉作用がある。酸化防止の目的で食品添加物*として使用される。

(食物) エリソルビン酸は，酸化防止剤，品質改良剤として使われる。[2008][2015][2018][2021]

【LH】⇒黄体形成ホルモン

【LHサージ】★　黄体形成ホルモン（LH）*が一過性に大量分泌されること。卵胞*が成熟して分泌されるエストロゲン*の血中濃度が一定量を超えると，下垂体*前葉から黄体形成ホルモンや卵胞刺激ホルモン*（FSH）が一時的に大量分泌され，排卵を誘発する。排卵後，黄体形成ホルモンはプロゲステロン*の分泌を促進し，卵胞を黄体*に変化させる。

(人体) 排卵前には，LHサージ（黄体形成ホルモンの大量分泌）が認められる。[2008]

【LL牛乳】⇒ロングライフミルク

【エルカ酸】⇒エルシン酸

【LCAT（エルキャット）】⇒レシチンコレステロールアシルトランスフェラーゼ

【エルゴステリン】⇒エルゴステロール

【エルゴステロール】★★《エルゴステリン》

　しいたけなどのきのこ類や酵母*などに多いステロール。プロビタミンD*として紫外線により一部がビタミンD₂に変化する。きのこのD₂量はエルゴステロール存在量よりも紫外線曝露の度合いに左右される。生のきくらげにはあまり多く含まれないが，天日乾燥品にはビタミンD₂が多く含まれる。他のきのこも紫外線の多い直射日光にさらすとビタミンD₂が大幅に増加する。

(食物) きのこに含まれるエルゴステロールは，紫外線照射によりビタミンD₂に変化する。[2009]／エルゴステロールに紫外線が当たることで，ビタミンDが生成される。[2021]

【エルシニア菌】★　感染性胃腸炎，5類感染症*定点把握疾病の原因菌。エルシニア属の中で，飲食を介してヒトに病原性を示すものは，エルシニア・シュードツベルクロジス（偽結核菌）とエルシニア・エンテロコリチカ（腸炎エルシニア）である。エルシニア・シュードツベルクロジスは沢水や井戸水が感染源となることが多く，エルシニア・エンテロコリチカはブタなどの家畜やイヌが保菌*し，食肉*がおもな原因食*である。エルシニアの増殖可能温度域は4〜43℃と広く，腸炎エルシニアは5℃で増殖するため，冷蔵保存が安心とはいいきれない。

(食物) エルシニア菌は，0℃でも増殖する。

【エルシン酸】★《エルカ酸》　炭素数22の

一価不飽和脂肪酸。多量摂取により，心臓障害を起こす。在来種から採油されたなたね油に多量に含まれていた。現在は，品種改良により開発されたキャノーラ種からエルシン酸含有量の低いなたね油（キャノーラ油＊）が製造されている。

（食物） なたね油に含まれていたエルシン酸（エルカ酸）は，現在では品種改良によってわずかしか含まれていない。

【LD】 ⇨LDH

【LTH】 ⇨プロラクチン

【LDH】 ★★《lactate dehydrogenase, 乳酸脱水素酵素, LD》 解糖系＊の酵素＊。乳酸＊⇔ピルビン酸＊の反応を触媒し，NAD＊を補酵素とする酸化還元酵素＊。異なる2つのサブユニットA（M：muscle）およびB（H：heat）からなる4量体で5つのアイソザイム＊が存在する。ほとんど全ての臓器に分布するが，特に骨格筋，肝臓，心筋，腎臓に多く含まれている。細胞質に存在し，臓器の組織破壊で血中に流出する逸脱酵素である。心筋梗塞，慢性肝炎，肝硬変，骨髄性白血病などで血中濃度が上昇する。詳細な鑑別は，さらにアイソザイム分析が必要となる。

（人体） 乳酸脱水素酵素（LDH）は，解糖系を構成する酵素の1つである。[2010]／乳酸脱水素酵素には，アイソザイムがある。[2016]／非代償期肝硬変患者は，血清乳酸脱水素酵素（LDまたはLDH）が高値を示す。[2012]

【LDL】 ★★★★《low density lipoprotein, 低密度リポたんぱく質, 低比重リポたんぱく質》 末梢組織へコレステロール＊を輸送する役目をもつ血漿（清）リポたんぱく質＊の1つ。密度（比重）1.019～1.063。たんぱく質部分は約20％，アポB-100が主要たんぱく質である。脂質成分としてはエステル型と遊離型のコレステロールを45％と多く含む。LDLは，肝臓で合成されたVLDL＊からトリアシルグリセロール＊が抜かれ生成される。末梢組織でLDL受容体に結合して細胞内に取り込まれた後，リソソーム＊によって分解される。血漿LDLの上昇は，動脈硬化＊を進展させ，虚血性心疾患＊等の危険因子となる。

（人体） LDLは，VLDLから形成される。[2006]／アポたんぱく質Bは，LDLのおもな構成たんぱく質である。[2008]

（基栄） LDLは，コレステロールの含有率が最も高いリポたんぱく質である。[2006][2008]／LDLの主なアポたんぱく質は，アポBである。[2018]／LDLは，VLDLよりトリアシルグリセロール含有率が低い。[2013]／VLDLのコレステロール含有率は，LDLより少ない。[2017]／LDLは，肝臓で合成されたコレステロールを末梢組織へ運搬する。[2010]／LDLのコレステロールの末梢細胞への取り込みは，LDL受容体が関与する。[2017]

（応栄） 閉経前後では，血清LDL-コレステロール値は上昇する。[2015][2020]

（臨栄） 血清LDL-コレステロール高値では，アキレス腱肥厚がみられる。[2017]／高LDL-コレステロール血症では，飽和脂肪酸の摂取を控える。[2017]／高LDL血症では，多価不飽和脂肪酸の相対的増量摂取を勧める。[2007]／高LDL-コレステロール血症では，食物繊維摂取量を25g/日以上にする。[2007][2017]／微小変化型ネフローゼ症候群では，LDL-コレステロール値は上昇する。[2019]

【LDLアフェレーシス】 ★《血漿交換》 高LDL血症治療に用いる血漿交換療法。家族性高コレステロール血症＊のホモ接合体あるいは冠動脈疾患を合併したヘテロ接合体で薬物療法が効果不十分の場合が適応である。通常，1～2週間に1回の頻度で実施する。

（人体） LDLアフェレーシスは，家族性高コレステロール血症患者に行う。[2012]

【LBM】 ⇨除脂肪体重

【LPL】 ⇨リポたんぱく質リパーゼ

【エロモナス】 ★ 感染性胃腸炎（5類感染症定点把握疾病）の原因菌。おもに河川や湖沼などの淡水や汽水域に生息し，魚類，爬虫類，両生類などの腸管に常在する。それらの生物に病原性を示す場合もある。エロモナス・ヒドロフィラやエロモナス・ソブリアなど一部の菌種は，食品を介して感染性胃腸炎（感染型食中毒）の原因となる。エロモナス・ソブリアの発育至適温度域は25～30℃と低い。

(食物) 河川や湖水には，エロモナスなどの食中毒の原因ともなる低温細菌が存在する。

【遠位尿細管】★ ヘンレループと集合管*との間の尿細管*。遠位尿細管は，濾過されたナトリウムイオンならびに水分（毎分約100mL）のうち，10%以下を再吸収している。量的には少ないが，変動した際，血圧に及ぼす影響は大きい。ナトリウムイオンの再吸収は①アルドステロン*に依存して，②カリウムイオンの分泌と交換で，③水素イオンの分泌と交換で，行われている。そのためアルドステロンの分泌が過剰になる病態（アルドステロン症*）では，高血圧，低カリウム血症，代謝性アルカローシス*が併発する。

(人体) ヘンレ係蹄は，近位尿細管と遠位尿細管の間に存在する。[2009]

【塩化ナトリウム】⤷食塩
【塩化マグネシウム】⤷にがり

【塩基】★★ 核酸*を構成する窒素を含む複素環式化合物。プリン塩基〈アデニン*（A），グアニン*（G）〉とピリミジン塩基〈シトシン*（C），ウラシル*（U），チミン*（T）〉がある。塩基は決まった組み合わせの2つが互いに水素結合*により結合し，塩基対を構成することができる。AとT，AとU，GとCが特異的に水素結合する。この組み合わせを互いに相補的（相補的塩基対*）であるという。塩基対は分子内でも分子間でも形成される。tRNAは分子内で塩基対を形成し，ヘアピン状の二次構造をとる（クローバー葉モデル）。DNAは，分子間で塩基対を形成し，二重らせん構造*をとる。塩基は体内で低分子化合物（アミノ酸等）から新しく合成される経路（デノボ経路）と核酸が分解されてできるヌクレオチド*や塩基を再利用する経路（サルベージ経路）がある。

(人体) リボヌクレオチドは，リボースに塩基とリン酸が結合したものである。／DNAの二重らせん構造を保持する相補的塩基対は，水素結合によって形成されている。／核酸に含まれる塩基の種類は，DNAとRNAで一部異なる。[2011]

【塩基性アミノ酸】★ 塩基性側鎖，すなわち正電荷を有する側鎖をもつアミノ酸。アルギニン*（グアニジノ基），リシン*（アミノ基），ヒスチジン*（イミダゾール基）などがある。

(人体) リシンは，塩基性アミノ酸である。

【塩基対】《相補的塩基対》 DNA，RNAを構成する塩基*が水素結合によって結合したもの。DNAのポリペプチドの二本鎖は，両方の鎖に存在する塩基が互いに水素結合をつくることで結合している。塩基間の結合は，お互い結合する相手が決まっていて，その相手以外とは結合しにくい。アデニン（A）にはチミン（T）が，グアニン（G）にはシトシン（C）が結合する。この組み合わせを相補的塩基対という。RNAの場合，アデニン（A）にはウラシル（U）が結合する。

(人体) アデニンとチミンは，相補的塩基対をなす。[2014][2019]

【嚥下】★★ 食物を口腔から咽頭*に送り，食道*を下って胃*の噴門に至る過程。摂食・嚥下の過程は以下の5段階に分けて説明されている。①先行期（認知期）：食物の認知が行われ，食べ方・唾液*分泌・姿勢などの摂食に必要な準備を整える時期。②準備期（咀嚼期）：食物を口腔に捕捉し，咀嚼*して飲み込みやすい食塊を形成する時期。③口腔期（嚥下第1期）：随意運動。食塊を口腔から咽頭へ送り込む時期。④咽頭期（嚥下第2期）：不随意運動。舌尖がもち上がり，食塊が咽頭に達すると嚥下反射が生じて食道へ送り込む時期。⑤食道期（嚥下第3期）：不随意的な蠕動運動。食道壁の蠕動運動が誘発され，食塊が食道入口部から胃へ送り込まれる時期。

(人体) 喉頭蓋は，嚥下時に気管を閉鎖する。[2013]

(臨栄) 嚥下の準備期では，食物の捕捉，咀嚼，食塊の形成を行う。[2013]／嚥下の口腔期では，口腔から咽頭への食塊の送り込みを行う。[2013]／嚥下の咽頭期は，不随意運動（嚥下反射）である。[2013]

【嚥下訓練】★ 嚥下機能の回復と維持のためのリハビリテーションや手法。食物を用いず器官の働きを改善する間接（基

礎)訓練と，実際に食物を用いて嚥下の諸器官をバランスよく動くようにする直接訓練がある。嚥下訓練は，スクリーニング検査，嚥下造影検査(VF検査)などの評価に基づいて行われる。

(臨栄)嚥下訓練で食物を用いるのは，直接訓練である。[2006][2007]

【嚥下困難者用食品】★　特別用途食品*の1つ。特別用途食品とは，乳児，幼児，妊産婦，病者などの発育，健康の保持・回復などに適するという特別の用途について表示するものをいい，病者用食品*，妊産婦・授乳婦用粉乳，乳児用調製粉乳*および嚥下困難者用食品がある。2009年(平成21)の特別用途食品制度の改定に伴い，これまで，高齢者用食品とされていたものを，新たな審査基準のもと，嚥下困難者用食品と改められた。表示の許可にあたっては，基本的許可基準(嚥下困難者の食品としてふさわしいか等について)に加え，硬さ・付着性・凝集性の3つの指標について基準を定めている。

(食物)嚥下困難者用食品には，許可基準がある。[2010]／嚥下困難者用食品の許可基準には，付着性の基準値がある。[2013]／嚥下困難者用食品は，病者用食品ではない。[2017]

【嚥下障害】★★★　食物を円滑に嚥下*する機能が損なわれた状態。嚥下障害はそれ単独で起こるわけではなく，何かの病気に付随して起こる。原因は次の3つに大別される。①腫瘍*などによる器質的原因，②脳血管疾患や神経筋疾患などによる機能的原因，③精神疾患や認知症*などによる心理的原因。最も多いのが脳梗塞などの脳血管疾患で，他にはパーキンソン病，重症筋無力症，多発性筋炎などの神経疾患，口腔がんなどの腫瘍。その他，向精神薬*，抗パーキンソン薬，筋弛緩薬等の薬剤による嚥下障害もある。嚥下障害に関連する緊急対応が必要なものとしては窒息，誤嚥性肺炎*があり，いずれも迅速に対応しなければならない。嚥下障害の評価法には，改訂水飲みテストや反復唾液嚥下テスト，嚥下造影検査，嚥下内視鏡検査などがある。摂食・

嚥下障害臨床的重症度分類(dysphagia severity scale)はDSSと略され，7段階の順序尺度で摂食・嚥下障害の重症度を評価する。DSSは，臨床所見により重症度判定を行い，可能な食形態，経管栄養の有無，適用すべき摂食・嚥下訓練法を知ることができるため，治療方針の検討に用いられる。DSSは1が最重症，7が正常範囲である。臨床的に誤嚥があるものは1〜4の4段階に，誤嚥のないものは5〜7の3段階に分けられる。

(人体)強皮症では嚥下障害が起きる。[2008][2015][2017]／食道アカラシアでは嚥下障害がみられる。[2009]／偽(仮)性球麻痺では嚥下障害をきたす。[2011]／パーキンソン病では嚥下障害をきたす。[2016]

(応栄)嚥下障害は，低栄養のリスク因子である。[2016]

(臨栄)脳神経障害は，嚥下障害の原因になる。[2007][2008]／パーキンソン病は，嚥下障害の原因となる。[2014]／嚥下障害は，肺炎の原因になる。[2007][2014]／嚥下障害の評価法には，改訂水飲みテストがある。[2014]／準備期の嚥下障害では，食物の捕捉ができない。[2014]／嚥下障害の直接訓練では，食物を用いる。[2014]／嚥下障害には，とろみ食やゼリー食が用いられる。[2007]／嚥下障害者には，酸味の強いものを控える。[2010]／重症嚥下障害患者の直接訓練に用いる嚥下訓練食品として，お茶をゼリー状に固めたものが最も適切である。[2019]

【嚥下食】★　嚥下障害*のある患者に供される食事。嚥下食の条件は，食塊形成，滑らかな通過(変形と流動)，のどごしのよさ，密度が均一であることである。脳血管障害や老化，発達障害で，嚥下*がスムーズに行われない場合，嚥下食が供される。この場合の嚥下食は，嚥下状態に合わせた段階的供食が行われる。順番として，経管栄養＋ゼリー食→ブレンダー食→刻み食→軟食であり，増粘剤(1%程度)やゲル化剤(ゼラチンで0.5%程度)などを使用して，誤嚥やむせを防ぐ。また，嚥下障害がある場合には，食事中の姿勢にも注意が必要である。

(臨栄)嚥下食では，増粘剤やゲル化剤を使用し，誤嚥やむせを予防する。

【塩酸ブホルミン】→ビグアナイド薬
【塩酸メトホルミン】→ビグアナイド薬

【炎症】★★　生体組織が有害な刺激を受けた場合に局所に惹起される一連の組織反応。生体防衛反応の1つである。徴候として，発赤，発熱*，腫脹，疼痛*，ならびに機能障害が知られている。炎症の病理的特徴として，①細胞・組織の腫脹，空胞・粘液・脂肪変性などからはじまり壊死*に至る多彩な退行性病変，②炎症性刺激を受けるとかならずみられる血管の拡張（充血*），血液液体成分および細胞成分（好中球*）の滲出，③線（繊）維芽細胞や細胞間質の炎症性組織増殖，遊走してきた各種細胞による炎症性肉芽組織（肉芽腫）がみられる。慢性炎症では特に単球*やリンパ球*，形質細胞の浸潤が多い。炎症の原因として物理的・機械的，化学的，生物学的刺激が考えられるが，細菌が重要な因子となる。炎症時，赤血球沈降速度（赤沈）や，C反応性たんぱく質（CRP*），炎症性サイトカイン（IL-6，TNF），血清たんぱく，特にγ-グロブリンなどが高値を示し，炎症の有無を知る一般的な検査に用いられる。フィブリノーゲン*も，炎症反応の指標の1つである。

(人体)炎症にみられるセルスス（Celsus）の四主徴は，発赤，発熱，腫脹，疼痛である。[2006]／炎症の四徴（発赤，腫脹，発熱，疼痛）に，機能障害を加えて炎症の五徴という。／C反応性たんぱく質（CRP）値は，炎症性疾患で上昇する。[2010][2015]／炎症性サイトカインの作用により発熱する。[2007]／血管透過性は，炎症の急性期に亢進する。[2019]／肉芽組織は，炎症の慢性期に形成される。[2019]

【炎症性腸疾患】★★　腸の炎症性疾患。特異性と非特異性に分類され，前者はアメーバ赤痢や感染性腸炎など原因が明らかなもの，後者はクローン病や潰瘍性大腸炎など原因不明なものをいう。狭義の炎症性腸疾患としては後者の疾患を指す。炎症性腸疾患はたんぱく漏出性胃腸症の原因疾患である。潰瘍性大腸炎の治療に顆粒球除去療法がある。

(人体)炎症性腸疾患は，たんぱく漏出性胃腸症の原因疾患となる。[2011]／白血球（顆粒球）除去療法は，炎症性腸疾患などに行う。[2012]

【延髄】★★　脳*の最下部で，脊髄*の上端部に続く部分。脊髄よりも太く円錐形を呈している。後脳に位置し，中脳や橋とともに脳幹を構成している。呼吸中枢，血管運動中枢，心臓中枢などの自律神経*の中枢があり，生命維持の上で重要な部分である。その他，咀嚼*・嚥下*中枢，嘔吐中枢，唾液*分泌中枢，発汗中枢などの反射中枢も存在する。

(人体)中枢性化学受容器は，延髄に存在する。[2017]／呼吸の周期は，延髄に存在する呼吸中枢により形成されている。[2006]／延髄には，血圧調節の中枢が存在する。[2007]

【塩析】★　たんぱく質*などの高分子電解質*溶液に塩類を加えて，その溶解度を低下させて沈殿させる操作。塩類濃度に対する溶解度差を利用して，たんぱく質を分別沈殿させることができる。

(食物)たんぱく質溶液に無機塩類を加えてたんぱく質を沈殿させる操作を，塩析とよぶ。

【塩蔵】★★　肉，魚・魚卵，野菜などの塩漬けによる貯蔵法。高い食塩濃度による浸透圧*上昇で微生物が原形質剥離を起こし，また，脱水*作用により水分活性*が低下し，微生物の増殖が抑制される。さらに，食塩には溶存酸素を減少させて好気性菌*の生育を抑える作用が，塩素イオンには特有の防腐作用がある。

(食物)塩蔵では，食品の浸透圧は上昇する。[2014][2020]／塩蔵では，自由水の量を減らすことで保存性を高める。[2021]

【円柱上皮】★★　幅よりも丈が高い円柱状の上皮細胞。胃の表層粘液細胞，小腸の吸収上皮細胞，近位尿細管細胞，子宮内膜や卵管の上皮細胞などがある。単層円柱上皮は，物質の分泌や吸収，輸送に関わる。

(人体)小腸は，円柱上皮でおおわれる。[2009]／卵管は，円柱上皮でおおわれる。[2009]

【エンテロトキシン】★《腸管毒》　細菌の外毒素のうち腸管に毒性を示すものの総

76

称。黄色ブドウ球菌*食中毒では，菌が食品中で増殖する際に産生したエンテロトキシンを摂取することで嘔吐や下痢を起こす。発症に感染を要しないため毒素型食中毒に分類される。黄色ブドウ球菌のエンテロトキシンは耐熱性で100℃，30分間の加熱で毒性を失わない。またトリプシン*にも耐性のため，消化管*で毒性を失わない。コレラ*（3類感染症*）や毒素原生大腸菌炎（感染性胃腸炎，5類感染症*定点把握疾病）では，経口感染した菌が小腸で増殖する際にエンテロトキシンを産生して下痢を起こす。したがって，毒素原生大腸菌腸炎はエンテロトキシンが原因であるが，感染型食中毒*に分類される。

(食物) ブドウ球菌のエンテロトキシンは、65℃，30分の加熱で失活しない。[2006]／カンピロバクターは耐熱性エンテロトキシンを産生しない。[2018]

【エンドペプチダーゼ】 ★ たんぱく質*のポリペプチド鎖を内側から分解する消化酵素*。エンドは"内側"を表す接頭語である。したがって，エンドペプチダーゼはペプチド鎖の内側にあるペプチド結合を切断し，たんぱく質をいくつかの断片に分割する。胃液中に分泌されるペプシン*（前駆体はペプシノーゲン），膵液中に分泌されるトリプシン*（前駆体はトリプシノーゲン），キモトリプシン*（前駆体はキモトリプシノーゲン），小腸の上皮細胞微絨毛膜に局在するエンテロペプチダーゼは，いずれもエンドペプチダーゼである。ペプシンはフェニルアラニン*，チロシン*，ロイシン*のアミノ基あるいはカルボキシ基側を，トリプシンは塩基性アミノ酸*のカルボキシ基側を，キモトリプシンは芳香族アミノ酸*のカルボキシ基側を切断する。エンテロペプチダーゼはトリプシノーゲンをトリプシンに活性化する酵素である。

(基栄) エンドペプチダーゼは、ペプチド鎖の内側にあるペプチド結合を切断し、たんぱく質をいくつかの断片に分割する。

【エンパワメント】 ★★★ WHOは，人々が健康に影響を及ぼす意思決定や行動をコントロールできるようになるプロセスであると定義している。エンパワメントには，個人レベル，組織レベル，コミュニティレベルがある。個人レベルでのエンパワメントは，個人が自分の生活や環境を帰る自己決定をし，身体や生活を統制できるという感覚を有することである。組織レベルのエンパワメントは，自分の所属する組織の意思決定に自らも参加し，役割を有することができると思うことである。コミュニティレベルは，コミュニティ・エンパワメントといい，個人や組織の努力が報われるように，より上位の社会から社会経済的諸資源を獲得し，コミュニティ内の構成と平等な資源の配分が実現され，コミュニティ自身がコミュニティをコントロールする力を有することとされる。

(公栄) 公衆栄養では、地域住民のエンパワメントを重視する。[2018]

(給食) 学校給食におけるバイキング給食は、食物を適切に選択するエンパワメントを養うことに役立つ。

【ORT】 ★《oral rehydration therapy，経口補液（療）法，経口補水療法》 脱水症の改善と治療を目的として水・電解質*を経口的に補給する治療方法。開発途上国における小児の急性胃腸炎による脱水症の治療から生まれた。経口補水液（ORS:oral rehydration solution）の使用が推奨されている。ORSは輸液と同等に体内に迅速に吸収され，確実に補水ができ，手技も容易で費用も安価である。現在は幅広い年齢層の下痢，嘔吐，発汗によって起きた急性の脱水症に対して活用されている。術前および術後の体液管理，意識障害を伴わないⅠ度の熱中症の治療にも用いられている。原則は，①脱水症の是正にはORSを使用する。②可及的速やかに開始する。③断続的に水・電解質が喪失している場合はORSを追加摂取させる。④脱水症が是正されたら状態にあった食事を再開する。

(社会) 開発途上国において，ORT（経口補液法）

は簡便な脱水治療法である。[2009]

【オイゲノール】★　クローブ，ローリエ，シナモンなどの精油に含まれる香気成分。これらの精油からアルカリ条件下で抽出される，無色あるいは淡黄色の液体。スパイス様の強い香気を有し，強い殺菌*作用もある。様々なフレーバーの調合成分として使用される他，殺菌剤，防腐剤としても用いられる。鼻腔に存在している嗅上皮には嗅細胞が存在しており，その先端にはオイゲノールと結合する嗅覚受容体たんぱく質が見出されている。

(食物) クローブ(丁字)のおもな精油成分であるオイゲノールは，強い芳香と刺激性を有し，防腐作用を呈する。

【OECD】★《Organization for Economic Co-operation and Development，経済協力開発機構》　各国の経済や社会福祉の向上に向けた政策を推進する活動を行う国際機関。設立は1961年であるが，前身は，1948年設立の第二次世界大戦後の欧州各国の経済復興のための協力を目途とした欧州経済協力機構である。欧州の経済復興が達成され，途上国の独立も増えてきた状況に応じ，1961年に拡大改組された。国際援助協力をしている，欧州諸国，アメリカ合衆国，カナダ，日本，オーストラリア，韓国など，現在，38カ国が加盟する。食料需給表*が，各国からFAO*とOECDに毎年報告されている。

(公栄) 食料需給表はフードバランスシートとよばれ，FAOの食料需給表作成の手引きに準拠して作成し，FAOとOECDに報告している。

【O157】→腸管出血性大腸菌

【横隔膜】★★　頸神経(C1-C8)のうち，頸神経叢(C1-C4)を構成するC4を中心としたC3-C5からなる横隔神経によって支配される呼吸*に用いる随意筋*。吸気時に収縮し，呼気時に弛緩することで腹式呼吸によって呼吸運動に重要な働きをしている。横隔膜には食道を通す食道裂孔，大動脈を通す大動脈裂孔，大静脈を通す大静脈孔が存在する。横隔膜の上には肺があり，左下には胃，右下には肝臓が接している。

(人体) 横隔膜が収縮すると，胸腔内はより陰圧となる。[2011]／横隔膜は，吸気時に収縮する。[2014][2017]／横隔膜は，呼気時に弛緩する。[2016][2018]

【黄色腫】★《キサントーム》　家族性高コレステロール血症*，特にそのⅡ型に伴う皮下の腫瘤。腫瘤内部にはコレステロール*を蓄積した組織球(泡沫細胞)が存在する。良性腫瘍であり，異常増殖，転移は伴わない。

(人体) 高LDL-コレステロール血症では，黄色腫がみられる。[2009]

【黄色ブドウ球菌】→ブドウ球菌

【黄体】★★　卵胞の排卵後の組織塊。排卵後，卵胞細胞は黄体細胞に変わり，直径2cmぐらいの黄体となる。プロゲステロン*を生成，内分泌する。プロゲステロンは子宮内膜を維持したり，外分泌を促進する。排卵された卵子が受精・着床しない場合，黄体は約2週間で萎縮することで子宮内膜が崩壊して月経となる。受精・着床した場合，ヒト絨毛性ゴナドトロピン(hCG)の作用で黄体は大きく，妊娠期間中継続する妊娠黄体となり，無月経が続く。

(人体) 黄体は，プロゲステロンを分泌する。[2010]／排卵後の卵胞は，黄体を経て白体へ退縮する。[2008][2010][2014]／妊娠により，黄体は維持される。[2016]／ヒト絨毛性ゴナドトロピン(hCG)は，黄体を維持する。[2017][2021]

【黄体化ホルモン】→黄体形成ホルモン

【黄体形成ホルモン】★★《黄体化ホルモン，LH:luteinizing hormone》　下垂体前葉から内分泌される性腺刺激ホルモン*(ゴナドトロピン)の1つ。下垂体前葉由来の性腺刺激ホルモンには卵胞刺激ホルモン*(FSH)と黄体形成ホルモン(LH)の2つがある。両者とも視床下部のゴナドトロピン放出ホルモンの支配下で内分泌される。LHは排卵，黄体形成，プロゲステロン内分泌を促進する。また男性の場合，精巣の間質細胞(ライディッヒ細胞)を刺激し，男性ホルモンの生成を促進する。

(人体) エストロゲン分泌が急増すると，下垂体

前葉からの黄体形成（黄体化）ホルモンの放出が起こり，排卵が誘発される。[2006]／黄体形成ホルモンは，下垂体前葉から分泌される。[2020]／黄体形成ホルモン（LH）は，ライディヒ細胞を刺激する。[2012]／黄体形成ホルモン（LH）は，テストステロンの分泌を刺激する。

（応栄）思春期女子の黄体形成ホルモン（LH）の分泌量は，増加する。[2016]／更年期女性は，黄体形成ホルモン（LH）分泌量が増加する。[2018]

【黄体刺激ホルモン】➡プロラクチン

【黄体ホルモン】★★《プロゲステロン》　黄体から分泌される炭素数21のステロイドホルモン*の総称。それらのうち受精卵着床維持などの活性をもつプロゲステロンを黄体ホルモンということもある。プロゲステロンは思春期以後に卵巣の黄体から分泌されるが，妊娠中期以後では胎盤がおもな分泌源となる。精巣，副腎皮質からも少量のプロゲステロンが血中に分泌される。黄体ホルモンのおもな働きは，月経周期の分泌期には子宮内膜の分泌を増加させ，受精卵の着床にそなえる。妊娠した場合には，排卵を抑制して乳腺の発育を促進するなど，出産までの妊娠を維持する役割を果たす。プロゲステロンは体温中枢に作用して基礎体温を上昇させるので，妊娠に伴い高温期が持続する。黄体ホルモンの分泌調節は，下垂体前葉から分泌される黄体形成ホルモン（LH）により，LH分泌は視床下部から分泌される性腺刺激ホルモン放出ホルモンにより促進される。プロゲステロンは細胞の核内受容体を介して作用を発現する。血清プロゲステロン値が黄体期の中期（月経周期の第21日に高値〈＞30nmol/L〉）であれば排卵が起こったと診断される。プロゲステロンの代謝物プレグナンジオールの尿中排出量は体内の黄体機能を判定する指標とされる。

（人体）黄体からはプロゲステロンが分泌される。[2010][2016]

（応栄）更年期では，プロゲステロンの分泌量は減少する。[2012][2020]／更年期女性において，血中黄体形成ホルモン値は上昇する。[2020]

【黄疸】★★★　血中ビリルビン*が増加し，これに伴って皮膚，粘膜が黄染した状態。網内系で老廃赤血球から生成された間接型ビリルビンは水に溶けにくい。これは，血清アルブミン*と結合して肝臓へと運ばれる。肝静脈洞に達した間接型ビリルビンは肝細胞に摂取され，ミクロゾームの酵素系によりグルクロン酸*抱合されて，水溶性の直接型ビリルビンとなる。黄疸の発生機序は，①網内系などで赤血球が過剰に破壊されたとき，②肝実質障害による肝細胞内へのビリルビン摂取障害によるもの，③胆管の閉塞による胆汁*の血中への逆流などによる。

（人体）黄疸は，血清ビリルビン値の上昇により生じる。[2014][2016]／胆管がんでは，直接ビリルビン優位の黄疸をきたす。[2009]／溶血性貧血では，間接ビリルビン優位の黄疸をきたす。[2009][2010][2011]／劇症肝炎では，肝機能低下による黄疸をきたす。[2009]／非代償性肝硬変では，肝機能低下や胆汁排泄障害により黄疸をきたす。[2008]／胆管結石では，黄疸をきたす。[2009]

（応栄）母乳性黄疸が出現した場合，母親のカロテン摂取量を制限する必要はない。[2018]

（臨栄）急性肝炎の黄疸時には，脂質制限食とする。[2009]

【横断研究】★★《断面調査，断面研究，横断的調査》　ある一時点での疾病の有無と曝露要因の保有状況を同時に調査し，その関連を明らかにする方法。分析の対象は個人単位である。分析疫学の1つであるが，疾病発生時期と要因曝露時期の時間的順序を特定できないため，関連が認められても要因と疾病の因果関係を確定することはできない。一方で，研究期間が短く経済的である，多くの対象者に対し多要因に関する調査が可能という利点がある。

（社会）エビデンスの質は，コホート研究より横断研究の方が低い。[2015]／ある年の健診で把握されたBMIと収縮期血圧との関連は，横断研究で調査される。[2015]

（公栄）成人の食塩摂取量を把握する横断研究では，尿中のナトリウム測定値を用いる。[2010]

【黄疸出血性レプトスピラ症】➡ワイル病

オ

●オウネ

【黄熱】★　蚊によって媒介される黄熱ウイルスを病原体とする感染症。4類感染症*に分類されている。都市型と森林型黄熱がある。感染源は都市型ではヒトと蚊（ネッタイシマカ）であり、森林型ではサルや蚊であり、蚊の刺傷によって感染する。定型的な症状は突然の発熱、頭痛、虚脱、悪心、嘔吐等であり、出血症状が発現する。弱毒生ワクチンの接種が有効である。黄熱はアフリカと南アメリカで患者発生がみられているが、日本をはじめとする他の地域では存在しない。

(社会) 黄熱は、検疫感染症から除外された（2007年〈平成19〉6月以降）。

【黄変米】★　カビ*汚染米。米にペニシリウム属*のカビが寄生し、黄色に変色した米。ペニシリウム・イスランジカムにより発生するイスランジア黄変米、ペニシリウム・シトレオビリデによって発生するトキシカリウム黄変米、ペニシリウム・シトリナムによって発生するシトリナム黄変米がある。以上のカビによって産生される毒素としてシトレオビリジン、ルテオスカイリン、シクロクロロチン、イスランジトキシン、シトリニンなどのマイコトキシン*が知られ、ヒトで吐気、嘔吐、下痢などを呈する。

(食物) 黄変米毒素は、青カビに属するペニシリウム属によって産生される。[2006][2013]

【オウム病】★　オウム病クラミドフィラに感染して起こる人畜共通感染症。オウム病クラミドフィラを含むオウム・インコ・ハトなどの鳥類の排泄物の塵埃をヒトが吸入し、肺炎を起こす。4類感染症*。

(社会) オウム病は、オウムやインコ類が媒介する。

【横紋筋】★　筋線（繊）維に横紋構造をもつ筋肉。随意筋*としての骨格筋*と、不随意筋としての心筋*が含まれる。骨格筋は筋線維（筋細胞）が束ねられた筋線維束で、筋線維はその中に数百本以上の筋原線維を含んでいる。筋原線維の中には、太いフィラメント（ミオシン*）と細いフィラメント（アクチン*）が交互に長軸にそって部分的に重なり合っている。この細いフィラメントが太いフィラメントの上を滑るように動くと筋肉の収縮が起こる。

(人体) 排便反射に関わる内括約筋は平滑筋、外括約筋は横紋筋である。[2013]／心臓は、横紋筋で構成される。[2013]

【オーガナイザー】★　主催者、まとめ役、組織者。事業形態や組織体制により、役割は一様ではないが、一般に、企画立案の最初の段階での推進役、あるいは企画に関わるメンバーの取りまとめ役を果たす。主催者と同義の場合もある。公衆栄養分野では、事業の母体の窓口ではあっても、裏方での調整やまとめ役のことを意味している。

(公栄) 公衆栄養活動には、栄養士、管理栄養士はリーダーではなく、オーガナイザーあるいはアドバイザーとして関わることが望ましい。

【オキサロ酢酸】★★　糖代謝、アミノ酸*代謝の重要な中間体。クエン酸回路*（TCA回路）では、アセチルCoA*がオキサロ酢酸と縮合してクエン酸となり回路に入る。糖新生*ではピルビン酸*と二酸化炭素からオキサロ酢酸が生成し、ホスホエノールピルビン酸になり解糖系を逆行してグルコースを生成する。アミノ酸代謝ではアスパラギン酸からアミノ基転移反応*によって生成する。

(人体) オキサロ酢酸からのグルコースの合成は、細胞質内で進行する。[2006]

(基栄) クレブス(Krebs,H.A.)は、クエン酸が酸化されてオキサロ酢酸になる回路を発見した。／ピルビン酸からオキサロ酢酸への変換には、ビオチンが関与している。[2016]

【オキシダーゼ】⇒酸化酵素
【オキシダント】⇒光化学オキシダント
【オキシトシン】★★★　9個のアミノ酸で構成される下垂体後葉ホルモン。吸乳や子宮*の受ける刺激、血液の浸透圧変化などを受けて内分泌され、乳汁分泌促進や陣痛時の子宮収縮やプロスタグランジン*合成などに作用する。7回膜貫通型受容体*を多種もっている。妊娠末期には子宮からも分泌され陣痛を促進する。欠乏すると乳汁分泌は低下する。

（人体）オキシトシンは，下垂体の後葉から分泌される。[2006][2021]／オキシトシンは，乳管平滑筋収縮に関与する。[2007]／オキシトシンは，子宮収縮を促進する。[2013][2021]／オキシトシンは，射乳を起こす。[2018]

（応栄）オキシトシンは，射乳を起こす。[2007][2012]／吸啜刺激は，オキシトシンの分泌を増加させる。[2015][2017]／新生児による乳首の吸引が求心性刺激となり，視床下部からの刺激がオキシトシンの産生を促す。[2007]／オキシトシンは，子宮筋の収縮を促す。[2013]

【オキシドレダクターゼ】●酸化還元酵素
【2-オキシイソカプロン酸】●ロイシン
【2-オキソグルタル酸】● α -ケトグルタル酸
【2-オキソプロパン酸】●ピルビン酸
【オクタデカン酸】●ステアリン酸
【OJT】★★《on-the-job-training，職場内訓練，職場内教育》 職場内において，実際に仕事をさせながら実施に必要な知識・技能を身につけさせようとする教育訓練。職場の上司や先輩が，個別的・具体的に各人のニーズに合わせて教える。給食施設*の教育にはよく使用される。OJTの利点は，職務に直結しているため，その教育は具体的・実践的である。一方，欠点としては，日常業務が中心となりやすく，上司の意欲や能力の違いが指導効果に反映しやすいことである。一方従業員の教育訓練を現場から離れたところで行うのは，Off-JT*(off-the-job-training)という。従業員の教育・訓練は，OJTとOff-JTを組み合わせて行うことが大切である。

（給食）施設の衛生管理マニュアルに基づく作業中の教育は，OJTである。[2006]／OJTは，日常の業務の中で行う。[2015]／OJTは，内容が日常業務に結びつく。[2015]／OJTの成果は，指導者の能力に影響される。[2015]／OJTは，継続的な教育が可能である。[2015]／OJTでは，個人に対応した目標を設定できる。[2015]／調理従事者のOJTとして，「調理作業中に，職場の厨房機器の操作方法について指導を受ける」がある。[2020]

【OGTT】●ブドウ糖負荷試験
【汚染作業区域】★★ 調理工程での食品の二次汚染を防ぐために行う，作業内容による調理室の区分けの1つ。汚染作業区域では，原材料の検収*，保管，下処理作業，廃棄物の保管などを行い，調理済みの食品への汚染を防ぐ。使用する器具も専用のものを使用する。調理従事者は専用の作業衣，履物などを身につけ，他の区域への移動は極力避ける。移動の際には着替えや履物の交換または消毒，手の洗浄・消毒を行う。

（給食）検収は，汚染作業区域で行う。[2012][2015]／原材料の保管場は，汚染作業区域である。／野菜下処理は，汚染作業区域で行う。[2012]／ポテトピーラーは，汚染作業区域に設置する。[2006]／加熱前の食肉は，汚染作業区域で調理後，保管する。[2020]

【オゾン層】★★ 上空の成層圏とよばれる領域のオゾン(O_3)が豊富な層。オゾン層は太陽からの紫外線*(波長200〜360nm)を吸収し地上への到達を減少させる。クロロフルオロカーボン(ハロン，フロン)や亜酸化窒素等の大気圏への放出に伴い，オゾン層が破壊され，地表への紫外線到達量が増大し，皮膚がんの増加等の健康影響が懸念されている。オゾン層を破壊する物質に関するモントリオール議定書*(1987年)が採択されている。

（社会）モントリオール議定書は，オゾン層破壊物質規制である。[2008]／オゾン層の破壊は，クロロフルオロカーボン(ハロンやフロン)による。[2014]

【オーダリング】★ 検査，処方などに関わる情報の発生源からの伝達システム。医療情報を電子化し，業務の省力化と，医療サービス提供の時間の短縮化を目指すもの。検査，処方などに関わる情報伝達をオーダリングシステムで行うことで，関連部門間の業務の迅速化，省力化，短縮化，正確性をはかることができる。

（給食）病院内のオーダリングシステムと栄養管理システムが連動することで，患者の病態や摂食状況に対応したタイムリーな栄養管理が実現できる。

【オタワ憲章】★★ 健康づくりについての憲章。1986年にカナダの首都オタワで

開催されたWHO*の国際会議で採択された。同憲章では，ヘルスプロモーション*を「人々が自らの健康をコントロールし，改善することができるようにするプロセスである」としている。また，「健康を生きる目的に」するのではなく「生活の資源である」（生活の資源という「手段」である）とし，そのためヘルスプロモーションは単に保健部門だけにとどまらず，ライフスタイルやウェルビーイング*にも関わる幅広いものであるとしている。特に先進国における重要な方策である。

(社会) オタワ憲章は人々が自らの健康をコントロールし，改善できるようにするプロセスというヘルスプロモーションの定義を述べている。[2007][2011]

(公栄) オタワ憲章（WHO）のヘルスプロモーションの活動概念には，健康的な公共政策づくり，個人技術の強化，ヘルスサービスの方向転換など，健康を支援する環境づくりがある。[2006]

【オッズ比】 ★★　ある事象の起こりやすさを2つの群で比較する統計学的指標の1つ。ある事象が起こる確率とそれが起こらない確率の比をオッズといい，2つのオッズの比をオッズ比という。罹患率を求められない症例対照研究では，対象となる疾病の発生頻度が小さい場合は相対危険*の近似値として用いる。患者群の（要因曝露者の割合／要因非曝露者の割合）÷対照群の（要因曝露者の割合／要因非曝露者の割合）で算出。

(社会) 症例対照研究において，症例群における要因曝露者がA人，非曝露者がB人，対照群における要因曝露者がC人，非曝露者がD人のときのオッズ比の計算式は，（A/B)/(C/D)である。[2009]

【ODA】 ★★《Official Development Assistance, 政府開発援助》　政府機関の資金で，途上国の福祉と経済の向上を目途として行う，技術協力や資金援助。国際的な機関である「開発援助委員会（DAC：Development Assistance Committee）」が1962年にODAの定義を前述のように定めている。国連機関等への拠出金・出資金も含む。日本型ODAの形態として，贈与（無

償協力ともいう）と政府貸付（有償協力，ローンともいう）がある。贈与には，無償資金協力（機材供与，食糧援助，NGO支援無償他）と技術協力があり，後者は，技術協力プロジェクト，青年海外協力隊，研修員受け入れ，国際緊急援助隊派遣他がある。緩やかな返済条件の貸付は円建で行われるため円借款（えんしゃっかん）ともいう。ODAを規定する国内法はなく，従来，閣僚会議で定める「ODA大綱」が根拠規程であったが，2015年2月にODA以外の資金や協力との連携も視野に入れた「開発協力大綱」として大幅に改定された。

(社会) ODA（政府開発援助）は，開発途上国に対する資金の貸付を行っている。[2008][2013]／研修員受け入れは，政府開発援助（ODA）における技術協力の1つである。[2016]／機材供与は，政府開発援助（ODA）における技術協力の1つである。[2016]

【オートファジー】 ★★《autophagy》　細胞内で不要なたんぱく質を分解する機構の1つ。特に飢餓の場合に生命維持に必要なたんぱく質を合成する不可欠アミノ酸を供給する手段。個々のたんぱく質を分解するユビキチン系に対して，オートファゴソームとよばれる細胞内小胞で一括してたんぱく質を分解する機構。

(人体) オートファジーは，たんぱく質を分解する作用である。[2012][2013]／オートファジーは，絶食によって誘導される。[2014][2015]

【Off-JT】 ★★《off-the-job-training, 職場外研修》　仕事の場を離れて研修所や外部施設で受ける教育のこと。職場外教育ともいう。職場を離れて，社内の担当部署が考案したメニューや外部の研修機関が作成したプログラムを受講し，必要な知識やスキルの習得をはかる。例えば，管内の保健所主催の講習会などが該当する。

(給食) 勤務終了後の新メニュー作成のための自主勉強会の開催は，OFF-JTである。[2012]／保健所の主催する衛生管理講習会への参加は，OFF-JTである。[2006][2012]／厨房メーカー主催のモデル展示場における調理講習会での

学習は，OFF-JTである。[2012]

【オペラント条件づけ】★★★《オペラント学習》　人間の「行動」の多くは，その「行動」のすぐあとの「刺激（結果）」によって，その頻度が変化する（自発的な行動が増える，あるいは減る）ことを示したもので，スキナー（Skinner,B.F.）がラットの実験から導いたもの。オペラント条件づけにおける「強化」とは，行動の後に伴う結果を操作し，行動を増やすことである。望ましい行動が増える条件は，行動の後に望ましい行動を伴うか（正の強化），望ましくない行動が取り除かれるか（負の強化）の2つがある。強化をもたらす刺激を「強化子」とよぶ。「強化子」には，お金や食べ物などの「物理的強化子」，賞賛や承認などの「社会的強化子」，快楽や満足などの「心理的強化子」がある。また，オペラント条件づけにおいて，行動が減るしくみには，行動の後に正の強化子が除去される「消去」，または負の強化子が生じる「罰」がある。「消去」は，行動のあとに正の強化子が伴わないことで起こる。「罰」は，行動のあとに負の強化子が伴うことで起こる。

(栄教)「野菜を食べたら先生にほめられたので，次も食べた」は，オペラント条件づけにあてはまる。[2016]／「野菜を食べたがおいしくなかったので，食べなくなった」は，オペラント条件づけにあてはまる。[2016]

【オボアルブミン】★★　卵白*に含まれるたんぱく質の一種。卵白たんぱく質の約55％を占め，糖鎖とリン酸基を含む。オボアルブミンにはリン酸基2個のA1，1個のA2，0個のA3がある。60℃で加熱すると変性凝固し，またアルコール*添加により凝固する。また卵白の起泡性にも関係する。なお起泡性*にはコンアルブミン，オボグロブリンも関与する。

(食物)オボアルブミンは，卵白たんぱく質の大部分（50％以上）を占めるたんぱく質である。[2018]

(臨栄)オボアルブミンは，加熱により抗原性が低下する。[2021]

【オボムコイド】★★　卵白*に含まれる糖たんぱく質の一種。トリプシンインヒビター*（トリプシンの阻害因子）作用をもち，100℃加熱で失活，熱安定性は高い。卵のアレルゲン*物質となる他，卵の起泡性にも関与する。

(食物)オボムコイドは，トリプシン阻害活性をもつ。

(臨栄)卵白のアレルゲンには，オボムコイドがある。[2017]

【ω-酸化】★　脂肪酸*の酸化様式の1つ。ω-酸化では，脂肪酸のカルボキシル基とは反対の末端，すなわちω位の炭素が水酸化および酸化されてジカルボン酸となる。β-酸化*に比べて，きわめてわずかしか行われない経路である。

(人体)中鎖脂肪酸のω-酸化は，カルボキシ基から最も遠い炭素原子から酸化を受けていく。

【ω3系脂肪酸】➡n-3系脂肪酸
【ω6系脂肪酸】➡n-6系脂肪酸
【オリゴ糖】★★★《少糖》　単糖が2分子から10分子程度グリコシド結合*によって結合した糖類。少糖ともいう。構成単糖の分子数により，二糖，三糖，四糖に分類される。二糖類にスクロース*，マルトース*，ラクトース*，トレハロースなど，三糖類にラフィノース*，四糖類にスタキオース*などがある。難消化性のオリゴ糖には，腸内細菌叢を改善するビフィズス活性を有するものがある。特に大豆中のラフィノース*，スタキオース*，酵素的に生産されるフラクトオリゴ糖などは特定保健用食品*素材としても利用される。また乳中のビフィズス菌増殖活性成分も多くはオリゴ糖である。

(食物)ラフィノース，スタキオースは，大豆に特異的に多く含まれるオリゴ糖である。[2009]

(基栄)有用菌増殖効果のあるオリゴ糖は，プレバイオティクスである。[2018]／膵液中のアミラーゼは，でんぷんを消化してオリゴ糖を生成する。[2017]

【オリゴペプチド】★★　アミノ酸*が2〜10分子程度ペプチド結合したもの。アミノ酸のカルボキシ基と他のアミノ酸のアミノ基の間の脱水結合をペプチド結合という。天然にはホルモン作用，抗菌作用，

解毒作用などの生理活性をもつものが存在する。また、たんぱく質*の部分加水分解物として得られる。

基栄 アミノペプチダーゼは、オリゴペプチドをトリペプチド、ジペプチド、アミノ酸に分解する。

臨床 経腸栄養剤に、オリゴペプチドが使われる。

【オルニチン】★★ 非必須塩基性アミノ酸*の1つ。通常のたんぱく質のポリペプチド中には含まれず、尿素回路*（オルニチン回路）等で利用されるアミノ酸*。オルニチンは、NH_3（アンモニア*）と炭酸から2モルのATP*を消費して生成したカルバモイルリン酸*と結合し、尿素回路により尿素が合成される。

人体 オルニチンは、尿素回路の中間体である。

基栄 オルニチン、シトルリンは、体たんぱく質の構成成分ではない。

【オルニチン回路】→尿素回路
【オレイン酸】★★★《シス-9-オクタデセン酸》
炭素数18の一価不飽和脂肪酸*で、オリーブ油に多く含まれる。18:1と表示されることもある。また、二重結合の位置により分類するとn-9系不飽和脂肪酸である。生体内ではステアリン酸から生合成される。品種改良されたサフラワー油やひまわり油にはオレイン酸を多く含むものもある。また、ごま油*、米ぬか油、なたね油、パーム油、落花生油、牛脂、ラードにも含まれている。水素添加すると飽和脂肪酸のステアリン酸になるが、水素添加時の高温処理で一部はトランス型（トランス酸）のエライジン酸に変化する。

人体 オレイン酸は、炭素数18のn-9系一価不飽和脂肪酸で、ステアリン酸からの不飽和化により生成する。[2008][2010][2016]

食物 オレイン酸に含まれる炭素原子の数は、18である。[2020]／オリーブ油に含まれる不飽和脂肪酸は、オレイン酸が最も多い。[2010]

基栄 オレイン酸は、非必須脂肪酸である。[2012][2015]

【オンコジーン】→がん遺伝子
【温室効果ガス】★ 大気圏にあり、地表から放射された赤外線*を吸収することで温暖化を招く気体。二酸化炭素、メタン、フロン*、亜酸化窒素、対流圏オゾンなど。これらの気体は、赤外線を吸収しやすく、その熱の一部を地表や下層大気に放射して気温の上昇を招く。

社会 京都議定書は、温室効果ガスによる地球温暖化防止を目的とした取り決めである。[2008]

【温蔵庫】★《保温庫》 適温で供食するために、加熱終了後から配食*までの間、保温する設備。熱源は電気とガスがあり、熱と蒸気を循環させるタイプ、または庫壁面ヒーターによる熱伝導で空気を温めるタイプがある。庫内設定温度は65〜80℃程度とし、料理の品質を保つため保管温度と時間の限界を管理する必要がある。細菌の増殖を防止するが、大量調理施設衛生管理マニュアルの観点から、調理後の食品は調理終了後から2時間以内に喫食することが望ましい。

給食 給食施設の改善案を作成する際は、食品の貯蔵、料理を保管するための冷蔵・冷凍庫、温蔵庫、保冷庫が規格に適した容量のものであるかを確認する。

カ

【壊血病】 ★★《scurvy，ビタミンC欠乏症》
ビタミンC（アスコルビン酸）*欠乏症。ビタミンCは結合組織*をつくるコラーゲン*の合成に不可欠であるため，その欠乏によって，成人では毛細血管壁が脆弱になり，小出血が至るところに起こる。皮膚の紫斑は，特に四肢の伸側，背部に多い。歯ぐきからも出血*する。乳児では骨端部での出血や血腫がみられる（メラーバロー病〈骨形成異常と出血〉）。その予防・回復に必要なビタミンCは10mg/日である。

（**人体**）壊血病は，ビタミンC欠乏で起こる。[2017]

（**基栄**）壊血病では，コラーゲン合成が阻害される。

（**臨栄**）ビタミンCの欠乏により，壊血病になる。[2007]

【介護医療院】 ★★　従来の介護療養病床などに代わって創設された新しい施設の名称。これまでの介護療養病床は2018年3月末で廃止され，それに代わって，4月より創設されることとなったのが介護医療院である。要介護*者であって，主として長期にわたり療養が必要である者に対し，施設サービス計画に基づいて，療養上の管理，看護，医学的管理の下における介護および機能訓練その他必要な医療ならびに日常生活上の世話を行うことを目的とする。「日常的な医学管理」や「看取りやターミナルケア*」等の医療機能と「生活施設」としての機能とを兼ね備えた施設である。

（**社会**）介護医療院では，利用者がそれぞれもつ能力に応じて，自立した日常生活を営むことができるようにしなければならない。

【外呼吸】 ★《肺*呼吸》　肺*におけるガス交換。空気中の酸素を取り入れ，体内で産生された二酸化炭素*を排出する。空気と肺胞*との間のガス交換と，肺胞と血液の間のガス交換の2段階がある。

（**人体**）外呼吸は，肺におけるガス交換で，内呼吸は，末梢組織におけるガス交換である。[2017]／外呼吸は，肺胞で行われるガス交換である。[2018]

【介護給付】 ★★　介護保険法*に基づき要介護者（要介護1～5）が利用できるサービス。都道府県・政令市等が指定・監督するサービスとして，訪問介護（ホームヘルプサービス），通所介護（デイサービス），短期入所生活介護（ショートステイ），住宅改修などの「居宅サービス」，介護老人福祉施設（特別養護老人ホーム*）などの「施設サービス」の2区分がある。また，市町村が指定・監督し当該自治体の被保険者*だけが利用できる「地域密着型サービス」として，認知症対応型共同生活介護（グループホーム）などがある。要支援1・2の者は別途，予防給付*を受けることができる。なお，障害者総合支援法*に基づく障害福祉サービスにも同名の給付区分がある。

（**社会**）住宅改修は，介護給付の対象となる。[2021]／要介護1と認定された者は，介護給付の対象となる。[2021]

【介護サービス】 ★★　介護保険*制度において，要介護者，要支援者に対し提供する公的な保健医療サービスおよび福祉サービス。介護サービスを受けるためには，被保険者が居住する市区町村に申請をし，要介護認定*または要支援認定を受けることが必要。本人や家族の希望等を聞き，状態の改善や自立を進めるためにケアプランを作成し，その内容に基づいて提供される。居宅サービス，居宅介護支援事業，施設サービス，地域密着型サービスなどがある。

（**社会**）介護サービスを利用する際には，原則，介護サービス料の1割が自己負担となる（一定以上の所得者の場合は2割）。[2009]／介護保険制度においては，利用者自らが介護サービスを選択することができる。[2008][2015]

【介護支援専門員】 ➡ケアマネジャー

【介護保険】 ★★★　少子・高齢化の状況下，「介護を国民全体で支え合う」という考えのもとに2000年（平成12）から施行された社会保険。要介護*状態となった時，保健，

医療，福祉サービスに関わる給付を受けることができる。一方，その利用料の一部と保険料の負担は国民の義務とされた。介護保険の被保険者*は，65歳以上の第1号被保険者と，40歳以上65歳未満の医療保険加入者である第2号被保険者である。介護保険のサービスは，第1号被保険者の要介護者や要支援者と，第2号被保険者の初老期認知症や老化に起因する疾病による要介護者に提供される。

(社会) 介護保険制度では，市町村が保険者である。[2007][2012][2015]／介護保険制度の被保険者は，40歳以上の者である。[2012][2015][2018][2021]／介護保険では，利用者がサービスを選択する。[2006][2011][2018]／介護保険制度における一次判定は，心身状況調査結果をコンピュータによって行う。[2006]／介護保険制度による要支援者は，予防給付の対象となる。[2006]／予防給付の対象者は，要支援1，要支援2に該当する者である。[2018]／介護保険制度の第2号被保険者は，加齢に伴う特定疾病に該当する者が受給者となる。[2007]／介護保険制度における短期入所療養介護は，居宅サービス事業に含まれる。[2006]／手すりの取付けの住宅改修は，給付対象になる。[2018]／管理栄養士による居宅療養管理指導料は，医師の指示なく算定できない。[2018]

(臨栄) 居宅療養管理指導は，介護保険制度のもとで行われる。[2013]

【介護保険施設】 ★★　介護保険法*に基づき，都道府県知事が指定した介護施設。介護老人福祉施設(特別養護老人ホーム)*，介護老人保健施設*(老人保健施設)，介護療養型医療施設(療養型病床など)がある。要介護認定*を受けた人が，介護保険*により利用することができる。

(給食) 介護保険施設において，栄養マネジメント費は保険給付されるものである。[2008]／介護保険施設において，栄養管理体制費は保険給付されるものである。[2008]／栄養ケア・マネジメントを実施している介護保険施設において，食事箋は作成を省略できない帳票である。[2011]

【介護保険法】 ★★★　国民の保健医療の向上および福祉の増進をはかることを目的に規定された法律。加齢に伴い生ずる心

身の変化に起因する疾病などにより，要介護状態となり，介護・機能訓練*・看護・療養上の管理などを要する者が，その有する能力に応じ自立した日常生活を営むように，保健医療・福祉サービスに関わる給付等に関して必要な事項を定めている。

(社会) 要介護認定は，介護保険法による。[2007]／老人デイサービス事業は，介護保険法と老人福祉法による。[2007]

(公栄) 介護保険法の事業の実施主体は市町村である。[2008]／介護保険法に基づく地域支援事業の実施にあたっては，対象者の介護予防ケアプランの作成が義務づけられている。[2008]／介護保険法に基づく栄養改善プログラムは，低栄養またはその予備軍に対して支援を行うものである。[2008]／高齢者に対する配食サービスは，介護保険法に基づく地域支援事業の中の任意事業である。[2008]

(給食) 介護保険法に基づく食事提供に要する費用の額の算定にあたっては，管理栄養士が常勤で配置されていなければならない。

【介護老人福祉施設】 ⇒特別養護老人ホーム
【介護老人保健施設】 ★★★★　医学的管理のもと，介護および機能訓練*を要する者が入所する施設。介護保険法*による規定を受け，施設サービス計画に基づいて，看護，医学的管理のもとにおける介護および機能訓練その他必要な医療ならびに日常生活上の世話を行うことにより，入居者の自立した生活を支援し，居宅における生活への復帰を目指している。医療，看護の従業員の人数を厚くしている。都道府県知事指定。

(社会) 介護老人保健施設は，要介護者に対し，看護，医学的管理のもとにおける介護および機能訓練を行い，居宅における生活への復帰を目的とした施設である。[2014]／介護老人保健施設は，医療提供施設である。[2007]／介護老人保健施設は，介護保険法に規定された入所施設である。[2013]

(臨栄) 介護老人保健施設では，バイキング形式の食事提供ができる。[2014]

(給食) 介護老人保健施設を併設し，1日合計750食を提供する病院は，健康増進法に基づき

管理栄養士をおかなければならない特定給食施設である。[2009][2020]／介護老人保健施設は、同一敷地内に併設された病院で調製された食事を搬入することができる。[2010]／介護老人保健施設は、献立作成業務の委託が認められた特定給食施設である。[2011]／介護老人保健施設で働く管理栄養士の業務として、医学的な管理を必要とする利用者の栄養管理がある。[2019]／介護老人保健施設における給食の目的は、日常生活の自立支援である。[2020]／介護老人保健施設の給食運営に関わる法律は、介護保険法、医療法である。[2021]

【介在配列】 ●イントロン

【概日(性)リズム】 ●サーカディアンリズム

【外食】 ★★
外食施設(一般食堂・レストランなど)で調理されたものを、外食施設内で喫食する食事様式。特に単身者*の食生活において、外食は多い傾向にある。国民健康・栄養調査*結果では、20歳代、30歳代で、特に昼食の外食率が高い。外食の際、栄養表示を確認するよう促すことも栄養指導において必要である。

(栄教) 外食の時に、栄養成分表示のある店を選ぶことは、自らが設定する行動目標である。[2010]

(公栄) 外食の支出額は家計調査に掲載されている。[2008]

【外食料理栄養成分表示ガイドライン】 ★
外食*料理店がメニューに栄養成分表示*を自主的に行うためのガイドライン。飲食店や弁当・惣菜店においてウィンドウサンプルやメニューなどに、商品や料理の100gあたり、あるいは1人前あたりのエネルギー量、たんぱく質*、脂質*、炭水化物*、食塩相当量、その他ビタミン*やミネラル*などの栄養成分の表示を推奨している。表示をする者の責任において、正確に表示することが求められている。

(食物) 外食料理栄養成分表示ガイドラインは、東京都の栄養成分表示推進協議会により作成され、現在、全国的に普及している。／外食料理栄養成分表示ガイドラインは栄養成分表示を推進し、都民の健康づくりを支援することを目的としている。

(公栄) 外食料理の栄養成分表示を推進する事業

においては、保健所管理栄養士と他職種からなるプロジェクトチームをつくる。[2006]

【外挿法】 ★
ある既知のデータを利用して、そのデータの範囲外で予想される数値を求めること。食事摂取基準*を策定する際にも用いられている方法の1つである。成長期*にある健康な若年者や生理的な機能が低下してくる高齢者については、調査が限定されデータも十分でない。そこで、若年者や高齢者のようなエビデンスの乏しい性・年齢階級に対して食事摂取基準を策定する場合、すでに得られている成人等の文献値を用いて食事摂取基準を策定していく。この方法を外挿法という。外挿には、体重、BMI*、体表面積、エネルギー摂取量、たんぱく質摂取量などを基準とする方法などがあり、個々の栄養素の栄養学的特性を考慮しつつ行う。

(応栄) 外挿法は、エビデンスがない性・年齢階級の指標の算出に用いる。[2013]

【海藻類】 ★
一般に海に生育する食用藻類。緑藻類(アオサなど)、褐藻類(コンブ、ワカメなど)、紅藻類(アマノリ、テングサなど)がある。藍藻類は淡水産である。ミネラル*(無機質)、ビタミン*、食物繊維*が豊富であるとともに、特有の粘性多糖類が含まれている。

(食物) 海藻類由来の寒天やアルギン酸ナトリウムは、食品のゲル化剤や保存料に使用されている。

【回虫】 ★
虫卵が手指や野菜などに付着して、経口的に人体に取り入れられて感染する寄生虫。虫卵は小腸*でふ化し、血行性で肺*へ、さらに気管*、胃などを経て、小腸内で成虫となる。回虫の感染により腹痛、下痢、嘔吐などの消化器症状と頭痛、めまいなどの神経症状があらわれる。回虫は世界に広く分布しているが、わが国では第二次世界大戦後、肥料として人糞を使用しなくなったことや下水道の普及によって減少した。

(食物) 回虫は、野菜、糞便を媒介物とする。[2013]／回虫による寄生虫症は、化学肥料の普及で減少した。[2018]

【回腸】★★　小腸*の一区分。小腸は胃出口から回盲部までつながる長い管状臓器で，十二指腸*，空腸，回腸に区分される。十二指腸は胃に続く25cm程度の部分で，空腸と回腸は十二指腸に続く6m程度の部分である。腸間膜*により腹壁にぶらさがり自由に位置を変え蠕動（ぜんどう）運動できるようになっている。空腸，回腸は上部約2/5が空腸，下部約3/5が回腸だが明らかな境界はない。血管，リンパ管*，神経は腸間膜を通って空腸，回腸に至る。消化*・吸収*は空腸，回腸の全長にわたって進行する。

(人体) 空腸は，十二指腸と回腸の間にある。[2021]

(基栄) ビタミンB12は，回腸から吸収される。[2009]／胆汁酸は，回腸で吸収され再利用される。[2008]

(臨栄) 回腸切除の合併症は，ビタミンB12欠乏である。[2016]

【回転釜】★★《煮たき釜》　おもに大量調理で汁物や煮物など多目的に使われる回転用ハンドル付きの平釜。釜の部分が前傾動回転することが可能である。料理の仕込み，取り出し，洗浄がしやすい。熱源はガス，電気，蒸気，IHがある。

(給食) 回転釜による煮物調理の材料に対する煮汁量の割合は，少量調理よりも小さい。[2012]／回転釜による炒め物の熱伝達方式は，伝導である。[2016]／回転釜を用いたじゃがいもの煮物調理の際，じゃがいもは，大きさをそろえて切る。[2020]／回転釜を用いたじゃがいもの煮物調理の際，じゃがいもに対するだし汁の割合は，少量調理より低くする。[2020]／回転釜を用いたじゃがいもの煮物調理の際，加熱時間はじゃがいもでんぷんの糊化に必要な時間を考慮する。[2020]／回転釜を用いたじゃがいもの煮物調理の際，調味料の使用量は，じゃがいもの重量に対する割合で計算する。[2020]／回転釜を用いたじゃがいもの煮物調理の際，消火のタイミングは，余熱を考慮する。[2020]

【解糖系】★★★《解糖経路，エムデン-マイヤーホフ経路（EM経路），エムデン-マイヤーホフ-パルナス経路（EMP経路）》　グルコース*の嫌気的代謝系。10段階の酵素系は，細胞

質*の可溶性画分に存在する。1分子のグルコースを2分子のピルビン酸または乳酸に変換する経路。グルコースがまずATP*よりリン酸基を転移されてグルコース-6-リン酸*となる反応から始まる。順次代謝され，グルコース1分子から2分子のピルビン酸*が生成される，さらに嫌気的条件下では，2分子の乳酸*となる。この過程において2分子のATPが消費され，基質レベルのリン酸化により4分子のATPが産生される 。好気的環境においては，ピルビン酸はミトコンドリア*に移行し，クエン酸回路*に入る。ただし，赤血球*では，ミトコンドリアをもたないためクエン酸回路が存在せず，解糖系が唯一のエネルギー*供給源である。

(人体) 解糖系は，細胞質内に存在する代謝経路である。[2011][2014]／細胞質ソルでは，解糖系の反応が進行する。[2015][2018]／解糖系は，嫌気的に進む。[2017]／解糖系では，1分子のグルコースから2分子のピルビン酸または乳酸が生成される。[2006][2007]／グルコースは，解糖系，クエン酸回路で代謝され電子伝達系を経てATPを生じる。[2011]／解糖系では，グルコースからグルコース-6-リン酸が生成される。[2008]／解糖系の第一段階は，グルコースのリン酸化の反応である。[2009]／乳酸脱水素酵素は，解糖系の酵素である。[2010]／ヘキソキナーゼは，解糖系の律速酵素（調節酵素）の1つである。[2012]／ペントースリン酸回路は，解糖系の側路である。[2012]

(基栄) 解糖系は，酸素の供給を必要としない。[2021]／赤血球には，解糖系が存在する。[2020]

【解糖経路】➡解糖系

【貝毒】★　有毒プランクトンの捕食により季節や地域によって毒化した二枚貝による食中毒*。麻痺性貝毒，下痢性貝毒が知られている。ホタテガイやムラサキイガイなどで起きる。有毒成分*として麻痺性貝毒ではサキシトキシンやゴニオトキシンが，下痢性貝毒ではオカダ酸，ディノフィシストキシンなどが知られている。有毒成分は中腸腺に局在し，麻痺性貝毒では毒力が4MU（マウスユニット）/gを超えた場合，下痢性貝毒では0.16mg

オカダ酸相当量/kgを超えた場合出荷規制が行われる。

（食物）麻痺性貝毒や下痢性貝毒は，いずれも一定の規制値が定められており，規制値を超える場合は，食品衛生法違反となる。

【介入研究】★★　研究者が対象者の曝露要因*への有無等を決定した上で，健康影響を調べる研究方法。因果関係が推定された危険因子*または予防因子について介入した集団を，一定期間観察し，疾病の発生を確かめる。広い意味では分析疫学*の1つとされる。観察研究では，要因への曝露の有無や程度はあくまでも調査対象者にゆだねられている。一方，介入研究では，要因への曝露の有無や程度を調査者が人為的に決定し，疾病の発生を追跡調査して発生率を求め，相対危険度や寄与危険度などから要因と疾病の関連を探る。新薬の臨床試験も介入研究の1つ。時間的順序や要因曝露量が明確であり，コホート研究*より精度が高いが，倫理的配慮が不可欠。介入群と対照群の割付けを無作為（ランダム）に行う場合をランダム化比較試験*という。

（社会）介入研究では，介入群・対照群の割付を行う。[2015]／減塩指導を受けた人々と受けなかった人々とで，血圧の変化を比較したものは，介入研究である。[2008]

（公栄）若年女性を対象に野菜摂取を推奨する介入研究では，秤量食事記録法を用いる。[2010]

【灰白質】★　中枢神経系において，神経細胞*の細胞体が多数集まっているところ。肉眼的に灰色にみえるので灰白質という。この部分は大脳半球や小脳では表層にあり大脳皮質，小脳皮質という。一方，脊髄*の灰白質は中心部に集まりH状の形状を呈している。

（人体）中枢神経系において，神経細胞の細胞体が集まっている部分が灰白質である。

【開発途上国】★★★★《発展途上国》　経済，産業，技術が開発途上にある国の総称。欧米諸国に比較し，経済発展，開発が遅れている国（アジア，アフリカ，ラテンアメリカの国に多い）。1980年代から開発途上国と呼称されるようになった。現在，

当該国は，先進諸国の労働力として多くの人が稼働することにより所得の向上，教育水準の向上がみられるようになった。そこで最貧国の後発開発途上国と区別される。開発途上国の中には人口の急増に反し，雇用機会が少ないことから，失業率の高い国もある。栄養欠乏，感染症*が多いこと，幼児死亡率が高いこと，そして平均余命*が短いことなどが課題である。しかし近年，過剰栄養に由来する肥満*，心疾患*も急増している。当該国の肥満は経済成長を遅らせているともいわれる。このような低栄養と過栄養が並存する状態を「栄養の二重苦（double burden of malnutrition）」という。

（社会）開発途上国においては，感染症と生活習慣病の両者を健康問題として抱えている。[2009]／開発途上国における5歳未満の死因の第1位は，栄養失調である。[2009]／開発途上国では，ビタミンA欠乏による眼球乾燥症の罹患率が高い。[2009]／ODA（政府開発援助）は，開発途上国に対する資金の貸付を行っている。[2008]

（栄教）開発途上国においても肥満に対する栄養教育は必要である。[2008]／開発途上国において，鉄を添加した給食が提供されている。[2008]／開発途上国において，ヨード添加食卓塩を普及させている。[2008]

（公栄）開発途上国において，5歳未満児の死亡率は低下傾向にある。[2013][2019]／国際協力機構（JICA）は，開発途上国へ栄養士を派遣している。[2010]／開発途上国において，おもな微量栄養素欠乏は，ビタミンA，鉄，ヨウ素である。[2013][2019]／先進国・開発途上国ともに栄養障害の二重苦（double burden of malnutrition）の問題がある。[2013][2018]／先進国と開発途上国ともに，低栄養と過栄養の問題がある。[2017]／開発途上国では，肥満者数が増加傾向にある。[2013]／開発途上国において，NCDは，増加傾向である。[2019]／栄養不足者数は，開発途上国の中でアジア・太平洋地域が最も多い。[2013][2019]／開発途上国の栄養不足人口は，10年前と比較して減少傾向である。[2019]

【外部委託】★★　業務の一部または全部を外部の専門業者に委託することであ

る。外部委託の目的は，コストダウン，設備や人材の確保，運営コストの削減，外部資源の活用などである。近年，経営のアウトソーシングが進む中で，給食においても外部委託は避けられず，事業所給食では90％以上，病院*，学校，福祉施設においても徐々に外部に委託する施設が増加している。

(給食) 給食業務の全部または一部(調理委託，食器洗浄委託，配食委託など)を外部の専門企業に委託する施設は増えつつある。／保育所において調理業務を外部委託する場合，献立作成基準に基づく献立の作成もあわせて委託してよい。[2013]／委託による病院給食では，献立作成は病院側，委託側のどちらが行ってもよい。[2017]／食材の調達は，病院給食において業務委託できる内容である。[2017]／調理・盛り付けは，病院給食において業務委託できる内容である。[2017]／食事の配膳は，病院給食において業務委託できる内容である。[2017]／食器の洗浄は，病院給食において業務委託できる内容である。[2017]

【灰分】★　一定条件下，すなわち直接灰化法(550℃)で灰化して得られる残分。食品一般成分*の1つ。また灰分量は炭水化物*の算出に必要である。食品中に含まれるミネラル*(無機質)の総量を反映していると考えられているが，ミネラルでない炭素が一部残ったり塩素が失われることが多いので，ミネラルと区別して灰分とよぶ。

(食物) 食品を550℃で加熱すると，ミネラル(無機質)は酸化物の形で灰分中に残る。／灰分の含有量は表示しなくてもよい。[2020]

【潰瘍性大腸炎】★★★　大腸粘膜の潰瘍性びまん性非特異性炎症。粘血便，血性下痢，発熱*，腹痛などが特徴。20～30歳の初発が多く，寛解期(緩解)と活動期(再燃)を繰り返す。病変は直腸から始まり連続的に口側に向かう。病変部位により全大腸炎型，左側大腸炎型，直腸炎型に分類される。栄養管理は重症例では絶食として静脈栄養，炎症の安定に対応して軟菜から開始する。寛解期は極端な制限は必要なく常食とし，十分なエネルギーと

たんぱく質を補給する。消化器症状や経口摂取で症状が悪化する場合は，低残渣の易消化食とする。水溶性食物繊維は酪酸を産生し，腸粘膜のエネルギー源となり抗炎症作用もあり本疾患に有効である。薬物療法は，軽症ではSASP(サラゾスルファピリジン)や5-ASA製剤(メサラジン)，重症では副腎皮質ホルモン*，寛解維持には5-ASA製剤，免疫抑制薬を処方。10年以上の全大腸炎型では，大腸がん*のリスクが高い。大出血や中毒性巨大結腸症，がん化の場合には外科手術を施行する。

(人体) 潰瘍性大腸炎では，連続性の病変がみられる。[2006]／潰瘍性大腸炎では，下血がみられる。[2013]／潰瘍性大腸炎による下血直後は，経腸栄養は避けるべきである。[2015]／潰瘍性大腸炎の患者数は，クローン病より多い。[2014]／潰瘍性大腸炎は，大腸がんのリスク因子である。[2014]

(臨栄) 潰瘍性大腸炎やクローン病では，低繊維食とすることが重要である。[2008][2009][2010]／潰瘍性大腸炎の緩解期には，経口栄養法を用いる。[2010]／潰瘍性大腸炎では，5-アミノサリチル酸製剤が使用される。[2016]／潰瘍性大腸炎寛解期では，たんぱく質の摂取量を制限する必要はない。[2016]／潰瘍性大腸炎では，水溶性食物繊維を積極的に摂取する。[2015]／潰瘍性大腸炎では，低脂肪食とする。[2008][2009][2010]／潰瘍性大腸炎では，白血球数の増加がみられる。[2019]／潰瘍性大腸炎に対して，サラゾスルファピリジンを使用することで，葉酸の吸収は低下する。[2020]

【カイロミクロン】⊃キロミクロン

【カウプ指数】★★　乳幼児に用いられる体型を表す指数。{体重(g)/身長(cm)²}×10の式で求める。BMI*と等しい指数である。幼児の場合，カウプ指数18以上を目安に肥満と判定する。

(応栄) カウプ指数は，{体重(g)/身長(cm)²}×10で計算される。[2006][2009][2012]／カウプ指数により肥満を判定する場合には，年齢を考慮する。[2008][2010][2018]／カウプ指数による肥満判定基準に男女差はない。[2011][2012][2013][2019][2021]

【カウンセラー】★★ 心理的・社会的な問題を抱えたクライアント*(対象者・相談者)に，面接を通して自ら問題を解決するために必要な相談および助言・援助を与え，心理的支援を行う専門家。カウンセラーには次のような資質が求められる。①人間尊重，人間信頼の精神に徹し，自己の行動の中でそれが実現できる。②クライアントを受容し，いつも温かい心で接することができる。③クライアントが示す感情に対して豊かな感受性を持続できる。④わだかまりやとらわれのない心をもち，精神的な成熟のレベルが高い。⑥忍耐強く，いかなる話でも喜んで聴ける心のゆとりがある。

(栄教) 感情の明確化とは，クライアントが感情や自分の意見を適切な言葉で表現できない場合，カウンセラーがその内容をはっきりさせたり，筋道を立てたりすることをいう。[2008]／カウンセラーとの信頼関係のことを，ラポールの形成という。[2010]

【カウンセリング】★★★ 専門的な観点から，対人コミュニケーションを通じて問題解決のための援助を行うプロセス。カウンセラーとはカウンセリングを行う人で，対象者をクライアントとよぶ。カウンセリングの主役は対象者自身であり，対象者の自発的意思により開始することが原則である。

(栄教) 栄養カウンセリングでは，クライアントの話を聴きながら，「そうですよね」とうなずき，共感的理解を示す。[2012]／栄養カウンセリングでは，クライアントの発言内容だけでなく，視線や声のトーンなど非言語的表現にも注目する。[2012]／栄養カウンセリングでは，「間食は，毎日召し上がりますか」といった閉じた質問も，状況に応じて使い分ける。[2012]

【カエデ糖尿病】 ➡メープルシロップ尿症

【カカオ】★ 中南米など熱帯に生育するアオギリ科の常緑樹。果実の種子を発酵・乾燥したカカオ豆を焙焼後，種皮と胚芽を除去してカカオニブ(胚乳部分)を取り出す。これをペースト状にすり潰したものがカカオマス。カカオマスから抽出した脂肪がカカオバター(ココアバター)，

残った部分を乾燥・粉砕したものがカカオパウダー。カカオパウダーから飲料のココアが作られる。チョコレートは，カカオマスにカカオバターを混ぜ，糖，粉乳などを加え精練したもの。強い抗酸化作用があるポリフェノールを多く含む。

(食物) ココアは，カカオ樹の果実の種子を乾燥して得られるカカオ豆からつくられる。

【化学性食中毒】★ 有害な化学物質を誤って摂取したり，知識の不足による不注意な取り扱いの結果として発生する食中毒*。酸敗油脂，農薬*，有害重金属などが原因となることがあるが，現在の厚生労働省*の統計ではヒスタミン*による事故の割合が多い。

(食物) 化学物質による食中毒は，患者数で全体の1％にも満たない。

【化学的酸素要求量】 ➡COD

【過換気症候群】★★★《過剰換気症候群，過呼吸症候群》 心因的因子，あるいは身体的因子の合併により起こる激しい発作性の過換気の病態。二酸化炭素の排出が亢進して呼吸性アルカローシス*を起こした状態で，動脈血*の検査では，二酸化炭素分圧($PaCO_2$)の著しい低下，酸素分圧正常，pHの著しい上昇を認める。血中のイオン化カルシウム濃度が低下するため四肢末端や口角のしびれ感，手足のけいれん，全身のテタニー様強直を起こす。脳血流の低下により呼吸中枢が刺激されるため，精神不安，頭痛，息苦しさ，眩暈(めまい)，意識レベルの低下を起こす。他の器質性疾患との鑑別が重要である。

(人体) 過換気症候群の発作時には，動脈血炭酸ガス分圧が低下している。[2010]

【鍵酵素】 ➡律速酵素

【核】★★《細胞核》 真核細胞を構成する細胞小器官の1つ。直径約10μmの細胞内最大の構造物で，遺伝情報を有するデオキシリボ核酸(DNA*)保管場所となっている。核は核膜，染色体*，核小体*(仁ともいう)からなる。核膜は，核を包む二重の膜であり，多数の小さな穴(核膜孔とよばれる)があり，細胞質に通じている。核膜孔は単なる穴ではなく，RNA*などの

大きな顆粒を選択的に通過させる。染色体は、DNAと塩基性たんぱく質であるヒストン*がほぼ1:1の割合で結合したものであり、細胞分裂の行われていない核では、染色体は核全体に分散し染色質という構造をとっている。核小体は、核内に存在する密度の高い構造物で、リボソームRNAが合成され、リボソーム*の構築などが行われている。たんぱく質合成の際、核内ではDNAの塩基配列をもとにmRNAが合成される(転写*)。

(人体) DNAは、おもに核に存在する。[2015]／核では、遺伝情報の転写が行われる。[2012][2021]／末梢血中の赤血球には、核がない。[2015]／血小板は、核をもたない。[2018]

【核黄疸】★　非抱合型ビリルビン*が増加する病態で、未発達の血液脳関門を通過して大脳基底核、脳幹*その他の灰白質*が非抱合型ビリルビンにより黄染されて起こる神経症状。新生児*期の胎児赤芽球症(母児間のRhやABO血液型不適合妊娠で赤血球の破壊が起こる)などで起こる。

(人体) 核黄疸は、胆汁色素が大脳基底核に沈着したものである。

【拡散】★《拡散現象》　一般に濃度の異なる2つの溶液を接触させると、濃い溶液側から薄い溶液中へ溶質が移動する現象。細胞内外の物質の膜輸送には、エネルギーを必要としない受動輸送*と、必要とする能動輸送*がある。受動輸送は、拡散により、単純に濃度の高い方から低い方へ物質が移動する単純拡散と、輸送体を介して物質が移動する促進拡散とがある。酸素、窒素など生物に重要な気体のいくつかや、脂肪に溶けやすい物質であるステロイドホルモン、アルコール*などは単純拡散で、極性の大きなナトリウムイオン(ナトリウムチャネルを介し)や比較的大きな分子であるグルコース*やアミノ酸*などは(トランスポーターを介し)促進拡散で輸送される。水は、単純拡散でも輸送されるが、膜を介し水の迅速な移動の必要性のある腎臓などでは、アクアポリンにより促進拡散をしている。

なお、調理学ではしょうゆ*や塩・砂糖などの呈味成分が拡散物質となり、濃度勾配を駆動力として食材内部に移動する現象をいう。煮物などでみられる現象である。

(食物) 加熱調理では、調味料は拡散により食品に浸入する。

【核酸】★★★　生物の遺伝を担う物質。化学的本体はポリヌクレオチド。1869年に新しいリン酸化合物として核から発見され核酸と命名された。RNA*とDNA*があり、ともに塩基配列に従って機能をあらわす。DNAは遺伝子*の本体として親から子どもに形質を伝える。RNAは細胞内の多くの微細構造に存在して多様な機能をもつが、主としてDNAの遺伝情報に基づいて行われるたんぱく質合成に働く。RNAについては新しい機能も発見されている。DNAは、おもに核に存在するが、ミトコンドリア*や葉緑体も微量に独自の環状DNAをもつ。核において、長い鎖状構造をもつDNAは染色体単位に分断されて存在し、多くのたんぱく質と複雑な高次構造のクロマチンを形成して存在する。

(人体) 核酸の主鎖には、リン酸が含まれる。[2008]／核酸に含まれる塩基の種類は、DNAとRNAで一部異なる。[2011]／核酸は、ヌクレオチドに分解される。[2020]

(基栄) 核酸の合成には、葉酸やビタミンB12が関与している。[2016]／リンは、核酸の構成成分である。[2012]／核酸の合成が亢進している時には、利用される葉酸の量は多い。[2011][2015]

【核磁気共鳴イメージング】★《MRI》　体内の水素原子を磁場と電波により磁気共鳴させ撮影する検査。一回の検査で任意の断層画像として撮影するため、病変の質的な診断が可能である。CT検査*のようにX線を用いないため放射線被曝をすることはないが、強い磁場を用いるため体内にペースメーカー等の金属が入っている場合には検査ができない。コントラスト分解能が高く、組織や病変との濃度差が明瞭であるが、空間分解能はCT検査

に劣る。血流情報が検出できるため造影剤なしで血管の画像が得られる。動脈（Artery）の画像まで検査する場合にはMRIAという。

(人体) 核磁気共鳴イメージング(MRI)検査では，放射線被曝はない。[2020]

【核磁気共鳴(NMR)スペクトル分析】 ★
分子構造解析のための分光学的方法の1つ。磁性を有する原子核は回転する磁石の性質をもち，磁場の中でラジオ波領域の電磁波*をあてると，分子を構成している原子の磁気的な環境によって，その吸収する周波数が異なる。核磁気共鳴スペクトルはこの異なる周波数と磁場強度の関係から求められる。たんぱく質*や核酸*，脂質*，糖などの精密な構造解析およびたんぱく質間の相互作用等の研究に用いられている。

(人体) NMRは，低分子からたんぱく質などの高分子化合物まで構造解析やその分子の機能性を調べることに用いられる。

【学習指導案】 ★《指導案，教案，授業案》
教師が授業を展開する際の計画書。授業はある一定の目標や内容を達成しようとする計画が必要であるため，その指導案の作成には十分な見通しをもつことが大切である。そのため指導案は，日付，授業実施者，単元全体の計画，本時の位置づけ，単元名，題材，子どもの実態，教材観，本時の目標，用具や教材，学習過程，指導上の留意点，評価の観点について，一定の形式にまとめられている。

(栄教) 学習指導案とは，これから行う学習指導を，どのように進めていくかの計画や意図などを明示したものである。

【学習指導要領】 ★ 幼・小・中・高等学校および特別支援学校の教育課程に関する基準。学校教育法*や同施行規則等に基づき文部科学大臣が定める。内容は，総則に加え，各教科，道徳科(小・中)，特別活動，総合的な学習の時間(高等学校では総合的な探究の時間)，外国語活動(小)が定められ，さらに各領域・教科の目標や各学年の教育内容の取り扱い，授業時間数などが示されている。学習指導要領は教育内容行政の中核的位置を占める。学習指導要領を国が定める根拠としては，教育の機会均等，教育水準の維持・向上，教育内容の公正さや教育の中立性の確保などがあげられる。

(栄教) 学校給食の指導は，学習指導要領の「特別活動」の中の「学級活動」に位置づけられている。

【核小体】 ★《仁》 細胞核内に存在し，光学顕微鏡で観察できる小体。RNA*とたんぱく質*より構成され，複数個存在する。リボソームRNAの遺伝子*が集約して存在している。そこでリボソームRNAは，転写*され，その後プロセッシングを受け，リボソームたんぱく質と結合してリボソームを形成する。

(人体) 核小体は，リボソームRNAの合成とリボソームの組み立ての場である。[2008][2016]

【学童期】 ★★ 学校教育法*によって定められる小学校で学ぶ期間。年齢では6〜12歳にあたる。学童期前半は緩やかに成長し，後半は著しい身体発育を示す。特に，女子は発育加速が学童期後半に始まり，男子の体位を一時的にしのぐようになる。この時期は，成長に伴う体重増加のために必要なエネルギー量を付加する必要がある。この時期の健康*問題として，肥満者の増加とその一方で，10代以降の女子は体重増加の抑制傾向が認められる。学童期は生活習慣の完成期であり，運動*，休養*，栄養*の基本的な生活習慣が形成されるようにすることが，生活習慣病*対策の重要な課題となっている。そのためには学校，保護者，地域が連携しながら健康的な生活習慣を確立するための支援を行う必要がある。

(社会) 学童期の健康管理は，学校保健安全法に基づいて行われる。[2010]

(応栄) 学童期の推定エネルギー必要量は，基礎代謝量(kcal/日)と身体活動レベルの積に，エネルギー蓄積量を加えたものである。[2017]／学童期の肥満は，成人期の肥満に移行しやすい。[2010][2017][2020]／学童期の基礎代謝基準値(kcal/kg体重/日)は，幼児期より低い。[2017][2020]／学童期は二次性肥満より原発

性肥満が多い。[2011][2017]／学童期で最も多い貧血は，鉄欠乏性貧血である。[2011]／学童期のたんぱく質の目標量は，13〜20％Eである。[2020]

【学童期の肥満】★★　学童期*にみられる肥満*。大部分が過食と運動量の不足からなる単純性肥満*である。この時期の肥満の判定基準はかならずしも統一されていないが，肥満度やローレル指数*を用いている場合が多い。肥満による健康障害や過剰な内臓脂肪蓄積が認められる場合，介入，治療の対象となる。一方，健康障害が認められない者には，肥満をそれ以上増悪させないための健康教育*を行う。学童期は成長発達の過程にあることを考慮して，極端な減量により正常な発育を妨げることがないように十分に注意する必要がある。

(栄教) 学童期・思春期の肥満は，成人期の肥満に移行しやすい。

(臨栄) 学童期の高度肥満は，肥満度が50％以上と定義される。[2012]

【核内受容体】★★　細胞外からのシグナルを伝える細胞内または核*にある受容体。ステロイドホルモン*や甲状腺ホルモン*，ビタミンＡ*の酸化物であるレチノイン酸*，ビタミンＤ*等脂溶性生理活性分子は細胞膜を通過でき，細胞内でまたは核内で受容体と結合し，標的遺伝子の発現を調節することによって生理作用をあらわす。核内受容体は，標的遺伝子の調節領域にある特異的なDNAの塩基配列を認識して結合する構造をもつ細胞内たんぱく質であり，転写*因子の機能をもつ。

(人体) 甲状腺ホルモンは，核内受容体を介して作用を発現する。[2009]／アドレナリン受容体は，核内受容体ではない。[2014]／レチノイン酸は，核内受容体に結合する。[2020]

【確率論】★　以前（過去）に起こったできごとや既知の情報を解析して，その次（未来）に起こることを予測する時に用いられる統計学的考え方。日本人の食事摂取基準*[2005年版]から，確率論的な考え方が導入された。通常，自分自身（あるい

は食事指導をする対象者）の「真」の望ましい摂取量は測定不可能である。そのため，「不足している」「充足している」という絶対的表現よりも，過去のデータから不足の確率，あるいは充足の確率を数値として表現した方がより正しいことになる。このような考え方のもと，食事摂取量の評価方法として確率論が用いられることとなった。

(応栄) 食事摂取基準は，確率的な考え方を用いて策定された。

【家計調査】★★　国民生活における家計収支の実態を把握し，国の経済政策・社会政策の立案のための基礎資料を提供することを目的として，総務省が実施する統計調査。全国約9000世帯を対象として，家計の収入・支出，貯蓄・負債などを毎月調査するもの。この調査結果により，収入，貯蓄・負債，世帯人員，職業などの違いによって，各世帯の支出がどのように異なるのかが明らかになる。

(応栄) 外食の支出額は，家計調査に掲載されている。[2008]／世帯あたりの年平均支出と食費の割合は，家計調査に記載されている。[2009]

(公栄) 家計調査は，国全体で集計されている。[2016]／家計調査では，世帯ごとの食料費が得られる。[2018][2019]

【カケクチン】⊃TNF-α

【陰膳法】★★★　実際に被験者が摂取した食事と同じものを科学的に分析し，摂取栄養素量を推定する栄養調査の方法。通常，被験者自身に，摂取した食事と同じものを，もう1食分（陰膳）つくってもらう。対象者からありのままの食事を提供してもらえるよう配慮すること（食事調査の意味を十分に説明する。プライバシーの保護や材料費の支払いをすること）が必要である。栄養素*は正確に把握できるが，経費や手間がかかる。

(公栄) 1日の陰膳法は，個人のある1日の摂取量の把握に適している。[2006]／陰膳法は，習慣的な摂取量を把握するのに適さない。[2021]／陰膳法では，日本食品標準成分表に収載されていない食品を評価できる。[2013]／陰膳法による調査結果は，食品成分表の精度の影響を受

けない。[2020]／陰膳法は，対象者の記憶に依存しない。[2018]／陰膳法は，食物摂取頻度調査法に比べて調査費用が高い。[2012]／食事調査における食品成分表の精度は，陰膳法や生体指標を用いることによって誤差を小さくすることができる。[2016]／環境汚染物質の摂取量を把握するため，陰膳法を用いる。[2017]

【加工食品】★★　食品原材料に加熱，発酵*などの手を加えた食品。日本農林規格（JAS）*は，食品を原材料や品質成分で規格化し，これに認証マークをつけ，消費者やメーカーの便をはかっている。飲食料品全てが品質表示義務の対象で，生鮮食品*と加工食品でそれぞれの表示基準が定められている。

（食物）加工食品はポジティブリストの対象である。[2008]

（公栄）加工食品の栄養成分表示の指導は，都道府県，政令市，特別区の保健所栄養士の業務である。[2006]

【加工助剤】★★　食品の加工工程で使用される食品添加物*。表示は免除される。最終的に中和や除去され食品中には残留しないか，残留しても微量で効果を及ぼさないもの，また食品の常在成分に変えられ，食品中に存在する量を有意に増加させないものをいう。油脂の抽出に用いるヘキサン，たんぱく質の加水分解に用いる塩酸，豆腐製造時に使用する消泡剤*などがある。

（食物）使用した添加物が最終的に食品に残存しない場合は，加工助剤として表示が免除される。[2016]

【過呼吸症候群】⊃過換気症候群

【過酸化物】★★　油脂の空気酸化（自動酸化）*による生成物。空気酸化は不飽和度の高い脂肪酸*を多く含む油脂で起こりやすい。酸化がある程度進んだ段階で急激に蓄積し始め，その後，過酸化物は分解して油臭に関与するアルデヒド類やケトン類を生成し，一部は重合して油の粘性を増す。生体膜*組織においても過酸化物が蓄積し種々の障害の原因になる。トコフェロール*の欠乏や加齢等に伴い生体内過酸化脂質が増加する。グルタチ

オンペルオキシダーゼ*は生体膜の過酸化防止作用に関与する。

（食物）植物油を160〜200℃に加熱して使用すると，空気中の酸素によって酸化され過酸化物（ヒドロペルオキシド）が生成される。

【過酸症】★　胃酸外分泌が亢進している状態。ペプシン*外分泌過多も伴っているので，食道，胃*，十二指腸*などに消化性びらんや潰瘍を発生する。甘味，酸味，香辛料，カフェイン*，アルコール*などは，胃運動，胃液外分泌を亢進させるため避ける。また，熱いなど物理的刺激のある料理も避ける。

（臨栄）過酸症では，胃粘膜保護のため胃に刺激のない，あるいは低刺激の食品を与える。／過形成胃炎，肥厚性胃炎では過酸症を，萎縮性胃炎では低酸，無酸症を呈する。

【カシオコア】⊃クワシオルコル

【可視光線】★★　人間の目でみえる波長の電磁波*。いわゆる光のこと。通常は，380〜780nmの様々な波長が混ざった状態で，白に近い色にみえる。プリズムなどで波長によって分離すると，波長の短い側から，紫色，青色，水色，緑色，黄色，橙色，赤色と，それぞれの波長の可視光線が，人間の目には異なった色をもった光として認識される。可視光線より波長が短くなっても（紫外線*とよぶ），長くなっても（赤外線*とよぶ），人間の目ではみることができない。

（社会）可視光線は，網膜を刺激して紫〜赤の色感を起こす。

（人体）可視光線は，オプシンの高次構造を変化させる。[2006]

【果汁】★★　完熟した果実を搾汁したもの。JAS*では果実飲料として濃縮果汁，果実ジュース，果実ミックスジュース，果粒入り果実ジュース，果実・野菜ミックスジュースおよび果汁入り飲料の6種を規定している。濃縮果汁とは果実の搾汁を濃縮したもの。またはこれに果実の搾汁，もしくは果実の搾汁の濃縮したもの，もしくは還元果汁を混合したもの。果実ジュースとは1種類の果実の搾汁または還元果汁。果実ミックスジュースとは2種

類以上の果実の搾汁または還元果汁を混合したもの。果粒入り果実ジュースとは果実の搾汁または還元果汁に，かんきつ類の果実のさのうまたはかんきつ類以外の果実の果肉を細切したもの等を加えたもの。果実・野菜ミックスジュースとは，果実の搾汁または還元果汁に，野菜を破砕して搾汁または裏ごしをし，皮，種子等を除去したものを加えたもので，果汁の原材料に占める重量割合が50％を上回るもの。果汁入り飲料とは還元果汁を希釈したものまたは，還元果汁および果実の搾汁を希釈したもので，果実の搾汁の原材料に占める重量の割合が10％以上のものをいう。

(食物) 果汁100％の果実飲料は，JAS規格では果実ジュースという。[2012]／果実・野菜ミックスジュースでは，果汁の割合は50％以上である。[2007]／果汁入り飲料では，果汁が10％以上含まれていなければならない。[2007]

【過剰換気症候群】 ➡過換気症候群

【過剰症】★★　各種の栄養素*の過剰摂取によって起こる健康障害。脂質*や糖質*の過剰摂取は肥満*，糖尿病*，動脈硬化*等を引き起こす。食塩の過剰摂取は高血圧*の原因となる。ビタミンA*，ビタミンD*などの脂溶性ビタミン*は過剰症を引き起こしやすい。特にサプリメント等を利用している場合は過剰摂取とならないよう注意が必要となる。

(基栄) ビタミンAやビタミンDは，過剰摂取に注意すべきである。[2011]／カルシウムの大量摂取によって過剰症が起こる。[2009]

(公栄) 食事摂取基準[2015年版]においては，過剰摂取(エネルギー，脂質など)と欠乏症の両面の予防を視野に入れている。

【過小申告】★　食事調査において，摂取量が少なめ(過小)に申告されてしまうこと。ほとんど全ての食事調査法*においてみられる。エネルギー摂取量は肥満度に比例し，標準的な体型の成人でもおよそ15％程度の過小申告が生じる。

(公栄) 過小申告は，系統誤差に含まれる。[2018]／過小申告の程度は，BMIが大きい者ほど大きい。[2018]／対象者の過小申告を小さく

するために，調査方法を工夫する。[2021]

【過食症】★　過食の衝動，減量のための極端な方法，体型や体重への異常に強い関心を特徴とする摂食障害*。多くは自己流ダイエットをきっかけに発症し，多量の気晴らし食いを行った後に，嘔吐や下剤を使ったり，食事制限で体重を増やさないようにしたりする。薬物療法や認知行動療法*が有効で，早期治療が望ましい。

(栄教) 過食症対策には，専門的なカウンセリングが必要である。

【可食部】★★　食品全体あるいは購入形態から廃棄部位を除いたもの。日本食品標準成分表2020年版(八訂)*において，各成分値は可食部100gあたりの数値で示されている。廃棄率*は原則として通常の食習慣において廃棄される部分を，食品全体あるいは購入形態に対する重量の割合(％)で示されている。

(食物) 可食部とは，食品全体から廃棄部位を除いたものである。／日本食品標準成分表では，全ての成分値はそれぞれの食品の可食部100gあたりの値として示されている。

【下垂体】★★(脳下垂体)　間脳底部から下垂している内分泌器官。前葉からは成長ホルモン*(GH)・甲状腺刺激ホルモン*(TSH)・副腎皮質刺激ホルモン*(ACTH)・卵胞刺激ホルモン*(FSH)・黄体形成ホルモン*(LH)・プロラクチン*(PRL)，中葉からはメラノトロピンともよばれるメラニン*細胞刺激ホルモン(MSH)を分泌する。下垂体後葉ホルモンであるオキシトシン*(OXT)と抗利尿ホルモン(ADH)ともよばれるバソプレシン*は視床下部*の神経細胞内で合成されると下垂体後葉で蓄えられ，刺激に応じて放出される。下垂体から分泌されるホルモンのうち，成長ホルモン，甲状腺刺激ホルモン，プロラクチンの分泌は視床下部で産生されるソマトスタチン(成長ホルモン抑制ホルモン，成長ホルモン放出抑制ホルモン，成長ホルモン分泌抑制ホルモンなどともよばれる)によって抑制される。

（人体）バソプレシンは，下垂体後葉ホルモンである。[2011]／成長ホルモン（GH）は，下垂体前葉から分泌される。

【下垂体性巨人症】➡先端巨大症

【加水分解酵素】★《水解酵素》　加水分解反応を触媒する酵素*。反応形式が，A－B＋H₂O→A－OH＋B－Hで表せる反応を触媒する。消化酵素*の多くは加水分解酵素である。酵素の例は，アミラーゼ*，ラクターゼ*，スクラーゼ*，マルターゼ*，ペプチダーゼ，アルカリホスファターゼ*，コリンエステラーゼ*，グルコース-6-ホスファターゼなどである。

（人体）α-グルコシダーゼは，加水分解酵素である。[2013]

【ガス貯蔵】➡CA貯蔵

【ガストリン】★★★　消化管ホルモン*の1つ。主として胃幽門前庭部に存在するG細胞から分泌され，胃酸の分泌を促進する。ガストリンの分泌は，胃壁の伸展，食塊，たんぱく質消化産物，胃内のpH*上昇が刺激となり促進され，セクレチンによって抑制される。

（人体）ガストリンは，胃G細胞から内分泌されるペプチドホルモンである。[2010]

（基栄）ガストリンは，胃酸の分泌を促進する。[2006][2011][2013][2020]／ガストリンの分泌は，食塊が胃に入ると促進される。[2014][2015][2018]／ガストリンは，胃の運動を促進する。[2016]／ガストリンは，ペプシノーゲン（ペプシン）の分泌を促進する。[2017][2021]／ガストリンの分泌は，セクレチンによって抑制される。[2018]

【化生】★《粘膜上皮の化生》　十分に発育分化をとげて成熟した組織・細胞*が，持続的な機械的あるいは化学的刺激あるいは慢性炎症などの異常な刺激の下で，別の型の分化した組織・細胞に変化する現象。適応・再生の一様式であるが，本来そなわっていた機能・形態が変化したものと考えられる。例：腸上皮化生（胃粘膜上皮が腸型の上皮に変化），扁平上皮化生*（子宮頸部あるいは気管支上皮の円柱上皮*が重層扁平上皮*に変化）。発癌につながる場合もある。

（人体）上皮細胞の化生としては，喫煙者の気管支にみられる扁平上皮化生がある。

【カゼイン】★★★　乳たんぱく質の主成分。牛乳*では，約3.0％含まれる乳たんぱく質のうち約80％がカゼインである。等電点*がpH*4.6であり，生脱脂乳を20℃ pH4.6にした時に沈殿するリンたんぱく質と定義される。牛乳カゼインの主要成分はαs1-，αs2-，β-，κ-カゼインの4つで，一部β-カゼインが酵素により断片化されγ-カゼインが生じる。牛乳が白くみえるのは，牛乳中でカゼインが多量のミネラル*を含んだカゼインミセルとよばれるコロイド*粒子を形成し，共存する脂肪球とともに光を散乱するからである。キモシン*による乳の凝固は，ミセル*表面のκ-カゼインがキモシンの加水分解作用でGMP（グリコマクロペプチド）を遊離し電荷が減少，疎水性が増大するために疎水性領域の相互作用で起こる。

（食物）カゼインミセルは，リンたんぱく質である。[2006]／カゼインホスホペプチド（CPP）は，カゼインからつくられる。[2011]／牛乳は，酸の添加によって，カゼインが凝固する。[2014]／牛乳は，人乳よりも，カゼイン含量が多い。[2014]／ヨーグルトは，カゼインを乳酸菌により酸変性させたものである。[2017]／キモシンは，牛乳のκ-カゼインを部分分解する。[2018]／カゼインは，pH4.6に調整すると凝集沈殿する。[2021]

（応栄）母乳は，牛乳に比べカゼインが少ない。[2006][2011]

（臨栄）牛乳アレルギーは，カゼインやβ-ラクトグロブリンがアレルゲンである。

【カゼインホスホペプチド】★　《CPP：casein phosphopeptide》　カゼイン*を部分加水分解して得られるホスホセリン残基を含むペプチド*の総称。牛乳*中のたんぱく質*であるカゼインが，膵液中のトリプシン*により部分的に加水分解されて生成される。機能性成分として注目されており，腸管でのカルシウム*吸収率の向上，骨中カルシウムの増加効果が期待される。カゼインホスホペプチドを関与成分とし，「カルシウム等の吸収を高

●カゼイ

める」との表示が許可された特定保健用食品*がある。また，カゼインホスホペプチド−非結晶リン酸カルシウム複合体を関与成分とし，「歯*の健康維持に役立つ」との表示が許可されたものもある。

（食物）カゼインホスホペプチド(CPP)は，カゼインからつくられる。[2011]／カゼインホスホペプチドは，カルシウム吸収を促進する作用がある。[2012][2013]

【家族性高コレステロール血症】★★
LDL*(低比重リポたんぱく質)レセプター(受容体)*の異常による原発性脂質異常症。常染色体優性遺伝による遺伝性疾患。受容体はLDLを取り込めず血中LDLが高濃度となる。WHO*分類のⅡaかⅡbに属す。若年で狭心症*・心筋梗塞*を発症する。腱黄色腫を認める。コレステロール*や飽和脂肪酸*の摂取制限の他，抗コレステロール剤と血漿交換療法(プラズマフェレーシス)を併用する。

（人体）LDLアフェレーシスは，家族性高コレステロール血症に行う。[2012]

（臨栄）HMG-CoA還元酵素阻害薬は，おもに高コレステロール血症，家族性高コレステロール血症に適応がある。[2011]

【家族歴】★★　家族や近親者の健康状態，死因(死亡時の年齢)，罹病疾患名を系統的に記録したもの。家族，血縁者の病気，健康状態，死因，遺伝性疾患(糖尿病*，脂質異常症*，高血圧*，がん，アレルギー*など)等について記載する。これによって家族性疾患(遺伝子病*)と疾病感受性の遺伝の概略を知る。

（社会）若年発症の虚血性心疾患の家族歴は，介入不可能なリスク因子である。[2015]

（栄教）臨床診査とは，主訴，現病歴，既往歴，治療歴，体重歴，家族歴，臨床症状の観察(肥満，るい痩，無月経など)である。[2006]

【課題解決型アプローチ】★　保健計画策定手法の1つ。課題がはっきりとしているものに有効。しかし，専門家によって抽出された課題を理想の姿とするため，解決の手段の検討が先行し，目的の共有化をはかりにくく，関係機関や住民の協力が得られにくい。目的設定型と対

比される。

（公栄）課題解決型アプローチとは，現状から出された課題に対して，解決する取り組みをいう。／課題解決型アプローチでは，目的設定は専門家主導で行う。[2019]

【課題設定型アプローチ】◆目的設定型アプローチ

【カタ温度計】★　0.06〜1.5m/秒の速さや方向が一定しない室内微風速や空気の冷却力を測定するアルコール温度計。球部を温めてアルコール*を膨張させ38℃から35℃までの下降時間を測定。普通カタ(30℃以下)，高温カタ(25〜40℃)，湿カタ(高温高湿)がある。

（社会）カタ温度計は，室内微風速の測定に用いる。

【片栗粉】◆じゃがいもでんぷん
【カタボリズム】◆異化作用
【偏り】◆バイアス

【カタラーゼ】★　過酸化水素を水と酸素に分解する酵素*。酵素分子内にヘム鉄*を含み，分子量約24万のヘムたんぱく質の一種。酵素反応には鉄*やマンガン*を必要とする。肝臓*に多く存在する。また，微生物の好気的細胞に広く分布している。カタラーゼは，貯蔵中の野菜の組織内の過酸化水素を分解することによりその酸化的劣化*抑制に関与する。

（食物）カタラーゼは鉄を含む酵素で，貯蔵中の野菜の酸化的劣化抑制に関与する。

【脚気】★★★　ビタミンB₁欠乏症*。脚気は倦怠感，食欲不振などから始まり，浮腫，最低血圧の低下などの循環器症状，麻痺などの神経障害を示す疾患で，衝心発作が起これば命に関わる。昭和初期「亡国病」「江戸患い」などとよばれ，日本など米食地域に多発した。高木兼寛は海軍の航海試験で食事改善による予防に成功。鈴木梅太郎*が有効成分をオリザニンとして米ぬかから抽出し，治療に成功した。ビタミンB₁は炭水化物*の代謝(ピルビン酸*の脱炭酸)に必要であるため，白米の偏食*や，精製した炭水化物に偏った食生活をすることにより，最近でも脚気の発症がみられる。ビタミンB₁欠乏では，

ウェルニッケ脳症の発症もみられる。

(人体) 脚気は，ビタミンB_1欠乏である。[2006]／脚気では，末梢神経の障害がみられる。[2019]

(基栄) エイクマン(Eijkman,C.)は，脚気の原因が白米であることを実験的に証明した。[2009]

(臨床) 脚気またはウェルニッケ脳症は，ビタミンB_1欠乏による。[2007]

【喀血】★　呼吸器の損傷または疾患による口腔からの出血。多くは咳に伴って吐き出され，新鮮な出血のために鮮紅色である。原因疾患としては肺結核や気管支拡張症があげられる。

(人体) 喀血は，呼吸器からの出血である。[2016]／肺結核では，喀血がみられることがある。

【学校栄養職員】★★　義務教育諸学校または共同調理場において，学校給食*の栄養*に関する専門的事項をつかさどる職員。栄養士*の資格を有する者であることが学校給食法*で規定されている。

(栄教) 学校栄養職員は，学校教育の中で食に関する指導の専門家として専門性を発揮することが期待されている。

(給食) 学校栄養職員は，チームティーチングや特別非常勤講師として児童生徒の健康教育に携わる。

【学校感染症】★《学校において予防すべき感染症》　学校保健安全法で定めた学校で集団発生しやすい感染症*。第一種は感染症法*の1類と2類感染症*(結核*を除く)で，治癒するまで出席停止とする。第二種はインフルエンザ*(H5N1を除く)・百日咳・麻疹*・流行性耳下腺炎・風疹*・水痘・咽頭結膜熱・結核・髄膜炎菌性髄膜炎で，出席停止基準は疾病により異なる。第三種はコレラ*・細菌性赤痢・腸チフス・パラチフス・腸管出血性大腸菌感染症・流行性角結膜炎・急性出血性結膜炎・その他で，感染のおそれがないと認められるまで出席停止とする。

(社会) インフルエンザに罹患した児童は，解熱した日の2日を経過してから登校してよい。[2016]

【学校給食】★★★　義務教育諸学校において，児童*または生徒に対して，健康教育の一環として位置づけられて提供される食事。学校給食は学校給食法*に基づいて実施されている。さらに，関連法規として，学校給食の衛生管理の基準は「学校給食衛生管理の基準」(平成21年4月改正)，食事内容については「学校給食実施基準*」(最終改正平成30年8月1日)がある。2008年(平成20) 6月に学校給食法の改正がなされ，学校給食の目標は7項目掲げられ，学校給食を教育の一環として実施することがより明確になった。給食の形態には，完全給食(パンまたは米飯，ミルク，おかずで構成される)，補食給食(ミルクとおかず，主食は持参する)，ミルク給食(ミルクのみ給食，弁当を持参する)の3種類がある。

(栄教) 学校給食は，栄養指導の生きた教材である。

(公栄) 学校給食実施率は，学校給食実施状況調査によって把握される。[2019]

(給食) 学校給食は，教育として位置づけられている。[2012]／学校給食栄養管理者は，望ましい食生活に関し担任教諭を補佐して指導する。[2007]／学校給食栄養管理者は，検食の実施および検査用保存食を管理する。[2007]／学校給食の共同調理場方式は，セントラルキッチンシステムである。[2009]

【学校給食実施基準】★★★　児童*生徒に適切な学校給食*を提供するために，給食実施回数，学校給食摂取基準などにつき規定している実施基準。最終改正は2021年(令和3) 2月12日。学校給食摂取基準が示されているが，これは，児童生徒の1人1回あたりの全国的な平均値を示したものであるから，適用にあたっては，個々の児童生徒の健康状態および生活活動の実態ならびに地域の実情等に十分配慮し，弾力的に運用することとされている。また，学校給食摂取基準におけるエネルギーおよび各栄養素の基本的な考え方が示されている。

(栄教) 学校給食実施基準の策定は，学校給食法に規定されている。[2019]

(給食) 学校給食実施基準では，鉄は，食事摂取基準の推奨量(1日)の33%としている。[2012]／学校給食実施基準では，ビタミンAは，1日の

カ
●ガッコ

推奨量の33％を基準値とし，その3倍までを摂取範囲としている。[2012]／学校給食実施基準では，ビタミンB₁は，食事摂取基準の推奨量(1日)の40％としている。[2012]／学校給食実施基準では，ビタミンB₂については，牛乳(200ml)を1本つけると1日の推奨量の40％程度となることから，食事摂取基準(1日)の40％としている。[2012]／学校給食実施基準では，ビタミンCは，食事摂取基準の推奨量の33％としている。[2012]

力
●ガッコ

【学校給食法】 ★★★★　学校給食*の実施に必要な事項を定めた法律。1954年(昭和29)に制定。学校給食の普及充実をはかることを目的とし，学校給食の目標，定義，国および地方公共団体の任務，栄養教諭*，学校栄養職員*，経費の負担などが示されている。運営に関する具体的な事項は，学校給食施行規則，学校給食実施基準*などに記されている。

(栄教) 学校給食法に掲げる学校給食の目標の1つに，環境の保全に寄与する態度を養うことがある。[2010]／学校給食法に掲げる学校給食の目標の1つに，協同の精神を養うことがある。[2010]

(公栄) 学校における食育の推進は，学校給食法に規定されている。[2013]

(給食) 小学校給食は，学校給食法に規定されている。[2015]／学校給食法には学校給食の目標として，適切な栄養の摂取により，健康の維持・向上をはかる，と掲げられている。[2011]／学校給食法には学校給食の目標として，学校生活を豊かにし，明るい社交性を養う，と掲げられている。[2011]／学校給食法には学校給食の目標として，食料の生産,流通および消費について，正しい理解に導く，と掲げられている。[2011]

【学校教育法】 ★★　教育課程の根幹である学校教育の制度を定めた法律。日本国憲法や教育基本法とともに制定され，1947年(昭和22) 4月1日から施行された。ここでの学校とは，小学校，中学校，高等学校，専修学校，中等教育学校，大学，高等専門学校，盲学校，聾学校，養護学校および幼稚園である。2005年(平成17)4月，学校教育法の一部改正によって，食に関する指導(学校における食育*)の推

進に中核的な役割を担う栄養教諭制度*が創設された。

(公栄) 栄養教諭制度は，学校教育法に規定されている。／栄養教諭による児童の栄養に関する指導および管理は，学校教育法等の一部を改正する法律に規定されている。[2008][2012]

【学校において予防すべき感染症】 →学校感染症

【学校保健】 ★★　学校における保健教育及び保健管理をいう(文部科学省設置法第4条第12号)。これら保健教育及び保健管理を円滑に遂行するために保健組織活動がある。学校保健は，保健教育，保健管理，保健組織活動で成り立つ。児童生徒や教職員の健康を保持増進し，心身ともに健康な国民の育成を目的として行われる教育活動である。

(社会) 学校保健が対象とする学校とは，幼稚園から大学までを含んでいる。[2009]／学校保健には，保健教育と保健管理が含まれる。[2008]／学校長は学校保健の総括責任者である。[2009]

【学校保健安全法】 ★★　学校における保健管理*，安全管理の必要事項を定めた法律。児童*，生徒，学生および幼児ならびに職員の健康保持増進をはかることを目的にしている。この法律では，学校保健安全計画を策定し，健康診断*，環境衛生検査，安全点検，その他の保健または安全に関する事項について計画し，実施しなければならないとしている。また，出席停止の措置が定められ，学校長は学校感染症*に罹患し，また罹患の恐れのある児童・生徒・幼児がある時は，出席を停止することができることになっている。さらに，学校設置者(教育委員会，私立は理事長)は感染予防上必要な場合には，臨時に学校の全部または一部の休業(臨時休業)を行うこととしている。

(社会) 学校保健安全法は，幼稚園児，児童，生徒，学生および教職員を対象とする。[2006]／学校保健安全法では，小学校入学予定者に対し，入学前年の11月に就学時健康診断を実施する。[2011]／学校保健安全法では，6月末までに児童の定期健康診断を実施する。[2011]／学校保健安全法では，学校長がインフルエンザに罹患

した児童を出席停止とする。[2011]／感染症による臨時休業は，学校保健安全法に基づいて行われる。[2013]／学校保健安全法では，インフルエンザに罹患する児童の急増に伴い，学校設置者(教育委員会および経営者)が学校を休業とする。[2011]／感染症による出席停止は，学校長によって行われる。[2010]／学校感染症が流行した場合の休校は，学校設置者(教育委員会等)が決定する。[2016]

【学校保健体制】★　学校保健*に関する計画・運営・組織の全校的な体制。学校保健の総括責任者は学校長であり，その体制を運営・調整するのが保健主事である。保健主事には，教諭または養護教諭*を充てると規定されている。学校保健安全法*に基づき，学校には学校医を設置し，さらに大学以外の学校には学校歯科医および学校薬剤師が設置され，保健管理*にあたる。学校保健に関する体制は，学校保健の領域構造と組織・運営機能との関係から，保健教育*・保健管理に分けられ，これらを円滑に推進するための保健組織活動の3領域で構成されている。指導体制，管理体制，校内体制，組織体制等々，目的や機能別に学校運営と調和・統合する体制づくりが創意工夫されている。
(社栄) 学校保健体制の統括責任者は学校長である。

【学校保健統計調査】★★★　学校保健行政のための基礎資料。学校(幼稚園，小・中・高等学校)における定期健康診断*(4月1日から6月30日の間に実施)の結果をまとめ，児童*生徒および幼児の発育・健康*状態を明らかにしている。調査項目は，児童等の発育状態(身長・体重・座高)(座高は2015年〈平成27〉から廃止)の測定と健康状態(栄養*状態，う歯*・視力・肥満*傾向・心電図異常などの身体の疾病・異常の有無)である。学校全数を対象とするものではなく，文部科学大臣があらかじめ指定する調査実施校を調査の範囲としている(標本調査である)。
(社栄) 学校保健統計調査は，学校における定期健康診断結果の抽出調査である。[2012]／学校保健統計調査は，小学校・中学校・高等学校およ

び幼稚園の生徒が対象となる。[2008]
(応栄) 学校保健統計調査には，肥満傾向児の出現率が示されている。[2011]
(公栄) 児童・生徒および幼児の身長，体重，座高，視力，聴力，歯の状況は，学校保健統計に記載される。[2009][2011][2018]

【褐色細胞腫】★★《フェオクロモサイトーマ，10%病》　副腎髄質細胞または交感神経節細胞から発生する腫瘍*。腫瘍の90％は良性で，腫瘍の90％は副腎に，10％は副腎外に発生する。また，10％は両副腎に発生する。腫瘍はカテコールアミン*(アドレナリン*，ノルアドレナリン*など)を産生，分泌し，発作性の高血圧，頭痛*，心悸亢進，発汗*，顔面蒼白，吐き気，不安感，全身倦怠感，四肢の振戦などを生じる。血糖*が上昇し，たんぱく尿*を認める。血中および尿中カテコールアミンおよびその代謝物(バニルマンデル酸：VMA)の上昇を認める。両側副腎例，副腎外発生例，悪性例，家族内発生例，小児例がそれぞれ約10％の頻度で発生することから10%病ともいわれる。
(人体) 褐色細胞腫は，カテコールアミンを過剰に分泌する。[2007]／褐色細胞腫では，内分泌性高血圧を生じる。[2012][2016][2018]／褐色細胞腫では，血中アドレナリン(エピネフリン)値の上昇がみられる。[2013]／褐色細胞腫では，高血糖がみられる。[2019][2021]

【褐色脂肪組織】★★　脂肪組織*の形態の一種。脂肪組織は，形態から褐色脂肪組織と白色脂肪組織*の2種類に分類される。冬眠中の動物や新生児*の皮下には，大量の褐色脂肪組織がみられる。白色脂肪組織に比べて褐色脂肪組織中の細胞質の脂肪滴は小さく，多数のミトコンドリア*が存在している。さらに，ミトコンドリアは，エネルギーを熱に変換する脱共役たんぱく質(UCP：uncoupling protein)*を大量に含んでいることから，褐色脂肪組織では余剰のエネルギーが熱として発散されていることが知られている。
(人体) 褐色脂肪組織は，加齢とともに減少する。[2017]
(基栄) 褐色脂肪組織の細胞質内には，多数の小

さな脂肪滴が存在する。[2007]／褐色脂肪組織の細胞質内には，白色脂肪組織に比べ多数のミトコンドリアが存在する。[2007]／成人では，褐色脂肪組織より白色脂肪組織の方が多い。[2007]

【活性汚泥】★　好気性菌*を活用した下水処理法。二次処理として用いられる。一次処理（沈殿等）した汚水に活性汚泥（好気性菌を大量に含む泥状物）を加え，曝気槽で空気を送り込んでかく拌して好気性菌により有機物を分解する。大量の下水を効率よく処理でき，現在日本で最も広く用いられている処理法だが，窒素やリンなどを十分に除去することはできない。二次処理後の下水は消毒・放流されるが，近年では富栄養化防止や下水処理水再利用のため，窒素・リンなどを除去する三次処理が行われることも多い。

(社会) 下水処理に使用する活性汚泥は，多量の好気性菌を含んでいる。[2009]／活性汚泥法は，好気性微生物による下水処理法である。[2020]

【活性化エネルギー】★　反応物の基底状態の自由エネルギー*値と，生成物へと変化する間に存在する遷移状態の最高の自由エネルギー値との差。生物系において，温度や圧力が不変のまま，物質の初期状態の反応物から生成物へと変化した状態の系は，熱力学からみて自由エネルギー変化として観測できる。反応物から生成物への経路において，既存の化学結合の開裂と新たな結合の形成には，既存の結合にひずみが生じ，反応物あるいは生成物よりも自由エネルギーの大きな遷移状態がつくられる必要がある。この基底状態と遷移状態との自由エネルギー差が活性化エネルギーである。生体反応においては，酵素*が遷移状態の活性化エネルギーを減少させ，反応速度を大きく上昇させる触媒の役割を担っている。

(人体) 化学反応における活性化エネルギーは，酵素により低下する。[2018]／酵素は，触媒する化学反応の活性化エネルギーを減少させる。[2020]

【活性型ビタミンD】★★★《1,25-ジヒドロキシビタミンD, 1,25-(OH)₂-D》　1位と25位の炭素に水酸基がそれぞれ付加されたビタミンD（活性型）のこと。食事より摂取したビタミンD₂（きのこ由来）あるいはD₃（魚や卵由来）は，そのままではビタミンDの生理作用をもたない。まず，肝臓*で25位の炭素に水酸基が付加されて25-(OH)-Dとなる。さらに，腎臓*で1位の炭素に水酸基が付加されて1,25-(OH)₂-Dとなる。この1,25-(OH)₂-Dが活性型ビタミンDである。ヒトの皮膚の細胞で紫外線*照射によって生成されたビタミンD₃も同様に活性型に代謝される。活性型ビタミンDは小腸粘膜でカルシウム結合たんぱく質*の生合成を増大させ，カルシウム*の吸収を促進する。

(人体) 活性型ビタミンDは，遺伝子発現を調節する。[2010]／活性型ビタミンDは，カルシウムの再吸収を促進する。[2015]

(基栄) 活性型ビタミンDは，小腸上部におけるカルシウム吸収を促進する。[2006][2007]／活性型ビタミンDの生成は，副甲状腺ホルモン（PTH）により促進される。[2011][2012]／活性型ビタミンDは，核内受容体に結合して作用する。[2012]

【活性酸素】★★《ROS：reactive oxygen species》　化学反応性の高い酸素原子を含む低分子化合物。スーパーオキシドアニオン，ヒドロキシラジカル，過酸化水素，一重項酸素などがある。さらに一酸化窒素*を含める場合もある。核酸*のグアニン*を酸化して遺伝子*の変異を起こし，老化やがん*の原因となる。また低密度リポたんぱく質（LDL）*を酸化型LDLに変えて動脈硬化*の原因となる。活性酸素を除去する物質にはビタミンC*，ビタミンE*，カロテノイド*などがある。また，赤ワインやチョコレートに含まれるポリフェノール*，トマトの赤色色素リコピン*にも活性酸素除去作用がある。活性酸素を分解する酵素にスーパーオキシドジスムターゼ（SOD）*やグルタチオンペルオキシダーゼ*などがある。銅*，亜鉛*，マンガン*はSODの構成分，セレンはグルタチオンペルオキシダーゼの構成分となっている。

（人体）活性酸素を分解する酵素類には，銅，亜鉛，マンガン，セレンが含まれる。[2014][2015]／グルタチオンは，活性酸素の分解に関与する。[2014][2015]

（臨栄）C型肝炎では，活性酸素の産生抑制のため，鉄制限を行う。[2020]

【活性中心】★★《活性部位》 酵素たんぱく質分子中の，基質*が特異的に結合して酵素*の触媒*作用を受ける部位。活性中心には補酵素*や補欠分子族*あるいは金属などを含む場合もある。基質と，基質に構造のよく似た化合物が結合をせり合って酵素反応を妨げ，酵素活性を低下させる拮抗阻害（競合（争）阻害）もこの場で起こる。

（人体）競合（争）阻害剤は，酵素の活性部位（活性中心）に結合する。

【活性部位】⇨活性中心
【活性メチオニン】⇨S-アデノシルメチオニン
【カッティング野菜】★★《カット野菜》 料理に適した形状にカットされた洗浄済みの野菜。下調理（剥皮，洗浄，切さい）作業の軽減と下処理作業スペースの削減につながり，生ごみの減量化などのメリットがある一方，価格が高く，ビタミンC*などの水溶性成分の溶出，袋詰めに使用されたビニール袋がごみとして排出されるなどのデメリットもある。

（給食）カット野菜導入により，生ごみを削減できる。[2010]／カット野菜導入により，人件費が削減できる。[2010]／カット野菜の使用量を減らすことは，変動費の抑制につながる。[2011]／カット野菜の使用によって，下処理の時間が短くなる。[2018]／カット野菜の流水洗浄後の計量値は，検収時の計量値より増加する。[2018]／給食施設で利用されている生鮮カット野菜は，一次加工品である。[2021]

【活動係数】⇨アクティビティファクター
【活動電位】★ 数ミリ秒の間に起こる一連の膜電位変化。神経や筋肉*などが興奮する際には，細胞内膜電位は負から正へとなり，さらに，速やかにもとに戻る。この一連の膜電位変化を活動電位という。閾値*（興奮するのに十分なある一定

の値）以上の刺激により，通常膜の外にあるナトリウムイオンが膜内に入り，膜の電位勾配が逆転させて生じる。例えば心臓*を規則正しく収縮させるための電気現象は，活動電位によって引き起こされている。

（人体）興奮の伝導では，神経細胞の一部に起きた活動電位が軸索に沿って伝播する。

【カットオフ値】★《カットオフポイント，病態識別値，閾値》 検査が陽性か陰性かを区別する値。多くのスクリーニング検査*法では，検査値から疾病・異常のある者と，疾病・異常のない者を明確に判別することはできないが，いずれかの値で検査陽性と検査陰性との間に線引きをする必要がある。この境界値をカットオフ値という。カットオフをどの値におくかによって検査精度が左右される。カットオフ値の設定にはROC曲線*が用いられる。

（社会）カットオフ値を上げると，特異度が高く，敏感度は低くなる。[2008]／カットオフ値を下げると，偽陽性が増え特異度は低くなり，一方敏感度は高くなる。[2008]／カットオフ値を高くすれば，敏感度と特異度のうち一方は高くなり，もう一方は低くなる。[2021]

【カットオフポイント】⇨カットオフ値
【カット野菜】⇨カッティング野菜
【κ-カゼイン（カッパ-カゼイン）】★ 乳たんぱく質の主成分であるカゼイン*の一種。4種類のカゼインのうち，κ-カゼインは親水性が高く，カゼインミセル（直径150nm）の可溶化に貢献している。カゼインに凝乳酵素のキモシン*を作用させると，κ-カゼインのペプチド結合（105番目のPheと106番目のMetの間）を加水分解するため，カゼインの表面に疎水性部分が露出して凝集し，凝固物（カード）を形成する。

（食物）レンニン（キモシン）は，κ-カゼインの特定の部位を加水分解する。[2008]

【褐変】★★ 食品の加工，加熱調理*，長期貯蔵などの過程で褐色に着色する現象。褐変には，①生組織の損傷の際に酵素が関与して起こる酵素的褐変*，②加熱調理などで酵素が関与しない非酵素

103

褐変とに大別される。前者は，りんご，ごぼう，れんこん，じゃがいもなどの褐変がある。これらは，組織のポリフェノール*類にポリフェノールオキシダーゼ*が作用してできるキノン類が重合着色したものである。ポリフェノールオキシダーゼは酸性溶液や食塩水中では阻害される。後者は，アミノ－カルボニル反応*，油脂の酸化重合，カラメル化*反応など加熱調理品・加工品に見られる。一般に酸性条件下では褐変は起こりにくい。褐変防止剤として，りんごジュースにはアスコルビン酸*を，かんぴょうやワインには二酸化イオウなど還元性物質を用いる場合がある。

(食物) じゃがいもの切断面の褐変には，ポリフェノールオキシダーゼが関与する。[2007][2018]／果物の褐変は，食塩水に浸すことで抑制される。[2018]

【過程評価】⇒経過評価

【カテキン類】★★ フラボノイド化合物の一種。3-ヒドロキシフラバノールの構造を有する。カテキン類にはカテキン，エピカテキン，エピガロカテキンなどがある。ポリフェノール*としての性質をもち，抗酸化性を示す。水，アルコール*に可溶。葉，樹皮，木質に広く分布。茶類に多く，乾物中10〜20％含まれ苦味*を呈し，没食子酸と結合したエピカテキンガレート，エピガロカテキンガレートには渋味*が加わる。紅茶製造過程では酸化重合する。カテキン類は，ぶどう，もも，りんごなどの渋味成分でもある。渋味をもち，皮をなめす性質をもつ化合物を総称してタンニンという。

(食物) カテキン類は，緑茶特有の渋味成分である。[2009]／紅茶の発酵過程では，カテキンが重合してポリフェノールができる。[2017]／茶カテキンは，体脂肪が気になる方に適した食品である。[2021]

【カテコールアミン】★ 3種の生体アミン（ドーパミン*，アドレナリン*，ノルアドレナリン*）の総称。副腎髄質細胞や脳や末梢の神経細胞で，アミノ酸のチロシン*より生合成され，ホルモンまたは

神経伝達物質*として重要な生理作用に関与する。受容体*は7回膜貫通型で細胞膜*に存在する。

(人体) チロシンから副腎髄質でカテコールアミンが合成される。

【カテーテル】★★ 医療用に体腔内または血管内に挿入されるプラスチック製やゴム製の管。中心静脈栄養法*では，鎖骨下静脈を経て心臓の近くまでカテーテルを挿入して長期間留置し，人体に必要な全栄養素*を補給することができる。また，鼻腔を経て消化管*に留置するカテーテルは，意識障害*や口腔内咀嚼*ができない時の栄養法に使用される。心筋梗塞*時に，冠状動脈内に挿入して梗塞部位を拡張するカテーテルなども広く使われる。

(人体) 中心静脈栄養法でのカテーテルの先端は，中心静脈内に留置する。[2011]

(臨栄) 中心静脈栄養では，大腿静脈へのカテーテル挿入を行うこともある。[2008]／経鼻経管法では，カテーテル先端を胃内あるいは幽門後に留置する。[2012][2014]

【カテプシン】★ 動物細胞に分布する酵素プロテアーゼ*の一群。カテプシンA〜G，L，S，Tなど多種類の酵素*からなる。筋肉の自己消化*に関与する。食肉熟成中の組織軟化や旨味増加にはカテプシン作用が寄与している。

(食物) 死後硬直期が過ぎると，組織内のカテプシン作用によって自己消化が起こる。

【果糖】⇒フルクトース

【稼働マニュアル】★ 調理作業の分担とその進め方（料理手順，装置・機器操作）のマニュアル。これに基づいて未熟練者でもある程度の訓練を積むことで，所定の料理を所定時間内に提供することが容易になる。熟練者によって，現場作業を献立ごとに記録・検討し，マニュアルを作成する。

(給食) 熟練者によって作成された稼働マニュアルに基づくことによって，未熟者でも調理作業を時間内に効率的に進めることが可能となる。

【カドミウム】★★★ メッキ，顔料*，電池などに利用。急性中毒は嘔吐，下痢，

腹痛などである。慢性中毒は富山県神通川流域で発生したイタイイタイ病*との関連が注目される。この疾病はファンコニー症候群とよばれ，腎臓*の尿細管*に障害を起こしてカルシウム*やリン*の代謝障害，さらに骨軟化症を示すものである。前立腺がんの原因ともなる。カドミウムは米，清涼飲料については成分規格，陶磁器，プラスチックなどについては溶出限度*の規格が定められている。

(社会) 神通川下流地域では，カドミウムが原因の公害が発生した。[2021]／カドミウムを経口的に摂取することは，腎臓障害(尿細管)と骨粗鬆症を含む骨軟化症の原因となる。[2011]

(食物) カドミウムは，米(玄米)，清涼飲料水，粉末清涼飲料水について規格基準が定められている。[2018]／米中のカドミウム含量は，0.4ppmを超えてはならない。[2019]／カドミウムの健康障害は，腎臓障害である。[2015]

【加熱香気】★　食品の加熱によって生成される香気。食品素材中の糖類，アミノ酸*，たんぱく質*の単独あるいは相互作用によって，様々な加熱香気成分が生成され，食品の特徴的な香りとなる。その中では，アミノ－カルボニル反応*が関与する場合が多く，この反応の中間生成物(ジカルボニル類)とアミノ酸とのストレッカー分解*反応により生成されるアルデヒド類やピリジン類が大きく寄与している。アミノ－カルボニル反応の過程で生成するピラジン類*やピロール類，含硫アミノ酸*との反応で生成されるチアゾール類やチオフェン類も加熱香気に寄与する。糖単独の加熱によるカラメル化*で生じるカラメル臭も加熱香気として重要である。また，調理した温度の違いによって香りが異なるのは，加熱温度の違いによって生成される加熱香気成分が異なるからである。例えば，食肉を焼いた場合と煮た場合で，それぞれの香りが異なる。いずれの場合も，含硫化合物が共通の加熱香気成分として生成されるが，煮た場合にはフラン化合物が，焼いた場合にストレッカー分解によるアルデヒド化合物やピリジン化合物が多く生成

される。

(食物) 飯のお焦げの香りは，おもにアミノ酸のストレッカー分解によってできるピラジンによる。

【加熱調理】★★　主要な調理操作*の1つ。食品の嗜好性，消化吸収性，安全性を高めることが主目的。加熱調理中には食品の成分・組織・物性が大きく変化するため，重要である。加熱調理は湿式加熱，乾式加熱，誘電加熱(マイクロ波*加熱)に大別される。湿式加熱は水，水蒸気を熱媒体とする「茹でる」「煮る」「蒸す」があり，水の沸点の100℃が上限となる。乾式加熱は油を熱媒体とする「揚げる」，網や鍋，オーブン等を用いる「焼く」「煎る」，揚げると焼くの中間型の「炒める」がある。乾式加熱は100～250℃程度となり，温度管理がむずかしい。誘電加熱は2450MHzのマイクロ波を照射し，食品自体を発熱させる調理法である。

(給食) 加熱調理後に食品を冷却する場合は，60分以内に10℃まで下げる。[2010]／加熱調理後直ちに提供しない温かい食品は，65℃以上で保管する。[2010]／クックチルシステムの加熱調理では，食品の中心温度75℃，1分以上を確認する。[2006]／加熱調理・焼く作業においては，細菌の残存を防ぐため，加熱温度と時間の管理基準を設定する。[2008]／加熱調理は，準清潔作業区域で行う。[2012]

【化膿性髄膜炎】★《細菌性髄膜炎》　髄膜・脳脊髄液に細菌*が侵入して発症する炎症性疾患。中枢神経系の感染症*としては最も頻度の高い疾患群であり，感染経路としては，血行性(呼吸器感染病巣，心内膜炎)と直接性(頭頸部感染症)とがある。起炎菌としては，髄膜炎菌，肺炎球菌，インフルエンザ菌が多い。通常，結核性髄膜炎は化膿性髄膜炎に含めない。症状は頭痛，発熱，白血球増多，脳圧亢進症状，髄膜刺激症状，意識水準の低下，重要な合併症としては，播種性血管内凝固症候群*，抗利尿ホルモン*不適合分泌症候群，脳梗塞，硬膜下水腫・膿瘍，後遺症としては，てんかん，発達遅延，難聴，麻痺などがある。髄膜炎菌性髄膜炎は飛沫感染*

し，学校において流行を拡大する可能性が高い感染症として，学校感染症*第二種に加えられた（2012〈平成24〉年4月1日）。

(人体) 化膿性髄膜炎は，細菌感染によって起こる。

【カノーラ油】 ⇒キャノーラ油

【カビ】 ★★《糸状菌，真菌》　糸状の構造をもつ菌類。カビ（真菌類）は多くが偏性好気性であり，至適発育温度は25〜30℃であるが，低温下（5〜−5℃）でも発育し，多くのカビは水分活性*0.8以上で発育できる。しかし，好乾性カビとよばれる乾燥に強い一部のカビは水分活性0.65以上で増殖できる。したがって，カビは乾燥食品*でも発育し，また低温低湿の条件でも発育できる。カビには有用なものもあるが，食品の品質を低下させたり，時にはカビ毒（マイコトキシン*）を産生し，カビ毒中毒（真菌中毒症）をもたらす。代表的なマイコトキシンとして，*Aspergillus flavus*が産生するアフラトキシン*があり，これは肝障害，肝がんを起こす。

(食物) カビは，酵母に比べて有機酸に対する耐性が強い。／カビが産生する毒性物質は，マイコトキシンとよばれる。[2006]／アフラトキシンは，カビが産生する。[2006]／黄変米毒素は，カビが産生する。[2006]

【カビ毒】 ⇒マイコトキシン

【過敏性腸症候群】 ★★《IBS：irritable bowel syndrome》　腸管，特に大腸*の機能的疾患。副交感神経系の持続的緊張亢進状態により，腹痛を伴う便通異常が続き，下痢，便秘，腹部膨満などを起こす。Rome Ⅲ診断基準によって定義され，便性状により分類される。病型は，下痢型，便秘型，下痢と便秘が出現する混合型があり，下痢型は男性に，便秘型は女性に多い傾向にある。便秘型は痙攣性便秘がほとんどである。消化器症状の他に，自律神経失調症状や不定愁訴を自覚するなど多い。薬物療法，心理療法，生活指導・相談，栄養食事指導の対症療法を行う。重症でない限り特別な栄養食事療法は必要なく，下痢や便秘に応じた食事内容とする。

(人体) 過敏性腸症候群では，下痢がみられる。

[2007][2010]／過敏性腸症候群では，機能性便秘を示す。[2011]

(臨栄) 過敏性腸症候群では，便秘を認める。[2010]／過敏性腸症候群では，低脂肪食とする。[2009]／過敏性腸症候群では，下痢や便秘に対応した食事とする。[2012][2021]／過敏性腸症候群では，高分子重合体，消化管運動調整薬が用いられる。[2019]

【カフェイン】 ★★★　コーヒー豆，茶葉，カカオ豆，コーラナッツなどに多く含まれる植物性アルカロイドの一種。苦味*を呈し，脳・筋肉の興奮作用（覚醒作用），利尿作用，胃酸分泌促進作用などがある。抽出方法にもよるが，コーヒーに0.06%，紅茶に0.03%，玉露に0.16%，煎茶に0.02%程度，ウーロン茶に0.02%程度含まれている。コーヒーや茶葉から抽出されたものは食品添加物としてコーラなどの清涼飲料水に使用（苦味料等）が許可されている。カフェインを多量に添加した清涼飲料水（エナジードリンク，眠気覚まし用飲料など）などもあり，過剰摂取に対して国際機関などから注意喚起がなされている。一時的な急性作用は，中枢神経系の刺激によるめまい，心拍数の増加，興奮，不安，震え，不眠症などである。摂取により尿へのカルシウムの排泄量が増えるため，カルシウム摂取量が少ない場合，骨粗鬆症*発症の原因となる可能性がある。

(食物) コーラには，カフェインが含まれる。[2012]

(栄教) 寝つきをよくするには，就寝前のカフェインの摂取に注意する。[2013]

(臨栄) カフェインは，骨粗鬆症のリスク因子である。[2016]

【カフェテリア方式】 ★　セルフサービスの配膳*方法の1つ。食事は，料理ごとに，カウンター越しにサービスされ，喫食者が自分に好きな料理を選択することが可能である。

(給食) カフェテリア方式で運営している学生食堂において，食材料費の原価の引き下げの実施の有無は，損益分岐点分析から検討する項目である。[2011]

【カプサイシン】★★ とうがらしの辛味*成分。化学構造はアミド類に属し，無色無臭。とうがらし中に20種程度の同族体が存在する。副腎皮質を刺激しアドレナリンの分泌を促す作用が強く，エネルギー代謝，特に脂質代謝を促進する。

（食物）カプサイシンには，副腎のアドレナリン分泌を促進する作用がある。[2009]／とうがらしに含まれるカプサイシンは，体熱産生作用をもつ。[2010]

【カヘキシー】⊃悪液質

【芽胞】★★★ 細菌の休止型細胞。好気性または通性嫌気性のバチルス属*（枯草菌，炭疽菌*，セレウス菌*など）や偏性嫌気性のクロストリジウム属*（ウエルシュ菌*，ボツリヌス菌*など）は，乾燥や栄養の枯渇など，増殖に不適当な環境におかれると芽胞を形成する。これらの菌は土壌や，一部の菌種はヒトや動物の腸管に生息している。乾燥や栄養の枯渇のみならず，高温，放射線，紫外線*などに抵抗性を示す。また多くの消毒剤に抵抗性で，手指の消毒に多用されるエタノールでは殺菌*されない。全ての菌種の芽胞を完全に死滅させるには，加圧蒸気滅菌*（121℃，20分）か，乾熱滅菌（160℃，60分，または180℃，30分）が必要である。

（食物）芽胞形成細菌は，紫外線照射によって殺菌される。[2007]／大腸菌群は芽胞を形成しない。[2011]／カンピロバクターは芽胞を形成しない。[2018]

【カーボカウント】★《カーボカウント法》
血糖値*に影響を与えやすい食品中の炭水化物（糖質）*の摂取総量を測ることで，各食事の炭水化物量に応じたインスリン*量を患者自身が調整する方法。食事中の糖質量を把握し，規則正しく摂取する基礎カーボカウントと食事中の糖質量に応じてインスリン量を調整し，食後高血糖をコントロールする応用カーボカウントの段階がある。1カーボを糖質10gまたは15gで計算する。インスリン療法*中の患者にカーボカウントを指導することは，血糖コントロールに有効である。

（臨栄）カーボカウントを用いて，インスリン量

を決定する。[2020]

【カミサリー】★★ 食材料等の調達システムの一種。大手の給食会社が自社で所有したり，食材購入の合理化をはかるため，複数の給食施設*が協同で流通センターを設置し，購入・保管・配送をまとめて行う形などがある。食材調達の組織を大型化することで効率的運用を行う。カミサリーとセントラルキッチン*の明確な区分はなく，1987年（昭和62）に，厚生労働省*が定めた「セントラルキッチン／カミサリーシステムの衛生規範」によると，セントラルキッチン／カミサリーシステムとは，「集中調理加工施設に加えて，分散する調理，飲食，給食等の供給施設まで含めて一連の過程を総称する」と定義されている。

（給食）カミサリーシステムは，協同の流通センターなどから複数の給食施設に配送・提供するしくみである。[2013]／食材購入の合理化には，カミサリーが有益である。[2007][2016]／食材料購入を小売業者からカミサリーに切り替えることは，変動費の抑制につながる。[2011]

【可溶性食物繊維】★ 水に溶ける食物繊維。ペクチン*や海藻多糖類などで，消化吸収を遅延させ，コレステロール吸収を阻害する。大腸内で短鎖脂肪酸*に変えられてエネルギー補給に役立つ。

（基栄）可溶性食物繊維は，腸内細菌で容易に発酵を受ける。

【カラギーナン】★《カラゲナン，カラゲニン，カラギニン》 紅藻類のツノマタ，スギノリに含まれる難消化性多糖類の一種。一般に熱水抽出物として得られ，ゲル化性，増粘性，保水性，乳化性を有するため，食品の安定剤*，ゲル化剤*，増粘剤*として用いられる。寒天*と類似の構造だが，硫酸基を多く含む。この硫酸基の含量と結合部位によって性質が異なり，κ（カッパー），ι（イオタ），λ（ラムダ）-カラギーナンなどがある。ゲル化するのは κ- および ι-カラギーナンで，ゲル化能は硫酸基の少ない κ-カラギーナンの方が大きい。λ-カラギーナンにはゲル化能がない。透明度が比較的高く，熱可逆性ゲ

ル*を形成する。Ca^{2+}やK^+，カゼイン*
の共存でゲル化が促進される。

(食物) カラギーナンは，熱可逆性のゲルを形成
する。[2010]／ゼラチンのゲル化温度は，カラ
ギーナンより低い。[2016]

【カラギニン】 ➡カラギーナン

【ガラクタン】★ D-ガラクトース*から
なる多糖の総称。植物，海藻などに広く
分布するが，多くの場合ヘテロ多糖(他の
糖と結合した型)として存在する。ペクチ
ン*を構成するガラクタンは$\beta 1 \rightarrow 4$結合
をした直鎖構造である。紅藻類の天草を
原料とする寒天*にも多く含まれている。
また，さといもの粘質物(ぬめり)は，多
糖類*のガラクタンとたんぱく質が結合
したものである。

(食物) さといもの粘性物質は，ガラクタンであ
る。[2010][2015]

【ガラクトサミン】★ ガラクトース*由
来のアミノ糖。通常は2位炭素でアミノ基
が置換。D型はコンドロイチン硫酸*の構
成糖である。糖たんぱく質(ムコイド)の
主要成分で，N-アセチル誘導体として分
布している。

(人体) ガラクトサミンは，ガラクトースの2位
の水酸基をアミノ基で置換したものである。

【ガラクトース】★★★ 六炭糖アルドース
(アルドヘキソース)の一種。多くはラク
トース(乳糖)*，糖たんぱく質，糖脂質
に結合型として含まれる。生体では
UDP*-グルコース⇔UDP-ガラクトース
の相互変換系があり，代謝されエネルギ
ー源になる。また，脳糖(brain sugar)と
もよばれ，糖脂質*として脳組織に多く
含まれる。弱い甘味*を呈する。

(人体) ガラクトースは，六炭糖のアルドースで
ある。[2011]／グルコースの分子量は，ガラク
トースの分子量と同じである。[2020]

(食物) 乳糖をβ-ガラクトシダーゼで加水分解
すると，グルコースとガラクトースが生成する。
[2008]／ラフィノースは，スクロースにガラク
トースがα-1,6結合した三糖である。[2010]／
アガロースは，D-ガラクトースと3,6-アンヒド
ロ-L-ガラクトースを構成糖とする。

【ガラクトース血症】★★★ 肝臓*におけ

るガラクトース代謝関連酵素の遺伝子変
異に起因する，先天性代謝異常症*。常
染色体性劣性遺伝を示し，肝不全や白内
障*，知能障害*を起こす。病型には3種
あり，I型はガラクトース-1-リン酸ウリ
ジルトランスフェラーゼ，II型はガラク
トキナーゼ，III型はエピメラーゼの欠損
による。食事療法として，乳糖*および
ガラクトースを含有しない特殊ミルクや
豆乳を用いる。離乳期以降も牛乳・乳製品
を完全に除去する必要がある。

(人体) ガラクトース血症は，先天性糖代謝異常
疾患である。[2014]

(臨栄) ガラクトース血症には，乳糖除去ミルク
を使用する。[2007][2011][2013][2021]／
ガラクトース血症では，離乳期以降も乳糖を含
む食品は与えないようにする。[2017][2018]
[2020]

【カラゲナン】 ➡カラギーナン

【カラゲニン】 ➡カラギーナン

【からし油配糖体】★ アブラナ科植物
(だいこん，かぶ，キャベツ，カリフラワ
ー，ブロッコリー，わさび，からしなど)
に広く分布する配糖体*。植物組織の損
傷により酵素ミロシナーゼ*が作用し，
からし油を生成して辛み*を呈する。数
十種のからし油配糖体が知られるが，生
成からし油の刺激性は異なる。わさび，
からしのからし油配糖体シニグリン*か
らは，特に強い刺激性辛み物質アリルか
らし油(アリルイソチオシアネート*)が
生成する。からし油は不安定で，香気成
分に変わる。ミロシナーゼは低濃度のア
スコルビン酸*の共存で活性化される。
動物実験ではからし油配糖体の抗がん作
用が認められている。

(食物) からしやわさびの辛味は，すりおろす操
作により，ミロシナーゼの作用で，配糖体のシ
ニグリンからアリルイソチオシアネートを生じ
ることによる。

【硝子(ガラス)質小麦】★《デュラム小麦》
切断面が半透明の硝子質の小麦。これに
対して白く不透明なものを粉状質小麦と
いう。一般に硝子質小麦はたんぱく質*
を多く含む。粘りは少なく，おもにパス

タに用いられる。

(食物) デュラム小麦のセモリナ粉のたんぱく質含量は, 小麦粉(薄力粉)より多い。[2016]

【辛み(辛味)】 ★★　味覚*以外の痛覚, 温度感覚などの体性感覚を刺激することで生じる感覚。口腔全体で感じる痛覚で, 辛み成分の多くは香辛料の成分である。代表的な食材には, 不揮発性辛み成分を含むこしょう, とうがらし, さんしょう, しょうが, 揮発性辛み成分を含むわさび, からしなどがある。一般に辛み成分には疎水性の強いものが多く, アミド基, ケトン基, イソシアネート基などの特異的官能基をもつ。適度な辛みは食物の種類によっては, その味わいに緊張感を与え, 食欲を増進させる効果がある。辛み成分と結合し辛みの刺激を受け取る受容体たんぱく質TRP(transient response potential)ファミリーが見出されている。とうがらしの辛み成分であるカプサイシンの受容体タンパク質はTRPV1であり, わさびのアリルイソチオシアネートのものは, TRPA1である。

(食物) 辛味は, 舌の温度を感じる受容体たんぱく質を刺激する作用による。[2018]

【カラメル化】 ★　糖の加熱焦化。脱水分解して, 褐色物質(カラメル色素)を生成する。例えば砂糖溶液を加熱すると130℃から分解が起こり, 150℃を過ぎると転化糖*の生成量が増え, 180℃ぐらいでカラメルが生じる。カラメル色素は独特の甘く香ばしい香り, 弱い甘味*と苦味*を呈し, 洋菓子(カスタードプリン)やコーラ飲料の風味づけに利用される。また, 食品の着色料にも使われる。

(食物) カラメル化反応は, 糖単独による分解反応である。／コーヒーの色は, アミノ－カルボニル反応とカラメル化反応によるもので, 非酵素的褐変反応によるものである。

【カリウム】 ★★★★★　主要ミネラル(無機質)*の1つ。カリウムの生理作用は, 細胞内液の浸透圧*維持, 筋肉の収縮と弛緩, 神経の興奮性維持, 体液のpH*調整などである。生体内カリウムの98%は細胞内に含まれ, 細胞外液*にはわずか2%

しか含まれない。それに対して, 細胞外液にはナトリウムが多く含まれる。このような細胞内外液の組成の違いは細胞膜のNa^+, K^+-ATPアーゼによる能動輸送*によって維持されている。カリウムの摂取不足は高血圧を引き起こし, カリウムの高摂取が血圧を低下させる。一方, 腎不全やアシドーシス*などの臨床においては, 高カリウム血症となることから, 健常人とは逆にカリウム摂取を制限しなければならない。

(人体) アルドステロンは, カリウムの排泄を促進する。[2015][2017]

(食物) キャベツの千切りを浸漬する時, 水道水より1%食塩水の方がカリウムの溶出が多い。[2006]／ブロッコリーのカリウムは, 茹でる操作で溶出する。[2016]

(基栄) 最も濃度の高い陽イオンは, 血漿はナトリウム, 間質液はナトリウム, 細胞内液はカリウムである。[2009][2016][2020]／カリウムを多く摂取すると, 血圧が低下する。[2010]

(応栄) 日本人の食事摂取基準[2015年版]において, カリウムは5歳までは目安量が, 6歳以上に対しては目安量と目標量が設定されている。[2014]

(臨栄) 本態性高血圧症では, カリウム摂取量を増加させる。[2011][2019]／糖尿病性腎症の病期第3期では, カリウムは高カリウム血症以外, 特別な制限はない。[2020]／慢性腎臓病(CKD)ステージ4では, カリウムは1500mg/日以下とする。[2010]／腹膜透析患者では, カリウムは基本的には制限なしである。[2011][2020]／血液透析患者では, カリウムの許容摂取量は, 2000mg/日以下である。[2010][2019][2021]／原発性アルドステロン症では, 血清カリウム値の低下がみられる。[2013]／神経性やせ症(神経性食欲不振症)では, 低カリウム血症がみられる。[2020]

【カルシウム】 ★★★★★　生体に最も多く含まれるミネラル*(無機質)(約1kg)。そのうち99%以上のカルシウムは骨*などの硬組織に含まれる。残りの微量のカルシウムはイオンの形で, 細胞外液*(血漿および間質液), 細胞*の細胞質*に存在し, 神経の興奮性維持, 筋肉の収縮, 各

種物質（ホルモンなど）の分泌，酵素*の活性化，血液凝固*に関与している。パラソルモンは(PTH)骨組織中のカルシウムを血中に放出させるなど，血清カルシウム濃度はホルモン作用によって常に維持されている。カルシウムの腸管吸収率は20〜40％であり，生体内のカルシウムが減少し，需要が高まると吸収率は増加する。また，活性型ビタミンDによって誘導されるカルシウム結合たんぱく質*の存在によって，カルシウム吸収は高まる。カルシウムの摂取不足によって，骨粗鬆症*などが引き起こされることから，定期的な骨密度の測定が望まれる。乳製品中のカルシウム量は多い上，その吸収率が高いことからカルシウム供給源として適している。

（人体）副甲状腺ホルモン(PTH)は，カルシウムの吸収を促進する。[2013][2014]／カルシトニンは，カルシウムの再吸収を抑制する。[2015][2017]／血中カルシウム値の低下は，カルシトニンの分泌を抑制する。[2016]／活性型ビタミンDは，カルシウムの再吸収を促進する。[2015]

（食物）牛乳中のカルシウムは，不溶性より可溶性が少ない。[2011]／カルシウムの可溶化により，カルシウムの体内への吸収を促進する。[2020]／低メトキシルペクチンのゲル化には，カルシウムイオンが必要である。[2018]／「歳をとってからの骨粗鬆症になるリスクを低減するかもしれません」の表示が許可されている関与成分は，カルシウムである。[2012]／カルシウムの栄養機能表示は「カルシウムは，骨や歯の形成に必要な栄養素です」と定められている。[2017][2020]

（基栄）体内のカルシウムの99％以上が，骨に存在している。[2017]／カルシウム濃度が低下すると，活性型ビタミンDの産生が高まる。[2018]／活性型ビタミンDは，小腸でのカルシウムの吸収を促進する。[2014][2020]／たんぱく質の摂取量が多いと，尿中カルシウム排泄量が増加する。[2017]／カルシウムは，経皮的に排泄される。[2006]／カルシウム摂取量が少なくなると吸収率が上昇する。[2009]／カルシウム摂取が過剰になると，ミルクアルカリ症候群が発症する。[2006][2009][2015]／血中カル

シウム値が上昇すると，カルシトニン分泌は増加する。[2012]／カルシウム濃度が上昇すると，副甲状腺ホルモン(PTH)の分泌が抑制される。[2018]／カルシウム濃度が低下すると，パラソルモンの分泌が高まる。[2011][2018]／血中カルシウム濃度は，パラトルモンにより上昇する。[2014]／カルシウム濃度が低下すると，腎臓におけるカルシウムの再吸収が促進される。[2018]／カルシウムの消化吸収率は，体の需要度に比例する。[2017]／カルシウムの腸管吸収率は，年齢による影響を受ける。[2010][2014]／カルシウムの吸収は，脂肪により抑制される。[2018]／カルシウムの吸収は，シュウ酸により阻害される。[2014]／カルシウムの吸収は，フィチン酸により抑制する。[2018]／カルシウムの吸収は，リンにより抑制される。[2010][2018]／カルシウム濃度が上昇すると，骨形成が促進される。[2018]／血中カルシウム濃度が上昇すると，骨吸収が抑制する。[2020]

（応栄）カルシウム蓄積量は，思春期に最大となる。[2007][2013][2014][2019]／思春期男子の見かけのカルシウム吸収率は，成人男性より高い。[2019]／妊娠高血圧症候群では，カルシウムを多くとることが勧められる。[2009]／日本人の食事摂取基準において，カルシウムの付加量は，妊娠期では設定されていない。[2014][2015][2016]／妊娠母体の腸管のカルシウム吸収率は，上昇する。[2013][2020]／妊娠期・授乳期は，多様な食品を組み合わせてカルシウムをとる。[2017]／高齢期では腸管からのカルシウム吸収率は，低下する。[2021]

（臨栄）カルシウム欠乏症では，テタニーがみられる。[2006]／食品中のカルシウムと薬物が結合したキレートは，不溶性である。[2009]／胃切除術後では，カルシウムの吸収障害を呈する。[2013][2021]／グレープフルーツは，カルシウム拮抗薬の効果を増大させる。[2016]／合併のない高血圧症では，カルシウムの摂取を勧める。[2018]／COPDでは，骨粗鬆症の合併頻度が高く，Caの摂取も重要である。[2021]／クッシング症候群では，カルシウムの摂取量を増やす。[2020]

【カルシウムアルカリ症候群】 ➜ミルク・アルカリ症候群

【カルシウムアンタゴニスト】 ➜カルシウ

ム拮抗薬

【カルシウム拮抗薬】 ★★★《カルシウムチャネルブロッカー，カルシウム流入阻害剤，カルシウムアンタゴニスト》　カルシウムイオンの細胞内への流入を阻害する薬物。カルシウムイオンは平滑筋*の収縮に必要であるので，服用すると心筋や血管の弛緩などが起こる。抗不整脈薬，抗狭心症薬，抗高血圧薬として広く用いられている。チトクローム P450（CYP3A4）で代謝されるカルシウム拮抗薬は，グレープフルーツジュースとともに服用すると，代謝や排泄が阻害され，血中濃度が上昇する。それにより，自覚症状発現率の上昇，拡張期血圧の軽度低下，脈拍数の軽度増加が認められる。

（臨栄）グレープフルーツは，カルシウム拮抗薬の薬効が強く出る副作用を起こす。[2008]／カルシウム拮抗薬は，クレアチニンを上昇させる副作用がある。[2009]／カルシウム拮抗薬は，おもに高血圧，狭心症に適応がある。[2011]／カルシウム拮抗薬は，血圧降下作用がある。[2014]／カルシウム拮抗薬は，血管平滑細胞内へのCa²⁺流入を抑制する。[2017]／グレープフルーツの摂取により，薬物代謝酵素の活性が阻害され，カルシウム拮抗薬の血中濃度は上昇し，薬理効果は増強する。[2015][2019]／カルシウム拮抗薬は，血管を拡張させる。[2020]

【カルシウム結合たんぱく質】 ★★　細胞内でカルシウム*と強く結合するたんぱく質。小腸粘膜上皮細胞にあるカルシウム結合たんぱく質は，カルシウム吸収に関与する。筋肉*のカルシウム結合たんぱく質（トロポニンC）は筋収縮に関与し，全身の細胞にあるカルシウム結合たんぱく質（カルモジュリン*）はカルシウムのセカンドメッセンジャー*としての調節作用に直接関与する。

（基栄）カルシウムは，カルシウム結合たんぱく質の助けによって門脈経由で吸収される。

【カルシウムチャネルブロッカー】 ➡カルシウム拮抗薬

【カルシウム流入阻害剤】 ➡カルシウム拮抗薬

【カルシトニン】 ★★★　甲状腺*傍濾胞細胞で合成，分泌されるペプチドホルモン*。血中カルシウム濃度の上昇により分泌され，骨形成を促進し，血液中のカルシウム濃度を低下させる。破骨細胞*にある受容体に直接作用して骨吸収*（骨からのカルシウム放出）を抑制する。腸管からのカルシウムの吸収を抑制する。腎臓にも作用し，リンおよびカルシウムイオンの尿への排出を促進させる。

（人体）カルシトニンは，甲状腺から分泌されるホルモンである。[2020]／カルシトニンは，骨形成に作用する。[2012]／カルシトニンは，骨吸収を抑制する。[2020]／カルシトニンは，血液中のカルシウム濃度を低下させる。[2008][2009]／カルシトニンは，カルシウムの再吸収を抑制する。[2015][2017]／血中カルシウム値の低下は，カルシトニンの分泌を抑制する。[2016]

（基栄）血中カルシウム値が上昇すると，カルシトニン分泌は増加する。[2012]／カルシトニンは，カルシウムの再吸収を抑制する。[2015]／カルシトニンは，骨吸収を抑制する。[2017]

【カルシフェロール】 ➡ビタミンD

【カルニチン】 ★★　ミトコンドリア*内膜における長鎖脂肪酸*のアシル基*の輸送に寄与する化合物。ミトコンドリアの外で生成したアシルCoA*はミトコンドリア内膜を透過できない。アシルCoAが，β-酸化*の場であるミトコンドリアマトリックスに輸送されるには，内膜の外側でアシルカルニチンとなり内膜を通過し輸送される。アシルカルニチンは，再びアシルCoAとカルニチンに変換され，アシルCoAは，β-酸化を受ける。カルニチンは，輸送たんぱく質により肝臓*，腎臓*でメチオニン，リシンから合成される。未熟児などでカルニチンがうまく合成されないと脂肪酸の酸化障害が起こる。

（人体）アシルCoAのアシル基は，カルニチンに転移され，アシルカルニチンとしてミトコンドリア内膜を通過する。

【カルパイン】 ★　カルシウムの存在下で活性をもつ中性プロテアーゼ*（EC3.4.22.17）。細胞質内に存在するシステインプロテアーゼであり，細胞内情報伝達系に関

与する様々な機能たんぱく質を限定的に分解するバイオモジュレーターである。食肉の熟成に関与するたんぱく質分解酵素の1つである。その他，酸性で活性の高いカテプシン*もカルパインと同様に熟成に作用する酵素として知られている。

(食物) 肉の熟成中に作用するプロテアーゼは，カテプシン群やカルパインである。

【カルバミド】 ➡尿素

【カルバミルリン酸】 ➡カルバモイルリン酸

【カルバモイルリン酸】 ★《カルバミルリン酸》　尿素*，ピリミジンヌクレオチド*合成の中間体。尿素合成の初期反応で，アンモニアと二酸化炭素からアデノシン三リン酸(ATP)*を消費して合成される。アンモニア*はグルタミン酸*，その他のアミノ酸の脱アミノ反応などによって供給される。カルバモイルリン酸はオルニチン*と結合してシトルリン*となり尿素回路*へ入る。ピリミジン合成では，グルタミンと二酸化炭素およびATPからカルバモイルリン酸を合成，次いでアスパラギン酸にカルバモイルが転移され，オロト酸を経てUMP(ウリジル酸)を生成する。

(人体) 尿素生成の初期反応では，アンモニアはカルバミルリン酸を生成する。／オルニチンは，カルバミルリン酸と結合して再び尿素合成に向かう。

【カルボキシメチルセルロース】 ★《CMC: carboxymethylcellulose》　セルロース*の誘導体。白色，淡黄色の無臭の水溶性粉末。食物繊維の一種。食品添加物*(増粘剤，ゲル化剤，糊料)として，冷菓，菓子，パン，ソース，つくだ煮などに使われる。

(食物) 食物繊維の一種であるカルボキシメチルセルロースは，食品添加物として用いられている。[2008]／カルボキシメチルセルロースは，増粘剤として使われる。[2008]

【カルモジュリン】 ★　真核細胞に広く存在するカルシウム結合たんぱく質。カルシウムのセカンドメッセンジャー*としての働きに直接関与する。カルシウムと結合すると構造変化を起こし，不活性型

の酵素に作用して活性化させ，カルモジュリンからカルシウムが離れると，酵素をもとの不活性状態に戻す。アデニル酸シクラーゼやホスフォリラーゼキナーゼ，グリコーゲン合成酵素などが調節を受ける。

(人体) インスリン，カルモジュリンは，調節たんぱく質である。[2009]／カルモジュリンは，Ca^{2+}をセカンドメッセンジャーとする情報伝達系に関与する。[2008]

【カロテノイド】 ★★★《カロチノイド》　野菜や果実，卵の黄身，さけなどの黄色〜赤色をした脂溶性色素。ブランチング*や冷凍*には安定であるが，二重結合が多く酸化されやすいので，酸素や光により退色する。β-カロテン*などβ-ヨノン環を有するものはプロビタミンA*となる。β-カロテンやトマトの赤色色素リコピンなどは，炭化水素のカロテン類，えびやかにを加熱すると遊離して赤色を示すアスタキサンチン*やとうもろこしなどに多いプロビタミンAでもあるβ-クリプトキサンチン*などは，酸素を含むキサントフィル類*に分類される。

(食物) カロテノイドは動植物界に存在する脂溶性色素であり，プロビタミンAとして作用するものがある。／ルテインは，カロテノイド系色素である。／カプサンチンは，とうがらしに含まれるカロテノイドである。[2006]／β-クリプトキサンチンは，温州みかんに多く含まれるカロテノイドである。[2009]

(基栄) カロテノイドは，抗酸化作用をもつ。[2020]

(応栄) 食事摂取基準において，ビタミンAの耐用上限量では，カロテノイドを含まない。[2018]

【カロテン】 ★★★★　カロテノイド*系の橙黄色の脂溶性色素の1つ。カロテノイドはカロテン類とキサントフィル類*に分かれる。カロテン類には，α-カロテン，β-カロテン，γ-カロテン，リコピンがある。キサントフィル類には，β-クリプトキサンチン*，アスタキサンチン*，ルテインなどがある。これらの中で，β-カロテン，α-カロテン，γ-カロテン，β-クリプトキサンチンはプロビタミンAとし

て機能する。プロビタミンAのうちA効力の最も大きいのは，β-カロテンである。カロテン類は植物性食品（にんじん，ほうれんそうなど），動物性食品（卵黄など）に分布する。特に緑黄色野菜にはβ-カロテンが多い。小腸で吸収された後，レチノール*に変換される。光，熱，重金属イオンなどの存在下で酸化されやすい。また，カロテン類には，抗酸化作用*，免疫賦活作用，視覚機能維持作用などがある。

（食物）β-カロテンは，光に不安定である。[2017] / β-カロテンは，栄養強化の目的以外に，着色料としても使用される。[2016] / 野菜のβ-カロテンの損失は，炒め物で3～5％程度である。[2006] / レチノール当量は，β-カロテン当量に係数1/12を乗じたものとレチノール量を合計して算出されている。[2014]

（基栄）β-カロテンは，抗酸化作用をもつ。[2009] / β-カロテンの大量摂取によっても，ビタミンAの過剰症を引き起こすことはない。[2009] / β-カロテンは，小腸でレチナールに変換される。[2018] / 食品中β-カロテンのビタミンAとしての生体利用率は，レチノールの1/12である。[2017] / β-カロテンは，脂質とともに摂取すると，消化吸収率が上昇する。[2017]

【がん】 ⊃悪性新生物

【簡易生命表】 ★ 厚生労働省*が作成，公表している2種類の生命表*の1つ。もう1つは完全生命表。人口動態統計*（概数）と推計人口を用いて毎年作成，公表時期も比較的早く，その数値も完全生命表とずれがほとんどないことから，最新の平均余命*等の動向をみるのに適している。

（公衆）簡易生命表の作成は，厚生労働省の所掌する業務である。

【がん遺伝子】 ★《発がん遺伝子，オンコジーン》 細胞*のがん*化を誘導する遺伝子。がん遺伝子には，ウイルス性がん遺伝子と，動物の正常細胞に存在するがん原遺伝子が変異した細胞种がある。それらは，細胞の無制限の増殖，がん化を導く。正常細胞内で，がん原遺伝子や正常な発現レベルの転写因子の遺伝子産物は，細胞の増殖・文化，シグナル伝達など基本的な生命活動に関与しているが，遺伝子変異や過剰発現により，細胞のがん化を誘導するがん遺伝子となる。

（人体）がんの発生は，がん遺伝子とがん抑制遺伝子の異常によって発生する。

【肝炎】 ★★ 肝炎ウイルス*感染，アルコール*の過剰摂取，薬物，自己免疫疾患などによって引き起こされる肝臓の炎症*。肝臓に急激に炎症が起きた場合を急性肝炎*，炎症が6カ月以上持続した場合を慢性肝炎*，初発症状から8週間以内に肝性脳症*をきたし，プロトロンビン時間40％以下を示した場合を劇症肝炎*という。ウイルス性はわが国ではA型，B型，C型が一般的で，A型肝炎*は急激に発症し，B型とC型は比較的穏やかに発症する。A型は慢性化しない。成人のB型急性肝炎は慢性化しないが，母子感染の場合はHBVキャリアとなり，10％程度が慢性肝炎や肝硬変*に進展する。C型肝炎ウイルスは60～70％で慢性化する。治療は安静と食事療法が重要，慢性肝炎には抗ウイルス薬やインターフェロンが処方される。栄養管理は，肝機能が著しく低下している急性期は絶食とし静脈栄養で補い，喫食できるものを優先し消化のよい軟食とする。回復期はエネルギー，各栄養素の不足がないように注意する。慢性肝炎では日本人の食事摂取基準に準じ，肥満に注意。C型肝炎でフェリチン高値の場合は，食事の鉄制限を実施。

（社会）E型肝炎は，医師の診断後，直ちに保健所長を通じて都道府県知事へ届け出る疾患である。[2020]

（人体）C型肝炎は，血液感染である。[2019]

（臨栄）急性肝炎の黄疸時には，脂質摂取量を制限する。[2016] / C型慢性肝炎では，鉄の摂取量を減らす。[2016] / C型肝炎では，活性酸素の産生抑制ため，鉄制限を行う。[2020]

【肝炎ウイルス】 ★★★《HCV》 肝炎*の原因となるウイルス*。A～E型がある。B型はDNAウイルスで，他はRNAウイルスである。日本での肝炎は大部分B型とC型肝炎ウイルスによる。A型とE型はおも

に経口感染*し，B型，C型，D型は血液や体液を介して感染する。D型肝炎ウイルスは感染細胞内で単独で増殖できず，B型肝炎ウイルスの共存を要する。B型肝炎ウイルスの感染経路はおもに性行為や静注薬物濫用者における汚染注射器の使用である。かつては母児感染や医療行為に伴う感染が多数を占めたが，現在は激減している。母児感染で持続感染者となることが多いが，成人の初感染では大部分治癒して，感染後免疫を獲得する。C型肝炎は輸血*や汚染注射器の使用など不適切な医療行為が原因であったが，現在，新たな感染者は激減している。C型肝炎は感染後免疫が得られず，持続感染に移行しやすい。B型，C型ともに持続感染者は慢性肝炎*となり，その後，肝硬変*，肝がん*に進展することがある。

(社会) A型肝炎ウイルスは，急性肝炎・黄疸のリスク因子である。[2017]

(人体) B型肝炎ウイルスは，DNAウイルスである。[2017]／C型肝炎ウイルスは，血液感染である。[2008]／C型肝炎ウイルスは，肝細胞がん発症と密接な関係がある。[2012]／E型肝炎ウイルスは，おもに経口感染で伝播する。[2017]

(臨栄) C型肝炎ウイルスは，非アルコール性脂肪性肝炎の原因とならない。[2011]

【感覚温度】★《実効温度，有効温度，ET》
屋内の温熱条件のうち，気温，湿度，気流の3因子を組み合わせた温度効果を人の感覚に基づいて，指標としたもの。実際的には，乾球と湿球温度および気流を測定し，ヤグローの感覚温度図から求める。ET(℃)で表す。

(社会) 感覚温度の決定には，気温と湿度と気流の3因子を測定する。／感覚温度は，感覚温度図で判定する。

【肝がん】★★★《肝細胞がん》 肝臓*に生じたがん。原発性と転移性の2つに分けられ，転移性が圧倒的に多い。原発性肝がんには，肝細胞に由来する肝細胞がんと肝内胆管がんおよび混合型があり，大部分は肝細胞がん。肝細胞がんの多くは，ウイルス性の慢性肝炎や肝硬変，NASHなどの慢性肝疾患を背景に発生。肝細胞

がんは門脈*を介し肝内に転移したり，血行性に肺に転移したりしやすい。AST/ALT比 ↑，ALP↑，LAP↑，γ-GTP↑，腫瘍マーカーのα-フェトプロテイン(AFP)↑，PIVKA-II↑がみられる。

(社会) 肝細胞がんと関係づけられるのは，C型およびB型肝炎ウイルスである。[2013]／肝がんの年齢調整死亡率は，近年減少している。[2016]

(人体) わが国の肝細胞がんの原因として，C型肝炎ウイルスが最も多い。[2020]／肝細胞がんの治療では，外科手術を適用できる。[2016]

(臨栄) C型肝炎は肝硬変に移行し，さらに肝がんになりやすい。

【環境アセスメント】⊃環境影響評価

【環境影響評価】★《環境アセスメント》 事業が環境に及ぼす影響を評価して環境保全に配慮すること。道路建設や河川工事など自然環境を人為的に変化させる場合，計画段階で事業が環境に及ぼす影響を予測・評価し，その結果をふまえて事業を進めて環境保全に配慮しなければならない。環境影響評価法(1997年〈平成9〉)に基づく。

(社会) 環境影響評価法は1997年(平成9)に成立した。／環境影響評価とは，事業の実施が環境に及ぼす影響について調査・予測および評価を行うことをいう。

【環境基本計画】★ 環境基本法*に基づき，政府が閣議決定により定める環境の保全に関する基本的な計画。1994年(平成6)以降，6年間隔で見直しがなされてきた。2018年(平成30)の第五次環境基本計画では，国連による持続可能な開発目標(SDGs)*の考え方を踏まえ，分野横断的な6つの「重点戦略」を設定するとともに，地域の活力を最大限に発揮する「地域循環共生圏」の創造を目指すとしている。

(社会) 環境基本計画は環境基本法に基づいている。

【環境基本法】★ 環境保全に関する国の基本的な方向性を示した法律。1993年(平成5)に成立。環境の恵沢の享受と継承等，環境への負荷の少ない持続的発展が可能な社会の構築等，国際的協調による地球環境保全の積極的な推進，の3つを理念と

する基本法である。環境基本法は，1967年(昭和42)制定の「公害対策基本法」に基づく公害対策から脱却し，持続可能な社会に向けた環境保全という考えに立脚している。

(社会) 1993年(平成5)に環境基本法が制定された。

【環境と開発に関するリオ宣言】 ⟳リオ宣言

【環境ホルモン】 ⟳内分泌攪乱化学物質

【がん検診】 ★　がん*の早期発見を目的とした検診。老人保健法の保健事業として開始され，平成10年度(1998)から地方交付税措置となり市町村が実施してきた。平成18年度(2006)には，がん対策基本法が施行され，がん対策推進基本計画によりがん対策が推進されている。平成20年度からは健康増進法に基づく事業として実施されている。胃がん*・肺がん・大腸がん*は40歳以上，子宮がん・乳がん*は30歳以上の女性を対象とする。近年，大腸がんと肺がんの受診率は上昇傾向になっている。1次検診の検査法は，胃がんが間接X線透視，肺がんが間接X線とハイリスク者の喀痰細胞診，子宮がんが問診・視診・子宮頸部擦過細胞診・内診，乳がんが触診，大腸がんが免疫潜血検査である。「健康日本21(第2次)*」では受診率の向上と，75歳未満のがん年齢調整死亡率の減少を目標に掲げる。

(社会) 胃，肺，大腸，子宮および乳房のがん検診は，市町村において一般財源で行われている。[2013]

【還元糖】 ★　アルデヒド基，ケトン基のような還元性基が反応性を保持している糖。単糖は全て還元糖，二糖ではマルトース*，ラクトース*は還元糖であるが，ショ糖は非還元糖*である。

(食物) 還元糖は，アミノ化合物と反応して非酵素的褐変を起こす。[2018]

【還元乳】 ★　脱脂粉乳，脱脂濃縮乳などに乳脂原料を加えて元の牛乳組成に復元した乳，全脂粉乳，濃縮乳に水を加えて牛乳同様の組成に復元したタイプもある。

(食物) 還元乳は，牛乳の脂肪分や固形分を原料乳の濃度に戻したものである。

【肝硬変】 ★★★★　あらゆる慢性進行性肝疾患が不可逆的に進展した終末像であり，肝血流が障害された病態。原因は，肝炎ウイルス持続感染，アルコールの過剰摂取，肥満，インスリン抵抗性，自己免疫，遺伝性疾患などである。腹水*・浮腫*(低アルブミン血症)，出血傾向(凝固能↓)，黄疸*，手掌紅斑，肝性脳症*(高アンモニア血症)などの肝機能障害と，食道静脈瘤，腹壁静脈怒張，脾腫などの門脈圧亢進症状が認められるが，肝硬変初期は症状はあらわれにくい。症状の有無により，非代償性肝硬変*と代償性肝硬変に分類される。重症度分類にはChild-Pugh分類を用いる(得点が高いほど重症)。対症療法が中心で，代償性では，安静と栄養食事療法，肝庇護薬による治療，非代償性では，症状に対応した薬物療法，栄養食事療法を実施し，肝がんの早期発見と抑制を目指す。代償性肝硬変では，食塩制限とバランスのとれた食事の摂取が重要。非代償性肝硬変欄を参照。

(人体) 肝硬変では，門脈圧が上昇する。[2006]／肝硬変では，手掌紅斑がみられる。[2007]

(臨栄) 肝硬変では，血清グロブリン濃度は増加する。[2007]／肝硬変における便秘予防には，ラクチュロースを投与する。[2006][2015]／肝硬変の腹水の原因は，血漿膠質浸透圧の低下であり，食塩制限が有効である。[2006][2009][2015]／非代償期の肝硬変では，フィッシャー比が低下する。[2010]／非代償期の肝硬変では，分岐鎖アミノ酸を補給する。[2010]／非代償期の肝硬変における高アンモニア血症では，たんぱく質制限を行う。[2006][2010]／非代償期の肝硬変における食道静脈瘤の原因は，門脈圧の亢進である。[2010]／非代償期の肝硬変では，低血糖予防のために，夜間食を加える。[2010]

【肝硬変非代償期】 ⟳非代償性肝硬変

【肝細胞がん】 ⟳肝がん

【乾式灰化法】 ★　食品中の灰分*およびミネラル*(無機質)元素の定量前処理法。日本食品標準成分表*では，食品を550℃

定温電気マッフル炉で灰化し，加熱酸化分解する乾式灰化法を採用。灰化した試料を塩酸に溶解し，ミネラル元素を原子吸光法*で測定する。乾式灰化法に対して，強酸と酸化剤の混合溶液中で試料を加熱酸化分解する湿式灰化法がある。

（食物）マグネシウム，亜鉛，銅は，食品を550℃で乾式灰化した後，塩酸溶液として原子吸光分析法で測定される。

【間質細胞】➡ライディヒ細胞

【患者給食業務】★　病院*に入院している患者等の食事の提供に関わる業務。食材の調達，調理，盛り付け，配膳*，下膳および食器洗浄*ならびにこれらの業務を行うために必要な構造設備の管理に加えて，食器の手配，食事の運搬等をいう。その業務内容は，以下のとおりである。病院給食運営の総括，栄養管理委員会の開催と運営，院内関係部門との連絡と調整，献立表*作成基準の作成，献立表の確認，食数の注文・管理，食事箋*の管理，嗜好調査・喫食調査などの企画・実施，検食*の実施・評価，関係官庁等に提出する給食関係書類等の確認・提出・保管管理，作業仕様書の確認，作業実施状況の確認，管理点検記録の確認，食材の点検，食材の使用状況の確認，調理加工施設や主要な設備の設置・改修，使用食器の確認，業務分担・従事者配置表の確認，衛生面の遵守事項の作成，衛生管理簿の点検・確認，緊急対応を要する場合の指示，健康診断実施状況等の確認である。

（給食）院外調理により患者給食業務を行う場合，原則として規定されている調理方式は，クックチル，クックフリーズまたは真空調理（真空パック）の3種である。[2009]

【患者対照研究】➡症例対照研究

【患者調査】★★★★　医療施設を利用する患者の傷病状況等の実態を明らかにするための調査。医療行政の基礎資料を得るために，10月の特定日に層化無作為抽出された全国の医療施設（病院*，一般診療所，歯科診療所）を利用する患者について，傷病状況等（推計患者数，性・年齢階級別受療率，傷病分類別受療率，入院期

間等）を調査する。厚生労働省*が実施する指定統計であり，1984年（昭和59）から3年ごとに実施されている。

（社会）患者調査は3年に1度実施される。[2017]／患者調査は，厚生労働省が行う指定統計である。[2013]／患者調査は，医療施設に通院・入院している患者について，医療施設管理者が記入する。[2017]／傷病分類別の推計患者数は，患者調査に記載されている。[2009]／患者調査では，糖尿病の受療率と総患者数を報告している。[2009]／患者調査による総患者数では，高血圧性疾患が最も多い。[2017]／患者調査による病院の平均在院日数が最も長い傷病は，精神及び行動の障害である。[2017]／患者調査では，外来の受療率を推計できる。[2017]／患者調査では，糖尿病の患者数は女性の方が男性より少ない。[2020]

（公栄）患者調査は，国全体で集計されているが，二次医療圏別に集計されている項目もある。[2016]／患者調査では，受療率等が得られる。[2018]

【冠状静脈洞】★　冠動脈に流れた血液が右心房に戻る際に通る場所。冠状動脈*により運ばれ，心筋*に酸素・栄養を供給した後の血液は，二酸化炭素*と老廃物を含む血液となり，冠状静脈（大・小・前心静脈）に注ぐ。そのほとんどは，一旦，冠状溝にある冠静脈洞に流入してから右心房に注ぎ，全身から集まる静脈血*と合流する。しかし，一部の静脈血は直接右心房に注ぐ。冠循環系の血流は心臓の拡張期に流れる。

（人体）右心房には，上大静脈と下大静脈および冠状静脈洞が入る。

【杆状体】★《杆体》　目の明暗受光細胞。網膜には錐（状）体，杆（状）体以外にも4種類の神経細胞*がある。杆体は網膜の周辺部に多く，薄暗いところで明暗を感じる夜間視の受容器*である。杆体に含まれる感光色素はロドプシン（視紅，visual purple）で，ビタミンA*のアルデヒドである11-cis-レチナール（レチネン1）と　オプシンたんぱく（スコトプシン）とが結合したものである。ビタミンA欠乏では杆体の機能低下で夜盲症になる。

（人体）光の受容体である杆状体と錐状体は，網膜の内側に存在する。／慢性的なビタミンAの欠乏により杆状体の機能が低下し，夜盲症になる。

【環状デキストリン】 ⇒サイクロデキストリン

【冠状動脈】★★★《冠動脈》　心筋*に血液を送る血管。上行大動脈の基部から冠動脈が出る。冠動脈は右冠動脈，左冠動脈前下行枝，左冠動脈回旋枝の3枝に分かれる。右冠動脈は右室，心室中隔後部，左冠動脈は左室，心室中隔前部に血流を送る機能的終動脈である。冠動脈の閉塞により心筋梗塞，狭窄により狭心症を生じる。心拍数が著明に増加すると，心室の拡張時間は短くなり，冠状動脈内に十分な血液が送れず，心筋に酸素が不足する。

（人体）大動脈から2本の冠状動脈が分岐する。[2008]

（臨栄）冠動脈疾患は，冠状動脈の狭窄あるいは閉塞による虚血で生じる。

【肝小葉】★★　肝臓*の構造・機能の単位。各小葉は小葉間結合組織（グリッソン鞘）で囲まれ，中央の中心静脈に向かって肝細胞索と洞様毛細血管（類洞）が放射状に配列する。小葉の角には，小葉間動脈（固有肝動脈からの動脈血*），小葉間静脈（門脈*からの静脈血*），小葉間胆管（毛細胆管からの胆汁*は総胆管へ流入）がまとまり，「三つ組（portal triad）」を形成する。類洞を流れる血流と肝細胞との間で物質交換が行われ，類洞・ディッセ腔間にはクッパー（クッペル星）細胞（マクロファージ*），樹状細胞などの免疫細胞が防御機構を形成する。

（人体）肝小葉の中心に中心静脈があり，合流を重ねて肝静脈となり，下大静脈に注いでいる。

【かんしょ糖】 ⇒ショ糖

【かんすい】★　中華麺製造の副原料として用いるアルカリ性溶液。元来，草木灰を溶かした水，またはミネラル*を多く含んだ地下水などを指したが，現在は，カリウム*，ナトリウム*の炭酸塩とリン酸を原料として，そのうち1種類か2種類以上の混合物をいう。麺類の粘弾性，伸展性の改善の他，水との親和性も増す。

（食物）かんすいは，炭酸ナトリウムと炭酸カリウムの混合濃厚溶液に第二，第三リン酸塩を加えたものである。

【肝性脳症】★★　劇症肝炎*や肝硬変*などの肝不全に伴う意識障害*を主とする精神神経症状。傾眠傾向，興奮状態など様々な症状を呈する。重篤なものでは昏睡に至る。刺激に全く反応しなくなった意識障害を肝性昏睡という。肝不全によって尿素回路*の機能低下，代謝不全から有害物質である，アンモニア*，アミン類の血中濃度が増加し，神経細胞*を侵す。肝硬変症の非代償期にみられることが多い。栄養学的にはアンモニアの原料となるたんぱく質，アミン類含有の発酵食品の摂取を制限し，分岐鎖アミノ酸（ロイシン*，イソロイシン*，バリン*の3種）を与え，アミノ酸インバランスを調整する。腸内でのアンモニア生成を抑えるため，便秘を予防し，抗生物質*とラクツロースなどを与える。

（臨栄）肝性脳症には，分岐鎖アミノ酸を補う。[2009][2013][2016]／肝性脳症発現時には，血中分岐鎖アミノ酸が減少する。[2012]／肝性脳症を繰り返す肝硬変患者のエネルギー量は，25〜30kcal/kg標準体重/日とする。[2013]／肝性脳症を繰り返す肝硬変患者には，ラクツロースを投与する。[2013]

【乾性油】★　ヨウ素価*130以上の植物油*。リノール酸*やリノレン酸など多価不飽和脂肪酸*を多く含む。薄膜にして空気中に放置した場合，樹脂化（固化）する性質をもつ。大豆油*，サフラワー油，ひまわり油などがある。

（食物）不飽和脂肪酸を多く含むサフラワー（紅花）油やひまわり油は乾性油，オリーブ油は不乾性油である。

【間接ビリルビン】★★《非抱合型ビリルビン，I-Bil》　赤血球*の破壊により放出されたヘモグロビン*の代謝産物で，血清のおもな黄色い色素成分。脂溶性のため，血中ではおもにアルブミン*と結合し肝臓*に運ばれる。さらに，肝細胞でグルクロン酸*抱合され，水溶性になる。検査法（アゾ色素法）でアルコール処理を必

要とする非抱合型のものを間接ビリルビン，処理の必要のないものを直接ビリルビンといい，両者を合わせて総ビリルビン（基準範囲として0.4〜1.5mg/dL）という。高値となる原因は，溶血性貧血や悪性貧血などによる溶血性疾患で，赤血球破壊の亢進状態（溶血性黄疸*）や肝処理機能異常がある。尿中ビリルビンやウロビリノーゲン，肝胆道系酵素などと合わせて黄疸の診断が可能。

(人体) 溶血性貧血では，間接ビリルビン優位の黄疸をきたす。[2009]

(臨栄) 間接ビリルビンは，赤血球中のヘモグロビンが化学変化を受けてつくられ，水に不溶性である。

【汗腺】★　汗の分泌腺。きわめて細長い管状の腺で，上端は皮膚を貫き，終末部は真皮の深層・皮下組織にあり，糸玉状になっている。汗腺には，エクリン汗腺とアポクリン汗腺がある。エクリン汗腺は全身の皮膚に分布し，水分・塩類を主成分とする薄い汗を出す。アポクリン汗腺は腋窩，乳頭周囲，耳道に分布し，脂肪やたんぱく質に富む汗を分泌する。

(人体) エクリン汗腺は全身に分布しており，アポクリン汗腺は腋窩に集まっている。

【感染症】★★★★　病原性微生物（細菌*，ウイルス*，原虫）が人体組織内で増殖して起こる病態。栄養状態の悪化は免疫力を低下させ，感染しやすくなる。抗生物質*や特異抗体で治療する。感染による炎症*や発熱*はエネルギー消費の増加や細胞の破壊によって，糖，たんぱく質，脂質の分解が亢進するので，高エネルギー，高たんぱく，高ビタミン，ミネラル*（無機質）の補給を心がける。

(社会) 開発途上国においては，感染症と生活習慣病の両者を健康問題として抱えている。[2009]

(人体) 末梢静脈栄養のリスクには，感染症などがある。[2008]

(臨栄) 血中総リンパ球数の増加は，感染症，免疫不全症，腫瘍などの診断の指標である。[2011]／重症感染症では，窒素出納が負となる。[2014]／重症感染症では，ビタミンB1の必要量が増大する。[2014]／重症感染症では，不感蒸泄量が

増加する。[2014]／重症感染症では，エネルギー量が亢進する。[2014]

【感染症発生動向調査】★　「感染症の予防及び感染症の患者に対する医療に関する法律」（感染症法）に基づいて行われている感染症の発生調査。感染症の迅速・的確な把握，速やかな情報還元を行い，蔓延防止を目的として行われている。1981年（昭和56）に開始された事業で，感染症の流行を防ぐ上で大きな成果をあげてきた。1999年（平成11）「感染症法*」の施行に伴い，体制も抜本的に改められ，さらに2003年（平成15），2007年（平成19），2008年（平成20）の法改正により，一部が変更された。1類から5類感染症*および新型インフルエンザ等感染症が対象疾患となっている。全数把握対象疾患は1類から4類感染症*の全てと5類感染症の一部，定点把握対象疾患として5類感染症の一部が指定されている。

(社会) 感染症発生動向調査では，感染症罹患率を把握している。

【感染症法】★★《感染症の予防及び感染症の患者に対する医療に関する法律》　1999年（平成11）施行の感染症*の予防及び感染症の患者に対する医療に関する法律。2007年（平成19）に結核を含めて，類型見直し，病原体の管理などの法改正が行われた。危険性がきわめて高い1類感染症*，危険性が高い2類感染症*，危険性は高くないが特定の職場への就業によって集団発生を起こす3類感染症，動物，飲食物等の物件を介してヒトに感染し，国民の健康に影響を与える恐れのある4類感染症*，国が感染症に関する情報の収集を行い必要な情報を一般国民や医療関係者に提供・公開して発生拡大を防止する5類感染症*，既知の感染症で1〜3類に準じた対応が必要な指定感染症，未知の感染症でヒトの間で感染し危険性がきわめて高い新感染症，新たにヒトからヒトへと伝染する能力を獲得した新型インフルエンザ*や再興したインフルエンザを対象とした新型インフルエンザ等感染症を指定している。予防対策，医療体制の構築，

届出基準，入院勧告，病原体の管理体制
の確立について定めている。

(社会) 感染症法では，その疾病の危険性，感染
力や罹患した場合の重篤度に基づいて危険度を
分類している。／エイズは，感染症法の対象疾患
（5類感染症）である。[2013]

【完全静脈栄養】 ⇨中心静脈栄養法

**【感染症流行予測事業】 ⇨感染症流行予測調
査事業**

**【感染症流行予測調査事業】★《感染症流行
予測事業》** 予防接種の効果的な運用や感
染症の流行を予測する事業。ポリオ*，
インフルエンザ*，日本脳炎*，風疹*，
麻疹*，百日咳，ジフテリア，破傷風，
インフルエンザ菌感染症，肺炎球菌感染
症，水痘，B型肝炎について，病原体を
検索する感染源調査，抗体保有状況など
の集団免疫*を把握する感受性調査を実
施。

(社会) 感染症流行予測事業は，予防接種を効果
的に行うために行われる。

【肝臓】★★★★★ 横隔膜*の直下，腹腔の
右上に位置している巨大な腺。約1.2kg。
右葉と左葉に分けられ（右葉が左葉より
大きい），両葉の間に挟まれて小さい方形
葉と尾状葉が存在する。この4葉に囲まれ
た中央部には肝門があり，ここから固有
肝動脈，門脈*（消化管から戻る血液を通
す静脈），総肝管が出入りしている。肝臓
の組織は肝小葉*（太さ1mmほど，長さ1.5
〜2mmほどの多角柱）が集まってできて
おり，その中軸部は中心静脈という小静
脈が貫いている。肝細胞に囲まれた毛細
血管壁には，異物を貪食するクッパー（ク
ッペル星）細胞が存在する。糖代謝に関し
ては，グリコーゲンの合成，分解，貯蔵
を行い，必要に応じてグルコースを血液
に供給し，血糖を調節し，また乳酸，ア
ミノ酸，脂肪からの糖新生*も行ってい
る。たんぱく質代謝に関しては，血漿ア
ルブミン*，フィブリノーゲン*の生成，
尿素*の生成，アミノ酸およびたんぱく
の合成・貯蔵・放出などを行っている。た
だし，免疫グロブリン（γ-グロブリン）*
だけはBリンパ球*で合成される。脂質代

謝に関しては，（VLDL，LDLの生成など）
リポタンパク質の合成・分解作用などが
ある。ビタミン，ホルモン代謝に関して
は，各種ビタミンの活性化・貯蔵が行われ
る一方，女性ホルモンなどは肝臓で破壊
される。その他，肝臓では胆汁酸*と胆汁
*色素の生成が行われ，解毒作用の面では，
有毒物などをグルクロン酸*，硫酸，タ
ウリン*などと抱合させ，それらを無毒
化し，胆汁中に排泄している。間接型ビ
リルビンもグルクロン酸抱合されて直接
型ビリルビン（胆汁色素）となる。

(人体) 乳酸は，肝臓でグルコースに変換される。
[2009]／右心不全では，肝臓が腫大する。
[2008]／VLDLのおもな合成の場は，肝臓であ
る。[2008]／肝臓のLDL受容体は，HMG-CoA
還元酵素の阻害に伴って増加する。[2012]／肝
臓には，グルコース-6-ホスファターゼが存在す
る。[2012]／アンモニアは，肝臓で尿素に変換
される。[2010][2016][2020]／肝臓では，グ
ルコース-6-リン酸からグルコースが生成され
る。[2016]

(基栄) 食後，肝臓ではグリコーゲン合成が促進
される。[2008][2010]／食後，肝臓ではグル
コースの利用が増大する。[2011]／食後，肝臓
では脂肪酸合成は増加する。[2012][2016]／
食後，肝臓ではケトン体合成が低下する。[2012]
[2021]／食後，肝臓からのVLDLの分泌が増加
する。[2014]／糖質を多く含む食事では，肝臓
での糖新生が抑制される。[2006][2008]
[2011]／肝臓におけるコレステロールの合成
は，食事性コレステロールが多いと抑制される。
[2010]／空腹時には，肝臓からのアラニンの放
出が低下する。[2011]／飢餓時には，肝臓のグ
リコーゲンはグルコースに分解され血液中に放
出される。[2009][2010]／肝臓は，グルコー
スから脂肪酸を合成できる。[2019]／肝臓では，
脂肪酸からグルコースを産生しない。[2016]／
HDLは，肝外組織のコレステロールを肝臓へ輸
送する。[2010]／ビタミンDは，肝臓と腎臓で
活性型に変換される。[2012]／芳香族アミノ酸
は，肝臓で代謝される。[2011]／摂取した過剰
の鉄は，おもにフェリチン鉄として肝臓等に蓄
積される。[2011]／肝臓のコレステロールは，
VLDLに取り込まれて血中に分泌される。

カ

●カンゾ

[2014]／たんぱく質の平均半減期は，肝臓よりも骨格筋の方が長い。[2015][2017]

(臨栄)ビグアナイド薬は，肝臓での糖新生の抑制に作用する。[2017]

【乾燥限界】★ 食品において水の単分子層形成に必要な最小限の水分含量。食品の乾燥過程では，はじめに毛細管凝縮水が，次に多分子層吸着水が，最後に単分子吸着水が除去される。水の単分子層が失われると空気中酸素との反応が急速に進み，食品が劣化*する。

(食物)単分子層は親水性基を被覆する最小限の水分の量であり，これ以上乾燥すると反応基が露出し，酸素との反応が高まる。

【乾燥食品】★ 食品をそのまま，または加熱調理後に乾燥させたもの。乾燥によって貯蔵，輸送が容易になり，保存性が向上する。もとの食品の性質が変化し，加工しやすい形態(カップラーメンのかやく等)に変えることができる。おもな乾燥方法に，天日乾燥*，加熱乾燥，噴霧乾燥，凍結乾燥*などがある。

(食物)乾燥食品は，微生物が増殖しにくい食品である。

【杆体】→杆状体

【缶詰】★★ 食品をブリキやアルミニウム*などの缶に詰めて，脱気密封し，加熱殺菌により長期保存できるようにしたもの。缶詰の殺菌はボツリヌス菌*の死滅条件を指標としている。食品のpHが酸性側にあるほど，加熱殺菌温度は低く，時間も短い。pHが中性域の食肉や魚介類は，110〜120℃，60〜90分と高温で長時間殺菌している。ブリキとはスチール(鋼)を錫(すず)でめっきしたものであり，広く採用されている。最近は，内面をポリエステルなどでコーティングした缶や，上面の蓋をアルミ製とし，開けやすくした缶もある。缶詰臭は加熱に伴う食品成分の化学変化，溶存酸素などで発生する。

(食物)肉類の缶詰は，ボツリヌス菌の胞子死滅に要する温度・時間を標準とし，110〜120℃の加圧殺菌が必要である。／水産物の缶詰では，主に高温殺菌が用いられている。[2021]

【寒天】★★★ てんぐさなどの紅藻類を加水加熱により抽出した粘質多糖類を凝固，凍結乾燥*させたもの。主成分はアガロースとアガロペクチンの2種の多糖類*の混合物である。難消化性の食物繊維でほとんどエネルギーをもたない。寒天を吸水膨潤させて加熱溶解するとゾル*となり，冷却すると多量の水を含むゲル*となる。種類は角状，粉状，糸状のものがある。棒寒天はキセロゲルである。寒天ゼリーの溶解温度は90℃以上，ゲル化温度は35℃前後，融解温度は90℃前後。有機酸により分解するので酸性の強い果汁等と混合する場合は寒天液を50〜60℃に冷ましてから加える。ゲル特性は，離漿*現象を起こす。砂糖*添加により離漿が少なくなる。弾力がなく，もろい。保水性は小さい。冷凍保存はできない。

(食物)砂糖は，寒天ゲルの離漿を少なくする。[2010]／寒天の凝固には，アガロペクチンが関与する。[2010]／寒天は，加熱するとゾルとなる。[2010]／加熱した寒天は，冷やすとゲルに変化する。[2012]／寒天の溶解温度は，通常約90〜100℃である。[2016]／ゼラチンゲルは，寒天ゲルよりも融解温度が低い。[2010]／ゼラチンゲルは，寒天ゲルに比べ弾力がある。[2016]／ペクチンゲルは，寒天ゲルに比べ耐酸性が強い。[2016]／寒天ゲルは，熱可逆性のゲルである。[2019]

【感度】→敏感度

【冠動脈】→冠状動脈

【官能検査】★★《官能評価》 対象となるモノやサービスの感覚特性を人の五感で評価・測定すること。対象は食品に限らない。試料の物理化学的特性や人の感覚特性を客観的に測定する官能検査を分析型(Ⅰ型)官能検査といい，主観的な人の嗜好特性や物の選好度を測定する官能検査を嗜好型(Ⅱ型)官能検査という。狭義では，対象となるモノの品質特性を調べる分析型のみを指す。結果には個人差が含まれるため，統計的解析方法が用いられるが，同一個人でも個人内差が生じることがある。2種の試料を比較して該当する

力

●カンソ

方を選ばせる2点比較法と，2種の試料を2つの同一試料と1つの異試料の3試料を1組にして違う1つを選ばせる3点比較法には，それぞれ識別法と嗜好法がある。その他，順位法*，一対比較法*，評点尺度法(SD法)がよく用いられる。

(食物) 嗜好型官能評価のパネルは，一般消費者が適当である。[2010]／嗜好型官能評価では，検査員は特に訓練は必要としない。[2012]／分析型の官能評価では，食べ物の特性や品質を調べる。[2015]

【官能評価】⇨官能検査

【カンピロバクター】★★★　微好気性のラセン菌。食中毒*の主体をなすのはカンピロバクター・ジェジュニで，カンピロバクター・コリは少ない。低温でも比較的長く生存するため冷蔵*・冷凍*保管では死滅しにくいが，乾燥条件下では死滅しやすい。家畜や家禽などあらゆる動物の腸管に存在し，特に鶏肉による食中毒が多い。学校給食*，また汚染飲料水・井戸水による大規模食中毒も発生している。本菌による食中毒の特徴は潜伏期間が2〜7日と比較的長く，また少量の菌数でも発症することである。

(食物) カンピロバクター食中毒の原因食品には，鶏肉とその加工品がある。[2007][2014][2019]／カンピロバクターは，ウシ，ブタ，ニワトリ，イヌ，ネコなどが保菌していることが多い。[2012]／カンピロバクターは，微好気条件(酸素濃度が3〜15％)でよく発育する。[2008]／カンピロバクターによる食中毒は，冬期より夏期に多発する。[2012]／カンピロバクターの潜伏期は2〜7日である。[2012]／カンピロバクターによる食中毒は，菌が腸管の組織や細胞に侵入して発症する。[2012]／カンピロバクターは人畜共通感染症の原因菌である。[2018]／カンピロバクターは耐熱性エンテロトキシンを産生しない。[2018]／カンピロバクターは芽胞を形成しない。[2018]／カンピロバクターの潜伏期間は，サルモネラ菌よりも長い。[2018]／カンピロバクターは大気中で増殖しない。[2018]／カンピロバクター感染症は，ギラン・バレー症候群の原因となる。[2021]

【乾物】★　水分を取り除いた食品。乾燥野菜(しいたけ，ぜんまい，切干しだいこん，かんぴょう)，海藻(寒天*，こんぶ，わかめ，ひじき，のり*)，穀物*，大豆*，他の豆類などがある。加工法には，天日乾燥*，熱風乾燥，噴霧乾燥，真空乾燥などの方法がある。調理する時は，戻してから用いる。

(食物) しいたけを水に戻した時のうま味成分の増加は，核酸分解酵素による。[2007]

【γ-アミノ酪酸】★★★　《GABA:gamma-amino-butyric acid》動物，植物，微生物など自然界に広く分布している非たんぱく質構成アミノ酸。GABA(ギャバ)と通称名でよぶことが多い。体内では，グルタミン酸*から生合成される。GABAの生理作用としては，交感神経*の亢進を抑え，血圧*の収縮に働くノルアドレナリン*の分泌を抑えることにより血圧を低下させる。また，脳内の抑制性神経伝達物質として働き，不安状態や興奮をやわらげる精神安定作用がある。玄米には天然GABAが多く含まれ，さらに発芽することによって増加し，発芽玄米には白米の約10倍のGABAが含まれるともいわれている。GABAを関与成分とする特定保健用食品*が許可されている。通常の食品に含まれる摂取量を超えた場合の安全性については，信頼できるデータが見あたらないため妊娠中・授乳中の使用は避けるべきとされている。

(人体) γ-アミノ酪酸(GABA)は，グルタミン酸から生成される。[2014][2015]／γ-アミノ酪酸(GABA)は，神経伝達物質として働く。[2021]

(食物) γ-アミノ酪酸(GABA)は，血圧調節作用がある。[2014]／特定保健用食品では，GABA(γ-アミノ酪酸)は「血圧の高めの人に適する」と表示できる。[2008]

【γ1-マクログロブリン】⇨IgM

【γ-カルボキシグルタミン酸】★★　たんぱく質中のグルタミン酸*の4位の炭素がカルボキシ化された化合物。ビタミンK*はグルタミン酸からγ-カルボキシグルタミン酸が生成される際に必須である。γ-カルボキシグルタミン酸を有するたんぱ

く質としては，プロトロンビン*とオステオカルシンが知られている。

（人体）γ-カルボキシグルタミン酸は，ビタミンK依存性の翻訳後修飾により合成される。[2008]／γ-カルボキシグルタミン酸は，プロトロンビンの構成アミノ酸である。[2009]

【γ-グロブリン】 ➡抗体

【γ-GTP】 ★★《γ-glutamyl transpeptidase，γ-グルタミルトランスペプチダーゼ》
肝細胞毛細胆管側，全胆管系細胞に広く分布している酵素。γ-グルタミル基（グルタミン酸のγ位のカルボキシ基－COOHが－CO－になったもの）を他のアミノ酸やペプチドに転移する酵素。胆汁うっ滞，アルコール性肝障害，肝がん，薬物中毒などで血中上昇。健常人でも飲酒常習者は高値を示す。

（栄教）γ-GTP値で飲酒状況を判断できる。[2007]

（臨栄）胆汁うっ滞では，コレステロール，γ-GTP，ALPが上昇する。

【甘味料】 ★★　食品添加物*。食品の甘味の付与に使用される砂糖の代替物。低エネルギーであるため糖分摂取の制限が，発酵性が低いため漬物*などに，その他，う歯*予防の目的などで使用される。現在，食品添加物として使用基準のある甘味料には，アセスルファムカリウム（あん類，チューインガム，漬物など），サッカリン*（チューインガムのみ），サッカリンナトリウム（漬物，粉末清涼飲料，魚介加工品など），グリチルリチン酸二ナトリウム（しょうゆ*，みそ*），スクラロース（菓子，チューインガム，酒精など）があり，使用基準のないものとしてアスパルテーム*（フェニルアラニン*とアスパラギン酸*のジペプチド），キシリトール*，Dソルビトール，ネオテーム，アドバンチームがある。その他，既存添加物としてLアラビノース，カンゾウ抽出物，ステビア末他などが指定されている。

（食物）アスパルテームは，アスパラギン酸とフェニルアラニンを構成成分とするペプチドの甘味料である。[2015]／表面積がせまい包装袋のスナック菓子に使用された甘味料は，表示が免除される。[2015]

【がん抑制遺伝子】 ★　正常な細胞においてがん化を抑えている遺伝子*。がん遺伝子*とは反対の働きをする。これらの遺伝子に起こった変異や失活，発現抑制ががん*の発生を導く。例えば，Rb遺伝子の失活により網膜芽細胞腫，p53遺伝子の失活により肺小細胞がん，乳がん*，膀胱がん*などが生じる。

（人体）がんの発生は，がん遺伝子とがん抑制遺伝子の異常によって発生する。

【がん予防】 ★　がんの発生や進展から社会復帰に至るまでに関わる予防活動。2006年（平成18）に成立したがん対策基本法では，「がん予防及び早期発見の推進」，「がん医療の均てん化の促進等」，「研究の推進等」，「がん患者の就労等」，「がんに関する教育の推進」を基本施策として掲げている。「健康日本21（第2次）*」でがん予防に関する目標として，たばこ対策*，食塩摂取量の減少，野菜摂取量の増加，脂肪エネルギー比率*の減少，飲酒*対策等が掲げられている。

（社会）「21世紀における国民健康づくり運動（健康日本21）」のがん予防に関わる目標に，脂肪エネルギー比率・食塩摂取量の減少がある。

【乾酪壊死】 ★　壊死*した細胞のたんぱく質が固まり，肉眼的に黄白色の均質な乾酪（チーズ）のようにみえる状態。凝固壊死*の1つ。結核*で起こる肉芽腫性炎の中心部にみられる。結核結節では，乾酪壊死の周囲に類上皮細胞やラングハンス巨細胞が集族し，その周辺にはリンパ球*が存在する。

（人体）結核では，乾酪壊死がみられる。[2010]

【管理栄養士】 ★★★★★　栄養士法*に定められた名称独占資格。栄養士法では，管理栄養士とは，「厚生労働大臣の免許を受けて，管理栄養士の名称を用いて，傷病者に対する療養のため必要な栄養の指導，個人の身体の状況，栄養状態等に応じた高度の専門的知識及び技術を要する健康の保持増進のための栄養の指導並びに特定多数人に対して継続的に食事を提供する施設における利用者の身体の状況，栄養状態，利用の状況等に応じた特

カ
●ガンマ

別の配慮を必要とする給食管理*及びこれらの施設に対する栄養改善上必要な指導等を行うことを業とする者をいう」と定義されている。健康増進法*第21条の規定に基づく法施行規則第7条では，管理栄養士を置かなければならないと指定されている施設は，（ア）医学的な管理を必要とする者に食事を提供する特定給食施設であって，継続的に1回300食以上または1日750食以上の食事を供給するもの，（イ）それ以外の管理栄養士による特別な栄養管理を必要とする特定給食施設であって，継続的に1回500食以上または1日1500食以上の食事を供給するものと規定された。

(社) 保健所には，栄養指導員として，医師または管理栄養士の配置を規定している。[2012]

(臨栄) 在宅患者訪問栄養食事指導料は，管理栄養士単独でも算定可能である。[2009]／入院栄養管理実施加算は，管理栄養士をはじめ関連職種が協働して行う。[2008]

(公栄) 養成制度の創設は，管理栄養士より栄養士が先である。[2015]／管理栄養士の免許は，管理栄養士国家試験に合格した者に対して，厚生労働大臣が与える。[2019][2021]／管理栄養士名簿は，厚生労働省に備えられる。[2018][2020]／管理栄養士の名称の使用期限については，栄養士法に定められている。[2020]／管理栄養士の就業届出制度は規定されていない。[2019][2021]／管理栄養士が傷病者の栄養指導を行うためには，医師の指導を受けなければならない。[2009][2021]／栄養指導員は，都道府県，保健所を設置する市または特別区の技術吏員とし，医師または管理栄養士が任命される。[2011][2012]／管理栄養士は，健康の保持増進のための栄養の指導を行う。[2019]

(給食) 健康増進法では，管理栄養士の配置基準は厚生労働大臣が定めるものとされている。[2014]／健康増進法では，管理栄養士を置かなければならない特定給食施設の指定は都道府県知事が行うものとされている。[2014]／食育推進基本計画には，都道府県や市町村における管理栄養士等の配置の推進が記されている。[2009]／1回300食を提供する病院は，健康増進法に基づき，管理栄養士を置かなければなら

ない特定給食施設である。[2018][2020]／1回300食を提供する特別養護老人ホームは，管理栄養士を配置するよう努めなければならない[2020]／介護老人保健施設を併設し，1日合計750食を提供する病院は，健康増進法に基づき管理栄養士を置かなければならない特定給食施設である。[2009]／1回500食を提供する社員寮は，管理栄養士を配置しなければならない[2020]／1日1500食を提供する社員食堂は，管理栄養士を配置しなければならない[2020]／1日750食を提供する介護老人保健施設は，管理栄養士を配置しなければならない[2020]／介護老人保健施設で働く管理栄養士の業務として，医学的な管理を必要とする利用者の栄養管理がある。[2019]／「入院時食事療養及び入院時生活療養の食事の提供たる療養の基準等（平成20年改正）」では，常勤の管理栄養士が食事提供部門の責任者となっている。[2011]／管理栄養士は，入院患者の栄養管理計画書を作成することができる。[2017]／管理栄養士は，入院時食事療養（Ⅰ）における検食を行うことができる。[2017]

【管理栄養士制度】 ★★ 1962年（昭和37）9月に定められた管理栄養士*に関する制度。2000年（平成12）4月，栄養士法*の一部が改正され，管理栄養士の資格が「登録制」から「免許制」とされた。施行は2002年（平成14）4月1日からである。

(公栄) 管理栄養士国家試験に合格した者は，厚生労働省にそなえる管理栄養士名簿に登録されて，管理栄養士の免許を受けることができる。[2008][2009]／管理栄養士制度の見直しに決まった期間はない。[2017]／管理栄養士制度は，栄養士制度の後に設けられた。[2017]

【含硫アミノ酸】 ★★ 側鎖に硫黄原子Sを含むたんぱく系アミノ酸の総称。メチオニン*（CH₃-S-：メチルメルカプト基），システイン*（SH-：スルフィドリル基），システインの二量体であるシスチン（-SS-：ジスルフィド基）がある。卵*に多く含まれる。

(食物) メチオニンは，卵たんぱく質に多い含硫アミノ酸である。[2011]／硫化水素は，食肉の含硫アミノ酸が微生物によって分解されて発生する。[2019]

【顔料】★　陶磁器やホウロウ*などの絵づけに使われる天然岩を砕いてつくられる絵の具。顔料にはカドミウム*，鉛，銅*，クロム*などが含まれ，1000℃以下の低温で焼成された食器では，使用時に有害性金属の溶出が問題となることもあり，カドミウムおよび鉛について溶出限度*が決められている。

(食物) 陶磁器やホウロウの着色には重金属の顔料が使用されることが多い。

【肝レンズ核変性症】⊃ウィルソン病
【緩和医療病棟】⊃ホスピス
【緩和ケア】★★★★《緩和医療》　がん*など生命を脅かす病気をもつ患者とその家族に対して，疾病の治療を目指すのではなく，苦痛の緩和とQOL*（quality of life）の向上に主眼をおくアプローチ。個人の尊厳を重視し，患者中心の医療を行うことを基本とする。痛みなどの身体的苦痛や心理的な苦しみを予防し，苦しみから解放することを目的としており，病気が診断されたときから終末期を経て死別までの医療ケアを指す。患者・家族を中心に医師や看護師，栄養士*，薬剤師，心理療法士，メディカルソーシャルワーカーなどが協力して医学・生物学的側面と心理・社会的側面を統合させた緩和医療が実施されることが望ましい。

(人体) ホスピスにおける緩和医療では，薬物の投与を行うことがある。[2014]／がん性疼痛に対するモルヒネ投与は，緩和療法である。[2021]／ホスピスにおける緩和医療において，必要なエネルギー量は患者によって異なる。[2014]／ホスピスにおける緩和医療において，経口摂取の希望がある場合は，誤嚥に注意して摂食させる。[2014]／がん患者に対する精神的ケアは，緩和療法である。[2019]

(臨栄) 緩和ケアは，がんと診断されたときから開始される。[2017]／緩和ケアには，家族への支援が含まれる。[2017]／早期がん患者は，緩和ケアの対象に含む。[2018]

【偽陰性率】★　疾患をもつ人のうち，誤って検査で陰性と判定された人の割合。すなわち，「疾患をもつ人で検査が陰性となった人の数」を「疾患をもつ人の数」で割ったもの。疾病に罹っている人が，間違って陰性となることを偽陰性という。偽陰性率が低いほどそのスクリーニング検査*の有効性は高い。偽陰性率は敏感度*を用いて（1−敏感度）で表される。

(社会) 検査で誤って陰性と判断したものの割合を，偽陰性率という。

【既往症】⊃既往歴
【既往歴】★★★《既往症，PH：past history，PMH：past medical history》　対象患者が受診までに罹患した主要な疾患歴ならびに健康に関するイベントの履歴。患者または付添者から問診により聴取する。問診*による家族歴*，現病歴と並んで，現在の病態（現症）の原因，経過の診断の根拠となる。病気だけでなくアレルギー*情報，服薬情報，交通事故，手術・妊娠・出産歴，喫煙・飲酒の履歴，予防注射や渡航歴，栄養指導受講歴も含まれる。患者の体質や治療法の判断材料にもなるので，診断名だけではなく症状，治療内容，経過等についても確認する。

(栄教) 臨床診査とは，主訴，現病歴，既往歴，体重歴，家族歴，臨床症状の観察（肥満，るいそう，無月経など）である。[2006]

(臨栄) 既往歴には，過去の健康状態，手術歴，現在治療していない疾患の経過などが含まれる。[2013]

【飢餓】★★★★　長時間にわたり食物を摂取せず，栄養不足となった状態。飢餓時には，肝臓*のグリコーゲン*が分解，筋肉*からアミノ酸が放出されて糖新生*が起こるなどの代謝の変化が生じる。脂質代謝においては，脂肪組織*に蓄積されていたトリアシルグリセロールが分解を受け，遊離脂肪酸として血中にあらわれる。肝臓では遊離脂肪酸を取り込んでエネルギーとして利用するが，その際，一部の脂肪酸からはケトン体*が生成される。ケトン体は脳や骨格筋，心臓などでエネルギー源として使われるが，血中に増え過ぎると代謝性アシドーシス*を生じる。この状態が数カ月以上続くと餓死に至る。飢餓の原因には，かんばつや洪水などの自然災害の他にも，戦乱や経済

的貧困などがある。FAO*は「栄養不足人口*」とほぼ同義に「飢餓人口」の表現を用いているが，この場合は，1日あたり最低エネルギー必要量を摂取していない人口を指す。

(人体) 飢餓では，代謝性アシドーシスとなる。[2010]／飢餓では，エネルギー不足により，脂肪酸代謝が亢進してケトン体が合成される。[2011]

(基栄) 飢餓状態では，窒素出納は負になる。[2018][2021]／飢餓時には，アミノ酸からグルコースが産生される。[2009]／飢餓時には，肝臓のグリコーゲンはグルコースに分解され血液中に放出される。[2010]

(臨栄) 飢餓状態患者では，血清リン値を確認する。[2013]

(公栄) 飢餓状態にある人口は，世界で約8億人と推計されている。[2017]

【危害分析重要管理点】→HACCP(ハサップ)

【規格基準】★★ 食品衛生法*のもと，食品や添加物などによる危害の発生を防ぐ目的で定められている基準。例えば，食品については食品一般，清涼飲料水，水鳥卵，食肉などを対象に，成分規格，製造基準あるいは加工基準，保存基準*などがある。暫定的規制値*として，PCB*，水銀*，デオキシニバレノール，アフラトキシン*，貝毒などについて，農薬に関する残留基準*，動物用医薬品に関する残留基準，乳・乳製品の成分規格，食品添加物*に関する成分規格や使用基準，器具・容器包装，おもちゃ，洗浄剤*などに関する基準などが定められている。

(食物) 魚介類の水銀についての暫定的規制値は，総水銀およびメチル水銀について定められている。

【気管】★ 喉頭に続く長さ約10cmの管状の気道。頸部の食道*の前を垂直に下行し，第4～6胸椎の高さで左右の気管支に分かれる。左右の気管支のうち右気管支の方がやや太く，短く，鈍角なので，誤って気管に吸い込まれた異物は右気管支に入りやすい。

(人体) 気管に落ち込んだ異物は，右気管支に入

る可能性が高い。

【気管支喘息】→喘息

【期間支払金額】★ 期間に購入した食材料の代金。使いきる食材料と在庫として繰り越される食材料の代金が含まれる。したがって，期間の純食材料費*は，期首在庫金額と期間支払金額を加え期末在庫金額を差し引き算定する。

(給食) 純食材料費は，期首在庫金額と期間支払金額の合計から期末在庫金額を引いたものである。

【期間有病率】→有病率

【危機管理対策】★★ 危機の発生予防，発生時の的確かつ迅速な措置，拡大防止を目的とした対策。給食施設*における基本的な事項として，安全管理体制の確立，安全衛生管理の自主的実践活動，従業員の適正配置，適正労働時間，適正作業環境，作業行動の安全管理，緊急時の退避訓練，食中毒*の予防と発生時の対処などがある。

(給食) 危機管理対策として，事故を回避するために，インシデント管理を実施する。[2008]／給食施設の危機管理対策として，給食の中止を想定し，マニュアルを作成する。[2008]

【危険因子】★★★《リスクファクター，リスク因子》 疾病発生の危険性を増大させる可能性のある要因。疾病発生と危険因子の間にはある程度の因果関係が科学的に認められている。因果関係の有無に関する判断基準には，両者の関連について，強固性，一致性，時間性，特異性，整合性などがある。特に関連の強固性とは，原因と結果の間に関連が強いことをいい，危険因子と疾病発生との関連は，相対危険*や寄与危険*，オッズ比*，相関係数，量－反応関係などによって示される。

(社会) 大腸がんのリスクファクターとして重要なのは，高脂肪食，肥満，低運動等である。[2012]／胃がんのリスクファクターとして，高塩分食品がある。[2012]／肝がんのリスクファクターとして，アフラトキシンがある。[2012]／喉頭がんのリスクファクターとして，アルコールがある。[2012]／タイプA行動パターンは，介入可能な虚血性心疾患のリスク因子である。[2015]

／高トリグリセリド血症は，介入可能な虚血性心疾患のリスク因子である。[2015]／耐糖能異常は，介入可能な虚血性心疾患のリスク因子である。[2015]／若年発症の虚血性心疾患の家族歴は，介入不可能なリスク因子である。[2015]

(公栄) ハイリスクアプローチとは，高い危険度を有する個人を対象に危険因子を減らす保健サービスである。[2007]

【期限表示】★★　包装食品において，開封前の状態で定められた方法により保存すれば，その食品の安全性や品質がいつまでもつかということを生産者が保証するもの。衛生的見地から法律で定めた消費期限*と賞味期限*がある。消費期限は，品質が急速に劣化しやすく安全性を欠くおそれのある食品に年月日を用いて表示。期限を過ぎたら食べない方がよい期限であり，弁当・サンドイッチ，生麺等に表示される。賞味期限は，品質が比較的劣化しにくい食品等に表示。おいしく食べることができる期限であり，この時期を過ぎても，全て食べられないということではない。賞味期限が3カ月を超えるものは年月で表示し，3カ月以内のものは年月日で表示される。スナック菓子・カップ麺・缶詰等に表示される。

(食物) 法律に基づく期限表示は，加工食品にのみ義務づけられている。[2014]／砂糖や食塩には，期限表示が不要である。[2014]／期限表示した場合には，保存方法の表示も必要である。[2014]／期限表示として，製造日は表示しなくてもよい。[2020]

【起坐呼吸】★　起坐呼吸は，臥位よりも上体を起こしたほうが呼吸*困難が軽減する臨床徴候。左心不全や気管支喘息*などでみられる。左心不全では，肺うっ血のために肺*でのガス交換が困難となり呼吸困難を生じる。この場合，臥位では，右心系への静脈還流が増加して肺血流量が増すので，呼吸困難はさらに増悪する。しかし，坐位や半坐位をとって上体を起こすと，肺への負担が軽減して呼吸が楽になるのである。気管支喘息では，坐位のほうが気道の喀痰を分泌しやすく，呼吸が楽になるので，起坐呼吸になる。

ると考えられる。

(人体) 起座呼吸(起坐呼吸)は，呼吸を楽にするために座位をとる状態である。[2017]

【キサントフィル類】★　比較的極性が高いカロテノイド*系色素の一群。極性の低いカロテン類と区別される。両群とも生体抗酸化作用がある。おもなものとしてクリプトキサンチン*，カプサンチン，ゼアキサンチン，ルテイン，アスタキサンチン*，フコキサンチンなどがある。

(食物) アスタキサンチンは，カロテノイド系色素のキサントフィル類に分類され，えびやかにに含まれる。

【キサントーム】→黄色腫

【基質】★★　酵素*によって，触媒反応を受ける物質。酵素反応によって基質より生成した物質は生成物という。基質に酵素が作用すると，まず酵素・基質複合体ができ，反応が進んで生成物ができる。酵素たんぱく質の基質の結合する部位を活性中心*(基質結合部位)という。機能たんぱく質に特異的に結合する物質をリガンド*というが，リガンドは酵素に結合する基質，補酵素*，調節因子，あるいは，受容体に結合するホルモン*，サイトカイン，神経伝達物質*，レクチン*等全てを指している。このうち，特に，酵素たんぱく質に結合し，触媒作用を受けるものを基質という。

(人体) 同一の基質に作用し，異なるたんぱく質構造をもつ酵素は互いにアイソザイムという。[2008][2012]／電子伝達系(酸化的リン酸化)には，基質と酸素分子との反応過程がある。[2010]／アデニル酸シクラーゼは，ATPを基質としてcAMP(環状AMP)を合成する。[2010]／基質との親和性が高いと，ミカエリス定数(Km)は小さい。[2014]／酵素の活性中心は，基質を結合する。[2015]

【器質的疾患】★　細胞や組織，臓器に解剖組織学的に明らかな形態の異常がみられる疾患。物理的な力による骨折，炎症*，腫瘍*，出血*や動脈硬化*，塞栓，動脈瘤の循環障害，代謝異常などによる壊死*，変性，肥大，萎縮などが病変として観察される。形態の異常を伴わず働き

の異常がみられる場合は，機能的疾患という。

(臨栄) 神経性食欲不振症では，やせの原因となる器質的疾患がない。[2008]

【記述疫学】★★　人間・時間・空間の観点から，疾病の発生状況を調査する疫学*研究方法の1つ。疾病に関わる要因を推理する疫学の仮説を導くことが目的。疾病の発生頻度や分布を，人間に関する要因（年齢，性別，人種，遺伝など），時間的要因（時間的変動，季節性など），空間要因（行政区域，産業区域，自然地域など）について観察し，疾病発生のパターンを明らかにする。方法としてアドホック研究*，サファリ調査*などがある。人口動態統計や患者調査*は記述疫学に相当する。

(社会) 新型インフルエンザ罹患率は，医師からの届出によって把握されるもので，記述疫学である。[2012]

【基準アミノ酸パターン】⇒アミノ酸評点パターン

【キシリトール】★★　キシロース*を還元してつくられる糖アルコール*。ショ糖*に近い甘味をもち，溶解による吸熱が大きく，冷感を与える。血糖値を上げないため糖尿病患者の甘味料*として使用されている。う歯*予防効果も期待されるため，ガムや菓子に使用している。

(食物) エリスリトール，キシリトールなどは溶解による吸収熱が大きく，冷たい食感をもつ菓子に使われる。[2012]／キシリトールは砂糖に近い甘味をもち，血糖値を上昇させないため糖尿病患者に使用している。[2012]／キシリトールは歯の再石灰化を増強し，歯を丈夫にする作用がある。[2012]

【キシレン】★　トルエン*とともに代表的な有機溶媒の1つ。染料・有機顔料・可塑剤・農薬・医薬品などの重要な合成原材料である。また自動車排ガスにも含まれる。キシレンの毒性は蒸気曝露に伴い，中枢神経系の抑制作用（低濃度では頭痛*・頭重などの自覚症状の多発，高濃度では麻酔作用）が中心で，ベンゼン様の造血機能障害作用もある。体内では主として側鎖

メチル基（2個のうちの1個）の酸化につぐグリシン抱合を受け，メチル馬尿酸として尿中に排泄される。この関係を利用した生物モニタリングが可能である。

(社会) キシレンの生物学的モニタリングのための尿中指標は，メチル馬尿酸である。

【キシロース】★　単糖の1つ。多糖類*キシランの構成成とて，植物細胞壁に広く分布する五炭糖アルドース。遊離型はたけのこに存在。甘味度はショ糖の40%。アミノ－カルボニル反応を起こしやすく，食品の着色，着香に利用される。

(食物) 食物繊維を構成する代表的な五炭糖の1つは，D-キシロースである。

【偽性コリンエステラーゼ】⇒コリンエステラーゼ

【寄生虫病】★★　寄生虫が経口感染*したり，媒介動物の刺傷によって感染し，発症する疾病。原虫類と寄生性蠕虫類（線虫，吸虫，条虫）とがある。原虫のうちマラリア*は蚊の刺傷により感染し，赤痢アメーバ，クリプトスポリジウム*，トキソプラズマ*は経口感染する。蠕虫類（アニサキス*，回虫*，顎口虫等），吸虫類（肝吸虫，肺吸虫*等），条虫類（無鉤条虫*，有鉤条虫*，エキノコッカス等）の多くは経口感染し消化器等に寄生して疾病をもたらす。なお，寄生虫による食中毒統計が厚生労働省より報告されるようになり，胞子虫類のクドア（ヒラメ）やサルコシスティス（馬肉），線虫類のアニサキス（海産魚）の発生が報告されている。

(社会) 経口感染する寄生虫病に，クリプトスポリジウム症がある。／経口感染する寄生虫病に，エキノコッカス症がある。

【基礎体温】★　肉体的，精神的体温変動因子をできるだけ除いた時の体温をいう。具体的には，熟睡後の早朝覚醒時の体温。月経*がある女性では，月経後，排卵までの体温は低く，排卵後，次の月経開始までの体温は高い。排卵後に分泌されるプロゲステロン（黄体ホルモン*）は，体温中枢に働きかけ体温を上昇させるため，連日測定した体温の記録により，その曲線カーブから卵巣機能を判定で

き，卵巣機能検査法の一つとなる。正常の排卵性卵巣周期を有する女性は高温相と低温相が交互にあらわれる二相性を示す。

(人体) 黄体期に，基礎体温は上昇する。[2014]

【基礎代謝】★★★★ 身体的・精神的に安静な状態で代謝される最小のエネルギー代謝のこと。睡眠時の代謝と等しい。安静時のエネルギー消費量*は基礎代謝より約10〜20%増加する。年齢，性，体格などの要因で変動するが，体重あたりの値で比較すると1〜2歳で最高値となり，加齢とともに低下する。基礎代謝は体表面積と高い相関を示す。甲状腺ホルモン*には代謝促進作用があり，甲状腺機能亢進症*では著しく基礎代謝が増加する。体温の影響としては，発熱*による体温1℃上昇により基礎代謝は約13%高まる。

(人体) バセドウ病では，基礎代謝量は亢進する。[2015]

(基栄) 基礎代謝量は，体重よりも除脂肪体重との相関が高い。[2011][2012][2013][2016][2021]／基礎代謝量(kcal/日)は，早朝空腹時に快適な室内において安静仰臥位で測定される。[2006][2013][2015][2018]／基礎代謝量は，覚醒状態で測定する。[2017]／基礎代謝量は，甲状腺機能の亢進により増加する。[2012][2013]／倹約遺伝子とは，基礎代謝の低下を起こすように変異した仮説的遺伝子である。[2010]／基礎代謝は，男性に比べて女性が低い。[2018]／基礎代謝量は，思春期に最大となる。[2012]／基礎代謝は，低栄養状態で減少する。[2018]／基礎代謝量は，甲状腺機能が低下すると減少する。[2016]／基礎代謝は，アドレナリンにより増大する。[2018]／基礎代謝は，環境温度に影響される。[2018]

(応栄) 寒冷環境では，基礎代謝量が増加する。[2017]／夏季は，冬季に比べ基礎代謝量が低下する。[2018]／身体活動レベルは，1日あたりの総エネルギー消費量を1日あたりの基礎代謝量で除したものである。[2011]／学童期の推定エネルギー必要量は，基礎代謝量(kcal/日)と身体活動レベルの積に，エネルギー蓄積量を加えたものである。[2017]／基礎代謝量は，成人期と比較して高齢期で低下する。[2019]

(臨栄) 原発性甲状腺機能低下症では，基礎代謝が低下する。[2010]／敗血症では，基礎代謝は，亢進する。[2021]

【基礎代謝基準値】★★ 体重kgあたりで示された1日あたりの基礎代謝量。食事摂取基準[2020年版]では，性，年齢階級別の基礎代謝基準値が示されている。18〜29歳では，男性23.7，女性21.1kcal/kg体重/日である。基礎代謝基準値は1〜2歳で最も高く，加齢に伴い減少する。基礎代謝基準値に体重をかけると基礎代謝量が求められることから，推定エネルギー必要量*を求める上での重要な値となる。ただし，参照体重において推定値と実測値が一致するように決定されているため，基準から大きくはずれた体格の人での利用には注意を要する。

(基栄) 基礎代謝基準値(kcal/kg体重/日)は，年齢とともに低下する。[2015]

(応栄) 1〜2歳の基礎代謝基準値は，3〜5歳より高い。[2012][2013][2019][2021]／学童期の基礎代謝基準値(kcal/kg体重/日)は，幼児期より低い。[2017][2020]／幼児期の基礎代謝基準値(kcal/kg体重/日)は，成人より高い。[2018]

【既存添加物】★ 長年使用されてきた，いわゆる天然添加物。食品衛生法上，食品添加物*は食品の製造過程で，または食品の加工や保存の目的で，食品に添加，混和などの方法によって使用するものと定義されている。食品添加物は指定添加物*，既存添加物，天然香料*および一般飲食物添加物の4つに大別される。既存添加物には，すでに広く流通しており特に問題のないものが含まれる。また，長い食経験があるものは，例外的に使用，販売などが認められており，既存添加物名簿に収載されている。一方，指定添加物は安全性と有効性が確認され，国が使用を認めたものである。

(食物) 「既存添加物名簿」には，天然の添加物が記載されている。[2012]

【既存添加物名簿】 ⇒既存添加物

【キチン】★★ N-アセチル-D-グルコサミンを構成糖とする難消化性多糖類の一

キ
●キソタ

種。えびやかにの殻の主成分。カビ*，きのこ，酵母*にも含まれる。代表的な動物性食物繊維である。

(食物) キチンは，植物より動物に多く含まれる。[2012]／キチンは，N-アセチル-D-グルコサミンを構成糖とする。[2013]

【喫煙】★★★★★ たばこを吸うこと。たばこの煙には，ニコチン*，種々の発がん物質*および発がん促進物質，一酸化炭素*，その他多種類の有害物質が含まれている。そのため，喫煙は循環器系に対する急性影響の他，肺がんをはじめとする種々のがん*，虚血性心疾患*，慢性気管支炎および肺気腫*（いわゆるCOPD*），胃・十二指腸潰瘍など，種々の疾患の危険因子となる。また，妊婦*が喫煙すると低出生体重児*，早産などの危険性が高まる。さらに，喫煙は非喫煙者に対しても悪影響を及ぼす（受動喫煙*）。わが国の20歳以上の喫煙者率は，経年的にみて男性では低下傾向にあるが，諸外国に比べて依然高率である。女性の喫煙率は低率であるものの，経年的にみると横ばい傾向である。

(社会) 喫煙は，成人の歯周疾患のリスクファクターである。[2006][2011][2013][2017]／喫煙は，脳梗塞のリスク因子である。[2017]／喫煙は，くも膜下出血のリスク因子である。[2019]／喫煙は，膀胱がんのリスク因子である。[2017]／未成年者喫煙禁止法は，明治時代に制定された。[2012]／わが国の高校生の喫煙率は，減少傾向にある。[2013]／2000年以降のわが国の成人男性の喫煙率は，減少傾向にある。[2010][2013][2014]／喫煙習慣は，特定保健指導対象者の選定・階層化に用いられる項目である。[2017]

(人体) 喫煙は，肺気腫の原因となる。[2006][2011]／慢性閉塞性肺疾患（COPD）において，喫煙はリスク因子である。[2014]／喫煙は，膵がんのリスク因子である。[2021]

(応栄) 喫煙は，プロラクチン分泌を抑制する。[2007]／喫煙は，乳児突然死症候群の発症リスクを高める。[2010]／妊婦の喫煙は，低出生体重児のリスクとなる。[2011][2017]

(栄教) 喫煙者の減塩指導では，味覚の低下（鈍

麻）を考慮して行う。[2013]／高齢者の栄養教育において，喫煙は独立した危険因子であり，止めるべき生活習慣であることを伝える。[2015]

(臨栄) 喫煙は，慢性閉塞性肺疾患（COPD）の危険因子である。[2008]

【喫煙対策】⊃たばこ対策

【機能訓練】★ 疾病や外傷，加齢等により心身の機能が障害を受けたり低下した人に対し，機能の維持向上や残存能力の活用を目的として行う訓練をいう。訓練は，可能なかぎり自立した生活が送れるよう，年齢や障害状況等に合わせ，理学療法*や作業療法，言語療法など，専門家の指導を受け行われる。平成20年より老人保健法に代わる高齢者医療確保法に基づき，市町村は，健康手帳の交付，健康教育，健康相談，健康診査，機能訓練，訪問指導を実施している。

(公栄) 40歳以上を対象に，高齢者医療確保法に基づき市町村は，健康手帳の交付，健康教育，健康相談，健康診査，機能訓練，訪問指導を実施している。

【機能性表示食品】★★★ 2015年（平成27）にできた新たな制度に基づいて作られた保健機能食品（機能性食品）で，疾病に罹患していない者に対し，健康*の維持及び増進が期待できる旨を科学的根拠に基づいて容器包装に表示できる食品。「機能性表示食品」は，特定保健用食品*と異なり，企業自らが安全性と機能性について実証する，あるいは臨床試験もしくはシステマティック・レビュー（SR）を用いた科学的根拠により実証された機能性表示を含めて必要な書類を消費者庁に届け出ることによって申請するものである。それが認可されれば，製品を販売できる。特定保健用食品と違い，短時間で製品として販売できるメリットがある。また，科学的根拠としてSRが利用できることから，高額のヒト試験を実施しなくても申請できるメリットがある。販売前60日以内に，消費者庁長官に届け出なければならない。対象となる食品としては，サプリメント形状の加工食品*，その他の加工食品，生鮮食品*の3種類となる。容器

包装の表示可能面積が小さい場合でも，栄養成分表示*を省略できない。対象者として，未成年，妊産婦および授乳婦が除かれている。また，特定の保健目的として，疾病リスク低減に関するものは対象とならない。

（食物）機能性表示食品は，特別用途食品の1つとして位置づけられていない。[2017][2021]／機能性および安全性について国による評価を受けたものではない。[2017]／販売前60日以内に，消費者庁長官に届け出なければならない。[2017]／疾病の予防を目的としていない。[2017]／容器包装の表示可能面積が小さい場合も，栄養成分表示を省略できない。[2017]／機能性表示食品では，申請者は最終製品に関する研究レビュー（システマティックレビュー）で機能性の評価を行うことができる。[2021]

【キノコ中毒】★　毒キノコの摂取によって発症。日本では毎年キノコによる中毒が多発し，死者が割合として多いことが認められている。原因となるキノコの中で，特にツキヨタケ*，クサウラベニタケ，カキシメジによる中毒が多発する傾向にある。

（食物）ツキヨタケは，わが国で発生するキノコ中毒の大半を占める。

【揮発性塩基窒素量】★　《VBN：volatile basic nitrogen》　たんぱく質食品の腐敗*過程で生成するトリメチルアミン*やジメチルアミンなどのアミン類，アンモニア*など揮発性塩基性物質（VBN）の量。その量を測定することにより食品の鮮度*の判定に使用されている。

（食物）食品中の揮発性塩基窒素量の測定は，腐敗の判定に利用される。／揮発性塩基窒素量は，サメの鮮度指標に用いることはできない。[2013]

【揮発性脂肪酸】★　炭素鎖の比較的短い脂肪酸*。揮発性が高く，水蒸気蒸留すると容易に留出する。乳脂肪*は炭素数4のブタン酸（酪酸）や6のヘキサン酸（カプロン酸）が多く，バター*の香気成分となっている。

（食物）飽和脂肪酸のうち，酪酸（4：0）からカプリン酸（10：0）までの炭素鎖の短い脂肪酸は，水蒸気蒸留すると水とともに留出し，揮発性脂肪酸といわれる。

【気分障害】⮕うつ

【起泡性】★　安定な起泡力（泡立ちやすさ）を意味する食品物性の指標。界面活性作用物質を含む溶液を攪拌・振とうすると起泡力・安定度の高い泡が発生する。卵白*はコンアルブミン，オボアルブミン*，オボグロブリンなど界面活性作用をもつたんぱく質を含んでおり，卵白溶液を攪拌すると，泡表面にたんぱく質分子からなる膜が形成されて，安定した泡ができる。

（食物）卵白は，熱凝固しない範囲で高温ほど起泡性が高い。[2008]

【基本味】★　《5原味，五味》　甘味*，酸味*，塩味*，苦味*，うま味*の5種類。他の基本味を組み合わせてもつくり出すことのできない独立した味で，単独の味覚受容体が存在する。渋み*は口腔粘膜の収斂作用を伴う味，辛味*は温度感覚や痛覚と味覚*の複合感覚であり，基本味ではない。

（食物）辛味は，口腔内で感じる一種の痛覚であり，基本味とは区別される。／苦味の閾値は，基本味の中で最も低い。[2018]

【ギムネマ酸】★　インド原産であるギムネマシルベスタの葉に含まれる甘味抑制物質。トリテルペンを基本骨格としてもつグルクロン酸*配糖体で，甘味に対する感受性のみを選択的に低下させる。食事の際，糖分の吸収を抑制するので，食後血糖値上昇を緩慢にする作用がある。糖尿病*の予防・治療に応用される。

（食物）ギムネマ酸は，ショ糖，サッカリン，ステビオシドなどの甘味を感じさせなくする働きがある。

【キモシン】★★《レンニン》　哺乳期の子牛の第四胃から抽出される凝乳酵素。旧来レンニンとよばれたが，キモシンの名が定められた。チーズ製造時に牛乳*を固めるのに用いられる。たんぱく質分解酵素*の一種で，乳たんぱく質*のκ-カゼイン*を限定加水分解して，カゼインミセルを破壊して凝集させる。たんぱく質分解力に比べて凝乳力が非常に強い。ケカ

ビ属(ムコール)の培養により得られた凝乳酵素は、微生物レンネット(キモシン約90%を含む粗酵素)とよばれ、実用化されている。

(食物) キモシン(レンニン)は、牛乳カゼインに作用する。/乳たんぱく質は、その構成たんぱく質のκ-カゼインがキモシン(レンニン)により限定分解されると凝固する性質があり、これを利用してチーズがつくられる。[2012][2015]

【キモトリプシン】★★ 膵液*中に含まれるたんぱく質*を分解する消化酵素*。膵臓*から十二指腸*に、キモトリプシノーゲンとして分泌され、トリプシン*によって活性化後キモトリプシンとなる。主としてポリペプチド鎖中の芳香族アミノ酸*のカルボキシ基側を、加水分解によって切断する。ペプシン*、トリプシンと同様、たんぱく質の内部のペプチド鎖を断片化するエンドペプチダーゼ*である。

(人体) キモトリプシノーゲンは、ペプチド鎖の部分的な切断により、キモトリプシンに活性化される。

【偽薬】⇨プラセボ

【逆性石けん】★ 代表例は塩化ベンザルコニウム。広い範囲の微生物に殺菌*作用を有する。刺激や毒性が少なく、においもほとんどないことから手指などの消毒に用いられる。石けん、合成洗剤、有機物などの混入によって効力が低下する。

(食物) 逆性石けんは、無色・無臭性のため手指の消毒などに使用されるが、石けんや洗剤が混入すると殺菌力は低下する。

【客膳食】⇨供応食

【逆流性食道炎】★★ 胃液、胆汁*、胃内容物などが食道内へ逆流し、胃酸逆流により胸やけ症状や食道粘膜障害を呈する疾患。食道胃接合部に存在する逆流防止機構である下部食道括約筋*の圧の低下下、胃酸逆流頻度の亢進、食道蠕動(ぜんどう)障害、食道粘膜の抵抗力低下などが原因。食道裂孔ヘルニア、胃手術後、高齢者、妊婦*、肥満者などで認められる。食生活改善としては、少量頻回食とし、就寝

2時間前以降の食事摂取を控える。胃内停滞時間の短い消化吸収のよいものを中心とし、胃排出を停滞させる高脂肪食、高繊維食は避ける。

(人体) 逆流性食道炎の成因には、食道裂孔ヘルニアがある。[2009]/胃全摘術後の逆流性食道炎は、胆汁の逆流による。[2008]

(臨栄) 逆流性食道炎では、食事療法は少量頻回食とする。

【キャッシュフロー計算書】★ 企業が営業活動や投資活動や財務活動により実際に得た収入から、人件費や仕入れ代金、および経費として、支払った現金支出分を差し引いたもの。キャッシュフロー計算書は、企業の1年間の現金および現金同等物(預金)の動きを表した財務諸表。キャッシュフロー計算書には、営業活動で稼いだ資金、資金の投資状況、社債などに調達した資金など、1年間の資金の流れが記載され、企業全体の資金の流れや財務上の戦略が把握しやすくなる。

(給食) キャッシュフローは、一定期間の企業の現金および現金同等物(預金)の流出入額をいう。

【キャッスル内因子】⇨内因子

【キャノーラ油】★《カノーラ油》 キャノーラ種のナタネより得られる食用油。品種改良により、なたね油の構成脂肪酸中40〜50%を占める有毒性のエルシン酸(エルカ酸)*含有量が低くなっている。酸化安定性、熱安定性が高い。サラダ油*をはじめ、あらゆる料理に利用される。

(食物) 近年、油料作物の育種により、脂肪酸組成が変えられ、なたね油のエルカ酸(エルシン酸)がオレイン酸に変換された。

【GABA(ギャバ)】⇨γ-アミノ酪酸

【キャリーオーバー】★★ 持ち越された食品添加物*のこと。原材料に添加された食品添加物が、食品添加物の効果を発揮できない量で食品(製品)中に存在する微量な食品添加物を意味する。表示を免除される。

(食物) キャリーオーバーの表示は、省略できる。[2016]

【吸エルゴン反応】★ たんぱく質、多糖類、脂質など生体成分の生合成や濃縮、

能動輸送，筋収縮，神経伝達などのように，反応系の自由エネルギー*が増大する（ΔG＞0）反応。反応の平衡定数と反応物，生成物の濃度で決められる。自発的には進まず，かならずATP*の分解などによる発エルゴン反応と共役する。

（人体）吸エルゴン反応は，外部から自由エネルギーが供給される時に進行する。

【嗅覚】★　においの感覚。空気中に飛散している揮発性の化学物質（におい物質）が受容器*に接することで生じる。嗅覚の受容器は上鼻甲介と鼻中隔にある嗅上皮である。嗅覚は他の感覚に比べてより疲労しやすいという特徴がある。

（人体）嗅覚を起こす物質は揮発性を有する。

【嗅細胞】★　一端に6～8本の嗅毛があり，におい物質と反応する細胞*。もう一端からは神経線維が伸び，嗅神経となり嗅球に至る。ヒトでは3000～1万種類ほどのにおいを識別することができる。

（人体）嗅細胞の突起が嗅神経となる。

【吸収】★★★　生体外に位置する消化管*内において消化*された物質が消化管粘膜を通過して生体内に取り込まれること。栄養素の吸収は小腸粘膜上皮の細胞表面で行われる。吸収の機序は物理的機序（拡散*，浸透，濾過などの受動輸送*）と担体輸送（物理的機序に逆らって輸送する能動輸送*）である。胃ではアルコール*が吸収されるが，それ以外の栄養素はほとんど吸収されない。上部小腸は吸収の最も盛んな部位である。糖質*は単糖類*にまで消化されて上部～下部小腸で吸収される。おもにジペプチドおよび中性アミノ酸*は中部小腸，塩基性アミノ酸*は上部小腸で吸収されるが，ジペプチドはアミノ酸*より吸収が速い。トリグリセリド*，脂肪酸*は上部～下部小腸，ビタミンB複合体やCは上部小腸，ビタミンB_{12}*は回腸末端部，水および無機塩類は主として受動輸送により小腸全体で吸収される。

（基栄）グルコースは，フルクトースよりも吸収が速い。[2006]

（食物）カゼインホスホペプチドは，カルシウムの吸収を促進する。

【吸収率】→消化吸収率

【給食管理】→給食経営管理

【給食経営管理】★★★《給食管理》　特定給食施設*利用者の栄養管理を目的とした食事提供の運営全体の管理・統制。具体的には，経営計画，栄養・食事計画に基づき，生産管理，品質管理，財務管理，原価管理，人事・労務管理*，衛生・安全管理等のサブシステム*を統合化し，管理・統制をはかる。またサブシステムが機能するために，活用できる資源をマネジメント（投入し，コントロール）する。

（給食）給食経営管理の計画とは，経営の目標を設定し，経営戦略などを立案することである。[2008]／給食経営管理の組織化とは，権限と責任を明確にした行動を可能にすることである。[2008]／給食経営管理において，指揮・命令とは，目標を達成するために実際的な行動を起こさせることである。[2008]／給食経営管理の統制とは，計画の進捗状況に応じて業務をコントロールすることである。[2008]／食堂の利用率は，給食経営管理の評価指標になる。[2009]／利用者の満足度は，給食経営管理の評価指標になる。[2009]／利用者の生活習慣病の減少は，給食経営管理の評価指標になる。[2009]

【給食システム】★　人（調理従事者，栄養士*，管理栄養士*など），もの（食材料など），金（食材料費，人件費など），場（施設・設備など），方法（調理や配膳の方法），情報（利用者情報など）の経営資源を効率的に運営することにより，適切な給食を提供するためのシステム。栄養・食事管理システム（適正栄養量の供給・効率的メニュー作成・栄養指導など），会計管理システム（合理的事務処理・コスト管理など），調理・技術管理システム（人材教育訓練・作業環境整備・衛生管理など），供食・サービス管理システム（適時適温供食・快適食事環境サービスなど）などのサブシステムから構築される。これらサブシステム間のつながりを含め全体を機能させるのがトータルシステムであり，給食システムという。

（給食）給食システムは，栄養管理，会計管理，

調理・技術管理，供食・サービス管理の4つの面から構成される。

【給食施設】★★★★　給食を提供する施設のこと。特定給食施設*とその他の給食施設に分類される。特定給食施設は健康増進法*第20条に定義されており，特定かつ多数の者に対して継続的に食事を供給する施設のうち栄養管理が必要なものとして厚生労働省令で定めるものであり，1回100食以上または1日250食以上の食事を提供するものである。給食施設として届出を自治体ごとに求めている。なお，給食施設としての施設基準は，自治体ごとに異なっている。

(公栄) 給食施設への栄養士配置基準については，健康増進法で定めている。[2008]

(給栄) 特定給食施設とは，栄養管理を必要とするものとして厚生労働省令に規定する給食施設である。[2008]／給食施設における給食部門の理念は，施設の経営理念に従う。[2011]／給食施設における職務規定は，経営体の組織において定める。[2011]／給食施設においては，命令が伝わるよう給食部門内の組織の階層化を行う。[2011]／給食施設の職務配分は，専門性を尊重する。[2011]

【急性胃炎】★　種々の原因による胃粘膜*の急性の炎症*。急激に発症し，経過は短く，原因が明らかな場合が多い。治療は，病因となった有害物を排除し，全身および局所の安静をはかる。初期1日は絶食*，2〜5日間程は流動食*とする。

(臨栄) 急性胃炎では，初期1日は絶食，2〜5日間程は流動食とする。

【急性ウイルス性肝炎】⇨急性肝炎

【急性炎症】★★　急激に起こった組織傷害に対する生体の防御反応。具体的徴候としてはセルススの4徴候として発赤，疼痛*，発熱*，腫脹が知られている。傷害を受けた部位では毛細血管透過性の亢進と好中球*の浸潤がみられる。

(人体) 急性炎症では，血管透過性が亢進する。[2010][2015][2021]

【急性灰白髄炎】⇨ポリオ

【急性化膿巣】★　好中球*の浸潤を主体とした炎症巣。組織内にできた空洞に好

中球がたまるのを膿瘍といい，例えば肺*に膿瘍を形成した時を肺膿瘍という。化膿巣形成の原因菌にはブドウ球菌*，レンサ球菌，緑膿菌などがある。

(人体) 急性化膿巣には，好中球が多数みられる。

【急性肝炎】★★★《急性ウイルス性肝炎》
種々の原因による肝細胞の急性の炎症*。感染症*，薬剤，アルコール*，アレルギー*などによるものがあるが，肝炎ウイルス*によるものが頻度が高く，予防・治療の面から重要である。経口感染*によるA型とE型，血液感染によるB型，C型などがある。症状は初期には倦怠感，発熱*，感冒様症状等様々だが，黄疸*が出現した場合は急性肝炎を強く疑う。

(臨栄) 急性肝炎には，アレルギー，アルコールなどによるものがあるが，肝炎ウイルスによるものの頻度が高い。／急性肝炎の黄疸時には，脂質制限食とする。[2009][2016][2017]

【急性糸球体腎炎】⇨急性腎炎

【急性腎炎】★★★《急性糸球体腎炎》　ネフロン*，おもに糸球体*に炎症性変化を起こすことによって血尿，浮腫*，高血圧*などをきたす急性の疾患。本疾患はA群β溶血性連鎖球菌の感染に引き続いての発病が多く，咽頭炎や扁桃炎などの上気道感染が先行疾患となる。3〜9歳の男児に多くみられ，年齢が進むにつれて発生頻度は減少する。症状は尿量の減少，血圧*の上昇が主であるが，尿たんぱくや血尿を認めることもある。初期の治療は安静と保温である。急性腎炎に対する特効薬はないが，A群β溶血性連鎖球菌感染に対しては抗生物質*が有効である。

(人体) 急性糸球体腎炎は，細菌によって起こる。[2014]／急性糸球体腎炎には，A群β溶血性連鎖球菌感染が関与する。[2016]／リウマチ熱は，急性糸球体腎炎でみられる。[2015]

(臨栄) 急性腎炎の発病の初期は，たんぱく質のきびしい制限を行う。／急性腎炎の乏尿期は，無塩食にする。／急性腎炎の乏尿期には，野菜は必要に応じて茹でてカリウムを減らして与える。／急性腎炎では，ナトリウムが体内に蓄積して，むくみや高血圧を引き起こす。／急性糸球体腎炎は，Ⅲ型アレルギー反応である。

【急性腎不全】★★ 急激にあらわれる乏尿または無尿，腎機能の脱落，尿毒症*などをおもな徴候とする症候群。発症後，数日間から2日ぐらいは乏尿または無尿である。利尿期に入ると，多量の等張尿を排泄するがBUN*はまだ高い。回復期には尿量は正常になるが，腎機能は完全に回復しているとは限らない。急性腎不全は異化作用*が著しく亢進した状態にあるため，十分なエネルギー投与が基本となり，一般的に35〜40kcal/kg/日程度が適切とされている。

(人体) ショックは，急性腎不全の原因になる。[2016]

(臨栄) 急性腎不全乏尿期の水分摂取のめやすは，前日の尿量＋500mLとする。

【急性膵炎】★★★★ 短時間に発症する膵臓*の炎症*と障害。アルコール*の過飲，胆道疾患が二大病因であるが，薬剤，高カルシウム血症，脂質異常症なども原因となる。膵液*の分泌亢進，膵液中のたんぱく質濃度上昇，ファーター乳頭の浮腫*やけいれんなどにより膵管からの膵液の流出障害が生じ，膵管内圧の上昇と膵管系の破綻を招き，トリプシン*やホスフォリパーゼが活性化され，自己消化*によって膵臓組織が障害される。上腹部痛，悪心，嘔吐，発熱*を呈する。重症化では，多臓器不全をもたらすこともある。痛みは突発的に起こり，短時間に増強することが多く，持続的で，背部に放散する。血清アミラーゼ*・リパーゼ*・エラスターゼ↑，白血球数↑，尿中アミラーゼ↑，膵臓の腫脹・肥大，ガスの貯留を認める。安静と薬物療法が中心。重症例では，絶飲絶食とし，十分な補液と経腸栄養の非経口的栄養補給とする。症状の改善とともに炭水化物*を主とする流動食*から経口摂取を開始し，分粥食，全粥へと徐々に移行する。脂肪*は安定期に少量用い，アルコールやカフェイン*は避ける。

(人体) 急性膵炎の原因に，高キロミクロン血症がある。[2006]／高トリグリセリド血症では，急性膵炎をきたしやすい。[2009]

(臨栄) 急性膵炎の極期では，絶飲絶食として十分な輸液を行う。[2008][2011][2014][2016]／急性膵炎では，血中および尿中アミラーゼ活性上昇がみられる。[2019]／急性膵炎では，血清リパーゼ値が上昇する。[2011]／急性膵炎の急性期には，たんぱく質の摂取量を減らす。[2016]／急性膵炎の症状が安定した段階では，低脂肪食とする。[2008][2014]／急性膵炎の症状の安定後は，糖質主体の流動食から分粥食，粥食へと移行する。[2014]／急性膵炎で入院していた患者の退院時には，禁酒を指導する。[2014]

【急速代謝回転たんぱく質】⊃短半減期たんぱく質

【急速凍結】★ 食品を凍結*する際に最大氷結晶生成帯*（−5〜−1℃）を30分以内に通過させる凍結方法。これによると氷結晶が微細なので解凍した時の復元性がよい。食品組織の損傷が少なく，ドリップが少ないので味や栄養素の損失がほとんど生じない。市販冷凍食品はこの方法により製造される。最大氷結晶生成帯で30分以上かかる凍結は緩慢凍結とよばれ，この場合は凍結による品質劣化*が大きくなる。

(食物) 解凍後のドリップ量は，急速凍結により減少する。[2014][2018]／急速凍結は，緩慢凍結に比べ解凍後の変化が小さい。[2018]

【吸啜（きゅうてつ）刺激】★★ 乳児が母親の乳頭を吸うことによって起こる刺激。吸啜刺激により脳下垂体後葉からオキシトシン*が分泌され，射乳が起こる。また，脳下垂体前葉からプロラクチン*が分泌され，乳腺を刺激し乳汁の分泌を促す。

(応栄) 吸啜刺激は，プロラクチンの分泌を高める。[2009][2013][2015][2017][2018]／吸啜刺激は，オキシトシンの分泌を増加させる。[2015][2017]

【牛乳】★★★★《乳・乳製品》 乳牛から搾取した乳で，飲用を主目的に販売する市乳。乳・乳製品といった場合には，牛乳，加工乳，乳飲料，クリーム，バター*，バターオイル，発酵乳，乳酸菌飲料，濃縮乳，練乳，粉乳*，チーズ，アイスク

リーム*類などを指し，乳等省令および食品表示法により，定義，成分規格，製造または保存の方法に関する基準，試験法および食品表示が定められている。牛乳から水分を除いた残りを乳固形分，さらに脂肪を差し引いたものを無脂乳固形分といい，乳脂肪*分とともに表示される。脂質の約98％はトリグリセリド*で，その他リン脂質*，コレステロール*，脂溶性ビタミン*などが含まれる。たんぱく質はカゼイン*が主成分で，それ以外を一括して乳清たんぱく質*（ホエーたんぱく）という。炭水化物の約99.8％が乳糖*（ラクトース）である。牛乳には，ミネラル*も豊富に含まれており，特に日本人に不足しがちな栄養素であるカルシウム*の重要な供給源である。牛乳を90℃以上に加熱するとアミノ–カルボニル反応が起こり褐変*する。

(食物) 牛乳に含まれる炭水化物は，ラクトース（乳糖）である。[2014][2019][2021]／牛乳の主な脂質は，中性脂肪（トリアシルグリセロール）である。[2019]／牛乳は中鎖脂肪酸が含まれているのが特徴である。[2019]／牛乳は，乳脂肪分が3.0％以上のものをいう。[2019]／牛乳のβ-ラクトグロブリンは，乳清に含まれている。[2021]／牛乳にコレステロールは含まれる。[2011]／牛乳中のカルシウムは，不溶性より可溶性が少ない。[2011]／牛乳の加熱で変性するたんぱく質は，乳清たんぱく質である。[2019]／牛乳のカゼインミセルは，半透膜を通過できない。[2019]／牛乳は，酸の添加によって，カゼインが凝固する。[2014]

(応栄) 多価不飽和脂肪酸量は，牛乳より母乳に多い。[2017]／食事バランスガイドでは，牛乳は，「牛乳・乳製品」に数えられる。[2010]

(臨栄) 牛乳は，ビスホスホネート薬の効果を減弱させる。[2016]

【牛乳規格】★　乳等省令で定められている牛乳*などの成分規格。牛乳は，生乳100％を原料に用い，無脂乳固形分8.0％以上，乳脂肪分3.0％以上，細菌数50000以下/mL，大腸菌群*は陰性であることなどが定められている。また，殺菌方法については63℃で30分間の加熱殺菌，ま

たはこれと同等以上の効果のある加熱殺菌を行うことが必要とされている。

(食物) 牛乳の規格基準では，生菌数は1mLあたり5万個以下となっている。

【休養】★★　栄養*・運動*とあわせた健康づくりの3要素の1つ。心の健康を保つため，心身の疲労の回復のために重要な要素の1つである。現代社会にみられる働きすぎや肉体的・精神的疲労のひずみを背景に，ストレス*を回復・解消した生活習慣の確立の重要性から，「健康づくりのための休養指針」（1994年〈平成6〉）が策定されている。安静や睡眠などの受動的な「休」と，主体的に自らの身体的，精神的，社会的な機能を高める「養」の要素から成る。

(栄教) 休養の方法は，休養指針に従って教育する。[2006]／休養に関する指導では，時には気分を変えてレストラン等での外食を勧めてみる。[2013]／高齢者の栄養教育において，能動的休養として社会活動への参加を勧める。[2015]

【給与栄養量】★★《給与栄養目標量》　栄養的に望ましい食事提供を行うための，栄養素量の目安。特定給食施設*における給食の栄養計画の中で，喫食対象者の性，年齢，身体活動レベル*，身長，体重，BMI*などの基礎情報，さらに可能であれば血液検査値，血圧*，栄養素等摂取状況，食習慣などの状況も考慮し，日本人の食事摂取基準*を活用して決定する。さらに給食施設*を監督する関係省庁から示された基準がある場合は，これも参考にする。給食対象者の身体状況，栄養状態，生活習慣などは定期的に把握し，その都度給与栄養量の見直しが必要となる。

(給食) 給与栄養目標量の設定は，食事計画の目標であり，栄養・食事管理の業務の1つである。[2014]／事業所給食における給与栄養目標量は，利用者の身体の状況等のアセスメント結果に基づき設定する。[2014]／事業所給食の給与栄養目標量の設定は，産業医と連携をとる。[2015]

【QOL】★★★★《Quality of life, 生活の質》　自らの理想とする生き方，もしくは社

会的にみて「人間らしい生活」と考えられる生活が実現できているかをはかるための尺度として働く概念。種々の保健・医療対策の結果，国民の平均余(寿)命が延びても，ただ命があるだけでは意味がない。長生きでもその生活の質が重要という視点から，米国や日本で重視されるようになった。

(応栄) 栄養マネジメントにおける長期目標は，QOLに関連する栄養状態に関わる目標である。[2011]

(臨栄) QOL(Quality of Life)とは，生活の質を指す。[2009][2011]

(公栄) プリシード−プロシードモデルは，対象となる集団のQOLを最終目標とし，社会アセスメントから結果評価に至るまでの手順を示したものである。[2009]

(給食) QOLの向上は，事業所給食施設の給食目的である。[2006]

【供応食】★ 《客膳食》 客をもてなす際の食事のこと。心をこめたものであれば特別な形式にこだわらなくてよいといわれる一方，伝統的な供応食には基本的な形式がある。日本料理では本膳料理*，会席料理，茶懐石料理などがある。西洋料理では正餐(晩餐ともいわれる)，立食，カクテルパーティ，ティーパーティなど，中国料理では前菜，料理，点心と提供され，料理は4・6・8品など偶数である。

(食物) 供応食は，食事を勧めてもてなす意味が含まれる。[2019]／客膳用の供応食として普及しているのは，会席料理である。[2007]

【強化インスリン療法】★ インスリン*の頻回注射(3〜4回/日)またはCSⅡ(持続皮下インスリン注入)により至適血糖コントロールを目指すインスリン療法*。インスリン頻回注射の場合，基礎インスリン分泌を持効型インスリンで，追加インスリン分泌を超速効型インスリンで補う。厳格な血糖*コントロールにより，細小血管症および大血管症の予防，進展防止に有効である。ただし，重症低血糖防止のため，血糖自己測定に基づくインスリン量の調整が必要である。

(臨栄) 随時血糖値350mg/dL以上の著明な高血糖を認める糖尿病の場合は，インスリン療法が第1選択である。[2007]

【共感的理解】★★ 相手の言葉やしぐさなどから，相手の気持ちをあたかも自分のことのように「そのとおりだ」と感じる(共感する)こと。カウンセリング*においては，専門的立場での助言だけではなく心理的な援助も必要であるため，カウンセラー*とクライアント*との間に信頼関係を築くことが重要である(ラポール*の形成)。そのために必要なカウンセラーの基本的態度として，相手の話を真剣に中立的な立場で聴き(傾聴*)，相手の感情をありのまま受け入れ(受容)，相手と同じ立場に立って考えること(共感的理解)，などがある。共感的理解は，言葉や表情などを通してクライアントが感じるようにカウンセラー自身も感じ，ともに悩み考えることで，クライアントが「わかってもらえた」という安心感を抱き，心を開いていく作用がある。

(栄教) 共感的理解とは，クライアントの立場に立って，クライアントが思い，感じていることを同じように感じ取り，理解することをいう。[2008]／経済的な困窮のために，「子どもに十分な食事を食べさせてあげられない」と悲嘆している親への栄養カウンセリングにおいて，「子どもに十分に食べさせてあげられないことが辛いのですね」と返すことは，共感的理解である。[2019]／経済的な困窮のために，「子どもに十分な食事を食べさせてあげられない」と悲嘆している親への栄養カウンセリングにおいて，親が言葉を詰まらせた時に，うなずきながら「ゆっくりで良いですよ」と言うことは，共感的理解である。[2019]

【供給熱量】★★ 当該年度の1人1年あたり供給数量に，当該品目の単位あたりエネルギー量を乗じて算出された熱量。この算出に用いた各品目の単位あたり熱量は日本食品標準成分表*によっている。農林水産省で毎年公表されている食料自給率*は，1人1日あたり国産熱量を1人1日あたり供給熱量で除したものである。

(公栄) 食糧需給表によると，1人1日あたり供給熱量は，国民健康・栄養調査による摂取熱量(エ

ネルギー)より多い。[2008]

【凝固壊死】★　血行障害による貧血性梗塞巣(心筋梗塞*など)などに認められ，細胞のたんぱく質の凝固によって起こる局所の細胞もしくは組織の壊死*。結核結節の中心部にみられるチーズ状の乾酪壊死*巣は，凝固壊死の特殊型である。

(人体)凝固壊死は，結核結節の乾酪壊死巣でみられる。

【教材】★★　一定の教育目標を効果的に達成するために選ばれた教育内容を示すもの。教育をわかりやすく進めるための道具や資料。教育活動のために用いられる。教材は，一定の教育目標に従って選ばれた教育内容を取得させることを目的として利用される。教育内容を前提としてその価値を具体的に担い，なにかのねらいや目的をもつものでなくてはならない。また，教材は教育方法を規定するため，「教育内容が明確になる」「教育や学習の展開を円滑にさせる」などの教育作用を充実できる補助手段になる。

(栄教)栄養教諭の職務には，給食を教材とした食に関する指導がある。[2006]

【狭心症】★★★　冠動脈の機能不全による心筋*の酸素の欠乏で起こる疼痛*。通常，胸骨の後ろにしめつける感じ，または痛みが生じる。冠動脈の内腔がアテローム硬化により狭くなるために，狭心症発作を起こすことが多い。40歳以上の男性に多い。狭心症発作は突然に起こることが多い。疼痛は軽度ないし中等度で，心筋梗塞*の疼痛ほど激しくはない。発作の持続時間は1～5分で，一般には歩行時や労作時に起こり，休めば5分以内におさまる。血圧*は発作時に上昇し，脈拍数は増加する。冠動脈硬化症による狭心症の予後は比較的良好である。発作時の治療には，ニトログリセリン*錠の舌下部投与が有効である。発作の予防法は，精神の安定，過労や食後の労作を避ける，減量，禁煙などである。

(人体)不安定狭心症は，心筋梗塞の発症率が高い。[2018]

(臨栄)カルシウム拮抗薬は，おもに高血圧，狭

心症に適応がある。[2011]

【強制対流式ガスオーブン】★　庫壁にファンをつけて庫内の熱風を強制的に循環させたオーブン。ガスオーブンは庫内の下部の熱源(ガスバーナー)より，燃焼ガスの一部が直接上昇する直火方式とバーナーの上部に熱板を設けた間接方式がある。オーブンの加熱は，空気の対流伝熱*と庫壁からの放射伝熱，天板などからの伝導伝熱の複合であると考えられ，この割合はオーブンの構造によって異なり，強制対流式では，放射伝熱の割合は低い。

(食物)強制対流式ガスオーブンは，熱伝達がよい。

【偽陽性率】★★　疾患をもたない人のうち，誤って検査で陽性と判定された人の割合。すなわち，「疾患をもたない人で検査が陽性となった人の数」を「疾患をもたない人の数」で割ったもの。疾患に罹っていない人が誤って陽性となることを偽陽性という。偽陽性率が低いほどそのスクリーニング検査*の有効性は高い。偽陽性率は特異度*を用いて(1－特異度)で表される。

(社会)ROC曲線は，縦軸を敏感度，横軸を偽陽性率として描く。[2010]／上腕周囲長による低栄養のスクリーニング陽性基準値(カットオフ値)を高くすると，偽陽性率は高くなる。[2013]／ある疾病の有病率が高い集団Aと低い集団Bに対して，同じスクリーニング検査を行った場合，理論上，偽陽性率は集団Aも集団Bも同じである。[2014]／偽陽性率は，敏感度を高くすれば高くなる。[2019]

【胸腺】★★★　乳幼児期から思春期*にかけてTリンパ球(T細胞)*の分化と成熟に中心的な役割を果たすリンパ器官。縦隔の最上部にあり，胸骨の背面，心臓に出入りする血管の前面に位置する。体重あたりの重量は乳児期が最大だが，10歳前後で40g程度となり最大重量に達する。その後，年齢とともに萎縮して高齢者では脂肪や線維組織に置き換わっている。2葉に分かれ，さらに線維性組織で小葉に区切られる。小葉は外層の皮質と内層の髄質からなる。皮質には骨髄から血流を

介して移動してきた骨髄幹細胞が入り込み，多数の未熟なリンパ球（胸腺細胞）が集まり，増殖している。胸腺上皮細胞が分泌する胸腺ホルモンやナース細胞の働きによりリンパ球は分化，成熟していく。髄質は，皮質に比べてリンパ球は少ないが，成熟したTリンパ球が集まっている。樹状細胞やマクロファージ*はアポトーシス*を起こしたリンパ球の除去に関わっている。

（人体）Tリンパ球は，胸腺で成熟する。[2014][2018][2021]

（応栄）胸腺は12歳頃に最大となり，その後は衰退していく。[2013][2019]

【競争入札方式】★　公開入札し，内容や金額などの条件のよい業者に決定する食材購入の契約方式。信頼のおける複数の業者を指定して公開入札する指名競争入札方式*と，特定しない複数の業者に入札させて決定する一般競争入札方式がある。どちらも規格設定が可能で，価格変動の小さい食品（貯蔵食品や冷凍食品など）に適している。

（給食）競争入札方式は，最も公正であるが，手間と時間がかかる。

【胸痛】★　胸骨の後ろに発生する痛み。種々の病変により起こるが，特に心臓に起因する狭心症*，心筋梗塞*は重要。解離性動脈瘤，肺動脈塞栓症，胸膜炎，自然気胸，幽門けいれん，裂孔ヘルニア，胆道疾患，膵炎，外傷，帯状疱疹などで胸痛を起こすことがある。

（臨栄）心筋梗塞では，胸痛が30分以上持続する。[2006]／急性心筋梗塞の胸痛には，塩酸モルヒネを投与する。[2009]

【京都議定書】★　地球温暖化*防止のため，1997年（平成9）京都で開催された気候変動枠組条約第3回締約国会議において採択された議定書のこと。本議定書の主要なポイントは，先進国は全体として二酸化炭素*等6種類の温室効果ガス*の排出量を，1990年水準に比べて2008～2012年の間に6％削減するという法的拘束力をもつ目標を設定したことである。

（社会）京都議定書は，地球温暖化防止のための二酸化炭素等の排出規制である。[2010]／京都議定書は，先進国の温室効果ガス排出量削減目標を決定した条約である。[2015]

【強皮症】★★　皮膚*や内臓が硬くなる膠原病*に分類される原因不明の疾患。皮膚に症状が限られる限局性強皮症と血管や内臓にも病変がおよぶ全身性強皮症に分類される。男女全ての年齢に発症するが，30～50代の女性に好発する。寒冷刺激や精神的緊張により循環障害を起こし，指先が白くなるレイノー現象を認める。皮膚が硬くなると指を動かしにくい，手指の屈曲変形などを起こす。また，食道*のぜん動低下による嚥下障害*，肺線維症による息切れなどを起こす。

（人体）強皮症では，嚥下障害がみられる。[2017]／強皮症では，食道の蠕動運動は低下する。[2018][2021]／強皮症では，胃食道逆流症がみられる。[2020]

【魚介類】★★★《魚類，魚》　魚類，貝類，甲殻類，軟体類など，水産食品の総称。たんぱく質，脂質，ミネラル（無機質），ビタミン類のよい供給源である。脂質にはEPA*やDHA*など生理活性の高いn-3系高度不飽和脂肪酸を含む特徴をもつ。非常に種類が多い。

（食物）魚介類冷凍品の品質変化には，脂質の酸化，たんぱく質の変性，肉質のスポンジ化，その他がある。／魚類の脂質含量は，産卵後よりも産卵前の方が高い。[2010]／魚介類や海藻に含まれる有機ヒ素化合物は，無機ヒ素化合物に比べ，毒性が低い。[2011]

（公栄）最近の国民健康・栄養調査の結果によると，魚介類の摂取量は，50歳以上より49歳以下で少ない。[2020]

【許可証票】★　機能性食品の表示において，消費者庁等から許可を受けた証明となるマーク。健康増進法による許可証票として，特別用途食品*および特定保健用食品*にそれぞれマークがつけられており，それらを利用する上での有効性が保証されている。特別用途食品マークの区分欄には用途区分が明記される。

（食物）特別用途食品は，許可証票もあわせて表示される。

キ
●キョウ

【寄与危険】★★《寄与危険度》 要因の曝露により，疾病の発生や死亡がどの程度増減したかを示す指標。曝露集団の累積発生率－非曝露集団の累積発生率で算出。罹患率*や死亡率*を用いることもある。コホート研究*や介入研究*で用いられ，値が高いほど疾病と要因の関連が強い。

(社会) 相対危険は要因曝露群の異常発生率A(罹患率)と非曝露群の異常発生率Bの比(A÷B)，寄与危険は要因曝露群の異常発生率と非曝露群の異常発生率の差(A－B)である。[2007]／リスク因子の寄与危険は，コホート研究(要因対照研究)によって導かれる。[2013]／寄与危険は，曝露の除去により予防可能な人口割合を示す。[2015]

【局所浸潤】★ がん細胞の原発巣から周辺組織への連続的な増殖。乳がん*についてみると，周囲にがん細胞が浸潤しているものの乳房内に留まっているものを局所性浸潤がんといい，胸壁やリンパ節等の乳房周囲の組織にも浸潤しているものを領域浸潤がんという。

(人体) 腫瘍細胞が，原発巣から連続性に進展していくことを浸潤という。

【局所免疫】★《粘膜局所免疫，粘膜免疫》通常，粘膜局所での免疫応答や免疫機構をいう。腸管や気道，口腔粘膜，結膜，泌尿生殖器粘膜等における局所免疫がある。おもに粘膜表面の二量体分泌型IgA*(s-IgA)が，侵入する抗原*や細菌*等に対して働く。

(人体) リンパ節や脾臓がおもに働く全身免疫と区別して，粘膜局所での免疫機構を局所免疫という。／IgAは局所免疫の主役である。

【虚血】★ 動脈の圧迫，狭窄，閉塞，高度な血管収縮により，組織への動脈血*の流入が減少した状態。虚血の起こる部位によって，症状・疾病が異なる。心臓の冠状動脈*に一時的な攣縮(れんしゅく)が起こると狭心症*となり，冠状動脈の硬化が進行し完全に閉塞すると心筋梗塞*を起こす。脳の一時的な虚血発作により意識を失うこともあり，継続的な病変では脳梗塞を発症し得る。

(人体) 虚血は動脈の圧迫，狭窄などによって起

こる。／下肢の動脈閉塞は，下肢の虚血を引き起こす。

【虚血性心疾患】★★★ 《IHD:ischemic heart disease, CAD:Coronary Artery Disease》 心筋*への血液供給が不足することにより生じる心疾患の総称。心筋が代謝に必要な血液が受け取れないため酸素不足(心筋虚血)や心筋の壊死*をきたし，心機能が傷害される。その原因は冠動脈の動脈硬化*による器質的狭窄が原因であることが多く，脂質異常症*，喫煙*，高血圧*，糖尿病*，肥満*，運動不足，ストレスなどによって促進される。心筋が死滅し，壊死に陥った状態が心筋梗塞であり，一時的に心筋の酸素供給が障害される病態が狭心症である。心筋の酸素の需要が増加するのは身体的労作，精神的興奮，過飲・過食，頻脈，血圧上昇，心肥大，甲状腺機能亢進症である。欧米の死因第1位が虚血性心疾患でわが国でも増加している。

(社会) タイプA行動パターンは，虚血性心疾患のリスクの1つである。[2009]／心疾患死亡の約4割は，虚血性心疾患による死亡である。[2011]／若年発症の虚血性心疾患の家族歴は，介入不可能なリスク因子である。[2015]／高トリグリセリド血症は，介入可能な虚血性心疾患のリスク因子である。[2015]／HDL-コレステロール低値は，虚血性心疾患のリスク因子である。[2017]

(応栄) 閉経後に虚血性心疾患の発症率は増加する。[2008]

【巨赤芽球性貧血】★★★★ 赤血球*の前駆細胞である赤芽球が正常よりも大きい巨赤芽球が出現する大球性正色素性貧血。平均赤血球容積(MCV)が100fLを超える。ビタミンB_{12}*欠乏や葉酸*欠乏によるDNA合成障害に基づく核の成熟障害が原因。前者は神経症状を伴い，尿中メチルマロン酸の増加をみる。後者は血中ホモシステイン*が増加する。一般的な貧血症状に加え，舌炎などの消化器症状と，四肢末梢のしびれ，腱反射，減弱，深部知覚障害など神経症状がみられる。おもに胃全摘出者，萎縮性胃炎の高齢者，ア

ルコール常飲者，妊婦などで発症。巨赤芽球性貧血のうち，胃全摘や自己免疫障害による胃粘膜の障害からビタミンB12の吸収障害によって起こる貧血を悪性貧血*という。治療は，不足しているビタミンB12や葉酸を補充するが，食事のみでは補充がむずかしいのでビタミンB12の筋肉注射や葉酸製剤投与を行う。

(人体) 巨赤芽球性貧血(悪性貧血)では，知覚障害がみられる。[2009]／巨赤芽球性貧血では，ビタミンB12が低値となる。[2012][2019]／巨赤芽球性貧血では，葉酸が低値となる。[2012]／巨赤芽球性貧血では，好中球の核の過分葉が認められる。[2011]／巨赤芽球性貧血では，白血球数は減少する。[2011]／巨赤芽球性貧血では，赤芽球のDNA合成が障害される。[2016]

(基礎) 葉酸やビタミンB12が不足すると，巨赤芽球性貧血が引き起こされる。[2009][2010]

(臨床) 巨赤芽球性貧血は，胃切除術後3〜5年を経てみられる合併症である。[2007][2008][2009]／葉酸欠乏により，巨赤芽球性貧血を起こす。[2007][2008][2016]／胃全摘後の巨赤芽球性貧血は，ビタミンB12の筋肉注射で治療する。[2009]／胃全摘後の巨赤芽球性貧血は，キャッスル内因子の欠乏が原因である。[2009][2020]／胃全摘後の巨赤芽球性貧血では，神経症状がみられる。[2009]／巨赤芽球性貧血では，平均赤血球容積(MCV)が増加する。[2010]

【居宅介護】 ★　障害者総合支援法*に基づいて，障害者が利用できる障害福祉サービスの1つ。居宅介護では，居宅において，入浴，排せつおよび食事等の介護，調理，洗濯および掃除等の家事ならびに生活等に関する相談および助言，その他の生活全般にわたる援助が行われる。障害者総合支援法では，障害福祉サービスは介護給付*と訓練等給付に分類されており，居宅介護はこのうち介護給付に含まれる。介護給付には，居宅介護の他，重度訪問介護，同行援護，行動援護，重度障害者等包括支援，短期入所，療養介護，生活介護，施設入所支援がある。

(社会) 居宅介護は，障害者総合支援法によるサービスに含まれる。[2018]

【魚類】 ➡魚介類

【キロミクロン】 ★★★★《カイロミクロン，血清キロミクロン》　血漿(清)中で最も大きなリポたんぱく質*。直径50〜1000nm，比重約0.9以下。脂質成分としては，中性脂肪を80〜95%，その他にリン脂質，コレステロール，脂溶性ビタミンを含んでいる。食物中の脂肪(トリアシルグリセロール)はリパーゼ*により脂肪酸とモノアシルグリセロールに分解され，水溶性のミセル*を形成する。次いで小腸上皮細胞内に受動拡散され，そこで滑面小胞体内に入り，トリグリセリドに再合成され，たんぱく質に包まれたキロミクロンを形成する。さらに，キロミクロンは乳び管に入り，リンパ系で輸送されて最終的に体循環系に入る。

(人体) キロミクロンは，小腸で合成される。[2006][2007]／HDLの粒子径は，キロミクロンより小さい。[2012]／小腸は，カイロミクロンを分泌する。[2020]

(基礎) 食後，血液中には，キロミクロンが増加していく。[2014][2016]／食後，小腸からカイロミクロン(キロミクロン)が分泌される。[2015]／カイロミクロンは，小腸上皮細胞で合成される。[2021]／食事直後には，キロミクロンのトリアシルグリセロールが脂肪組織に取り込まれる。[2009]／中性脂肪，脂溶性ビタミンなどの脂溶性栄養素は，小腸吸収細胞でキロミクロンに取り込まれてリンパ管に入る。[2008][2013]／カイロミクロンは，リンパ管経由で全身に運ばれる。[2018]／絶食によって，血液中のキロミクロンは低下する。[2013]／VLDLのトリグリセリド含有率は，カイロミクロンより低い。[2021]

(臨栄) 高キロミクロン血症では，脂質摂取を制限する。[2007]／高カイロミクロン血症では，脂質のエネルギー比率を15%E以下にする。[2017]

【近位尿細管】 ★　ボーマン嚢に続く尿細管*の最上流部。尿細管には，ボーマン嚢で濾過された原尿の各成分を血管へ再吸収する，あるいは濾過されなかった成分を血管から分泌する機能がある。尿細管は上流から近位尿細管，ヘンレループ，遠位尿細管，集合管*に分類されている。

近位尿細管は，再吸収の主要な部位である。ブドウ糖，アミノ酸は濾過量の100％が近位尿細管で再吸収されている。濾過されたナトリウムイオンならびに水分（毎分約100mL）のうち，約65％が近位尿細管で再吸収されている。

(人体) ヘンレ係蹄は，近位尿細管と遠位尿細管の間に存在する。[2009]

【禁煙サポート】★《禁煙支援》 禁煙希望者の禁煙および節度ある喫煙(節煙)を支援する対策。たばこ対策*には防煙・分煙*および禁煙がある。厚生労働省では，禁煙支援を目的として，2006年(平成18)「禁煙支援マニュアル」を策定した。同年から禁煙治療に対する保険適用も開始され，たばこをやめるための支援体制が整ってきている。

(社会) 禁煙サポートでは，ニコチン依存症から抜け出す方法を個別にアドバイスするなどしている。

【禁煙支援】→禁煙サポート

【禁煙支援プログラム】★ 禁煙および喫煙*本数減少を推進する上での措置。健康日本21におけるたばこ対策*として，禁煙希望者に対する禁煙支援プログラムの普及を行い，行政サービスとしてだけでなく，保健医療サービスの場を活用し，全ての市町村で禁煙支援が受けられるよう強化された。健康日本21(第2次)*でも，禁煙支援は引き続き強化・重視されている。

(社会) たばこ対策として，健康日本21の重要課題に「禁煙支援プログラムの普及」がある。[2011]

【菌核】★ ライ麦，小麦などの穂に寄生する麦角菌によるネズミの糞状の形成物。ライ麦にできた菌核の中には有毒な麦角アルカロイド*(エルゴタミン，エルゴメトリンなど)が存在する。

(食物) 麦角アルカロイドは，麦角菌が菌核を形成して産生する。

【筋原線(繊)維たんぱく質】★ 筋原線維を構成するミオシン，アクチン*，トロポミオシン，トロポニンなどのたんぱく質。筋肉特有の収縮機能を担う。ミオシンおよびアクチンはそれぞれ筋原線維中

の太い線維と細い線維の主要な構成成分である。

(食物) 死後硬直時には，筋原線維たんぱく質のアクチンとミオシンが強く結合して，硬直複合体を形成している。

【筋細胞】→筋線(繊)維

【筋収縮】★★ 筋原線(繊)維の長軸に沿って起こる筋線維の収縮。筋原線維を構成するミオシン*とアクチン*のフィラメントが滑走し合って，筋線維の短縮が起きる。筋が刺激され興奮すると，筋の細胞膜*に活動電位*が発生して脱分極し，筋小胞体からカルシウムイオンが放出され，ATPの分解を促し，エネルギーが産生され収縮反応が起こる。

(人体) 筋収縮は，アクチンとミオシンの相対的な位置が移動して収縮する。[2010][2011]／筋収縮は，アクチンフィラメントとミオシンフィラメントの滑り込みで起こる。[2017]／筋収縮のエネルギーは，ATPの分解による。[2021]

【筋線(繊)維】★《筋肉線(繊)維，筋細胞，筋肉細胞》 骨格筋*を構成する筋細胞。特殊に分化した細長く巨大な細胞であるため筋線維とよばれる。直径20〜150μm，長さは1mm〜12cmに達する円柱状の多核細胞で，核は細胞膜*(筋鞘)の直下にある。その細胞中には，縦走する数百本以上の筋原線維(直径1〜2μm)が詰まっている。

(人体) 筋原線維は，太いミオシンフィラメントと細いアクチンフィラメントからなる。／細胞内カルシウムイオン濃度の上昇は，筋細胞を収縮させる。[2015]

【筋肉】★★★★ 動物の運動器官。形態的には横紋のみられる筋(横紋筋*:骨格筋*と心筋*)とみられない筋(平滑筋)とに，また単核(心筋と平滑筋)と多核(骨格筋)とに分類される。機能的には随意筋*(骨格筋)と不随意筋(心筋と平滑筋)とに分類される。筋は肝臓とともにグリコーゲン*を貯蔵する。筋グリコーゲンは筋収縮*のエネルギーに，肝グリコーゲンは血糖となる。筋で生成した乳酸*やアラニン*は肝臓へ運ばれ糖新生*に使われる。分岐鎖アミノ酸(バリン，ロイシン，

イソロイシン)*は主として筋肉で分解される。

(人体) 筋肉は，筋芽細胞が多数細胞融合してできるため多核である。[2008]／筋肉は，糖新生を行わない。[2018]

(食物) 筋肉は，牛海綿状脳症(BSE)の特定危険部位ではない。[2009]

(基栄) 筋肉から放出されたアラニンは，肝臓でグルコースに変換される。[2006]／糖質を多く含む食事を摂取することにより，筋肉ではグリコーゲンの合成が亢進する。[2006][2011]／筋肉のグリコーゲンは，血糖値の維持に利用されない。[2016]／分枝アミノ酸は，筋肉に優先的に取り込まれて代謝される。[2014]／筋肉に取り込まれた分岐鎖アミノ酸は，エネルギーとして利用される。[2006][2007][2009][2011]／筋肉では，エネルギー源として脂肪酸を利用する。[2020]／たんぱく質の平均半減期は，筋肉より肝臓で短い。[2017]

(応栄) 無重力環境において，筋肉量は減少する。[2015]／筋肉や骨づくりには，たんぱく質摂取が重要である。[2017]

【筋肉細胞】 ➡筋線(繊)維
【筋肉線(繊)維】 ➡筋線(繊)維
【グアニル酸】 ★ 《5′-グアニル酸，5′-GMP》
グアニン*とリン酸*が結合したヌクレオチド*。リボースの5位がリン酸化された5′-グアニル酸はしいたけの旨味成分である。畜肉や魚肉の旨味物質は5′-イノシン酸*であり，これらはグルタミン酸モノナトリウム*と相乗作用がある。

(食物) グアニル酸は，しいたけの旨味成分である。

【グアニン】 ★★ DNA*を構成するプリン塩基の1つ。もう1つのプリン塩基はアデニンである。DNAの二重らせんの中でグアニンはシトシン*と3個の水素結合で結ばれている。一方アデニン*はチミン*と2個の水素結合で結ばれている。このような結合を互いに相補的な塩基対*を形成するという。

(人体) 尿酸はプリン塩基(アデニン，グアニン)の最終代謝産物である。[2011]／DNA分子中のシトシンに対応する相補的塩基は，グアニンである。

【グアノシン5′-三リン酸】 ➡GTP
【グアノシン三リン酸】 ➡GTP
【空気酸化】 ➡自動酸化
【空腸】 ★★ 小腸*の一区分。小腸は胃出口から回盲部までつながる長い管状臓器で，十二指腸*，空腸，回腸*に区分する。十二指腸は胃に続く25cm程度の部分で，空腸と回腸は十二指腸に続く6m程度の部分である。腸間膜*により腹壁にぶらさがり自由に位置を変え蠕動(ぜんどう)運動できるようになっている。空腸，回腸は上部約2/5が空腸，下部約3/5が回腸だが明らかな境界はない。血管，リンパ管，神経は腸間膜を通って空腸，回腸に至る。消化・吸収は空腸，回腸の全長にわたって進行する。

(人体) 空腸は回腸に比べて，粘膜にみられる輪状ひだが密である。／セクレチンは，空腸のS細胞から分泌される。[2011]

【クエン酸】 ★ 植物組織に広く分布する有機酸*の一種で，だいだいやレモンなどの柑橘類に多く含まれる酸味*成分。食品添加物の酸味料として，清涼飲料水，ゼリー*，ジャム*，キャンデーなどに使用されている。

(食物) レモンの酸味の主成分は，クエン酸である。[2007]

【クエン酸回路】 ★★★★《TCAサイクル(回路)，トリカルボン酸回路，クレブス回路》 ミトコンドリア*のマトリックス内において，エネルギー産生栄養素の炭素骨格を好気的条件下で完全酸化する経路。糖・脂肪酸・多くのアミノ酸の炭素骨格から生じたアセチルCoA*はオキサロ酢酸*と縮合してクエン酸*を生じ，順次，脱水素，脱炭酸，加水，脱水などの反応を受けて，アセチルCoAのアセチル基は完全酸化され，オキサロ酢酸が残る。クエン酸回路の代謝中間体には2-オキソグルタル酸(a-ケトグルタル酸)*，コハク酸*などがある。脱水素反応により生じた還元型補酵素($NADH$や$FADH_2$)は電子伝達系*によりATPを生成する。また，基質準位のリン酸化*によってGTP*を産生する。クエン酸回路が十分に回転しない場合，過剰

のアセチルCoAからケトン体*が生じや
すい。

（人体）クエン酸回路は，ミトコンドリアで行わ
れている。[2018]／クエン酸回路には，基質か
ら水素原子が除かれる過程や，基質レベルのリ
ン酸化によって高エネルギーリン酸化合物が生
成する反応等がある。[2006][2007]／アセチ
ルCoAは，オキサロ酢酸と反応してクエン酸回
路に入る。[2010][2013]／グルコースは，解
糖系，クエン酸回路で代謝され電子伝達系を経
てATPを生じる。[2011]／クエン酸回路のオ
キサロ酢酸は，糖新生に関与する。[2019]

（基栄）クレブス（Krebs,H.A.）は，ピルビン酸の
酸化経路としてTCAサイクル（クエン酸回路）を
発見した。

【ククルビタシン】★★　ウリ科の植物に
含まれている苦味*成分。四環式のトリ
テルペン。ヘタに近い部分に多く含まれ
ている。きゅうりの苦味成分はククルビ
タシンCである。含有量は品種による違
いがあり，現在市場に流通しているきゅ
うりにはほとんど含まれていない。

（食物）きゅうりの苦味成分は，ククルビタシン
である。[2017][2018]

【くず粉】★〈くず〉　くずの根から得られ
るでんぷん*。奈良の吉野くずが有名で
あり，各種でんぷんの中でも良質とされ，
上菓子の原料として用いられる他，くず
叩き，くず引きなどの料理にも使用され
る。くずでんぷんは他のでんぷんに比べ
透明度が高い。また，高濃度のものは，
ゲル強度が高く，腰の強い弾力性のある
独特の歯ごたえが得られるので，くず桜
やごま豆腐に使用される。しかし，一般
的にくず叩き，くずあんにはじゃがいも
でんぷん*が使用されることが多い。

（食物）くずでんぷんのゲルは，低温（4℃）で保
存すると老化して硬くなる。[2018]

【果物香気成分】★　果物に含まれる香気
成分。果実の香気成分にはエステル類*
が多い。りんごでは2-メチルブタン酸の
エチル，3-メチルブチル，ヘキシルなど
とのエステル類，バナナは酢酸エチル
や酢酸イソブチルなどの酢酸エステル
類，ぶどうではアンスラニル酸メチル，

パイナップルではC1〜C8までの各種脂肪
酸のエステル類が特徴的な香りの成分と
なっている。ももでは4-ブチルブタノリ
ド，4-ペンチルブタノリド，4-ヘキシルブ
タノリド，5-ペンチルペンタノリドなど
のラクトン類が重要な成分である。また，
柑橘類では，オクタナール，ノナナール，
デカナールなどの脂肪族アルデヒドが甘
い香りを，精油成分*であるテルペン炭
化水素，テルペンアルコール，テルペン
アルデヒドなどが柑橘特有の香りを示
す。

（食物）柑橘類の果物のおもな香気成分として
は，エステル類，テルペン類，ラクトン類など
がある。

【クックサーブ】★　食材料を加熱調理*
後，冷蔵または冷凍しないで速やかに提
供する調理システム。従来から行ってい
る調理システム（コンベンショナルシス
テム）のことで，クックチルやクックフリ
ーズ*等の新調理システム*に対するもの
である。

（給食）クックサーブシステムでは，生産と同じ
日に提供する。[2013]／クックサーブシステム
は，調理終了後から提供までの時間が短い。
[2017]

【クックチルシステム】★★★　加熱調理*
後急速冷却した料理を，0〜3℃のチルド
の状態で一定期間保存し，提供時に最終
調理としての再加熱を行う“生産と供食
機能”を分離した集中計画生産方式。加熱
終了後は90分以内に芯温を0〜3℃以下に
冷却する。冷却方法の違いからブラスト
チラー方式（-4℃以下の強制冷風）とタ
ンブルチラー方式（0〜-1℃の冷却水）が
あり，生産工程，使用機器が異なる。一
般に前者が多く，保存期間は調理，提供
日を含め5日間を限度としている。いずれ
も衛生，安全性の面から，標準作業書は
HACCP（危害分析重要管理点）*に準じて
おり，厳重な衛生管理が必要である。患
者食を病院*外の調理施設*で調理する際
の1つにクックチルがあげられている。機
内食，事業所，病院，配食サービス*な
どで導入している。

（給食） クックチルシステムは，生産管理である。[2016]／提供日より前倒しで，計画生産が可能である。[2020]／調理後，急速冷却しチルドの状態で保管後，再加熱したものを提供するシステムである。[2020]／クックチルシステムでは，加熱調理後に急速冷却し，チルド（0〜3℃）の温度帯で冷却保存する[2021]／クックチルシステムは，加熱終了後90分以内に0〜3℃に冷却する。[2006][2020]／クックチルシステムの導入のさいの初期投資費用は高い。[2014]／直接労務費は，クックサーブシステムにクックチルシステムを導入することにより，原価低減（コストダウン）できる費目である。[2016]／クックチルシステムの導入により，多様なメニューの提供ができる。[2014]／クックチルシステムの導入により，調理作業の繁閑の差は小さくなる。[2014]／クックチルシステムは，でき上がった料理を急速冷却，保存，再加熱のための光熱費がかかる。[2016]／クックチルシステムの導入により，配合の衛生管理の点検事項は増加する。[2014]／クックチルシステムは，保存可能期間は最長5日である。[2017][2020]／クックサーブシステムに比べ，労働生産性が高くなる。[2020]

【クックフリーズ】 ★　食材料を加熱調理後30分以内に0〜1℃の氷水または冷風により急速冷却した後，冷凍により保管や運搬を行い，再加熱後に提供する調理システム。冷却開始後90分以内に−18℃以下に冷却し，保管を−18℃以下で行う。提供時に再加熱（中心温度*75℃以上，1分間以上）することを前提とした調理システムである。厳重な品質管理・衛生管理が重要となる。

（給食） クックフリーズシステムは，冷凍可能な食材料にのみ対応可能である。[2017]

【クッシング症候群】 ★★★★《Cushing症候群》　副腎皮質ホルモン*，特に糖質コルチコイド（グルココルチコイド）*の過剰による症候群。このうち下垂体腺腫によるものをクッシング病という。原因は副腎皮質腫瘍による分泌過剰，脳下垂体*の機能亢進，治療用ステロイドの過剰投与など。女性に多い。満月様顔貌，中心性肥満（顔と体躯の独特の肥満），水牛様

肩，高血糖*，高血圧*，浮腫，脂質異常症，骨粗鬆症*，皮膚の萎縮，赤色皮膚線条，易感染症，多毛などの症状を呈する。栄養食事療法は，病態に合わせてエネルギー制限食，十分なたんぱく質の摂取，カルシウム摂取量の増加，軽度食塩制限を行う。

（人体） クッシング症候群では，内分泌性高血圧を生じる。[2012]／クッシング症候群は，骨粗鬆症の成因に関連する。[2009][2014]／クッシング症候群では，骨折のリスクが高い。[2012]／クッシング症候群では，中心性肥満，赤紫色皮膚線条を呈する。[2010][2020]／クッシング症候群では，糖新生が亢進する。[2013]／クッシング症候群では，高血糖がみられる。[2020]

（臨栄） クッシング症候群では，中心性肥満を呈する。[2013]／クッシング症候群では，高血圧がみられる。[2011][2021]／クッシング症候群では，高血糖がみられる。[2011][2012][2021]／クッシング症候群では，免疫能抑制がみられる。[2011]／クッシング症候群では，血清総コレステロール値は軽度から高度に上昇する。[2021]／クッシング症候群では，血中のデオキシピリジノリンは上昇する。[2021]／クッシング症候群では，骨密度は低下する。[2021]／クッシング症候群では，エネルギー摂取を制限する。[2006]／クッシング症候群では，カルシウムの摂取量を増やす。[2020]／クッシング症候群では，ナトリウムの摂取量を制限する。[2020]

【クライアント】 ★★　相談者・依頼人・顧客。心理学的には心理的，社会的になんらかの困難をもち，援助を求めている人に対して用いる。クライアントがもつ未解決の問題を，自らの力で解決しようとする意欲をもつよう心理的に援助することをカウンセリング*という。クライアントは自らの状態や自己存在感に疑問を感じ，社会的に孤独感をもっていることが多い。そのため，自分の問題や訴えを全て言葉に表せないことが多く，カウンセラー*は表情や視線，しぐさなどの非言語的表現をよく観察することにより，クライアントの気持ちを理解することが大切である。また，クライアントは受け入れられることで心を開き，カウンセラ

ーに対し信頼を感じる(ラポール*の形成)。カウンセリングにあたっては，クライアントが話しやすい雰囲気をつくるとともに，クライアントを一人の人間として尊重し，時には視線を合わせて頷きながら話を聴くなど，相手を受け入れる姿勢を示すことが大切である。

(栄教) 受容とは，クライアントの存在を無条件に受け入れることをいう。[2008]／クライアントの話は，中立的な立場で傾聴する。[2010]

【クライマクテリック】★　果実や野菜などで，成熟期や収穫後にエチレン*が放出され，呼吸量が急激に増大する現象。エチレンの放出にはクライマクテリック型と非クライマクテリック型があり，前者は収穫後エチレンを放出し，周囲の果実の熟成が連鎖反応的に進行するタイプをいう。後者は収穫後のエチレン放出量が少なくなるタイプをいう。クライマクテリック型果実として，りんご，もも，バナナ，トマトなどがあり，非クライマクテリック型にはかんきつ類，ぶどう，いちじくなどがある。クライマクテリック型果実から放出されるエチレンによって，貯蔵中に未熟果実の熟成*が促進される。

(食物) クライマクテリック型を示す果物にはバナナ，マンゴー，メロン，トマトなどがある。／クライマクテリック型を示す果物は，追熟を促進させるため，他の果物との輸送は困難である。

【倉出し係数】★★《発注係数》　倉出し係数＝100/可食率。可食部*率は百分率での表示。発注量算出にあたって，純使用量を可食率で除する時の計算の煩雑さを避けるためにあらかじめ可食部率の逆数値を求めておき，これを純使用量に乗ずる。使用量＝(純使用量/可食率)×100　可食部率＝100−廃棄率*(％)

(給食) 野菜類の発注量または仕込み量は，純使用量に倉出し係数を乗じた重量である。

【グラム染色】★　グラム(C. Gram)が考案した，最も基本的な細菌染色法。この染色法で細菌*は紫に染まるグラム陽性菌と赤に染まるグラム陰性菌に区別することができる。その違いは細菌の表層構

造の違いによる。グラム陰性菌には陽性菌にはないリポ多糖やリポたんぱく質*が含まれる。グラム陽性菌には，ブドウ球菌*やボツリヌス菌*，ウエルシュ菌*，セレウス菌*などの芽胞形成菌，グラム陰性菌には，大腸菌，チフス菌，緑膿菌などがある。

(食物) 大腸菌群はグラム陰性の無芽胞桿菌で，乳糖を分解しガスおよび酸を産生する好気性または通性嫌気性の菌である。／バチルス属はグラム陽性の好気性芽胞形成桿菌で，乾燥，熱，薬剤，ストレスに抵抗性を示す。

【グリアジン】★　小麦に含まれる主要たんぱく質で，プロラミン画分に分類されるもの。他の主要たんぱく質であるグルテニン*と合わせるとたんぱく質の80％を占める。小麦粉を加水，混ねつすると，グリアジンはグルテニンといっしょになり，水を吸ってたんぱく質の網目構造であるグルテン*を形成する。グルテンは伸展性と粘弾性に富むが，グリアジンは生地の伸展性に，グルテニンは生地の粘弾性に寄与する。

(食物) 小麦の主要たんぱく質は，グルテニンとグリアジンである。[2013]

【グリコアルブミン】★　血中のたんぱく質*であるアルブミン*がどのくらいの割合でブドウ糖*と結合しているかを調べる検査。過去1〜2週間の血糖*コントロールを反映する指標。グリコアルブミンは血糖値の変動幅が大きい糖尿病患者の治療経過を追う上で有用である。

(臨栄) グリコアルブミンは，採血の直近2週間前の血糖状態を示す。／HbA1cと比較して，グリコアルブミンはすばやく治療に応答する。

【グリコーゲン】★★★★　グルコース*が重合した多糖類*。植物体に見出される貯蔵多糖はでんぷん*であるが，グリコーゲンは動物の体内に見出される貯蔵多糖。グルコースが a -1,4結合した主鎖に，a -1,6結合によって枝分かれした分子構造をもつ。ヒトでは，肝臓*に6％(約100g)，筋肉*に0.5〜1％(約150g)存在する。食後，インスリン*によってグルコースからの合成が促進され，空腹時には，エピネフ

リン（アドレナリン）*，グルカゴンによって分解が促進される。嫌気的条件下（瞬発力を要する運動時）では，グリコーゲンが主要なエネルギー源となる。肝臓では，グリコーゲンからのグルコースは血糖となるが，筋肉ではならない。これは，筋肉中にグルコース-6-ホスファターゼ*が存在しないためである。動物性の食品（肉，魚）にはグリコーゲンが含まれる。と殺後，筋肉への酸素の供給が断たれると筋肉中のグリコーゲンが解糖作用により分解し，おもに乳酸*が生成しpH*が低下する。

(人体) グリコーゲンは，α-1,4グリコシド結合をもつ。[2020]／インスリンは，グリコーゲン合成を促進する。[2012]／細胞質では，グリコーゲン合成が行われる。[2014]／グリコーゲンホスホリラーゼは，グリコーゲンを加リン酸分解する。[2017][2021]／グリコーゲンは，加リン酸分解されるとグルコース1-リン酸を生じる。[2020]／グルカゴンは，グリコーゲン分解を促進する。[2013][2020]／肝細胞のグルカゴン受容体刺激は，グリコーゲン合成を抑制する。[2014]／肝臓のグリコーゲンは，血糖値の維持に利用される。[2015]

(食物) グリコーゲンは，α-1,6-グリコシド結合をもつ。[2009]／食肉の熟成中にグリコーゲンが分解される。[2008]

(基栄) 肝臓のグリコーゲンは空腹時に分解され，グルコースとなって血中に放出される。[2009][2010][2015]／糖質を多く含む食事の後，筋肉では，グリコーゲンの合成が促進される。[2010][2011]／筋肉のグリコーゲンは，血糖値の維持に利用されない。[2016][2020]／グリコーゲンの貯蔵総量は，肝臓より筋肉に多い。[2012]／組織重量当たりのグリコーゲン量は，肝臓より筋肉の方が少ない。[2018][2021]／体内のグリコーゲン貯蔵総量は，食事の影響を受ける。[2013]／筋肉グリコーゲンの分解は，アドレナリン（エピネフリン）により促進される。[2013]／アドレナリンは，肝臓グリコーゲンの分解を促進する。[2020]／グルカゴンは，肝臓グリコーゲンの分解を促進する。[2018]

(応栄) 肝臓のグリコーゲンは，長時間の運動で減少する。[2016]／スポーツ選手において，筋

グリコーゲンの再補充には，糖質摂取が重要である。[2015]

(臨栄) 重症外傷患者では，グリコーゲンの合成は抑制される。[2013]

【グリコーゲンホスフォリラーゼ】⇨ホスフォリラーゼ

【グリコサミノグリカン】⇨ムコ多糖

【グリコシド】⇨配糖体

【グリコシド結合】★ 糖のヘミアセタール性ヒドロキシ基（−OH）が，他の化合物のヒドロキシ基やアミノ基やチオール基等と脱水縮合して形成された結合。O-グリコシド結合（C−O−C）は，糖のヘミアセタール性ヒドロキシ基と，他の糖やアミノ酸のセリンやトレオニン等の−OH基とのエーテル結合である。結合の相手が糖の場合，グリコシド結合が繰り返して起こるとオリゴ糖*や多糖が形成される。アノマー性のヒドロキシ基がαとβの異性体をもち，結合にもαグリコシド結合とβグリコシド結合があり，それぞれαグリコシダーゼ，βグリコシダーゼによって分解される。

(人体) でんぷんは，α-1,4-グリコシド結合をもつ。[2011]／マルトースは，α-1,4-グリコシド結合をもつ。[2011]

【グリコヘモグロビン】⇨ヘモグロビンA1c

【グリシニン】★★ 大豆*の主要たんぱく質*。大豆は約35%のたんぱく質が含まれるが，その大部分は塩溶性のグロブリン系たんぱく質に属すグリシニンである。グリシニンの加熱変性物はカルシウム*やマグネシウム*などの2価イオンでゲル*化する性質があるため豆腐*ができる。

(食物) 大豆たんぱく質の大部分は，グリシニンである。[2007][2009][2012]／木綿豆腐の凝固には，グリシニンが関与する。[2010]／豆乳に含まれるグリシニンに，塩化マグネシウムを添加すると凝固しやすくなる。[2013][2018]

【グリシン】★★《Gly，G》 たんぱく質*構成アミノ酸のうちで分子量最小のアミノ酸。構造上はアミノ酢酸である。グリシンのメチレン基（−CH₂−）は5,10-テトラ

ヒドロ葉酸に転移して，ポルフィリン*（ヘム*の構成要素）やプリンなどの生合成反応に供与される。また，クレアチン*の生合成の第一段階で，腎臓*でグリシンとアルギニン*からグアニジノ酢酸が生成する。胆汁中の胆汁酸*はグリシンあるいはタウリン*との抱合体となっている。グリシンはセリン*やトレオニン*からも生成する。イカの甘味成分でもある。

(人体) グリシンは，光学活性を示さないアミノ酸である。[2011]

(食物) イカの甘味は，おもにグリシンである。

【グリストラップ】★ 厨房排水中の厨芥や油脂分を分離除去するために排水の末端に設けられた装置。また，外部から厨房内への，ねずみや害虫，臭気の侵入を防ぐ役割もある。分離槽内の水の速さを調整し，油脂分を分離させる。油脂を定期的に回収，槽内を清掃する。

(給食) 特定給食施設の排水設備には，グリストラップを設置する。[2008]

【グリセミックインデックス】★★《血糖指数，GI:glycemic index》 食品ごとの食後血糖値の上昇度合を示す指標。糖質*50g相当の基準食摂取後2時間までの血糖*上昇面積に対する糖質50g相当の食品の血糖上昇面積の割合で算出する。基準食として，グルコース水溶液，白パン，飯のいずれかを用いる場合が多い。同量の糖質を含む食品でも摂取後の血糖上昇が，食品により異なることから提唱された概念で，血糖上昇の相違の原因として，食物繊維*やグルテン*の含有量，消化率，食品の形態，調理法等が考えられる。

(基栄) 血糖指数(glycemic index)は，ブドウ糖，ショ糖，でんぷんなど種類によってその値は異なる。

【グリセロール-3-リン酸】★ ジヒドロキシアセトンリン酸*の還元により生成する解糖系*代謝中間体。また中性脂肪*の分解で生じたグリセロールがリン酸化*されて生成する。グリセロール-3-リン酸と遊離脂肪酸*からリン脂質*，中性脂肪が生合成されるので，グリセロール

-3-リン酸の供給不足によって血中遊離脂肪酸濃度が上昇する。

(人体) グリセロール-3-リン酸の供給不足によって，血中遊離脂肪酸濃度は上昇する。

【グリチルリチン】★★ 甘草(かんぞう)の根に含まれる甘味*成分。甘草はマメ科の多年草で，その根は漢方薬(甘草湯)に使用されている。甘味成分のグリチルリチンはグリチルリチン酸にグルクロン酸*が結合した配糖体で，ビール*，しょうゆ*などの甘味料として利用される。甘味度はショ糖の50〜100倍である。

(食物) グリチルリチンは，マメ科の植物である甘草に含まれる非糖質系天然甘味料である。／グリチルリチンは，漬物，みそ，しょうゆなどに利用されている。

【クリティカルケア】★★ いわゆる3次救急とされる重症患者あるいはICU(集中治療室)での重症管理対象とされる患者の診療を行うこと。診療の対象とされる疾患や病態には，急性心不全，急性呼吸窮迫症候群，急性腎不全*，急性肝不全，敗血症*性多臓器不全，重症急性膵炎*，多発外傷，汎発性腹膜炎などがあり，重篤な併存病変をもった術後*の患者，重篤な術後合併症を発症した患者，臓器移植後の患者などもクリティカルケアの対象となっている。

(臨栄) クリティカルケアにおいて，侵襲直後は，エネルギー消費量が一過性に低下する。[2009]／クリティカルケアは，生命の危機的状態にある重症患者を対象とする。[2009]／クリティカルケアでは，呼吸循環動態のモニターが必要である。[2009]／熱傷はクリティカルケアの対象疾患である。[2009]

【クリティカルパス】➡クリニカルパス

【クリニカルパス】★★★《クリティカルパス，CP:crinical pathway》 一定の疾患をもつ患者に対して，入院時から退院時までの間に対応すべき全ての標準化された治療，処置，ケアを整理し，スケジュール表にまとめたもの。在院日数の短縮化とDPC/PDPS(診断群分類別包括評価)の採用を背景に，医療の質の標準化を目的としている。①時間軸(時間介入単位を表

す），②ケア介入，③標準化(標準化された業務)，④バリアンス*(逸脱，変化要因)の4つの基本概念により構成される。患者用とスタッフ用があり，患者用は治療計画の説明，インフォームドコンセントに，スタッフ用は，チーム医療の明確化，推進に役立つ。急性期から回復期，在宅医療を通じて治療にかかる全ての医療機関で共有して用いる地域連携パスも活用される。

(臨栄) クリニカルパスの目的は治療の標準化である。[2007][2015][2019]／クリニカルパスによりチーム医療はより明確になる。[2017]／クリニカルパスの目的は，医療の質の向上，在院日数の短縮,チーム医療の促進にある。[2007]／入院患者を対象をする。[2021]／時間軸に従って作成される。[2021]／医療コストを抑制できる。[2021]／クリニカルパスに基づいて，家族へ栄養治療計画の説明を行う。[2012]／バリアンスとは，クリニカルパスからの逸脱である。[2009][2021]／クリニカルパスには，栄養指導が含まれる。[2016]／アウトカムとは，クリニカルパスのなかで設定される目標をいう。[2021]

【クリープ現象】★ 食品のレオロジー的性質の1つで，物質へ瞬間的に静荷重(一定応力)を与えた時，ひずみが時間とともに増加する現象。この変形挙動を測定するのがクリープ測定で，スプリング(弾性*)とダッシュポット(粘性*)を組み合わせた力学模型で表現される。大多数の固体と分散系は一定の応力を加え続けられると，固体(弾性)と液体(粘性)の両方の挙動，すなわち粘弾性挙動を示し，これらの物質は応力を与えた時のずりの初期に固体のような弾性を示すが，続いて粘弾性挙動を示し，最終的には液体挙動(粘性)を示す。時間の関数としての変形(ひずみ)の増加をクリープとよび，ひずみ－時間のグラフをクリープ曲線という。

(食物) クリープ測定は，食物の基礎的なレオロジー的性質を調べる手段の1つである。／クリープ測定は，一定応力のもとで時間の経過に伴う試料のひずみの変化を測定するものである。

【クリプトキサンチン】★★ キサントフィル類*に属するカロテノイド*色素。プロビタミンA*としてαおよびγ-カロテンと同程度の生理作用を有する。1μgのβ-クリプトキサンチンは0.5μgのβ-カロテン当量とする。かんきつ類，かき，とうもろこし，かぼちゃ，とうがらしに多く含まれる。また，β-クリプトキサンチンの抗がん作用が注目されている。

(食物) オレンジの黄色の色素はα-カロテン，β-カロテン，クリプトキサンチンなどである。[2011]／β-クリプトキサンチンは，プロビタミンAである。[2021]／うんしゅうみかんの果肉に含まれる主なカロテノイドは，β-クリプトキサンチンである。[2019]

【クリプトコッカス】★《クリプトコックス》 髄膜炎や肺炎*の原因真菌*である。自然界に広く分布しており，おもにハトの糞便中に存在する。本菌を吸引すると肺クリプトコッカス症を生じるが，健常者では不顕性感染に終わることが多い。本菌は中枢神経*系に親和性があり，易感染者，特にエイズ患者ではクリプトコッカス性髄膜炎を高頻度に発症する。

(人体) クリプトコッカスは，真菌性肺炎の原因となる。[2019]

【クリプトスポリジウム】★★ ヒトの下痢*の原因となる腸管寄生性の原虫。各種消毒薬では死滅しない。ヒト，ウシ，ウマ，ブタ，イヌ，ネコ等が本原虫を保有しており，糞便*とともに排泄され飲料水，食品等を汚染する。特に水道水が流行の原因と疑われた場合には，水道水に使用される程度の塩素では本原虫は死滅しないため，生水はそのまま使用せず煮沸して使用しなければならない。本原虫感染症は全数把握対象の5類感染症*である。

(社会) クリプトスポリジウムは，糞便で汚染された水道水で感染し，通常の塩素消毒では死滅せず抗生物質治療薬はない。[2009]

(食物) クリプトスポリジウムは，集団感染が報告されている。[2015]／クリプトスポリジウムは，水様性下痢が主症状である。[2015]／クリプトスポリジウムは，オーシストに感染性があ

る。[2015]／クリプトスポリジウムは，飲料水から感染する。[2015]／クリプトスポリジウムは，加熱殺菌は有効である。[2015]

【クリーミング性】 ★　ショートニング*，バター*，マーガリン*，ラード等の可塑性の固形脂*を攪拌すると，多数の細かい気泡を抱き込む性質(抱気性)。固形脂は容積を増し，白っぽくなり，軽く，滑らかになる。クリーミング性には固形脂の結晶の大きさが関与し，ショートニングは脂肪*粒子の結晶が小さく，多くの空気を抱き込むのでクリーミング性は優れ，バターやラードなどの動物性脂肪は結晶が粗くクリーミング性は劣る。

(食物) クリーミング性とは，バターなどの固形脂を攪拌した時に空気を抱き込む性質である。／クリーミング性が高いと空気が小さい気泡となって油脂中に分散するので，軽い口触りとなる。

【クリームダウン】 ★　紅茶*(浸出液)が冷えた時に，白く濁る現象。紅茶を緩慢冷却すると，カフェイン*とタンニン*が結合した不溶性の沈殿物が生成する。カフェインやタンニンの含量が高い良質な紅茶ほど生成しやすい。また，抽出濃度が濃い場合にも起こりやすい。紅茶を加熱すれば再び溶けて透明になる。急速冷却時には，両者の結合が妨げられ，白濁は生じない。

(食物) 紅茶にレモンを入れてもクリームダウンは起こらない。

【グルカゴン】 ★★★★　膵臓*ランゲルハンス島A(α)細胞から分泌されるペプチドホルモン*。グルカゴンやアドレナリン*は肝臓*などの細胞膜*の受容体*に結合し，アデニル酸シクラーゼ系を活性化させる。まず，アデニル酸シクラーゼによって，アデノシン三リン酸(ATP*)からサイクリックAMP(cAMP)*が産生，cAMPによってcAMP依存性プロテインキナーゼが活性化，cAMP依存性プロテインキナーゼがグリコーゲンホスフォリラーゼ*を活性型(リン酸化型)にする。その結果グリコーゲン分解が促進され，血糖値*が上昇する。

(人体) グルカゴンは血糖上昇に関与する。

[2007][2008][2013]／血糖値の上昇は，グルカゴンの分泌を抑制する。[2016]／グルカゴンは，肝臓内のグリコーゲン分解を促進するホルモンである。[2010][2019][2020]／膵臓ランゲルハンス島のα細胞からグルカゴンが分泌される。[2010]

(基栄) グルカゴンは，肝臓グリコーゲンの分解を促進して血糖値を高める。[2011][2015][2018]／血糖値が低下すると，グルカゴン分泌が促進される。[2011]

(臨栄) 慢性膵炎では，グルカゴン分泌能が低下する。[2011][2019]／膵臓切除後には，グルカゴン分泌が低下する。[2012]

【グルカゴン様ペプチド】 ⊃インクレチン
【クルクミン】 ★★《ターメリック色素》　ショウガ科の多年草ウコン(ターメリック)根茎から抽出される脂溶性の黄色色素。強い抗酸化性があり，抗腫瘍作用，抗炎症作用などが知られている。カレー粉やたくあん漬け，マーガリンなどの着色料として利用されている。芳香と独特の辛味*をもつ。

(食物) ウコンに含まれるクルクミンは，クルクミノイドの一種である。[2009][2010]

【グルクロン酸】 ★★　グルコース*から誘導されるウロン酸。一般にアルドースの炭素鎖末端のヒドロキシメチル基($-CH_2OH$)がカルボキシ基($-COOH$)に酸化されたカルボン酸をウロン酸という。アルドースがグルコースである場合をグルクロン酸という。薬物，ビリルビン*，エストロゲン*やその誘導体などと抱合体を形成する(解毒)。

(人体) グルクロン酸は，グルコースの6位の炭素原子のヒドロキシル(水酸)基が酸化され，この部位がカルボキシ基になったものである。[2011]

(基栄) グルクロン酸経路(ウロン酸回路)は，肝臓での解毒に働くグルクロン酸を供給する。[2007]

【グルクロン酸回路】 ⊃ウロン酸回路
【グルココルチコイド】 ⊃副腎皮質ホルモン
【グルコース】 ★★★★★《ブドウ糖》　六炭糖(アルドヘキソース)の一種。でんぷん*やショ糖*，乳糖*の構成糖であるととも

149

に，高等動物の糖質代謝の基本物質でエネルギー*源として重要。肝臓*でグルコースはエネルギー生成，グリコーゲン*，非必須アミノ酸，脂肪酸*の合成に利用される。必要に応じて肝グリコーゲンは分解されグルコースを生じ血液に供給される。これが血糖*である。筋肉，脂肪組織，脳等の各組織に運ばれ，筋肉ではグリコーゲン合成，エネルギー生成，脂肪組織では中性脂肪*合成，脳*ではエネルギー生成に利用される。脳，赤血球*のエネルギー源のほとんどがグルコースに依存しているため，血糖の維持は大切である。その維持にはインスリン*，グルカゴン*，アドレナリン*等のホルモンが関わっている。グルコースのエネルギー生成過程には，無酸素的条件下の解糖系*と有酸素的条件下のクエン酸回路*（TCAサイクル）があり，エネルギー生成量は後者の方が多い。

(人体) グルコースはアルドースである。[2015] ／グルコースの分子量は，ガラクトースの分子量と同じである。[2020] ／グルコースは，解糖系，クエン酸回路で代謝され電子伝達系を経てATPを生じる。[2011] ／嫌気的解糖では，1分子のグルコースから2分子のATPを生じる。[2019] ／ATPの産生は，グルコースの異化の過程で起こる。[2015] ／グルコースは，嫌気的に代謝され乳酸となる。[2011] ／肝臓では，グルコース-6-リン酸からグルコースが生成される。[2014] ／グルクロン酸は，グルコースの酸化によって生じる。[2011] ／脳では，ATPのほとんどがグルコースに由来する。[2012] ／乳酸は，コリ回路によりグルコースとなる。[2019] ／糖原病I型では，血中のグルコースが低下する。[2012] ／腹膜透析では，透析液のブドウ糖が生体に移行する。[2011] ／動物は，脂肪酸をグルコースに変換できない。[2013] ／原尿中のグルコースは，ほとんどが再吸収される。[2018]

(食物) スクロースは，グルコースとフルクトースから構成される。[2020] ／マルトースは，グルコースとグルコースから構成される。[2020] ／ラクトースは，グルコースとガラクトースから構成される。[2020]

(基栄) インスリンは，血中グルコースの脂肪組織への取り込みを促進する。[2010][2015][2017] ／グルコースの筋肉組織への取り込みは，インスリンにより促進される。[2018][2021] ／乳酸からのグルコース産生は，コリ(Cori)回路による。[2009][2018] ／急激な無酸素運動時のグルコース生成は，主にコリ回路による。[2021] ／急激な運動時には，グルコースから乳酸が生成される。[2014] ／赤血球では，グルコースから乳酸が産生される。[2009][2012] ／乳酸は，肝臓でグルコースに変換される。[2009][2012][2015] ／コリ回路で生成したグルコースは，筋肉で利用される。[2013] ／糖質を多く含む食事の後，肝臓では，アミノ酸からのグルコースの産生が抑制される。[2011] ／肝臓のグルコース利用は，血糖値の影響を受ける。[2012] ／脳は，糖新生で生成したグルコースを利用できる。[2012] ／グルコースは，脂肪酸に変換される。[2020] ／脂肪酸からグルコースは合成されない。[2011][2015] ／グルコース濃度の上昇により，満腹感が生じる。[2014][2019] ／飢餓時には，肝臓中のグリコーゲンは，グルコースに分解され血液中に放出される。[2009][2010][2015] ／空腹時には，糖原性アミノ酸からグルコースが産生される。[2017] ／グルコースは，可欠アミノ酸に変換される。[2020] ／グルコースが燃焼した場合の呼吸商は，1.0である。[2019] ／低血糖発作時には，ブドウ糖を摂取する。[2019]

【グルコース・アラニン回路】★★《アラニン・グルコース回路》 アミノ基が筋肉*から肝臓*へ運ばれる経路。筋肉で分解したアミノ酸*のアミノ基は，肝臓に運ばれ尿素回路により尿素*となって排泄されるが，アミノ基を筋肉から肝臓へ運ぶ手段の1つとしてこの回路が存在する。筋肉で生じたアミノ酸のアミノ基はピルビン酸*に転移してアラニン*となり，アラニンは血液によって肝臓に運ばれる。さらに，アラニンは肝臓でアミノ基を失ってピルビン酸となり，糖新生*によりグルコース*となって筋肉に戻る。グルコースは筋肉で解糖系によってピルビン酸となる。この回路をグルコース・アラニン回路という。

(人体) アラニン・グルコースサイクルでは，ア

ミノ基が筋肉から肝臓へ輸送される。

(基礎) グルコース・アラニン回路は，空腹時に肝臓での糖新生の材料を供給する。[2007][2013]／アミノ酸からのグルコース産生は，グルコース−アラニン回路による。[2009]

【グルコースイソメラーゼ】★★
ブドウ糖*(D-グルコース)を果糖*に変換する異性化酵素。微生物菌体より生産される。固定化酵素として利用され，異性化糖*の製造に用いられる。でんぷん原料よりアミラーゼ*などを用いて糖化，製造したブドウ糖液に本酵素を作用させると，約42%が果糖に変換され，ほぼショ糖*と同程度の甘味度の液糖となる。これをイオン交換樹脂などで精製し，果糖濃度55%や90%の甘味度を高めた異性化糖も生産されている。

(食物) 異性化糖は，グルコース液にグルコースイソメラーゼを作用させて製造される。[2007]

【グルコース依存性インスリン分泌刺激ポリペプチド】→インクレチン

【グルコース-1-リン酸】★
グリコーゲン*やでんぷん*がホスホリラーゼ*によって加リン酸分解で生じる糖代謝の中間体。ホスフォグルコムターゼによりグルコース-6-リン酸*となり，解糖系*やペントースリン酸回路で代謝される。グリコーゲンやデンプンは，グルコース-1-リン酸からUDP-グルコースを経てグリコーゲンシンターゼにより合成される。

(人体) グリコーゲンが加リン酸分解されると，グルコース-1-リン酸が生成する。[2012][2013][2020]

【グルコーストランスポーター】→グルコース輸送体

【グルコース負荷試験】→ブドウ糖負荷試験

【グルコース輸送体】★★《グルコーストランスポーター》
生体膜*を横切ってグルコース*の輸送を行う膜たんぱく質。受動輸送*系と能動輸送*系(Na⁺依存性共輸送系)が知られている。受動輸送の促進拡散系は，GLUT(glucose transporter)ファミリーに属する輸送体が関与し，10種類以上ある。特に，インスリン感受性*のGLUT4は筋肉や脂肪細胞の小胞に存在

し，インスリン*がインスリン受容体に結合すると細胞内シグナル伝達*機構によってGLUT4が存在する小胞が細胞膜*に移動，融合し，グルコースの取り込みを促進させ，血糖値を低下させる。能動輸送系は，SGLT(sodium dependent glucose transporter)ファミリーに属する輸送体が関与し，数種類ある。SGLT1はNa⁺輸送と共役してグルコースやガラクトース*を濃度差に逆らう能動的な輸送を行う。

(人体) インスリンは，骨格筋でグルコース輸送体(GLUT4)に作用する。[2010]

(応栄) 習慣的な有酸素運動によって，骨格筋のグルコース輸送体(GLUT4)の機能は亢進する。[2013]

【グルコース-6-ホスファターゼ】★★
グルコース-6-リン酸*を加水分解してグルコース*とリン酸を生じさせる反応を触媒*する糖新生*系の酵素*。グリコーゲン*の分解や糖新生により生成したグルコース-6-リン酸を加水分解し，グルコースを血中に放出する役目を担う。血中グルコースレベルの維持に関与している酵素で，肝臓*，腎臓*および腸にのみ存在し，脳*，筋肉*には存在しない。

(人体) グルコース-6-ホスファターゼは，肝臓に存在する。[2020]／グルコース-6-ホスファターゼは，糖新生系の酵素である。[2006][2013]／グルコース-6-ホスファターゼは，グルコース-6-リン酸のリン酸をはずしてグルコースとする。[2009]／骨格筋には，グルコース-6-ホスファターゼが存在しない。[2008][2017]／肝臓には，グルコース-6-ホスファターゼが存在する。[2012]

【グルコース-6-リン酸】★★
グルコース*がATP*からリン酸基を受けとって生じる代謝中間体。グルコース-6-リン酸は解糖系*，ペントースリン酸回路，グルクロン酸回路*，グリコーゲン*合成経路の分岐点に位置している重要な化合物となっている。グリコーゲンの加リン酸分解で生じるグルコース-1-リン酸*からホスフォグルコムターゼにより生じる他，グルコースからヘキソキナーゼあるいは

グルコキナーゼによって，あるいは，フルクトース-6-リン酸からグルコース-6-リン酸イソメラーゼによって生じる。

(人体) 肝臓では，グルコース-6-リン酸からグルコースが生成される。[2014]／グルコース-6-ホスファターゼは，グルコース-6-リン酸のリン酸をはずしてグルコースとする。[2009]／骨格筋は，グルコース-6-リン酸からグルコースを生成できない。[2019]

【グルコノデルタラクトン】★《グルコノラクトン，グルコン》　グルコース*の1位のヒドロキシ基がケトン基に置換されたラクトン。グルコノデルタラクトンの水溶液を加熱すると，グルコン酸と δ-ラクトン，γ-ラクトンの平衡混合物に分解し，徐々に酸性を増す。このことを利用して，酸味料，豆腐*の凝固剤に用いる。

(食物) 豆乳を凝固させるのは，グルコノデルタラクトンから加熱加水分解によって生成したグルコン酸である。

【グルコノラクトン】→グルコノデルタラクトン

【グルコマンナン】★★《こんにゃくマンナン》　D-グルコース*とD-マンノース*からなる多糖。こんにゃくいものグルコマンナン（こんにゃくマンナン）は難消化性で水酸化カルシウム（消石灰）によりゲル*状に凝固させ食用とする。

(食物) こんにゃくの多糖類（こんにゃくマンナン）は，D-マンノースとD-グルコースからなる高分子化合物である。[2010]／こんにゃくのグルコマンナンは，水酸化カルシウムを添加すると凝固する。[2013][2018]／こんにゃくの凝固には，グルコマンナンが関与する。[2010][2020]

【グルコン】→グルコノデルタラクトン

【グルタチオン】★　生体内に最も多く存在するSH化合物（-SH，チオール基をもつ化合物）。5-L-グルタミル-L-システイニルグリシン。自らが水素を失うことによって活性酸素*を消去して抗酸化作用*を表す。

(人体) グルタチオンは生体に最も多く存在するSH化合物で，過酸化脂質の還元などに関与する。／グルタチオンは，活性酸素の分解に関与する。

[2014][2015]

【グルタチオンペルオキシダーゼ】★　抗酸化作用*を有する酵素*。活性中心にセレンをもつ酵素で，グルタチオン*の存在下で過酸化水素（H_2O_2）を水に還元する他，過酸化脂質を還元する。即ち，グルタチオンが過剰な活性酸素*を消去して抗酸化作用を表す時に働く。哺乳類の赤血球*に含まれる。

(基栄) セレンは，グルタチオンペルオキシダーゼの成分として，生体内の有害な過酸化物を分解している。[2008][2015]

【グルタミン】★★《2-アミノグルタルアミド酸》　L型異性体はたんぱく質構成アミノ酸の1つ。グルタミン酸*の5位のカルボキシ基（-COOH）のアミド型（-$CONH_2$）。グルタミナーゼによりアンモニア*を放出してグルタミン酸になる。この反応は小腸粘膜細胞で多く行われ，アンモニアは門脈*経由で肝臓に送られる。またグルタミンのアミド基の窒素はプリン体合成に使われる。

(基栄) グルタミンは，小腸に効率よく取り込まれて代謝される。[2011]／グルタミンは，小腸粘膜のエネルギー源となる。[2015]／腎臓では，グルタミンからアンモニアが産生される。[2018]

【グルタミン酸】★★　GluまたはEと表記。2-アミノグルタル酸。L型は，生体のたんぱく質*を構成する酸性アミノ酸*の1つ。グルタミン酸の合成は，α-ケトグルタル酸へのアミノ基転移反応や，グルタミン酸デヒドロゲナーゼによる α-ケトグルタル酸の還元的脱アミノ化反応による。窒素代謝において，グルタミン酸は重要な役割を果たす。まず，アミノ基転移反応により，アミノ酸中のアミノ基は α-ケトグルタル酸に渡されグルタミン酸に変換される。その後，酸化的脱アミノ反応により，アンモニア*と α-ケトグルタル酸が生成される。アンモニアは尿素回路により尿素となって排泄される。一方，α-ケトグルタル酸はTCAサイクルに入るか，再びアミノ基転移反応の基質として利用される。脳に含量が高く神経伝達に関与している。グルタミン酸脱炭酸酵素によ

りγ-アミノ酪酸(GABA)が生成される。昆布のだし汁のうま味*はこのナトリウム塩による。

(人体)グルタミン酸は，α-ケトグルタル酸から生成される。[2016]／γ-アミノ酪酸(GABA)は，グルタミン酸からつくられる。[2010]／グルタミン酸は神経伝達物質である。[2008][2009]

(基栄)グルタミン酸は,小腸で代謝される。[2018]

【グルタミン酸エチルアミド】⤳テアニン

【グルタミン酸オキサロ酢酸トランスアミナーゼ】⤳AST

【グルタミン酸脱水素酵素】⤳グルタミン酸デヒドロゲナーゼ

【グルタミン酸デヒドロゲナーゼ】★《グルタミン酸脱水素酵素》 酸化的脱アミノ反応に働く酵素*。グルタミン酸を酸化してα-ケトグルタル酸*(2-オキソグルタル酸*)とアンモニア*を産生する。グルタミン酸の異化反応と，その逆反応であるグルタミン酸の生合成反応を触媒する。これらの反応は可逆的である。この酵素の多くは肝臓のミトコンドリアに存在する。NAD⁺またはNADP⁺が補酵素として用いられる。

(人体)アンモニアは，グルタミン酸デヒドロゲナーゼにより遊離される。

【グルタミン酸ピルビン酸トランスアミナーゼ】⤳ALT

【グルタミン酸モノナトリウム】★★《MSG》 アミノ酸*の一種であるL-グルタミン酸のモノナトリウム塩。代表的なうま味*物質である。うま味を呈するのは，L型だけでD型にはない。核酸系調味料と併用すると相乗効果*があることが知られている。グルタミン酸はほとんど全ての動植物に含まれるものであるが，こんぶだし汁のうま味物質として分離され，そのナトリウム塩が非常に強いうま味をもつことが知られ，工業化されて販売されている。グルタミン酸ナトリウムは食品の風味を高揚させる効果がある。5′-イノシン酸ナトリウムや5′-グアニル酸ナトリウムと混合したとき，相乗効果によってうま味が強まる性質があるところから複合

調味料として利用されている。

(食物)グルタミン酸モノナトリウムにイノシン酸ナトリウムを混合すると，それぞれ単独の時より強いうま味を感じるのは，相乗効果である。

【グルテニン】★★ 小麦種子の主要なたんぱく質*。グルテリン*に属す。SS結合(ジスルフィド結合)で会合して巨大分子(分子量数百万)を形成，グリアジン*と複合体をつくりグルテン*となる。

(食物)小麦粉グルテンは，グルテニンとグリアジンからなる。[2013]

(臨栄)小麦のグルテニンは，食物アレルギーのアレルゲンとなる。[2014]

【グルテリン】★ たんぱく質*を溶解性により分類した時，水，0.8% NaCl，60〜80%エタノールに不溶で，希酸，希アルカリに可溶なたんぱく質の総称。植物の種子に存在しており，オリゼニン(米)，グルテニン*(小麦)，ホルデイン(大麦)などが含まれる。

(食物)グルテリンを構成しているアミノ酸には，グルタミン酸が多い。

【グルテン】★★ 小麦粉に水を加えてこねると形成される粘弾性のある物質で，グルテニン*とグリアジン*の複合体。吸水すると，グルテニンは強い弾力を生じ，グリアジンは伸展性を生じ粘着力が増す。この両者が引き合い，網目構造をつくりグルテンを形成し，生地に粘弾性を与える。食塩*を加えると粘弾性はより増強される。他の穀類*にはみられない小麦独特の性質であり，製パンや製麺などの加工に応用されている。麩(ふ)の主成分であり，水産練り製品などの粘着剤としても利用されている。グルテンの形成には，システイン残基同士のジスルフィド結合による分子間結合や水素結合，疎水結合，イオン結合などの非共有結合が関係していると考えられている。

(食物)砂糖の添加は，グルテンの形成を抑制する。[2010]／パンの製造では，グルテンの粘弾性を増加させる。[2008]

(臨栄)小麦のアレルゲンには，グルテンがある。[2017]／グルテンは，加熱による抗原性の変化が少ない。[2021]

ク

●グルテ

【くる病】★★★★ 骨基質層への石灰化が障害され，発育障害，骨格変形，骨痛などの症状をきたす疾患。これらの症状を呈する疾患を骨軟化症というが，そのうち小児期*に発症した場合をくる病とよぶ。くる病の原因として，ビタミンD*の作用不全，低リン血症などがあげられる。ビタミンD作用不全によるものでは，血清カルシウム*値とリン*値の低下がみられる。低リン血症によるものでは，尿中リン排泄量の増加と血清リン値の著明な低下がみられる。治療は通常，活性型ビタミンDを投与して行う。

(人体) くる病は，ビタミンD欠乏による小児の骨軟化症である。[2012][2014][2017]

(基栄) ビタミンDの摂取は，くる病や骨軟化症を防ぐ。[2006]

(応栄) 新生児期，乳児期のビタミンDの慢性的な欠乏により，くる病が起こる。[2009][2018]

(臨栄) くる病は，ビタミンDの摂取不足による。[2011]／くる病は，日光曝露が制限されていると，発症リスクが高い。[2020]／くる病は，血清アルカリフォスファターゼ(ALP)値が上昇する。[2020]／くる病は，血清副甲状腺ホルモン値が上昇する。[2020]／くる病は，完全母乳栄養に比べて，混合栄養では発症リスクが低い。[2020]／くる病は,高リン食を指導する。[2020]

【グループダイナミクス】★★★ グループダイナミクスは，1930年代に，心理学者クルト・レヴィンにより提唱されたものである。人間は，集団として扱われたり行動する時，個人がばらばらに行動するのではなく，集団ゆえに生まれる力学に従って行動する。これは，個人が集団から影響を受けるということであり，逆に個人が集団に影響を与えるということでもある。人間の行動や集団および組織を有効に変化させるための戦略や技法の開発と体系化に関わるものである。

(栄教) 栄養教育における自助集団(セルフヘルプグループ)では，メンバー間に集団力学(グループダイナミクス)が働く。[2011]／クラスで協力して食べ残しを減らすよう，話し合わせることは，「グループダイナミクス」の技法である。[2011]／「参加者同士で，食事診断結果からわかった課題の解決方法を話し合う」ことは，グループダイナミクスを活用した学習活動である。[2012]／小グループを作り，グループ間で体重減少量を競い合うことは，職場のメタボリックシンドローム改善教室において，活発なグループダイナミクスが期待できる取り組みである。[2017]

【クレアチニン】★★《血清クレアチニン》 クレアチン*の脱水*環化した窒素化合物。人体内では筋肉*の高エネルギーリン酸化合物*であるクレアチンリン酸から非酵素的に形成され，尿*に排泄される。尿中のクレアチニン排泄量は，同一人ではたんぱく質摂取量には関係なく一定で体重(筋肉量)にほぼ比例している。1日の尿中クレアチニン量は，体重kgあたり，男性約25mg，女性約21mgと性差がある。クレアチニンは糸球体*で濾過され，尿細管*での分泌もわずかである。

(人体) クレアチニンは，尿細管で再吸収されない。[2007]／推算糸球体濾過量(eGFR)の計算では，血清クレアチニン値を用いる。[2013]／クレアチニンは，クレアチンの代謝産物である。[2016]

(応栄) クレアチニンは，腎機能障害のアセスメントに用いられる。[2017]

(臨栄) 血中クレアチニン濃度の上昇は，腎不全でみられる。[2007]／尿中クレアチニン排泄量は，筋肉量を反映する。[2011]／クレアチニンは，糸球体で濾過される。[2007]／カルシウム拮抗薬は，クレアチニンを上昇させる副作用がある。[2009]

【クレアチニン・クリアランス】★《Ccr: creatinine clearance》 腎障害程度の評価。糸球体濾過値(GFR)*を知る内因性の簡便な方法として利用。最も正確にはイヌリン*を使用するが，似た動態を示すクレアチニン*を測定して1分間あたりの濾過量を計算式で求める。クレアチニンはおもに筋肉*で生成され，糸球体*で濾過後はほとんど再吸収されず，尿へ排泄されることから利用される。蓄尿では24時間法，1〜2時間の部分尿でも可能。Ccr＝Ucr×V/Scr×1440(Ucr:尿中クレアチニン濃度(mg/dL)，V:尿量(mL/分)，

Scr:血清cr濃度(mg/dL))。血清クレアチニン*濃度と逆相関する。クレアチニンの尿細管からの分泌分を考慮して実際のGFRには0.715を掛けて算出。近年はeGFR(推定:estimated)が使用される。蓄尿が不要で，年齢と血清クレアチニンのみで体表面積1.73m²あたりで評価する。妊娠*，糖尿病*初期，激しい運動後では高値を示す。各種腎疾患，尿の流出障害，脱水*，ショック*などでは低値を示す。性や年齢により若干差があるが，平均で90〜140mL/min/1.73m²。

(臨栄)小児のネフローゼ症候群の場合，クレアチニン・クリアランスを考慮し，尿中に喪失するたんぱく質を加算する。

【クレアチニン身長係数】★★《CHI:creatinine height index》 筋肉たんぱく質の体内量を評価するために用いられる指標。被験者24時間尿中クレアチニン量(mg)を同一身長の健常者の24時間尿中クレアチニン量(mg)で割り，100を掛けることによって求める。クレアチニン*は骨格筋*にあるクレアチンが代謝されて尿中に排泄されるもので，尿中クレアチニン排泄量は筋肉量を反映する。栄養状態が悪化し体内たんぱく質が減少してくると数値は低くなる。正常値100，クワシオルコル*で25〜75，マラスムス*で33〜85を示す。

(応栄)クレアチニン身長係数は，骨格筋量を評価する指標である。[2009]

(臨栄)骨格筋量の推定には，クレアチニン身長係数を測定する。[2008][2013][2018]／クレアチニン身長係数の増加は，骨格筋量の増加を示す。[2011]

【クレアチン】★ 筋・脳に含まれる窒素化合物。クレアチンとATP*から生じるホスフォクレアチン(クレアチンリン酸)は高エネルギー貯蔵型で，筋収縮*時にATPを補給してクレアチンに戻り，一部はクレアチニン*となり尿中に排泄される。クレアチンの生合成では，まず腎臓*でアルギニン*とグリシン*からグアニジノ酢酸(グアニド酢酸)が生成する。次いで，肝臓でグアニジノ酢酸にS-アデノシルメチオニン*からのメチル基が転移し

てクレアチンになる。

(人体)クレアチニンは，クレアチンの代謝産物である。[2016]

【クレアチンキナーゼ】⊃CPK
【クレアチンホスフォキナーゼ】⊃CPK
【グレージング】⊃グレーズ処理
【グレーズ処理】★《グレージング》 冷凍品や冷凍食品の品質低下を防止する技術。魚介類*などを冷凍した後，0.5〜4℃の冷水やグレーズ剤に短時間浸漬すること，またはそれらを噴霧して行うことをグレーズ処理という。グレーズ剤としてカルボキシメチルセルロース*やプロピレングリコールなどが使用されている。グレーズ処理は，食品表面に薄い氷の被膜をつくることにより表面を保護し，保存中の水分の蒸発(乾燥)や脂質*の酸化(油焼け*)を防いでいる。

(食物)冷凍焼けは，グレーズ処理により抑制できる。[2012][2021]

【クレチン症】★★《クレチン病》 先天性の甲状腺機能低下症*のために身体と知能の発達が遅延した病態。おもな病因は甲状腺*の形成不全。わが国では新生児*に甲状腺機能のスクリーニング検査*を実施しているため，まれである。

(社会)先天性甲状腺機能低下症(クレチン症)は，新生児マススクリーニング検査による有所見者発見数が最も多い疾患である。[2015]

(人体)クレチン症では，血中甲状腺刺激ホルモン(TSH)濃度は増加する。／クレチン症では，血中コレステロール濃度は増加し，基礎代謝量は低下する。

【クレチン病】⊃クレチン症
【クレブス】★《Sir Hans Adolf Krebs》 クエン酸回路*の発見に貢献した生化学者(1900〜1981)。1900年，ドイツのヒルデスハイムに生まれる。1932年尿素生成経路である尿素回路*を発見し，さらに，1937年にはピルビン酸*の酸化経路として，クエン酸回路(TCAサイクル，クレブス回路，トリカルボン酸回路)を発見した。のちに，クエン酸回路は細胞ミトコンドリアのエネルギー産生に関与する重要経路であることがわかった。

基栄 クレブス(Krebs,H.A.)は, ピルビン酸の酸化経路としてTCAサイクル(クエン酸回路)を発見した。[2017]／クレブス(Krebs,H.A.)は, クエン酸が酸化されてオキサロ酢酸になる回路を発見した。[2014]

【クレブス回路】 ⟹クエン酸回路

【グレリン】★★ 胃*で合成されるペプチドホルモン*。胃で合成されても胃腔には分泌されず, 血中に分泌され, 脳下垂体*に作用し食欲促進効果を示す。絶食*により血中濃度が上昇し摂食により低下する。

人体 グレリンは, 食前に比べて食後に分泌が減少する。[2019]／グレリンは, 胃内分泌細胞から分泌される。[2020]

基栄 グレリンは, 食欲を促進する。[2019] [2021]

【クロストリジウム属】★ グラム陽性の嫌気性芽胞*形成菌。海底や湖底, 土壌中など自然界に広く分布し, ヒトや動物の腸管にも常在する。食中毒に関与するボツリヌス菌*やウエルシュ菌*などがこれに属する。真空包装*やレトルトパック食品, 缶詰*・瓶詰食品の殺菌*は, 耐熱性であるボツリヌスA型菌の芽胞を標的にしている。

食物 クロストリジウム属細菌は, 水分活性0.9以上で増殖できる。[2017]

【クロマチン】★《染色質》 真核細胞の核内においてDNA*が存在する形態。DNAは核内においてヒストン*, 非ヒストンたんぱく質, RNA*等と複合体を形成しており, 細胞分裂中期には最も凝縮し, 生物に特有の数と形態を示す染色体*を構築する。間期には脱凝縮する。クロマチンは細胞周期, 遺伝子発現*の活性化, 不活性化などに対応して著しい変化を繰り返し, それらの調節機構に関与している。

人体 クロマチンに, たんぱく質は含まれる。[2012]

【クロム】★★ インスリン作用を増強するクロモデュリンの構成成分。糖質代謝に関与する微量元素*(三価クロム)。ヒト体内の存在量は2mg程度。穀類, 食肉

に多く含まれる。鉱山粉塵, 化学工場廃液中の六価クロムには発がん性がある。

基栄 三価クロムには, インスリン作用を高める働きがある。[2017]／クロムは微量ミネラルである。[2015]

臨栄 高カロリー輸液製剤には, クロムは含まれない。[2015]

【クロロゲン酸】★ カフェイン酸(カフェ酸)とキナ酸からなるポリフェノール*化合物の一種。果実, 野菜に広く分布。ポリフェノールオキシダーゼ*の作用で酸化され, 褐色重合色素を形成(酵素的褐変)。コーヒー豆, ごぼう, ふき, さつまいも, りんご, ぶどうなどで褐変の原因ともなる。鉄結合性を有する。

食物 クロロゲン酸は, コーヒーの苦味成分である。／クロロゲン酸は, 鉄と結合して黒色化合物を形成するので, 食品加工時の変色の原因となる。

【クロロフィル】★★《葉緑素》 植物, 藻類, 細菌*などに含まれる緑色色素。光合成に関与する。化学構造は中央にMg^{2+}を配位したポルフィリン*核を有する。種類としてはクロロフィルa, b, cなどが知られ, いずれもクロロフィル－たんぱく質複合体を形成し, 水に不溶である。クロロフィルはアルカリ*で処理すると, 水溶性で安定なクロロフィリンに変化し, 鮮緑色を示す。また, 加熱または酸性条件下では黄褐色のフェオフィチン*となるが, マグネシウム*を銅と置換すると安定な緑色色素の銅フェオフィチンや銅フェオホルビドが生成される。クロロフィルは低温や乾燥状態では安定なため, 冷凍品や冷凍乾燥品は緑色をよく保持している。菓子, 飲料, 粉わさびなどの着色料*として用いられている。

食物 クロロフィルは, アルカリに安定である。[2017]／クロロフィルが褐色になるのは, マグネシウムの離脱による。[2015]／光過敏症の原因物質であるフェオフォルバイトは, クロロフィルからマグネシウムが離脱したものである。[2006]／クロロフィルは, アルカリ性条件下で加熱するとクロロフィリンになる。[2020]

【クローン病】★★★★《Crohn病》 浮腫*,

線維筋症や潰瘍を伴う肉芽腫性炎症性病変が消化管*の広範囲に起こる疾患。回腸末端から盲腸(回盲部)を中心に病変が観察される。臨床像は病変の部位や範囲により異なるが、腹痛、下痢*、発熱*、栄養障害、貧血*、関節炎、口内炎、肝臓障害などを合併する。好発年齢は10歳代後半から20歳代若年者。診断の基準は、縦走潰瘍、敷石像、非乾酪性類上皮細胞肉芽腫である。治療は、薬物療法、栄養療法、外科療法を組み合わせて、栄養状態を維持し、症状を抑え、炎症の再燃・再発を予防することである。急性増悪期は、絶食*し、中心静脈栄養を行い、緩解期には経腸栄養補給により経腸栄養剤*・成分栄養剤を投与する。

(人体) クローン病の活動期では、食物繊維の摂取を制限する。[2014]／クローン病は、10歳代後半から20歳代に好発する。[2014]／クローン病の急性増悪期は、経腸栄養の適応とはならない。[2015]／クローン病では、肛門病変がみられることがある。[2018]

(臨栄) クローン病は、IOIBDスコアで重症度を評価する。[2019]／クローン病は、回腸末端が好発部位である。[2006]／クローン病の治療には、経腸栄養や経静脈栄養等の栄養療法が有効である。[2006][2010]／活動期のクローン病の栄養療法は、成分栄養剤を用いる。[2013][2016]／クローン病では、高たんぱく質食とする。[2015]／クローン病では、低脂肪食および低残渣食とする。[2006][2008][2010][2012][2017][2018]／クローン病の緩解期では、脂肪摂取量を1日あたり30g以下とする。[2006]／クローン病の再発を防止するために、n-3系脂肪酸を含む食品を多く摂取するように指導する。[2016]／クローン病では、カリウム摂取量を制限しない。[2017]／クローン病では、ビタミンB₁₂の欠乏に注意する。[2018]／クローン病では、抗TNF-α抗体製剤が使用される。[2016][2018]

【クワシオルコル】★★★★《カシオコア, kwashiorkor, 低たんぱく栄養失調症》 エネルギー*の欠乏は顕著ではないが、たんぱく質*が欠乏している状態。アフリカや東南アジアの途上国の1～3歳の乳幼児

にみられる。低アルブミン血症、浮腫*、脂肪肝*、皮膚・毛髪の色素脱失、発育障害、知能障害*などの症状がみられる。大きくふくれたお腹が特徴。乳児が乳離れして離乳食*をとるようになった時、食事中の栄養素がおもに炭水化物*でありたんぱく質に乏しい場合に、発症する可能性がある。

(人体) クワシオルコルでは、肝細胞の脂肪変性をきたす。[2009]

(基栄) たんぱく質の不足は、クワシオルコルの原因となる。[2006][2013][2015]

(応栄) クワシオルコル(kwashiorkor)では、たんぱく質摂取量が不足している。[2018]／クワシオルコルでは、浮腫がみられる。

(臨栄) たんぱく質欠乏により、クワシオルコルを発症する。[2006]／クワシオルコルでは、血清たんぱく質濃度は低下する。[2007][2019]／クワシオルコルでは、浮腫がみられる。[2019]／クワシオルコルでは、肝腫大がみられる。[2019]

【燻(くん)煙】★ 木材を不完全燃焼した時に生じる煙のこと。肉*や魚介類*の燻製品の製造に用いる。燻煙の成分は抗菌作用をもつフェノール類、アルデヒド類、有機酸類、アルコール類など400種以上である。フェノール化合物は強い抗酸化作用をもち、燻製品の脂質*の酸化を抑制している。燻煙材にはカシ、サクラ、クルミ、カシワなどの堅木が適す。燻製法には冷燻法、温燻法、熱燻法、液燻法などがある。

(食物) ベーコンは、主に豚肉を塩漬し、くん煙したものである。[2021]

【訓練効果】★《練習効果》 練習によって、官能評価*の対象者(パネル)の判断能力が向上することや、判断基準が変化していくこと。官能評価中にしだいに訓練効果が生じると、結果が偏るため好ましくなく、刺激の提示順および質問項目順を確率化・均質化して対応する。

(社会) 練習によって検査員の判断能力が向上することを、訓練効果という。

【ケアマネジャー】★《介護支援専門員》 介護保険*において要支援・要介護と認定された人に対してアセスメントを行い、そ

れに基づくケアプランを作成，対象サービスの調整，介護保険の給付管理を行う職業。居宅介護支援事業所または介護老人福祉施設*等に所属，または独立開業している。

(公栄) ケアマネジャーは要介護・支援者を擁護し，支援する立場の者である。

【経営資源】★★　人，物，設備，金，方法，情報などがある。給食の経営資源において，人とは，管理栄養士*・栄養士*，調理従事者のこと，物とは，食材料のこと，設備とは，厨房や大量調理用の機器のこと，金とは，食材料費，人件費のこと，方法とは，コンベンショナルシステム*，レディフードシステム*等調理・提供システムなどのこと，情報とは，食数，会計処理の情報，利用者情報などのことである。これらの経営資源は，品質管理，施設・設備管理，人事・労務管理*，会計・原価*管理，情報処理管理，工程管理としてシステムの中で機能する。

(給食) 資金的資源の具体例として，客単価を上げる。[2018]／情報資源の具体例として，利用者の身体状況を把握する。[2018]／人的資源の具体例として，新人調理員に衛生知識を習得させる。[2018]

【計画的行動理論】★★　合理的行動の理論を発展させた理論である。この理論は，行動は，「行動しよう」という行動意図の影響を受けると考えられている。この行動意図に影響を及ぼす要因として，「行動への態度」「主観的規範*」「知覚された行動コントロール感」がある。行動への態度とは，行動をとることが自分にとってどのくらいよいことであるのかの評価である。これは行動をとることによって得られる結果に対する期待と，それに対する価値との程度で決定される。主観的規範とは，その行動をどの程度とるべきと認識しているかの評価である。これは自分にとって身近で重要な人からの期待の認識と，その期待に応えたいと思う動機づけの程度で決定される。知覚された行動コントロール感は，どの程度行動を実行できると認識しているかの評価である。

これは，社会的認知理論*の自己効力感*とほぼ等しい概念とされる。

(栄教) 行動の意思は，計画的行動理論のキーワードである。[2008]／主観的規範は，計画的行動理論のキーワードであり，周りからの期待に従おうと思うことを意味する。[2008]／計画的行動理論において，「ご家族は，あなたがずっと健康でいることを願っていますよ」は主観的規範を高めるための管理栄養士の発言である。[2016]

【経過評価】★★★★《プロセス評価，過程評価》
プログラムの実施と並行して行う教育実施に関する評価と，学習者の習得状況に関する評価を合わせたもの。前者は，プログラムが計画通りに実施されたかを評価するものである。例えば，時間を60分とし計画した栄養教育で，その時間内におさまったかを評価することになる。後者は，学習者に内容が届いているかについて評価する。例えば，学習者は教材として配布されたリーフレットを見たか，読んだか，内容を理解できたか，などを評価する。経過評価の結果に基づき，随時計画を見直す。

(栄教)「飲んだアルコールの量を記録し，提出した」のは，経過評価である。[2012]／「学習者が書いた感想で，講義内容の理解度を確認した」は，経過評価である。[2016]

(公栄) 地域の社会資源が計画どおり有効に機能しているかは，過程（経過）評価の指標である。[2009]／特定保健指導の実施率は，プロセス評価にあたる。[2016]／腹囲が基準値以上の者の割合は，プロセス評価にあたる。[2016]／プログラムの進捗状況は，経過評価である。[2017]／プログラムに対する満足度は，経過評価である。[2017]／「プログラムの参加人数が増加しているか」は，経過評価である。[2017][2020]

【経管栄養法】★★《経鼻経管法，瘻管栄養法，tube feeding，経管栄養補給法》　チューブを消化管*に間欠的あるいは持続的に留置し，栄養を注入する栄養補給法。口腔・鼻腔から，あるいは胃*，ないしは空腸に瘻（ろう）孔（胃瘻*，空腸瘻）を造設して細いチューブを挿入し，直接消化管内に流動状の栄養物を症状に合わせて注入する。消化管の消化吸収機能が正常で経

口摂取ができない時，消化管機能が低下している時，特殊な代謝異常の改善を期待する時（クローン病*等）に適応される。広い意味で経腸栄養法*とほぼ同意語として用いられる。

（人体）経管栄養法には，食道瘻を用いる方法がある。[2007]

（臨栄）経鼻経管法では，カテーテルの先端を胃内あるいは幽門後に留置する。[2012]

【経管栄養補給法】⇨経管栄養法

【頸肩腕（けいけんわん）症候群】★　神経や筋肉疲労を生じ頸肩腕に起こる機能的・器質的障害。打鍵・組立・VDT（visual display terminal：表示装置）・事務作業など上肢を一定の姿勢に保つ作業や反復作業が原因。頸肩腕の痛み・こり・しびれ・冷えの自覚症状や硬結・圧痛・腫脹・末梢循環障害の他覚症状。

（社会）頸肩腕症候群は，VDT作業で起こる。

【経口栄養摂取】⇨経口栄養法

【経口栄養法】★《経口栄養摂取，経口栄養補給法》　口腔から食べ物を摂取する栄養補給法。経口栄養補給は経腸，経静脈栄養補給法に比して，最も生理的な栄養補給法である。摂食嚥下，消化管が機能している場合は，経口栄養法を行うことが望ましい。経口栄養の形態は常食*，軟食*，流動食*がある。常食は，消化能力が安定している場合に用いられる。軟食は食欲低下，歯*の欠損や胃腸障害による消化能力の低下，発熱などの状態に用いる。流動食は口腔，咽頭，食道の炎症時，手術後などに用いる。

（臨栄）胃切除後，約1週間をめやすとして，経口栄養摂取を開始する。

【経口栄養補給法】⇨経口栄養法

【経口感染】★★　病原体が口から侵入して，おもに消化管内に定着し，増殖して主として胃腸炎症状をもたらす感染形態。このような感染は食水系感染症ともいい，おもに病原体に汚染された食品や飲料水を摂取することによって起こる。微生物性食中毒はこの感染形態の典型である。経口感染する微生物にはサルモネラ*属菌，カンピロバクター*，腸炎ビブ

リオ*等の細菌*，A型やE型肝炎ウイルス*，ノロウイルス*等のウイルス，アニサキス*，エキノコッカス，クドア・セプテンプンクタータ，サルコシスティス・フェアリーのような寄生虫類，トキソプラズマ*やクリプトスポリジウム*等の原虫がみられる。

（社会）経口感染する寄生虫病に，トキソプラズマ症，クリプトスポリジウム症，エキノコッカス症，アニサキス症などがある。

（人体）A型肝炎は経口感染する。[2006]／ロタウイルスは経口感染である。[2008]

【経口血糖降下剤】★《経口糖尿病薬，糖尿病内服治療薬，経口血糖降下薬》　糖尿病*において食事，運動療法が不十分で十分な血糖コントロールが得られない場合，病態，合併症を考慮して選択。ただし，妊娠糖尿病*では禁忌。薬剤の作用機序により，インスリン分泌促進作用（DPP-4阻害薬，スルホニル尿素薬，速効性インスリン分泌促進薬），インスリン抵抗性*改善作用（ビグアナイド薬*，チアゾリジン薬），糖吸収調節作用（α-グルコシダーゼ阻害薬），尿糖排泄促進作用（SGLT2阻害薬）などがある。スルホニル尿素薬は一般に経口血糖降下剤の中で最も効果がある一方，副作用として低血糖*も多い。

（臨栄）妊娠糖尿病には，経口血糖降下剤は用いない。[2007][2016]

【経口血糖降下薬】⇨経口血糖降下剤

【経口糖尿病薬】⇨経口血糖降下剤

【経口ブドウ糖負荷試験】⇨ブドウ糖負荷試験

【経口補液（療）法】⇨ORT

【経口補水療法】⇨ORT

【経済協力開発機構】⇨OECD

【経済的評価】★★★《費用効果分析，費用便益分析》　保健医療プログラムの効果と投入した費用との関連による評価。費用効果分析，費用効用分析，費用便益分析という3つの代表的な方法がある。有効な保健医療資源を効率的に使うという立場からすれば，効果が大きく費用の少ないプログラムが最も望ましく，費用が多く効果の小さいプログラムは最も不適切であ

る。

（栄教）栄養教育では，費用便益はよかったかを判断するのは，経済評価である。[2007]／費用効果分析では，一定量の効果を得るために要した費用を算出する。[2012]／費用効果分析では，異なるプログラムを比較分析できる。[2012]／費用便益分析では，教育効果を金額に換算して評価を行う。[2012]

【形質膜】➡細胞膜
【経静脈栄養法】➡静脈栄養法
【傾聴】★★　クライアント*が話すことを，自分の先入観や考えをもたずに，ありのままに，中立的な立場で聴く姿勢をいう。ラポール*（信頼関係）を形成するために必要なカウンセリング*技術の1つ。相手の話に漫然と耳を傾けるのではなく，表情，視線，しぐさや雰囲気などの非言語的コミュニケーションを含めて，相手がどのように感じているのか，なにを考えているのか，どんなことを望んでいるのかを能動的に理解しようとする姿勢が必要とされる。クライアントにとっては，自分の話を聴いてもらうことで，受け入れて理解してもらえる，抱えている問題に気づき，気持ちがすっきりするなど，安心感や自信につながる。これによって安定した人間関係を築き，問題解決へと結び付けていく。

（栄教）傾聴とは，誠心誠意，耳を傾け，クライアントの話を聴くことをいう。[2008]／クライアントの話は，中立的な立場で傾聴する。[2010]

【経腸栄養】➡経腸栄養法
【経腸栄養剤】★★★　経腸栄養法*で用いられる栄養剤。栄養状態の改善・維持を目的として調整され，投与が容易で，消化吸収に優れている。天然濃厚流動食，半消化態栄養剤*，消化態栄養剤*，成分栄養剤*などに分類される。天然濃厚流動食は，たんぱく源が天然食品由来であるため，完全な消化吸収機能を必要とする。半消化態栄養剤は，窒素源には大豆たんぱく・乳カゼイン，糖質源にはデキストリン*や二糖類*などである。消化態栄養剤は，窒素源にはアミノ酸*・ジペプチドおよびトリペプチド，糖質源はデキストリ

ンや二糖類などである。ビタミン*・微量元素*などを添加している。成分栄養剤は，炭水化物を除く成分はモノマー（単量体）であり，窒素源はアミノ酸，炭水化物源は二糖類である。脂質含量はきわめて少ない。

（臨栄）経腸栄養剤は，基本的に希釈せずに用いる。[2011]／1kcal/mL濃度の経腸栄養剤100mL中の水分含有量は，80mLである。[2010]／下痢を予防するためには，液状の経腸栄養剤の注入速度を遅くする。[2010]／浸透圧の高い経腸栄養剤では，下痢が起こりやすい。[2006][2013]／胃瘻からの経腸栄養剤には，天然濃厚流動食の使用が可能である。[2011]／経鼻胃管による経腸栄養剤を投与する際，乳糖を含むものを使用すると下痢の原因となる。[2013]／COPDでは経腸栄養剤は，分枝アミノ酸含量が多いものを選択する。[2015]／血糖管理を目的とした経腸栄養剤は，脂肪エネルギー比率を25～40％Eとしている。[2021]／神経性やせ症（神経性食欲不振症）では，経腸栄養剤の使用は可能である。[2020]／免疫賦活を目的とした経腸栄養剤は，n-3系脂肪酸が強化されている。[2021]

【経腸栄養法】★★★★《経腸栄養，EN：enteral nutrition》　広義においては消化管*を通して栄養素*を補給する栄養補給方法。食物を経口的に補給する経口栄養法*と胃や腸管内にカテーテル*を留置して直接栄養剤を投与する経管栄養法*がある。狭義的には後者の経鼻または経胃瘻*，経腸瘻を経腸栄養法という。経静脈栄養法*に比べて生理的であり，厳重な無菌操作を必要とせず実施が簡便で，合併症が少なく安価である。禁忌は，大量の消化管出血，イレウス*，難治性下痢症，急性膵炎*，ショック*，多臓器不全などである。経腸栄養剤には天然濃厚流動食，半消化態栄養剤，消化態栄養剤*，成分栄養剤がある。合併症は投与速度が速い，投与量が多い，浸透圧*が高いことによる下痢，腹痛，腹部膨満感，吐き気，嘔吐などがある。

（人体）下顎骨腫瘍の術後は，経腸栄養が可能である。[2015]／経腸栄養法は，イレウスには行わない。[2012]／重症膵炎の急性期は，経腸栄

養を適応しない。[2015]／クローン病の急性増悪期は，経腸栄養の適応とはならない。[2015]／潰瘍性大腸炎による下血直後は，経腸栄養は避けるべきである。[2015]／敗血症による多臓器不全では経腸栄養は適応しない。[2015]

(臨栄) 経腸栄養法は，食道通過障害時にも使用できる。[2012]／意識障害がある場合も，経腸栄養法が適用できる。[2012]／4週間を超える長期経腸栄養の場合には，胃瘻，空腸瘻の造設を行う。[2011][2014]／経腸栄養法の際，カテーテルの先端は胃または空腸に留置する。[2014]／経腸栄養法の際，胃食道逆流予防には座位またはファーラー位とする。[2014]／経腸栄養法の際，持続投与における投与量は，1時間あたり100〜150mLとする。[2014]／小腸切除例の経腸栄養適応判断基準に，残存腸管の長さが含まれる。[2015]／経腸栄養において下痢が生じた場合は，投与速度を遅くする。[2015][2018]／経腸栄養において脱水が生じた場合，血清尿素窒素値が上昇する。[2015]／中心静脈栄養法と経腸栄養法は併用できる。[2015]／下部消化管完全閉塞は，経腸栄養補給法が禁忌となっている。[2016][2018]／広範囲熱傷患者では，消化管が使用可能な場合は，経腸栄養法が推奨される。[2020]／小腸完全閉塞は，経腸栄養法が禁忌である。[2021]

【系統誤差】★ 観測値と真の値との間に生じる誤差の1つで，特定の原因によって一定の偏りをもつもの。誤差には偶然誤差と系統誤差がある。系統誤差は，測定条件，観察方法，対象者の選択方法などによって生じるもので，真の値から一定の方向に偏る傾向がある。データ収集の際に系統誤差の原因を取り除くことができれば，ある程度の補正をすることが可能である。これに対して，偶然誤差は，観測者側で制御できない偶然によって生じる誤差で，通常は特定の分布に従う確率変数とみなされる。

(公栄) 過小申告は，系統誤差に含まれる。[2018]

【系統的レビュー】★★《システマティックレビュー》 科学的な根拠に基づいた知見を得るために，あるテーマに関する研究報告（学術論文）を適切なキーワードにより，先入観をもつことなく，網羅的に探

索し，まとめること。日本人の食事摂取基準*は，系統的レビューに基づき策定されている。

(社会) 系統的レビューは，研究倫理審査委員会の報告書のことではない。[2019]／系統的文献レビューは，権威者の意見より質が高い。[2006]

(応栄) 食事摂取基準は系統的レビューの方法を用いた。[2016]

【経鼻経管法】⊃経管栄養法

【軽費老人ホーム】★ 自宅での自立生活に不安があり，かつ家族による援助を受けることができない高齢者（原則60歳以上）入所させ，無料または低額な料金で食事サービスその他日常生活上必要な便宜を提供する施設。従来，A型，B型，ケアハウスの3つが規定されていたが，2008年にケアハウスへの一元化が示され，A型とB型についてはそれ以前の施設に限り経過的に存続が認められている。ケアハウスの居室は原則個室化され，車いすの利用に配慮するなど構造や設備の面で工夫がされ，また介護が必要になった場合は介護保険サービスを受けることができる。

(社会) 軽費老人ホームでは，原則として60歳以上を対象とする。[2014]／軽費老人ホームは，介護の必要はないが，身体機能の低下等により自宅で自立した生活が困難な60歳以上の入所施設である。[2014]

【鶏卵】⊃卵

【けいれん性便秘】★ 大腸*の一部にけいれんが生じ，その部分で便の輸送が妨げられることによって発生する便秘*。排便があっても便の量は少なく，固い兎糞状になる。ストレス*や自律神経*のアンバランス，過敏性腸症候群*が原因となることがある。本症状では，腸への刺激の少ない食事，繊維や残渣の少ない食事を与える。

(臨栄) けいれん性便秘症では，低脂肪食とする。[2008]

【KAPモデル】★★ 1950年から60年代に用いられていた健康教育*の古典的かつ基本的なモデル。KAPとは知識（knowledge），態度（attitudes），習慣（practices）

の頭文字で, 正しい知識の習得が望ましい態度の形成につながり, その結果, 好ましい習慣につながるという考え方である。KAPモデルは後に, 習慣のかわりに行動(behavior)を用い, KABモデルともよばれるようになった。

(社会) KAPモデルとは, 知識, 態度, 習慣の各段階に働きかけなければ行動を変容することはできないとする考え方である。

【劇症肝炎】★ 急性肝不全のうち, 初発症状出現後8週間以内に昏睡度Ⅱ度以上の肝性脳症をきたし, ウイルス性, 薬物性, 自己免疫性などによる肝炎をともなう病態。内科的治療では救命率が低く, B型肝炎再活性化の場合は特に予後不良。強い全身症状, 食欲不振, 嘔吐の持続, 黄疸*, 腹水, 肝性口臭, 肝性脳症が出現し, 出血傾向を呈する。治療は, 絶対安静, 中心静脈栄養管理, アミノ酸を含まないブドウ糖主体の輸液管理, 呼吸・循環管理などの全身管理, 合併症対策, 血液透析濾過や血漿交換, 免疫抑制療法, 抗凝固療法, 肝移植など。

(人体) 劇症肝炎では, 肝機能低下による黄疸をきたす。[2009]／劇症肝炎では, 意識障害を認める。[2017]

【下水処理】★ 下水中の有機物を分解し無機安定化するとともに, 病原体の除去を目的とした処理。下水処理の方法には自然的な方法と人工的な方法がある。人工的な方法は, 下水中の有機物を汚水生物に好気的に処理分解させ安定化する方法である。下水終末処理場では, 1次処理(粗大物質や砂粒等の固形物の除去)後, 2次処理(生物学的処理：好気的処理)は活性汚泥*法で行われている。わが国では好気微生物を利用した活性汚泥法による下水処理方法が普及している。法的規制は下水道法による。

(社会) 下水処理に使用する活性汚泥は, 多量の好気性菌を含んでいる。[2009]

【下水道普及率】★《下水道処理人口普及率》 下水道の普及を示す指標。(下水道普及人口÷総人口)×100。年々上昇。し尿や生活排水による環境汚染や感染症*の対策

として重要。地域の特性に応じて合弁浄化槽との連携がはかられている。

(社会) 日本の下水道処理人口普及率は, 75%を超えている。

【ケースコントロールスタディ】→症例対照研究

【K値】★★ ヌクレオチド*の分解生成物を指標とする魚肉の鮮度判定法。魚介類*の筋肉*中には陸上動物の筋肉中と同様にATP*があり, これにホスファターゼが作用して, リン酸が取れると同時にエネルギーを得ている。魚介類の死後, 筋肉中に残存したATPはゆっくりと分解され, ADP→AMP→IMP*(貝類の場合はアデノシン)→HxR→Hxに変化する。K値の計算法は, K値=(HxR+Hx)/(ATP+ADP+AMP+IMP+HxR+Hx)×100で表される。K値は低いほど鮮度がよい。タラ, サバ, カニ, 血合肉ではK値の上昇は速く, タイでは緩慢。

(食物) K値は, 魚肉内のATP関連物質の総和に対するHxR(イノシン)とHx(ヒポキサンチン)の和の百分率で表す。[2013]／K値は, 食品の新鮮度の指標となる。[2009][2010]／K値は, ATP関連化合物が酵素的に代謝されると上昇する。[2019]

【血圧】★★★★★ 血液が血管壁に与える力。つまり動脈の圧力。心拍出量と血管抵抗の積で表される。したがって心拍出量を増加させる体液量の増加や血管収縮作用をもつ生理物質の増量は血圧を上昇させる。食塩*, 無機質コルチコイド, アルドステロン*などは体液量を増加させることによって, またレニン・アンギオテンシン系のアンギオテンシン*, バソプレシン*, 交感神経系のカテコールアミンなどは, 心拍出量増加, 体液量増加, 血管収縮作用などの複合的作用により血圧を上昇させる。血圧を一定範囲に保つために様々な調節系が関与しているが, 圧受容器反射は短期間の血圧変動を感知し補正する上で重要な役割を果たしている。例えば, 出血などで心拍出量が減少して動脈圧が低下すると, 頸動脈洞および大動脈弓にある圧受容器がそれを検知

し，延髄*の循環中枢に情報を送り中枢から反射性に交感神経*を刺激してノルアドレナリン*を分泌させ，これにより心拍出量と末梢血管抵抗*を増加させて血圧の補正が行われる。

(社会) 長期の飲酒は，血圧を上げる作用がある。[2015]

(人体) 血圧上昇により圧受容器が興奮すると，心拍数が低下する。[2007][2012]／末梢の血管が収縮すると，血圧は上昇する。[2015][2018]／血液粘性が高いと，血圧は上昇する。[2012]／レニン分泌の増加は，血圧を上昇させる。[2021]／血圧が上昇すると，レニンの分泌が低下する。[2014]／血圧が低下すると，アドレナリンの分泌は促進される。[2016]／コルチゾールの分泌亢進により，血圧が上昇する。[2017]／ショック状態では，血圧が低下している。[2018]／交感神経の興奮は，血圧を上昇させる。[2021]

(食物) ラクトトリペプチドが関与している特定保健用食品は，「血圧の高めの方に適する食品」という表示が許可されている。[2007]／特定保健用食品では，GABA(γ-アミノ酪酸)は「血圧の高めの人に適する」と表示できる。[2008]

(基栄) カリウムを多く摂取すると，血圧が低下する。[2010]／食塩摂取量の影響を受けて血圧が上昇しやすい人と，そうでない人がいる。[2011]／不溶性食物繊維は，血圧を低下させる。[2018]

(応栄) 習慣的な有酸素運動によって，安静時収縮期血圧は低下する。[2013][2014]／警告反応期のショック相では，血圧が低下する。[2014][2017]／低温環境では，血圧は上昇する。[2017][2020]

(臨栄) カルシウム拮抗薬は，血圧降下作用がある。／血圧のコントロールは，糖尿病合併症の予防に有効である。[2009]／クッシング症候群では，血圧が上昇する。[2021]

【血液凝固】★★★　フィブリンの析出によって起こる血液のゲル*化。血液は異物との接触や組織因子により，繊維状のフィブリンを生成して，赤血球*や白血球*を取り込み血液凝塊(血餅)を生成する。これまでに知られている血液凝固に関する因子は14種あり，カルシウムイオンを除いていずれも糖たんぱく質である。このうちのいくつかはビタミンK*依存性凝固因子とよばれ，生合成過程においてビタミンKを必要とする。そのため，ビタミンKが欠乏すると血液凝固の遅延が起こる。プロトロンビン*はビタミンK依存性凝固因子のうちの1つで，血液凝固においてトロンビン*となり凝固を促進する。また，血中カルシウム濃度が30%以上減少すると，血液凝固が悪くなる。

(人体) 肝臓は，プロトロンビンやフィブリノーゲンなど血液凝固因子を生成する。

(基栄) ビタミンKは，血液凝固因子の産生に必要である。[2013][2014][2020]

(応栄) 妊娠母体の血液凝固能は，亢進する。[2013]

【血液透析】★★★★《人工透析，人工腎臓，HD:hemodialysis》　血液を体外循環させ，透析液と透析膜を通過させることで有害物質を除去する方法。急性腎不全*，慢性腎不全*，薬物中毒などの治療方法。慢性腎不全では，透析療法導入基準が設けられており，保存療法*では改善できない腎機能障害，臨床症状，日常生活の障害を認めた場合に適応となる。急性腎不全において保存療法で対処できない場合，慢性腎不全で代謝性アシドーシス・尿毒症*が出現し，血清クレアチニン*・尿素窒素・カリウム*が高値の場合適用する。透析導入の原疾患の第1位は糖尿病性腎症*である。食事療法において，エネルギーは「日本人の食事摂取基準」に準拠し，たんぱく質の過剰摂取は避け，患者の体重変化等を経時的に評価して食塩，カリウム，リン，水分等のコントロールを行う。

(社会) 腎不全患者に対する人工透析は，三次予防である。[2012][2015]

(人体) 腎代替療法として血液透析がある。[2016]／血液透析は，人工膜を用いた血液浄化法である。[2008][2014]／血液透析は，糖尿病腎症第5期に行う。[2012]／たんぱく質喪失量は，血液透析が腹膜透析よりも少ない。[2011]／血液透析は，通院時のみ行う。[2018]

(臨栄) 血液透析患者の栄養管理では，エネルギ

ーは30〜35kcal/kg標準体重/日を目安としている。[2019][2021]／血液透析の食事療法基準では、たんぱく質0.9〜1.2g/kg標準体重/日とする。[2019][2021]／血液透析患者では、カリウムの許容摂取量は2000mg/日以下である。[2010][2013][2014][2018][2019][2021]／血液透析では、リンはたんぱく質×15mg/日以下とする。[2013][2014][2019]／血液透析患者では、食事外水分は15mL/kg標準体重/日とする。[2010][2014]／血液透析では、飲料水の摂取量はできるだけ少なくする。[2018][2019]／血液透析では、食塩を6g/日未満とする。[2013][2021]

【結核】 ★★★★　結核菌による感染症*(2類感染症*)。初感染は空気感染や飛沫感染*による肺結核が多い。肺*の感染巣からリンパ行性や血行性に、あるいは痰が消化管*に飲み込まれることによって種々の臓器に病巣を形成する場合がある。病巣には乾酪壊死巣(結核性空洞)を中心に類上皮細胞、ランゲルハンス型巨細胞、線維芽細胞、リンパ球*からなる結核結節が形成される。日本の罹患率*は先進国の中では高く、また、新規登録患者に高齢者が多いという特徴がある。治療には抗結核剤の併用療法を行う。患者によって独自の判断で服薬を中断した結果、感染菌が薬剤耐性となり治療が困難となる場合があるため、耐性化の防止と短期間の治療を目的として、第3者が服薬を確認する方法(DOTS*, directry observed treatment, short-course)がとられるようになった。

(社会) 結核発生時の接触者健康診断は、保健所の業務である。[2014]／結核は、感染症法により就業制限が課せられる疾病である。[2017]／結核は、感染症法において入院措置の対象となる感染症である。[2018]／結核対策でDOTS事業が実施されている。[2007][2012]／結核のワクチン(BCG)は、生ワクチンである。[2018]／結核は2類感染症である。[2009][2010][2015]／結核の罹患率は、他の先進諸国の数倍である。[2009]

(人体) 乾酪壊死は結核でみられる。[2007]／結核は再興感染症である。[2015][2016]

[2017][2020]／結核性胸膜炎では、滲出性胸水が認められる。[2006]／BCGは、結核に対する予防接種である。[2017]／結核は、空気感染する。[2019]

【結核予防法】 ★★　結核*の予防および結核患者に対する適正な医療の普及をはかるとともに、結核の感染防止に必要な事項を定めた法律。この法律に基づいて結核発生動向調査が行われ、また制度的に健康診断*・予防接種、患者管理、結核医療を根幹とした対策が実施されていたが、2007年(平成19)に結核予防法は廃止され、「感染症法*」に統合された。

(社会) 結核発生動向調査は、結核予防法に基づき実施されていた。

【結果評価】 ➡️アウトカム評価
【血管作動性因子】 ➡️血管作動性物質
【血管作動性物質】 ★《血管作動性因子, 血管作動物質》　生体内の血管に作用して血管を収縮させたり、弛緩させたりする様々な生理活性物質の総称。血圧*の調節に関与するアンギオテンシン*、エンドセリン、ナトリウム利尿ペプチド、NOなどは血管作動性物質である。

(人体) エンドセリンは、血管内皮細胞由来の血管作動性物質として見出されたペプチドホルモンである。

【月経】 ★　女性器の約4週周期の変化のうち、子宮内膜が崩壊するための性器出血。下垂体前葉で生成・内分泌される黄体形成ホルモン(LH)*という性腺刺激ホルモン*によって卵巣に黄体が形成され、そこからプロゲステロンが生成・内分泌される。子宮内膜はプロゲステロンにより維持されており、月経期には黄体が萎縮することによりプロゲステロンが低下し、内膜が維持できなくなり崩壊するのが機序である。

(応栄) 月経不順・無月経を起こす原因の1つに、体重の急激な低下がある。[2007]／月経のある女子の鉄推奨量は、男子より高い。[2008]

【結合水】 ★★《束縛水》　食品成分と強く相互作用して自由な動きが束縛されている水(束縛水)。相互作用は極性物質との水和が主である。結合水状態と自由水*状

態は連続的である。結合水は蒸発(乾燥)，凍結*しにくく，溶媒機能が低く，微生物によって利用されにくい。食品水分に占める結合水の割合が高いほど水分活性は低くなる。

(食物) 食品中の結合水とは，食品構成成分に水素結合，イオン結合，疎水結合などをしている水分のことである。[2021]／結合水は，自由水に比べて凍結しにくい。[2015]

【結合組織】★　動物細胞間を接着する組織。中胚葉由来で臓器構造や機能維持に働く。細胞間物質の差により疎水性，緻密性，弾性*，細網性，粘液性の各結合組織がある。食品中では，腱や皮，軟骨に多く含まれ，また畜肉・魚介類の肉*を構成する組織でもある。難溶性の肉基質(筋基質)たんぱく質より構成され，主成分はコラーゲン*(膜や皮に多い)で，他にエラスチン*，レティキュリン(血管壁，靱帯)がある。長時間の湿式加熱によりコラーゲンは低分子化してゼラチン*に変化し，消化されやすくなる。結合組織の多い肉(スネや肩などの部位)は硬く，煮込み料理(コラーゲンの可溶化で肉が軟化)，ストック(ゼラチンがこくを与える)に向く。魚の場合，この組織が多いと肉質が硬いので，生食時は薄いそぎ切りにする。魚は肉に比べ結合組織が少なく，比較的低温で可溶化しやすいため加熱した魚肉は箸でほぐれやすい。かれい等の煮魚の煮汁が冷めるとゼリー状になる「煮こごり」は，ゼラチンのゲル*化によるものである。

(食物) 結合組織のたんぱく質であるコラーゲンは，長時間加熱すると分解してゼラチンになる。

【血色素】⊃ヘモグロビン

【血色素量】★《ヘモグロビン濃度，Hb》　血中の酸素運搬機能をもつヘモグロビン*の血液単位容積あたりに含まれる濃度。性差・年齢による生理的変動があるが，成人男性で14〜18g/dL，女性で12〜16g/dLが基準範囲。赤血球数やヘマトクリット*とともに貧血*の分類判定に有効。低値では貧血，高値では脱水や多血症などが疑われる。ある程度以上のヘモグロビン

が減少すると，動悸，めまい*，息切れなどの症状が生じることがある。ヘモグロビン合成には鉄*が不可欠であり，鉄欠乏性貧血*では，赤血球数の減少に比較しヘモグロビン量の減少が著しい。

(公栄) 血色素量は，貧血，特に鉄欠乏性貧血の判定に用いられる。

【血漿交換】⊃LDLアフェレーシス

【血漿浸透圧】★★★　体液*の恒常性*の指標。血漿浸透圧は，$2 \times \text{Na(mEq/L)} + $ ブドウ糖$(\text{mg/dL})/18 + $尿素窒素$(\text{mg/dL})/2.8$の計算で推定される。この式で求めた推測値と実際に測定した値との差を浸透圧ギャップとよぶ。浸透圧ギャップが増加した場合は，Na，尿素窒素，ブドウ糖以外の溶質(乳酸*，エタノール，マンニトール*など)の増加，あるいは高たんぱく血症の存在が考えられる。血漿浸透圧は飲水と抗利尿ホルモン*により，280〜290mOsm/Lの正常値に調節されている。高値を示す病態は，水分摂取量の低下，尿崩症，発汗*，消化管からの水分喪失，熱傷*などによる高Na血症，高浸透圧高血糖状態による高血糖，腎不全による血中尿素窒素濃度の上昇が原因となる。一方，低値となる病態は，低Na血症を伴い，Na摂取不足，Naの体外喪失および抗利尿ホルモン(ADH)分泌異常症候群，心不全*，腎不全*などによる水分過剰が原因となる。

(人体) ヒトの血漿浸透圧は，約290mOsm/Lである。[2011]／血漿浸透圧が上昇すると，バソプレシンの分泌が増加する。[2011]

(基栄) 血中ナトリウムイオン濃度が上昇すると，血漿浸透圧が上昇する。[2020]

(臨栄) 尿崩症では，血漿浸透圧の上昇がみられる。[2013]

【血小板】★★★　血液凝固*，血栓形成，止血*に携わる無核の細胞。骨髄巨核球から細胞質*が分離されて，末梢血に血小板として放出される。傷害された血管内皮細胞に血小板が接触すると，そこで血小板の粘着，凝集が起きて血栓*の形成が誘導される。血小板中のセロトニン*は血管を収縮させる。トロンボキサン*

は, 血小板の凝集と血管収縮を引き起こす。血小板減少症では, 出血傾向により皮膚に紫斑ができる。

(人体) 血小板は, 核をもたない。[2018]／播種性血管内凝固症候群(DIC)では, 血小板減少がみられる。[2017]

(臨栄) 血小板凝集抑制は, n-3系多価不飽和脂肪酸の摂取が望ましい。[2006]／紫斑は, 血小板の減少により起こる。[2013]

【血清キロミクロン】 ➡キロミクロン
【血清クレアチニン】 ➡クレアチニン
【血清ビリルビン】 ➡ビリルビン

【血栓】 ★★　血液が血管外に出ると凝固するが, それと同様の変化が血管腔内で起きて形成された血液の塊(かたまり)のこと。血流速度の低下, 血管壁の障害, 血液成分の変化が生じると, そこに血小板*が粘着・凝集し, 血液凝固因子が活性化され血液凝固*が起こり, 血栓が形成される。血管内での血栓の形成を血栓症といい, 動脈血栓症と静脈血栓症がある。動脈血栓症は血管内膜の損傷により血栓が生じて内腔の狭窄・閉塞を起こし末梢部の虚血*を引き起こすもので, 冠状動脈*における狭心症*や心筋梗塞*, 脳血管における脳動脈血栓症がある。静脈血栓症は血管内膜の損傷の他, 血流速度の低下や凝固能亢進で血栓を生じて, 静脈血還流障害を起こす。静脈系から肺動脈へ血栓が流入して肺動脈が閉塞された病態を, 肺塞栓症という。

(基栄) EPA, DHAには, 血栓症予防効果がある。

【血中尿素窒素】 ➡BUN

【血糖】 ★★★★★《血糖値》　血液中のグルコース*のこと。空腹時血糖値は正常で70～110mg/dL。血糖はエネルギー源としてグルコースのみを利用する脳*・神経組織, 赤血球*へのエネルギー供給に寄与する。血糖値は食後吸収される糖質によって上昇し, 同時に血清インスリン濃度も高まる。インスリン*は組織でのグルコースのエネルギーへの利用を高め, また, 余剰のグルコースからグリコーゲン*や中性脂肪の合成を促進し, 血糖値を下げる。一方, 食後数時間経過しても血糖

値は下がりすぎない。これはグルカゴン*, アドレナリン*, グルココルチコイド*の働きにより, 肝臓中のグリコーゲンは分解され, また, 乳酸*, グリセロール, アミノ酸からグルコースが生合成されるためである。血糖値はインスリン抵抗性*に影響を及ぼすことから, 血糖値を適正にコントロールすることが糖尿病*および糖尿病合併症への進展を防ぐ。

(人体) 血糖値の上昇は, グルカゴンの分泌を抑制する。[2016]／HbA1cは, 過去2カ月程度の血糖値を反映する。[2014]／肝臓のグリコーゲンは, 血糖値の維持に利用される。[2015]

(食物) L-アラビノースは, 糖の吸収を抑え血糖値の上昇を抑える。[2012]／食品の胃内滞留時間の増大により, 食後血糖値の上昇を緩やかにする。[2020]

(基栄) グルカゴンは, 血糖値を上昇させる。[2015]／インスリンは, 血糖値を低下させる。[2019]／食事により血糖値が上昇すると, 体たんぱく質の合成が促進される。[2011]／肝臓のグルコース利用は, 血糖値の影響を受ける。[2012]／健常者では, 食後30～60分で, 血糖値が最大となる。[2017][2020]／血糖値の上昇は, 満腹中枢を刺激する。[2021]／血糖値が低下すると, 脂肪組織のトリアシルグリセロールの分解は促進される。[2017]／血糖値が低下すると, 骨格筋におけるグルコース消費は抑制される。[2019]

(応栄) 警告反応期のショック相では, 血糖値が低下する。[2014][2017]

(臨栄) HbA1c値は, 過去1～2カ月間の血糖の状態を反映する。[2008][2009]／血糖の上昇で, 血中1,5-アンヒドログルシトール(1,5-AG)濃度は低下する。[2010][2011]／ステロイド薬は, 血糖上昇作用がある。[2011]／甲状腺機能亢進症では,血糖値の上昇がみられる。[2013]／クッシング症候群では, 血糖値は上昇する。[2021]／敗血症では, 血糖値は上昇する。[2021]／妊娠糖尿病では, 血糖コントロール不良時は, 1日の食事を分割食とする。[2021]／妊娠糖尿病では, 朝食前血糖値の目標は, 70～100mg/dLとする。[2021]

【血糖指数】 ➡グリセミックインデックス
【血糖値】 ➡血糖

【血友病】★★ 血液凝固*因子の異常により起こる先天性伴性劣性遺伝疾患。血液凝固第Ⅷ因子障害による血友病Aと血液凝固第Ⅸ因子障害による血友病Bがある。異常遺伝子はX染色体に存在し，母親により受け継がれ，X染色体を1本しかもたない男性に発症することが多い。外傷による出血*，皮下出血，関節や筋肉*内出血，歯肉出血，鼻出血，頭蓋内出血を起こし，出血が止まりにくいのが特徴である。血液凝固因子を含む血液製剤の投与により治療が可能である。過去に，血液製剤によるHIV*（エイズ）感染，肝炎ウイルス*感染が問題になったことがある。発症頻度は男性1万人あたり0.8〜1人と推測される。

(人体) 血友病は，凝固因子欠乏で起こる。[2017]／血友病は，血液凝固因子の先天的欠乏により起きる。[2018]／血友病では，ハプトグロビンは低下しない。[2020]／血友病では，プロトロンビン時間（PT）は正常である。[2021]

【ケト原性アミノ酸】★ アミノ酸*が，脱アミノされ残った炭素骨格が分解され，アセチルCoAやアセトアセチルCoAとなり，ケトン体*や脂肪酸を生成するアミノ酸。ロイシン*，リシン*はケト原性，イソロイシン*，フェニルアラニン*，チロシン*，トリプトファン*はケト原性でもあり，糖原性でもある。これ以外のアミノ酸は全て糖原性アミノ酸*に属す。

(人体) ロイシン，イソロイシンは，アセチルCoA，アセト酢酸を生じるので，ケト原性アミノ酸に属す。

【ケトース】★ ケトン基をもつ単糖の総称。例としては，フルクトース*（果糖）。一方，アルデヒド基をもつ単糖の総称はアルドースであり，グルコースやガラクトースが含まれる。

(人体) フルクトースはケトースである。[2015]

【ケトン体】★★★《アセトン体》 アセト酢酸*，β-ヒドロキシ酪酸，アセトンの総称。アセチルCoA*から肝臓*のミトコンドリア*で合成される。空腹時，脂肪組織*から遊離脂肪酸*が遊離し，β-酸化*が亢進した時には，産生した過剰のアセチル

CoAの一部がケトン体となる。通常，ケトン体は筋肉*や心臓*，腎臓*，脳*などの組織で重要なエネルギー源として利用される。脂質摂取に対して糖質摂取が少ない場合，飢餓*で糖質*の摂取が不足している場合，糖尿病*時で組織の糖質利用が低下している場合など，ケトン体が産生されやすくなる。ケトン体が増え過ぎると，血液が酸性に傾く酸血症（アシドーシス*，ケトアシドーシス）を起こす。糖尿病の場合は，代謝性アシドーシスと脱水*が起こり，糖尿病性昏睡の原因となる。

(人体) インスリンの絶対的不足によって，尿ケトン体が陽性になる。[2013]／飢餓では，エネルギー不足により，脂肪酸代謝が亢進してケトン体が合成される。[2011]／1型糖尿病では，インスリン不足によりケトン体が上昇し，代謝性アシドーシスとなる。[2011]

(基栄) 骨格筋は，ケトン体をエネルギー源として利用できる。[2020]／肝臓では，ケトン体をエネルギー源として利用することはできない。[2012]／空腹時，肝臓はケトン体を産生する。[2016]／絶食によって，ケトン体の合成は増加する。[2013]／ケトン体は，脳でエネルギー源として利用される。[2010][2016][2018]／食後，肝臓においてケトン体の生成が低下する。[2015][2019][2021]

(臨栄) ケトン体は，肝臓で合成される。[2021]／ケトン体は，脳で利用される。[2021]／糖質の摂取不足の評価では，尿中ケトン体を用いる。[2019]／尿中ケトン体増加から，エネルギー源としての脂質利用亢進が推定できる。[2011]／妊娠糖尿病では，ケトン体産生を亢進させない食事とする。[2012]／尿中ケトン体は，糖尿病のケトアシドーシスの評価指標となる。[2017]

【ゲノム】★★《genome》 ある生物のもつ一そろいの全遺伝子*情報。ある生物を形作る最低の1セットをいう。ヒトの場合は体細胞は二倍体であり，染色体も父由来，母由来の2セットをもつ。ヒトゲノムは22種類の常染色体1本ずつ，X染色体，Y染色体，ミトコンドリアDNAを指す。ゲノム（genome）のオーム（-ome）という語尾は遺伝子（gene）やたんぱく質（protein)の1生物における全体を指す。ある生物の遺伝子やたんぱく質の全体を網羅的に調べる学問にオミックス(-omics)という語尾をつけて,それぞれゲノミックス,プロテオミックスという。これらの科学は技術の飛躍的進歩によって,栄養学にもニュートリゲノミックス(nutrigenomics),すなわち栄養遺伝子学が誕生し,個人差のもとになる遺伝子の相違に応じた栄養指導(テーラーメイド栄養指導)も行われるようになった。

(人体) 細胞の中に存在する遺伝情報の総体を,ゲノムという。[2011]／たんぱく質をコードするDNAは,全ゲノムの約3%である。[2011]

【ケラチン】★　表皮,角,爪,うろこ,毛などに含まれ,体の表面に存在するおもなたんぱく質。水に不溶で薬品,酵素などでも分解されにくい。シスチンが多く含まれ,ペプチド鎖はジスルフィド結合(S-S結合)で網目状に結ばれている。

(人体) ケラチンは,毛,爪を構成するたんぱく質である。

【下痢】★★★《下痢症》　便中の水分量が多い状態。1日1回でも水分量が多ければ下痢という。一般に1日の普通便は100～150gで,水分量は70～80%で,80～90%では軟便,水溶性下痢では90%以上となり糞便*量も増加する。急性下痢では,細菌性腸炎・ウイルス性腸炎・原虫性腸炎による感染性下痢と食物アレルギー*・中毒性下痢・神経性下痢・全身および代謝性疾患に伴う下痢などの非感染性下痢がある。慢性下痢*は一般に1カ月以上の下痢が続く場合を指し,慢性の腸疾患・他臓器疾患・器質的疾患のない心因性下痢があるが,急性下痢のような強い腹痛や急激な体力の消耗はみられない。激しい下痢では,水と電解質*の喪失,脱水症状が起こり,小児や高齢者では補液が必要になる。繊維や残渣の多い食品・刺激の強い食品・腸内で発酵*しやすい食品・脂肪の多い食品・油脂を調理に用いた食品は避けるようにする。

(人体) 過敏性腸症候群では,下痢がみられる。[2007][2010]／ノロウイルスの感染による症状は,おもに嘔吐,下痢である。[2010]

(臨栄) 下痢による腸液損失では,低カリウム血症になる。[2008]／下痢では,低脂肪食とする。[2008]／下痢を予防するためには,液状の経腸栄養剤の注入速度を遅くする。[2010]／長期の下痢は,脱水の原因となる。[2010]／短腸症候群の症状に下痢がある。[2011][2014]

【下痢原性大腸菌】➡病原性大腸菌
【下痢症】➡下痢
【下痢性貝中毒】★《下痢性貝毒》　ホタテガイなどの二枚貝が餌となるプランクトンによって有毒化,それを食べた場合に下痢*など起こす。下痢性貝中毒はホタテガイ,ムラサキイガイ,アサリなどほとんどの二枚貝で起こる。毒化の原因は貝が有毒成分を産生するアレキサンドリウム属の渦鞭毛藻類を摂取することによる。有毒成分はオカダ酸,ディノフィシストキシンなどで,貝の中腸腺に限局して蓄積される。これらの有毒成分は,通常の加熱調理*程度の温度では破壊されない。有毒化の時期は4～8月である。食後30分～4時間位で発症する。中毒症状は下痢,吐き気,嘔吐などを起こすが死亡することはない。食品衛生法*による下痢性貝毒の暫定的規制値は0.16mgオカダ酸相当量/kg以下(可食部)である。大型の二枚貝であるホタテガイなどは,毒化しても中腸腺を除去すれば出荷できる。

(食物) 下痢性貝中毒の毒素は,プランクトン(渦鞭毛藻)由来である。[2009]

【ゲル】★★★　コロイド*粒子が液体中に分散している状態をゾル*とよび,そのゾルがゼリー*状に固化した状態。ゲル化は,ゾルが温度,pH*,圧力などの条件によりゲルに変化すること。ゾルとは分散相が固体で分散媒が液体であるような分散系であり自重で流動できるが,ゲルはゾルと同様分散相が固体で,分散媒が液体であるが,自重では流動しない。寒天*やゼラチン*,こんにゃく*などは,はじめゾルであったものをゲル化したものである。寒天やゼラチンゼリーのようにゾルを冷やしてゲルにしたものは,再びゾルに戻すことができるので,可逆ゲ

ルとよび，豆腐*やプリンのようにゲル化するとゾルに戻らないものを，不可逆ゲルという。

（食物）寒天やゼリーは，少量の分散相が多量の分散媒の中に入って流動性を失ったゲルである。[2007]／水ようかんは，分散媒（連続相）の水の中にあんや寒天などのコロイド粒子が分散したゲルである。[2011]／低メトキシルペクチンのゲル化には，カルシウムイオンが必要である。[2018]／砂糖の濃度が同じ時，ゲルでは水溶液に比べて甘味が弱い。[2010][2013]／カラギーナンは，熱可逆性のゲルを形成する。[2010]／加熱した寒天は，冷やすとゲルに変化する。[2012]／くずでんぷんのゲルは，低温(4℃)で保存すると老化して硬くなる。[2018]／ゲルに使用するじゃがいもでんぷん濃度は，15〜20%程度が目安である。[2018]／じゃがいもでんぷんのゲルに食塩を添加すると，粘度が低下する。[2018]

【ゲル化剤】⇒増粘剤
【ゲル状食品】★　食品に含まれる高分子炭水化物（多糖類）やたんぱく質が水にコロイド*分散してゲル*状の性質を示す食品。ゲルの素材（食品例）として，高分子炭水化物系にはでんぷん（ブラマンジェやごま豆腐），寒天*・カラギーナン*・ペクチン*（いずれもゼリー類），こんにゃくマンナン（こんにゃく*）がある。たんぱく質系にはゼラチン（ゼリー類），希釈卵ゲル（卵豆腐やカスタードプディング），豆腐，魚のすり身（魚肉ソーセージなど）がある。ゲルには加熱するとゾル*状，冷却するとゲル状になる変化を繰り返す熱可逆性ゲル（寒天・ゼラチン・カラギーナン）と，加熱時にゲル状となった後は温度を変えても再びゾル状に戻らない熱不可逆性ゲル（卵豆腐，豆腐，魚のすり身）がある。一般に食べ物の硬さは味の感じ方に影響し，試料をゾルからゲルに変化させると粘性や硬さが増し，それに伴い呈味の強度が弱くなる。

（食物）同じ砂糖濃度の場合，（液状よりも）ゲル状食品の方が甘味を弱く感じる。[2008]

【ケルダール法】★　食品中のたんぱく質*定量に利用される方法。日本食品標準成分表*中の「たんぱく質」の項目の数値は，一般には改良ケルダール法（野菜の場合はサリチル酸添加法）によって定量した窒素量に「窒素－たんぱく質換算係数*」を乗じて算出する。試料に濃硫酸と触媒を加えて加熱分解し，硫酸アンモニアの形で捕集し，過剰のアルカリ*を加えて加熱し遊離したアンモニア量から窒素量を計算する。

（食物）たんぱく質含有量は，ケルダール法で得た窒素量に食品個別の「窒素－たんぱく質換算係数」を乗じて算出する。

【減圧症】★《潜函病，潜水病》　急激な気圧低下により，血液や組織液に溶け込んだ窒素が気泡化して小血管の塞栓や組織の機械的圧迫で起こる疾患。高圧室内・潜水作業で発生する。発疹・かゆみ，胸部圧迫感，筋肉*・関節の痛み，運動*・知覚麻痺，骨壊死の症状を起こす。潜函作業後に起こる減圧症を潜函病，潜水作業後に起こる減圧症を潜水病という。

（社会）海面下では，減圧症が発症する。[2009]

【原因食】★★　食中毒*やアレルギー*などの原因として判明した食品。食中毒の原因食として多いのは魚介類，複合調理品，野菜およびその加工品などである。腸炎ビブリオ*は生鮮魚介類・二次汚染*による調理器具，サルモネラ*は肉・卵・その加工品，黄色ブドウ球菌は弁当・おにぎりなどの穀類・手指の化膿巣，カンピロバクター*は肉・鶏肉，ボツリヌス菌*はソーセージ・缶詰・いずし・からしれんこん・真空包装品・はちみつ，ウエルシュ菌はシチューなど魚肉類の加熱調理品・加工品，セレウス菌は焼き飯・ピラフ・シチューなど魚肉類の加熱調理品，リステリアは牛乳・チーズ，下痢原性大腸菌は保菌者・動物の排泄物・水，ノロウイルス*は生かき・ほたての刺身・水である。

（食物）ブドウ球菌による食中毒の原因食品は，にぎりめしなど直接ヒトの手が触れたものによることが多い。

（臨栄）小児食物アレルギーは，果物も原因食品となる。[2008]

【原因療法】★★《根治療法》　疾患の原因そ

のものを除去する治療法。原因菌の明らかな感染症*に対して，殺菌効果のある抗菌薬を使用して治療する場合や，がんを摘除する外科手術などがそれにあたる。これに対して，症状を軽減する目的の治療を，対症療法*という。

ケ

●〔ケンエ〕

(人体) C型慢性肝炎に対する抗ウイルス療法は，原因療法である。[2016][2019][2021]／早期胃がんの完全切除は，原因療法である。[2008]／胃がんに対する胃全摘は，根治療法である。[2021]

【検疫感染症】★　国内に常在しない感染症のうち，その病原体が国内に侵入することを防止するため，その病原体の有無に関する検査が必要なもの。国際的な悪疫の伝播を防止するために検疫が行われており，わが国では検疫法により1類感染症(ペスト，ラッサ熱，エボラ出血熱，クリミア・コンゴ出血熱，マールブルグ病，南米出血熱，痘瘡)と新型インフルエンザ*等感染症が，また政令で定めるデング熱，マラリア*，インフルエンザ*(H5N1亜型ウイルスによるもの)およびチクングニア熱が検疫感染症として指定されている。

(社会) 検疫感染症は，1類感染症およびデング熱，マラリア，H5N1亜型インフルエンザである。

【減塩しょうゆ】★　しょうゆ*をイオン交換膜によって脱塩するか，または低塩仕込み*法により減塩したもの。高血圧者用の減塩しょうゆは，特別用途食品(低ナトリウム食品)として，食塩濃度が普通のしょうゆの50％以下で，ナトリウム*以外の栄養成分は普通しょうゆと同程度であることとされる。

(食物) 減塩しょうゆの食塩濃度は，約9％である。[2006]

【原価】★★★　原価とは製品をつくるために消費される財貨や労働力を金額に表したもの。給食をつくるための材料費，労務費*，経費を合わせたものを製造原価(給食原価)といい，さらに販売経費，一般管理費を加えたものが総原価である。

(給食) 給食費の原価を低減するためには，食材料費原価および人件費原価の引き下げが必要と

なる。[2010]／野菜の殺菌費は，製造原価に含まれる。[2017]／調理従事者の教育・訓練費は，製造原価に含まれる。[2017]／調理従事者の検便検査費は，製造原価に含まれる。[2017]／冷蔵庫の減価償却費は，製造原価に含まれる。[2017]／原価は，生産・販売およびサービス提供のために要した費用である。[2019]

【ケン化価】★★　油脂1gのケン化に必要なKOHのmg数。ケン化は油脂をグリセリンと脂肪酸*に分解する反応，およびその脂肪酸を炭酸ナトリウムなどで中和して石けんをつくる反応を指す。ケン化価は油脂の平均分子量に逆比例する。長鎖脂肪酸の多い油脂ほど値は小さく，短鎖脂肪酸*が多いほど値は大きい。

(食物) やし油は，大豆油よりもケン化価が大きい。[2006][2020]／大豆油のケン化価は，バターより小さい。[2016]

【原価計算期間】★　原価*を計算する期間。期間の初日を期首，期間の最終日を期末という。原価計算期間は，期首から期末までの期間を指す。この期間の純食材料費*は，「期首在庫金額＋期間支払い金額－期末在庫金額」である。

(給食) 期首・期末在庫量の差は，原価計算期間の純食材料費算出の資料となる。

【減価償却費】★★　固定資産の価値の目減り分を費用にしていくこと。事業に用いられる建物，建物附属設備，機械装置，器具備品，車両運搬具などの資産は，時の経過等によってその価値が減ってくる。このような資産を減価償却資産という。減価償却資産の取得に要した金額は，取得した時に全額必要経費になるのではなく，その資産の使用可能期間の全期間にわたり分割して必要経費としていく。すなわち設備投資を行った場合，耐用年数に応じて経常費用として計上することができる。実際の現金の動きとは別だが，売上として残る現金が多くなる。減価償却費として生まれた現金は次回の設備投資に使われる。

(給食) 加熱機器の減価償却費は，年間の使用回数による変動はない。[2009]／減価償却費は，固定費に含まれる。[2019]

【嫌気性菌】★★《偏性嫌気性菌》 酸素要求度の低い細菌*類。低酸素状態で嫌気呼吸(解糖系*)を行いエネルギーを得るが,嫌気度は菌種により異なる。クロストリジウム属*,ビフィドバクテリウム属,バクテロイデス属,ペプトコッカス属,ユーバクテリウム属などがあげられる。真空包装*やレトルトパック食品,缶詰*・瓶詰食品はこれらの菌の増殖に注意を要する。食中毒に関わるボツリヌス菌*やウエルシュ菌*はクロストリジウム属に属し,また腸内細菌の多くは嫌気性菌である。

(食物) 嫌気性芽胞菌は,食品中で増殖し,二酸化炭素,水素などからなるガスを発生する。/偏性嫌気性菌は,酸素の存在下で増殖できない。[2017]

【研究集会】 ➡ワークショップ

【健康】★★ WHO*憲章前文では,「身体的,精神的,社会的に良好な状態」と定義。健康の指標として,個人では客観的な検診結果やQOL*,主観的な元気さなどで評価し,集団では死亡率*や平均寿命*,健康寿命*,有病率*,罹患率*などで評価している。

(社会) WHOの健康の定義には,宗教的な概念は含まれていない。[2014]

(公栄) 健康とは,単に病気でない,虚弱でないというのみならず,身体的,精神的そして社会的に完全に良好な状態を指す。[2007]

【健康運動指導士】★ 保健医療関係者と連携しつつ,安全で効果的な運動*を実施するための運動プログラム作成および実践指導計画の調整等を行う役割を担う者。厚生省(現・厚生労働省*)が1988年(昭和63)から健康運動指導士の育成を行ってきたが,平成18年度からは,公益財団法人健康・体力づくり事業財団独自の事業として養成を行っている。実技能力や,特に集団に対する運動指導技術を有し,運動を実施指導できる能力を有すると認められる者に与えられる健康運動実践指導者という資格もある。いずれも認定された養成校を卒業するか,講習を受けるかして認定試験に合格することが必要で

ある。管理栄養士*および4年制卒の栄養士は受験(受講)資格がある。健康を栄養と運動の両面から考えられる指導者が求められている。

(社会) 健康運動指導士の役割は,運動プログラムの作成および指導を行うことである。

【健康格差】★ 地域や社会経済状況の違いによる集団における健康状態の差のこと。健康日本21(第2次)*の中で「健康寿命*の延伸」と「健康格差の縮小」が目標に掲げられた。健康格差対策には,地域の生活状況や健康状況を評価し,特に健康状態が悪かったり,健康リスクが高い地域または集団を明らかにすることが必要である。

(公栄) 公衆栄養では,健康格差の解消に向けた取組を行う。[2018]

【健康管理】★★ 対象者の健康状態を継続的に把握して,健康増進・伝染病等の予防・健康診断*・病気の早期発見や治療等の措置を行うこと。地域住民を対象とする地域保健*では,市町村の保健センター(指定都市,特別区,政令市では保健所*や保健センター)が中心になって行っている。学校の児童・生徒・学生・教職員が対象の学校保健*では,教育委員会の行政の一環として学校を単位として行われている。企業(職域)では,生活習慣病等の一般的な健康問題の他に,職業病や有害業務従業者の健康管理として,特殊健康診断*の実施や環境条件の改善が重要となる。最近は,体の健康の他,心の問題(ストレスやこれに対応するカウンセリング)が重視されている。

(社会) 学童期の健康管理は,学校保健安全法に基づいて行われる。[2010]/過労死防止のための長時間労働者に対する産業医の面談は,健康管理である。[2019]

(食物) 生鮮食品の取扱者の健康管理は,衛生管理に含まれる。[2009]

【健康教育】★《ヘルスエデュケーション》人々の健康*の保持増進をはかるために必要な知識および態度の習得に関する教育。健康教育は,対象者の知識や価値観,スキルなどの資質や能力に対して,好ま

しい影響を及ぼすよう計画的に構成する。ただし，健康は獲得することに大きな意義があることから，単に健康について教えるものではなく，より健康的な行動へと変容できるよう導くことが目的となる。健康教育は，学校，地域，産業などの様々な場面で行われ，また，教諭，養護教諭*，栄養教諭*，医師，歯科医師，薬剤師，保健師，助産師，看護師，管理栄養士*，栄養士*，歯科衛生士などの様々な職種の人が関わり，食事，運動，喫煙，ストレス，病気やけがなど様々なテーマに関して行われる。また現代において，健康教育は，政策立案や環境づくりにまで視野を拡大したヘルスプロモーション*と切り離しては語れなくなっている。

(社会) 「健やか親子21」の主要課題に，思春期の保健対策の強化と健康教育の推進がある。[2009]

【健康強調表示】★　特定の食品について，人体の健康を増進したり，あるいは特定の疾病を誘発する危険要因を低減・除去することができるといった健康機能を強調した表示。旧薬事法の規定により，具体的な疾病の治癒・予防効果は表示できない。栄養機能食品に認められている「高度機能強調表示」と一部の特定保健用食品に認められている「疾病リスク低減表示」がある。

(食物) 健康強調表示の内容は，「高度機能強調表示」と「疾病のリスク低減表示」に分類される。

【健康指標】★　集団の健康状態や衛生状態を表す目安。死亡率*・有病率*・罹患率*・受療率*・平均寿命*など。WHO*の包括的健康指標は，粗死亡率・PMI*・1歳平均余命。平均寿命は0歳の平均余命で，全集団の死亡状況を集約した保健福祉水準の総合的指標である。

(社会) WHOの提唱する総合健康指標は，粗死亡率，PMI，1歳平均余命である。

【健康寿命】★★★★　健康*で自立した生活を送ることができると期待される年数。無疾患生存年数(DFLY)や質調整生存年数(QALY)などがあり，健康政策の決定や評価の指標とする。また，障害調整生存年(DALY)は早死ににによる生命損失年数(YLL)と障害による相当損失年数(YLD)の和で，理想的な平均寿命*からの質的乖離年数を示す。WHOが発表した障害調整余命(DALE)は，健康余命とDALYを組み合わせた死亡と健康状態の総合指標。健康日本21(第2次)では，「日常生活に制限のない期間の平均」が用いられている。

(社会) 健康寿命は，人口動態統計，国勢調査，国民生活基礎調査などを用いて算出する。[2021]／健康寿命は，人口動態統計から算出できない。[2016]／健康寿命は，女性の方が男性よりも長い。[2020]／平均寿命と健康寿命の差は，女性より男性の方が小さい。[2018]／健康日本21(第二次)では，平均寿命の増加分を上回る健康寿命の増加を目標としている。[2020]／健康日本21(第二次)における健康寿命とは，「日常生活に制限のない期間」を指す。[2020]／健康日本21では(第二次)では，健康寿命の都道府県格差の縮小を目標としている。[2020]

(公栄) WHO報告によると，日本人の健康寿命は男女とも加盟国の中で第1位である。[2006]／新健康フロンティア戦略は，健康寿命の延伸を目的としている。[2009]

【健康障害非発現量】★《NOAEL:no observed adverse effect level，副作用非発現量》　当該栄養素の摂取によって悪影響が観察されない最大摂取量。栄養素*の耐容上限量(UL)の設定根拠となるデータ。通常，人間において観察されたNOAELをもって，その栄養素のULとする。動物実験によるNOAELを人間に適用する場合には，経験的に定まる不確実性因子*でNOAELを除してULとする。

(公栄) 健康障害が発現しないことが知られている最大値は，健康障害非発現量である。[2010]

【健康審査】 ⮕健康診断

【健康診断】★★★★《健康診査，スクリーニング検査》　個人や集団を対象にその健康状態を判別(ふるい分け)すること。診断検査ではない。一般的なものは職場(労働安全衛生法)や学校(学校保健安全法)で実施される健康診断がある。母子保健法*や高齢者医療確保法では健康診査という用語が使われている。判別(ふるい分け)

検査としての健康診査および健康診断は，スクリーニングともいう。

(社会) 海外派遣労働者の健康診断は，労働安全衛生法に規定されている一般健康診断である。[2018] ／給食従業員の検便は，労働安全衛生法に規定されている一般健康診断である。[2018] ／市町村保健センターは，住民に対し，健康相談，保健指導および健康診査を行う施設である。[2010] ／小学校の健康診断で被患率が最も高いのは，う歯である。[2019]

(公栄) 健康診査の実施等に関する指針を定めるのは，厚生労働大臣である。[2011]

(給食) 労働安全衛生法において，健康診断の回数は，1年以内ごとに1回とされている。[2015] ／給食業務に関わるパートタイム労働者（短時間労働者）については，契約期間に関わらず雇入時の健康診断は必要である。[2017]

【健康信念モデル】 ➡ヘルス・ビリーフモデル

【健康増進施設】 ★★　健康増進のための運動*を安全に適切に行える施設。厚生労働大臣認定の健康増進施設は，設備や健康運動指導士*などのマンパワー，運動指導*の内容などが基準を満たしていることが条件となる。以前より国民健康づくり対策*の一環として公立の健康増進センターが設けられ，栄養指導と運動指導による健康増進活動が行われていたが，その後フィットネスクラブ等民間の運動施設が増加したこともあって，第二次国民健康づくり対策（アクティブ80ヘルスプラン）のもとで，健康増進施設認定制度が始められた。「健康増進施設認定規程」に基づき，運動型健康増進施設や温泉利用型健康増進施設および温泉利用プログラム型健康増進施設がある。

(社会) 健康増進施設の中には，医師の指示に基づく運動療法を実施できる指定運動療法施設がある。／厚生労働省の認定する健康増進施設には，運動型と温泉利用型の2種類がある。

【健康増進法】 ★★★★★　国民の健康*の維持増進を目的として，2003年（平成15）から施行された法律。国民の健康増進を目的とする国の基本方針（健康日本21）や，地方自治体の健康増進計画の法的基盤で

ある。国民の健康寿命*の延伸，疾病，特に生活習慣病*を予防するには，国民一人ひとりが栄養，食生活，健康についての知識をもち，目標を定め，実行していくことが必要である。本法律の特徴の1つは，国民の責務，国および地方公共団体の責務を規定していることである。すなわち国民は，生涯にわたり，自らの健康状態を自覚するとともに，健康の増進に努める旨を規定している。栄養・食生活の分野の対策は従来，栄養改善法*に基づき行われてきたが，その内容は一部改正され健康増進法に引き継がれた。

(社会) 健康増進法に，受動喫煙の防止に関する規定がある。[2012][2013][2019] ／受動喫煙防止対策として，健康増進法に施設管理者に対する罰則規定は定められていない。[2015] ／骨粗鬆症検診は，健康増進法に基づく事業に含まれる。[2016]

(食物) 特別用途食品は，健康増進法に規定されている。[2011] ／栄養機能食品は，食品衛生法と健康増進法に基づいて定められている。[2012] ／特定保健用食品の疾病リスク低減表示は，健康増進法に基づいて定められている。[2012] ／健康保持増進効果について，虚偽または誇大な広告の表示は，健康増進法によって禁止されている。[2012]

(公栄) 健康増進法では，厚生労働大臣は国民の健康増進の総合的な推進をはかるために国民健康・栄養調査を行うことを規定している。[2008][2010][2012][2015] ／健康増進法において，国民の健康増進の推進に関する基本方針を定めるのは，厚生労働大臣とされている。[2013][2021] ／健康増進法に基づき，都道府県知事が，地域住民の健康増進のために必要な栄養指導を行う者として，医師または管理栄養士の資格を有する都道府県職員のうちから，栄養指導員を任命する。[2012][2013][2021] ／健康増進法に特定給食施設における管理栄養士配置基準が示されている。[2008][2012] ／健康増進法において，食事摂取基準の策定は，厚生労働大臣が行うと規定されている。[2021] ／健康増進法では，特定給食施設の指定は都道府県知事が行うとされている。[2013] ／健康増進法では，施設管理者は受動喫煙防止の努力義務を定めてい

る。[2006][2009]／健康増進法において，国民健康・栄養調査員の任命は，都道府県知事が行うと規定されている。[2012][2021]／健康増進事業実施者の責務は，健康増進法に規定されている。[2014]／都道府県による専門的な栄養指導の実施内容を定めるのは，健康増進法において都道府県が行うとされている。[2013]／生活習慣病の発生状況の把握は，健康増進法に定められている。[2018][2019]／健康増進法において，特別用途表示の許可は，消費者庁長官が行うと規定されている。[2020][2021]／市町村健康増進計画の策定については，健康増進法に規定されている。[2019]

(給食) 健康増進法では，特定給食施設の定義は厚生労働大臣が定めるものとされている。[2014]／健康増進法では，管理栄養士の配置基準は厚生労働大臣が定めるものとされている。[2011][2014]／健康増進法では，特定給食施設の設置者に対する指導・助言は，都道府県知事が行う。[2011]／健康増進法では，特定給食施設の栄養管理の基準の設定は厚生労働省が行う。[2011][2014]／1回300食を提供する病院は，健康増進法に基づき，管理栄養士を置かなければならない特定給食施設である。[2018]／許可病床数250床の病院は，健康増進法に基づき管理栄養士を置かなければならない特定給食施設である。[2009]／健康増進法では，特定給食施設開設の届出事項は厚生労働大臣が定めるものとされている。[2014]／特定給食施設において，施設の設置者は，定められた基準に従い適切な栄養管理を行わなければならないと，健康増進法により規定された者である。[2018]

【健康阻害要因】★ 種々の疾病発生および健康障害をもたらす危険要因（リスクファクター*）。食生活では特に栄養の偏りやエネルギー摂取のアンバランスが問題となっている。つまり，飽食ゆえの過食，逆にやせ志向による拒食，好き嫌いによる偏食*，個食や外食*の増加による食事形態の変化，加工食品等の増加などである。また，運動不足をもたらす生活環境の変化も問題となっている。つまり，機械化に伴う家庭や職場における労働の省力化，交通手段の発達や自家用車の普及などである。さらに，社会環境の変化つまり人間関係の複雑・多様化や職場環境の機械化・情報化に伴うストレス*の増加が問題となっている。

(社会) 過食および拒食や偏食は，健康阻害要因の1つである。

【健康づくりのための食生活指針】➡食生活指針

【健康づくりのための身体活動基準2013】★★★★ ライフステージに応じた健康づくりのための身体活動（生活活動・運動*）を推進することで，健康日本21（第2次）*の推進に資するよう2013年（平成25）に策定。特徴は，①運動基準から身体活動基準に改訂，②リスクを低減できるものとして，糖尿病*・循環器疾患等に加え，がん*やロコモティブシンドローム*，認知症*が含まれる，③子どもから高齢者までの基準を検討，④保健指導での判断・対応の手順を示した，⑤身体活動を推進するための社会環境整備を重視。具体的な指標として，18～64歳は「3メッツ以上の強度の身体活動を毎日60分（＝23メッツ・時/週）」で「3メッツ以上の強度の運動を毎週60分（＝4メッツ・時/週）」としている。65歳以上では「強度を問わず，身体活動を毎日40分（＝10メッツ・時/週）」としている。さらに世代共通の身体活動の方向性として「今より少しでも増やす（例えば10分多く歩く）」，運動の方向性としては「運動習慣をもつようにする（30分以上の運動を週2日以上）」としている。

(社会) 18～64歳の者について，体力に関する基準が示された。[2014]／18～64歳では，強度が3メッツ以上の身体活動が推奨されている。[2015]／65歳以上の者について，身体活動に関する基準が示された。[2014]／18歳未満に関しては，基準値は示されていない。[2015][2018]／健診結果に応じた運動指導の考え方が示された。[2014]／「身体活動」は，「生活活動」と「運動」に分けられる。[2014]／保健指導の一環として行う運動指導の考え方が示されている。[2015]／身体活動は，メンタルヘルス不調の一次予防として有効である。[2015]／身体活動は，社会参加の場として重要である。[2015]

(応栄) 推奨される身体活動の具体的な量が示さ

れている。[2020]／対象者に，65歳以上は含まれる。[2020]／対象者に，血圧が保健指導レベルの者は含まれる。[2020]／かなりきついと感じる強度の運動は，推奨されていない。[2020]／身体活動の増加で，認知症のリスクは低下する。[2020]

【健康づくりのための身体活動指針】★★
《アクティブガイド》　2013年（平成25）に策定された「健康づくりのための身体活動基準2013＊」で定められた基準を達成するための国民向けガイドライン（アクティブガイド）のこと。生活習慣病＊を予防するための運動基準プラス・テン（今より10分多く体を動かしましょう）をキャッチフレーズに，①気づく，②始める，③達成する，④つながるを掲げ，一歩踏み出すことをねらっている。

(応栄) 「健康づくりのための身体活動指針2013」は，運動だけでなく生活活動も含めた身体活動に着目している。

【健康日本21（第2次）】★★★★★《21世紀における国民健康づくり運動》　国民の健康の増進の推進に関する平成25〜34年度（2013〜2022年）までの10年間の取り組み。厚生労働省＊が2012年（平成24）に告示した。前回の健康日本21（2000〜2012年）の最終評価をふまえ新たな取り組みである。基本的な方向として，①健康寿命＊の延伸と健康格差＊の縮小，②生活習慣病＊の発症予防と重症化予防の徹底，③社会生活を営むために必要な機能の維持および向上，④健康を支え守るための社会環境の整備，⑤栄養・食生活，身体活動・運動，休養，飲酒，喫煙，および歯・口腔の健康に関する生活習慣および社会環境の改善が提案されている。

(社会) COPD認知度の向上が目標の1つである。[2015]／生活習慣病はNCD（非感染性疾患）対策という枠組みでとらえている。[2015]／住民が運動しやすいまちづくり・環境整備に取り組む自治体数の増加が，目標の1つである。[2015]／「高齢者の健康」項目に，認知機能低下ハイリスク高齢者の把握率の向上がある。[2016]／「高齢者の健康」項目に，高齢者の社会参加の促進がある。[2016]／糖尿病腎症による年間新規透析

患者数の減少が，目標の1つである。[2015]／介護保険サービス利用者の増加の抑制が，目標の1つである。[2015][2016]／健康日本21（第二次）では，成人喫煙率の数値目標が示されている。[2017]／健康日本21の最終評価では，歯の喪失防止に関する目標値を達成した。[2017]／健康日本21（第二次）における「運動習慣者の割合の増加」の目標値は，達成されていない。[2020]

(公栄) 21世紀における国民健康づくり運動（健康日本21）は，2000年（平成12）に策定された。[2013]／目標項目に「低栄養傾向の高齢者の割合の増加の抑制」がある。[2017]／目標項目に「食事を1人で食べる子どもの割合の減少」がある。[2017]／目標項目に「適切な量と質の食事をとる者の増加」がある。[2017]／目標項目に「食品中の食塩や脂肪の低減に取り組む食品企業や飲食店の登録数の増加」がある。[2017]／目標項目に「特定給食施設において管理栄養士・栄養士を配置している施設の割合の増加」がある。[2017]／適正体重を維持している者の増加は，健康日本21（第2次）の栄養・食生活に関する目標項目である。[2018]／主食・主菜・副菜を組み合わせた食事が1日2回以上の日がほぼ毎日の者の割合の増加は，健康日本21（第2次）の栄養・食生活に関する目標項目である。[2018]／野菜と果物の摂取量の増加は，健康日本21（第2次）の栄養・食生活に関する目標項目である。[2018]／共食の増加は，健康日本21（第2次）の栄養・食生活に関する目標項目である。[2018]／健康日本21（第二次）の目標項目のうち「食品中の食塩や脂肪の低減に取り組む食品企業及び飲食店の登録数の増加」は，中間評価で「改善している」と判定されたものである。[2021]

【健康保持増進措置】★《THP》　厚生労働省＊が告示した職場での労働者の健康増進に関する指針。労働安全衛生法では，職場には労働者自身の力では取り除くことができない健康障害要因やストレス＊要因が存在するとの認識から，事業者に健康の保持増進をはかるための努力義務を課している。健康保持増進措置は，健康測定，メンタルヘルスケア，栄養指導，保健指導等の項目からなり，個々の労働者に応じたきめ細やかな対策の実施と労

働者個別の要請に応じて健康相談等を行うよう求めている。

(社会) 食習慣・食行動の評価とその改善をはかる指導の実施は，健康保持増進措置に含まれる。

【健康補助食品】　★《サプリメント》　栄養補助食品やサプリメント*として市販されている加工食品。(財)日本健康・栄養食品協会では健康補助食品の規格基準*を設定し，その審査を行い，基準に適した食品に対して，JHFAマークの表示を許可しているが，保健機能食品*のように法的な制度ではない。

(食物) 健康補助食品では，規格基準の設定とその基準に関わる認定制度を実施している。／健康補助食品は，認定された食品にJHFAマークの表示を許可している。

【検査食】　★　病気の診断，症状の経過を判断するための食事。検査食には潜血反応検査食，甲状腺機能検査食，注腸検査食・大腸検査食，フィッシュバーグ濃縮試験食などがある。大腸X線検査・大腸内視鏡検査には注腸検査食・大腸検査食を適用する。潜血食(潜血反応検査食)，大腸X線検査，大腸内視鏡検査のために残渣の少ない調理済み食品を使用した場合は，入院時食事療養(I)の届け出を行った保険医療機関では「特別な場合の治療食」として特別治療食を適用し，診療報酬*の算定となる。

(臨栄) 経口栄養法は，食種によって，一般治療食，特別治療食(加算，非加算)，検査食，無菌食，治療乳等がある。

【原子吸光法】　★　固有の波長光を吸収する原子の特性を利用した分析法。試料構成元素をフレーム原子化法などで，原子蒸気として，蒸気層に特定波長光を透過させ，吸光度を測定する。吸光度は蒸気原子密度に比例する。

(食物) マグネシウム，亜鉛，銅は，食品を550℃で乾式灰化した後，塩酸溶液として原子吸光分析法で測定される。

【検収】　★★★　納品された物品が，発注*どおりの品質・数量であるかを，発注伝票の控えと納品伝票を照合しながら，現品を点検し受け取ること。検収室で両者立

会いのもとに行うこと，かならず記録をとることなどが条件である。給食における食材管理の点検は，数量，鮮度*，品質などとともに，納入時の温度，害虫や異物混入，賞味期限*，品質保持期限など衛生面の点検も必要である。主要食材については，納品・検収マニュアルを常備する。品質検査を行うために科学的検査も準備する。不適正な食材料に関しては，返品，代替品の準備，価格交渉などを行う。

(給食) 検収は，汚染作業区域で行う。[2012]／検収は，食品の納品時に行う。[2013][2014]／栄養士は食品鑑別の専門性があるので，検収担当者に適している。[2011]／日常的に行う検収時の食品の識別は，品質，鮮度，品温，異物の混入などについて点検を行う。[2011][2012]／検収した食品は，納入容器から専用の衛生的な容器に移し替えて収納する。[2014]／検収記録簿には，食品の期限表示を記録する。[2014]

【検食】　⇒保存食
【懸濁液】　⇒サスペンション
【倹約遺伝子】　★★《節約遺伝子》　エネルギー消費を倹約と蓄積の傾向に導く遺伝子*の多型*。1963年，ジェームス・ニールにより倹約遺伝子仮説が提唱された。たびたび飢餓*に遭遇する人類の進化過程において，この遺伝子型をもつ人種は生き延びるのに有利であった。つまり現代の人類はこの倹約遺伝子型を受け継いでいる場合が多い。しかし食物が豊富な現代においてはこの遺伝子型は肥満*をもたらす傾向を与え，さらに肥満から生活習慣病*へ進展しやすいというありがたくない結果となっている。特に日本人を含むモンゴロイドにこの傾向が強い。倹約型の多型をもつ遺伝子として，アドレナリンβ3受容体，脱共役たんぱく質(UCP)*，PPARγ等がよく研究されている。

(基栄) 倹約(節約)遺伝子仮説を唱えたのは，ニール(Neel,J.V.)である。[2016]／倹約(節約)遺伝子は，エネルギー消費を節約させる仮説の遺伝子である。[2012]／倹約(節約)遺伝子は，積極的にエネルギーを蓄積するように変異した

遺伝子である。[2021]／倹約(節約)遺伝子とは,
体脂肪の蓄積しやすい体質を生む遺伝子である。
[2016]／脱共役たんぱく質(UCP)遺伝子は,
倹約(節約)遺伝子の候補である。[2016]

【ゴイトロゲン】★　キャベツやかぶなど
のアブラナ科植物に含まれる配糖体*。
グルコシノレートの一種でプロゴイトリ
ンともよばれる。チオグルコシダーゼ(ミ
ロシナーゼ)*の作用で甲状腺肥大作用の
あるゴイトリンに変換される。

(食物) ゴイトロゲンは,アブラナ科植物に含ま
れる配糖体で甲状腺肥大を起こす。

【高圧環境】★　身体に対して高い圧力の
かかった状態。潜水では水深10mごとに
およそ1気圧増加する。呼気として取り込
んだ窒素ガスは高圧のため血液等に溶解
し,組織に蓄積される。この時,急に浮
上すると,組織のガスが気化しガス栓塞
を起こす。これを減圧症*(潜函病・ケイ
ソン病)という。

(応用) 高圧環境下では,酸素中毒が起こる。
[2014]／高圧環境から急激に減圧すると,体内
の溶存ガスが気泡化する。[2019]

【高圧処理】★　高圧で食品を処理する技
術。たんぱく質*の変性によるゲル化,
でんぷん*の糊化*など高圧独特の処理が
可能となり,急速解凍,急速凍結や不凍
域保存が可能となる。殺菌効果があり保
存性も向上し,加熱処理に比べると風味
や栄養成分も残る。

(食物) 高圧処理は,加熱による食品の変質を防
止するために,低温で超高圧下で微生物を死滅
させる方法である。／高圧処理を利用した加工食
品には,果実を用いたジュースやジャムなどが
ある。

【高アルドステロン症】 ➔**アルドステロン症**

【高エネルギーリン酸化合物】★★　リン
酸基が加水分解した時に1モルあたり
7kcal程度のエネルギー*を放出するリン
酸化合物。細胞のエネルギー代謝の際に
エネルギーを授受する重要な物質であ
る。ATP*の他,UTP,GTP,クレアチ
ンリン酸などが代表的な例である。

(人体) ヒト体内に存在する高エネルギーリン酸
化合物として,ATP,ADP,ホスフォクレアチ

ン,ホスフォエノールピルビン酸などがある。
[2014][2015][2019]

【好塩基球】★　白血球*のうち骨髄系由
来の顆粒球の一種。顆粒中にヒスタミン*
やセロトニン*,あるいは刺激によって
合成されるSRS-A(アナフィラキシーの遅
反応性物質)などを有する。これらの放出
がⅠ型アレルギー*症状発症の要因となる。

(人体) 好塩基球の顆粒には,ヒスタミンが含ま
れる。

【高温環境】★★★《暑熱環境》　身体が高温
の環境下にある状態。高温環境下では,
体温維持のために熱産生を抑制し,放熱
を促進させる。おもに発汗*による熱放
散が起こる。水分や塩分の補給が不十分
などの理由で,熱放散能力が限界を超え,
特に中枢神経系に病的徴候があらわれた
ものを熱射病(熱中症*のうち最も重症)
という。症状が進行すると,発汗の停止,
心臓の衰弱,虚脱,意識喪失,けいれん
を起こす。

(応用) 高温環境下では,抗利尿ホルモンの分泌
が増加する。[2007][2010]／暑熱環境におい
ては,運動の前に250〜500mL程度の水分を摂
取する。[2009]／高温環境では,ナトリウムの
摂取が必要である。[2012]／高温環境下では,
熱けいれんが起こる。[2014]／高温環境におい
て,バソプレシンの分泌は増加する。[2013]
[2016]／高温環境によって脱水が生じた場合,
アルドステロンの分泌は亢進する。[2013]／高
温環境によって脱水が生じた場合,心拍数は増
加する。[2013]／高温環境において,腎臓での
ナトリウムの再吸収は増加する。[2016]／高温
環境において,皮膚血管は拡張する。[2016]
[2018][2020]／高温環境において,換気量は
増大する。[2016]／高温環境において,熱産生
は低下する。[2016]

【公害健康被害補償法】★　大気汚染また
は水質汚濁の影響による健康被害者を保
護するために1973年(昭和48)に制定され
た法律。補償給付の対象被害者は都道府
県知事*等が認定した者であり,認定要
件として指定地域,指定疾病,曝露要件
が定められている。第1種指定地域は大気
汚染により気管支喘息*等の多発した地

域であるが，現在は指定解除されている。第2種指定地域の指定疾病は，水俣病*（水俣湾沿岸地域，新潟県），イタイイタイ病*（神通川下流域）と慢性ヒ素中毒（島根県・宮崎県）である。

(社会) 慢性ヒ素中毒は，公害健康被害補償法で指定されている疾病である。

【光化学オキシダント】★《photochemical oxidant, オキシダント》 窒素酸化物や炭化水素類などの一次汚染物質が紫外線*を吸収して化学反応を起こし，オゾン，パーオキシアシルナイトレート（PAN）およびその同族，過酸化物*など二次的に生成される酸化物。オキシダントのうち80～90％はオゾンである。光化学オキシダントが形成される過程ではホルムアルデヒド*，アクロレイン*等の還元物質も形成される。光化学オキシダントは結膜・咽頭など粘膜*への刺激，手足のしびれ，発熱*，頭痛*，けいれん，呼吸困難等を起こす。また農作物など植物への被害をもたらす。光化学オキシダントは大気汚染に関わる環境基準が設定されている。

(社会) 光化学オキシダントの環境基準達成率は，90％を超えない。[2018]／光化学オキシダントは，目や喉の刺激などへの健康影響がある。[2019]

【口角炎】⇨口内炎

【硬化油】★★ 不飽和脂肪酸*の二重結合に水素を付加し，飽和脂肪酸*に変えた油脂。油脂の不飽和度が減少すると融点が上昇し，油が硬化することに名称の由来がある。魚油，鯨油，植物油などの香りや風味，可塑性や硬度等の物性が改善され，酸化安定性もよくなる。食品ではマーガリン*，ファットスプレッド，ショートニング*などの原料に利用されるが，製造工程でトランス脂肪酸が生成するため，健康への影響が問題となっている。

(食物) マーガリンは，植物油や魚油に水素添加した硬化油に，乳化剤，食塩などの副原料を加え，窒素ガスを吹き込んで乳化してつくられる。[2010]／硬化油の製造中に，トランス型の脂肪酸が生成される。[2010][2017]／硬化油は，

水素を添加して精製される。[2014]／不飽和脂肪酸から製造された硬化油は，融点が高くなる。[2017]

【高カロリー輸液】★★ 糖質*，アミノ酸*などの必要な栄養を主として中心静脈ルートから投与する経静脈的補給に用いる輸液*。熱量は通常と同量，それ以上の1500～2500kcal，アミノ酸は1～2g/体重kg/日で，長期に及ぶ場合は脂質として脂肪乳剤，亜鉛*，銅*，コバルト*などの微量元素*，ビタミン類を補給する必要がある。副作用は，カーテテル感染，高血糖，高乳酸血症などがある。

(臨栄) 高カロリー輸液には，窒素源に非必須アミノ酸（可欠アミノ酸）が含まれる。[2011]／高カロリー輸液使用時には，ビタミンB$_1$を投与する。[2011]／高カロリー輸液による大量のグルコース投与は，脂肪肝を引き起こす。[2011]

【睾丸】⇨精巣

【交感神経】★★★ 副交感神経*とともに自律神経*を構成。交感神経の中枢は脊髄の胸腰部側角にあり，ここから出た神経線維は前根を経て，脊柱の両側を走る交感神経幹に入る。交感神経は主として肉体的活動（運動*やストレス*に対する反応）を刺激する。交感神経のおもな作用は，瞳孔：散大，涙腺：分泌抑制，唾液腺：濃く粘る唾液の分泌促進，心拍数：増加，心拍出量：増加，皮膚や内臓の血管：収縮，骨格筋の血管：拡張，冠状動脈：拡張，気管支：弛緩，消化管運動：抑制，肝臓（血糖値）：上昇，膵臓*：分泌抑制，胆嚢：弛緩，副腎髄質：分泌亢進，排尿：抑制，子宮：収縮，汗腺*：分泌促進，立毛筋：収縮など。

(人体) 交感神経は脊髄から起始する。[2016]／交感神経と心筋の間の神経伝達物質は，ノルアドレナリンである。[2021]／交感神経により，皮膚の血管が収縮する。[2007]／交感神経刺激は瞳孔を散瞳させる。[2006]／交感神経の興奮は，心拍数を増加させる。[2020]／交感神経刺激により，アドレナリンの血中濃度は増加する。[2009]／交感神経が興奮すると，消化器の運動は抑制される。[2019]／交感神経が興奮すると，小腸の運動は抑制される。[2016][2017]／低血糖になると，交感神経が刺激される。[2018]

コ

●コウカ

(応栄) ストレス応答の抵抗期では，交感神経の活動は亢進する。[2015]

(栄教) ストレスは交感神経を賦活化する。

【好気性菌】★★　酸素要求度の高い細菌類。呼吸*により空気中の酸素を利用しエネルギー代謝*を行う。シュードモナス属，アセトバクター属，フラボバクテリウム属，大部分のミクロコッカス属，大部分のバチルス属*などがあげられる。食品の腐敗に関わる枯草菌*や食中毒に関わるセレウス菌*などは，バチルス属に属する。食品を保存する場合，真空包装*や脱酸素剤*を使用して，これらの菌の増殖を阻止する。

(社会) 活性汚泥法は，好気性菌による下水処理法である。[2009][2011]

(食物) 好気性菌は，光がなくても生育できる。[2017]

【好気的代謝】★　解糖系，クエン酸回路*，電子伝達系*によるグルコース*代謝系。好気的条件では，解糖系でグルコースより生じたピルビン酸*はクエン酸回路に入り，反応により生じた水素はNAD*ないしFAD*によって電子伝達系に運ばれる。また，解糖系で生じた水素もNADによって電子伝達系に運ばれ，電子伝達系では運ばれた水素から生じた電子が電子伝達物質を渡され，生じたエネルギー*により酸化的リン酸化*によるATP産生が起こる。嫌気的条件下では解糖系のみでグルコース1分子より2分子のATPが産生されるが，好気的条件下では解糖系，クエン酸回路，電子伝達系と代謝することにより，グルコース1分子より32分子のATPが産生される。

(人体) グルコースの好気的代謝によって生じるATPは，嫌気的代謝よりも多い。[2010]

【行軍貧血】➡**スポーツ性貧血**

【合計特殊出生率】★★★　15歳から49歳までの女性が1年間に産んだ児数と年齢別女子人口から求めた年齢別出生率の合計。現在の年齢別出生率が将来も変わらないと仮定して，1人の女性が一生の間に産む平均児数。昭和40年代から減少傾向で，昭和50年に2.0を下回り，平成17年の

1.26が過去最低であった。イタリアやドイツとともに世界的にも低い。2.0を下回ると人口減少，上回ると人口増加*の目安となり将来人口の推計に用いる。

(社会) 合計特殊出生率は，その年の15歳から49歳の女子の年齢別出生率（特殊出生率）の合計である。[2017][2021]／合計特殊出生率とは，女子の年齢別出生率の合計で，1人の女子がその年次の年齢別出生率で一生の間に産むとした時の子どもの数を表したものである。[2010][2011]／合計特殊出生率は，2005年以降微増傾向である。[2013][2015]／合計特殊出生率は，2.00を超えていない。[2021]

【高血圧】★★★★　心拍出量と末梢血管抵抗によって決定される血管内圧が正常よりも高値の場合。血圧値は診察室，家庭血圧，24時間自由行動下で異なる。血圧は測定環境の影響を受けやすく，診察室血圧は家庭血圧と異なる場合がある。家庭血圧が高血圧であるにもかかわらず診察室血圧が正常な場合を仮面高血圧，家庭血圧が正常で診察室血圧が高血圧であるものを白衣高血圧と分類する。仮面高血圧の心疾患リスクは，持続性高血圧と同程度であり，高血圧治療の対象となる。高血圧は原因の明らかでない本態性高血圧と明らかな原因疾患がある二次性高血圧に分類される。腎臓と関連した二次性高血圧（腎実質性高血圧，腎血管性高血圧），内分泌性の二次性高血圧（原発性アルドステロン症，クッシング症候群など），その他の二次性高血圧として，薬剤誘発性高血圧などに分類される。

(社会) 睡眠時無呼吸のある人は，高血圧になりやすい。[2016]／高血圧は脳卒中リスク要因の一つである。[2012]

(人体) 仮面高血圧は，家庭血圧が高血圧である。[2016]／褐色細胞腫では，高血圧を起こす。[2016][2018]／高血圧は，肥満症の診断基準に必須な健康障害である。[2020]

(応栄) 習慣的な運動により本態性高血圧は改善する。[2012]

(臨栄) 大量コルチゾール投与による副作用の1つに高血圧がある。[2012]

【高血圧症】★★★★★《**高血圧，本態性高血圧**》

成人の場合診察室血圧では、収縮期血圧140mmHg以上または拡張期90mmHg以上の人は高血圧に該当する。家庭血圧では、収縮期血圧135mmHg以上または拡張期65mmHg以上の人は高血圧に該当する（高血圧治療ガイドライン2019）。高血圧は、血圧値により、Ⅰ〜Ⅲ度高血圧に分類される。高血圧の約9割を占める原因疾患が不明な本態性高血圧と、二次性高血圧に分けられる。高血圧が持続すると心血管系病変が進行しやすくなり、脳の血管障害、心肥大や心不全*、腎障害が出現する。遺伝的素因の他、環境因子としてストレス*、肥満*、食塩*、アルコール*、運動不足、喫煙*、加齢などがあげられる。家庭血圧の測定が推奨され、診察室血圧と比較することで、仮面高血圧、白衣高血圧を発見できる。

(社会) 高血圧症は、肥満に関連する健康障害である。[2009]

(人体) 原発性アルドステロン症では、高血圧となる。[2009]／高血圧症にみられる左心室肥大を、作業肥大（労作性肥大）という。[2009]／二次性高血圧は、本態性高血圧よりも患者数が少ない。[2021]

(基栄) カリウムの摂取量を増やすことにより、高血圧のリスクは低下する。[2008]

(応栄) 習慣的な運動によって、本態性高血圧が改善する。[2012]／高血圧は、日本人の食事摂取基準[2015年版]のナトリウムの目標量の上限の根拠となった。[2013]

(栄教) 高齢は、高血圧のリスクの1つである。[2008]

(臨栄) 高血圧症では、たんぱく質摂取量は1.0〜1.5g/標準体重kg/日とする。[2007]／高血圧症では、食塩摂取量を6g/日未満にする。[2007][2008][2019]／カルシウム拮抗薬は、おもに高血圧、狭心症に適応がある。[2011]／クッシング症候群では、高血圧がみられる。[2011]／合併症のない高血圧患者には、飽和脂肪酸の摂取を控えるよう指導する。[2014][2018][2019]／合併症のない高血圧患者の食物繊維摂取量は、10g/1000kcalとする。[2014]／合併症のない高血圧症では、食塩摂取量は、6g/日未満とする。[2018]／合併症のない高血圧患者

のカリウム摂取量は、3500mg/日とする。[2014][2019]／合併症のない高血圧患者のカルシウム摂取量は、食事摂取基準に準ずる。[2014][2018]／合併症のない高血圧症では、マグネシウムの摂取をすすめる。[2018]／合併症のない高血圧症では、アルコール摂取量は、エタノールで20〜30mL/日以下とする。[2018]／合併症のない女性高血圧患者の場合、エタノールは、10〜20mL/日以下とする。[2019]／合併症のない女性高血圧患者の場合、魚（魚油）の摂取を推奨する。[2019]

【高血糖】★★★　早朝空腹時や食後（負荷後）時における血糖の基準範囲を超えた状態。一般的には空腹時で静脈血*で60〜109mg/dL。ブドウ糖（グルコース*）75g経口負荷試験（OGTT）の判定基準（静脈血漿）では、糖尿病*型は空腹時が126mg/dL以上、and/or、負荷後2時間が200mg/dL、正常型は各々110mg/dL未満（100〜109mg/dLは正常高値と言う）、and、140mg/dL未満とされ、それ以外を境界型と判定する。血糖値は採血部位（静脈全血、血漿血、毛細管血）と採血時間により変動がみられる点、判定には注意を要する。ストレス*などによって惹起される一過性と、糖尿病状態にみられる持続性の高血糖がある。また、中心静脈栄養の代謝性合併症として高血糖をきたすことがある。血糖値が腎臓*での糖排泄閾値（160〜180mg/dL程度）を超えると、尿中に糖が排泄され尿糖陽性となる。胃切除後に起こる早期ダンピング症候群*は高血糖が原因で、後期ダンピング症候群はインスリン*による低血糖*が原因である。

(応栄) 食事摂取基準の対象者には、高血圧や高血糖のリスクのある者を含む。[2016]

(臨栄) 随時血糖値350mg/dL以上の著明な高血糖を認める糖尿病の場合は、インスリン療法が第1選択である。[2007]／クッシング症候群では、高血糖がみられる。[2011][2012]／広範囲熱傷患者では、高血糖をきたしやすい。[2020]

【抗原】★★　動物の生体内で抗体*と結合（抗原抗体反応*）し、特異的な免疫応答（免疫細胞におけるケミカルメディエーターの放出やサイトカイン産生など）を

引き起こす物質。抗原の多くは異物として体の外から入ってきた，たんぱく質*や複合糖質である。これら異物が入ると生体防御として，特異的に結合する抗体が産生される。抗体に認識される部分の化学構造をエピトープとよぶ。低分子化合物に対する抗体は産生されにくいが，たんぱく質と複合体となることで，低分子化合物を認識する抗体が産生され，低分子がエピトープとなる場合もある。通常，自己の組織は異物として認識されないが，何らかの理由で認識されてしまい，自己免疫疾患*を発症する場合もある。アレルギーの原因となる抗原をアレルゲンと呼び，食物アレルギーの原因として知られている。この他，抗原抗体反応を利用した検査試薬や，ワクチン*などが利用されている。

(人体) マクロファージは，抗原提示を行う。[2014]／抗体は，抗原の特定部位を認識する。[2014]

(臨栄) 食物アレルギーは，アレルゲンとなる原因食品(抗原)除去食が有効である。[2009]

【抗原抗体反応】★　抗原*と抗体との反応。抗原刺激を受けたB細胞*が形質細胞となって抗体がつくられる。つくられた抗体はもとの抗原と様々な形式で反応する。抗原が体内に侵入した時，最初に合成されるIgM*抗体は一般に高い反応性を有する。アレルギー反応*も，抗原としてのアレルゲン*とIgE*抗体との抗原抗体反応の1つと考えられる。抗原抗体反応によって血液中の抗原あるいは抗体を検出できる。

(人体) IgEの抗原抗体反応で喘息が起こる。

【膠原病】★　全身の膠原線(繊)維(結合組織*にみられる線維たんぱく)が変性し，壊死*するような変化をもたらす病気の総称。膠原病では結合組織のうち特に血管を中心として炎症*が起こり，同時に多数の臓器に病変が起こる。また，過剰な免疫反応により臓器障害を起こしたり，関節の痛みや腫れを起こすことが多いことからリウマチ性疾患の範疇にも入る。

(人体) 膠原病は，結合組織病，自己免疫疾患およびリウマチ性疾患がみられる。／膠原病は，男性より女性に多い。

【抗酸化剤】⊃酸化防止剤

【抗酸化作用】★★　活性酸素*による体内過酸化を抑制する作用。活性酸素は，加齢，多量飲酒，ストレス*，食品添加物，たばこ，激しい運動，紫外線*などで発生量が増えるとされる。体内抗酸化作用によって糖尿病，脂質異常症，がん，老化などが抑制されるといわれる。食物には各種の抗酸化物質*が含まれる。

(食物) ビタミンCには，皮膚や粘膜の健康維持を助けるとともに，抗酸化作用をもつ栄養素である。[2008]／ビタミンEやビタミンCには，抗酸化作用がある。[2012]／カロテノイドは，抗酸化作用をもつ。[2020]

【抗酸化物質】★　酸化を抑制する物質。天然にはビタミンC*，ビタミンE*，メラノイジン*，セサミン，ポリフェノール*などがあり，化学合成品にはBHA，BHT，エリソルビン酸*などがある。合成品は食品衛生法*で使用基準がある。

(食物) ごま油に含まれる抗酸化物質には，セサミノールがある。[2017]

【好酸球】★　細胞質*の大きな好酸性顆粒を有する多形核白血球*。各種の刺激で種々の酵素を放出する。喘息*やアレルギー性鼻炎，アトピー性皮膚炎，寄生虫感染などで好酸球増多を示すことが多い。薬剤アレルギーや食物アレルギーでも好酸球増多がみられる。

(臨栄) 食物アレルギーでは，血中の好酸球数が増加する。[2012]

【高山病】★　気圧低下による低酸素状態。血液に溶ける酸素量は気圧に左右される。高度の上昇で気圧が低下すると血液の酸素分圧が下がって低酸素状態となり，自律神経*の働きが乱れ，動悸，頭痛，めまい，吐き気，興奮状態，思考力の低下などがあらわれる。

(応栄) 頭痛，不眠，食欲不振，吐き気等は高山病の症状である。

【こうじカビ属】⊃こうじ菌

【こうじ菌】★★《こうじカビ属》　カビ*の

一種。米・大豆・麦などにこうじ(麹)菌(アスペルギルス)を繁殖させたものをこうじといい、各種醸造食品の原料として古来より広くアジアに発達してきた。アスペルギルス・オリゼーは酒造用種こうじとして、アスペルギルス・ソーヤやアスペルギルス・タマリイはみそ*・しょうゆ*などの醸造や浜納豆の製造に用いられる。

(食物) 清酒・みそ・しょうゆの醸造にこうじカビ属(アスペルギルス)が用いられる。[2009]／浜納豆は、こうじ菌を用いて製造する。[2012]

【高脂血症】⇒脂質異常症

【硬質小麦】★ 穀粒の硬い小麦。粒の切断面は半透明でガラス質。小麦は、粒の硬さにより、硬質小麦、中間質小麦*、軟質小麦に大別される。たんぱく質含量が高いものほど、穀粒が硬い。たんぱく質の多い硬質小麦から、製パンに適する強力粉が得られる。

(食物) 硬質小麦はたんぱく質含量が多く、製パン用に向く。

【鉱質コルチコイド】⇒アルドステロン

【公衆衛生】★★ 地域社会、国など社会一般の人々の健康を保持、増進させるための組織的な衛生活動。ウィンスロー(Winslow, 1920)によれば、「公衆衛生とは地域社会の組織的な努力を通じて疾病を予防し、寿命を延長し、肉体的・精神的機能の増進をはかる科学であり技術である」としている。

(社会) 近代公衆衛生は、産業革命下の英国で始まった。[2017]／公衆衛生は疫学的手法により、調査研究が行われる。[2013]／公衆衛生は、疾病の治療よりも予防を重視する。[2013]／公衆衛生は、組織的なコミュニティの努力による。[2013]／公衆衛生は、法律など社会的制度の整備を含む。[2013]

【公衆栄養】⇒公衆栄養行政

【公衆栄養活動】★★★《地域栄養活動》 個人または集団のQOL*の向上や健康*の維持・増進、疾病の予防を目的に、栄養*・食生活面からアプローチして解決すること。国や地方自治体(都道府県、市町村)が公的責任において必要なサービスを行う部分と、地域住民や地区組織が主体となって行う地域の地区組織活動*などに大別される。人々のライフスタイルや価値観が多様化した現代において、健康や食生活問題の解決には、住民参加*型の公衆栄養活動が重要とされる。その場合、活動の主体、リーダーシップはあくまで住民側であり、管理栄養士*・栄養士*などの専門家は、住民の活動を支援するアドバイザー、あるいは組織間の連携や社会資源の活用を促進するコーディネーターとして位置づけられる。

(公栄) 公衆栄養活動では、地域住民の健康の維持・増進と疾病の予防のための支援を第一の使命とする。[2012][2014][2016][2017]／公衆栄養活動は、PDCAサイクルに従って進める。[2019][2020]／公衆栄養活動は、地球生態系における多様な生物との共生を考える。[2016]／公衆栄養活動では、生態系への影響を配慮する。[2021]／公衆栄養活動には、生活習慣病の重症化予防対策が含まれる。[2016][2020]／公衆栄養活動では、ヘルスプロモーションの考え方を重視する。[2014][2020]／公衆栄養活動では、ポピュレーションアプローチを重視する。[2020]／公衆栄養活動におけるポピュレーションアプローチでは、社会全体への働きかけを行う。[2014]／公衆栄養活動では、ソーシャル・キャピタルを活用する。[2021]／公衆栄養活動の対象は主に集団であるが、個人も対象とする。[2021]／地域の公衆栄養活動の主な対象者は、地域住民である。[2017]／公衆栄養活動では、住民参加による活動を推進する。[2020]／公衆栄養活動において、住民の参加は、事業企画段階から行うことが望ましい。[2019]／地域の公衆栄養活動の主な活動の拠点は、保健所や保健センターである。[2017]／公衆栄養活動において、行政栄養士は、コーディネーターとして活動する。[2019]／公衆栄養活動は、保健・医療・福祉・介護システムの連携の中で進められる。[2016]／公衆栄養活動の推進には、関係機関との連携をとることにより、公衆栄養情報が共有化される。[2009][2012][2017][2019]／公衆栄養活動は、住民の自己管理能力の活用を必要とする。[2012]／公衆栄養活動は、健康づくりを支援する環境の整備を行う。[2012]／公衆栄養活動の主体は、保健分野を専門とする

行政機関が担う場合が多い。[2016]／地域の公衆栄養活動では，食の循環を意識した活動を行う。[2017]／公衆栄養活動では，住民のニーズを把握するため，自治会を活用する。[2019]／公衆栄養活動は，医療機関で栄養管理がなされている患者も対象とする。[2020]

【公衆栄養行政】→栄養行政
【公衆栄養プログラム】★★★　人々の生活の質の向上および，健康*状態の改善をねらった公衆栄養活動*を進めるためのプログラム。計画づくりのプロセスは，①計画の必要性，目的，策定方針の共通理解，②策定体制をつくる，③個人と社会の「目指す姿」とその条件を検討する，④「目指す姿」とその条件の関係や現状値を把握し，優先順位をつける，⑤目標達成のために必要な事業とその優先順位，事業の実施目標を検討する。この手順で進められ，実施され，評価する。

（公栄）計画策定委員会のメンバー構成は，課題に応じて決定する。[2014]／調査で得られたデータから，目標値を設定する。[2013]／目標設定として，理想値をそのまま目標値にすることができる。[2012]／課題の優先順位を決定する際には，重要度あるいは必要性を考慮する。[2008]／長期計画策定は，政策レベルの長期間で変化する目標の達成を目的とする。[2014]／目的設定型アプローチでは，目的設定は住民と行政が行う。[2014]／評価計画は，計画策定時に立案する。[2014]／評価は，計画段階からモニタリング方法を考える。[2013]／評価は，目標で取り上げなかった変化も対象とする。[2013]／評価では，プログラム参加を中断した者も対象とする。[2013]

【恒常性】→ホメオスタシス
【甲状腺】★★★　喉頭の下部と，それに続く気管の前面にある蝶形の内分泌腺。甲状腺から分泌されるホルモンはチロキシン（T_4）*，ごく一部はトリヨードチロニン（T_3）*である。基礎代謝亢進，発育促進，交感神経系の活動の亢進等にはたらく。甲状腺ホルモン*の生成と分泌は，下垂体前葉の甲状腺刺激ホルモン*（TSH）によって調節されている。T_4，T_3はいずれもヨウ素を含むため，食事からのヨウ素

欠乏によって甲状腺肥大を起こすが，海藻を多く摂取する日本人には欠乏症はほとんどみられない。甲状腺ホルモンの分泌が過剰となり代謝亢進を起こる疾病を，甲状腺機能亢進症*（バセドウ病）といい，若い女性に多くみられる。この他，甲状腺の濾胞傍細胞からはカルシトニンが分泌される。カルシトニン*は血清カルシウム濃度低下作用に関与している。

（人体）チロキシンは，甲状腺から分泌される。[2014]

（基栄）ヨウ素は，甲状腺ホルモンの構成成分である。[2009]／基礎代謝量は，甲状腺機能が亢進すると高くなる。[2008]／ヨウ素は，70％以上が甲状腺に存在する。[2015]

【甲状腺機能亢進症】★★★★《バセドウ病》
種々の原因で甲状腺ホルモン*の分泌が亢進し，様々な異常を引き起こした状態。おもな疾患はバセドウ病である。バセドウ病とは，びまん性の甲状腺腫*があり，眼球突出を主体とする眼症状と，機能亢進の症状として頻脈*，多汗，ふるえ，体重減少などの臨床症状を示す疾患である。確かな病因はまだ不明であるが，現在では自己免疫機序による異常が考えられている。家族内に多発し，男より女に多い。好発年齢は20～40歳である。血中T_3*，T_4*，$FreeT_3$，$FreeT_4$，^{131}I摂取率とも高値となる。基礎代謝率は亢進，TSH（甲状腺刺激ホルモン）*受容体抗体は陽性である。本疾患では全栄養物の物質代謝が亢進しているので，高エネルギーで高糖質食とする。コレステロールと良質たんぱく質を多く摂取し，脂質摂取は制限する必要はない。ビタミン，カルシウムを十分に投与する。

（人体）バセドウ病は，自己免疫異常によって起こる内分泌疾患である。[2014]／甲状腺機能亢進症では，基礎代謝の亢進によって，るいそうが起こる。[2008][2010][2015]／バセドウ病は，甲状腺刺激ホルモン（TSH）受容体に対する抗体により発症する。[2018]／バセドウ病では，血清甲状腺刺激ホルモン（TSH）値が低下する。[2013][2015][2020]／バセドウ病では，脈拍数は増加する。[2015][2018][2019][2021]

／バセドウ病では，発汗は増加する。[2015]／
バセドウ病では，血清コレステロール値は低下
する。[2015]

(臨栄) バセドウ病では，甲状腺刺激ホルモン
(TSH)受容体抗体が陽性となる。[2017]／バ
セドウ病では，血清甲状腺刺激ホルモン(TSH)
値が低下する。[2019]／バセドウ病では，基礎
代謝が亢進する。[2018][2019]／バセドウ病
では，血清総コレステロール値が低下する。
[2019]／バセドウ病では，血清遊離トリヨード
サイロニン(FT$_3$)値が上昇する。[2019]／バ
セドウ病では，腸管蠕動運動が亢進する。[2019]
／甲状腺機能亢進症では，血糖値の上昇がみら
れる。[2013]／甲状腺機能低下症では，高エネ
ルギー食とする。[2012][2017]／甲状腺機能
亢進症では，エネルギーを十分に補う。[2020]
／バセドウ病では，たんぱく質を十分に補給す
る。[2018][2020]／甲状腺機能亢進症では，
水分を十分に補給する。[2012][2017]

【甲状腺機能低下症】★★★★《橋本病，クレ
チン症》 甲状腺ホルモン*の分泌低下によ
り発症する疾患。視床下部，下垂体，
甲状腺のいずれの段階の障害でも生じ
る。甲状腺ホルモン(トリヨードチロニ
ン*；T$_3$*，総チロキシン*；T$_4$*)分泌低下
により成人に起こったものを慢性甲状腺
炎(橋本病)，小児ではクレチン病*とい
う。甲状腺刺激ホルモン*(TSH)が増加
する疾患。クレチン病(知能低下，発育不
全，徐脈・体温低下，発汗の減少，運動動
作緩慢)はスクリーニング(TSHを測定)
が行われている。血中甲状腺ホルモン低
値，CPK*高値，高コレステロール血症
を呈する。橋本病は原因不明，臓器特異
性自己免疫疾患*で女性に多く，血沈亢
進，膠質反応(ZTT，TTT)高値，高γ-
グロブリン。粘液水腫(原発性甲状腺機能
低下)は中高年女性に多い。

(人体) 甲状腺機能低下症では，アキレス腱反射
の弛緩相遅延がみられる。[2009]／甲状腺機能
低下症では，徐脈がみられる。[2009]／甲状腺
機能低下症では，体重増加がみられる。[2009]
／ヨウ素欠乏は，甲状腺機能低下症の原因とな
る。[2012]／原発性甲状腺機能低下症では，血
中甲状腺刺激ホルモン(TSH)が増加している。

[2011]／甲状腺機能低下症では，血清コレステ
ロール値が上昇する。[2013]／橋本病では，皮
膚の乾燥がみられる。[2021]／原発性甲状腺機
能低下症では，血清クレアチンキナーゼ(CK)値
の上昇がみられる。[2020]

(臨栄) 原発性甲状腺機能低下症では，エネルギ
ー必要量が低下する。[2014]／原発性甲状腺機
能低下症では，血清総コレステロール値が上昇
する。[2014]／原発性甲状腺機能低下症では，
血清甲状腺刺激ホルモン(TSH)値が上昇する。
[2014]／原発性甲状腺機能低下症では，血清遊
離トリヨードサイロニン(FT$_3$)値が低下する。
[2014]／橋本病では，ヨウ素の摂取量の制限は
しない。[2020]

【甲状腺刺激ホルモン】★★★《TSH:thyroid
stimulating hormone》 下垂体前葉で産
生分泌され，甲状腺*に作用して甲状腺
ホルモン*の分泌を促進するホルモン。
血中甲状腺ホルモンによって，負のフィ
ードバックを受けて抑制される。原発性
甲状腺機能亢進症*，甲状腺中毒症では
明らかな低値，原発性甲状腺機能低下症
では明らかな高値，単純性甲状腺腫*で
は健常人よりやや高値となる。

(人体) チロキシンの過剰分泌は，甲状腺刺激ホ
ルモン(TSH)の分泌を抑制する。[2016]

(臨栄) 原発性甲状腺機能低下症では，血清甲状
腺刺激ホルモン(TSH)値が上昇する。[2014]
／バセドウ病では，血清甲状腺刺激ホルモン
(TSH)値が低下する。[2019]

【甲状腺腫】★★★ 甲状腺*が異常に肥大
腫脹した状態。かならずしも腫瘍*を意
味するものではない。結節性甲状腺腫と
びまん性甲状腺腫がある。①結節性甲状
腺腫は，20〜50歳の女性に好発する橋本
病*(慢性甲状腺炎)，がん*，良性腫瘍(プ
ランマー病)など，②びまん性甲状腺腫
は，バセドウ病(甲状腺機能亢進症*)，
食事性ヨード摂取不足の場合(地方性甲
状腺腫)などがある。

(基栄) ヨウ素の欠乏症によって，甲状腺腫とな
る。[2011]

(公栄) 食卓塩へのヨード添加プログラムによ
り，甲状腺腫を予防する。[2011]

【甲状腺ホルモン】★★★★ 甲状腺*の濾

胞上皮細胞で合成，分泌されるアミノ酸誘導体系ホルモン。血中に放出される甲状腺ホルモンには，ともにヨードを含むチロキシン（T_4）*とトリヨードチロニン（T_3）*が約3対1の割合で存在するが，T_3はT_4の数倍の生理活性をもつ。全身の組織・細胞を刺激して物質代謝を促進し，エネルギー産生を高め，細胞の分化・発達に関与する。そのため，末梢組織の酸素消費量を増加させ，基礎代謝を高め，体温を上昇させる。3種類の結合たんぱくをもち，半減期*は1週間である。甲状腺ホルモンの分泌調節は，下垂体前葉から分泌される甲状腺刺激ホルモンTSHにより，さらにTSHの分泌は視床下部*から分泌される甲状腺刺激ホルモン放出ホルモンにより促進される。甲状腺ホルモンが結合する受容体は，全身のほとんどの細胞内に発現している核内受容体であり，核内DNAに結合し，特定のmRNAの転写活性を調節する。なお，甲状腺傍濾胞細胞（C細胞）からカルシトニン*が分泌される。カルシトニンは血中のカルシウムを骨に沈着させ，血中カルシウム濃度を低下させる。また，腎臓でのリン酸の排出を増して，血中のリン濃度も低下させる。

(人体) 甲状腺ホルモンは，核内受容体を介して作用を発現する。[2009]／甲状腺ホルモンは，血清コレステロール値を低下させる。[2011]

(基栄) 甲状腺ホルモンは，エネルギー代謝を亢進させる。[2010]／基礎代謝量は，甲状腺ホルモンの影響を受ける。[2013]

(臨栄) クレチン病では，甲状腺ホルモン薬を用いる。[2009]

【向精神薬】★　中枢神経系に作用し，精神機能に特徴的な影響を及ぼす薬物。向精神病薬（メジャー・トランキライザー），抗不安薬（精神安定剤，マイナー・トランキライザー），抗うつ薬，抗そう薬，気分調整薬，中枢神経刺激薬，催眠・鎮静薬，抗ヒスタミン薬（第1世代），抗てんかん薬，抗パーキンソン薬，認知症治療薬などがある。抗精神病薬のうち，高力価群は幻覚妄想に，低力価群は精神運動興奮の鎮静治療に用いられる。向精神薬で頻

度の高い副作用は，注意力・意識水準の低下，唾液分泌の低下，運動機能の低下，パーキンソニズムなどである。

(臨栄) 向精神薬は嚥下障害の原因になる。[2008]

【合成酢】★　合成酢酸を4～5％に希釈し，甘味料*，酸味料，うま味調味料を配合した，おもに加工用に使用される食酢*。原料としては，酢酸の他に，コハク酸*，乳酸*，クエン酸*の有機酸*，ブドウ糖，砂糖，粉飴の甘味料，アミノ酸，核酸調味料などのうま味調味料，食塩などで調味して製造する。

(食物) 合成酢は，酢酸または酢酸の希釈液に糖類，酸味料，化学調味料，食塩を加えてつくる。

【抗生物質】★★★　放線菌等の微生物によって生産され，微生物やある種の細胞の発育を阻止する物質。一般的には，ペニシリンやテトラサイクリンなどの抗細菌作用を有する医薬品を指す場合が多い。抗生物質投与は細菌感染症*に対して最も有力な治療法となっているが，乱用により，時にメチシリン耐性黄色ブドウ球菌（MRSA）*のような耐性菌が生じることがある。

(人体) 抗生物質やステロイドの投与により，菌交代現象がみられる。[2007]

(基栄) 抗生物質投与は，糞便中への一次胆汁酸の排出を高める。[2008]／抗生物質の長期投与時には，ビタミンKの必要量が増加する。[2008]

(臨栄) 抗生物質は，主として細菌感染症の治療に有効である。／急性膵炎の感染予防には，抗生物質を投与する。[2009]

【厚生労働省】★★★　国の公衆衛生行政全般を所轄している省。健康局健康課にて，健康増進法*と栄養士法*および調理師法を所管し，国民の健康増進および栄養の改善ならびに生活習慣病に関すること，栄養士法・調理師法の施行に関すること，食生活の指導および国民健康・栄養調査*に関することなどの栄養行政*をつかさどる。食品の安全を見守る生活衛生・食品安全部をはじめ，高齢者の問題を扱う老健局，その他保険局，年金局，雇用均等・児童家庭局など，国民が健康で安心して生活を営むために必要な栄養行政を担っ

ている。

(公栄) 国民健康・栄養調査は厚生労働省によって実施される。／管理栄養士名簿は、厚生労働省に備えられる。[2018]／食事バランスガイドは、厚生労働省、農林水産省の2省合同で策定された。[2012]

(給食)「健康増進法(平成21年改正)」では、特定給食施設の栄養士配置基準の設定および栄養管理の基準の設定は、厚生労働省が行う。[2011]

【広節裂頭条虫】⇒日本海裂頭条虫

【光線過敏症原因物質】★　光照射による丘疹、紅斑、水疱、膨疹などの皮膚*症状、関節炎、気管支炎の原因となる物質。クロロフィル*由来フェオホルバイド*が代表的物質。緑黄色野菜漬物に蓄積する黄色成分。光照射により、体内で過酸化反応を起こして、炎症*等の原因になる。

(社会) 光線過敏症原因物質とは、過度の日光照射によって皮膚症状等を引き起こす物質のことである。

【酵素】★★★　たんぱく質*からなる生体の触媒*。酵素の作用を受ける化合物を基質*という。一般の触媒と異なる点は基質に対する特異性がきわめて高く、特定の化合物に作用するだけでなく、その中の特定の化学結合にのみ作用する。その理由は全ての酵素は、基質が結合する基質結合部位をもっており、その基質と結合部位の立体構造が適合するためである。この構造を酵素の活性中心*とよび、酵素と基質の結合物を酵素・基質複合体という。1つの基質特異性のため酵素の種類はきわめて多い。生体内の化学反応を代謝といい、その反応は原則として酵素の作用による。したがって、解糖のようにグルコース*を2分子の乳酸*に分割するだけの反応であっても、14種の酵素が連続して作用する一連の酵素の集合体、すなわち解糖系*とよばれる酵素系となって代謝をする。酵素の構造は1つのポリペプチド鎖からなるものと、複数のポリペプチド鎖、すなわちサブユニットから構成されるものがある。酵素の中には金属イオンやビタミンあるいは色素と結合した複合たんぱく質もある。

(人体) 同一個体内で同一反応を触媒する構造の異なる酵素を、アイソザイムという。[2008][2010]／酵素の活性中心は、基質を結合する。[2015]／酵素活性の調節機構として、酵素たんぱく質のリン酸化がある。[2014]／律速酵素(鍵酵素)とは、代謝経路で反応速度の最も遅い段階を触媒する酵素のことをいう。[2008]／化学反応の活性化エネルギーは、酵素によって低下する。[2010][2012][2020]／アポ酵素は、単独で酵素活性をもたない。[2014]／酵素の反応速度は、至適pHで最大となる。[2015][2018]

(食物) 不飽和脂肪酸は、酵素的に酸化される場合がある。[2015]／水分活性が低いほど、酵素反応は抑制される。[2015]

【梗塞】★★　終動脈の閉塞により血流が遮断され、組織への酸素・栄養の供給が止まるために起こる限局的虚血性壊死。なお、終動脈とは、他の血管からのバイパスがない血管のことをいい、脳の灰白質*、肺、肝臓、脾臓、腎臓、甲状腺の動脈系などにみられる。「白色梗塞(貧血性梗塞)」：脳、心臓、腎臓、脾臓などの梗塞。「赤色梗塞(出血性梗塞*)」：肺、肝臓、消化管、生殖器などの梗塞と静脈性梗塞。脳梗塞は融解性壊死に移行。「感染性梗塞(梗塞膿瘍、敗血症性梗塞)」：化膿性菌感染を受けた感染性心内膜炎での疣贅(ゆうぜい)による塞栓。腸における梗塞部位での膿瘍形成。　脳の細い動脈である「穿通枝(せんつうし)」に、直径1.5cm以下の小梗塞ができた場合、それを「ラクナ梗塞*」という。多発性となることが多いが、病巣が小さい梗塞では、自覚症状がない「無症候性脳梗塞」。認知症*の原因となる。

(人体) 梗塞の性状は、脳では融解壊死の形をとる。／ラクナ梗塞(穿通枝梗塞)は、脳の穿通動脈の閉塞によって起こる小さな梗塞である。[2009]

【酵素的褐変】★★　生野菜・果物の組織損傷による褐変。生組織内のポリフェノールオキシダーゼ*が組織成分のフェノール性物質(カテキン*、クロロゲン酸*、チロシン*、タンニン*など)に酸素の存在下で作用してキノン類化合物を生成する。

これが酸化重合して褐色色素(タンニン色素，メラニン色素など)を形成する。りんご，もも，バナナ，じゃがいも，なす，ごぼうなどで強く褐変する。ブランチング*，pH低下，食塩，亜硫酸，ビタミンC*の添加などで酵素活性を抑えて褐変を防止することができる。茶の製造においては，加熱によって酵素的褐変を抑えた緑茶，逆に酵素的褐変を利用した紅茶がある。

(食物) ブランチングにより，酵素的褐変を抑えることができる。[2014][2018]／酵素は酵素的褐変に関与する。[2014]／酵素的褐変は，水分活性が0.2付近で最も低くなる。[2018]／食品の酵素的褐変を防ぐために，レモン汁をかける。[2019]／食品の酵素的褐変を防ぐために，食塩水に浸す。[2019]／食品の酵素的褐変を防ぐために，酢水に浸す。[2019]／食品の酵素的褐変を防ぐために，水にさらす。[2019]／食品の酵素的褐変を防ぐために，速やかに(80℃以上になるよう)加熱する。[2019]

【抗体】★★★《免疫グロブリン，イムノグロブリン，γ-グロブリン》 B細胞*や形質細胞が産生するγ-グロブリン。IgG*，IgM*，IgA*，IgE*，IgD*の5種類がある。B細胞の細胞膜上にある抗体様の構造は抗原受容体として働き，抗原*が結合するとB細胞は活性化して形質細胞に分化し，大量の抗体を産生する。分泌された抗体は血液を介して体内を巡り，抗原と出会うと結合して抗原抗体反応を起こす。抗体は抗原の特定の部位(抗原決定基，エピトープ)を認識して特異的に結合する。抗体の基本構造はY字型で，認識する抗原によって構造が異なる可変部と固有の構造である定常部からなる。抗原はFab部分(可変部と定常部の一部)で認識される。抗体には，病原体の感染や毒素の傷害性を阻止する中和作用，病原体を貪食しやすくするオプソニン化作用，抗体が結合した細胞にNK細胞が結合して死滅させる抗体依存性細胞傷害作用，抗体と抗原の結合物(免疫複合体)による補体*の活性化作用がある。

(人体) Bリンパ球は，抗体を産生する。[2014][2015]／抗体は，抗原の特定部位を認識する。

[2014]／IgGは，血清中の免疫グロブリンの中で最も量が多い。[2009][2017][2019][2020]／血清免疫グロブリン(IgG)値は，生後3カ月まで減少する。[2015]／IgAは，分泌型の免疫グロブリンである。[2014]／形質細胞は，免疫グロブリンを産生する。[2013][2018][2021]／抗体は，血漿のグロブリン分画にある。[2015]／母乳中の抗体による免疫は，受動免疫である。[2015]／免疫グロブリンは，液性免疫を担っている。[2018][2019]／母乳中に最も多く存在する免疫グロブリンは，IgAである。[2019]／免疫グロブリンは，2本のH鎖と2本のL鎖から構成される。[2019]

【抗体媒介型アレルギー】➡Ⅱ型アレルギー

【講壇式討議法】➡シンポジウム

【紅茶】★★★ 発酵茶の一種。茶葉をもむ揉捻作業により，茶葉中に含まれる酸化酵素*の活性が高まり，発酵*作用により色素やタンニン*(カテキン)等のポリフェノール*類が酸化して黒褐色に変色する。紅茶浸出液の赤い色のテアフラビン*はカテキン類*の酸化重合物。紅茶に含まれるタンニン類は鉄と結合してその吸収を阻害する。なお，紅茶製造工程中にビタミンC*は完全に破壊される。

(食物) 紅茶の発酵過程では，カテキンが重合してポリフェノールができる。[2017]／紅茶は，発酵茶である。[2021]

(栄教) 鉄欠乏性貧血の栄養指導では，鉄吸収を阻害するタンニンを含む紅茶，緑茶は，なるべく食事中には避けるよう指導する。

【好中球】★★ 末梢血中で最も多い骨髄系細胞。細胞質*に好中性顆粒を有する。総白血球の40〜75％を占める。好中球表面のFcレセプター*を介して，抗体の結合した(オプソニン化された)細菌*を効率的に貪食する。貪食した細菌を中に入れたファゴソーム(食胞)がつくられ，さらにリソソーム*と融合することで，リソソーム内の殺菌性酵素が放出されて殺菌される。酸素依存性につくられるスーパーオキシドアニオンなどの活性酸素によって，さらに強力な殺菌作用を発揮する。活発な食作用による感染抵抗性を示

すが，マクロファージ*のような抗原*提示の働きはない。

(人体) 好中球は，自然免疫を担っている。[2018]／侵襲時に，好中球は損傷した組織に遊走する。[2011]／巨赤芽球性貧血では，好中球の核の過分葉が認められる。[2011]

【高張性脱水症】 ★★★《一次性脱水症，水欠乏性脱水症》 体内の水分量が正常域を下回って低下し起こる脱水症*の1つ。一次性脱水症（水欠乏型）ともいう。炎天下での作業やスポーツ等で，大量の発汗*によって起こりやすい。ナトリウム*の損失の割合より水分の損失の割合が大きいことから，細胞外液*の浸透圧*が上昇し高張化する。血漿ナトリウム濃度は上昇し，その結果，細胞内液*の水分が外に移動する。高張性脱水症に対して，細胞外液の浸透圧低下が伴う脱水症を低張性脱水症*という。

(基栄) 水欠乏性脱水症では，水は細胞内から細胞外へと移行する。[2007]／水分欠乏型脱水では，細胞内液量は低下する。[2011][2012]／水欠乏性脱水症では，細胞外液は高張になる。[2006]／水分欠乏型脱水では，血漿浸透圧が高くなる。[2019]

(臨栄) 高張性脱水症では，舌乾燥がみられる。[2013]

【行動科学】 ★ 人の行動を総合的に理解し，予測・コントロールしようとする実証的経験に基づく科学。心理学，社会学，生物学など，人の行動に関わる様々な学問を基礎としている。人間の行動を対象とするが，それは外部から観察可能な（狭義の）行動だけでなく，感情や思考など，直接的に観察ができない人間の内的な状態，すなわち態度や信念，それらと関連する知識ならびに周囲との関係（影響）なども含まれる。行動科学は，人間の行動のメカニズムを解明することだけが目的ではなく，現実の人間社会の課題解決をも目的とする。

(栄教) 行動科学は，課題解決を目的とし，実践に結びつくことに特徴がある。

【行動契約】 ★★ 設定した行動目標や取り組みを始める月日などを記録し自らサインして，契約書や宣言書という形で実践に取り組むことを表明すること。行動契約は自分一人で行う場合と，支援する専門家や家族などの周囲の人と取り交わす場合とがある。

(栄教) 行動契約とは，問題行動を解決するための理論モデルの1つである。[2008]／体重コントロールを始めることを会社で宣言することは，行動契約である。[2010]／「ご飯を毎食1膳までにする」は，減量を目的とした行動契約の目標宣言である。[2017]

【行動修正療法】 ⇒行動療法

【行動変容技法】 ★★ 具体的な行動変容ための技法。行動科学の各モデルや理論から様々な技法が生まれている。

(栄教) よく食べる人の近くに座らないよう助言することは，行動変容技法の刺激統制にあたる。[2013]／リラクセーション法について話し合うことは，行動変容技法のストレスマネジメントにあたる。[2013]／菓子を勧められたときの断り方について練習することは，行動変容技法のソーシャルスキルトレーニングにあたる。[2013]

【行動変容段階モデル】 ⇒トランスセオレティカルモデル

【行動療法】 ★《行動修正療法》 行動主義の理論に基づいて不適応行動を変容させる治療法。不適応による問題行動も適応行動と同様に学習された行動と考えて，条件づけが不足しているものは増加させ，過剰なものは減少させる。適応行動は触発，強化する治療。治療の対象は嗜癖，自閉症，神経性食欲不振症*など。

(臨栄) 肥満の治療は，摂取エネルギーを減らす食事療法，運動療法，行動修正療法がある。

【口内炎】 ★《口角炎，舌炎》 口腔内の炎症*の総称。炎症部位によって，口角炎，歯肉炎，舌炎などとよばれる。口角炎は，口の隅にびらん・痂皮（かさぶた）・亀裂（ひびわれ）を伴う。ビタミンB_2*，ビタミンB_6*，ニコチンアミド*等の欠乏で，感染に対する抵抗力が低下している時に発症する。

(人体) 口内炎は，ビタミンB_2，ビタミンB_6の欠乏により起こる。[2013]

【高尿酸血症】 ★★★★《痛風》 血清尿酸値

コ

●コウチ

が7mg/dLを超えた状態。尿酸は核酸*のプリン体塩基が代謝されて生成される。血中に溶けにくく，過剰に存在すると結晶化し尿酸塩や関節の変形を引き起こす。関節炎を起こし，激痛を伴う場合を痛風という。尿酸の産生過剰，排泄低下あるいは両方による。中高年の肥満男性に多い。アルコール*多飲，動物性たんぱく質の過剰摂取，運動不足，精神的ストレスなどが誘因となり，動脈硬化*症を引き起こす要因でもある。食事療法はプリン体，エネルギー，アルコールを制限する。水分を十分に摂取することも必要である。発作時にはコルヒチン，非ステロイドの消炎剤(インドメタシンなど)を用いる。

(人体) 高尿酸血症は，プリンヌクレオチドの代謝異常症である。[2015]／高尿酸血症は，血清尿酸値が7.0mg/dLを超えるものをいう。[2014]／高尿酸血症・痛風では，腎障害を合併する。[2014]／高尿酸血症と痛風では，尿路結石をきたしやすい。[2007]／高尿酸血症では，水分摂取をすすめる。[2017]

(応栄) 高尿酸血症は，痛風や尿路結石などのリスク因子である。[2012]

(臨栄) 高尿酸血症は，肥満に関連する健康障害である。[2009]／高尿酸血症では，腎機能のモニタリングをする。[2011]／高尿酸血症では，アルコール制限あるいは禁酒を勧める。[2012]／高尿酸血症の予防には，水分および電解質の摂取を多めにする必要がある。[2011][2012]／高尿酸血症では，尿酸産生抑制薬，尿酸排泄促進薬などを服用する。[2011]／痛風における尿路結石の予防には，尿の酸性化を避ける。[2009]／アロプリノールは，尿酸産生を抑制する。[2018]／コルヒチンは，痛風発作発症を抑制する。[2018]／プロベネシドは，尿酸排泄を促進する。[2018]／果糖の過剰摂取を控えることで尿酸産生を抑制する。[2018]

【更年期】★★★★《閉経期》 女性の一生の中で閉経*を中心とした前後約10年間。女性の加齢の過程において生殖期から非生殖期へ移行する期間をいう。卵巣*機能の衰えとともに，女性ホルモンの分泌

が少なくなり，卵巣に命令を下していた視床下部*の働きが乱れ，自律神経*の失調が生じやすくなる。血中ホルモン量を測定すると，卵胞ホルモン*(エストロゲン)が減少し，卵胞刺激ホルモン*が増加している。更年期にあらわれる不定愁訴を更年期障害*とよび，頭痛，肩こり，動悸，手足の冷え，異常発汗，不眠などの症状がみられる。

(人体) 更年期には，卵胞刺激ホルモンの分泌が増加する。[2006]

(応栄) 女性の更年期の性腺刺激ホルモン放出ホルモン(GnRH)の分泌量は，更年期前と比べて増加する。[2011]／更年期では，卵胞刺激ホルモン(FSH)の分泌量は，増加する。[2011][2012][2018][2021]／更年期では，エストロゲンおよびプロゲステロンの分泌量は減少する。[2012][2018][2020][2021]／更年期女性は，黄体形成ホルモン(LH)分泌量が増加する。[2018][2020]／更年期では，血清LDL-コレステロール値は上昇する。[2012][2020]／更年期の女性は，血清HDL-コレステロール値が低下する。[2018][2021]／女性の更年期の骨吸収は，更年期前と比べて亢進する。[2011][2018]／更年期女性において骨密度は，低下する。[2020][2021]／更年期女性においてインスリン感受性は，低下する。[2021]

(臨栄) 更年期障害では，ホルモン補充療法が行われる。[2009]／閉経後では，骨密度は皮質骨より海綿骨の方が減少する。[2009]

【更年期障害】★★《更年期症状》 更年期*にあらわれる多種多様の症候群で，不定愁訴を主訴とした症候群。身体的愁訴がおもな自律神経*失調と，精神性愁訴がおもな神経症型に分けられる。これらの症状は閉経*1年後から5年間に多く認められるが，症状によっては老年期まで継続するものもある。卵巣*機能の低下に伴い間脳，下垂体*のバランスが乱れ，無排卵，月経*異常などとともに生腺機能の変化が視床下部*の神経活動に変化をもたらすことによって生じる。のぼせ，心悸亢進，冷え性，頭痛，めまい，吐き気，記憶力減退，不眠，憂鬱，不安感，神経過敏，忍耐力低下，しびれ感，掻痒感，

腰痛，肩こり，性器萎縮，乳房萎縮，脱毛，皮膚乾燥がみられる。男性の更年期障害は，テストステロンが徐々に減少し生じるが，女性のような劇的なホルモン変化はない。

(臨栄) 顔面潮紅は，更年期障害の症状の1つである。[2009]／更年期障害では，ホルモン補充療法が行われる。[2009]

【更年期症状】 ➡更年期障害
【高比重リポたんぱく質】 ➡HDL
【公費負担制度】★ ある事業に対して，国，都道府県，市町村が事業費の一部あるいは全部を負担する制度。①生活保護*法による医療扶助*，身体障害者福祉法による更生医療，児童福祉法による育成医療等福祉的なもの，②戦傷病者特別援護法による療養給付，更生医療等国家補償的なもの，③精神保健福祉法による措置入院*，通院医療，感染症*による適正医療，命令入所等社会防衛的なもの，その他小児および成人の特定疾病に対する難病対策などがある。

(社会) 養育医療は，未熟児の医療費の公費負担制度である。／更生医療は，身体障害者に対する公費負担制度である。／育成医療の給付は，身体障害児に対する公費負担制度である。

【酵母】★《イースト》 出芽により増殖する球状や楕円の形状をもつ単細胞生物。大きさは5〜10μm程度。細胞内に糖類を取り込み，アルコールと二酸化炭素に分解する（アルコール発酵*）。自然界に広く分布するが，食品製造・加工における代表的な有用酵母は，*Saccharomyces*(サッカロミセス)酵母。使用目的により清酒酵母，ビール酵母，ワイン酵母，パン酵母などがある。たんぱく質，ビタミン，ミネラルに富むため栄養価は高い。

(食物) 清酒の醸造では，こうじ菌と酵母が使われる。[2006][2009]

【高密度リポたんぱく質】 ➡HDL
【高野豆腐】 ➡凍り豆腐
【交絡】★ 仮説要因と疾病との真の関係が，第3の別な因子に影響されてゆがめられる現象。おもに分析疫学*でみられ，要因と疾病の両方と関連が強い因子が存在すると，仮説要因と疾病に関連がなくとも関係があるようにみえる。観察の際には対象者を限定したり，マッチングや無作為化をすると同時に，分析の際には交絡因子のカテゴリー別に解析する層化や，基準集団を定めて交絡因子の影響を調整する標準化，多変量解析を行う。

(社会) 飲酒と肺がんの関連を探る研究では，喫煙は飲酒と肺がんの両者と関係が強いために交絡因子となる。／ランダム化比較対照試験は，未知の交絡因子について制御しやすい。[2014]

【抗利尿ホルモン】 ➡バソプレシン
【効力予期】 ➡自己効力感
【高齢期】★★★ ヒトのライフステージの中で，おおむね65歳以上の年齢時期。医学的あるいは社会的にみて，65〜74歳を前期高齢者，75歳以上を後期高齢者とよぶ。老化によって形態的および機能的に減退するため，それに合わせた栄養ケアが必要となる。高齢者では身体活動量*の減少に伴い，食事量が減ってくることから，低栄養状態になりやすく，たんぱく質，カルシウム，ビタミンの不足がないような栄養バランスのとれた献立が必要となる。また，複数の疾患を合併している場合が多い上，加齢に伴う生理的，社会的，経済的問題は高齢者の栄養状態に影響を及ぼし，個人差も大きい。そのため画一的な栄養指導にならないよう配慮の必要がある。高齢期には咀嚼能力低下や，嚥下*機能低下を伴うことから，調理形態にも注意を払う必要がある。体内水分が減少するため，水分補給にも留意しなければならない。食塩に対する感受性は低下するため，食塩のとり過ぎに注意を払う。

(応栄) 成人期から高齢期にかけて，加齢の変化に伴う味覚閾値の変化は，酸味や苦味より塩味が大きい。[2008][2009][2021]／高齢期では，体水分量の減少は，おもに細胞内液の減少による。[2009]／高齢期では，細胞外液量に対する細胞内液量の比は高くなる。[2020]／高齢期では，肺よりも脾臓の重量の減少が大きい。[2009]／成人期に比較して高齢期では，消化管機能は低下する。[2016]／高齢期では，胃酸分泌量は

減少する。[2020]／高齢期では，筋たんぱく質代謝は低下する。[2020]／高齢期では，食後の筋たんぱく質合成量は低下する。[2021]／成人期に比較して高齢期では，肺活量は減少する。[2016][2020]／成人期に比較して高齢期では，血管抵抗は増大する。[2016]／成人期に比較して高齢期では，腎血流量は減少する。[2016][2021]／高齢期では，食品中のビタミンB_{12}吸収率は低下する。[2021]／高齢期では，腸管からのカルシウム吸収率は低下する。[2021]／高齢期では，免疫機能は低下する。[2020]／高齢期では，身体機能の個人差は大きくなる。[2015]

(栄教) 高齢期では，白筋は赤筋より早期に萎縮する。[2009]

【高齢者医療確保法】 ➡高齢者の医療の確保に関する法律

【高齢者医療制度】 ★　65歳から74歳の前期高齢者のための制度と75歳以上の後期高齢者のための制度との二本立て。後期高齢者医療制度の保険者は区域内ごと全市町村が加入する「後期高齢者医療広域連合」で，被保険者は区域内の75歳以上の者全員である（強制加入。ただし生活保護者は除く）。運営財源は5割が公費負担，4割が現役世代の加入する医療保険負担，残る1割が被保険者の保険料で賄われる。診察時の自己負担は70歳までは3割，75歳までは2割，75歳以下は1割。ただし，70歳以降も現役並み所得がある者は3割。

(社会) 近年，高齢者医療費の増加が指摘されている。

【高齢者入所施設】 ★★　居宅での生活が困難な高齢者が入所できる施設の総称。特別養護老人ホーム*，介護老人保健施設*，介護療養型医療施設などがあり，それぞれの施設の対象者は異なる。これらの施設は社会福祉法人，医療法人および各自治体などが設置・運営する。また，この他に民間事業者が運営・経営する有料老人ホームなどがある。食事は，入所者の咀嚼・嚥下機能また消化・吸収機能など，個人の状態に対応した献立や調理形態とする必要がある。

(給食) 高齢者入所施設（平均年齢80歳）の栄養補給計画の際，身体計測値，臨床・生化学的検査資料をもとに，栄養状態の評価を個別に行い，栄養必要量の荷重平均値を求める。

【高齢者の医療の確保に関する法律】 ★★★
《高齢者医療確保法》　国民保健の向上および高齢者の福祉の増進をはかることを目的とした法律。この法律は，1982年（昭和57）に施行された老人保健法が衣替えしたものである。すなわち2006年（平成18）の医療制度の改革に伴い，平成20年度（2008）から老人保健法が全面改正され，医療事業は高齢者の医療の確保に関する法律（略称：高齢者医療確保法）へ，保健事業は健康増進法*へ移行した。高齢者医療確保法においては，心身の特性や生活実態等を踏まえ，75歳以上の後期高齢者について独立した医療制度となった。また65歳から74歳の前期高齢者については，従前の国保ないし被用者保険に加入したまま，前期高齢者の偏在による保険者間の医療給付費負担の不均衡を調整する制度となった。

(社会) 2008年（平成20）に，老人保健法に代わって「高齢者の医療の確保に関する法律」が制定された。[2013]／特定健康診査は，高齢者の医療の確保に関する法律に規定されている。[2021]

(公栄) 特定健康診査・特定保健指導は，高齢者医療確保法に規定されている。[2010][2014]

【誤嚥】 ★★★★　食物が気道に流れ込むこと。嚥下時に喉頭が十分に挙上しないため喉頭蓋の閉鎖が不完全になることにより生じる。嚥下性肺炎を引き起こす。また，咳嗽反射（がいそうはんしゃ）の低下もその原因となる。胃内容物を嘔吐し，気管*へ誤嚥してしまう場合も多い。誤嚥の原因としては①器質的（口腔－食道*の障害），②機能的（中枢・末梢神経*の障害），③心理的（認知症*，その他精神的障害）がある。なお，不顕性誤嚥とは，本人が知らない間に少しずつ誤嚥を起こす場合を指す。

(人体) 誤嚥の検査には，X線造影や内視鏡を用いる。[2012]

(応栄) 誤嚥，うつ，転倒，褥瘡は老年症候群に含まれる症候である。[2014]／きざみ食は，誤嚥を起こしやすい。[2013]／温度が体温程度で

ある食事は，誤嚥しやすい。[2013]／酸味の強い食べ物は，誤嚥しやすい。[2016]／水やお茶などは，誤嚥しやすい。[2016]／誤嚥を防ぐには，食物嚥下時に顎をひく。[2013]／認知症患者は，誤嚥を起こしやすい。[2013]

（臨栄）誤嚥は健常者でも起こる。[2015]／誤嚥は睡眠中でも起こる。[2015]／誤嚥を予防するため，食事摂取時の姿勢は，座位あるいはファーラー位（セミファーラー位）とする。[2012]／誤嚥予防のため，とろみ食やゼリー食とする。[2012]／誤嚥の予防では，摂食時に顎を挙上した姿勢を避ける。[2016]／誤嚥予防のため，スプーンは浅いものとする。[2012]／老年症候群において，誤嚥のリスクが高いときには口腔ケアを行う。[2014]／食道癌根治術後患者では，誤嚥の危険性が高まる。[2015]

【コエンザイムA】★《CoA：coenzyme A，補酵素A》　アシル基*転移反応に働く補酵素*。パントテン酸*，アデニン*を含み，末端のSH基がアシル基と結合し，アシルCoA*としてアシル基を運ぶ。ステロイド*（コレステロール*等）合成中間体のHMG-CoA，クエン酸回路*のアセチルCoA，スクシニルCoA*，脂肪酸合成のマロニルCoAなどがある。

（人体）パントテン酸は，コエンザイムA（CoA）の構成成分である。[2020]

【誤嚥性肺炎】★★★　水分や食物，口腔内容物，逆流した胃液*や栄養剤などが誤って気管*に入り，嫌気性菌*を含む口腔内細菌*などにより起こる肺炎*。診断は，誤嚥が明らかな場合や嚥下*機能低下が確認されている患者では胸部X線写真で肺炎像を確認することで診断する。白血球増加や炎症反応の亢進も重要な所見である。寝たきりの高齢者など誤嚥性肺炎の高リスク患者で肺炎が発症した場合には，本症を考える。急性期には経口摂取を禁止し，脱水や補液による循環動態の変化に注意しながら，栄養も含めた全身状態の管理と感染に対する抗菌薬治療を行う。通常の肺炎の場合と同様，バイタルサイン*，理学所見（背側部も注意深く聴診する），胸部X線検査，白血球*数，CRP*，BUN*を含む血液検査を行う。

（人体）誤嚥性肺炎は，肺の下葉に好発する。[2019]／誤嚥性肺炎の防止には，口腔ケアが有用である。[2012]／経鼻胃管挿入状態は，誤嚥性肺炎のリスクになる。[2012]

（応栄）誤嚥性肺炎の予防では，口腔ケアを実施する。[2018]

（臨栄）誤嚥性肺炎を予防するためには，上半身を挙上して投与する。[2011]

【凍り豆腐】★《凍み豆腐，高野豆腐》　豆腐*を急速凍結*，乾燥させてつくるスポンジ状保存食品。膨軟性を増すためにかんすい*やアンモニアを使用することもあったが，現在は重曹*（炭酸水素ナトリウム）を用いる。諏訪地方で全国の90％を生産。

（食物）寒天や凍り豆腐は，キセロゲルである。[2007]

【糊化】★　生でんぷん*（β-でんぷんともいう）の懸濁液を加熱し，ある温度域になるとでんぷん粒が多量の水と水和して，不可逆的に大きく膨潤し，粘度，透明度が増す現象。また，加熱により水分子がでんぷん分子間の強固な結合部分に入り，水素結合*を切断し，その構造が広がった状態に移行する現象ともいえる。糊化をα化，糊化でんぷんをα-でんぷんともいう。糊化により，偏光顕微鏡下での偏光十字や，シャープなX線回折図形は消失する。また，消化性と嗜好性が向上する。

（食物）α米化は，精白米を炊飯または蒸煮してでんぷんを糊化し，速やかに熱風乾燥して製造する。

【呼吸】★★　代謝に必要な酸素の取り込みと代謝で生成される二酸化炭素排出の生理機能。肺胞*内に取り込まれた空気と肺胞をとりまいている毛細血管内血液との間（肺呼吸，外呼吸*の一部）および，末梢組織・細胞とそこに分布する毛細血管内血液との間（組織呼吸，内呼吸*の一部）に，酸素と二酸化炭素とのガス交換が行われている。平常時，外呼吸のうち換気で，横隔膜*や，外肋間筋の収縮によって胸壁が広げられた時に肺はふくらみ，それらの筋肉が弛緩した時に縮む。

延髄*に不随意的呼吸中枢が存在する。

(人体) 呼吸の周期は，延髄に存在する呼吸中枢により形成されている。[2006]

(応栄) 低圧環境(高地)では，呼吸数は増加する。[2013]／幼児期の1分間当たりの呼吸数は，乳児期より少ない。[2017]

【呼吸鎖】→電子伝達系

【呼吸商】★★《RQ:respiratory quotient, 呼吸比》 呼吸*によって体内にとり込まれた酸素量と体外に排泄される二酸化炭素量の容積比(CO_2/O_2)。呼気分析での呼吸商(RQ)から，体内でおもに燃焼しているエネルギー源を推定することが可能である。糖質*だけがエネルギー源の場合は，RQ=1となる。脂質*の場合はRQ=0.7となり，たんぱく質*の場合はRQ=0.8とされる。しかし，健常な場合においては，たんぱく質がエネルギー源とされる割合は少ないので，値が1に近ければ糖質が，0.7に近ければ脂肪が多く燃焼したとみなすことができる。また，エネルギー代謝の計算では，たんぱく質を差し引いた糖質と脂肪の呼吸商(非たんぱく質呼吸商:NPRQ)が用いられる。

(基栄) 呼吸商は，二酸化炭素排出量を酸素消費量で除して求める。[2016][2019][2021]／グルコースのみが燃焼した場合の呼吸商は，1.0である。[2016][2019][2021]／呼吸商(RQ)が1.0であることは，体内で大量の糖質がエネルギー源として利用されていることを示している。

(臨栄) 進行した慢性閉塞性肺疾患(COPD)患者では，呼吸商の低下がみられる。[2013]／肝硬変における呼吸商(RQ)低下時は，糖質を頻回食や夜食として摂取する。[2015]／非代償性肝硬変では，早朝空腹時の呼吸商が低下する。[2019]

【呼吸性アシドーシス】★★ 呼吸機能障害が原因となって血液のpHが低下する状態。血清pHが7.35未満になった状態をアシデミアという。呼吸中枢の障害や抑制，肺気腫やCOPDなどの閉塞性換気障害，循環器疾患，神経疾患，呼吸筋の障害などによって肺胞*でのガス交換が低下し，血液二酸化炭素分圧*が上昇して起こる。増加した二酸化炭素*は水と反応し，水素イオンと重炭酸イオンを生成する反応

が進み，水素イオンが増加してpHを低下させる。pHの低下を抑える反応として，腎臓*では水素イオンの排泄と重炭酸イオンの再吸収を促進する(腎性代償)。

(人体) 肺気腫では，呼吸性アシドーシスとなる。[2010]

【呼吸性アルカローシス】★★ 呼吸機能障害が原因になって血液のpH*が上昇する状態。血清pHが7.45以上になった状態をアルカレミアという。過換気症候群*や呼吸中枢の障害によって換気が過剰となり，二酸化炭素*が過剰に呼出され，血液二酸化炭素分圧*が低下して起こる。減少した二酸化炭素を補うため，水素イオンと重炭酸イオンから二酸化炭素と水を生成する反応が進み，水素イオンが減少してpHが上昇する。pHの上昇を抑える反応として，腎臓では水素イオンの排泄を抑制し，重炭酸イオンの排出を促進する(腎性代償)。

(人体) 過呼吸(過換気)により，呼吸性アルカローシスを引き起こす。[2010]

【呼吸比】→呼吸商

【国際栄養会議】★★ 世界の栄養*に関する問題について，各国の政府関係者が話し合う国際会議。国連食糧農業機関(FAO)*と世界保健機関(WHO)*の主催により，1992年よりローマで開催された。

(公栄) 世界栄養宣言は，1992年にWHOとFAOが合同で開催した国際栄養会議において出された宣言である。[2008][2011]／国際栄養会議(International Conference on Nutrition)の主催は，国連食糧農業機関(FAO)，世界保健機関(WHO)が行っている。[2018]

【国際協力】★《援助協力，国際援助，国際開発援助》 開発途上国の生活や経済の改善あるいは地球規模の課題解決を目的とした活動。WHO*・UNDP*・UNICEF*・FAO他，30以上の国連機関(多国間協力ともいう)，またJICA(国際協力機構)等による2国間協力である政府開発援助(ODA*)，NGO*の活動がある。2000年11月にミレニアム開発目標(Millennium Development Goals:MDGs)が採択され，2015年までに達成すべき国際協力の8目

標が掲げられた。その第1目標が飢餓と貧困の半減であった。2015年に評価が行われ、飢餓、低栄養が改善されていないことが指摘され、継続して取り組む「持続可能な開発目標*(Sustainable Development Goals;SDGs)」が設定された。2016年には国連総会で「栄養のための行動の10年」が採択された。

(社) 国連児童基金(UNICEF)は、多国間協力を対象業務としている。

【国際疾病分類】 ➡ICD

【国際食品規格委員会】 ➡Codex(コーデックス)

【国際標準化機構】 ➡ISO

【国際連合児童基金】 ➡UNICEF(ユニセフ)

【国際連合食糧農業機関】 ➡FAO

【国際労働機関】 ➡ILO

【黒色便】 ➡タール便

【国勢調査】 ★★ 国民全てを対象とし、出生、死亡、移動など常に変化している人口状態を一定の時点で把握する調査。わが国の国勢調査は1920年(大正9)に実施され、以後5年ごとに実施されている。調査する事項は国勢調査令で規定されている。国勢調査は、人口静態統計を得るための代表的な調査である。

(栄教) 老年人口指数は、国勢調査を基に算出されている。[2019]

(公栄) 国勢調査は、人口静態統計の1つである。

【告知に基づく同意】 ➡インフォームド・コンセント

【極超短波】 ➡マイクロ波

【国内消費仕向量】 ★ 国内生産量＋輸入量−輸出量−在庫の増加量(または＋在庫の減少量)。国内消費仕向量を用いて、自給率が計算できる。自給率＝各品目の国内生産量/各品目の国内消費仕向量×100(重量ベース)。国内消費仕向量が上がることは、自給率が下がることを意味している。米の場合は、玄米として国内消費仕向量を求める。また、畜産物および加工食品*については、輸入飼料および輸入食品原料の額を国内生産額から控除して算出している。

(公栄) 品目別自給率(重量ベース)は、各品目の

国内消費仕向量に対する国内生産量の割合である。[2009]

【国民医療費】 ★★《医療費》 その年度内に医療機関で傷病の治療に要した費用の推計。正常な妊娠*、分娩*、健康診断*、予防接種、義眼、義肢などの費用、室料差額、老人保健施設における食費、おむつ代などは含まれない。戦後一貫して増え続け、現在は40兆円を超えている。高騰の原因としては、高齢化による疾病構造の変化、医療供給体制の整備、医療技術の高度化などがあげられる。

(社) 国民医療費には、公費負担分は含まれる。[2013][2018]／国民医療費は、後期高齢者医療給付分を含む。[2020]／国民医療費には、正常な妊娠や分娩に要する費用は含まれていない。[2011][2013][2018][2019][2020]／特定健康診査の費用は、国民医療費に含まれない。[2019]／1人当たりの国民医療費は、30万円を超えている。[2018][2020]／65歳以上の1人当たりの国民医療費は、65歳未満の約4倍である。[2013][2014][2018][2020]／国民医療費のうち、傷病分類別一般診療医療費では、循環器系の疾患が最も多い。[2006][2013][2018]

【国民健康・栄養調査】 ★★★ 健康増進法に基づき、国民の身体の状況、栄養素等摂取量及び生活習慣の状況を明らかにし、国民の健康の増進の総合的な推進をはかるための基礎資料を得ることを目的としている。調査は、身体状況調査票、栄養摂取状況調査票、生活習慣調査票から構成される。

(社) 国民健康・栄養調査は、設定された調査地区から層化無作為抽出した世帯・世帯員を対象とする。[2012]

(公栄) 国民健康・栄養調査の始まりは、戦後である。[2017]／国民健康・栄養調査は健康増進法に基づいて実施される。[2006][2008][2010][2011][2013][2014][2015]／国民健康・栄養調査の企画立案は、国(厚生労働省)が行う。[2020]／国民健康・栄養調査は毎年同時期に実施されている。[2015][2017][2019]／実施時期は、毎年11月である。[2018]／対象者は、国民生活基礎調査において設定された地区内から抽出される。[2006][2008][2014]／調査地

区の抽出には，層化無作為抽出法を用いる。[2015]／調査地区は，厚生労働大臣が指定する。[2011][2013][2017]／定められた地区内において，都道府県知事が調査世帯を指定している。[2008][2011][2020]／海外に居住する日本人は対象には含まれない。[2019]／国民健康・栄養調査の費用は，国が負担する。[2013]／国民健康・栄養調査の調査員は，都道府県知事が任命する。[2018][2019][2021]／国民健康・栄養調査は，近年，地域格差を把握するための大規模調査を実施している。[2017]／国民健康・栄養調査の構成は，身体状況調査と栄養摂取状況調査，生活習慣調査の3つである。[2017]／国民健康・栄養調査では，世帯単位での1日間の秤量記録法が採用されている。[2007][2008][2009][2012][2013][2014][2015][2016][2019][2020]／朝食の欠食は，栄養摂取状況調査により把握する。[2018]／個人の摂取量は，世帯ごとの案分比率により算出する。[2011][2012][2014]／栄養摂取状況調査は，集団の摂取量の平均値を把握する。[2018]／栄養素等摂取量は，調理による変化を考慮している。[2018][2020]／栄養摂取状況調査の対象者は，1歳以上である。[2020]／腹囲の測定対象は満6歳以上の者である。[2011]／血液検査は，満20歳以上を対象に行われる。[2014]／血糖値は，早朝空腹時採血により評価していない。[2016]／1日の運動量は，歩数計を使って測定された1日の歩行数により求める。[2012][2016]／身体状況調査として，血圧を測定する。[2015]／調査の結果は，健康日本21（第二次）の評価に用いられる。[2019]

【国民健康・栄養調査員】 ★★　国民健康・栄養調査*の実施にあたる者。健康増進法*第12条に基づき，国民健康・栄養調査の実施に従事させるため，都道府県および保健所を設置する市および特別区に国民健康・栄養調査員をおくことができる。実施につきその職務を行う場合には，その身分を示す証票を携帯し，かつ関係人の請求がある時は，これを提示しなければならない。また，健康増進法施行規則第3条に「国民健康・栄養調査員は医師，管理栄養士*，保健師，その他の者のうちから，毎年，都道府県知事*が任命し，

非常勤とする」とある。

(公栄) 健康増進法に国民健康・栄養調査員の任用資格が示されている。[2012]／国民健康・栄養調査員を任命するのは，健康増進法において都道府県知事が行うとされている。[2013]

【国民健康づくり対策】 ★★《国民健康づくり運動》　官主導で行われる健康増進運動のこと。1978年（昭和53）に当時の厚生省が第一次国民健康づくり対策を発表した。そのスローガンは，「自分の健康は自分で守る」ということであり，①生涯を通じる健康づくり，②健康づくりの基盤整備，③健康づくりの啓発普及，という3つの対策が打ち出された。1988年（昭和63）には第二次国民健康づくり対策（アクティブ80ヘルスプラン）が打ち出され，①疾病の発生予防・健康増進という一次予防*の重視，②栄養・運動・休養のバランスのとれた健康的な生活習慣の確立，③民間活力の積極的な導入，が推進された。2000年（平成12）から第三次国民健康づくり運動（健康日本21）が開始された。ここでは，9つの分野における取り組みの方向性と，具体的な目標が示された。2007年（平成19）には国民の健康寿命*の延伸を目標として，政府が新健康フロンティア戦略を発表し，9つの分野ごとの指標が示された。2013年（平成25）からは第四次国民健康づくり運動（健康日本21〈第2次〉）*がスタートした。生活習慣病の予防やこころの健康など5分野53項目の目標が設定され，健康寿命の延伸と健康格差*の縮小の2つを目指していくことになった。

(社会) 第二次国民健康づくりは，通称，アクティブ80ヘルスプランといわれている。

【国民生活基礎調査】 ★★★　国民生活の実態を明らかにし，厚生行政の企画および運営に必要な基礎資料を得ることを目的とした調査。法律（統計法）に基づく指定統計であり，厚生労働省*が行う。調査内容は，世帯の構造や，保健，医療，年金，所得等の基礎的事項であり，対象は国勢調査*区から抽出された地区の全ての世帯および世帯員とする。調査は，知事から委嘱を受けた調査員が各世帯を

訪問する。3年ごとの大規模調査と中間年の簡易調査とがある。

(社会) 国民生活基礎調査は、世帯を対象として、層化無作為抽出法により調査される。[2012]／国民生活基礎調査から通院者率が計算される。[2007][2019]／国民生活基礎調査において、歯の病気による通院者率が把握されている。[2013]／胃がん検診の受診率は、国民生活基礎調査にて調査される。[2019]

(公栄) 国民健康・栄養調査の対象者は、国民生活基礎調査において設定された地区内から抽出される。[2006][2008]／介護が必要となった原因については、国民生活基礎調査で調査されている。[2011][2019][2021]／国民健康・栄養調査は、1日の身体活動量が得られる。[2018]

【穀物】 ➡穀類

【穀類】 ★《穀物》 でんぷん*を主成分とする食用の植物種子の総称。イネ科の米*、小麦、大麦、とうもろこしなどの他、タデ科のそば、ヒユ科のアマランサスなどが日本食品標準成分表に収載されている。おもに主食として利用される他、酒類や菓子類などの加工用、飼料用としても利用される。特に生産量の多い小麦、とうもろこし、米は世界的に重要な穀類。炭水化物が多くエネルギー供給源となる他、摂取量が多いことからたんぱく質*やビタミンB_1*、亜鉛*、銅*などの微量栄養素、食物繊維*の供給源ともなる。ただし、動物性食品に比べて、穀類たんぱく質のアミノ酸価*は低く、特にリシン*が不足している。

(公栄) 主要先進工業国の穀類自給率は、いずれもほぼ100%かそれを上回っている。

【穀類エネルギー比率】 ★ 総エネルギー量(kcal)に占める穀類*由来のエネルギー量(kcal)の割合。穀類は主食および副食*に含まれるもの。適正比率は幼児期*・成長期*は50〜55%、成人期60%以下と考えられている。

(公栄) 昭和50年代に入り、穀類エネルギー比率は50%を下回った。

【国連開発計画】 ➡UNDP
【国連世界食糧計画】 ➡WFP
【国連難民高等弁務官事務所】 ➡UNHCR

【固形脂】 ★《固体脂》 バター、ラード、カカオ脂など常温で固体の油脂。固形脂の融点は、食感に大きく影響し、融点が体温と同じかそれ以下だと、口溶けがよいので冷食ができる。体温より高いと舌触りが悪く、供食温食に注意する必要がある。

(食物) クリーミング性とは、バターなどの固形脂を攪拌した時に空気を抱き込む性質である。

【5原味】 ➡基本味

【孤食】 ★ 家族単位の共食形態が減少し、一人だけで食事をする形態。近年、わが国では外食*ばかりではなく、家族内でもばらばらに食事をする食生活の動向が強まっている。それに起因して、栄養摂取の偏りなどの問題が起こり、食欲低下、便秘、全身倦怠感、頭痛などの不定愁訴が増加している。

(応栄) 近年、わが国の子どもたちの栄養摂取の偏りの原因として、孤食をあげることができる。

【個人間変動】 ★《個人差》 食事調査で、摂取量や摂取状態が人によって異なること。一方、個人内変動*は日による摂取内容や摂取量の違いのこと。

(公栄) 個人間変動は、集団における個人の分布を規定する要因である。[2010]

【個人差】 ➡個人間変動

【個人指導】 ★★《個別指導》 教育方法の分類の1つ。原則として対象者は1人であり、解決すべき問題が個別的・個人的である場合に用いられる。対象者個人の栄養状態のアセスメント結果のみならず、日常生活の背景や、生活習慣、栄養や健康に関する知識や態度などのアセスメント結果に合わせた展開が重要である。集団指導と異なり、特定の個人に合わせて展開できるところに利点がある。対象者の身になり考えることが前提であり、ありのまま対象者を受け入れるカウンセリングの手法の活用が重要である。

(臨床) 集団指導と同一日に行った個人指導は、「栄養食事指導料」が診療報酬として算定できる。[2008]／食物アレルギー患児を対象とした個人指導は、「栄養食事指導料」が診療報酬として算定できる。[2008]

●コクモ

【個人内変動】★★　同一個人の中での摂取量のばらつき。代表的なものは日間変動*であり，人は日によって食べる物が異なるため，摂取された食品や栄養素*の量は日によって異なる。ばらつきの程度は栄養素によっても異なり，ビタミン*やミネラル*は日間変動が大きい。個人の習慣的な摂取量を把握する場合，調査日数を増やすことにより，日間変動を少なくすることができる。

(公栄) 摂取量による集団内での個人のランクづけは，個人内変動が小さいほど正確である。[2012]／日間変動は，個人内変動要因の1つである。[2010][2020]／食事調査における個人内変動は，食物摂取頻度調査法を用いることによって誤差を小さくすることができる。[2016]／個人内変動を小さくするため，調査日数を多くする。[2017]／個人内変動の大きさは，栄養素によって異なる。[2020]／個人内変動は，集団の摂取量の分布に影響する。[2021]

【枯草菌】★　グラム陽性の好気性の芽胞形成桿菌。枯草菌は土壌細菌の1つであり，ヒト，動物，植物の生活環境中に広く分布する。他の芽胞形成菌と同様，食品の腐敗*・変敗でもある。また，ある種の枯草菌は食中毒*の原因菌になる。

(食物) 枯草菌は好気性菌である。

【五炭糖】★★《ペントース》　炭素原子5個からなる単糖類*の総称。動植物界に広く存在する。アルドペントースとしてアラビノース，キシロース*，リボース*などがあり，ケトペントースとしてリブロース，キシルロースがある。リボース，デオキシリボース*はRNA，DNAのヌクレオチドの糖成分であり，また，補酵素*として働くヌクレオチド*(NAD，NADP，FAD，FMN，CoAなど)の糖成分としても重要である。代謝経路に五炭糖リン酸経路があり，補酵素NADPの還元型を産生する。

(人体) 核酸の構成単位はヌクレオチドであり，糖部分は五炭糖である。[2015]

【五炭糖リン酸回路】★★★《ペントースリン酸サイクル，ペントースリン酸経路，ヘキソース-リン酸経路》　グルコース-6-リン酸*(ヘキソースリン酸)から脱水素，脱炭酸を経て，五炭糖リン酸(ペントースリン酸)を生成する糖代謝経路。中間体のリボース-5-リン酸は，RNA*，DNA*の構成単位であるヌクレオチド*にリボース*とリン酸を供給する。この経路の脱水素反応により生成したNADPH+H⁺(還元型NADP*)は，ステロイド合成や脂肪酸合成などに水素を供給する。そのため，肝臓，脂肪組織，乳腺，副腎皮質，生殖腺などでこの回路の活性は高い。この経路に関わるトランスケトラーゼはビタミンB₁*の補酵素*型であるTPP(チアミンピロリン酸)*を必要としている。

(人体) ペントースリン酸回路は，解糖系の側路である。[2012]／ペントースリン酸回路は，細胞質に存在する。[2014][2020]／ペントースリン酸回路(ヘキソースリン酸経路)は，NADPの還元型(NADPH+H⁺)の生産に役立っている。[2017][2021]

(基栄) ペントースリン酸回路は，リボース5-リン酸を生成する。[2020]／脂肪組織には，ペントースリン酸回路が存在する。[2012]／ペントースリン酸回路は，脂質合成が盛んな組織で活発に働く。[2021]

【コチニン】★　副流煙*に多く含まれるニコチン*の体内代謝物。ニコチン，タール*，一酸化炭素*はたばこの煙の3大有害物質であるが，このうちのニコチンは体内で代謝されコチニンとなり，血液中に入り尿中に排泄される。非喫煙者の血中あるいは尿中のコチニンは100％たばこに由来し，受動喫煙*の指標とされている。

(社会) 非喫煙者のうち，受動喫煙の機会が多い者ほど血中コチニン濃度が高い。[2007]

【骨格筋】★★★★　骨格を自分の意思で作動できる随意筋*。低温環境*下では不随意的収縮による熱産生を行う。組織学的には横紋筋*である。赤筋*線維，白筋*線維，中間筋線維から構成されているが，加齢に伴い赤筋量は減少し有酸素運動*能の低下が起こる。

(人体) 骨格筋は，横紋筋である。[2018][2020]／骨格筋には，グルコース-6-ホスファターゼが

存在しない。[2008]／インスリンは，骨格筋でグルコース輸送体（GLUT4）に作用する。[2010]

(基栄) 骨格筋は，グルコース以外に脂肪酸やケトン体からもエネルギーを得ることができる。[2006]／骨格筋のたんぱく質の平均半減期は，肝臓で合成されるたんぱく質の平均半減期よりも長い。[2006][2015]／安静状態における単位重量あたりのエネルギー消費量は，骨格筋よりも心臓の方が高い。[2009]／1日のエネルギー消費量は，脂肪組織より骨格筋の方が大きい。[2011]／骨格筋のエネルギー代謝量は，運動によって変化する。[2013]／イソロイシンは，主に骨格筋で代謝される。[2018]／骨格筋は，グルコース6ーリン酸からグルコースを生成できない。[2019]

(応栄) 骨格筋量は，尿中クレアチン排泄量，クレアチニン身長係数，尿中3-メチルヒスチジンや上腕筋面積などによって評価する。[2009][2012][2013]／骨格筋の瞬発的な収縮のおもなエネルギー源は，糖質である。[2021]／骨格筋は，随意筋である。[2021]

(臨栄) クレアチニン身長係数の増加は，骨格筋量の増加を示す。[2011][2018]／上腕筋囲の低下は，骨格筋量の減少を示す。[2011]

【骨吸収】★★★　古い骨*が溶かされカルシウムなどの成分が血液中に溶出すること。骨の代謝に関わる細胞には破骨細胞と骨芽細胞とがある。破骨細胞は古い骨を溶かす作用があり，これを骨吸収という。骨吸収に続いて骨形成*が起こる。成人では3〜5カ月サイクルで新しい骨が形成されて，1年間に骨の30%が置き換えられる。骨吸収が亢進して起こる骨粗鬆症*を高回転型骨粗鬆症という。

(人体) パラソルモンは骨吸収を促進し，カルシトニンは骨吸収を抑制する。[2012]／エストロゲンは，骨吸収を抑制する。[2017][2018]／閉経後骨粗鬆症では，骨吸収が亢進する。[2012][2015]

(基栄) 血中カルシウムイオン濃度の低下は，骨吸収を促進する。[2015]／血中カルシウム濃度が上昇すると，骨吸収が抑制される。[2020]／カルシトニンは，骨吸収を抑制する。[2017]

(応栄) 習慣的な運動によって，骨吸収が抑制される。[2012]／女性の更年期の骨吸収は，更年

期前と比べて亢進する。[2011][2018]

(臨栄) 骨吸収は，閉経後に亢進する。[2019]

【骨形成】★★★　骨吸収*後に，骨芽細胞がコラーゲン*等を骨表面に分泌して修復し，そこにカルシウム*が付着して新しい骨が形成される。このことを骨形成という。骨吸収と骨形成がとれていれば，骨の健康は維持される。骨形成が通常より低下して起こる骨粗鬆症*を低回転型骨粗鬆症という。多くの骨粗鬆症はこのタイプである。

(社会) 骨粗鬆症は，骨形成より骨吸収が上回る。[2007]

(人体) エストロゲンは，骨形成に作用する。[2012]／カルシトニンは，骨形成に作用する。[2012]

(基栄) 運動は，骨形成を促進する。[2017]

【骨組織】★★　骨*を構成する組織。骨は骨膜*，骨質，骨髄，軟骨から構成されている。骨膜は骨芽細胞の層をもち，骨の太さの成長に関わる。骨質は緻密骨（皮質骨）と海綿骨からなる。骨髄は造血機能をもつ。軟骨は関節軟骨と成長期*のみにみられる成長軟骨がある。骨代謝は，破骨細胞による骨からのカルシウム*の溶出と骨芽細胞の骨へのカルシウム沈着のバランスから成り立っている。

(栄教) 思春期の男子では，骨の成長が急速に起こり，骨組織を支える筋肉組織が発達する。

【骨粗鬆症】★★★★★　骨からカルシウム*やコラーゲン*が減少し，骨折のリスクが高まった状態。骨量*は骨芽細胞による造骨と破骨細胞による骨吸収*のバランスで定まり，X線による骨密度測定で診断できる。骨量は青年期に最高で（最大骨量），以後男女とも減少する。骨粗鬆症は最大骨量が少ないほど発症しやすいので，青少年期までのカルシウム摂取は大切である。女性は閉経期以降，卵胞ホルモン*（エストロゲン）の低下に伴って急に進み，高齢女性の大部分にみられ骨折の原因となる。胸椎，腰椎，大腿骨近位部，上腕骨頭部等が骨折の好発部位。椎骨骨折では脊椎彎曲をまねき，大腿骨近位部骨折は寝たきりになる率が脳卒中に次いで高い。本症ではビタミンD*の血中濃度

が低く，副甲状腺ホルモン*分泌が亢進し骨量減少が進行する。予防として日光浴と運動*が有効である。ビタミンK*摂取もよい。カルシウムの他にマグネシウム*の摂取も必要である。減量経験者や低体重では骨密度は低い。胃切除者，副腎皮質ホルモン*の長期投与を受けている人も発症しやすい。

(社会) 骨粗鬆症検診は，健康増進法に基づく事業に含まれる。[2016]／骨粗鬆症のスクリーニング検査には，踵骨超音波検査を用いる。[2016]／骨粗鬆症では，脊椎椎体の骨折を起こしやすい。[2007]／長期にわたる多量飲酒は，骨粗鬆症のリスク因子である。[2018]

(人体) 骨粗鬆症は，骨強度（骨密度＋骨質）の低下である。[2015]／骨粗鬆症では，骨密度が低下する。[2018]／骨粗鬆症は，骨量低下や病的骨折を起こす。[2011][2017]／骨粗鬆症は閉経後女性に好発する。[2014]／甲状腺機能亢進症は，骨粗鬆症の成因に関連する。[2009]／慢性腎不全は，骨粗鬆症の原因となる。[2012]／低体重は,骨粗鬆症のリスク因子である。[2013][2016]／クッシング症候群は，骨粗鬆症の原因となる。[2014]／副腎皮質ステロイド薬の長期投与は，骨粗鬆症のリスク因子である。[2017]

(食品)「歳をとってからの骨粗鬆症になるリスクを低減するかもしれません」の表示が許可されている関与成分は，カルシウムである。[2012]

(応栄) 閉経期およびそれ以降は，骨粗鬆症により橈骨遠位端骨折のリスクが高まる。[2008]／骨粗鬆症の予防では，カルシウムやビタミンD，ビタミンKを多く含む食品を摂取する。[2016]

(臨栄) 骨粗鬆症では，骨量が減少する。[2007][2008]／骨吸収は，閉経後に亢進する。[2019]／骨型アルカリホスファターゼは，骨形成マーカーである。[2019]／骨粗鬆症では，骨型血清アルカリフォスファターゼ値は上昇する。[2009]／骨粗鬆症では，血清Ca濃度は基準範囲内に保たれる。[2019]／グルココルチコイドの長期投与は，骨粗鬆症のリスクを高める。[2008][2016]／クッシング症候群では，骨粗鬆症がみられる。[2011]／ビタミンD摂取不足は，骨粗鬆症のリスクである。[2011]／カフェインは，骨粗鬆症のリスク因子である。[2016]／食塩摂取過剰は，骨粗鬆症のリスク因子であ

る。[2019]／ビタミンKを多く含む食品は，骨粗鬆症の予防に推奨される。[2016]

【骨粗鬆症治療薬】 →ビスホスホネート

【骨膜】 ★　骨の表面をおおう，繊維性の結合組織*でできた膜。関節面は骨膜でおおわれていない。骨膜には血管や神経が走行している。内側には新しい骨組織*をつくる造骨組織層がある。

(人体) 骨膜は，骨折時の骨再生に関与している。[2018]

【骨密度】 ★★　一定面積あたり，あるいは一定体積あたりの骨塩量。二重X線吸収装置（DXA*装置）等で測定される。DXA装置は骨塩量を定量するが，同時に面積を測定し，骨密度を算出している。pQCTとよばれる，3次元で骨塩量を定量する装置があり，この場合には体積あたりの骨密度が示される。

(応栄) 骨密度は，二重エネルギーX線吸収法（DEXA）によって測定できる。[2008]／骨粗鬆症では，骨密度が低下する。[2018]／更年期では，骨密度は減少する。[2012][2015][2020][2021]／骨密度は，成人期と比較して高齢期で低下する。[2019]／習慣的な運動により，骨密度は増加する。[2015]

(臨栄) 骨粗鬆症において，骨密度は減少する。[2008]／閉経後では，骨密度は皮質骨より海綿骨の方が減少する。[2009]／クッシング症候群では，骨密度は低下する。[2021]

【骨量】 ★★★　骨*の重量。骨量は骨無機質と骨有機物からなる。骨無機質の主要成分はヒドロキシアパタイトとよばれるリン酸カルシウムの結晶である。骨軟化症は骨無機質の沈着不良でビタミンD*欠乏や尿細管性アシドーシスで起こる。骨の有機物はおもにコラーゲン*であり，骨粗鬆症*では骨無機質と骨有機物の両者が減少する。

(社会) 骨粗鬆症では，骨量減少が認められる。[2007]

(人体) 骨量は，エストロゲンにより増加する。[2016]／骨量は,荷重により増加する。[2016]

(応栄) 無重力環境下では，骨量が減少する。[2014]

【固定費】 ★★　費用の中で売り上げに伴

う変動のない費用。施設・設備費，常勤の従業員の人件費，管理費，光熱水費の基本料金部分などが相当する。費用には固定費と変動費があり，固定費を低減することは，損益分岐点*を下げるために，より効果的である。

(給食) 水熱光費の基本料金は固定費であり，使用量は変動費である。[2009]／食単価契約で運営している事業所給食施設において，常勤作業員の給与は固定費である。[2011][2016]／調理従事者の退職給与引当金は，固定費に計上する。[2010]／パートタイム労働者比率を上げる目的は，固定費の抑制である。[2017]

【Codex(コーデックス)】 ★★《Codex Alimentarius, 国際食品規格委員会》 1963年に国連食糧農業機関（FAO*）と世界保健機関（WHO）*により設置された食品の国際規格を制定する委員会。現在，加盟国は180カ国以上である。目的は消費者の健康を守る世界共通の規格を設定し，食品の貿易の公正化をはかることである。1995年に食品の制度基準をつくるために発足したWTO（世界貿易機関）*との関連で，各国の法制がコーデックスの規格に整合することが規定されている。国際的な食品規格基準は，コーデックス委員会が作成している。

(食物) コーデックス(Codex)委員会は，FAOとWHOが合同で設立した食品の国際的規準作成のための政府間組織である。[2012][2016]／コーデックス規格は，コーデックス委員会が定める規格等の総称である。[2016]／コーデックス委員会は，消費者の健康保護と食品の公正な貿易の確保を目的として設置された。[2016]

(公栄) 国際的な食品規格基準は，コーデックス委員会が作成している。[2016]

【子ども・子育て支援新制度】 ★ 幼児期*の学校教育や保育，地域の子育て支援の量の充実や質の向上を進めていくためにつくられた制度。子ども子育て支援法（2012年〈平成24〉）に基づき，必要とする全ての家庭が利用でき，子どもたちがより豊かに育っていける支援を目指して，2015年（平成27）4月にスタートした。

【コドン】 ★★《遺伝暗号》 mRNA上にある

3塩基*。アデニン*，グアニン*，シトシン*，ウラシル*の塩基が3つでつくる組み合わせは64通りあり，アミノ酸*によっては数種類のコドンをもつものもある。翻訳*開始を示す開始コドンが1種（AUG），終了を規定する終止コドンが3種(UAA, UGA, UAG)ある。開始コドンはメチオニンを規定するのに対し，終止コドンは規定するアミノ酸をもたないため，アミノ酸を規定するコドンは61種類である。

(人体) アミノ酸を指定するコドンは，61種類ある。[2009][2017]／分枝アミノ酸は，それぞれ複数のコドンによって指定される。[2013]

【ゴナドトロピン】 ➡性腺刺激ホルモン

【粉ミルク】 ➡粉乳

【コハク酸】 ★ 有機酸*の一種で，ジカルボン酸構造を有する酸味*物質。特有の酸味をもち，清酒，二枚貝（はまぐり，しじみなど）などに比較的多く含まれている。コハク酸のナトリウム塩は貝類の味わいの特徴を示す成分とされており，調味料*として使用される。

(食物) うま味は，コハク酸による。[2017]

【コバラミン】 ➡ビタミンB$_{12}$

【コバルト】 ★★ 必須微量ミネラル(無機質)*の1つ。成人体内には約2mgのコバルトが含まれる。生体内のコバルトの一部はビタミンB$_{12}$の構成元素となっている。骨髄の造血機能に不可欠であることから，欠乏によって貧血となる。過剰症には悪心，嘔吐，食欲不振等がある。

(基栄) ビタミンB$_{12}$は，コバルトを含有する化合物である。[2009][2015][2020]

【コーヒー】 ★★ コーヒー樹の種子を焙ったもの，またはそれを湯で浸出させた飲料。豆の産地により味や香りに差がある。炒り豆はタンニン*を8%，カフェイン*を1.3%含む。色はクロロゲン酸の褐変現象による。

(食物) コーヒーの苦味成分の代表的なものは，カフェインである。[2021]／コーヒーのカフェイン量を減らすために，ドリップ式で抽出する。[2020]／コーヒーの褐色は，主にアミノカルボニル反応による。[2021]

【コピー食品】★《イミテーション食品》　別の食材を用いて，ある食材に似せて作った加工食品*。食品が入手難であること，あるいは高価値を付与する目的で，本物に似せて作られる。代用食としてのコピー食品には，アレルゲンとなる成分を除いたり，特定の栄養素を強化したり，逆に特定の成分を除いたものなどがある。価値の低い食材を高度利用する場合もある。現在，コピー食品として，かに風味かまぼこ，人造いくら，人造キャビア，代替肉などが出回っている。

(食物) コピー食品は，価値の低い食材を高度利用することに役立っている。

【個別指導】⇒個人指導

【個別評価型病者用食品】★　個別に科学的な評価を行うことにより「病者用食品*」としての表示が認められた食品。特別用途食品*の1つである「病者用食品」には，許可基準型と個別評価型があり，後者を個別評価型病者用食品とよぶ。これは，特定の疾病をもつ人に対して適切な情報提供を行えるように，との観点から，個別評価による病者用食品としての表示許可を行うこととしている。特定の疾病のための食事療法*の目的を達成し，食生活の改善に効果が期待できるものであるか，食品または関与する成分について，食事療法上の期待できる効果の根拠が医学的，栄養学的に明らかにされているか，食品または関与する成分について，病者の食事療法にとって適切な使用方法が医学的，栄養学的に設定できるものであるか，などの点について審査され，消費者庁長官により許可される。

(食物) 特別用途食品に関して，個別評価型病者用食品には許可基準は設定されていない。[2008]

【コホート研究】★★★《要因対照研究》　分析疫学*の1つ。要因への曝露の有無や程度で群分けし，疾病発生を追跡調査して発生率を求め，相対危険*や寄与危険*から要因と疾病の関連を探る疫学調査の方法。要因と疾病の時間的順序は明確だが，多くの人数を対象者とし，調査期間が長く，経費がかかる。発生頻度が低い疾患の調査には不向きである。観察期間中に，曝露程度の変化や対象者の移動による脱落などが起こることがある。

(社会) 症例群と対照群を一定期間追跡調査するのは，コホート研究である。[2011]／コホート研究(Cohort study)は，寄与危険(attributable risk)を計算できる。[2006]／相対危険はコホート研究によって得られる。[2015]

(公栄) 習慣的な飽和脂肪酸摂取量と脳梗塞発症の関連は，コホート研究で行われる。[2016]

【ごま油】★　ごま種子より得られる油脂。ごま種子を焙煎，粉砕し，蒸した後に圧搾して採油する。茶褐色で独特の香味をもつ。焙煎による風味に重きをおき，濾過して不純物を沈殿させる程度で精製はほとんど行わない。精製ごま油，ゴマサラダ油など，焙煎せず生の種子より搾油したものもある。半乾性油(ヨウ素価104〜118)で，リノール酸*(約42〜46%)，オレイン酸(約40%)が多い。抗酸化成分のトコフェロール*，セサミノールなどを含むため，安定性が高く，熱にも強い。

(食物) ごま油には，抗酸化成分としてトコフェロールやセサミノールが含まれている。[2010][2017]／ごま油は圧搾抽出法による。[2014]

【古米臭】★　米の貯蔵中に生ずる不快臭。米の油脂が自動酸化*や酵素*による酸化を受け，カルボニル化合物のn-ペンタナール，n-ヘキサナールなどを生じる。これを防ぐためには精米せず籾米のまま行う貯蔵，低温貯蔵*などが有効。

(食物) 古くなった米の古米臭は，脂質の酸化によるヘキサナールなどのカルボニル化合物の生成がおもな原因である。[2016]

【五味】⇒基本味

【ごみ処理】★　家庭から出たごみや工場等の廃棄物などを処理すること。ごみ(塵芥〈じんかい〉)は厨芥と雑芥とに大別。塵芥はできるだけ資源化・再利用をはかり，残りの塵芥を焼却，埋め立てることにより衛生的に処理する方法が基本である。塵芥の排出量は生活水準の向上とともに増加するものであり，わが国の諸都市では塵芥処理は深刻な問題となっている。1人1日あたりの最近の塵芥排出量は1kg以下

になっている。ごみの処理方法は焼却，直接埋め立て，高速肥料化，堆肥・飼料，その他(リサイクル等)に大別される。近年では，一般廃棄物*の処理方法としては焼却が最も大きな割合を占めている。

(社会) ごみ処理の方法で最も多いのは，焼却処理である。

【コミュニティオーガニゼーション】★
《C.O.:community organization，地域組織活動》 地域社会の問題の解決や福祉向上のために住民が主体となって行われる自主的・組織的な活動。地域社会が抱える問題を，その地域社会の人的・物的(施設，制度，資金など)社会資源を活用して，人々が満足する解決策をみつけようと努力する社会福祉実践の一方法であり，社会福祉協議会がこれを支援する。

(栄教) コミュニティオーガニゼーションとは，不特定多数人を対象とする集団指導法の1つである。／コミュニティオーガニゼーションにおいては，地域住民が問題解決することを目標とすると同時に，共同意識の育成も目標となる。

【小麦粉】★★ 小麦をひいてつくった粉。コムギ種子の外皮は硬く，胚乳はやわらかいため，穀粒全体を粉砕，ふるい分けし，胚乳部からなる粉を利用する。製粉工程は，まず夾雑(きょうざつ)物を除き(精選)，適量の水を加えて24〜36時間ねかせて穀粒の硬さを調節(調質)，ロール機で粉砕，ふるい分ける。ふるいを通過したものを上がり粉といい，通過しない部分は，再度ロール機で粉砕，ふるい分けを繰り返す。各段階の上がり粉の品質は異なる。外皮はふすまとして飼料等にし，胚芽は胚芽油，ビタミン剤原料などに用いる。小麦粉の主要たんぱく質であるグリアジンとグルテニン*は，小麦粉に加水，混ねつした際，粘弾性に富むグルテン*を形成する。形成グルテンの強靭の度合い，たんぱく含量の多い順に，小麦粉は強力粉，準強力粉，中力粉，薄力粉*に分類される。グルテンの強靭度の高い小麦粉は製パン*に，低いものは製菓に，中間のものはうどん用に適する。

(食物) 小麦粉の等級は，灰分量(%)の違いによ

るものである。[2009]／デュラム小麦のセモリナ粉のたんぱく質含量は，小麦粉(薄力粉)より多い。[2016]／小麦粉の等級は，ふすま混入度に基づく。[2018]／小麦のおもな構成でんぷんは，アミロースとアミロペクチンである。[2018]／小麦粉は，一次加工食品である。[2019]

(臨栄) 小麦のアレルゲンには，グルテンがある。[2017]

【米】★★ 稲(イネ科の1年草)の種実。世界における米の主要な品種は，丸みをおびた日本型(Japonica)と細長いインド型(Indica)の2種に大別される。主成分であるでんぷん*の成分から，うるち米*ともち米*に分けられる。うるち米のでんぷんはアミロース*約20%，アミロペクチン*約80%で半透明なガラス状であるのに対し，もち米はほとんどアミロペクチンのみで不透明な乳白色であり，炊くと粘る性質をもつ。イネの脱殻，乾燥，もみずりの後，玄米として流通，保存する。搗精度により，半つき米，七分つき米，精白米となる。搗精によって胚芽に多くビタミンB群が減少するので，胚芽を残した胚芽米やビタミンB$_1$*を添加した強化米がくふうされている。洗米の手間を省いた無洗米も流通している。たんぱく質含量はかならずしも多くはないが，摂取量が多いことからたんぱく質の供給源でもある。たんぱく質の構成は，グルテリン属のオリゼニンが約80%を占める。わが国では最も重要な主食であるが，近年の食環境の変化に伴い米離れが進み，年間消費量は激減している。

(食物) 米の主要たんぱく質は，オリゼニンである。[2013]／米には，カドミウムの基準値が設定されている。[2018]

【米粉】→しん粉

【米ぬか】★ 玄米を搗精して精白米にする際に出る果皮，種皮，糊粉層，胚芽などの粉砕物。15〜20%の脂質を含み，米ぬか油の原料となる。たんぱく質*，ビタミン*類，食物繊維*も多く，飼料にも利用される。たけのこを茹でる時に加えると，シュウ酸(えぐみ成分のひとつ)がぬか水に溶け出すとともに，ぬかに含ま

れる酵素の作用でたけのこがやわらかくなる。また、ぬかのでんぷん粒子がたけのこの表面を覆い、酸化を防止し色よく茹で上がるといわれている。

(食物) たけのこのあくを除くために茹でる作業では、米ぬかを加える。[2009]

【コラーゲン】★★★　動物の結合組織*を構成する主要なたんぱく質。体たんぱく質*の約1/3を占める。コラーゲンには特有なアミノ酸としてプロリン*が水酸化されたヒドロキシプロリン*が多く含まれていることが知られ、コラーゲンの構造を安定化させている。プロリンの水酸化反応にはビタミンC*が関与しており、欠乏するとコラーゲンの合成が不十分になり出血しやすくなる(壊血病*)。コラーゲンは加熱するとポリペプチド鎖がほどけて水溶性のゼラチン*に変化した後、低温下でゲル*化するようになる。魚肉が畜肉に比べてやわらかいのは、魚肉中のコラーゲン、エラスチン*などの硬たんぱく質(筋基質たんぱく質、肉基質たんぱく質)が少ないためである。家畜の加齢に伴い、肉質が硬くなるのは、結合組織を形成しているコラーゲンの分子内・分子間架橋が増加して不溶化し、沈着していくためである。

(人体) 三重らせん構造をとる繊維状たんぱく質は、コラーゲンである。[2007][2010]／骨のおもな有機質成分は、コラーゲンである。[2016][2020]／膠原線維は、コラーゲンから構成される。[2017]

(食物) コラーゲンは繊維状たんぱく質である。[2008]／煮魚の煮こごりは、コラーゲンのゲル化によってできる。[2010]／ゼラチンは、コラーゲンを熱変性させたものである。[2017]

(基栄) ビタミンCは、コラーゲンの生合成に必要である。[2008][2014]／ビタミンCは、欠乏すると、コラーゲン合成が低下する。[2019]

【コリ回路】★★　筋肉*への乳酸*の蓄積を解消するための筋肉−肝臓間の物質循環のこと。嫌気的条件下では、筋肉中のグルコース*は乳酸に代謝される。乳酸は血液に放出され肝臓に運ばれる。肝臓では糖新生*によって乳酸からグルコー

スが再生される。そのグルコースは再び筋肉に運ばれ、エネルギーとして利用される。このように体全体でグルコースと乳酸間の流れをみた時に、筋肉と肝臓間で回路を形成していることから、この物質循環をコリ回路とよんでいる。乳酸の再利用過程とも考えられる。

(基栄) 乳酸は、肝臓のコリ回路でグルコースに新生される。[2009][2017][2018][2019]／コリ回路は、急激な運動時に筋肉へグルコースを供給する。[2007]／コリ回路で生成したグルコースは、筋肉で利用される。[2013]

【糊料】⊃増粘剤

【コリン】★　動物組織に遊離または結合体で存在する有機塩基。結合物としてホスファチジルコリン(レシチン*)、スフィンゴミエリン*、アセチルコリン*がある。生体内ではセリン*からつくられるエタノールアミンにメチル基を転移して合成される。

(人体) コリンを含んだ代表的なグリセロリン脂質は、ホスファチジルコリン(レシチン)とよばれる。[2010]

【コリンエステラーゼ】★　《ChE:cholinesterase, 偽性コリンエステラーゼ, プリイドコリンエステラーゼ》　コリンエステルを加水分解する酵素*。肝臓*で生成されて血中に分泌される。肝実質障害で血中ChEは低下し、改善に伴って上昇し、正常化する。血清ChEの低下は、血清アルブミン*の低下とほぼ並行し、肝実質のたんぱく合成能を反映する。また、有機リン*製剤によって非可逆的に阻害されるため、有機リン製剤の投与や中毒においては血中ChE値は著しく低下する。一方、ネフローゼ症候群*、肥満*、脂肪肝*、糖尿病*では上昇する。

(臨栄) 血清コリンエステラーゼは、たんぱく質の合成低下の指標となる。[2017]／血清コリンエステラーゼ値から、肝臓の予備能力(肝疾患の重症度)を推定できる。[2011]

【5類感染症】★　感染症法*の分類において、国が感染症発生動向調査*を行い、その結果などに基づいて必要な情報を一般国民や医療機関に提供・公表していく

ことにより，発生・拡大を阻止すべき感染症。インフルエンザ*，ウイルス性肝炎(E型およびA型を除く)，クリプトスポリジウム*症，後天性免疫不全症候群，性器クラミジア感染症，梅毒，麻疹*，メチシリン耐性黄色ブドウ球菌感染症，その他省令で規定する感染症。

(社会) C型肝炎は5類感染症である。/風疹は5類感染症である。[2015]

【コルサコフ症】→ウェルニッケ－コルサコフ症候群

【コール酸】★　肝臓*でコレステロール*から合成される一次胆汁酸*の1つ。タウリン*やグリシン*と抱合してタウロコール酸またはグリココール酸になって胆嚢の胆汁*中に濃縮される。十二指腸*に分泌されて，脂質の消化物とミセル*を形成して吸収*を助ける。コレステロールの排泄型としても重要である。

(人体) タウロコール酸は，腸内細菌によりタウリンとコール酸に分解される。

【ゴルジ装置】→ゴルジ体

【ゴルジ体】★《ゴルジ装置》　真核細胞のもつ細胞内小器官の1つ。生体膜*により構成され扁平なゴルジ層板と小胞よりなるが，数や形態は細胞*の種類や活動状況によって変化する。粗面小胞体上のリボソームで合成されたたんぱく質は小胞輸送によりゴルジ体に送られ修飾・加工を受けるが，たんぱく質の糖鎖の修飾が特徴的である。完成されたたんぱく質は選別，濃縮されて小胞に包装され，それぞれの部位に輸送される。分泌たんぱく質の場合は細胞膜に送られエキソサイトーシスによって分泌される。

(人体) ゴルジ体では，たんぱく質の修飾反応(糖鎖付加等)が行われる。[2006][2013]

【コルチゾール】→副腎皮質ホルモン

【コールドチェーン】→低温流通機構

【ゴールドプラン21】★　地域での介護サービスの基盤整備に加え，介護予防，生活支援などを両輪として推進し，高齢者の尊厳の確保と自立支援をはかり，できるかぎり多くの高齢者が健康*で生きがいをもって社会参加できることを目指す計画。ゴールドプラン21は，ゴールドプラン・新ゴールドプランに続き，介護保険*制度の成立に伴って，2000年度(平成12)～2004年度(平成16)の5カ年計画として作成された。

(社会) ゴールドプラン21とは，介護サービス基盤の整備と生きがい・健康づくり，介護予防，生活支援対策を並行して実施することを目的としている。

【コレシストキニン】★★★《CCK：cholecy-stokinin》　小腸のI細胞でつくられ，十二指腸粘膜より放出される消化管ホルモン*。食事開始から10～20分ほどで血中濃度が上昇する。胆嚢を刺激してその収縮を起こし，胆嚢内で濃縮された胆汁*を胆管*，総胆管を通じて十二指腸に排泄させる働きがある。また，膵臓*から消化酵素に富む膵液*の分泌を促進する。さらに，食欲を抑制する作用をもっている。

(人体) コレシストキニンは，膵酵素分泌を促進する。[2015]

(基栄) コレシストキニンは，胆嚢を収縮させ，胆汁を放出させる。[2006][2015][2017]/コレシストキニンは，膵液中への消化酵素の分泌を促進する。[2014][2016]/コレシストキニンは，膵リパーゼの分泌を促進する。[2021]/コレシストキニンの分泌は，消化物中のペプチドによって促進される。[2018]

(臨栄) コレシストキニンは，膵臓からの消化酵素の分泌を促進する。[2011]

【コレステロール】★★★★★　ステロイド核を基本構造とし，動物組織の細胞構造をつくっている脂質*。脳・脊髄・副腎などに多く分布し，細胞膜*，血漿中リボたんぱく質*に，遊離型や長鎖脂肪酸*とのエステル型として存在する。食事からの供給は約0.3～0.5g/日であり，そのうちの約40～60％が吸収される。コレステロールは主として肝，小腸壁でアセチルCoA*から，12～13mg/kg体重/日(体重50kgのヒトで600～650mg/日)生合成される。その生合成経路において，律速酵素であるHMG-CoA還元酵素*は，最終代謝産物のコレステロールによって調節を

受ける。細胞膜成分として重要な働きをもつ他，胆汁酸*，性ホルモン，副腎皮質ホルモン*の前駆物質となる。血中コレステロール濃度は130〜220mg/dLであり，臨床的指標として重要であり，甲状腺機能亢進症*，肝硬変*では低下し，胆汁うっ滞では上昇する。食品では動物性食品に含まれる。特に卵黄*には多い。

コレステロールの構造

(人体) 細胞膜には，コレステロールが含まれる。[2021]／コレステロールは，胆汁酸，ステロイドホルモンの前駆物質である。[2008]／HMG-CoA還元酵素は，コレステロールによるフィードバック制御を受ける。[2010]／HDLは，コレステロールを肝臓以外の組織から引き抜いて，肝臓へ輸送している。[2010]／肝臓におけるコレステロールの合成は，食事性コレステロールが多いと抑制される。[2010]／レシチンコレステロールアシルトランスフェラーゼ（LCAT）は，コレステロールをエステル化する。[2019]／コレステロールは，生体のエネルギー源にならない。[2012][2013][2021]／バセドウ病では，血清コレステロール値は低下する。[2015]

(食物) 食品100gあたりのコレステロールが20mgに満たない場合は，「コレステロールオフ」と表示できる。[2011]／水溶性食物繊維は，コレステロールの吸収抑制作用を示す。[2012]

(基栄) コレステロールの吸収は，胆汁分泌により促進される。[2011][2019]／LDLは，肝臓で合成されたコレステロールを末梢組織へ運搬する。[2013]／肝臓のコレステロールは，VLDLに取り込まれて血中に分泌される。[2014]／コレステロールから胆汁酸への代謝は，肝臓で行われる。[2014]／末梢細胞のコレステロールのHDLへの取り込みは，レシチンコレステロールアシルトランスフェラーゼ（LCAT）が関与する。[2017]／LDLのコレステロールの末梢細胞へ

の取り込みは，LDL受容体が関与する。[2017]／コレステロールの合成は，フィードバック阻害を受ける。[2021]／コレステロールの合成は，食事性コレステロールの影響を受ける。[2019]／コレステロールは，エネルギー源として利用されない。[2019]／コレステロールは，ステロイドホルモンの原料となる。[2019]／コレステロールは，ステロイドホルモンの前駆体である。[2021]

(応栄) 血清総コレステロール値は，静的栄養アセスメントの指標である。[2018]／総コレステロールは，脂質代謝異常のアセスメントに用いられる。[2017]

(臨栄) 胆のう炎では，コレステロールや動物性脂肪の制限をする。[2011]／HMG-CoA還元酵素阻害薬（スタチン）は，コレステロール合成抑制作用がある。[2014]／原発性甲状腺機能低下症では，血清総コレステロール値が上昇する。[2014]／高LDL−コレステロール血症では，コレステロールの摂取量を200mg/日未満とする[2020]／非代償性肝硬変では，血清総コレステロール値は低下する。[2019]

【コレラ】 ★★★　コレラ菌（*Vibrio cholerae*）によって引き起こされる経口感染*症。「感染症法*」の3類感染症*に指定されている。コレラ菌はグラム陰性，通性嫌気性桿菌で，わずかに彎曲し菌体の一端に1本の鞭毛があり，活発に運動する。本菌はアジア型コレラ菌と，溶血性のあるエルトール型コレラ菌とがあるが，現在は後者が流行している。コレラの症状は本菌が産生するエンテロトキシン*によるものである。典型的症状は下痢*と嘔吐で，そのために脱水症状を呈する。コレラ患者は，毎年発生し，90％が海外での感染である。特に東南アジアで感染した患者が日本に帰国してもち込まれた例がほとんどであるが，海外渡航歴のないコレラ患者の発生もみられる。

(社会) スノーによる実地調査が，コレラの蔓延を抑えるきっかけとなった。[2017]／ジョン・スノウは，コレラの流行の感染源を解明した。[2019]／コレラは3類感染症である。[2006]

(人体) コレラは，水系感染である。[2019]

(食物) コレラは，コレラ菌の感染により起こる。

[2006]

【コロイド】★★ 　分散媒中に径1〜1000nm
の粒子(分散質)が分散している系。分散
媒が液体である場合,分散質が気体(ビー
ル・生クリーム),液体(牛乳・マヨネーズ・
バター),固体(ネクター・お粥)の場合が
ある。また,分散媒が固体である場合,
分散質が気体(パン・マシュマロ),液体
(ゼリー・アイスクリーム),固体(低温時
チョコレート)の場合がある。コロイド溶
液が流動性をもつ場合をゾルといい,凝
固した場合をゲル*という。

(食物) ショートニングは,窒素ガスが分散した
コロイドである。[2012]／マヨネーズの粘度は,
コロイドの平均粒子径が大きいほど低い。[2013]
／流動性をもったコロイド分散系を,ゾルとい
う。[2013]

【コロナウイルス】★ 　直径約100nmの
RNAウイルスである。コロナウイルスは
新型コロナウイルスを含め7種知られて
いる。このうち4種はヒトに日常的に感染
する。この4種のコロナウイルスは,風邪
の10〜15%の原因であり,感染症法*の対
象ではない。他2種はそれぞれ重症急性呼
吸器症候群コロナウイルス(SARS-CoV)
と中東呼吸器症候群コロナウイルス
(MERS-CoV)であり,重症肺炎*を引き
起こす。ともに2類感染症*に指定されて
いる。2019年12月に中国湖北省武漢市の
原因不明の肺炎患者から検出された新型
コロナウイルス症はCOVID(Corona
Virus Disease) -19と呼ばれ,その原因ウ
イルスはSARS-CoV-2である。

(人体) 新型コロナウイルス感染症(COVID-19)
では,重症肺炎を引き起こす。

【根拠に基づいた医療】 ⇒EBM

【コーンスターチ】★★ 　とうもろこしの
穀粒から分離したでんぷん*。地上種実
でんぷんであり,じゃがいもなどの根茎
でんぷんと比べて糊化*温度が高く,最
高粘度は低いが,ブレークダウンが小さ
く,糊化したときの粘性*は安定してい
る。透明度は低い。高濃度のものは,ゲル*
形成がよく,ブラマンジェなどの菓子や
洋風料理に利用される。また,水あめ,

ブドウ糖,異性化糖*などの原料となる。

(食物) コーンスターチ糊液は,食酢の添加で粘
度が低下する。[2008]

(臨栄) 糖尿病I型の幼児の栄養管理では,コー
ンスターチを利用する。[2021]

【献立計画】★ 　給食の目的に沿って,給
与栄養目標量,食品構成,喫食者の嗜好,
季節,調理法,色彩の調和,調理する側
の諸条件などを考慮し,提供方法に応じ
た料理を考え,献立として組み合わせる
こと。食事計画*に基づいて作成される。
通常2〜4週間を1期間として,この期間内
の献立の変化,食品の種類と分量および
頻度などを考慮して作成する。1期間の食
品群別平均使用量が食品構成基準に達す
ることを目標とする。

(給食) 献立の計画,実施,評価,改善のマネジ
メントシステムは,サブシステムである。[2012]

【献立表】★★ 　1回の食事を単位として,
料理,使用食品,調味料*の名称と分量
などを記載したもの。さらに調理方法と
要点,調理の手順などを記入した調理指
示書としての機能をもつものもある。予
定献立表と実施献立表があり,前者は給
食を計画する際に用い,これに基づいて
給食を実施した際に生じる変更を訂正・
記入したものが後者である。

(給食) 食中毒発生時に,献立表は,事故発生前
2週間分を確認する。[2009]／「大量調理施設
衛生管理マニュアル」の適用を受ける特定給食施
設では,献立表を整備・保管しなければならない。
[2010]／献立表の掲示については,健康増進法
に規定されている。[2013]

【献立評価】★ 　献立を評価すること。献
立は給食運営の中心である。実施された
献立を評価し,改善点を次回の献立作成
に生かす。喫食率,残菜率等の他,ア
ンケートなどによる嗜好,適温,盛りつ
けなどの品質の評価は,喫食者側からの
評価である。また提供者側からは,給与
栄養量,食材料費*,作業性,衛生的安
全性などの点から,目標に対する達成状
況を評価する。

(給食) 献立の評価とは,栄養量,食品のバラン
ス,盛りつけ,喫食状況,経済面からの検討を

行う。

【根治療法】⊃原因療法

【コンドロイチン硫酸】★　軟骨，皮膚，血管などの結合組織*に含まれる硫酸化ムコ多糖類。構造を構成するアミノ糖とウロン酸の種類によってA，B，Cなど多くの種類があり，軟骨にあるのはAとCで，軟骨の乾燥重量の20〜40％を占める。硫酸とウロン酸のもつ大きな保水力でゼリー状となって，組織の弾力，抗張力を維持している。

(食物) コンドロイチン硫酸のおもな構成糖は，ムコ多糖である。[2017]

【こんにゃく】★★　こんにゃく芋の塊茎のグルコマンナン*（コンニャクマンナン）のゲル*化物。グルコマンナンは水を吸って膨潤し粘性を帯び，石灰などのアルカリによってゲル化し，加熱処理で凝固する。生のこんにゃく芋はシュウ酸カルシウムが多いため，えぐ味が強く，また加工時はかゆみの原因となるので注意が必要である。

(食物) 板こんにゃくは，ゲルである。[2017]／こんにゃくの凝固には，グルコマンナンが関与する。[2010][2020]／水酸化カルシウムは，こんにゃくいものグルコマンナンを凝固させる。[2018]／こんにゃくのエネルギー値は，Atwaterの係数を適用して求めた値に0.5を乗じて算出されている。[2014]

【こんにゃくマンナン】⊃グルコマンナン
【コンピュータ断層装置検査】⊃CT検査
【コンプライアンス】★★《compliance》
一般には法律や条例を遵守すること。但しきわめて多義な用語であり，栄養学では栄養指導の遵守という意味で用いる。医療では患者が薬を薬剤規定どおりに内服することを指すことが多い。また，肺*のコンプライアンスとは肺の単位圧力変化あたりの容量変化（弾力）を意味する。

(人体) 肺のコンプライアンスが小さいほど，肺はふくらみにくい。[2018]

(臨栄) コンプライアンスとは，「医療者の指示に対する患者の遵守度」である。[2015]

【コンベンショナルシステム】★★　給食施設*における生産システムの1つ。施設

内給食方式ともいわれ，生産（調理）からサービス（提供）までが連続的に同一施設内で行われるシステムである。提供時刻に合わせて調理工程を組み立てるため，作業の平準化がむずかしい。クックサーブ*で行う従来からのシステムで，最も多くの施設で行われている。

(給食) 生産とサービスが連続して施設内で行われる方式は，コンベンショナルシステムである。[2009][2013]／クックサーブは，コンベンショナルシステムである。[2019]／コンベンショナルシステムでは，調理後約2時間以内に喫食する。[2021]

コ
●コンベ

サ

【サイアザイド系利尿薬】 ★★《チアジド系利尿薬》 腎臓*の尿細管*(おもに遠位尿細管*)でのナトリウム*イオンやクロールイオンの再吸収を抑え，ナトリウムイオン，カリウムイオンや水の排出を促進することで循環血液量を減少させ，血圧*や浮腫*などを改善する薬剤。長期間の服用では，末梢血管抵抗*を低下させることにより降圧効果がある。降圧薬として単独で使用されることは少なく，ARB（アンジオテンシンⅡ受容体拮抗薬）やACE（アンジオテンシン変換酵素）*阻害薬と併用される。無尿の患者，急性腎不全*，体液中のナトリウム，カリウム*が明らかに減少している病態には禁忌である。

(臨栄) サイアザイド系利尿薬は，ナトリウムの尿中排泄を促進する。[2017][2019][2021]／サイアザイド系利尿薬は，血清カリウム値を低下させる。[2020]

【細菌】 ★★《bacteria，バクテリア》 分裂菌類ともいA，分裂によって増殖する単細胞生物。形態によって，球菌（球状あるいは楕円状），桿菌（桿状），ラセン菌（立体的S状）に分けられる。球菌は直径が1μm程度のものが多く，その配列によって単球菌，双球菌，四連球菌，八連球菌，ブドウ球菌*，連鎖球菌などに分類される。桿菌は幅が0.5μm程度，長さは1〜8μmである。発育温度域によって高温細菌，中温細菌，低温細菌*に分類される。酸素要求性により好気性菌*，微好気性菌*，通性嫌気性菌*，嫌気性菌*に分類される。病原菌を含め，大部分の細菌は中温細菌で，通性嫌気性菌である。

(食物) 細菌による腐敗は，水分活性の低下により抑制される。[2014]／最近の食中毒発生状況調査の結果，細菌・ウイルスによる発生件数が多い。[2015]

【細菌性食中毒予防】 ★ 「菌を付着させない」「菌を増殖させない」「殺菌*する」が予防の三原則。「付着させない」では，新鮮なものを購入する。消費期限*のあるものは確認する。肉，魚，卵などを取り扱う時には前後に手を洗う。まな板，ふきん，スポンジなどは使用後，よく洗浄し，熱湯をかけるか煮沸消毒をするとよりよい。「増殖させない」では温度管理が主体。冷蔵庫は詰め過ぎに注意が必要で，70％程度にしておかないと庫内温度を低く保つことができない。細菌*は冷凍では死滅しないことに注意する。温度管理が必要な食品，例えば刺身などは，買物の最後にするなどが重要である。「殺菌する」では，食肉は中心部温度が75度1分間以上，ノロウイルスが関与しそうな食品では85〜90℃で90秒間以上となるように加熱する。特に摂取直前の加熱が有効である。しかし，黄色ブドウ球菌の産生する毒素エンテロトキシン*は調理程度の加熱では破壊できないことを認識しておく必要がある。

(食物) 細菌性食中毒の予防対策は，「付着させない」「増殖させない」「殺菌する」である。

【細菌性髄膜炎】 ➡化膿性髄膜炎

【サイクリックAMP】 ★★《cAMP:cyclic AMP》 AMPのリボースにおける3′と5′の炭素に結合した水酸基を，リン酸が環状(cyclic)に結合したヌクレオチド*。環状AMPともよばれる細胞内の情報伝達物質。ホルモン*などの一次情報伝達体を感受してサイクラーゼの働きでATPから合成される二次の情報伝達体（セカンドメッセンジャー*）。グリコーゲン*代謝など多くの代謝の調節物質。

(人体) cAMPは，セカンドメッセンジャーとして細胞内で働く。[2006][2014][2018]／cAMP（環状AMP）は，たんぱく質リン酸化酵素を活性化する働きをもつ。[2006]／アデニル酸シクラーゼは，cAMP（環状AMP）の合成酵素である。[2009]／グルカゴン受容体刺激は，肝細胞内でcAMP（サイクリックAMP）を生成する。[2015]／肝細胞内cAMP（サイクリックAMP）濃度の上昇は，グリコーゲン合成を抑制する。[2017]

【サイクルメニュー】 ★★ 2〜4週間を1サイクルとした献立を，嗜好，形態，作業量，

価格などの要因を検討した変化のある組み合わせで作成し，繰り返し用いること。サイクルメニューの導入は，食品の計画購入，調理作業の標準化を行いやすくし，調理作業の能率化を目的としたものである。

(給食) サイクルメニュー方式は，食品の購入および調理作業の標準化に役立つ。

【サイクロデキストリン】 ★《環状デキストリン，シクロデキストリン》 ブドウ糖*がα-1,4結合で6〜9個重合した環状デキストリン。サイクロデキストリン合成酵素により，でんぷん*から生成する。香料，顔料の保持剤，ビタミン*の安定剤*，かまぼこのオフフレーバー（異臭）抑制などに使用される。

(食物) サイクロデキストリンは，サイクロデキストリン合成酵素により，ブドウ糖をα-1,4結合で環状に結合させたものである。

【再興感染症】 ★★《re-emerging infectious disease》 既知の感染症*ですでに公衆衛生*上の問題とならない程度まで患者が減少していた感染症のうち，再び流行しはじめ，患者数が増加した感染症。結核*，コレラ*，ペスト，髄膜炎菌性髄膜炎，ジフテリア，劇症型A群溶血性連鎖球菌，黄熱*，デング熱，マラリア*など。新興感染症*や再興感染症の発生には，診断技術の進歩，病原体の変化，森林開発，温暖化などの気候の変化，交通機関の発達，都市への人口流入などが関与する。

(社会) 新興・再興感染症出現の要因に，未開の森林等の開発，地球温暖化がある。

(人体) 結核菌は再興感染症である。[2015][2017]／再興感染症は，既に認知されていた感染症が再び問題になるようになった感染症のことである。[2021]

【在庫金額】 ★ 在庫として保管しているおもに食品の金額。期間中に使用した純食材料費を算出し，食材管理を行うために必要である。純食材料費は，原価計算期間*の期首と期末の在庫金額，期間中の購入金額をもとに算定する（純食材料費＝期首在庫金額＋期間支払い金額−期末在庫金額）。

(給食) 純食材料費の算定は，原価計算期間の期首在庫金額に期間支払い金額を加算し，期末在庫金額を差し引いて求める。[2018]／在庫金額は，在庫量と購入単価から把握する。[2016]

【在庫量】 ★★ 食品保管庫に保管されている食材の量。保管庫のスペースや使用状況，品質保持期間，発注納品の観点から，その施設に見合った在庫量を算出する。在庫量より，在庫金額*を算出し，これは食材料費*算出の資料となる。

(給食) 在庫食品は，定期的に棚卸しを行って食品受払簿と在庫量の一致を確認する。[2009]／在庫量に応じて生産量が調整できる方式は，レディフードシステムである。[2009]／在庫金額は，在庫量と購入単価から把握する。[2016]／期首在庫量は，前月末の棚卸し量を用いる。[2018]／定期的に使用する貯蔵食品は，複数回分をまとめて購入できる。[2018]／食品の保管庫への出し入れは，食品受払簿により管理する。[2018]

【再生医療】 ★ 疾病や外傷で機能を失った臓器や組織を人工的に培養した細胞*等を使用して修復すること。火傷の治療に際しての人工皮膚移植や，白血病の治療として行う造血幹細胞を含む骨髄移植も再生医療の1つである。実験的には，インスリン*分泌細胞，心筋細胞，肝細胞，神経細胞*を作製する技術が開発されており，これらが実用化されれば，他人からの組織・臓器の提供に頼らない治療が可能となる。

(人体) 再生医療は，人工的に培養した人間の細胞を使って，損傷を受けた組織・臓器を修復するものである。

【再生能力】 ★★ 疾病や外傷で機能を失った臓器や組織を修復する能力。多くの生物には自己再生能力があるが，高等動物ほど再生能力が低くなり，人では皮膚*や血液，肝臓*や骨等での小さな修復に限られている。このような修復は，機能が決まった細胞に分化する前の幹細胞が増殖し，失った細胞を補給することによってなされる。

(人体) 再生能力がほとんどない細胞および組織に，心筋がある。／中枢神経細胞は，再生能力が

ほとんどない細胞である。[2009]

【再生不良性貧血】★★　末梢血での汎血球減少と骨髄での低形成を特徴とする貧血症候群。貧血*とともに，顆粒球減少と血小板*減少を認める。汎血球減少の原因となる白血病や，骨髄異形成症候群などの疾患を除外することによって診断される。多くは免疫抑制療法が奏功するが，重症型では造血幹細胞移植も適応となる。

(人体) 再生不良性貧血は，造血幹細胞の減少により起きる。[2018][2019]／再生不良性貧血は，正球性正色素性貧血を示す。[2010]／再生不良性貧血では，骨髄が低形成を示す。[2021]

(臨栄) 再生不良性貧血は，造血幹細胞減少によって起こる。[2016]／再生不良性貧血では，白血球数が減少する。[2010]

【最大酸素摂取量】★★　個人が摂取できる単位時間あたりの酸素摂取量(L/分またはmL/kg/分)の最大値。運動*中の酸素摂取量は，運動の負荷量に比例して増加するが，ある点からは負荷量を増やしてもそれ以上増加しない。その時の酸素摂取量が最大酸素摂取量であり，各個人の全身持久力を評価する指標となる。また，最大酸素摂取量は有酸素運動*を定期的に行うことで維持増進することができる。2013年(平成25)に策定された「健康づくりのための身体活動基準2013*」には，性・年代別の全身持久力の基準がメッツで示されており，そこに最大酸素摂取量の基準値も示されている。最大酸素摂取量は，年代が進むほど低くなる。

(社会) 最大酸素摂取量は，年代が進むほど低くなる。[2012]

(応栄) 持久運動の習慣により，最大酸素摂取量が高まる。[2012][2013][2014]

【最大氷結晶生成帯】★★　食品を凍結*する時，氷の結晶が最も大きくなる温度帯(一般に−5～−1℃)。氷の結晶が大きくなると食品の組織が損傷し，解凍時に呈味成分などが失われるなど，品質の低下をまねく。したがって，急速凍結*など，この温度帯を通過する時間を短くすると，食品組織の損傷を抑えることができ

る。

(食物) −5～−1℃の温度範囲を，最大氷結晶生成帯という。[2007][2009][2014]／最大氷結晶生成帯を短時間で通過させると，品質の低下は抑制される。[2020]

【在宅介護】★　要介護*者に対して在宅(居宅)において行われる介護。訪問介護，訪問入浴介護，訪問看護，訪問リハビリテーション，居宅療養管理指導，通所介護，通所リハビリテーション，短期入所生活介護，福祉用具貸与などの居宅サービスを利用しながら日常生活を営むことができるようにする。

(社会) 在宅介護とは，介護が必要な高齢者や障害者などが長年住み慣れた居宅や地域で安心して暮らしていくことができるよう，提供される介護サービスをいう。

【在宅介護支援センター】★　老人福祉法*に基づく，在宅介護*に対する総合的相談窓口。保健・医療・福祉の専門職が配置され，福祉用具の紹介やケアサービスの代行も行う。介護保険*制度では居宅介護支援事業者の指定を受けている。2006年(平成18)の介護保険法*改正により，在宅介護支援センターの相談機能を強化した地域包括支援センター*が新設され，在宅介護支援センターの統廃合が進んでいる。

(社会) 在宅介護支援センターの設置は，老人福祉法に基づく。

【在宅患者訪問栄養食事指導料】★★　在宅患者訪問栄養食事指導料は，在宅での療養を行っている患者であり，疾病，負傷のために通院による療養が困難な者を対象に算定される。対象者は，保険医療機関の医師が当該患者に特掲診療料の施設基準等に規定する特別食を提供する必要性を認めた場合または次のいずれか(下記の①～③)に該当する者であり，医師が栄養管理の必要性を認めた場合に，当該医師の指示に基づき，管理栄養士が患者を訪問し，患者の生活条件，嗜好等を勘案した食品構成に基づく食事計画案または具体的な献立等を示した栄養食事指導箋を患者またはその家族等に対して

交付するとともに，当該指導箋に従い，食事の用意や摂取等に関する具体的な指導を30分以上行った場合に算定する。①がん患者②摂食機能又は嚥下機能が低下した患者③低栄養状態にある患者

(臨栄) 在宅患者訪問栄養食事指導料は，在宅療養患者で医師が厚生労働大臣が定める特別食を必要と認めた疾病の患者に算定できる。[2009]／在宅患者訪問栄養食事指導料は，管理栄養士単独でも算定可能である。[2009]／在宅患者訪問栄養食事指導料では，月2回を限度に算定できる。[2009]

【最低健康障害発現量】 ★〈LOAEL：lowest observed adverse effect level，ロアエル，最低副作用発現量〉 当該栄養素の健康に対する悪影響が観察される最小の摂取量。栄養素の耐容上限量（UL）を設定するために必要なデータ。実験で算出するのではなく，症例報告などにより得ることができる。経験的に定まる不確実性因子*でLOAELを除した値をもってULとする。

(公栄) 健康障害の発現したことが知られている最小値は，最低健康障害発現量である。[2010]

【最低副作用発現量】 ⤵最低健康障害発現量
【最低輸入義務】 ⤵ミニマム・アクセス
【最適塩分】 ⤵至適塩分
【最適温度】 ⤵至適温度
【細動脈】 ★ 動脈が毛細血管に分かれる前の細い動脈。内膜は内皮と内弾力板からなり，中膜は平滑筋*，外膜は膠原線維，弾性線維，栄養血管，神経系からなる。収縮により組織への血量と血圧*を調整する。おもな病変は細動脈硬化症と動脈炎である。細動脈硬化は脳出血，ラクナ梗塞*，慢性腎硬化症を起こす。

(臨栄) 動脈硬化症は，粥状硬化症，中膜硬化症と細動脈硬化症に分類される。

【サイトーシス】 ★《膜動輸送》 細胞膜*の形態変化を伴う輸送形式。細胞*の外から内へ物質を取り入れるエンドサイトーシス（飲食作用）と内から外へ分泌するエキソサイトーシス（開口分泌）がある。エンドサイトーシス：細胞膜の一部が陥入し，物質を取り込んだ膜小胞を形成，次いでこれが細胞膜から離れて細胞内に入

る。液体と可溶性のたんぱく質を小さな小胞で取り込むのを飲作用といい，細菌や細菌の残骸などの異物を取り込むのを食作用という。エキソサイトーシス：細胞内で合成された多糖類，たんぱく質などを含んだ分泌顆粒が細胞膜と融合，次いで開口して細胞外に分泌する。

(人体) 高分子化合物は，エンドサイトーシス（飲食作用）やエキソサイトーシス（開口分泌）で生体膜を通過する。

【細胞】 ★★ 生命体を構成する最小単位。独立して代謝，分裂などの生命活動を行っている。細胞構成物には核と細胞質*がある。核の染色体*は遺伝情報をもつDNAからなる。細胞質内のリボソーム*はたんぱく質を合成し，ミトコンドリア*は内呼吸*によってエネルギー代謝を行っている。リソソーム*は同じく細胞質内にあって細胞内消化や異物処理を行っている。ゴルジ体は生成したたんぱく質を濃縮する作用などがある。

(人体) 変性した細胞において，その機能回復がみられる。[2009]

【細胞外液】 ★★★ 血液（血漿），細胞間質液，リンパ液，脳脊髄液，尿などの細胞外に存在する体液*。体重の約60％の体液のうち，細胞外液は約1/3を占める。細胞外液の電解質*は陽イオンとしてはナトリウム*イオン，陰イオンとしては塩素イオンが多い。加齢によって，細胞内水分は減少する傾向にあるが，細胞外水分はほとんど変化しない。

(人体) 細胞内液のNa⁺濃度は，細胞外液より低い。[2012]

(基栄) 細胞内液量は，細胞外液量より多い。[2013][2021]／カリウムイオン濃度は，細胞内液より細胞外液の方が低い。[2020]／細胞外液は，体の全水分量の1/3を占める。[2009]／細胞外液のpHは，7.40±0.05の範囲に維持されている。[2009][2018]／浮腫は，細胞外液に水分が貯留した状態をいう。[2006]／塩分欠乏性脱水症では，細胞外液は低張になる。[2006]

(応栄) 幼児の体水分中の細胞外液量の比率は，成人に比べて高い。[2009]／生後3カ月頃の乳児では，細胞内液が細胞外液より多い。[2021]

【細胞核】⇒核
【細胞死】⇒アポトーシス
【細胞質】★★　細胞膜*に包まれた細胞*の内側で，核以外の部分。核膜によって核と画されているが，核膜孔を通して分子の交流が活発に行われている。多量のRNAとたんぱく質を含み，RNAの分解，たんぱく質の合成と分解，栄養素の代謝，エネルギー代謝など多くの酵素*反応が行われている。それらの酵素は細胞内小器官に局在しており，生体膜をもつ構造として，小胞体*(粗面および滑面)，ミトコンドリア*，リソソーム*，ゴルジ体*，葉緑体，顆粒構造としてリボソーム*，色素粒など，線(繊)維構造として微小管，中心体*，繊毛などがある。それらの間をみたしている水溶性の画分を細胞質基質または細胞質可溶性画分といい，ここにも多くの酵素(解糖系*や脂肪酸合成酵素系など)や機能性の分子が存在している。

(人体) 解糖系は，細胞質内に存在する代謝経路である。[2011]／細胞質では，グリコーゲン合成が行われる。

(基栄) 褐色脂肪組織の細胞質内には，白色脂肪組織に比べ多数のミトコンドリアが存在する。[2007]

【細胞傷害型アレルギー】⇒II型アレルギー

【細胞性免疫】★　液性免疫と対比される概念。ツベルクリン反応*や接触皮膚炎，移植免疫における拒絶反応などは代表的な細胞性免疫として知られている。細胞性免疫ではT細胞*が主力に働く。T細胞には，抗原提示を受けて種々の化学伝達物質サイトカインを分泌し多様な免疫反応を起こすヘルパーT細胞と，ウイルス*感染細胞や腫瘍細胞を直接傷害するキラーT細胞(細胞傷害性T細胞，CTL)，免疫反応の抑制的制御を担う制御性T細胞(Treg：regulatory T cells)がある。

(人体) T細胞は，細胞性免疫を担う。[2015]／抗原提示細胞は，細胞性免疫と体液性免疫を担う。[2016]

【細胞性免疫型アレルギー】⇒IV型アレル

ギー

【細胞内液】★★★　細胞*内に存在する体液。細胞内液中に存在するおもな電解質は，K^+，Mg^{2+}，HPO_4^{2-}である。成人では，体重の約40%が細胞内液である。加齢に伴い体水分量が減少するが，この時，細胞外液*量に変化はなく，実質細胞数の減少により細胞内液量が減少する。水分欠乏性脱水症では，水分が失われ高ナトリウム血症となり，細胞外液量を補うため細胞内液は減少する。一方，ナトリウム欠乏性脱水では細胞内液が増加する。

(人体) 細胞内液のNa^+濃度は，細胞外液より低い。[2012]

(基栄) 加齢に伴って，細胞内液量は低下する。[2013]／細胞内液量は，細胞外液量より多い。[2013]／水分欠乏型脱水では，細胞内液量は減少する。[2011]／ナトリウムイオン濃度は，組織間液に比べて細胞内液で低い。[2015]／カリウムイオン濃度は，細胞内液より細胞外液の方が低い。[2020]／成人の体水分の分布は，細胞内液よりも細胞外液の方が少ない。[2021]

(応栄) 生後3カ月頃の乳児では，細胞内液が細胞外液より多い。[2021]／高齢期では細胞内液量に対する細胞外液量の比は，高くなる。[2020]

【細胞内シグナル伝達】★《シグナル伝達，情報伝達》　生物が細胞外から受け取った信号(シグナル)を細胞内に伝えるしくみのこと。ホルモン*，神経伝達物質*，細胞増殖因子，サイトカインなどの信号分子は受容体*をもっている細胞に情報を伝達できる。受容体に結合した後，細胞内のシグナルはセカンドメッセンジャー(cAMP，cGMP，ジアシルグリセロール，イノシトール三リン酸，カルシウムイオン)の働きやリン酸化，脱リン酸化などにより酵素活性を変化させ代謝を調節する。細胞膜*を通過できるステロイドホルモン*などの受容体(核内受容体)は，細胞内に存在し，遺伝子発現にまで作用を及ぼす。

(人体) 細胞内シグナル伝達系とは，細胞膜受容体より発進される信号が細胞質内で最終的な機能に変換されることをいう。／シナプスにおける情報伝達は，片方向である。[2019]

サ
●サイボ

【細胞膜】★★《形質膜》 生体膜*の一種。他の生体膜と異なる点は，細胞の外面を包み，細胞内と細胞外とを分けていることである。その組成はおもにリン脂質*，コレステロール*とたんぱく質*である。リン脂質分子が二重層を構成し，水に親和性をもつ部分(親水基)が内外両表面に向き，水に親和性をもたない部分(疎水基)が向かい合わせとなっている。その間にたんぱく質が埋没あるいは貫通したり(内在性)，膜の表面に付着(外在性)したりしている。細胞膜の重要な機能の1つとして，物質を選択的に受動輸送*や能動輸送*などによって透過させる作用がある。またホルモン*などの生理活性物質の作用(情報)を受けるレセプター(受容体*)により，情報を細胞内部に伝達する。

(人体) 細胞膜のリン脂質は，疎水性部分が向き合って二重層をつくる。[2008][2012][2014]／細胞膜には，コレステロールが含まれる。[2021]／アクアポリンは，細胞膜における水の通過に関与する。[2011]／インスリン受容体は，細胞膜を1回貫通する構造をもつ。[2015]／インスリンは，細胞膜にある受容体に結合して作用する。[2018]／チロキシンは，細胞膜を通過して作用する。[2018]

【サイロキシン】➡チロキシン

【サーカディアンリズム】★★★★《概日(性)リズム，日内リズム，日周リズム》 地球の自転に合わせた24時間周期の生体リズム。サーカディアン(サーカ＝およそ，ディアン＝1日)リズムは，概日リズムともいう。生体リズムは生体(体内)時計が関与しており，その生体時計は視床下部*の視交叉上核に存在し，概日リズムの発振，環境周期への同調，生体機能へのリズム伝達の機能をもつ。人間の生体時計周期は25時間といわれているが，24時間に修正するのは太陽光である。概日リズムを形成するのは，睡眠・覚醒，深部体温，ホルモン*，血圧*，脈拍，心拍出量などである。特に，脳内の松果体*で産生されるホルモンであるメラトニン*は，睡眠・覚醒リズムの調節に関与している。疾病の中にも概日リズムを形成するものがあり，発症の時間帯などに影響する。生体リズムの乱れは，夜型生活による慢性的な睡眠不足と疲労状態から生じる。

(社会) 概日リズムは，太陽光によってリセットされる。[2019]

(人体) メラトニンは，概日リズム(サーカディアンリズム)に関係する。[2018]／概日リズム(サーカディアンリズム)の形成には，遺伝子が関与する。[2013]／ヒトの概日リズム(サーカディアンリズム)は，約24時間である。[2020]／体温の日内変動では,夕方が最も高い。[2021]

(基栄) 消化酵素の活性には，日内リズムがある。[2017]／食事のサイクルは，日内リズムに影響する。[2020]

(応栄) サーカディアンリズムは，明暗の刺激により変化する。[2006]／消化器のサーカディアンリズムは，食事による影響を受ける。[2006]

【魚】➡魚介類

【作業環境管理】★★ 作業環境での，健康障害を与える原因を取り除き，安全・健康な環境づくりを行うことを目的とする管理対策。温度，湿度，採光，騒音*，振動，有害ガス，有害物質，電離放射線*，微生物等の因子が労働者の健康に障害を与えることがある。それらの因子を定期的に測定(環境測定)し，その実態を把握し対策を講じることが重要である。

(社会) 局所排気設備の設置は，労働衛生3管理のうち作業環境管理である。[2013]／生産設備の自動化は，作業環境管理である。[2020]／有害業務における生産工程の変更は，作業環境管理である。[2019]

【作業管理】★★ 食材料(生産対象)，設備(生産手段)および人(生産主体)の効率化をはかり，円滑に運営されるように作業の計画を立て，目標と実際を分析し，計画と統制にフィードバックする。よりよい作業を行うための管理活動。特定給食施設*では，運営事務と調理・供食に大別できる。いずれの作業も標準化・マニュアル化する。事務作業のコンピュータ導入は正確性，迅速性に役立ち，生産性を上げる。

(社会) 保護具の使用は，労働衛生3管理のうち作業管理に該当する。[2009]／腰痛予防のため

の作業姿勢の改善は，作業管理である。[2019]／騒音による難聴予防のための耳栓の使用は，作業管理である。[2019]／熱中症予防のための作業時間制限は，作業管理である。[2019]／労働時間の制限は，作業管理である。[2021]

(給食) 調理作業管理における作業場所の整備は，付帯作業である。[2014]

【作業動線】★★　調理作業に伴う人や物の動きを線で表したもの。作業動線は，安全・衛生・効率の点から，交差したり作業区域を逆戻りすることなく，短いことが望ましい。調理室（厨房）のレイアウトでは，食材の検収*，下処理，加熱調理*，盛り付け，供食等の調理作業の行われる作業区域を，汚染作業区域と非汚染作業区域に分け，逆戻りすることなく作業動線に沿って機器類を配置する。逆戻りのない作業動線は，食品の二次汚染を防ぐ上でも重要かつ効果的である。

(給食) 厨房の作業動線は，食材搬入から食事の提供，片付け，洗浄，掃除，厨芥の処理までを対象とする。[2008]／作業動線は，作業スペースと通路を確保する。[2015]／作業動線は，一方向を基本とする。[2015]／厨房の作業効率をよくするため，作業動線は交差を避ける。[2008]／厨房の機器の配置は，作業動線を短くするように考える。[2008][2015]／食器の動線は短くする。[2015]／料理の種類数が増えると作業動線は複雑になる。[2015]／作業動線の計画にあたり，可動設備を有効利用する。[2015]／最新機能の厨房機器の配置は，作業動線を考慮する。[2020]

【酢酸発酵】★　酢酸菌（アセトバクター）による発酵*。酢酸菌は酸化細菌であり好気的な生育をし，発酵によりエチルアルコールから酢酸を，糖類からグルコン酸をつくる菌の総称。酢酸発酵においては，酢酸の他，アセトアルデヒド，高級アルコール*，コハク酸*などができる。酒かすを原料とするかす酢，果実を原料とするフルーツビネガー，アルコールを原料とする酢酸製造用の各々の菌種がある。

(食物) 酒かすを原料に，酢酸菌を作用させ酢酸を生成させたものが，食酢である。

【SARS(サーズ)】 ➡重症急性呼吸器症候群
【サスペンション】★《懸濁液，サスペンジョン》　コロイド*粒子より大きい固体粒子が液体中に分散している系。静置すると分散している粒子間の相互作用により凝集・沈殿が起こる。みそ汁，小麦粉汁，米とぎ汁など。塑性流動，チキソトロピー*などの複雑なレオロジー的性質を表す場合がある。

(食物) サスペンションとは，液体に固体粒子が分散した系で，みそ汁，ジュース，スープなどがある。

【サッカラーゼ】 ➡スクラーゼ
【サッカリン】★　最も古くから利用されている合成の甘味料。分子式は$C_7H_5NO_3S$で，甘味度はショ糖*の300～400倍である。使用基準がある。

(食物) サッカリンは，酸性で加熱すると分解して苦味を呈する。／サッカリンナトリウムは，甘味づけの目的で添加される。[2021]

【殺菌】★★★　細菌*などの病原体を死滅させること。殺菌（sterilization）・消毒法には物理的方法と化学的方法とがある。物理的殺菌方法は低温殺菌法（pasteurization），高温殺菌法（乾熱殺菌，湿熱殺菌，超高温殺菌），電磁波殺菌（γ線，X線，紫外線），超高温殺菌がある。低温殺菌*は65℃で30分間加熱して殺菌するもので，特に牛乳，ジュース類のパック，缶入り飲料に用いられている。なお牛乳は130～150℃で数秒間殺菌する手法に変わってきている。化学的殺菌法はガス状殺菌剤，液体殺菌剤，固体殺菌剤，無機系殺菌剤，固定化殺菌剤などがある。液体殺菌剤のうち次亜塩素酸ナトリウム*は飲料水の消毒，飲食器具，食品製造器具の消毒，水泳プールなどの水の消毒などに利用され，漂白作用もある。手指の殺菌，消毒には消毒用アルコール*（76.9～81.4％・v/v:15℃）が用いられるが，芽胞*細胞およびカビ*には効果がない。逆性石けん*は無臭・無色の弱毒性の手指消毒剤であり，日本では塩化ベンザルコニウムあるいは塩化ベンゼトニウムが用いられている。腸管感染症菌には有効である

が，結核菌には無効である。使用時での注意点は普通の石けんと混用すると無効となる。

(食物) 芽胞形成細菌は，紫外線照射によって殺菌される。[2007]／紫外線照射では，食品の内部まで殺菌できない。[2011]

(給食) 調理機械の部品に関しては，80℃で5分間以上またはこれと同等の効果を有する方法で殺菌を行う，とされている。[2011]／調理台については，70％アルコール噴霧またはこれと同等の効果を有する方法で殺菌を行う，とされている。[2011]

【雑節】★ かつお以外の赤身魚を原料とした節類の総称。製法はかつお節と同様であるが，小形種は簡略化され，ほとんどが加工用として削り節，節粉末，めん類のつゆやそば屋などのだしの原料として利用される。

(食物) いわし，さんま，さばなどの節類を雑節という。

【砂糖】➡ショ糖

【砂漠化】★ ある地域の土地の劣化のこと。気候的要因と人為的要因とが互いに影響し進展する。前者の要因は，地球規模での大気循環の変動による乾燥地の移動である。また後者の要因は乾燥地および半乾燥地のぜい弱な生態系の中で，その許容限度を超えた人間活動である。

(社会) 砂漠化とは，「乾燥地域，半乾燥地域，乾燥半湿潤地域における気候上の変動や人間活動を含む様々な要因に起因する土地の劣化」と定義されている。／砂漠化は，過剰な森林伐採や家畜の過剰放牧などによる土地の劣化に加え，干ばつや貧困，人口増加等の要因が加わる。[2014]

【サービング】★★《SV》 食事バランスガイド＊（2005年〈平成17〉厚生労働省＊・農林水産省共同決定）の各料理区分における料理の量を示す独自の単位。各料理区分でサービングの基準は異なり，主食はごはん，パン，麺・パスタなどの主材料に含まれる炭水化物約40g，副菜は野菜，いも，豆類（大豆を除く），きのこ，海藻などの主材料の重量約70g，主菜は肉，魚，卵，大豆および大豆製品などの主材料に含まれるたんぱく質約6g，牛乳・乳製品はカ

ルシウム約100mg，果物は主材料の重量約100gを1サービング（SV）としている。

(栄教) 食事バランスガイドの牛乳・乳製品の摂取の目安「つ（SV）」は，年齢，身体活動レベルによって異なる。[2009]／「食事バランスガイド」の副菜の「サービング（SV）」は，主材料の重量に基づいて算出される。[2008]

【サファリ調査】★《safari expedition》
アフリカ先住民の狩猟旅行になぞらえた探索的調査で記述疫学＊の1つ。目的となる病気や健康事象といった検査試料（獲物）が入手できればよく，母集団を考慮した発生頻度や分布，推移より獲物の入手数が重視され，予備調査として実施される。

(社会) サファリ調査（safari expedition）は，アフリカ先住民の狩猟旅行になぞらえた様式の調査であり，検査試料（獲物）が手に入ればよく，予備調査の手段として使われる。

【サブシステム】★★ システム全体の中で，機能単位に分割されたシステム1つ1つのこと。給食経営管理＊では，栄養・食事管理，食材料管理＊，生産（調理）管理，提供管理，安全・衛生管理，品質管理などの給食をつくり提供するための実働システムと，組織・人事管理，施設・設備管理，会計・原価管理，情報処理管理などの実働システムをスムーズにするための支援システムがある。トータルシステム＊は，複数のサブシステムが体系的に組み合わされ，相互に関連し合いながら機能を果たすしくみである。

(給食) 献立の計画，実施，評価，改善のマネジメントシステムは，サブシステムである。[2012]／生産から配食までのモニタリングシステムは，サブシステムである。[2012]／食材料費，人件費，水光熱費の調整システムは，サブシステムである。[2012]

【サプリメント】➡健康補助食品

【サポニン】★ おもに植物界に広く分布し，トリテルペンおよびステロイド＊をアグリコンとする配糖体の総称。その水溶液は著しい起泡性＊があり，油類を乳濁化する。植物性食品のあく＊の一要因となる。また，溶血作用や粘膜刺激作用

を示し，利尿作用のあるものもある。大豆やあずきに含まれる。

(食物) 大豆のサポニンは，茹でると溶出して起泡性を示す。

【サラダ油】★★《植物油》 ドレッシングなどに使われる高度精製植物油。精製油を冷蔵*しても濁らないようにウインタリング*し，高融点区分を除いた油。主成分はトリグリセリド*で，構成脂肪酸*は不飽和脂肪酸*のオレイン酸*やリノール酸*が多い。水やアルコールと同様にずり速度によって粘度が変化しないニュートン流体である。家庭用食用油として，サラダや天ぷら，炒めものなどに幅広く使われるJAS規格で定められた油である。

(食物) サラダ油の製造では，ウインタリング（脱ロウ）により固体脂を除去している。[2010][2014]／サラダ油は，ずり速度に関係なく一定の粘度を示す。これをニュートン流体という。[2011]

【サルコペニア】★★★ 加齢，活動量の低下，エネルギー*・たんぱく質*摂取不足，疾患等が原因となって起こる，筋肉*量の低下と，筋力または身体能力の低下を伴うもの。加齢に伴うサルコペニアは，老年症候群の1つである。高齢者の自立をさまたげ，寝たきりの原因の1つとなる。

(人体) サルコペニアとは，筋肉の減少をいう。[2013][2020]／サルコペニアは，骨格筋量・筋力・身体能力で評価する。[2020]／サルコペニアでは，骨格筋量が低下している。[2018]／サルコペニアでは，歩行速度は遅くなる。[2020]／サルコペニアでは，握力は低下する。[2020]／加齢による場合は，原発性サルコペニアという。[2020]／悪液質は，サルコペニアをきたす。[2014]

(応栄) サルコペニアでは，筋萎縮がみられる。[2018]／習慣的な運動によって，サルコペニアが改善する。[2012]／加齢が，原因となる。[2019]／食事の摂取量低下が，原因となる。[2019]／握力は，低下する。[2019]／ベッド上安静が，原因となる。[2019]／歩行速度は，低下する。[2019]

(臨栄) たんぱく質摂取不足は，サルコペニアの要因となる。[2015]／サルコペニアでは，ADL

（日常生活動作）は低下する。[2015]／サルコペニアでは，筋力低下を認める。[2015]／サルコペニアでは，筋萎縮がみられる。[2014]／歩行速度の測定は，サルコペニアのスクリーニングに用いられる。[2015]／サルコペニアは，骨格筋指数，握力，歩行速度などにより評価する。[2016]

【サルモネラ】★★ 感染性胃腸炎（5類感染症*定点把握疾病）や腸チフス・パラチフス（3類感染症*）の原因菌。多くの血清型があり，おもに下痢*などの消化管症状を示すサルモネラ菌（エンテリティディス菌やティフィムリウム菌など）と，腸チフスやパラチフス（菌血症を伴う全身感染）を起こすチフス菌やパラチフスA菌に大別される。単にサルモネラ菌という場合には，消化管症状を示すサルモネラ菌を指し，これは家畜，家禽が保菌*し，食肉，卵，乳製品などが原因食*となる。イヌ，ネコ，カメなども保菌しており，それらとの接触感染もある。増殖可能温度域は4～46℃である。一方，チフス菌やパラチフスA菌の宿主はヒトで，感染源は感染者や保菌者の糞便で汚染された飲食物である。チフスやパラチフスでは感染後免疫が得られるが，回復後に持続保菌者（胆嚢内など）となることがある。

(食物) サルモネラによる食中毒は，鶏卵が発生源となる食品としてあげられる。[2014]／サルモネラ属菌の原因食品は，鶏肉である。[2017]／サルモネラ属菌はおおむね5～46℃で増殖できる。[2008]／サルモネラ菌は，60℃，30分間の加熱で死滅する。[2010]／カンピロバクターの潜伏期間は，サルモネラ菌よりも長い。[2018]／サルモネラ菌による食中毒の潜伏期間は，6時間～72時間である。[2019]／サルモネラ菌は，神経性の毒素を産生しない。[2021]／サルモネラ菌は，通性嫌気性の細菌である。[2020]／殺菌液卵は，サルモネラ属菌が検出されてはならない。[2019]

【酸価】★ 油脂1g中に含まれる遊離脂肪酸*を中和するのに必要な水酸化カリウムのmg数。油脂の精製度など品質判定の基準となる値。精製された食用油脂*では1以下であるが，長期間貯蔵や加熱処理

すると加水分解や酸敗を起こして高くなる。

(食物) 油脂の酸化によって生成された遊離脂肪酸の量を示す値は,酸価である。[2013][2018]／酸価は,酸敗の指標である。[2014]

【参加型学習】★★　学習者が教育計画の立案時から参加し,支援者とともに学習を進める方法。学習者が課題の必要性や問題点の理解,改善の意義などを理解し,納得し,改善に取り組めるという長所をもつ。問題解決学習や発見学習は参加型学習の一種である。参加型学習は,食生活のように習慣性の強い課題の解決に有効であると考えられている。

(栄教) 参加型学習の結果として,達成感が得られ,学習を展開させることができる。[2010]／参加型学習とは,学習者と教育者が一体となり,学習者をとりまく現状から問題点を把握し,学習者の主体的な改善をねらう方法である。[2010]

【酸化還元酵素】★《オキシドレダクターゼ》　酸化還元反応*を触媒する酵素*の総称。分子中にSH基,Fe,Cu,Mo,ヘム*などを含む。生物において合成反応,代謝,エネルギー生成に働く。酸化還元反応とは電子の授受反応であり,水素を伴う場合もある。NAD*やNADP*,FMN,FADなどを電子(水素)の受容体*ないしは供与体とする脱水素酵素(デヒドロゲナーゼ)と還元酵素(レダクターゼ),酸素を受容体とする酸化酵素*(オキシダーゼ),過酸化水素を受容体とするヒドロペルオキシダーゼなどがあり,酸素添加酵素(オキシゲナーゼ)は基質に分子状酸素を直接取り込ませる。

(人体) 脱水素酵素(デヒドロゲナーゼ)は酸化還元酵素である。

【酸化還元反応】★　生体の呼吸*の基本的化学反応。酸化と還元はかならず同時に起こるが,その際に,物質Aから物質Bに電子の授受を行う電子伝達,水素原子の授受を行うAの脱水素,酸素をAに結合する酸素添加の3種の様式がある。脱水素の場合に,物質BがFAD*やNAD*などの補酵素*が水素受容体*となる。ミト

コンドリア*の電子伝達は呼吸の中心である。

(人体) グルコース代謝での酸化還元反応は,細胞質およびミトコンドリアで進行する。

【酸化酵素】★《オキシダーゼ》　酸素による酸化を触媒するもの。水または過酸化水素を生成する酵素*でもある。酵素的褐変*を起こすポリフェノールオキシダーゼ*,油脂の酸化を起こすリポキシゲナーゼ*,ビタミンC*を分解するアスコルビナーゼなどがある。

(食物) ポリフェノールオキシダーゼとは,ポリフェノール類をキノンに酸化する酵素である。

【酸化作用】★★　化合物が酸素と結合あるいは水素を失う反応。広義には,化合物が電子を失い,構成原子の原子価が大きくなること。食品成分においては油脂の酸化反応が代表的であり,基質の不飽和度,光,酸素,重金属,高温などで促進する。生体内で起こる酸化反応(ATP*産生)は,脱水素反応が大部分である。

(食物) 脂質が酸化されると,ラジカルが生成し,たんぱく質と反応してペプチド結合の一部が切断される。

(基栄) 不飽和脂肪酸は,酸化されやすく,過酸化脂質を産生する。

【酸化水】→代謝水

【酸化ストレス】★〈oxidative stress〉　生体内活性酸素が抗酸化能を上回って組織に障害を及ぼす状態。活性酸素*はエネルギー代謝*の過程で産生され,生体の構造や機能を担っている脂質,たんぱく質・酵素や,遺伝情報を担う遺伝子DNAを酸化し損傷を与える。これらを防ぐために,スーパーオキシドジスムダーゼ,グルタチオンペルオキシダーゼなどの酵素*やカロテン,ビタミンE*,Cなどのビタミン類は活性酸素の消去に働く。

(人体) 酸化ストレス状態にさらされると,動脈硬化やがんなどの生活習慣病に罹りやすくなる。

【酸化的脱炭酸反応】★　カルボキシ基をもつ化合物が酸化されて炭酸が脱離する反応。ピルビン酸*や α-ケトグルタル酸*がリポ酸,FAD*,NAD*に水素を渡して,TPP(チアミンピロリン酸*)を介して脱

炭酸されて，CoAに渡されて，それぞれアセチルCoA*やスクシニルCoA*を生じる反応は重要である。分岐鎖アミノ酸の脱アミノで形成されたα-ケト酸のTPPを介する酸化的脱炭酸の欠損がメープルシロップ尿症*（カエデ糖尿症）である。

(人体) 分岐鎖アミノ酸のアミノ基転移反応，およびこれに続く酸化的脱炭酸反応は，3つのアミノ酸に共通の酵素で触媒される。

【酸化的リン酸化】★★　電子伝達に伴って起こるATP*合成反応。NADH等の形で栄養素から得られた水素はミトコンドリア*の電子伝達系*に受け渡される。そこで酸化されて得られたエネルギーをATP合成酵素に伝えてADPとリン酸からATPを合成する。グルコース*の代謝では，解糖系*の基質準位のリン酸化によるものよりも，酸化的リン酸化によって得られるATPの量がはるかに多い。

(人体) 酸化的リン酸化によるATP合成は，ミトコンドリアで行われる。[2020][2021]／酸化的リン酸化によるATPの合成過程では，水素イオン（H^+）濃度勾配が利用される。[2009]／脱共役たんぱく質（UCP）は，酸化的リン酸化を脱共役する。[2012]

【酸化防止剤】★★《抗酸化剤》　食品の酸化による品質低下を防止するための食品添加物*。水溶性と油溶性のものがある。これらの働きは，それ自身が容易に酸化されて食品の酸化を防止したり，酸化を触媒する金属を封鎖することによる。代表的なものはdl-α-トコフェロール*，BHA（t-ブチルヒドロキシアニソール）などである。

(食物) ジブチルヒドロキシトルエン（BHT）は，酸化防止剤である。[2011]／エリソルビン酸は，酸化防止剤である。[2018]

【産業医】★★　法定の健康管理*の他，職場巡視，健康障害防止の必要な措置を講じる医師。常時50人以上の労働者を雇用する事業所には産業医や衛生管理者の設置が義務づけられている。

(社会) 産業医の指示に基づくメンタルヘルスケアの実施は，健康保持増進措置に含まれる。／常時50人以上の労働者を使用する事業場では，産

業医選任の義務がある。[2010][2017]

(給食) 事業所給食の給与栄養目標量の設定は，産業医による。[2015]

【産業給食】⟳事業所給食

【産業廃棄物】★★　事業活動に伴って排出された20種類の廃棄物。汚泥，廃プラスチック，家畜尿尿，家畜死体等が「廃棄物の処理及び清掃に関する法律」で指定されており，それ以外は事業系一般廃棄物に分類される。排出量が最も多いのは汚泥である。産業廃棄物は事業者責任で処理せねばならない。

(社会) 産業廃棄物として，燃えがら，汚泥，廃油，廃酸，廃アルカリ，プラスチック類，その他14種の合計20種類が定められている。[2014]／産業廃棄物の処理責任は，排出事業者にある。[2014]

【産業疲労】★　労働によって起こる疲労。通常は休息および一夜の睡眠等で回復する。しかし，過激な労働負荷や複雑な職場の人間関係で，疲労が蓄積し，数夜の睡眠や数日の休養*によっても回復しない病的な状態（過労）に陥ると，過労死を招くことがある。

(社会) 産業疲労とは，資本主義的企業の労働条件や勤務条件という社会的現象が生み出すものである。

【酸欠症】★《酸素欠乏症状》　炭鉱などの地下，マンホール，タンク，船倉や冷凍コンテナでの内部作業で酸素の供給が低下したり，メタンや炭酸ガスの発生により酸素濃度が低下して起こる。大気中の酸素濃度が16％より低下すると，脈拍・呼吸*数増加，頭痛*，酩酊状態，けいれん，昏睡などの症状があらわれ，酸素濃度の低下とともに重症度が増す。6％以下では死に至ることがある。

(社会) タンク内，船倉内などでは，酸欠症が起こりやすい。

【3歳児健康診査】★★《3歳児健診》　母子保健法*に基づき，幼児の心身の発達上で最も重要な時期である3歳児について市町村において行われる健康診査*。この診査は身体の発達・精神面および斜視や難聴等の視聴覚障害の早期発見を目的

としている。必要に応じて精密診査が行われる。

(社会) 3歳児健診の実施主体は，市町村である。[2006]

(公栄) 3歳児健康診査の実施は，保健センターの業務である。[2012]

【残菜調査】★ 献立別あるいは料理別に食べ残した量を把握すること。残菜量の測定により，献立の量，質，味について評価し，献立，調理工程*などの計画の見直しに役立てる。また，摂取エネルギーおよび栄養素*量を求め，給与量と比較し，栄養計画の評価に用いる。残菜調査は，個別に行う場合や集団ごとに行う場合がある。

(給食) 利用者ごとの残菜量調査から，摂取量を評価する。[2020]

【三叉神経】★ 12対ある脳神経のうちの1つ。眼神経，上顎神経，下顎神経の3つに分かれることから三叉神経とよばれる。咀嚼*筋運動，顔面の皮膚*，口腔粘膜，鼻腔粘膜の知覚に関与する。体性神経と知覚神経の混合神経である。

(人体) 咀嚼の下顎運動には，三叉神経が関与する。[2010]

【残差法】★ 総エネルギー摂取量の補正方法の一種。総エネルギー摂取量を独立変数，注目している栄養素*を従属変数として直線回帰式を求め，それぞれの対象者の残差を計算する方法である。この直線回帰式を用いると，個人の総エネルギー摂取量から栄養素の摂取量が予測でき，この予測される栄養素摂取量と，実際に調査により測定された栄養素摂取量との差が残差(a)である。残差は負の値になることもあるため，便宜的に，総エネルギー摂取量の平均値において予測される栄養素摂取量(b)に残差を足した値を，エネルギー調整栄養素摂取量(a+b)とする。

(公栄) 残差法によるエネルギー調整栄養素摂取量は，同じ集団内での比較に用いる。[2012]／残差法では，エネルギーと栄養素の関連を一次回帰式で求める。[2012]

【3-3-9度方式】⤳JCS

【参照体位】★《体位基準値》 性および年齢階級別の参照となる体位(身長と体重の測定値)。食事摂取基準*策定のための参照体位として用いられる。食事摂取基準では，国民健康・栄養調査*の性・年齢階級における身長・体重の中央値が適用されている(18歳以上の場合)。2010年版の食事摂取基準では基準体位と表現していたが，望ましい体位ということではなく，日本人の平均的な体位であることから，2015年版より参照体位と表現することとなった。

(公栄) 食事摂取基準[2015年版]における0～11カ月の乳児の参照体位は，乳幼児身体発育調査のデータより当該月齢の集団の中央値を用いている。

【産褥期】★ 妊娠*・分娩*による母体の性器および全身の状態の変化が妊娠前の状態に復帰する期間。通常その期間は分娩後6～8週間とされている。乳汁分泌*が母体の回復を促進する。分娩による出血*の損失を補うためには，たんぱく質*，ビタミン*類，ミネラル*(無機質)類を十分に補う必要がある。

(応栄) 産褥期に排泄される分泌物を，悪露(おろ)という。

【三次予防】★★ 疾病予防の第三段階。三次予防は，疾病が発症した後に，適切な治療により重症化や合併症を防止するとともに，リハビリテーションなどによるADL，QOLの向上や当事者の残された能力を最大限に活用した社会復帰をはかることを目指すものである。

(社会) 予防医学における三次予防とは，機能回復である。[2006]／予防医学における三次予防は，社会復帰である。[2006]／腎不全患者に対する人工透析は，三次予防である。[2015]／プライマリヘルスケアとは，一次予防から三次予防を包括した概念である。

(公教) 透析移行防止を目的とした糖尿病腎症患者への栄養指導は，三次予防である。[2014]

【酸性アミノ酸】★ カルボキシ基を側鎖に有するアミノ酸*。分子中に含まれるアミノ基とカルボキシ基の数によって，塩基性，酸性，中性アミノ酸に分類され

るが，酸性アミノ酸はアミノ基よりカルボキシ基の多いアミノ酸をいう。アスパラギン酸*，グルタミン酸*はモノアミノジカルボン酸(アミノ基1つ，カルボキシ基2つ)であり，酸性アミノ酸に分類される。

(人体) 酸性アミノ酸は，分子にカルボキシ基が2個存在する。

【酸性雨】★★ 大気汚染物質*である硫黄酸化物*や窒素酸化物等により起こるpH*5.6以下の酸性の強い降水。ヨーロッパや北米等で森林や湖沼の被害が生じている。わが国でもこれによると思われる同様の被害が生じている(酸性霧も同様にして生じる)。

(社会) 酸性雨は，二酸化硫黄などにより起こる。[2014]

【三尖弁】★★ 右心の房室弁。右心室から右心房への逆流を防いでいる。心室*が収縮し，右心室圧が右心房圧より高いと閉じ，逆に心室が弛緩し，右心室圧が右心房圧より低いと開く。肺動脈弁とは異なり，乳頭筋で心室内壁とつながっている。

(人体) 三尖弁は，右心房と右心室の間にある。[2021]

【酸素解離曲線】★ ミオグロビン*，ヘモグロビン*などの可逆的酸素結合物質について，その酸素結合量と酸素分圧の関係を示す曲線。通常は縦軸に酸素飽和度をとり，横軸に酸素分圧をとる。ヘモグロビンの酸素解離曲線がS字型を示すのはアロステリック効果によるものである。

(人体) ヘモグロビンの酸素解離曲線は，血液pHが低下すると右方向に移動する。[2021]

【酸素欠乏症状】⇒酸欠症

【酸素分圧】★★ 血液の酸素含量を示す指標。健常者では肺胞*の気体の割合は窒素約74.9%，酸素約13.7%，二酸化炭素*約5.2%である。この時，大気圧を760mmHgとすると，肺胞の酸素分圧は約104mmHg(=760×0.137)となる。肺胞でのガス交換の結果，動脈血*の酸素分圧はこれにほぼ等しい約100mmHgとな

る。一方，静脈血*の酸素分圧は組織における酸素消費の結果，約40mmHgとなる。

(人体) 門脈血の酸素分圧は，肝動脈血の酸素分圧よりも小さい。[2012]／肺胞内の酸素分圧は，窒素分圧よりも小さい。[2012]／慢性閉塞性肺疾患(COPD)では，動脈血中の酸素分圧は低下する。[2011][2014][2019]

【サンディ化】★ 加糖練乳やアイスクリームの貯蔵中に生じるトラブルの1つで，過飽和状態の乳糖*が結晶として析出し，ざらつきを感じる組織となる現象。この砂状(sandy)化は，比較的乳糖が多く含まれるアイスクリームを不安定な温度条件で長時間保存した場合に起こる。乳糖結晶は氷結晶より溶けにくいため，15μm以上になると舌にざらつきを感じる組織となり，製品価値が低下する。加糖練乳は分散している乳糖結晶が大きく，製品粘度が低い場合，乳糖結晶が沈殿しやすい。

(食物) アイスクリームのサンディ化は，貯蔵中に，おもに乳糖の結晶が成長して，ざらつくことによる。

【暫定基準】★《暫定的規制値》 一時的に決めた規制値。魚介類*の水銀*(総水銀とメチル水銀*)，各種食品のPCB*，食品全般のアフラトキシン*，小麦のデオキシニバレノール，貝毒*(麻痺性および下痢性)に関するものがある。

(食物) 魚介類の水銀についての暫定規制値は，総水銀およびメチル水銀について定められている。

【暫定的規制値】⇒暫定基準

【酸敗油脂】★《ランシッド油》 油脂が加熱や酵素*により加水分解して遊離脂肪酸*を生成したり，酸化によって劣化する現象。酸敗が進むと脂肪酸*が分解してアルデヒドやケトンを生じ風味が悪化し，有毒物が蓄積する。

(食物) 酸敗油脂と共存しているたんぱく質は，重合し，消化性が低下する。

【サンプル調査】⇒標本調査

【酸味】★★★ 5原味(甘，酸，塩，苦，旨)の1つ。酸味は，酸性物質が解離して生ず

る水素イオンが引き起こす味覚*であり，味の質は陰イオンの種類により影響を受ける。一般に無機酸の味は苦味や不快な味を伴うが，有機酸*は好ましいさわやかな酸味を与える。酸味の強さはかならずしもpHとは一致せず，実際には有機酸の方が強く感じる。

(食物) 食酢の酸味の主体は，酢酸で，およそ4～5％含まれている。／レモンの酸味の主成分は，クエン酸である。[2007]／酢に砂糖を加えると酸味が弱まるのは，抑制効果である。[2008]

(基栄) 味は，甘味，酸味，苦味，塩味，うま味の5つを基本味とする。[2012]

(応栄) 成人期から高齢期にかけての加齢に伴う味覚閾値の変化は，酸味より塩味が大きい。[2008]

【残留基準】★★《残留農薬基準，農薬残留基準》 食品中に残留する農薬*等に定められた量的基準。残留基準値は個々の農薬について農作物ごとにADI*（1日摂取許容量）を超えないように設定されている。ポジティブリスト制の導入により，残留基準値が設定されていない農薬については，一律基準として0.01ppm以下と設定されている。

(食物) 食品中の農薬の残留基準は，厚生労働大臣が設定する。[2018]／ポジティブリストにおいて，カルシウムには，残留基準が定められていない。[2008]／ポジティブリストについて，残留基準が設定されていない農薬残留量は，0.01ppmを一律基準とする。[2008]／輸入食品には，わが国の残留農薬基準が適用される。[2011]／残留農薬基準値は，農薬の1日摂取許容量を上回らないように設定されている。[2013]／残留農薬基準値は，農薬の種類によって設定されている。[2013]

【残留農薬基準】⊃残留基準

【3類感染症】★ 感染力，罹患した場合の重篤性等から危険性は高くないが，特定の職業への就業によって集団感染を起こしうる感染症*。2006年（平成18）「感染症法*」では腸管出血性大腸菌*感染症，細菌性赤痢，コレラ，腸チフス，パラチフスの5疾患が指定されている。

(社会) 腸管出血性大腸菌感染症は，感染症法の

3類感染症である。

【GI】⊃グリセミックインデックス
【GIP】⊃インクレチン
【Gly】⊃グリシン

【次亜塩素酸ナトリウム】★★ 強力な殺菌*作用および漂白作用を有する薬剤。次亜塩素酸ナトリウムは有効塩素を4％以上含有するものと規定されている。腐敗細菌や病原菌を死滅させるために，果実，野菜，食器，水道水などの殺菌に用いられている。なお，食品添加物*の殺菌料として指定されている。

(食物) 次亜塩素酸ナトリウムは，殺菌剤として使用されている。[2015][2016]／次亜塩素酸ナトリウムは，野菜の消毒に使用が認められている。[2011]／次亜塩素酸ナトリウムは，漂白剤である。[2018]

(給食) 野菜果物類を加熱せずに生食する場合には，洗浄後必要に応じて次亜塩素酸ナトリウム溶液に浸漬したのち流水で十分に洗う。

【CRF】⊃慢性腎不全

【CRP】★★《C-reactive protein，C反応性たんぱく質》 体内で炎症*が起きた時に分泌されるたんぱく質*。臨床診断では感染のマーカーであるが，肥満*時の脂肪組織にマクロファージ*が集積してCRPを分泌するため，メタボリックシンドローム*の診断にも使われる。

(人体) CRPは炎症性疾患で鋭敏に上昇し，病態の改善後速やかに低下する。[2014][2015]／CRP（C反応性たんぱく質）は，炎症の指標として利用される。[2014][2015]／C反応性たんぱく質（CRP）の血中濃度は，炎症があると上昇する。[2021]

(臨栄) 急性胆嚢炎では，血清CRP（C反応性たんぱく質）値が上昇する。[2019]

【シアン化合物】★《青酸化合物》 シアン化カリウムなどの金属塩，シアン錯塩など。有機化合物には製あん用の雑豆やキャッサバに含まれるリナマリン*（ファゼオルナチン）があり，共存する酵素*によって遊離シアンを生成する。このため除毒して食用にしている。

(食物) 製あん用の豆類に規定されているシアン化合物とは，豆類に含まれるファゼオルナチン

（リナマリン）のことである。

【死因】★★　死亡のもととなった疾病や障害のこと，つまり死亡診断書にある原死因。死亡診断書には直接死因も記載されているが，人口動態死亡統計に計上されるのは，この原死因である。疾病や障害の分類は，WHO*の国際分類（疾病及び関連保健問題の国際統計分類*第10回修正：ICD-10）によっている。日本人の最近の死因の第1位は，1981年（昭和56）以来，悪性新生物*である。第2位は心疾患*で，第3位と第4位は入れ替わる年次もあるが，第3位脳血管疾患*，第4位肺炎*が多い。これらは主要4死因とよばれる。

(社会) 開発途上国における5歳未満の死因の第1位は，栄養失調である。[2009]

【CHI】 ⤵クレアチニン身長係数
【ChE】 ⤵コリンエステラーゼ
【cAMP】 ⤵サイクリックAMP

【シェーグレン症候群】★★　涙腺と唾液腺*の障害を主とする自己免疫疾患*。関節リウマチなどの膠原病*に合併する2次性シェーグレン症候群とこれらの合併のない原発性シェーグレン症候群がある。50歳代女性に多く発症する。関節リウマチ患者の約20%にシェーグレン症候群が発症する。症状としては，涙が出ない，目が痛む，目が疲れるなどの目の乾燥の症状，口が渇く，唾液*が出ない，よく水を飲む，味がよくわからないなどの口の乾燥症状，鼻が乾くなどの鼻腔の乾燥症状を認める。治療としては，人工涙液，人工唾液が使用される。

(人体) シェーグレン症候群では，唾液分泌が低下する。[2017][2018] ／シェーグレン症候群では，涙液分泌が低下する。[2020][2021]

【JCS】★★《Japan Coma Scale, 3-3-9度方式》　JCSは，意識障害*の程度を示す代表的な分類であるJapan Coma Scaleの略。刺激による意識レベルの変化により，I（覚醒している），II（刺激すると一時的に覚醒する），III（刺激しても覚醒しない）の3段階に分けられ，さらにそれぞれが3つに分けられて，Iは1，2，3，IIは10，20，30，IIIは100，200，300に分類され

ている。合計9段階に分類されているので，3-3-9度方式*ともよばれる。数値が大きいほど意識障害が重く，300が最も重症で，刺激で覚醒せず反応が全くない状態である。

(人体) JCS（Japan Coma Scale）は，意識レベルの指標である。[2012][2017][2020]

(臨栄) 意識障害の程度は，JCSやGCSなどを用いる。[2012]

【CA貯蔵】★★　《CA：controlled atmosphere storage, ガス貯蔵》　貯蔵する青果物の周囲ガス組成を大気（酸素21%，窒素78%，アルゴン1%，二酸化炭素0.03%）と異なる条件の低酸素・高二酸化炭素に強制的に変えることによって貯蔵性を高める貯蔵技術。1930年代から低温とCA貯蔵を組み合わせてりんごで実用化された。一方，MA貯蔵は，包装材を工夫して包装内を食品の品質保持に適したガス組成に制御する方法。

(食物) CA（Controlled Atomosphere）貯蔵は，庫内の二酸化炭素の濃度を高くして行う。[2008][2014][2015][2016][2017] ／CA貯蔵では，二酸化炭素を大気より高濃度にする。[2020]

【CAPD】　★《continuous ambulatory peritoneal dialysis, 持続携行式腹膜透析》　末期腎不全患者に対し腹腔内に透析液（1.5～2L）を注入し，腹膜を透析膜として浸透圧*差を利用し，一定時間（4～8時間）放置した後，排液して老廃物の除去，電解質*や水分の是正を行う方法。24時間の連続した治療が可能で生体の恒常性*を保ちやすく，在宅で実施可能。合併症には，腹膜透析特有のカテーテル関連感染症，腹膜炎，腹膜機能低下，被嚢性腹膜硬化症があり，その他心血管疾患，CKD-MBD，腎性貧血などがある。腹膜透析の透析液中にはグルコースが含まれており吸収されてエネルギー源になるので，摂取エネルギーを算出する場合には，これらを差し引いて設定する。食塩や水分の摂取量は，尿量や除水量により決定する。

(臨栄) 腹膜透析には，周欠的腹膜透析（IPD）と

シ
●シイン

持続携行的腹膜透析(CAPD)がある。

【GFR】 ★★★《glomerular filtration rate, 糸球体濾過値》 1分間に糸球体*から濾過される血漿量。GFRの測定にはイヌリン*を用いるのが正確であるが、通常の臨床検査*ではクレアチニン*によるクリアランス試験が行われ、その基準範囲は70～130mL/分とされている。腎血流量低下時(心不全*、脱水*)、腎実質障害(腎炎、糖尿病性腎症*、自己免疫疾患*)で低下し、ネフローゼ症候群*、糖尿病性腎症の前期、早期では増加する。

(人体)ネフローゼ症候群では、GFRが増加する。/慢性腎不全における糸球体濾過量(GFR)は、正常の30%以下である。[2010]/CKD(慢性腎臓病)の診断基準では、糸球体濾過量(GFR)が、60mL/分/1.73m²未満である。[2018]/糸球体濾過量は、腎血流量の約10%である。[2019]

(応用)糸球体濾過量は、2歳頃に成人と同程度となる。[2020]/糸球体濾過量は、成人期より高齢期の方が小さい。[2019]/糸球体濾過量は、妊娠期には増加する。[2021]

(臨栄)CKDの重症度分類には、原疾患、たんぱく尿の程度、GFRを用いる。[2015][2017]/敗血症では、糸球体濾過量は、減少する。[2021]

【CMC】🔗カルボキシメチルセルロース
【GLP-1】🔗インクレチン
【CO】🔗一酸化炭素
【C.O.】🔗コミュニティオーガニゼーション
【塩】🔗食塩
【COI】🔗利益相反

【塩味】 ★★《塩から味》 基本味*の1つ。塩味はナトリウムイオン(Na⁺)の刺激作用で生じる。Na⁺は、味細胞膜に存在するナトリウムチャンネルを通って味孔側(外界)から味細胞内に入り、味細胞*を興奮させる。食塩、しょうゆ*、みそ*などで調味される。料理の塩分濃度は汁物0.6～0.8%、煮物1.0～2%、佃煮5～10%。塩味の強さは他の味によって影響を受け、2%食塩水に酢酸0.01%を添加すると強まるが、0.05%以上の添加では弱まる。グルタミン酸ナトリウムの添加では、低濃度では塩味を弱めるが、高濃度になる

につれて強まる。塩味は他の味に比べて、加齢に伴う味覚閾値*の上昇が大きい。

(基栄)甘味、酸味、苦味、塩味、旨味の5つを基本味とする。[2012]

(応栄)加齢により、塩味の味覚閾値は上昇する。[2006][2007][2008][2009]

【CoA】🔗コエンザイムA
【塩から味】🔗塩味

【COD】 ★《化学的酸素要求量》 水中の有機物や還元性がある一部の無機物が酸化剤によって酸化される時に消費される酸素量。水質汚濁の指標。汚濁の強い水ではこの値は高くなる。また、水質生活環境保全基準では河川はBOD*が用いられているが、湖沼と海域についてはCODが用いられている。

(社会)汚濁の強い水中では、BODやCODの値は上昇する。

【GOT】🔗AST
【COPD】🔗慢性閉塞性肺疾患

【紫外線】 ★★★ 可視光線*より短い波長(100～400nm)を有する不可視光線の電磁波*。太陽光に含まれ、殺菌や日焼けなどの作用を有する。皮膚細胞のDNA*を損傷し、皮膚がんの原因となる。光化学反応によって光化学オキシダントを生成する。成層圏のオゾン層*が破壊されて紫外線が増加している。

(社会)紫外線は皮膚がんの発生要因である。[2008]

(食物)紫外線は、食品表面に作用する。[2013]/殺菌効果が最も高い紫外線の波長は、260nm付近である。[2013]

(基栄)プロビタミンD(7-デヒドロコレステロール)は、皮膚において、紫外線によってビタミンDに変えられる。

【視覚】 ★★ 光の刺激によって起こる感覚。ヒトの可視光は、波長380～760nmの範囲とされている。視覚器である眼は光受容器のある網膜と、それに像を結ばせるための通光器官からなる。網膜は光刺激を電気刺激に変え、その情報は神経系*により大脳皮質に伝えられ視覚が生じる。網膜に達した光は、神経細胞*の光感受性物質(その中にビタミンA*アルデ

ヒドが含まれる)を変化させ，視覚情報処理が行われる。ヒトの視覚経路は，視神経→視交叉→視床(視覚中継核)→後頭葉の視覚中枢である。

(人体) 視神経の進入部に相当した網膜の視神経円板は，視覚のない部位である。

(基栄) ビタミンAは，視覚機能に関与している。[2020]

【自家中毒症】**⊃**周期性嘔吐症

【シガテラ毒】★　シガテラ毒はシガトキシンおよび類縁化合物が原因物質で，有毒渦鞭毛藻が産生する。藻食魚が海藻とともに取り込んで毒を蓄積し，次いで藻食魚を餌とする肉食魚へ毒が移行すると考えられる。バラフエダイ，イッテンフエダイ，イトヒキフエダイ，バラハタなどが毒をもっている。シガテラ毒の発病時間は比較的早く，1〜8時間程で発病し，時に2日以上のこともある。回復は一般に非常に遅く，完全回復には数カ月以上を要することもある。中毒症状としては消化器系症状と神経系*症状があげられる。消化器系症状としては下痢*，吐気，嘔吐，腹痛などがあり，神経系症状としては温度感覚異常，関節痛，筋肉痛，掻痒，しびれなどが引き起こされる。

(食物) シガテラ毒による食中毒の原因となる毒素は，シガトキシンである。[2020]

【弛緩性(便秘)】★　機能性便秘の1つで，腸管全体が弛緩・拡張し，運動と緊張低下のため腸内容物の通過が遅く便がスムーズに肛門方向へ送られない状態。腸管運動の低下により，内容物移送能力が低下し，それに伴って水分吸収が促進し，便が硬くなるために生じる。原因は大腸の緊張の低下，運動の鈍化，腹筋力の低下などの腹圧低下がある。高齢者や胃下垂の人がなりやすい。牛乳*，水など寒冷刺激を与える食品や，食物繊維*を多く含む食品の摂取，規則正しい日常生活・食生活や排便習慣をつけるよう指導する。やや酸味の強い食品など催便性食品を十分にとるよう指導する。水分膨張性下剤を併用する場合もある。

(栄教) 野菜の摂取不足は，弛緩性便秘の原因となる。

1つとなる。[2010]／弛緩性便秘では，腸管の蠕動運動が低下している。[2010]

【子宮】★　骨盤の中央部で膀胱と直腸の間にある女性生殖器。上壁を子宮底，中ほどの大きい部分を子宮体，下部の細くなった部分を子宮頸という。子宮頸の下端は腟に丸く突出しており，この部分を子宮腟部という。子宮壁は内腔側から，子宮内膜，子宮筋層，子宮外膜からなる。子宮内膜は表面を円柱上皮*でおおわれた粘膜*組織で，表層の機能層と，深層の基底層に分けられる。機能層の部分は性周期で著しく厚さが変わり，月経*時に剥離する。また，妊娠*が成立して受精卵が着床すると子宮内膜はさらに厚みをまして，その一部は胎盤*の形成にあずかる。子宮筋層は平滑筋*からなる。

(人体) 子宮は，子宮腟部で腟と連続している。[2019]

【糸球体】★★　腎臓*の皮質に存在し，ボーマン嚢に包まれており，血漿を濾過する小器官。糸球体とボーマン嚢を合わせて腎小体という。糸球体では血圧により血漿中の低分子物質，すなわち水，ブドウ糖*，ミネラル*，アミノ酸*，尿素*，尿酸*などがボーマン嚢の方に濾過される(原尿)。ここで濾過される量(糸球体濾過量)は成人では1日約180Lにも達する。原尿は尿細管を通過する間に，水分，ミネラル，ブドウ糖，アミノ酸など生体に有用な成分のほとんどが再吸収され，尿素，尿酸などの老廃物は尿細管*から尿中に分泌される。糸球体の損傷により尿中にヘモグロビン，たんぱく質などの分子量の大きなものが排泄される。これらは尿細管で再吸収されることはない。

(人体) 糸球体で濾過された水の約99%が，尿細管から再吸収される。[2009][2014]／糸球体で濾過されたブドウ糖やアミノ酸は，ほとんど尿細管から再吸収される。[2009]／腎小体は，糸球体とボーマン嚢からなる。[2009][2018]／糸球体は，ボーマン嚢の中にある。[2021]／糸球体を流れる血液は，動脈血である。[2016][2019][2021]／赤血球は糸球体で濾過されない。[2016]

シ

●ジカチ

（臨栄）クレアチニンは糸球体で濾過される。[2007]

【糸球体濾過値】⮕GFR

【事業実施量評価】⮕アウトプット評価

【事業所給食】 ★★★《産業給食》 健康増進法*第20条第1項で定める特定給食施設*の1つ。事業所給食は仕事場の勤労者に提供する給食の総称。法第21条第2項の規定により栄養士*または管理栄養士*をおくように努めること，さらに法施行規則第7条第2号の規定により1回500食以上または1日1500食以上の食事を供給する施設は，管理栄養士をおかなければならないと定めている。

（公栄）労働安全衛生規則によれば，事業所において1回100食以上または1日250食以上の給食を行う時は，栄養士を置くように努めなければならない。

（給食）事業所は，献立作成業務の委託が認められる特定給食施設である。[2011]／事業所給食の食堂スペースは，提供方式を考慮して決める。[2019]／サンプルケースの照度は，食堂より高いことを目安とする。[2019]／事業所給食の食堂の床面積は，1人について1㎡とする。[2019]／利用者のすれ違いがある場合は，テーブル間の間隔を90cm以上とする。[2019]／食堂内では，受動喫煙防止に配慮する。[2019]

【軸索】 ★《神経線(繊)維》 神経細胞(ニューロン)*体より伸びている突起状の構造。神経線維のこと。ニューロンは通常幾本かの樹状突起によって構成されているが，その中で隣接する細胞*に接続するために伸びた1本の突起を軸索とよぶ。軸索を伝導してきた刺激は，軸索先端のシナプス*から次の神経細胞に伝達される。神経膠細胞の突起である髄鞘*に包まれた有髄神経*線維と，髄鞘をもたない無髄神経線維とが存在する。

（人体）運動ニューロンの細胞体は，脊髄前柱（角）に存在し，その軸索は前根を経て支配筋に投射している。

【シグナル伝達】⮕細胞内シグナル伝達

【シクロデキストリン】⮕サイクロデキストリン

【CK】⮕CPK

【自計調査】 ★★ 調査員が対象者に文書を用いて質問し，文書で回答してもらう方法。集合法，留置法，郵送法などが含まれる。自計調査は，他計調査*に比べ，調査員の影響（バイアス）を受けにくい，比較的費用が安い等の長所がある一方で，記入漏れがあったり，質問の意味が誤解される可能性があるという短所がある。

（公栄）自計調査は，他計調査に比べ調査員の影響を受けにくい。[2012]／自計調査は，他計調査に比べ比較的費用は安い。[2012]／自計調査は，他計調査に比べ記入もれが多い。[2012][2013]／自計調査は，他計調査に比べ質問の意味が誤解される可能性がある。[2012]／他計調査と比較して，自計調査は回答者が特定されにくい。[2012]／他計調査は，自計調査よりも調査者によるバイアスがかかりやすい。[2013]

【刺激伝導系】 ★ 心臓*活動の調節をつかさどる特殊心筋細胞の機能的名称。右心房にある洞房結節*がペースメーカとなり，刺激は房室結節に達し，そこから房室束（ヒス束*）が出て，その後，右脚と左脚に分かれて下り，プルキンエ線維となって分散し，心室筋に刺激を伝える。心拍数と心房と心室*との収縮のタイミングを調節している。

（人体）刺激伝導系のヒス束は，房室結節(田原の結節)とプルキンエ線維の間に存在する。

【刺激統制法】 ★ 刺激統制法とは，オペラント学習理論を応用した行動変容技法*の1つであり，食行動に先行する刺激をコントロールすることにより，行動変容を促す技法である。問題となる行動のきっかけを取り除いたり，食行動を改善するために必要な条件を整えるなど，環境面からの調整をはかることである。

（栄教）刺激統制法とは，ある行動が起こる前に，その行動を引き起こす刺激を制限したり増やしたりすることをいう。[2008]／刺激統制法の例として，「ソフトドリンクの買い置きをしないよう助言した」がある。[2017]

【CKD】⮕慢性腎臓病

【死後硬直】 ★ 死後，筋肉*が収縮してしだいに硬化する現象。また，ある時間

が経つと再び軟化する現象を解硬とい
う。死後硬直は筋肉中のATP*やグリコ
ーゲン*含量と相関性をもち、硬直時は
pHが低下する。この時筋原線(繊)維たん
ぱく質*のアクチン*とミオシンが結合し
てアクトミオシン*の複合体となり硬直
する。硬直中の畜肉は煮ても硬く、保水
性が悪くまた不味であるため熟成*を行
ってから食用にする。熟成は動物の躯体
が大きいほど時間がかかる。魚介類は硬
直期を過ぎると自己消化酵素の働きで速
やかに鮮度*が低下するため、硬直中ま
たは解硬中のものが好まれ、その鮮度保
持が重要視されている。

(食教) 死後硬直は、筋肉中のATPが減少するた
めに起こる。[2008]／死後硬直が始まると、筋
肉のpHは低下する。[2020]

**【自己効力感】★★《セルフ・エフィカシー, 効
力予期》** 　自己効力感は、バンデューラ*
(Bandura, A.)によって提唱された社会的
認知理論*の概念の1つ。バンデューラは、
人が行動を実行するには、2つの予期が必
要であり、1つはその理論を実行すると自
分にとっていい結果があると考える結果
予期。もう1つは、そのためにその行動を
実行できると考える効力予期とした。と
りわけ、効力予期は行動の実行に欠かせ
ないもので、これを自己効力感(セルフ・
エフィカシー)という。

(栄教) 自己効力感(セルフ・エフィカシー)を高
める情報源の1つに、「大丈夫。あなたならでき
る」と励ます「言語的説得」がある。[2009]／行
動変容段階が進むと、自己効力感(セルフ・エフ
ィカシー)も高まる。[2015]／「できることから
やってみようと話す」ことは、自己効力感である。
[2016]／単身男性への栄養教育において、バラ
ンスのよい食事をとることへの自己効力感を高
める支援として、「外食を活用しても、栄養バラ
ンスがとれる方法があることを伝える」がある。
[2016]

【自己消化】★ 　生体組織たんぱく質*が
組織内のプロテアーゼ*によって分解さ
れる現象。食肉*が死後硬直*を過ぎると
自己消化による熟成*過程に入る。これ
により肉質が軟化し、呈味性のアミノ

酸*、ペプチド*類が生成して食味が向上
する。プロテアーゼの一種カテプシン*
は筋原線(繊)維たんぱく質*を分解し、
筋肉の軟化、熟成に関与する。

(食物) 食肉では、硬直期が過ぎると、組織内の
カテプシン作用によって自己消化が起こる。

【自己調整機能】★ 　バンデューラ*(Ban-
dura, A.)が提唱する社会的認知理論*の
重要な概念の1つ。自己調整機能は、自分
の行動を観察し(自己観察)、判断し(判断
過程)、評価する(自己反応)ことで、自分
の行動を調整・制御する機能である。人
は、自分の行動を観察し、他者の行動と
照らし合わせて評価することで、自分の
行動を調整・制御する。例えば、よい評価
(正の自己反応)は満足感や自尊感情を高
め、悪い評価(負の自己反応)は自責の念
や失望感を引き起こす。このように行動
を促進したり抑制したりする動機づけの
要因になる。

(栄教) 自己調整機能は、バンデューラが提唱す
る社会的認知理論の重要な概念の1つである。

【自己調節授乳】 ⇒自律授乳

【自己免疫疾患】★★ 　自己の体組織構成
成分に対する抗体*や感作リンパ球が自
己の細胞や組織を傷害して臨床症状を示
す状態。自己(免疫)寛容の破綻で起こる。
自己免疫疾患と考えられる疾患には、自
己免疫性溶血性貧血*、関節リウマチや
全身性エリテマトーデスなどの膠原病*、
バセドウ病、原発性胆汁性肝硬変症、1型
糖尿病*などがある。

(人体) 関節リウマチ、バセドウ病、原発性胆汁
性肝硬変症は、自己免疫疾患の例である。

(臨栄) 自己免疫性溶血性貧血は、正球性貧血で
ある。[2006]

【自殺】★★ 　自らの意志に基づいて自ら
の生命を断つこと。自殺行為の出現には
まず準備状態が形成され、それに直接動
機が加わって自殺が決行される。原因・動
機は病苦が最多で、次いで経済・生活問
題、家庭問題などである。男女別では男
性が多く、年齢別では20歳代以降は高い
水準を維持しながら50歳代でピークを迎
える。その後、60〜70歳代はやや少ない

が，80歳以上で再び多くなる傾向がみられる。

(社会) 近年，わが国の自殺死亡数は，毎年3万人を超えている。[2011]／自殺死亡数は，年齢別では55〜59歳が最も多い。[2011]／60歳以上の自殺の動機としては，健康問題が一番多い。[2008][2013]

【Ccr】 ⊃クレアチニン・クリアランス

【脂質】 ★★★★★　水に不溶で，エーテル，クロロホルム，アセトンなどの有機溶媒で抽出される生体成分。代表的なものに中性脂肪*，コレステロール*，リン脂質*，脂肪酸*などがある。生体内では，中性脂肪は皮下および内臓周囲の脂肪組織を構成しており，リン脂質やコレステロールは生体膜*および神経組織を構成している。炭水化物およびたんぱく質に比べて中性脂肪の1gあたりの燃焼値は9kcalと高く，エネルギー源として重要である。血液中では脂質はリポたんぱく質*として存在している。リポたんぱく質は比重によってキロ(カイロ)ミクロン，VLDL*，LDL*，HDL*に大きく分画され，特にLDLコレステロールの上昇は動脈硬化*の進展に関係する。脂質の過剰摂取は体脂肪を増加させ，血中中性脂肪を増加させることから，脂肪エネルギー比率*は1歳から全ての年代で20〜30％を目標量*としている。また，生体機能に深く関わりをもつことから，摂取する食品の油脂(中性脂肪)を構成する脂肪酸の種類およびその比率にも注意を払わなければならない。

(人体) 体の構成成分として，脂質は糖質よりも多い。[2017]／滑面小胞体では，脂質の代謝が行われる。[2012]

(食物) 精白米の100gあたりの脂質含量は，胚芽米に比べて少ない。[2011]／牛乳に含まれる脂質の量は，ジャージー種よりホルスタイン種の方が少ない。[2010]／魚類の脂質含量は，産卵後よりも産卵前の方が高い。[2010]／食品100gあたりの脂質が3gに満たない場合は，「低脂質」と表示できる。[2011]／脂質の酸化は，手延べそうめんの加工に利用されている。[2016]

(基栄) 脂質の吸収は，糖質を多く含む食品を同時に摂取すると低下する。[2011]／脂質の消化酵素(リパーゼ)は，膵液に含まれる。[2010]／栄養素1g当たりの代謝水は，脂質が最も多い。[2018]／糖質が少なく脂質の多い食事を摂取すると，ビタミンB₁の摂取量は少なくてすむ。[2011]／糖質や脂質からのエネルギー摂取が不足すると，窒素出納は負になる。[2014]／摂取エネルギー当たりの食事誘発性熱産生は，たんぱく質より脂質が小さい。[2014]／摂取たんぱく質は，脂質に変換される。[2017]

(応栄) エネルギー産生栄養素バランスの脂質の上限は，飽和脂肪酸の目標量(DG)を考慮して設定された。[2016]／妊娠中の母体における血中脂質濃度は増加する。[2010]／脂質は初乳より成熟乳に多く含まれる。[2011]

(臨栄) 尿中ケトン体増加から，エネルギー源としての脂質利用亢進が推定できる。[2011]／高カイロミクロン血症では，脂質の摂取エネルギー比率を15％E以下とする。[2019][2020]／内臓脂肪型肥満の場合，各栄養素の摂取エネルギーに占める割合は，脂質20〜25％が推奨される。[2021]

【脂質異常症】 ★★★　《高脂血症，DL:Dys-lipidemia，HL:Hyperlipidemia》　血液中のLDLコレステロール(LDL-C)，トリグリセライド(トリグリセリド*:TG)のいずれか一方，あるいは両方の濃度が高い，またはHDLコレステロールの濃度が低い状態。動脈硬化*の危険因子である。自覚症状はほとんどないことが多い。発症原因は，遺伝的素因を伴う原発性(一次性)脂質異常症と，糖尿病*，ネフローゼ症候群*，甲状腺機能低下などや生活習慣に伴う続発性(二次性)脂質異常症がある。治療は脂質管理目標値を決定し，禁煙，食事療法，運動療法の生活習慣を改善し，内臓脂肪がある場合には減量する。生活習慣を改善しても血清脂質値が管理目標値に達成しない場合に薬物療法が考慮される。食事療法はエネルギー摂取量，糖質摂取量の適正化，飽和脂肪酸，コレステロール，トランス脂肪酸の過剰摂取を避け，1食あたりの脂質量を適正にする。食物繊維，植物ステロールの摂取量

を増やし，アルコール飲料および食塩の過剰摂取を防ぐ。

(人体) 脂質異常症は，肥満症の診断基準に必須な健康障害である。[2020]

(臨栄) 高カイロミクロン(キロミクロン)血症では，脂肪エネルギー比率を15％以下にする。[2014][2018]／高トリグリセリド血症では，炭水化物を制限する。／高トリグリセリド血症では，水溶性食物繊維を積極的に摂取する。／高トリグリセリド血症では，アルコール摂取量を25g/日以下とする。[2019]／高トリグリセリド血症では，果糖を含む加工食品の摂取を減らす。[2019]／高LDL-コレステロール血症では，コレステロール摂取を200mg/日以下にする。[2013][2014][2021]／高LDL-コレステロール血症では，飽和脂肪酸の摂取を控える。[2013][2019][2021]／高カイロミクロン血症では，炭水化物の摂取エネルギー比率は，50～60％Eとする。[2018]／高カイロミクロン血症では，脂質のエネルギー比率を15％E以下とする。[2019]／高カイロミクロン血症では，n-3系脂肪酸の摂取量は増やす。[2018][2021]／高カイロミクロン血症では，食物繊維の摂取量は，1日25g以上を目安とする。[2018]／低HDL-コレステロール血症では，トランス脂肪酸の摂取を控える。[2019][2021]

【脂質エネルギー比率】 ⊃脂肪エネルギー比率

【脂質摂取量】★《脂肪摂取量》 エネルギー産生栄養素の1つである脂質*の摂取量。日本人の食事摂取基準[2020年版]では，総脂質からの摂取エネルギーが総摂取エネルギーに占める割合(これを「脂肪エネルギー比率」という)の目標量を，1歳以上の男性・女性で20％以上30％未満としている。

(公栄) 1960年(昭和35)から1970年(昭和45)にかけての高度経済成長期には，食生活の洋風化や多様化が進み，脂質摂取量は倍増した。

【CCU】★《coronary care unit，心疾患(冠動脈疾患)集中治療室》 狭心症*や心筋梗塞*を対象に集中的治療を行う治療部門。心臓専門医とトレーニングされた看護師が配置されている。設備面では個室が多く，心電図モニター・除細動器・レスピレーター・循環動態モニターなどの機器が備えられている。CCUの活用により心筋梗塞の予後は飛躍的に向上した。

(臨栄) 急性心筋梗塞を中心に治療するものを，CCUとよぶ。

【歯周病】★《periodontal disease》 歯*の周りの組織(歯周組織：歯槽骨，セメント質，歯根膜，歯肉)が細菌感染によって起こる炎症性疾患。歯肉溝の清掃が行き届かないと細菌が停滞し，歯垢(プラーク)が蓄積し，歯肉の辺縁に炎症が起きる。進行すると歯周ポケットが深くなり，歯槽骨が溶けて歯が動くようになり，最後には抜歯が必要となる。歯垢は取り除かなければ歯石となって歯の表面に強固に付着するので，プラークコントロール(歯磨きによる歯垢の除去)により予防することができる。歯周病を進行させる因子として，①歯ぎしり・くいしばり，②不適合な冠・義歯，③不規則な食習慣，④喫煙*，⑤ストレス*，⑥全身疾患(糖尿病・骨粗鬆症・ホルモン異常)，⑦薬の長期服用があげられる。

(社会) 喫煙は，歯周疾患のリスク因子である。[2013][2017]

【思春期】★★★ 人の一生のうち，おおむね第二次性徴の発現から完成までの期間。個人差が大きく，思春期の始まりも終わりも個人により異なる。また，身長発育の第二スパートを引き起こす時期であり，身体発育のためのエネルギー量の付加が必要である。一方，この時期の肥満*者の増加が認められ，身体活動度の低下とともに，夜型の生活リズム(就寝時刻の遅延，夜食の習慣，朝食の欠食習慣)にみられるような不健康な生活習慣が指摘されている。生活習慣病*予防対策として健康的な生活習慣を確立，維持できるような健康・栄養教育や環境整備が課題となっている。さらに，「やせ願望」からくる「食行動異常」，「神経性食欲不振症*」の女子の増加も問題視されている。思春期は性ホルモン*の分泌が増えることが特徴であるが，極度のやせからホルモン分泌が低下し，月経*不順や，骨量*

の減少がみられるケースもある。最大骨量をできるだけ高めておくために重要な時期でもあり，質的にも量的にも適正な栄養素*の確保が大切である。

(応栄) カルシウム蓄積速度は，思春期前半に最大となる。[2009][2014][2019]／胸腺重量は，思春期に最大となる。[2012]／思春期男子の見かけのカルシウム吸収率は，成人男性より高い。[2019]／思春期にみられる貧血の多くは，鉄欠乏性貧血である。[2015][2018]／急激な体重減少は，月経異常の原因となる。[2018]／思春期の女子では，思春期前に比べ，エストロゲンの分泌量は増加する。[2014][2018]／思春期の女子では，思春期前に比べ，体脂肪率は増加する。[2014][2015]／思春期女子は思春期前に比べ，皮下脂肪量は増加する。[2018]／神経性やせ症(神経性食欲不振症)の発症頻度は，男子より女子の方が高い。[2018]／思春期男子の性腺刺激ホルモンの分泌は，思春期前に比べ増加する。[2019]／思春期男子の鉄欠乏性貧血は，思春期の女子より少ない。[2019]／思春期男子の年間身長増加量が最大となる時期は，女子より遅い。[2019]

(臨栄) 「健やか親子21」の主要課題に，思春期の保健対策の強化と健康教育の推進がある。[2009][2010]

【思春期スパート】**⊃成長期**

【視床下部】★★　全身の自律機能を統率する脳の中枢。大脳皮質，視床，中脳以下の脳幹*，脊髄*，下垂体*などと密接な線(繊)維結合をもつ。視床下部と辺縁系は，個体保持と種族保存という基本的生命活動のために，神経系*と内分泌系を統合する。その統合される機能には，摂食行動，飲水行動，性行動，体温調節*，情動行動，下垂体前葉ホルモンの分泌調節，下垂体後葉ホルモンの分泌調節，生理時計機能などがある。視床下部では，血液－脳関門を欠き，神経細胞*が直接血液と接している。

(人体) 視床下部は，間脳に含まれる。[2006]／体温調節の中枢は，視床下部にある。[2020]／摂食中枢は視床下部に存在する。[2015]

(基栄) 食欲の中枢は，間脳の視床下部に存在する。[2012][2017]／視床下部の視交叉上核が，日内リズムを調節する。[2020]

【糸状菌】**⊃カビ**

【耳小骨】★　音波を鼓膜から内耳*に伝える骨*。中耳の鼓室には，ツチ骨，キヌタ骨，アブミ骨の3つの小骨があり，鼓室で受けた音波を前庭窓から内耳に伝える。耳小骨の機能をアブミ骨筋と鼓膜張筋が調節している。

(人体) 中耳には，ツチ骨，キヌタ骨，アブミ骨の3つの耳小骨がある。

【自助集団】★《セルフヘルプ・グループ》　同一の身体的・精神的な問題を抱えた人々が，専門家ではない人々のサポートを受けつつ，その問題に関する経験や回復への希望を共有し合い，励まし合い，自ら問題に取り組もうとする集団。お互いに援助を提供し合うことにより，孤独感を軽減させ，自律性を高めることができる。アルコール依存症，薬物依存*，摂食障害*，エイズなどの問題について自助集団が結成されている。

(栄教) 自助集団とは，身体的・精神的問題をお互いに披れきし，援助し合う集団である。[2012]

【JIS(ジス)】★　《Japanese Industrial Standards, 日本産業規格》　わが国の産業標準化の促進を目的とする産業標準化法に基づいて制定された国家規格。JISの原案は各分野の関係団体によって作成され，日本産業標準調査会(JISC)の審議を経て，各分野の担当大臣(主務大臣)によってJISとして制定される。規格総数10912規格(令和3年3月末時点)。

(給食) 調理室の標準照度は，JIS基準で200lx(ルクス)以上必要である。

【シス型】★　二重結合を挟んで同じ側に同種の原子または原子団が結合している型をシス型という。これに対して二重結合を挟んで反対側に原子団が結合している型をトランス型という。通常，脂肪組織中の不飽和脂肪酸*は炭素-炭素間の二重結合を境目にして，水素原子が同じ側に存在するシス型である。しかし，マーガリン*やショートニング*の中にはトランス型脂肪酸(トランス酸)*を含むものがある。トランス型脂肪酸の多量摂取は

LDLコレステロールを上昇させ，冠状動脈*性心疾患のリスクを増大させる。

(人体) 脂肪組織中の不飽和脂肪酸の二重結合は，シス型である。

【シス-9-オクタデセン酸】⊃オレイン酸

【システイン】 ★★　含硫アミノ酸*の1つ。CysまたはCと表記。メチオニン*から体内合成される非必須アミノ酸である。グルタチオン*の成分であり，タウリン*は主代謝物である。たんぱく質の高次構造の形成と保持において，システイン2分子の酸化によって形成されるS-S結合（ジスルフィド結合，ジスルフィド架橋）は重要な役割を担っている。シスチンは2分子のシステインが結合したものである。

(人体) システインは，メチオニンから誘導される。[2009]／ホモシスチン尿症では，血中のシステインが減少する。[2012]

【システマティックレビュー】⊃系統的レビュー

【自然死産率】 ★　自然死産数÷出産数（出生数＋死産数）で算出。人口動態統計*では自然死産は人工死産を除いた妊娠*満12週以後の死産をいう。1961年（昭和36）以降減少し続け人工死産率より低い。母の年齢別では25～29歳が最低。妊娠満19週未満が過半数を占める。

(社会) 自然死産率は，母の年齢が25～29歳で最も低く，この年齢から高年層または若年層になるにしたがって高率となる。

【自然毒】 ★　自然界に存在し，ヒトに有害な作用を示す毒素。植物性と動物性があり，前者は植物自体により生成され，後者は主として他から毒素を体内に取り込み蓄積される。植物性自然毒を有するのは，毒きのこ，青梅，ビルマ豆，トリカブト，チョウセンアサガオ，ヨウシュヤマゴボウ，ハシリドコロ，ドクゼリ，ドクウツギ，ジギタリスなどで，動物性自然毒を有するのは毒魚（フグなど），シガテラ毒*魚（オニカマス，バラフエダイなど），イシナギ，深海魚（バラムツ，アブラソコムツ，アブラボウズなど），貝毒*（麻痺性貝毒，下痢性貝毒など）を蓄積した貝などである。

(食物) 動物性自然毒の代表例はふぐ，植物性自然毒では毒きのこである。

【自然発酵】 ★　環境中の菌の自然混入によって起こる発酵*。発酵食品の加工の過程において，原料に付着していたり，作業場所の空気中に浮遊，または使用する器具に付着していたり，菌が自然に混入したり，あるいは「もとだね」と称して製品の一部を貯蔵しておいて混入するなどの伝統的に行われてきた発酵方法。品質の安定や規模の拡大のため，自然発酵から人為発酵，偶然培養から純粋培養へと形式や技術は変わっている。

(食物) ぶどう酒の醸造には，ぶどうの果皮についている酵母を利用する自然発酵型式の他に，純粋培養したぶどう酒酵母を添加する方法がある。

【持続可能な開発目標】 ★★《SDGs:Sustainable Development Goals》　2015年9月に国連が開催した「持続可能な開発サミット」により採択された国際的な開発目標。2030年を目途とした17の目標とその内容を構成する169のターゲット（達成目標）からなり，その第2目標が「飢餓*をゼロに」である。2000年に定められて2015年までを目途としたミレニアム開発目標*（MDGs）の後継の国際目標として定められたもので，MDGsで達成できなかった飢餓の撲滅をはじめ，格差是正や環境問題軽減などさらに多くの課題を掲げ，「誰ひとりとり残さない，No one will be left behind」をスローガンに掲げており，途上国だけでなく工業先進国の格差や労働の問題にも取り組むこととしている。

(公栄) 持続可能な開発目標（SDGs）の策定は，国際連合（UN）がおこなっている。[2019][2020][2021]

【持続携行式腹膜透析】⊃CAPD
【G-たんぱく質】⊃G-プロテイン
【シチジン5′-三リン酸】⊃CTP
【シチジン三リン酸】⊃CTP
【市町村保健センター】 ★★★《市町村保健福祉センター，市町村健康センター》　地域保健法*に基づき，市町村が設置。住民に身近な対人保健サービスを総合的に行う拠

シ
●シスオ

点。保健所*のような行政機関ではなく、市町村レベルで健康づくりを促進する場。健康相談、保健指導および健康診査*、その他、地域保健に関して必要な事業を行う。今後は保健、医療、福祉を通じた総合的相談窓口の設置、在宅福祉サービスを担う施設との複合的整備、保健専門職と福祉専門職に共通の活動拠点としての運営も期待されている。基盤整備は第一次国民健康づくりの主要施策である。

(社会)市町村保健センターの設置は、地域保健法に基づく。[2009][2010][2016][2021]／市町村保健センターは、全国に約2500カ所設置されている。[2016][2021]／市町村保健センターの設置主体は市町村である。[2011]／市町村保健センターのセンター長は、医師でなくてもよい。[2016][2021]／市町村保健センターは、対人保健サービスを提供する。[2021]／市町村保健センターは、ソーシャルキャピタルの積極的活用が求められている。[2016]／市町村保健センターは、医療機関の監視は行わない。[2016]／都道府県型の保健所は、市町村保健センターを支援あるいは連携する。[2015]／市町村保健センターは、飲食店の営業許可は行わない。[2021]

(公栄)低出生体重児減少に対する取り組みは、市町村が行う。[2018]／高齢者の低栄養状況の把握は、市町村が行う。[2018]／食育推進ネットワークの構築は、市町村が行う。[2018]／健康危機管理への対応は、市町村が行う。[2018]

【膝下(しっか)高】★★《膝高、knee-height caliper》 足蹠(足の裏・足底)から脛骨点(脛骨の内側踝の上縁)の高さの測定。立位のとれない被験者に対して、予測式を用いて身長および体重を推定する場合に用いる。身長の予測式(宮澤靖らの式)は、男性:64.02+(膝高×2.12)−(年齢×0.07)、女性:77.88+(膝高×1.77)−(年齢×0.10)で算出できる。体重の予測式は、男性:(1.01×膝高)+(上腕周囲長×2.03)+(上腕三頭筋部皮下脂肪厚*×0.46)+(年齢×0.01)−49.37、女性:(1.24×膝高)+(上腕周囲長×1.21)+(上腕三頭筋部皮下脂肪厚×0.33)+(年齢×0.07)−44.33で算出できる。

(臨栄)膝下高などから、推定身長・推定体重が算定される。[2015]／膝下高は、寝たきり患者の身長を推定するときに使用する。[2016]

【湿球黒球温度】⤵WBGT
【実効温度】⤵感覚温度
【疾病及び関連保健問題の国際統計分類】⤵ICD
【CT】⤵CT検査
【GTH】⤵性腺刺激ホルモン
【cDNA】★《complementary DNA、相補的DNA》 伝令RNA(mRNA)*と相補的な塩基配列をもつ一本鎖DNA。真核細胞ではmRNAはもとの染色体*上の遺伝子*の塩基*配列そのもののコピーではなく、エキソン*だけが転写されスプライシングを受け、しかも末端にポリA鎖が結合されている。cDNAの上記の特徴を利用して遺伝子産物を取り出すのに使われる。

(人体)cDNA(相補的DNA)は、DNAポリメラーゼによって合成される。[2015]

【GDM】⤵妊娠糖尿病
【指定介護療養型医療施設】★ 都道府県知事*が指定した介護療養型医療施設(療養病床)。介護保険法*による規定を受け、比較的長期にわたって療養を必要とする要介護者に対して、施設サービス計画に基づき、療養上の管理、看護、医学的管理のもとにおける介護や機能訓練*その他の必要な医療を行うことにより、自立した日常生活を営むことができることを目指している。なお、医療と介護の役割を明確化するために2024年3月末での廃止が決定している。介護療養型医療施設に代わる施設として、2018年(平成30)に介護医療院が創設された。介護医療院は、日常的な医学管理が必要な要介護者の受け入れや看取り・ターミナルケア*等の機能と、生活施設としての機能を兼ね備えた介護保険施設*として位置づけられている。

(社会)指定介護療養型医療施設は、介護保険施設の1つである。[2006]

【指定介護老人福祉施設】★★★《特別養護老人ホーム》 都道府県知事*が指定した介護

老人福祉施設。老人福祉法*による特別養護老人ホーム*や介護保険法*による規定を受け介護サービスを提供する。施設サービス計画に基づき，可能なかぎり，居宅における生活への復帰を念頭において，入浴，排泄，食事等の介護，相談および援助，日常生活の世話，機能訓練*，健康管理および療養上の世話を行い，入居者の自立支援を目指している。

(社会) 介護老人福祉施設は，身体上，精神上著しい障害があり，常時の介護を必要とするものを対象とする入所施設である。[2014]

(臨栄) 介護老人福祉施設は，日常生活の介助や機能訓練を受ける施設である。[2014]

(給食) 入所定員500人の介護老人福祉施設は，健康増進法に基づき管理栄養士をおかなければならない特定給食施設である。[2009]／入所定員が84名の介護老人福祉施設は，健康増進法に基づく特定給食施設に該当する。[2010]／介護老人福祉施設の誕生会での食事提供は，看護師と連携をとる。[2015]

【CT検査】★《CT:computed tomography，コンピュータ断層装置検査》 CTスキャンX線管球を生体周囲に回転させ，その情報を検出器で受け止めた後，デジタル信号情報に変え，コンピュータ処理をして画素単位の吸収値の差による身体の断層面の映像として再構成したもの。通常のX線写真は映像が重複しているが，目的の断面をみるので病変部位の正しい診断ができる。

(人体) 胆石症の診断には，超音波，CT検査が有用である。／内臓脂肪蓄積量は，ウエスト周囲径やCTによって評価する。／CT(コンピュータ断層撮影)は，X線を利用する検査である。[2019]

【指定添加物】★★ 厚生労働大臣が安全性と有効性を認めて指定した食品添加物*。食品衛生法*では食品添加物を指定添加物，既存添加物，天然香料*，一般飲食物添加物に分けている。指定添加物には，化学的合成品の食品添加物だけでなく，天然添加物も含まれる。1996年(平成8)の食品衛生法の改正により，これ以降に新たに開発される食品添加物は，合成・天然の区別なく，全て指定添加物となる。

(食物) 指定添加物は，厚生労働大臣が指定する。[2009][2015][2017][2018][2019]／天然香料は，指定添加物に含まれない。[2015]／天然物も，指定添加物の対象である。[2017][2021]

【CTP】★《cytidine triphosphate，シチジン三リン酸，シチジン5′-三リン酸》 リボヌクレオシド三リン酸の1つ。リボース*の1′位にピリミジン塩基のシトシン*，5′位に3分子のリン酸が連続して結合したヌクレオチド*。高エネルギーリン酸化合物である。RNAポリメラーゼ*によるRNA*合成の直接の前駆体となる。CTPとコリン*リン酸から合成されるCDPコリンの他，CDPジアシルグリセロールやCDPエタノールアミンなど他のリン脂質*生合成の中間体合成にも使われる。

(人体) ホスファチジルコリンの合成には，エネルギー源としてCTPが用いられる。

【GTP】★《guanosine triphosphate，グアノシン三リン酸，グアノシン5′-三リン酸》 リボヌクレオシド三リン酸の1つ。リボース*の1′位にプリン塩基のグアニン*，5′位に3分子のリン酸が結合したヌクレオチド*。高エネルギーリン酸化合物*である。RNAポリメラーゼ*によるRNA*合成の直接の前駆体となり，翻訳*の過程において必要とされる。G-たんぱく質*は細胞膜受容体の関与するシグナル伝達*に働くGTP結合たんぱく質である。グアニル酸*シクラーゼはGTPよりセカンドメッセンジャー*のcGMPを合成する。

(人体) グルコースの代謝では，クエン酸回路(トリカルボン酸回路，TCAサイクル)における基質準位のリン酸化によってGTPが産生される。

【GTP-結合たんぱく質】⇨G-プロテイン

【至適塩分】★《至適発育食塩濃度，最適塩分》 細菌*などの増殖に適した食塩濃度。食中毒*原因菌などの病原菌を含む大部分の細菌は，至適発育食塩濃度が0.5〜0.8%である。腸炎ビブリオ*のような好塩菌は1〜3%前後の食塩濃度で最もよく増

殖，黄色ブドウ球菌のような耐塩菌は10％前後でも生育は抑制されない。

(食物) 腸炎ビブリオの至適発育食塩濃度は，3％である。

【至適温度】★《生育至適温度，最適温度》 細菌*類の最もよく増殖できる温度。食中毒菌などの病原菌を含む大部分の細菌は中温性細菌に分類され，生育至適温度は30〜37℃である。一方，ボツリヌス菌*のE型菌は5℃以下でも増殖可能であり，ウエルシュ菌が増殖する至適温度は45℃前後である。

(食物) 中温性細菌とは，生育至適温度が約30〜38℃にある細菌で，多くの病原菌がこれに属している。

【至適体重】⤵ドライウェイト

【至適発育食塩濃度】⤵至適塩分

【時点有病率】⤵有病率

【児童】★★ 学校教育法*により小学校に就学すべき年齢期の子ども。幼児期*に次いで身体的発達，精神的発達の著しい時期であるが，発育発達には個人差があることを考慮する。食習慣の確立期でもあり，家庭や学校を通じて望ましい食習慣の形成を促し，適切な食教育*が必要である。知識や理解力に年齢差もあるため，栄養*指導は発達段階に即して行い，保護者や学級担任などと連携をとる。社会環境の変化に伴い，運動不足による身体活動量の低下や夜型の生活習慣，女児のやせ*指向，偏食*や欠食などの食行動の問題もみられる。

(公栄) 栄養教諭による児童の栄養に関する指導および管理は，学校教育法等の一部を改正する法律に規定されている。[2008]

【自動酸化】★★《空気酸化》 空気中酸素による油脂類の非酵素的酸化。不飽和脂肪酸*含量の高い油脂ほど酸化は速く進む（魚油＞植物油＞動物脂）。光，重金属イオンによって促進される。自動酸化は，①不飽和脂肪酸活性メチレン基からの水素引き抜きによる遊離基（フリーラジカル）の生成，②遊離基に空気酸素が結合して過酸化物*を生成，③過酸化物の分解・重合による油脂の劣化*の順で進む。反応は初期の誘導期を経て，急激かつ連鎖的に進行し，空気酸素が存在する限り続く。自動酸化によって劣化した油脂は，酸化臭，刺激臭が出てくる。自動酸化の指標として過酸化物価が用いられる。油脂を長期間保存するには光，重金属の混入を避け，低温が勧められる。ビタミンE*（トコフェロール），カロテノイド*は自動酸化の誘導期を延ばして酸化を抑制する天然抗酸化物質である。

(食物) ラジカル捕捉剤を添加すると，自動酸化は抑制される。[2006]／脂質の自動酸化では，重合反応だけでなく分解反応も起こる。[2006]／自動酸化により，脂質からヒドロペルオキシドが生じる。[2006]／過酸化物価は，自動酸化初期の指標となる。[2016]／ビタミンEの添加は，油脂の自動酸化を抑制する。[2020]

【自動体外式除細動器】⤵AED

【児童福祉施設】★★ 児童福祉法*第7条に定められている児童*および妊産婦等のための福祉施設。助産施設，乳児院，母子生活支援施設，保育所，幼保連携型認定こども園，児童厚生施設，児童養護施設，障害児入所施設，児童発達支援センター，児童心理治療施設，児童自立支援施設および児童家庭支援センター等がある。国，都道府県，市町村の他，社会福祉法人等の者が設置することもできる。各施設において，栄養士*，管理栄養士*の配置基準が定められている。施設における給食栄養量は，食事摂取基準*によることとされており，施設や子どもの特性に応じた適切な活用をはかる必要がある。

(公栄) 児童福祉施設の給食管理の指導は，厚生労働省の所掌する業務である。

(給食) 児童福祉施設への入所者は，身体的および精神的障害あるいは家庭環境に問題のある妊婦，乳児，幼児，児童および経済的理由で入院助産を受けられない妊産婦である。

【児童福祉法】★★ 児童の福祉を保障するための法律。児童*の福祉に関わる公的機関および施設の組織や事業内容について規定しており，社会福祉6法の1つ。1947年（昭和22）に制定。今日の社会情勢

を勘案し，地域や職場における次世代育成支援対策を推進するため，一部改正されている。この時改正されたおもな内容は，児童福祉法の理念の明確化，母子健康包括支援センターの全国展開，市町村および児童相談所の体制強化，里親委託の推進等などである。児童福祉施設の設備および運営に関する基準に，栄養士の配置基準が定められている。

(公栄) 調理業務を直営している保育所への調理員の配置は，児童福祉法に規定されている。[2008]

(給食) 児童養護施設の給食は児童福祉法に規定されている。[2015]

【シトクロームC】★★《チトクロームC》　電子伝達系*（呼吸鎖）の色素たんぱく質。単一のポリペプチド鎖とそれに共有結合したヘム基からなるヘムたんぱく質。ヘム鉄原子の酸化還元変化(Fe^{2+}⇔Fe^{3+}+e$^-$)によって電子を伝達する。シトクロームCは，シトクローム還元酵素から電子を受容し，シトクローム酸化酵素に電子を伝達する。動物，植物，真核微生物のようなミトコンドリア呼吸鎖をもつ全ての生物に存在する。

(人体) シトクロームCは，ヘム鉄の酸化還元によって電子を伝達する。

【シトシン】★　DNA*・RNA*を構成するピリミジン塩基の1つ。DNAの二重らせんの中でグアニン*はシトシンと3個の水素結合*で結ばれている。一方アデニン*は，もう1つのピリミジン塩基であるチミン*と2個の水素結合で結ばれている。このような結合を互いに相補的塩基対*を形成するという。

(人体) DNA分子中のシトシンに対応する相補的塩基は，グアニンである。[2016]／シトシンは，ピリミジン塩基である。[2020]

【シトステリン】⤳シトステロール
【シトステロール】★《シトステリン》　植物の代表的なステロール。コレステロールに類似した化学構造を有し，天然には遊離型あるいは脂肪酸*とのエステル型で存在する。一部は配糖体型で存在するものもある。β-シトステロールは植物油に

含まれる主要なステロールとして知られる。β-シトステロールは，血中コレステロールを低下させることが知られている。

(食物) 植物性食品のステロールの主成分は，シトステロールである。

【シトルリン】★★　尿素回路*を構成しているアミノ酸の1つ。側鎖にカルバミド基（−NH−CO−NH$_2$）を有する遊離の状態で存在し，たんぱく質合成には利用されない。食品では，スイカ，メロンなどに比較的多く含まれる。一酸化窒素の生成を高め，血管を広げる作用が認められており，摂取による動脈硬化の緩和や冷え性改善，むくみ防止などの効果が期待される。

(人体) シトルリンは，尿素回路の中間体である。[2009]

(基栄) オルニチン，シトルリンは，生体内の代謝に重要な役割を果たすアミノ酸である。

【シナプス】★　ニューロン（神経細胞*）とニューロン間およびニューロンと筋肉などの効果器官との接合部位。興奮の伝達には，神経伝達物質*を介する化学シナプスと電気が直接伝えられる電気シナプスとがある。シナプスでは，興奮を与える側をシナプス前側，これを受け取る側をシナプス後側といい，両者の細胞膜には2〜20nm（化学シナプスでは20nm，電気シナプスでは2nm）の間隙がある。化学シナプスでは軸索*側にシナプス前側があり，樹状突起側にシナプス後側がある。シナプス前側には神経伝達物質（アセチルコリン*，ノルアドレナリン*，ドーパミン*など）が含まれたシナプス小胞があり，この神経伝達物質が放出されることで，次のニューロンに興奮を伝える。電気シナプスでは，たんぱく質でできた細い管でニューロン同士が連絡し合っている。2つのニューロンのどちらかに電位変化が起こると，この連絡路を介してもう片側のニューロンに興奮が伝わる。

(人体) 神経終末と標的細胞が接合する部位を，シナプスとよぶ。[2006]／シナプスにおける情報伝達は，片方向である。[2019]

【シニグリン】★ わさび，からし，キャベツに含まれるからし油配糖体*。植物組織が損傷すると酵素ミロシナーゼ*の作用で刺激性辛み物質アリルイソチオシアネート*が生成される。

(食物) からしやわさびの辛味は，すりおろす時に配糖体のシニグリンがミロシナーゼの作用で，アリルからし油(アリルイソチオシアネート)を生じることによる。

【シネレシス】➡離漿

【死の四重奏】➡メタボリックシンドローム

【C反応性たんぱく質】➡CRP

【CP】➡クリニカルパス

【CPK】★《creatine phosphokinase, クレアチンキナーゼ, クレアチンホスフォキナーゼ, CK》 クレアチン*＋ATP*⇔クレアチンリン酸＋ADPの反応を触媒する酵素。おもに筋肉組織において高エネルギーリン酸結合の貯蔵またはATPの再生産に関係し，筋収縮時のエネルギーを供給する役割をもつ。M(muscle)とB(brain)の2つのサブユニットからなる二量体で，CK-BB，CK-MB，CK-MMの3つのアイソザイム*がある。骨格筋に最も多く存在し，次いで横隔膜，心筋，脳，膀胱，消化管に含まれており，臓器の組織破壊で血中に流出する逸脱酵素。心筋梗塞*，甲状腺機能低下症*，多発性筋炎，筋肉の外傷，手術後などで血中濃度が上昇する。また，持続的に運動しているスポーツ選手では高値となる。

(人体) クレアチンキナーゼは，筋肉に含まれている酵素であり，クレアチンリン酸を生成する反応を触媒する。[2006]

【GPT】➡ALT

【ジヒドロキシアセトンリン酸】★ 解糖系*の代謝中間体の1つ。解糖系でグルコースはグルコース-6-リン酸*，フルクトース-6-リン酸を経てフルクトース-1,6-ニリン酸となり，アルドラーゼによりジヒドロキシアセトンリン酸とグリセルアルデヒド-3-リン酸とになる。一方，フルクトース*はフルクトース-1-リン酸となり，アルドラーゼにより，ジヒドロキシアセトンリン酸とグリセルアルデヒドとにな

る。前者はそのまま，後者はリン酸化された後，解糖系に合流する。

(人体) アルドラーゼは，解糖経路におけるフルクトース-1,6-ニリン酸を，ジヒドロキシアセトンリン酸とD-グリセリンアルデヒド-3-リン酸に分解する酵素である。

【1,25-ジヒドロキシビタミンD】➡活性型ビタミンD

【CPP】➡カゼインホスホペプチド

【渋きり】★ あずきを茹でる時に沸騰後の茹で汁を加熱初期に一旦捨てること。あずきの皮や子葉に含まれるタンニンやサポニン，カリウムなどのあくや，渋味の成分を除去するために行う。あずきの品質や好みによって渋きりの回数を増やす。

(食物) あずきの茹で汁に含まれるあく成分を除く目的で，沸騰後の茹で汁を捨てることを渋きりという。

【渋抜き】➡脱渋

【渋味】★ 舌の粘質たんぱく質*が一時的に凝固することによって起こる味覚。タンニン*，鉄，銅などの金属，希酸，脂肪の変敗したものなどが渋味の原因。茶のカテキン，コーヒー*のクロロゲン酸*，くりのエラグ酸，かきのシブオールなど。

(食物) 渋がきの渋味は，水溶性のポリフェノール化合物による。[2007]

【G-プロテイン】★《GTP-結合たんぱく質, G-たんぱく質》 細胞内シグナル伝達因子として機能するグアニンヌクレオチド結合たんぱく質。細胞膜*に存在し，細胞外情報伝達物質のホルモンや神経伝達物質*が受容体に結合した後，その情報を受けてGTP*と特異的に結合する。GTPを結合したG-たんぱく質は活性型であり，さらに各種のセカンドメッセンジャー*(cAMP*，cGMP等)を合成する酵素を活性化する。結合したGTPをGDPに加水分解して不活性型となり，次の情報を伝える働きをもつ。

(人体) G-プロテイン(Gたんぱく質)は，ホルモンと結合することによって作用を発揮する。

【シーベルト】★《Sv:sievert》 電離性放

射線被曝による生物学的影響の大きさ（線量当量）の単位。1ジュールの電離性放射線エネルギーを1kgの物質が吸収した時に1グレイ（Gy）という単位で示すが、放射線の種類で生物学的効果が異なるので、γ線や電子線では1、α線では10等の係数をGyに掛けた値がシーベルト（Sv）。

（社会） シーベルト（Sv）とは、放射線による人体への影響度合いを表す単位をいう。

【脂肪】→中性脂肪

【脂肪エネルギー比率】★★★★《脂質エネルギー比率》 総エネルギー摂取量に対する総脂質由来のエネルギー摂取量の割合。日本人の食事摂取基準*[2020年版]では、目安量*として、0～5カ月：50％、6～11カ月：40％、目標量として、1歳以上：20～30％、妊婦・授乳婦は同世代の非妊婦、非授乳婦と同じとなっている。日本人の脂肪エネルギー比率は年々上昇している。脂質の過剰摂取は肥満や脂質異常症*、糖尿病*ばかりでなく、心臓病や大腸がんの一因ともなることから、注意を払わなければならない。

（応栄） 食事の脂肪エネルギー比率は、20～30％が適当である。[2013]

（臨栄） 微小変化型ネフローゼ症候群では、脂肪エネルギー比率を25～30％とする。[2009][2012]／1型糖尿病では、脂質エネルギー比は同年齢の健常児と同じくする。[2010]／成分栄養剤の脂肪エネルギー比率は、非常に低い。[2012][2017]／高カイロミクロン血症では、脂肪エネルギー比率を15％以下にする。[2009][2010][2014]／血糖管理を目的とした経腸栄養剤は、脂肪エネルギー比率をが25～40％Eとしている。[2021]／重症外傷患者では、脂肪は、総エネルギー投与量の20～40％を基準として、病態に応じて増減する。[2021]

（公栄） 脂肪エネルギー比率は、エネルギー調整された値である。[2012]／脂肪エネルギー比率が30％以上の者の割合は、男性より女性で高い。[2012][2015]／最近の国民健康・栄養調査では、脂肪エネルギー比率は、30％Eを下回っている。[2021]／最近の国民健康・栄養調査の結果によると、20歳代の脂肪エネルギー比率の平均値は、女性より男性で低い。[2020]／最近の

国民健康・栄養調査の結果によると、脂肪エネルギー比率が30％E以上の者の割合は、男性より女性で高い。[2019]

（給食） 成人を対象とする特定給食施設における、日本人の食事摂取基準[2015年版]に基づく1日当たりの給与目標量の設定のさい、脂肪エネルギー比率は、30％以上にならないようにする。[2014]

【脂肪肝】★★ 肝内に異常に中性脂肪*の沈着を認める疾患の総称。種々の病因による脂質代謝障害により、肝細胞に湿重量の5％を超え中性脂肪が沈着した状態である。成因には、肥満*（栄養過多）、アルコール*、糖尿病*、栄養障害性（クワシオルコル、吸収不良症候群、妊娠性脂肪肝）、医原性（グルココルチコイド*、テトラサイクリンなど）などが関与。一般的に自覚症状はなく、診察上も肝腫大を認める程度で、診断は、腹部超音波検査*により得られ、確定診断は肝生検による。血液検査では、トランスアミラーゼ（ALT*、AST*）の軽度上昇、コリンエステラーゼ*、血中脂質濃度が上昇する。治療は食事療法*と運動療法である。過栄養性脂肪肝と低栄養性脂肪肝により食事療法は異なる。

（臨栄） 高カロリー輸液による大量のグルコース投与は、脂肪肝を引き起こす。[2011]／脂肪肝では、肝細胞内にトリグリセリドが過剰に蓄積する。[2019]

【脂肪球】★ エマルション*状態の脂肪分子の球状集合体。牛乳*の場合、大きさは直径$0.1～17.0\mu m$、平均$3.4\mu m$で、1mL中に$15×10^9$個含まれている。直径$1\mu m$未満のものは個数では全体の約80％を占めるが、体積量では2％に過ぎず、直径$1～10\mu m$は$1\mu m$未満に比べ数は少ないが体積量の95％を占める。脂肪球の98～99％はトリアシルグリセロール（トリグリセリド）*であり、この他に少量のジアシルグリセロールとモノアシルグリセロール、遊離脂肪酸*、ステロールとステロールエステル、リン脂質*、糖脂質*、脂溶性ビタミン*類から構成されている。

（食物） 牛乳の脂質は、脂肪球として乳中に水中

油滴型のエマルションの形で分散している。／均質化処理では，脂肪球が微小化する。[2009]

【脂肪細胞】★★　皮下および腸間膜*に分布する脂肪組織を構成する細胞*。トリアシルグリセロール*を約85％程度含み，エネルギー貯蔵の役割を有する。脂肪細胞を構成するトリアシルグリセロールは，脂肪酸部分はキロ（カイロ）ミクロンやVLDL*から，グリセロール部分はグルコース*から供給される。そのため，脂肪細胞での脂肪の蓄積は食物から摂取した脂肪の量だけではなく，血糖*にも大きく影響を受ける。脂肪細胞は，その形態から白色脂肪細胞と褐色脂肪細胞に分けられる。褐色脂肪細胞は，熱産生に働く脱共役たんぱく質*を豊富に含むミトコンドリアを細胞内に多くもつ。脂肪細胞はエネルギー貯蔵の目的だけではなく，アディポサイトカインと総称される内分泌因子を分泌する役割がある。アディポサイトカイン*は生活習慣病発症に関わる因子として注目されている。

(人体) アドレナリンは，脂肪細胞での脂肪分解を促進する。[2013]／TNF-α（腫瘍壊死因子α）は，脂肪細胞から分泌される。[2015]／アディポネクチンは，脂肪細胞から分泌される。[2015]

(基栄) VLDLのトリアシルグリセロールは，分解されてから脂肪細胞に取り込まれる。[2010]／レプチンは，脂肪細胞から分泌される。[2017]／脂肪細胞内のトリグリセリドは，主にホルモン感受性リパーゼにより分解される。[2021]

【脂肪酸】★★★★　天然の脂質の加水分解によって得られる脂肪族モノカルボン酸。天然のほとんどのものは炭素が偶数の直鎖状である。炭素鎖が飽和のものは飽和脂肪酸*，不飽和（二重または三重結合を含む）のものは不飽和脂肪酸*と称する。脂肪酸はミトコンドリア内でβ-酸化*によりアセチルCoA*となり，クエン酸回路*で完全酸化され，エネルギー源として利用される。生合成は細胞質で行われる。アセチルCoAが出発物質でマロニルCoAが合成単位となって脂肪酸合成酵素複合体により連続的に合成される。こ

の時，ペントースリン酸回路でつくられたNADPH＋H⁺が水素供与体として使われる。脂肪酸分析同定のためには，ガスクロマトグラフィー法，質量分析法が使われる。

(人体) 脂肪酸の合成は，細胞質ゾルで行われる。[2014][2015]／ミトコンドリアでは，脂肪酸の分解が行われる。[2015]／脂肪酸のβ酸化は，脂肪酸をアセチルCoAに分解する過程である。[2013]／β酸化される炭素は，脂肪酸のカルボキシ基の炭素の隣の隣に存在する。[2016]／脂肪酸は，代謝されると二酸化炭素と水になる。[2019]／動物は，脂肪酸をグルコースに変換できない。[2013]／肝細胞内で生成したクエン酸は，脂肪酸の合成材料となる。[2013]

(食物) 活性メチレン基の多い脂肪酸は，酸化されやすい。[2015]

(基栄) 脂肪酸の合成には，パントテン酸が関与している。[2016]／脂肪酸は，グルコースの合成材料にならない。[2011][2015][2018]／食後，肝臓では脂肪酸合成が上昇する。[2016]／食後には，脂肪組織から放出される脂肪酸量は減少する。[2011][2014]／食後には，グルコースからの脂肪酸合成が促進される。[2014]／食後には，エネルギー源としての脂肪酸の利用が低下する。[2014]／ビタミンB₂は，脂肪酸からのエネルギー産生に必要である。[2013]／筋肉では，エネルギー源として脂肪酸を利用する。[2020]

(応栄) 母乳の脂肪酸組成は，母親の食事内容に影響される。[2010][2011][2018]

【脂肪摂取量】⇨脂質摂取量
【脂肪組織】★★《皮下脂肪組織，内臓周囲脂肪組織》　脂肪細胞*からなる結合組織*。下腹部や太ももなどの皮下，内臓周囲に分布している。エネルギー*源であるトリアシルグリセロール*を貯蔵する他，外界からの衝撃から内臓を保護したり，外界の温度変化から体温を保つ等の働きをもつ。成人では体重の15～25％を占めるが，体全体の総エネルギー消費量*に占める，脂肪組織のエネルギー消費量の割合は4％と少ない。脂肪組織には褐色脂肪組織*と白色脂肪組織*の2種類がある。成人の脂肪組織のほとんどは白色脂肪組

織であり，この組織を構成する細胞は大きな脂肪滴で満たされている。一方，褐色脂肪組織は胎児から新生児期に多く，この組織を構成する細胞では活発なエネルギー産生が行われ，胎児から新生児の体温維持に役立っている。肥満になると，脂肪細胞の直径は20倍にも大きくなり数も増え，脂肪組織量を増大させる。脂肪組織からは，多数のアディポサイトカイン*（生理活性物質）が分泌されているが，皮下脂肪組織に比べて内臓周囲脂肪組織から分泌されるアディポサイトカインは生活習慣病を悪化させるものが多い。近年，内臓脂肪型肥満に着目した保健指導が行われている。

（基栄）インスリンは，脂肪組織へのグルコースの取り込みを促進する。[2010]／食後，脂肪組織では，トリアシルグリセロール（トリグリセリド）合成が促進される。[2008][2009][2010]／食後には，脂肪組織から放出される脂肪酸量は減少する。[2011][2014]／脂肪組織は，グルコースをトリアシルグリセロールに変換して貯蔵する。[2016]／脂肪組織からのレプチンの分泌は，脂肪蓄積量が多くなると増大する。[2010]／脂肪組織から血中に放出された脂肪酸は，アルブミンと結合して輸送される。[2017]／食後，脂肪組織でホルモン感受性リパーゼ活性は，低下する。[2019]

【脂肪乳剤】★　ミセル*化された脂肪*酸とグリセリンからなり，エネルギーや必須脂肪酸の補充を目的として静脈内に投与される脂肪酸懸濁液。PPN製剤との併用で，浸透圧を下げ血栓性静脈炎の予防，NPC/N比*の適正化にも有用である。10%または20%の大豆油に卵黄（または大豆）レシチンとグリセリンを添加したもので，リノール酸，オレイン酸，パルミチン酸，リノレン酸，ステアリン酸が主体。脂肪乳剤は0.1g/kg/時以下の速度で投与する。

（臨栄）脂肪乳剤は中心静脈カテーテルから投与できる。[2008]／脂肪乳剤は，末梢静脈から投与が可能である。[2012][2015]／脂肪乳剤の投与は，0.1g/kg標準体重/時とする。[2013][2020]

【死亡率】★★　国民の健康水準の指標。死亡は集団の罹患状況や医療・福祉体制などに左右されるので，粗死亡率・乳児死亡率*・年齢調整死亡率*・PMI*などの死亡率は年齢別・地域別・年次別に求めて健康指標としても利用。粗死亡率は年間死亡数を人口で割り10万倍して算出。日本は昭和50（1975）年代半ばまで男女ともに減少していたが，以降は人口の高齢化に伴い現在も増加傾向。年齢調整死亡率は基準人口で年齢構成を補正して求めた死亡率で，集団間の比較や年次推移に用いる。計算法に直接法や間接法（SMR*）。男女ともに戦後一貫して低下し，男が女より常に高い。粗死亡率と直接法の年齢調整死亡率は直接関係しないが，基準人口と実人口の人口構成が等しければ同じ値になる。

（社会）粗死亡率（全死因）は，2005年（平成17）以降，人口の高齢化に伴って緩やかな上昇傾向を示している。[2013]／年齢調整死亡率は，基準集団を設定しないと計算できない。[2016]／年齢調整死亡率は，海外の集団と比較できる。[2016]／年齢調整死亡率は，老年人口が多い集団と少ない集団を比較できる。[2016]／胃がんの年齢調整死亡率は，男女ともに低下傾向にある。[2011][2012]／肝がんの年齢調整死亡率は，近年減少している。[2016]

【凍み豆腐】⇒凍り豆腐
【市民参加型プログラム】⇒住民参加（型）プログラム
【指名競争入札方式】★　食材料などの購入先や業務の委託先選定方法の1つ。一定の条件を満たす希望者全てを入札に参加させる一般競争入札と異なり，あらかじめ指名した複数の業者から，提示条件下での価格を同時に入札させ，最も低価格で適正な内容の業者と購入や委託契約をする方法。主として国や地方公共団体などの公的機関などが行うことが多い。なお，競争入札によらずに行う契約を随意契約という。

（給食）指名競争入札方式とは，あらかじめ指名した複数の業者から同時に入札させる方式である。／価格変動の少ない常備食品の購入方式に

は，指名競争入札方式が適している。

【ジメチルケトール】 ⮕アセトイン

【社会調査法】 ★　実際の社会的場面における人間行動に関する情報を収集し，それを解析するための方法。情報収集の方法には，大きく分けると実態調査と文献調査の2つがある。実態調査は観察法と質問法に分けられる。観察法には統制観察と非統制観察がある。統制観察は技術を標準化し，実験的に一定の操作を加えて特定の要因間の関係を純粋に取り出そうとする方法であり，非統制観察はこれを行わず，刺激をできるだけ避けてあるがままの形で現象をとらえようとする方法。非統制観察には，調査者が調査対象の集団の生活にとけ込んで調査する参与観察と，視察・参観などのように部外者として調査する非参与観察がある。質問法には，文書による質問と回答を得る自計調査*と，口頭での質問と回答を得る他計調査*がある。さらに，自計調査には，質問紙を配布回収する配票法，被調査者に集まってもらう集合法，郵送で配布回収を行う郵送法がある。他計調査には面接法と電話法がある。文献調査は，他の目的で収集された既存の統計資料，記録，報告書，論文などを用いる方法である。

(公栄) 社会調査法は，個人や集団の意識や行動，生活習慣などを調査する方法である。

【社会的学習理論】 ⮕社会的認知理論

【社会的認知理論】 ★《社会的学習理論》　バンデューラ*(Bandura, A.)が提唱した，人間の社会的行動を理解するための理論。この理論は，1977年に社会的学習理論として登場し，他人の行動を観察(モデリング)し，その人たちが受ける報酬によって新しい行動は学習されることを説明した。1986年に名称を社会的認知理論に改めた。相互決定主義，結果期待，自己効力感，観察学習，自己制御などがおもな構成要素である。

(栄) 社会的認知理論とは，他者の行動や態度を観察することによる学習をいう。

【じゃがいもでんぷん】 ★★《片栗粉》　じゃがいも(ばれいしょ)の貯蔵でんぷんを分離精製したもの。地下でんぷんの中では品質・白色度が高く，粒子が大きい。粒径は15〜100μmと幅広く平均は約40μmである。糊化温度が低く，糊は粘度が高く，透明度も高い。食塩添加により粘度が低下し，砂糖添加により透明度が上昇する。ゲル*に使用する濃度は10〜20%程度で，汁物のトロミ付けには1〜1.5%程度使用する。

(食物) 透明度を重視するあんかけでは，片栗粉(じゃがいもでんぷん)を使用する。[2018]／ゲルに使用するじゃがいもでんぷん濃度は，15〜20%程度である。[2018]／じゃがいもでんぷんのゲルに食塩を添加すると，粘度が低下する。[2018]

【JAS(ジャス)】 ★《Japanese Agricultural Standard, 日本農林規格》　「農林物資の規格化および品質表示の適正化に関する法律」に基づく農林物資に関する規格。表示に関しては食品表示法*に移管された。JAS*規格制度では，農林水産大臣の登録を受けた登録認証機関が製造施設や品質管理，製品検査，生産工程管理などの体制を審査し，JAS規格を満たしていることを認定した場合，事業者は商品や広告にマークを付けることができる。JASマーク，特定JASマーク，有機JASマーク，生産情報公表JASマーク，低温管理流通JASマークがある。全ての食品にJAS規格があるわけではない。JAS制度は海外市場を展開するため，商品の品質だけでなく，生産方法や取り扱い方法，試験方法の規格などにも適用を広げている。

(食物) JASでは，全ての生鮮食品に原産地表示をすることになっている。

【ジャム】 ★《ジャム類》　果実等を原料とし，糖類を加えて煮詰め，ゼリー*状に凝固させたもの。ゼリー状のゲルの形成には，ペクチン*，酸，糖の3成分が必要である。製造時に添加する多量の糖に自由水が吸着し水分活性が低下するため，保存性が高まる。JAS*では，ジャム類をジャム，マーマレード*，ゼリーに区

分している。ジャムのうち，果実の原形を保持したものをプレザーブスタイルと称する。

(食物) ジャム類のうち，果実の原形を残したものをプレザーブという。／ジャムは，果実に砂糖を加え，加熱濃縮する。[2015]

【自由エネルギー】★　一定の温度ならびに圧力のもとで仕事をすることのできるエネルギー*のこと。自由エネルギー変化（⊿G）と同義の熱力学的用語である。生成物の自由エネルギーが反応物の自由エネルギーよりも低ければ，⊿Gは負となり，反応は自発的に進む。これは反応によってエネルギーが放出される発エルゴン反応である。⊿Gが正となる吸エルゴン反応*ではエネルギーの投入を必要とし，そのために発エルゴン反応と共役する。生物では多くの場合ATPが共役して働く。

(人体) 自由エネルギーとは，反応系で起こる全エネルギー変化のうち，有効に用いることのできるエネルギーをいう。

【就学時健康診断】★　学校保健安全法*第11条の規定に基づき，市町村教育委員会が就学予定者に対して実施する健康診断*。心身の健康状態を把握，治療の勧告，その他保健上必要な助言や適正な就学についての指導により，義務教育の円滑な実施に資する。対象者は，学校教育法*第17条第1項の規定に基づき，翌学年の初めから小学校または特別支援学校の小学部に就学させるべき者で，当該市町村の区域内に住所を有し，学校教育法*施行令第2条の規定によってあらかじめ作成された学齢簿に記載された就学予定者である。検査の項目は，①栄養状態，②脊柱および胸郭の疾病および異常の有無，③視力および聴力，④眼の疾病および異常の有無，⑤耳鼻咽喉疾患および皮膚疾患の有無，⑥歯および口腔の疾病および異常の有無，⑦その他の疾病および異常の有無である。

(社会) 就学時健康診断は，就学前3カ月までに実施する。[2008][2010][2011]／就学時の健康診断の実施主体者は，教育委員会である。

【習慣拮抗法】⟹反応妨害・拮抗法

【周期性嘔吐症】★★《自家中毒症，アセトン血性嘔吐症, cyclic vomiting 》　2〜10歳の小児に突然の嘔吐を認め，数時間から数日間，間歇的に繰り返しみられる疾患。嘔吐は発作的に1日数回から十数回，あるいは それ以上に及ぶ。精神的ストレス，緊張，感染症，疲労などが誘因となり，食事量が落ちたことでケトン体が血中に増加し，様々な症状が生じる。発作はその後も不定期に反復して起こり，臨床検査では尿検査や血液検査でケトン体を測定する。重症になると呼気にアセトン臭がみられ嗜眠傾向を示すので，アセトン血性嘔吐症ともいわれる。食事を抜かないようにし，食欲不振時にはジュースや飴など糖分を補充することで発作予防の効果が期待できる。

(応栄) ケトアシドーシスは，周期性嘔吐症の症候の1つである。[2007]

(臨栄) 周期性嘔吐症では，頻回にわたる嘔吐がみられる。[2006]／周期性嘔吐症は，2〜10歳の小児期に好発する。[2006]／周期性嘔吐症では，嘔吐が停止後，糖質を中心とした低脂肪食とする。[2010]

【充血】★　局所に動脈血が大量に流入し，小動脈や毛細血管が拡張して血液量が増加した状態。充血の機構として，血管を拡張させる神経の刺激，血管を収縮させる神経の麻痺，動脈壁の平滑筋*の弛緩が考えられている。局所は腫脹し鮮紅色を示す。生理的には，運動や体温上昇による代謝の亢進で起こり，血液流入量が増加して生じる。病的には炎症*による場合が典型的で，局所で様々な血管作動性物質*が分泌されて血管が拡張するために生じる。

(人体) 充血は，動脈血が局所的に大量に流入し，増加する状態である。

【集合管】★　腎臓の尿細管の最下流部分。水分の再吸収量を調節することで，腎静脈の血漿浸透圧*を，腎動脈より高くも低くもできる。抗利尿ホルモンであるバソプレシン*の作用部位である。

シ

●ジュウ

(人体) バソプレシンは，腎臓の集合管や遠位尿細管遠位部に作用する。[2007]／1本の集合管には，複数の尿細管が合流する。[2009]／集合管は，ネフロンに含まれない。[2020]

【シュウ酸】★★ 野菜のあく*成分の1つ。アカザ科の野菜（ほうれんそう，おかひじき，ふだんそう等）に特に多く含まれる。これらを茹でた時に出てくる「あく」汁の不快な味の原因物質である。調理では灰汁，重曹，ぬかなどを加えた水で茹でて取り除いている。また，調理の際にはカルシウム*と結合して不溶性シュウ酸となるので，これを含む野菜のカルシウム吸収率は劣る。

(食物) ほうれんそうに多いシュウ酸や，豆類に多いフィチン酸は，カルシウムと不溶性の塩を形成する。

(基栄) カルシウムの吸収は，シュウ酸により阻害される。[2014]

【周産期死亡率】★ 周産期死亡とは妊娠*満22週以後の死産と生後1週未満の早期新生児死亡を合わせたもの。周産期死亡率は（妊娠満22週以後の死産数＋早期新生児死亡数）／（出産数〔出生数＋妊娠満22週以後の死産数〕）×1000。戦後一貫して改善されてきた。現在，欧米諸国と比較してかなり低率である。

(社会) 周産期死亡率は，（妊娠満22週以後の死産数＋早期新生児死亡数）÷（出産数〔出生数＋妊娠満22週以後の死産数〕）×1000で求められる。

【周術期】★ 手術前，手術中，手術後の全ての期間を一括した期間。したがって周術期管理という場合は，術前に麻酔医によって行われる患者の術前評価をはじめ，手術中の循環動態，呼吸管理，体液*・代謝管理などの術中管理に加え，ICU（集中治療室）などでの術後管理などを含めた一連の管理を意味することになる。

(人体) 術前には，患者の正確な医学的評価と準備，術中には全身管理と苦痛の緩和，術後には社会復帰に向けての支援などが，周術期の管理として重要である。

【重症急性呼吸器症候群】★★《SARS（サーズ）:severe acute respiratory syndrome, サーズ》 SARSコロナウイルスを原因とする2類感染症*。新型肺炎ともよばれる。おもに飛沫や接触でヒトからヒトへと感染して起こる。2～7日の潜伏期*の後，38℃以上の発熱，咳，全身倦怠，筋肉痛から始まり，数日間で呼吸困難，乾性咳嗽，低酸素血症といった下気道炎症があらわれ，肺炎となる。肺炎の多くは1週間程度で回復するが，10～20％は急性呼吸窮迫症候群を起こす。致命率*は10％程度で，高齢者の致命率が高い。

(社会) SARS（重症急性呼吸器症候群）は，2類感染症である。[2006]

(人体) 重症急性呼吸器症候群（SARS）の病原体は，ウイルスである。[2017]

【自由水】★★ 食品中で比較的自由に運動できる状態の水。結合水*に対比される。蒸発しやすく，凍結*しやすい。食品中の自由水が100％の場合（純水）は，水分活性*値は1.0となる。微生物は自由水のみを利用できるので，自由水の多い食品は腐敗*しやすい。微生物は一定水分活性値以下では生育できない。

(食物) 食品の成分や組織の形式により運動性が束縛されていない水が，自由水である。[2007]／食品の乾燥によって保蔵性が増すのは，自由水を奪うことによる。[2013][2017]／結合水は，自由水に比べて凍結しにくい。[2015]／水分活性は，食品中の自由水の割合を示す。[2010]／結合水は，食品成分と水素結合を形成している。[2015]／塩漬は，食品中の自由水の割合を低くする。[2017]

【重曹】★★《炭酸水素ナトリウム，重炭酸ナトリウム，ベーキングソーダ》 化学名は炭酸ナトリウム（NaHCO₃）であり，重炭酸ソーダともいう。常温では白色の粉末である。水を加えて加熱すると，二酸化炭素*（CO₂）が発生する。ベーキングパウダー*には，酸性剤と混合して用いられる。アルカリ性を示すので，たんぱく質を可溶化させ，豆類の煮熟を速める。山菜や豆類をやわらかくし，葉菜類の緑色を鮮やかにする。また山菜のあく*を除く。しかし，アルカリ*によりビタミン類が壊れやすい。

(食物) 茹でる操作では，山菜の軟化を促進する

ために重曹を加える。[2009]／豆に重曹を加えて煮ると，ビタミンB₁が分解される。[2015]

【従属人口指数】★★　従属人口（年少人口*と老年人口*）が生産年齢人口に対して占める比率。（従属人口／生産年齢人口）×100で求める。働き手である生産年齢人口が子ども（年少人口）と高齢者（老年人口）を何人支えているかの扶養負担の程度を表す。わが国の従属人口指数は増加傾向にある。

(社会) わが国の従属人口指数は，上昇傾向にある。[2007][2013][2015]

【集団アプローチ】➔ポピュレーション戦略

【集団栄養教育】★　教育方法の分類の1つ。複数人を対象として栄養・食事に関する指導を行うこと。構成人員（特性や人数，特定か不特定かなど）により教育方法は異なる。同じような目的をもった対象者に対して行うことで，相互啓発や連帯意識が生まれるなど，個人指導*にはない長所がある。

(栄教) 集団指導では，個人指導の時にはみられない競争心や自主性の向上といった，集団力学的効果が期待できる。

【重炭酸ナトリウム】➔重曹

【集団免疫】★　ある病原体に対して集団として免疫をもつ状態。集団の中で免疫を有する者が一定の割合以上存在すると，その病原体による感染症の流行が起こらない。このような集団は集団免疫があるという。集団免疫が成立するためには，病原体が人間のみを宿主とすること，病原体が人から人へ直接的に伝播する可能性が高いこと，感染によって完全な免疫が生じること，などが条件となる。

(社会) 集団免疫が高い場合は，罹患率が低くなり，平均罹患年齢も低くなる。

【十二指腸】★★　消化管*の一部。胃の幽門*と空腸*の間に位置する。長さは約25cm。十二指腸には肝臓*からの総胆管と，膵臓からの膵管が大十二指腸乳頭とよばれる部分1カ所に開口している。この開口部はオッディの括約筋とよばれる平滑筋*で囲まれている。胆管からは胆汁*，膵管からは膵液*が分泌され，それぞれ

消化吸収に非常に重要である。

(人体) 十二指腸は，腹腔の後壁に固定されている。[2017]／十二指腸には，肝臓からの胆管と膵臓からの膵管がいっしょになって開口している。[2016]／空腸は，十二指腸と回腸の間にある。[2021]／十二指腸には，腸間膜が付着しない。[2021]

(基栄) セクレチンは，胃内容物の十二指腸への移送を抑制する。[2008]

【終末期医療】➔ターミナルケア

【住民参加】★★　住民が自治体の政策を決定する過程に参加し，その決定に影響を与える行為のこと。住民が自らの意思を行政に反映し，実現していくプロセスである。行政が住民へ働きかける動きと，公害運動などにみられるように住民が行政に働きかける場合に大別される。人々の生活や価値観が多様化する今日，住民参加はヘルスプロモーション*を推進する活動の1つとして重要な位置づけとされる。住民参加を具体化する有効な方法論の1つが，地区組織活動*（コミュニティ・オーガニゼーション）である。

(公栄) 計画立案時から住民参加とすると，健康課題の共有化が促進される。[2010]／公衆栄養活動では，住民参加による活動を推進する。[2020]

【住民参加(型)プログラム】★★《市民参加型プログラム，住民主体プログラム》　公衆栄養プログラム*の手法の1つ。住民がプログラムに参加する場合，参加方法は多様であり，参加・非参加の明確な区切りはない。しかし，計画・実施・評価の全プロセスにおける最終受益者である住民自身が意思決定に参加することが重要である。このことにより，プログラムへの理解，同意，時にはコスト分担を得ることができ，プログラムの効率や効果を高める。

(公栄) 住民参加型のプログラムは，参加者間で課題や目標の共有ができる。[2008]／住民参加型のプログラムは，多様なニーズに合ったプログラム案が作成される。[2008]／住民参加型のプログラムは，背景の異なる住民の参加によりプログラムが活性化する。[2008]

【住民主体プログラム】➔住民参加(型)プロ

グラム

【主観的規範】★★　計画的行動理論*の特徴的な概念。主観的規範は，その行動をどの程度とるべきと認識しているのかの評価である。それは自分にとって，身近で重要な人からの期待の認識と，その期待に応えたいと思う動機づけの程度で決定される。

（栄教）主観的規範は，計画的行動理論のキーワードであり，周りからの期待に従おうと思うことを意味する。[2008]／糖尿病を予防して家族や友人の期待に応えようという気持ちは，主観的規範であり，計画的行動理論の要因の1つである。[2009]／計画的行動理論において，「ご家族は，あなたがずっと健康でいることを願っていますよ」は主観的規範を高めるための管理栄養士の発言である。[2016]

【粥状（じゅくじょう）硬化症】★★《アテローム（動脈）硬化症》　動脈硬化*症の最も一般的なもの。内膜の線維性肥厚と脂質沈着が基本。大動脈および中等度の太さの動脈に起こる。内膜にコレステロール*が沈着し，組織の壊死*に伴い粥腫（アテローム）が形成される。さらにこの粥腫の石灰化，潰瘍化，血栓*の付着などが起こる。動脈硬化症には粥状硬化症，中膜硬化症，細動脈硬化症があり，粥状硬化症は心筋梗塞，脳梗塞を引き起こす。

（人体）動脈の粥状（アテローム）硬化症の最初に出現する変化は，内膜への脂質の沈着である。

【熟成】★　食品および加工食品*が十分に食用に適するようにする貯蔵過程。みそ*，しょうゆ*，ビール*，日本酒*などの発酵*食品は長期熟成を要する。果実類では樹上着生時の成熟および追熟，食肉類では死後硬直*を解く軟化，調味料添加食品では味をなじませるための保蔵がある。熟成には化学的変化，物理的変化，生物的変化などが関与する。

（食物）肉の熟成中に，プロテアーゼの作用でペプチドやアミノ酸を生成する。／食肉の熟成により保水性が向上する。[2011]

【シュクロース】→ショ糖
【手術後】→術後
【受信者動作特性曲線】→ROC曲線

【酒税法】★　酒類に関する法律。酒類とは1度（度数は温度15℃で原容量に含まれるエタノールの容量％）以上のアルコール*分を含む飲料。酒税法では清酒，合成清酒，しょうちゅう，みりん*，ビール*，果実酒類，ウイスキー類，スピリッツ類，リキュール類，および雑酒の10種に分類している。

（食物）酒税法では，アルコール1％（容量比）以上のものをアルコール飲料としている。

【酒石酸】★　有機酸*の1つ。遊離の酸あるいはカルシウム塩，カリウム塩，マグネシウム塩として，ぶどうなど果物中に広く存在する。無臭で無色透明の結晶または白色の結晶性粉末で，その好ましくさわやかな酸味*は，味覚テストで酸味の標準物質として用いる。

（食物）酸味の味覚テストは，酒石酸を標準物質として用いる。／果物に含まれる有機酸は，クエン酸，リンゴ酸，酒石酸などが主要なものである。

【主調理】★　加熱調理*および本調理をおもな作業内容としたもの。調理作業工程を作業の種類で区分すると，下調理，主調理，配食*・配膳*，洗浄に分類することができる。未加熱の食品と加熱調理後の食品の交差による二次汚染*に注意をするため，作業区域の分離，機器・容器の使い分けが効果的である。

（給食）下調理作業，主調理作業の空間を区分することが必要である。

【出血】★★　血管の外に赤血球*が出た状態。血管壁が破れて起こる破綻性と血管壁の隙間から漏れ出る漏出性がある。肺，気管支からの出血を喀血，消化管からの出血による嘔吐を吐血，消化管からの出血が肛門から出る下血がある。大量出血はショック*を起こす。

（人体）大出血やショックの時には，血圧は低下する。[2011]／タール便は黒いタール様の便で，上部消化管から出血した際にみられる。[2011]

【出血性梗塞】★《赤色梗塞》　出血*を伴う梗塞*。組織の毛細血管に複数の血管から血液が供給される肺，腸，肝は，本来梗塞を起こしにくい。しかし，主たる血管からの血流が途絶えると，酸素不足と

なり，血管や組織は壊死*する。そこに，もう1つの血管から血液が流入するため，壊死巣に出血が起こり，出血性梗塞となる。また，静脈の閉塞によって，毛細血管に血液がうっ滞したために，新たな動脈血*が流入できず，酸素不足で毛細血管が壊死して出血を起こすうっ血*性(静脈性)梗塞や，動脈が閉塞して梗塞を起こした後に，閉塞が解除されて血流が再開したために壊死巣に出血を起こした場合も含まれる。

(人体) 出血性梗塞は，梗塞巣に出血を伴うものである。

【術後】★《手術後, postoperative》 手術の終わった後の段階。術後栄養管理の目的は手術侵襲の回復に必要な栄養補給，さらに，術後の栄養状態や代謝障害を改善し，創傷の治癒促進，全身状態の回復である。術後栄養管理の良否は手術成績，予後，合併症に大きく影響する。術後早期からの経口摂取が不可能な場合は，経腸管あるいは経静脈栄養法*を用いるが，体重減少，体たんぱく喪失，免疫機能*不全などを評価し，栄養補給法や補給量を決定する。消化管手術直後は静脈栄養が行われ，排ガス確認後，経腸栄養*に移行する。術後はエネルギー代謝*が亢進しているため，高エネルギー，高たんぱく質，高ビタミン食とする。また，手術法，症状，栄養状態，年齢などを考慮する。

(臨栄) 術後消化管出血時には，静脈栄養を選択する。[2006]

【出席停止】★ 児童生徒に対し，なんらかの事由により学校への出席を停止すること。出席停止については，学校教育法*第35条によるものと学校保健安全法*第19条によるものがある。行動上の問題がある場合には，学校教育法の規定によって行われる。感染症に罹っている，罹っている疑いがある，罹る恐れのある時は，学校保健安全法の規定により行われる。感染症による出席停止は，校長が行う。感染症の出席停止期間は，感染症の種類に応じて，文部科学省令で定める基準に

よって行われる(学校保健安全法施行令第6条第2項，同法施行規則第19条)。

(社会) 校長は，学校感染症に罹っている者の出席を停止することができる。[2010][2011]

【10%病】⊃褐色細胞腫

【受動拡散】⊃受動輸送

【受動喫煙】★★★ 非喫煙者が副流煙*(紫煙)や喫煙*者が吐き出した主流煙を吸い込むこと。喫煙習慣がないにもかかわらず喫煙の健康影響を認める。公共の場や職場での禁煙および分煙*の徹底が必要。

(社会) 分煙対策は，受動喫煙の影響を減らすためのものである。／健康増進法には，受動喫煙の防止に関する規定がある。[2009][2012][2013]／受動喫煙防止対策として，健康増進法に施設管理者に対する罰則規定は定められていない。[2015]／受動喫煙について正しい知識をもつ住民の割合は，たばこ対策に関する評価指標となる。[2011]

(公衛) 受動喫煙の防止は，健康増進法で定められている。[2019]／多数の者が利用する施設は，受動喫煙を防止するために必要な措置を講ずるよう努めなければならない。[2009]／妊産婦のための食生活指針では，受動喫煙のリスクについて示している。[2021]

(給食) 事業所給食では，受動喫煙防止のための措置を講じる。[2016]

【受動輸送】★★《受動拡散》 生体膜*を横切って濃度勾配に従う溶質の輸送。溶質がイオンの場合は電気化学ポテンシャルに従う輸送になる。これに対して，濃度勾配に逆らって行われる輸送を能動輸送*という。受動輸送には受動拡散と促進拡散があり，受動拡散の例には，遊離脂肪酸*とモノグリセリド*の腸管からの吸収がある。遊離脂肪酸とモノグリセリドと胆汁酸塩の複合ミセル*が微絨毛膜と接触すると，遊離脂肪酸とモノグリセリドは脂溶性のため膜に溶け込み，膜を通過する。促進拡散には輸送体たんぱく質が関与し，糖やアミノ酸などの水溶性の物質を輸送する。

(基栄) フルクトースは，受動輸送(促進拡散)によって吸収される。[2012]／受動輸送の速度は，細胞内外の濃度差が大きいほど速くなる。

シ

●ジュツ

【授乳期】★★★★　妊娠*，出産からの回復および母乳*分泌が促進する時期。母乳分泌による栄養素の損失を補うために，必要量に見合ったエネルギーや栄養素の摂取が重要となる時期である。食事摂取基準*では，授乳婦に対応する年齢階層，身体活動レベルに付加すべきエネルギーや栄養素の量(付加量)が示されている。また，母乳による損失量は母乳分泌量を1日あたり平均0.78Lとして算定している。多くの場合，母乳分泌による損失が付加量の算定根拠となっているため，人工栄養により母乳分泌がない場合は，付加する必要のない栄養素もある。

(人体) 授乳期にみられる乳腺の肥大を生理的肥大という。[2009]

(応栄) 妊娠期・授乳期は，主食を中心にエネルギーをとる。[2017]／妊娠期・授乳期は，多様な食品を組み合わせてカルシウムをとる。[2017]

(栄教) 授乳の支援においては，授乳で困った時に気軽に相談できる環境づくりを進める。[2013]／授乳の支援においては，母親の周囲の人に対して，授乳に関する情報提供を行う。[2013]／授乳時の母子のスキンシップが図られるよう，支援する。[2013]／適切な授乳方法の支援は，妊娠中から開始する。[2013]

【授乳・離乳の支援ガイド】★★★　妊産婦や子どもに関わる保健医療従事者が所属する施設や専門領域が異なっても，基本的事項を共有し一貫した支援を進めることができるよう作成されたもの。2019年改訂版が示され，改訂のポイントは次の4つ。①授乳・離乳をとりまく最新の科学的知見等をふまえた適切な支援の充実，②授乳開始から授乳リズムの確立時期の支援内容の充実，③食物アレルギー予防に関する支援の充実，④妊娠期からの授乳・離乳等に関する情報提供の在り方，について整理された。

(栄教) 離乳の支援では，離乳の開始時期を生後5，6カ月ごろとしている。

【腫瘍】★★　細胞*や組織が正常の生物学的性格を変え，自律性をもって不可逆的な過剰の発育を示すもの。がん遺伝子*の発現とがん抑制遺伝子*の不活性化が蓄積して発生する。腫瘍の性質で良性と悪性に，由来する細胞(発生母地)で上皮性，非上皮性，混合腫瘍(複数の発生母地から発生)に分類する。悪性腫瘍*は，良性腫瘍より異型が強く，分化は低く，増殖が速い。増殖形式は良性腫瘍が膨張性(圧排性)，悪性腫瘍は浸潤性。出血や壊死*は良性腫瘍は乏しく，悪性腫瘍は多い。良性腫瘍は転移せず，悪性腫瘍は転移，再発しやすい。

(人体) 細胞分裂は，良性腫瘍では緩やかで，悪性腫瘍では活発である。／増殖は，悪性腫瘍では浸潤性である。

(臨栄) 血中総リンパ球数の増加は，感染症，免疫不全症，腫瘍などの診断の指標である。[2011]

【腫瘍壊死因子】→TNF-α

【受容器】→受容体

【受容体】★★《レセプター，リセプター，受容器》　体内，体外の化学的，物理的刺激を細胞*が受容するためのたんぱく質。その存在部位によって，形質膜受容体と核受容体に大別される。前者はペプチドホルモンや味覚，嗅覚，聴覚などの受容体で，G-たんぱく質*などで情報を伝える。後者はステロイドホルモン*や甲状腺ホルモン*，活性型ビタミンD*の受容体で，特定遺伝子の転写を促進する。

(人体) 脂溶性ホルモンの受容体は，細胞内にある。[2019]

【受療率】★★　ある特定の日に疾病治療のために，全ての医療施設に入院あるいは通院，または往診を受けた患者数と人口10万人との比率。調査日に医療施設で受療した推計患者数÷人口×10万で算出。患者調査*で使用。健康指標*としても活用。年齢別では外来は75〜79歳，入院は90歳以上が最多。また性・年齢階級別では，入院において20〜34歳と80歳以上で女が男より高く，一方外来では0〜14歳年齢階級と85歳以上の年齢階級で男が女より高い。傷病別では外来は消化器系の疾患，入院は精神および行動の障害が最多。

(社会) 患者調査から，受療率が計算される。

[2007][2014]／患者調査では，糖尿病の受療率と総患者数を報告している。[2009]

【順位法】 ★　複数の試料に特性または嗜好について順位をつけさせる官能評価*の代表的な方法。同順位を認める方法と認めない方法がある。一度に複数の試料を評価させるので実施の手間が少ない。一方，試料数が多い場合や試料間の差が小さい場合には，判断しづらくパネルの負荷が高い。

(食物) 複数個の試料を与え，ある特性または嗜好について順位をつけさせる方法を順位法という。

【純食材料費】 ⊃食材料原価

【順序効果】 ★　2個の刺激を比較する際に，比較の順序によりどちらかの刺激を過大評価する効果。先を過大評価すれば正の順序効果，後を過大評価すれば負の順序効果という。同時比較と経時比較では順序効果が異なることもある。刺激の提示順を確率的に均等にして対処する。広くは，質問項目の順序によって先の項目と後の項目で評価に差が生じ，どちらかを過大評価することも順序効果とよぶ。この場合，質問項目順を確率化，均質化して対処する。

(食物) 2個の食品試料を比較する時，試食の順番によっていずれかを過大評価することを，順序効果という。

【消化】 ★★★　食物として摂取した栄養素*などの高分子化合物を，消化管*内を移動させながら吸収*できる大きさまで分解する過程。糖質は単糖類*，たんぱく質*はアミノ酸*，脂質*はモノアシルグリセロールと脂肪酸*にまで分解される。口での咀嚼*，胃腸での蠕動などによる機械的消化，消化酵素*による化学的消化，大腸内に存在する腸内微生物による生物学的消化に分類される。また，化学的消化は消化液による管腔内消化と膜消化*とに大別する。膜消化とは，低分子となった栄養素が小腸*の粘膜細胞に吸収される際，小腸粘膜細胞の膜表面に存在する消化酵素によって消化と吸収が同時に行われる方式をいう。

(基栄) たんぱく質の消化は，胃から始まる。[2009]／脂肪の消化によって，モノアシルグリセロールが生じる。[2010]

(臨栄) 消化機能が健好である患者には，自然食品流動食が用いられる。

【障害者総合支援法】 ★★★《障害者の日常生活及び社会生活を総合的に支援するための法律》障害福祉サービスの内容や利用など，障害のある人への支援を定めた法律。2011年(平成23)に改正された障害者基本法の理念や定義をふまえ，従来施行されていた障害者自立支援法の内容や問題点を考慮し，同法を改正する形で2012年(平成24)に制定。「自立」という表現に代わり「基本的人権を享有する個人としての尊厳にふさわしい日常生活又は社会生活」が目的に明記され，難病患者がサービスの対象に加えられた。障害福祉サービスは，全国一律に提供される自立支援給付と市町村・都道府県が地域の実情に応じて創意工夫可能な地域生活支援事業に分類される。自立支援給付には，介護給付*，訓練等給付，相談支援の他，公費負担医療制度である自立支援医療が含まれる。

(社会) 難病患者は，障害者総合支援法の対象に含まれる。[2018][2021]／難病患者は，障害福祉サービスの対象となる。[2019]／自立支援医療は，障害者総合支援法に含まれる。[2018]／障害福祉サービスの申請は，市町村に対して行う。[2019]／障害福祉サービスの利用は，通所に限られない。[2019]／利用できるサービスは，障害支援区分で示されている。[2019]／利用者の費用負担には，上限が設定されている。[2019]

【障害者の日常生活及び社会生活を総合的に支援するための法律】 ⊃障害者総合支援法

【消化管】 ★★　口腔に始まり肛門に至るまでの，摂取した食物の通過する経路。ヒトの消化管は，口腔−咽頭−食道*−胃*−小腸*(十二指腸*，空腸，回腸)−大腸*(盲腸，虫垂，上行結腸，横行結腸，下行結腸，S状結腸，直腸)−肛門からなる。食物中の栄養素は消化管を通過する間に消化*・吸収*される。また口腔内や

シ

●ジュン

腸管内では，常在細菌による細菌叢が構成されている。

(人体) 消化管の内面は，上皮組織におおわれている。[2006]／消化管の蠕動運動を行うのは，平滑筋である。

(基栄) 1日あたり消化管内に分泌される水分の量は，1日あたりの水分の摂取量より多い。[2008]／消化管に流入する水のほとんどが吸収される。[2015]／たんぱく質の代謝回転は，消化管よりも骨格筋の方が遅い。[2011]

(応栄) 消化管の血流量は，激しい運動で減少する。[2016][2109]

【消化管運動】★　胃*の蠕動(ぜんどう)運動，小腸*・大腸*の分節運動，蠕動運動，振子運動。摂取した飲食物を攪拌したり，輸送したりするのが目的である。胃は三層，小腸と大腸は二層の平滑筋*層でできており，これらの筋層が収縮，弛緩することにより複雑な運動を行う。消化管運動は自発的なものと，自律神経系のものの2種類があり，自律神経*系のものは交感神経*と副交感神経*の二重支配を受けている。副交感神経が亢進すると消化管運動は活発になる。

(基栄) 消化管運動は，副交感神経系により促進される。[2021]

(応栄) 加齢によって消化管の運動は低下し，消化酵素の分泌も減少する。

【消化管ホルモン】★　消化管*の粘膜上皮に含まれるホルモン*あるいはホルモン様物質の総称。ガストリン*，コレシストキニン*，セクレチン*などが知られている。消化管内腔からの物理的，化学的刺激あるいは神経性刺激に反応して血中に放出(内分泌)される。おもな作用は消化器の機能調節であり，ガストリンは胃酸分泌，コレシストキニンは胆嚢収縮と膵酵素分泌，セクレチンは膵の炭酸水素(重炭酸)イオンの分泌を促進する。

(基栄) 消化管ホルモンの分泌は，消化産物の影響を受ける。[2010]

【消化器系疾患】★　消化器は，口，口腔，咽頭，食道*，胃*，小腸*(十二指腸*，空腸，回腸)，大腸*(盲腸，虫垂，上行結腸，横行結腸，下行結腸，S状結腸，直腸)，肛門で全長6〜9mであり，これらの臓器と消化腺(唾液腺*，肝臓*，膵臓*，胆嚢など)に生じた疾患のこと。消化管は1本の管で，外界とつながっているので，細菌*などの傷害因子にさらされている。消化管の病変は粘膜側に多く発症する。消化器系疾患では消化・吸収障害が起こり，食欲不振，むねやけ，おくび，嘔気，嘔吐，腹部膨満，腹部圧迫感，腹痛，下痢，便秘などの症状がみられる。

(社会) 日本人の傷病大分類別外来受療率では，消化器系疾患が最も高い。

【消化吸収率】★★《吸収率，見かけの消化吸収率，真の消化吸収率》　摂取した栄養素*のうち，消化・吸収される量の割合。単に，吸収率ともいう。消化吸収率には，見かけの消化吸収率と真の消化吸収率がある。見かけの消化吸収率は，摂取した栄養成分量から，糞便中に排泄された同成分量を差し引き，その差を吸収量と考え，求めた吸収量を摂取量で割った値(%)をいう。真の消化吸収率は，糞中成分の総量から内因性成分を差し引いた量を，食事由来の真の栄養素の排泄量と考え，上記の方法で同様に算出した値をいう。糞中の内因性成分とは，消化液，消化管粘膜の細胞，腸内微生物等，食物成分とは直接関係のない生体由来の成分のことである。内因性成分量を求めるためには，例えば，たんぱく量の測定であれば無たんぱく食を与え，その時の排泄される窒素量を求めればよい。一般的に使用されるのは見かけの消化吸収率であるが，真の消化吸収率はこれより高い。

(基栄) 消化吸収率は，摂取量に対する吸収量の割合である。[2017]／真の消化吸収率は，〔摂取量−(糞中排泄量−糞中内因性損失量)〕÷摂取量×100　で算出される。[2018]／真の消化吸収率は，糞中の内因性成分を考慮して算出する。[2011][2017]／見かけの消化吸収率は，真の消化吸収率よりも低い値を示す。[2011]

【消化酵素】★★　消化液の中に含まれる加水分解酵素。消化*を効率的に行うための触媒*に相当する。でんぷん*の消化酵素は，唾液中のα-アミラーゼや膵液

中の α-アミラーゼである。たんぱく質の消化酵素は，胃液中のペプシン*や膵液中のたんぱく質分解酵素（トリプシン*等）である。脂質の消化酵素としては，膵液*中のリパーゼ*，ホスフォリパーゼA2やコレステロールエステル水解酵素があげられる。

(人体) コレシストキニンは胆嚢を収縮させ，消化酵素に富む膵液の分泌を促進する。[2008]

(基栄) 胃におけるたんぱく質の消化酵素は，ペプシンである。[2012]／膵臓から分泌されるたんぱく質の消化酵素は，プロ酵素である。[2008]／胆汁は，消化酵素を含まない。[2012]／消化酵素の活性には，日内リズムがある。[2017]

【消化性潰瘍】★ 胃・十二指腸潰瘍の総称。酸やペプシン*による粘膜の自己消化*により粘膜の損傷が発生する。胃潰瘍は30〜50歳代，十二指腸潰瘍は20〜40歳代で男子に多く発症する。

(人体) 消化性潰瘍では，吐血がみられる。[2013]

(応栄) ストレス性の消化性潰瘍は，胃液（胃酸，ペプシン）の分泌過多によって生じる。[2008]

【松果体】★ 間脳の後上壁に位置する神経内分泌器官。松果体でトリプトファン*からセロトニン*を経てメラトニン*が合成される。メラトニンは，夜に高く昼に低い日内リズムを示し，明暗サイクルに体の機能を同期させる機能がある。時差ぼけの治療に有効性が示されている。

(人体) 松果体から分泌されるホルモンの1つが，メラトニンである。

【消化態栄養剤】★★ 消化*を必要とせず，全ての栄養成分の明らかなものだけで構成され，そのまま吸収される製剤。窒素源はアミノ酸*やジペプチド，糖質はデキストリン*や二糖類が配合されており，脂肪は少なく，ビタミン，電解質，微量元素は適量配合されている。

(臨栄) 消化態栄養剤の窒素源は，アミノ酸またはペプチドである。[2008][2019][2021]／消化態栄養剤の糖質は，デキストリン，二糖類である。[2019]

【消極的休養法】★ 疲労した器官や組織の活動を休止させ，疲労回復を待つ消極

的で受動的な休養法。肉体的疲労回復の促進には消極的休養法を主体に指導する。具体的な方法としては，睡眠，入浴，マッサージ，休息などがある。これに対して能動的な休養法を積極的休養法*という。

(栄教) 入浴やマッサージなどは，消極的休養法に分類されるものである。

【症候性肥満】★★★《二次性肥満》 特定の疾患を原因とした肥満*。内分泌疾患や食行動関連の視床下部*疾患によることが多い。大部分の肥満は原因疾患のない単純性肥満*である。

(人体) 二次性肥満は，原発性肥満より少ない。[2018]

(応栄) 単純性肥満は症候性肥満より多い。[2010]／幼児期では，原発性（単純性）肥満は二次性（症候性）肥満より多い。[2012]／学童期では，二次性肥満は原発性肥満より少ない。[2013][2017]

(臨栄) 小児肥満の症候性肥満の原因は，内分泌異常がある。[2009]

【常食】★ エネルギー量や栄養素の特別な制限をする必要のない患者を対象とした日常食に近い食事。主食の形態は米飯，パンなどで，主菜は日常的形態である。患者の必要とする栄養量を供給し，栄養状態を良好に維持することにより疾病からの回復を早めることを目的としている。栄養基準はおおむね1800〜2500kcalである。

(臨栄) 一般治療食は，食形態により，常食，分粥食，流動食に分けられる。[2012]／常食は，患者の年齢も考慮した食事である。[2012]

【上新粉】⇨しん粉

【精進料理】★ 寺院における「殺生戒」から派生する肉食禁忌と，植物性食品のみを用いた独自の食事観によって形成された料理。中世，道元禅師により本格化した。留学僧によって中国大陸から持ち込まれた手法や技術に様々な工夫をしたもので，寺院における僧侶の修行や質素な暮らしの実践にそった身近な食材を用い，それらがもつ自然本来の味を尊重して引き出した料理である。寺院から一般

人に普及した段階で宗教的タブー性を失って，特色のある野菜料理の別称として日常生活に定着した。野菜料理の妙を創造し，「だし」に至るまで動物性の食材を使用しない料理に特徴がある。

(食物) 精進料理では，昆布など植物性食品のだしの汁が供される。[2021]

【脂溶性ビタミン】★★★　油脂・有機溶媒に溶け，水に溶けないビタミン類。A，D，E，Kがある。水溶性ビタミン*に対して，①体内貯蔵性があり，不足・欠乏しにくい。②体液中ではなく生体膜組織構成成分として分布する。③尿中ではなくおもに糞便中に排出される，などの違いがある。また，水溶性ビタミンに比べて，概して熱に安定であるが，光，酸素によって酸化されやすい。

(基栄) コレステロールや脂溶性ビタミンは，胆汁酸，脂肪酸，モノアシルグリセリドからなるミセルに取り込まれ，小腸から吸収される。[2008]／吸収された脂溶性ビタミンは，リンパ管に流れる。[2021]／吸収された脂溶性ビタミンは，キロミクロンに取り込まれて運搬される。[2013]／脂溶性ビタミンの吸収は，胆汁酸によって促進される。[2013][2017]／脂溶性ビタミンの吸収は，脂質の多い食事で増加する。[2013]／脂溶性ビタミンは，水溶性ビタミンに比べて体内に蓄積しやすい。[2013]／脂溶性ビタミンには，腸内細菌が合成するものがある。[2017]

【焦性ブドウ糖】⤳ピルビン酸

【醸造酒】★　酒類のうち醸造（発酵*）したものを，直接あるいは濾過，おり引きして飲用する酒。アルコール*度数は低く，原料中の成分を多く含む。ワイン*などの果実（ぶどう）酒のように原料の糖分が酵母*によって直接発酵される物を単発酵，ビール*や日本酒*のように原料のでんぷん*が糖化*されてから発酵する複発酵酒がある。複発酵酒は，ビールのように糖化と発酵の段階が明確に区別されている単行複発酵酒と，日本酒のように，両工程が並行して進行する並行複発酵酒に分けられる。

(食物) 酒類には，醸造酒，蒸留酒，混成酒があり，

醸造酒には清酒，ビール，発泡酒，ぶどう酒，紹興酒などがある。／醸造酒の成分には，アルコールの他，アミノ酸などが含まれる。

【醸造酢】★　穀類*，酒かす，果汁*などを酵母*で発酵*させて得たアルコール*や果実酒を原料とし，酢酸菌（アセトバクター）によって発酵，製造された食用酢。穀類使用量が40g/L以上の穀物酢，果実使用量が300g/L以上の果実酢，そのいずれでもない醸造酢に分類される。

(食物) 醸造酢は，穀類あるいは果実類を原料として，酒もろみあるいは果実酒を酢酸菌によって発酵させてつくる。／酢には，醸造酢と合成酢がある。

【小腸】★★★　十二指腸*，空腸，回腸からなる消化吸収器官。小腸粘膜には輪状のひだ，その表面には絨毛，絨毛細胞の細胞膜には微絨毛などの凹凸があり表面積を大きくしている。膵と肝からそれぞれ膵液*と胆汁*が十二指腸に外分泌され，加水分解酵素による管腔内消化が進行，膜消化*がこれに続く。小腸における吸収には，単純拡散，能動輸送，促進拡散，飲細胞作用がある。

(人体) 小腸の長さは，大腸より長い。[2016]／小腸は，円柱上皮でおおわれる。[2009][2021]／小腸で吸収されたグルコースは，門脈を経て輸送される。[2009]

(基栄) 小腸において，アミノ酸とジペプチドの輸送体は異なる。[2007]／小腸でのリンの吸収は，ビタミンDで増加する。[2009]／グルタミンは，小腸に効率よく取り込まれて代謝される。[2011]

(応栄) 小腸のラクターゼ活性は，離乳完了後に低下する。[2012]

(臨栄) 小腸の大量切除後は，たんぱく質の十分な補給を行う。[2017]

【小腸瘻】⤳ペグ

【少糖】⤳オリゴ糖

【小児期】★★　新生児期から乳児，幼児，学童，思春期に至る時期。発育は顕著であり，成長に見合った栄養素摂取が必要である。特にたんぱく質*，ミネラル*（無機質），ビタミン*の不足に注意するが，消化吸収能力が未発達でもあり，食事の

回数や質に留意が必要である。また，この時期の体内水分含有量は成人期より高く，さらに新陳代謝が盛んで皮膚温も高く，不感蒸泄*や発汗*が多いため，水分必要量も多く脱水に注意する。

(栄 教) 思春期やせ症(神経性食欲不振症)の予防と改善を目指す栄養教育では，小児期から低体重のリスクについて理解を促すことが大切である。[2009]

【小児慢性特定疾患】★　小児慢性特定疾患治療研究事業の対象疾患。治療が長期にわたり，医療費も高額となる。放置すると児童*の健全な育成を阻害する。小児慢性疾患(悪性新生物*，慢性腎炎，喘息*，慢性心疾患，慢性消化器疾患，内分泌疾患，膠原病*，先天性代謝異常，血友病等血液疾患，神経・筋疾患等)を対象に，予算措置によって医療給付(公費負担)が行われている。

(社 会) 先天性代謝異常などの小児慢性疾患の入院医療費は，小児慢性特定疾患治療研究事業で公費負担される。

【消費期限】★★　定められた方法により保存した場合において，腐敗*，変敗，その他の品質の劣化*に伴い安全性が損なわれると認められる期限を示す年月日。おおむね，5日程度が目安となる保存性の低い食品が対象。年月日の表示義務がある。

(食 物) 消費期限は，品質が急速に劣化しやすい食品に表示される。[2010][2014]／消費期限は，年月日が表示される。[2014]／加工食品には，賞味期限または消費期限のいずれかを表示することが義務づけられている。[2010]／品質の劣化が極めて少ないものは，消費期限または賞味期限の表示を省略することができる。[2021]

(栄 教) 加工食品の消費期限は，その期限内に食べることを定めた表示である。[2015]

【上皮小体ホルモン】→副甲状腺ホルモン

【上皮組織】★　動物の体の外に面した表面をおおう細胞組織。その細胞*を上皮細胞という。胃*や小腸*・大腸粘膜の単層円柱上皮，皮膚，口腔，食道*，肛門などの重層扁平上皮，外分泌腺の導管，

腎尿細管などの単層立方上皮，腎盂，膀胱などの移行上皮がある。

(人 体) 消化管の内面は，上皮組織におおわれている。[2006]

【消泡剤】★　液状食品の製造において，泡立ちを抑える目的で使用される食品添加物*。シリコン樹脂のみが使用可能である。シリコン樹脂は消泡の目的のみに使用でき，残存は微量であるので，加工助剤として表示は免除される。

(食 物) 消泡剤として使われるシリコン樹脂は，使用量が少なく，食品には微量しか残存しない加工助剤である。

【小胞体】★　真核細胞の細胞*内にある，ひと続きの生体膜*でできている細胞小器官。部分的には細管状あるいは平板状をなしている。細胞を破砕すると小胞(小さい袋状)になるのでこの名がある。小胞体は膜の細胞質側表面に多数のリボソーム*が付着している粗面小胞体と，全く付着していない滑面小胞体に分けられる。粗面小胞体の機能はたんぱく質の合成である。滑面小胞体の機能は，①リン脂質*やコレステロール*など複合脂質の合成，②ホルモン*やプロスタグランジン*などの内因性物質の合成や代謝，薬物などの外因性物質の代謝，③カルシウムイオンの貯留である。これら①〜③の機能を粗面小胞体も備えているが，滑面小胞体が主である。

(人 体) 粗面小胞体は，たんぱく質合成の場となる。[2006]／筋小胞体は，滑面小胞体である。[2017]

【情報伝達】→細胞内シグナル伝達

【情報へのアクセス】★★　地域における健康*，栄養*，食生活関連の情報が，どこから発信され，どのように入手できる状態になっているかというシステム全体のこと。情報へのアクセス面の環境づくりとは，地域全体を視野におき，その中で暮らすより多くの人々が，健康や栄養・食に関する正しい情報を的確に得られるような状況をつくり出すことを意味する。したがって，様々な場から発信される情報間の矛盾や，内容の不一致などの

調整を行い，人々が混乱しないような情報発信のしくみをつくったり，現状では情報入手の場にアクセスできない人がアクセス可能になるように，地域内の社会資源の相互連携をはかることなどが必要である。

(栄教) 農業生産団体による農業体験の企画は，情報へのアクセスの整備である。[2010]／インターネット上での食育に関する情報発信は，情報へのアクセスの整備である。[2010]／ジャンクフードの広告規制は，情報へのアクセス面の整備にあたる。[2013]／職場における食環境づくりに関して，喫食者全員に，食と健康に関するリーフレットを配布することは，情報へのアクセスの整備にあたる。[2014]

【賞味期限】★★★　定められた方法により保存した場合において，期待される全ての品質の保持が十分に可能であると認められる期限を示す年月日。「当該期間を超えた場合であっても，これらの品質が保持されていることがあるものとする」と定義されており，年月日の表示義務がある。なお，基本的には年月日で表示されるが，賞味期限が3カ月を超えるもの（長期保存可能）は，年月のみの表示でもよいこととされている。

(食物) 賞味期限は，食品の全ての品質が十分に保たれていると認められる期限を示す。[2006]／賞味期限と品質保持期限の意味は，同じである。[2006]／加工食品には，賞味期限または消費期限のいずれかを表示することが義務づけられている。[2010]／賞味期限は，包装容器を開封した後には適用されない。[2014]／賞味期限が3カ月を超える場合は，年月までの表示ができる。[2016][2018]／食品ロスは，賞味期限切れによって廃棄された食品を含む。[2019]／品質の劣化が極めて少ないものは，消費期限または賞味期限の表示を省略することができる。[2021]

(栄教) 加工食品の賞味期限は，品質保持が期待できる期限を示した表示である。[2015]

【正味たんぱく質利用率】★★　食品中のたんぱく質*の生物学的評価法の1つ。生物価*と同様，窒素出納*法を用いて行う方法である。正味たんぱく質利用率は，摂取された窒素のうち体内で保留される窒素の割合を表す。すなわち，生物価に消化吸収率を考慮して求める。正味たんぱく質利用率（％）＝体内保留窒素量／摂取窒素量×100　＝生物価（％）×（消化吸収率〈％〉／100）

(基栄) 正味たんぱく質利用率は，たんぱく質栄養価の生物学的評価法である。[2019]／正味たんぱく質利用率は，生物価に消化吸収率を加味する。[2021]

【静脈栄養剤】★　中心静脈栄養法*で用いられる高カロリー輸液*や末梢静脈栄養法*で用いられる輸液，アミノ酸輸液剤，総合ビタミン剤，電解質液，微量元素製剤，脂肪乳剤などの総称。静脈栄養剤は末梢静脈あるいは中心静脈（上大静脈，下大動脈）から投与する。中心静脈栄養法で用いられる高カロリー輸液用基本液は糖濃度が13～37％，末梢静脈栄養法に用いる輸液は糖濃度10～12％で，投与する静脈により濃度が異なる。

(臨栄) 静脈栄養剤と比較して，経腸栄養剤は一般に安価である。

【静脈栄養法】★★《PN:parenteral nutrition, 経静脈栄養法》　水分および栄養素を静脈に直接投与し生体を維持する栄養補給法。高濃度の糖（高カロリー輸液）を中心静脈に持続的に注入する中心静脈栄養法*（完全静脈栄養）と末梢静脈に低濃度の糖を注入する末梢静脈栄養法*がある。中心静脈栄養法は消化管機能が低下し，経腸栄養法ができず，低栄養によるリスクがある患者に適応する。また，生体本来の生理的栄養投与経路ではなく，長期間継続した場合，消化管萎縮に伴う免疫低下などのマイナス面が明らかにされている。末梢静脈栄養法は投与できるエネルギーに限りがあり，水分制限が必要な患者には注意を要する。

(臨栄) 慢性膵炎の急性再燃時には，静脈栄養法により栄養補給を行う。[2006]／敗血症では，静脈栄養法は，禁忌ではない。[2021]

【静脈血】★　酸素分圧*が低く，二酸化炭素分圧が高い血液。血液の循環系には酸素・栄養素などの運搬のため心臓*から

全身の各組織に送られ心臓に戻る体循環とガス交換のため心臓から肺*に送られ心臓に戻る肺循環の2つがある。体循環で各組織から二酸化炭素*を受け取った静脈血が右房→右室へ戻り、肺循環として肺動脈へ流れていく。

(人体) 肺動脈には静脈血が流れている。

【しょうゆ】★★ 微生物発酵*によってつくられる代表的な調味料。大豆を主原料とし、濃口（普通）しょうゆ、淡口しょうゆ、溜（たま）りしょうゆ、再仕込みしょうゆ、白しょうゆ、生（き）揚げしょうゆがある。製法は、蒸脱脂大豆に炒り小麦を混合してこうじとし、食塩水を加えて諸味（もろみ）とし、長期間熟成*した後、圧搾して、生揚げする。うま味*はプロテアーゼ*の作用による大豆のたんぱく質由来のペプチドや、アミノ酸である。治療用に用いられる無塩しょうゆは、しょうゆを脱塩し、塩化カリウムなどで塩味をつけた製品である。

(食物) 溜（たま）りしょうゆの主原料は、大豆である。[2013]／濃口しょうゆの食塩濃度は、淡口しょうゆより低い。[2017]／しょうゆのうま味は、全窒素分を指標とする。[2019]

【蒸留酒】★ 発酵*によりできた酒をさらに蒸留してアルコール*含量を高くした酒類の1つ。穀類*を原料としたウイスキー・ジン・焼酎・ウオッカ、いも類を原料としたいも焼酎、果実を原料としたブランデー・キルシュワッサー、糖蜜を原料としたラムなどがある。

(食物) 酒類には、醸造酒、蒸留酒、混成酒がある。

【症例対照研究】★★★《患者対照研究、ケースコントロールスタディ》 分析疫学*の1つ。疫学*的仮説に基づいて、着目した疾患に罹患した患者群と対照者群を対象に、過去の要因への曝露状況を調査し、オッズ比*を算出して両群の曝露状況を比較し、疾病との関連を探る疫学調査法。過去にさかのぼることから後向き研究の1つである。発生頻度が低い疾患も調査できる。短時間で少ない労力や経費で結果が得られるが、要因への曝露状況が記憶に基づくなど曖昧である。また患者群や

対照群の設定によってはバイアス*を生じやすく、コホート研究*より信頼性が低い。

(社会) まれな疾病の相対危険(relative risk)を求めやすいのは、症例対照研究である。[2006][2010]／症例対照研究において、症例群における要因曝露者がA人、非曝露者がB人、対照群における要因曝露者がC人、非曝露者がD人の時のオッズ比の計算式は、(A/B)/(C/D)である。[2009]／症例対照研究は、症例群と対照群で、過去の要因曝露状況を比較する。[2011]／症例対照研究は、コホート研究よりも時間はかからない。[2011]／食中毒の原因食品の推定には、症例対照研究が用いられる。[2012]／中皮腫と石綿曝露との関連は、症例対照研究が妥当である。[2012]／習慣的なビタミンC摂取量と脳血管疾患発症との関連は、症例対照研究で調査される。[2015]／妊婦における食品からの有機水銀摂取量と胎児影響との関連は、症例対照研究で調査される。[2015]／石綿(アスベスト)への職業性曝露と中皮腫発症との関連は、症例対照研究で調査される。[2015]

(公栄) 脳血管疾患患者と対照群の果物摂取頻度の比較は、症例対照研究で行われる。[2016]

【上腕筋囲】★★《上腕筋囲長、上腕筋周囲長、上腕筋周囲、AMC:arm muscle circumference》 栄養アセスメントで静的指標として用いる筋肉たんぱく量の指標の1つ。腕の断面を円とみなし、骨*の太さを一定として、上腕皮下脂肪を除いた筋肉*の周囲の長さ。上腕周囲長(AC)と上腕三頭筋皮下脂肪厚(TSF)から上腕の筋周囲長が推定できる。上腕周囲長の計測は、利き腕と反対側で実施し、肩甲骨肩峰突起と尺骨肘頭突起間の中間点で測定する。AMC(cm)＝AC(cm)－π×TSF(mm)、日本人の新身体計測値(JARD2001)と比較し、60％以下は高度栄養障害、60～80％中等度栄養障害、80～90％軽度栄養障害、90％以上を正常と判定する。

(臨栄) 上腕筋囲は、上腕周囲長と上腕三頭筋皮下脂肪厚から測定できる。[2008]／上腕周囲長は、上腕筋囲、筋面積を求めるときに使用する。[2016]／上腕筋囲は、体たんぱく質貯蔵量と相

シ
●ショウ

関する。[2010]／上腕筋囲は，骨格筋量の指標となる。[2013]

【上腕三頭筋部皮下脂肪厚】 ★★★《TSF: triceps skinfolds, triceps skinfold thickness》 栄養アセスメントで静的指標として用いる体脂肪*蓄積量の指標の1つ。皮下脂肪*の減少によりエネルギー栄養不良が示唆される。上腕周囲長を測定した部分の皮下脂肪厚を計測する。計測は利き腕の反対側で実施し，肩甲骨上腕三頭筋部の肩峰突起と尺骨肘頭突起間の中間点の1〜2cm上を脂肪と筋肉に分離するようにつまみ，背部中央部を皮下脂肪測定器で測定する。日本人の新身体計測値（JARD 2001）と比較し，60％以下は高度栄養障害，60〜80％中等度栄養障害，80〜90％軽度栄養障害，90％以上を正常と判定する。

(応栄) 上腕三頭筋部皮下脂肪厚は，上腕背側部で測定する。[2007]／上腕三頭筋部皮下脂肪厚は，全身の筋量のアセスメントに用いる。[2010]

(臨栄) 上腕筋面積は，上腕三頭筋部皮下脂肪厚と上腕周囲長により算出できる。[2011]／体脂肪率は，上腕三頭筋部皮下脂肪厚と肩甲骨下部皮下脂肪厚により算出できる。[2011]

【除去食療法】 ⮕除去療法

【除去療法】 ★《除去食療法》 アレルギー*のⅠ型，アナフィラキシー発症に対して行う治療の1つ。アレルゲン*をわずかでも含有する可能性のある食品をいっさい禁止する完全除去と，日常生活に支障がない程度の一部除去がある。

(臨栄) アトピー性皮膚炎の原因食物は，除去療法の対象である。

【食育】 ⮕栄養教育

【食育ガイド】 ★★ 内閣府食育推進室が，第2次食育推進基本計画策定時に作成した教材。乳幼児から高齢者に至るまで，ライフステージのつながりを大切にし，生涯にわたりそれぞれの世代に応じた具体的な食育の取り組みの実践の最初の一歩として，できることから始めることを推奨している。内容は，朝食の重要性，共食の大切さ，何をどのくらい食べたらよいか，よく噛んで味わって食べること，

地域と食物，食品表示，食中毒予防，災害へのそなえなどである。

(栄教) 食育ガイド（内閣府）には，食事の内容や量は，食事バランスガイドを目安に確認することと示されている。[2014]／食育ガイド（内閣府）には，よく噛んで食べることは，肥満の予防につながると示されている。[2014]／食育ガイド（内閣府）には，災害への備えとして，3日分程度の食品・飲料水を家に用意することが示されている。[2014]

【食育基本法】 ★★ 食育*に関する施策の基本となる事項を定めた法律。2005年（平成17）6月に成立。子どもたちが豊かな人間性を育み，生きる力を身につけていくためには，なによりも「食」が重要である。一方，栄養の偏り，不規則な食事，肥満*や生活習慣病*の増加，過度の痩身志向，食の安全性，海外への依存等，「食」に関して様々な社会的問題が生じている現在，「食」のあり方を，家庭，学校，保育所，地域等において学ぶことが求められている。そこで，食育について，基本理念を明らかにしてその方向性を示し，国，地方公共団体および国民の食育の推進に関する取り組みを総合的かつ計画的に推進するため，この法律が制定された。

(公栄) 食育基本法の目的は，食育に関する施策を総合的に推進し，健康で文化的な国民の生活と豊かな活力ある地域社会の実現に寄与することである。[2012]／食育基本法では，食育についての基本理念を明らかにし，その方向性を示している。[2011]／第2次食育推進基本計画は，食育基本法を根拠に策定された。[2009][2012][2015]／食育基本法の第2次食育推進基本計画は，5年計画である。[2013]／食育基本法には，食育推進会議の会長は内閣総理大臣であると示されている。[2013]／食育基本法には，市町村は食育推進計画を作成するよう努めなければならないと示されている。[2013]／食育基本法では，農業体験への参加を推進している。[2013]

【食育推進基本計画】 ★★★ 食育基本法*（2005年〈平成17〉7月施行）に基づき，国が食育*の推進に関する施策の総合的かつ計画的な推進をはかるために必要な基本的事項を定めるもの。農林水産省に設

置される食育推進会議にて策定され，都道府県食育推進計画および市町村食育推進計画の基本となる。5年ごとに計画は見直され，食育を国民運動として推進するための定量的な目標を掲げている。「第4次食育推進基本計画」(令和3年度から7年度まで)は，国民の健康や食をとりまく環境の変化，社会のデジタル化など，食育をめぐる状況をふまえ，以下の3つの重点事項が示されている。なお，目標の数は16，目標値は24である。重点事項①生涯を通じた心身の健康を支える食育の推進(国民の健康の視点)，重点事項② 持続可能な食を支える食育の推進(社会・環境・文化の視点)，重点事項③「新たな日常」やデジタル化に対応した食育の推進(横断的な視点)。

(栄教) 食育推進基本計画の目標を達成するために，地域の取り組みとして，食生活指針に基づく栄養教育を行うことがある。[2009]

(公栄) 食育推進基本計画は，食育基本法に基づき作成されている。[2009][2012][2015]／食育推進基本計画は，食育推進会議において策定される。[2015]／食育推進基本計画の策定は，農林水産省が担っている。[2019]／食育推進基本計画は，5年計画である。[2012][2013][2015][2020]／食育基本法には，市町村は食育推進計画を作成するよう努めなければならないと示されている。[2013]／食育推進基本計画には，都道府県や市町村における管理栄養士等の配置の推進が記されている。[2009]／食育推進基本計画には，食品の安全性の確保における食育の役割が規定されている。[2015]／食育推進基本計画では「食育月間」が定められている。[2015]／第3次食育推進基本計画のコンセプトは，「実践の環をひろげよう」である。[2020]

【食塩】 ★★★《塩，塩化ナトリウム》 海水や岩塩を原料として製造され，塩化ナトリウムを成分とする調味料。食塩は塩味調味料，みそ*，しょうゆ*の原料として利用されるだけでなく，調理，食品加工と様々に作用する。調理による脱水*を利用して，なます，塩焼きが調理され，漬物，魚などの塩蔵*では脱水によって食品の水分活性が低下するとともに電離して生

じる塩素イオンが防腐効果をもつ。魚のたんぱく質では，加塩によりすり身が粘稠性のあるアクトミオシン*を形成してかまぼこができ，酢じめでは，魚を直接酢に浸漬すると膨潤するが，塩の存在によって膨潤度の最低値がpH*の低い方にずれるため身が締まる。小麦粉*のドウ*ではグルテン*を引き締めて粘りをよくすることから，うどんやパンに応用され，大豆は塩水に浸漬すると速く軟化する。また，酵素作用を阻害する働きがあり，じゃがいもやりんごなどのポリフェノール酸化酵素を阻害して褐変を防止する効果がある。

(食物) 海水からの食塩の製造にイオン交換膜法(電気透析法)が利用される。[2007]／ひき肉の結着性を増加させるために，食塩を加える。[2009]／貝類の砂をはかせる目的で使う食塩水の濃度は，3.0％が目安である。[2018]／酢に食塩や砂糖を加えると，酸味が抑えられてまろやかに感じる。[2008]／サラダドレッシングに含まれる食塩は，野菜組織を軟化させる作用がある。[2009]／泡立て卵白の安定性は，食塩によって低下する。[2008]／味付け飯の食塩添加量は，加水量の1％程度が目安である。[2018]／野菜の浅漬けの脱水目的で使う食塩濃度は，野菜量の2〜3％が目安である。[2018]／果物の褐変は，食塩水に浸すことで抑制される。[2018]／すまし汁の食塩濃度は，0.6〜0.8％が目安である。[2018]

(臨栄) 血液透析患者の栄養管理では，食塩は1日6g未満である。[2021]／合併症のない女性高血圧患者の場合，食塩は6g/日未満とする。[2019]／糖尿病性腎症の病期第3期では，食塩は6g未満とする。[2020]／食塩摂取過剰は，骨粗鬆症のリスク因子である。[2019]

(公栄) 最近の国民健康・栄養調査の結果によると，食塩摂取量の平均値は，20歳以上の女性では10g未満である。[2020]／最近の国民健康・栄養調査の結果によると，食塩摂取量は，男性が女性より多い。[2019]／最近の国民健康・栄養調査の結果によると，男性の食塩摂取量は，10gを超えている。[2019]／最近の国民健康・栄養調査の結果によると，食塩摂取量は，過去10年間では，減少している。[2019]／最近の

国民健康・栄養調査の結果によると，食塩摂取量は，都道府県の上位群と下位群では，1.1〜1.5gの差がある。[2019]

【食塩摂取量】★★★★★　食事中の食塩*の量。厚生労働省*は，1978年（昭和53）から第一次国民健康づくり運動を展開したが，運動の1つとして1985年（昭和60）に「健康づくりのための食生活指針*」を提言した。指針の中に，国民は食塩を1日10g以下にすることを目標とすることが提示された。近年の生活習慣病罹患者の増加に鑑み，2013年度（平成25）から開始された「二十一世紀における第二次国民健康づくり運動（健康日本21（第二次）*）」においては，成人1日あたりの平均食塩摂取量を8gと示した。日本人の食事摂取基準[2020年版]*においても成人1日あたりの食塩摂取目標量は，男性で7.5g未満，女性で6.5g未満としている。高血圧*は遺伝的素因も重要なファクターの1つであるが，食塩の過剰摂取も大きな要因である。減塩指導は高血圧症においてはきわめて有効である。その他，腎炎，ネフローゼ，妊娠高血圧症候群の場合も，症状により厳密な食塩摂取量の制限が必要となる。

(基栄) 食塩摂取量の影響を受けて血圧が上昇しやすい人と，そうでない人がいる。[2011]

(臨栄) 血液透析では，食塩摂取量を0.15g/kg（ドライウェイト）/日とする。[2008]／微小変化型ネフローゼ症候群では，食塩摂取量は0〜7g/日とする。[2007][2009]

(公栄) 尿中に排泄されるナトリウム量は，ほぼ摂取ナトリウム量を反映するので，24時間蓄尿によって食塩摂取量を推定することができる。[2008]／食塩摂取量は，60歳代までは年齢階級が上がるとともに増加している。[2012]

【食環境づくり】★★★　食物へのアクセス*と情報へのアクセス*の両側面からなる食の環境整備のこと。特に，両者が一体化，統合された取り組みに特徴がある。前者においては，より健康的な食物選択を可能にする食物生産・加工・流通・提供のシステムの整備，後者においては，より健康的な食物選択を可能にする情報提

供システムの整備，が必要である。人々の生活の質を高めるためには，自然環境，社会環境とともに，これらの食環境が整備されることが重要である。

(栄教) 栄養教育の目的・目標には，健康の維持・増進，生活満足度の向上，疾病の重症化予防，食環境づくり，障害調整生存率の延伸などがある。[2008]

(公栄) 食品の栄養成分表示の普及促進は，地域における食環境づくりプログラムである。[2017]／スーパーマーケットと連携したヘルシーメニューコンテストの開催は，地域における食環境づくりプログラムである。[2017]／飲食店を対象とした減塩メニューの開発支援は，地域における食環境づくりプログラムである。[2017]／スーパーマーケットや飲食店のネットワークづくりは，地域における食環境づくりプログラムである。[2017]

【食教育】➡**栄養教育**

【食材料管理】★★《食品管理》　栄養計画を遂行し，給食の目的達成のために良質で適切な食材料を適量・適時・適正価格で計画購入し，適正条件で保管し，かつ有効に使用するための統制（コントロール）。食材料管理の業務には，①購入計画による購入先の選定と購入方法の合理化，②発注業務の正確性，迅速性，③HACCP*の衛生管理に基づいた厳正な納品，検収*とその指導，④適切な保管，入出庫管理および調理現場との連携，⑤食材料費の予算設定と原価*管理などがある。食品の品質低下は，保管条件の影響が大きい。T・T・Tを考慮する。生鮮食品の場合は，一般に低温である方が品質保管期間が長いが，食品の種類によって異なる。

(給食) 学校では，食材料の管理は委託可能である。[2009]／棚卸しの実施は，食材料管理の業務として行われる。[2013][2020]／食材料管理では，食材日計表の作成を行う。[2015]／学校給食における食材料管理について，生鮮食料の納期は使用日の当日とする。[2013]／食材料管理に，在庫量調査がある。[2019]

【食材料原価】★《純食材料費，食品原価》給食をつくるために必要な製造原価*の一部。給食に用いられる飲食材料の原価

のこと。一般には原価計算期間*の期首および期末の在庫金額*，期間中の購入金額をもとに算出する。

(給食) 月間，週間の食材料原価は，原価計算期間の期首と期末の在庫金額の差額と購入支払金額の総額である。

【食材料費】★★ 給食費の中で食材料にかかる費用。期間中の食材料費は，次式によって算出する。食材料費＝期首在庫金額＋期間支払い金額−期末在庫金額。食材料費は食品類別，個別，日・週・月別に算出して検討する。食材料の中には，月別，季節別で価格変動が起こることがあり，価格変動予測が必要である。次のような資料を作成し，適正価格を予測する。①使用食品単価一覧表(前年度のものを月別に分類して作成)，②卸売価格，卸売物価指数，③小売価格，消費者物価指数，④物価の情報収集(新聞など)。実施献立の食材料費が原価*予算を上回った場合は，予測および購入過程を原因分析し，改善をはかる。食材料費を効率的に運用するための管理方法として，ABC分析がある。

(給食) 外注加工の食材料費は，直接材料費として扱う。[2006]／食材料費の抑制は，損益分岐点を低くする。[2009]／食材料費のABC分析を行い，Aの食材に重点をおいて管理する。[2010]／期間中の食材料費は，期首在庫金額と期間支払金額から期末在庫金額を差し引いて求める。[2013]／生鮮野菜からカット野菜への切替えは，食材料費を考慮する。[2020]

【食事記録法(秤量法)】➡秤量記録法

【食事計画】★★★ 給食を実施するために，その施設の栄養管理目標に沿って食事内容を計画し，運営方法を検討すること。栄養計画に基づく献立作成→食材購入・保管→調理→配食*・配膳*→下膳→食器・器具洗浄→片づけなどの一連の作業および原価の計画。供食条件(食事回数，給食数，食事時間，供食方法)，調理の条件(設備，調理機器*の種類と性能，調理担当者の人数と能力，勤務体制，食器の種類と形態および数)，給食費を十分把握して進めなければならない。

(臨栄) 入院患者の栄養ケア計画では，食事計画に対する患者の同意を得る。[2012]

(給食) 特定給食施設における食事計画では，献立作成基準を設定する。[2008]／保育所における3〜5歳児の食事計画では，個人としての取り扱いを基本にする。[2008]／給食施設の経営理念，規模，給食利用時間，調理技術は，食事計画を立案する際に必要な情報である。[2012]／主任栄養士は食事計画を担当する。[2014]／食事計画の献立計画にあたり，性別人数の調査は必要である。[2013]／食事計画のさい，食事提供量の設定のために，BMIの調査を行う。[2013]／食事計画のさい，食生活状況を把握するために，朝食の摂取頻度調査を行う。[2013]

【食嗜好】★★ 習慣づけられた食物に対するある種の嗜好。その満足度の高さは精神的快楽をもたらす場合が多い。日常の食品(料理)の摂取状況，食生活環境によって形成される。喫食者の満足度を上げるため，給食の献立作成には，喫食者の食嗜好についても十分に考慮することが必要である。喫食者の食嗜好は，残菜調査，嗜好調査により把握することができる。

(食物) 食嗜好は，個人の一生で変化する。[2018]／食嗜好は，環境要因による影響を受ける。[2018]／食嗜好は，栄養状態による影響を受ける。[2018]／食嗜好は，服用している医薬品の影響を受ける。[2018]／食嗜好は，嗜好型の官能評価で調べる。[2018]

(給食) 昼食を提供する従業員食堂における利用者の食事計画に必要な項目として嗜好の把握があり，これは料理別売上の調査による。[2013]

【食事摂取基準】★★★★★ 《DRI(DRIs): dietary reference intakes，日本人の食事摂取基準【2020年版】》 健康*な個人または集団を対象として，国民の健康の維持・増進，生活習慣病*の予防を目的とし，エネルギー*および各栄養素の摂取量の基準を示すもの。健康増進法*第30条の2に基づき，国民の健康の保持・増進をはかる上で摂取することが望ましいエネルギーおよび栄養素の量の基準を厚生労働大臣が定めるもので，5年ごとに改定が行われる。エネルギーについてはエネルギーの

摂取量および消費量のバランス（エネルギー収支バランス）の維持を示す指標としてBMIが用いられ，推定エネルギー必要量*は，無視できない個人間差が要因として多数存在することから，エネルギー必要量の基本的事項や測定方法，推定方法の参考資料とともに参考表として示された。栄養素については推定平均必要量*，推奨量*，目安量*，目標量*，耐容上限量を設定している。2005年版より科学的根拠に基づいて策定が行われてきた。その中で，生活習慣病の予防を特に重視し「摂取量の範囲」を明らかにしたこと，確率論*的な考え方（栄養素の不足〈あるいは充足〉の確率）を導入したことが特徴であり，それまでの栄養所要量*とはその考え方が大きく変わっている。2020年版では，栄養に関連した身体・代謝機能の低下の回避の観点から，健康の保持・増進，生活習慣病の発症予防及び重症化予防に加え，高齢者の低栄養予防やフレイル予防も視野に入れて策定が行われた。

(応栄)食事摂取基準は，習慣的な摂取量の基準を示すものである。[2012]／短期間の食事の基準を示すものではない。[2021]／生活習慣病の重症化予防は，食事摂取基準の策定方針に含まれている。[2016]／食事摂取基準は，系統的レビューの方法を用いた。[2016]／食事摂取基準の各々の栄養素のエビデンスレベルは，異なる。[2012][2016]／食事摂取基準において，栄養素の特性による優先順位は存在する。[2012]／望ましい摂取量は，個人間で差がある。[2020]／食事摂取基準では，母乳の組成に基づいて目安量(AI)を策定している。[2013]／対象者に，生活習慣病のリスクを有する者も含む。[2016][2020]／高齢者の年齢区分は，65〜74歳，75歳以上の二つの区分とした。[2021]／参照体位は，望ましい体位ではない。[2019]／1〜2歳児の参照体重は，日本小児内分泌学会・日本成長学会合同標準値委員会における小児の体格評価に用いる体重の標準値である。[2021]／1〜5歳児の身体活動レベル(PAL)は，1区分である。[2021]／身体活動レベル(PAL)は，2区分ではない。[2019]／フレイル予防が，策定に考慮されている。[2021]／示された数値の信頼度は，

栄養素間で差がある。[2020]／摂取源に，サプリメントは含まれる。[2019][2021]／対象とする摂取源に，ドリンク剤は含まれる。[2020]／EARの算定の根拠として用いられた数値は，全ての年齢区分で観察されたものではない。[2021]／RDAは，個人での摂取不足の評価に用いる。[2021]／目標量(DG)は，生活習慣病の予防を目的とした指標である。[2019]／DGの算定に，エビデンスレベルが付された。[2021]／DGの設定で対象とした生活習慣病に，CKDが含まれる。[2021]／摂取量がAIを下回っていても，当該栄養素が不足しているかを判断できない。[2021]／成人のエネルギーの指標には，BMI(kg/m²)を用いる。[2016][2019][2020]／目標とするBMI(kg/m²)の範囲(18歳以上)は，男女共通で設定された。[2017]／目標とするBMI(kg/m²)の範囲(18歳以上)は，総死亡率との関連を踏まえ，設定された。[2017]／目標とするBMI(kg/m²)の範囲(18歳以上)は，70歳以上では，虚弱と生活習慣病の予防について考慮された。[2017]／炭水化物のEARは設定されていない。[2021]／炭水化物の目標量(DG)は，成人と同じである。[2019]／総脂質のDGの上限の設定には，飽和脂肪酸のDGが考慮されている。[2021]／脂質の目標量(DG)は，男女で同じである。[2019]／たんぱく質のDGの下限は，50歳以上で他の年齢区分よりも高く設定されている。[2021]／ビタミンDのAIの設定には，紫外線曝露の影響を考慮している。[2021]／ビタミンB₁の基準は，尿中ビタミンB₁排泄量が増大し始める摂取量から算定された。[2016][2020][2021]／ビタミンB₂の基準は，尿中ビタミンB₂排泄量が増大し始める摂取量から算定された。[2016]／ナイアシンの基準は，ペラグラを予防できる最小摂取量から算定された。[2016][2020]／ビタミンB₁₂の基準は，内因子を欠損した悪性貧血患者が貧血を治癒するために必要な量を基に算定された。[2016]／ビタミンCの基準は，心臓血管の疾病予防効果並びに有効な抗酸化作用を指標として算定された。[2016][2020]／カルシウムは，要因加算法を用いて算定された。[2020]／鉄の推定平均必要量(EAR)は，要因加算法で算出した。[2019]／鉄は，要因加算法を用いて算定された。[2020]／食事摂取基準では，葉酸の推定平均必要量(EAR)は，

体内の葉酸栄養状態を適正に維持するために必要な量をもとに算定された。[2014]／葉酸のEARは，プテロイルモノグルタミン酸の重量で設定されている。[2021]

(栄教) 学童期の体重あたりの推定エネルギー必要量は，成人より多い。[2009]

(公栄) 食事摂取基準の策定は，健康増進法に規定されている。[2013][2020]／食事摂取基準を定めるのは，厚生労働大臣である。[2011][2016][2021]／集団の食事改善計画では，エネルギーの摂取不足を防ぐために，BMIの分布が目標とする範囲より下にある人が目標とする範囲に留まるよう改善する。[2018]／集団の食事改善計画では，エネルギーの過剰摂取を防ぐために，BMIの分布が目標とするBMIの範囲に留まるよう改善する。[2018][2020]／集団の食事改善計画では，栄養素の摂取不足を防ぐために，推定平均必要量（EAR）を下回って摂取している者の割合をできるだけ少なくするよう改善する。[2018]／集団の食事改善計画では，栄養素の過剰摂取を防ぐために，全員の摂取量が耐容上限量（UL）未満になるよう改善する。[2018]／集団の食事改善計画では，生活習慣病の予防のために，摂取量の分布が目標量（DG）の範囲内に入るよう改善する。[2018]

(給食) 食事摂取基準では，特定給食施設において給与目標量を設定する場合，炭水化物エネルギー比率は，50％以上65％未満とする。[2013][2014]／食事摂取基準では，特定給食施設における給与目標量の設定のさい，たんぱく質は推奨量（RDA）とする。[2014]／食事摂取基準では，特定給食施設における給与目標量の設定のさい，鉄は男女が混在する施設では女性の基準を適用する。[2014]

【食事箋】 ⊃約束食事箋

【食事調査法】 ★《食物摂取量調査法》 栄養状態を判定し，評価する手段の1つ。食事記録法（秤量記録法，目安量記録法*），24時間思い出し法*，食物摂取頻度調査法*，食事歴法，陰膳法，生態指標がある。対象の特性，調査目的に応じて方法を選択する。

(公栄) 食事調査における栄養素摂取量のエネルギー調整は，総エネルギー摂取量の影響を考慮した評価法である。[2013]

【食事バランスガイド】 ★★★★ 食生活指針*を具体的な行動に結びつけるものとして策定された食事ガイド（フードガイド）。厚生労働省*と農林水産省の2省で，2005年（平成17）に策定された。なにを，どれだけ食べたらよいかを，おもにできあがった料理として示した点に特徴があり，望ましい料理のとり方やおおよその量をわかりやすく料理のイラストで示している。コマの形で食事のバランスを表現している。期待される効果は，バランスのとれた食生活の実現である。そのための目標を，厚生労働省は国民の健康づくりと生活習慣病*の予防に，農林水産省は自給率の向上においている。

(食物) 食事バランスガイドは，献立作成にも利用できる。[2011]

(栄教) 厚生労働省・農林水産省によって作成された。[2011]／1日のバランスをとるように表現されている。[2007][2009][2010]／主食，副菜，主菜，牛乳・乳製品，果物の料理区分に分けられている。[2007]／コマの上から順に，主食，副菜，主菜を示している。[2014]／コマのヒモは，菓子・嗜好飲料を示している。[2014]／コマの軸は，水・お茶を示している。[2014]／主食は，炭水化物40gを基準とする。[2015]／副菜は，野菜等の主材料の重量70gを基準とする。[2015]／主菜は，たんぱく質6gを基準とする。[2015]／牛乳・乳製品は，カルシウム100mgを基準とする。[2015]／果物は，重量として100gを基準とする。[2015]

(公栄) 厚生労働省，農林水産省の2省合同で策定された。[2012][2013]／食生活指針（2000年）を具体的な行動に結びつけるものである。[2012][2015][2020]／「食事バランスガイド」の啓発・普及は，ポピュレーションアプローチである。[2008][2012][2020]／料理・食品ベースで示されている。[2012]／食事バランスガイドは，生活習慣病予防のために必要な身体活動量は示されていないが，身体活動レベルに応じたエネルギー量が設定されている。[2015][2020]／1日に摂る，おおよその量を示している。[2020]／年齢によって，サービング数（つ）を変えている。[2020]

【食事誘発性体熱産生】 ★★《DIT：diet-

シ
●ショク

induced thermogenesis，**特異動的作用，**
SDA：specific dynamic action）　食物摂取
後に起こるエネルギー代謝*亢進のこと。
DITにより発生するエネルギーは運動エ
ネルギーには利用されず，熱エネルギー
として利用される。たんぱく質摂取時に
は，摂取エネルギーの約30%，糖質では
約5～6%，脂質では約4%であり，それら
を組み合わせた日常食では10%とみなさ
れている。以前は，特異動的作用とよん
でいた。

（基栄）食事誘発性熱産生（DIT）は，脂肪よりも
たんぱく質を摂取した場合が大きい。[2009]
[2014][2015][2016]／食事誘発性熱産生で発
生したエネルギーは，運動に利用できない。
[2013]／食事誘発性熱産生（DIT）は，1日のエ
ネルギー消費量に含まれる。[2021]

【食事療法】★★《栄養食事療法》　疾病の治
療法の1つ。疾病の治療法には，薬物，理
学，手術，運動療法などがあるが，全患
者に基本的なものは食事療法である。疾
病の回復をより効果的にし，治療の目的
を果たす食事が治療食で，これを供する
のが食事療法である。治療食には，栄養
素*に特別な制約がない一般治療食と疾
病に合わせて栄養素を増減した特別治療
食がある。消化管栄養法のうち経口的に
栄養補給を行うのを食事療法，経管で行
うのを経腸栄養法*と区別している場合
もある。

（臨栄）肥満の食事療法では，BMI≧30の場合，
超低エネルギー食（VLCD）を用いる。[2007]／
肥満の食事療法では，脂肪組織を減少させるこ
とが重要である。[2007]／2型糖尿病患者に対
する食事療法では，アルコールは，エネルギー
源として考慮する。[2007]

【食事療法用宅配食品等栄養指針】★　在
宅療養を支援し，栄養管理がなされた食
事を宅配で利用できる宅配食品の適正利
用を推進する視点から，2009年（平成21），
厚生労働省*医薬食品局食品安全部長よ
り出された指針。糖尿病や腎臓病等の栄
養基準は，関連学会等の食事療法のガイ
ドライン等に基づいたもの，とされてい
る。献立作成の基準，食品材料等の計量，

栄養管理体制，主治医との連携，情報提
供，帳簿の整理などの指針が示されてい
る。

（給食）食事療法用宅配食品等栄養指針では，エ
ネルギー量，三大栄養素量，ビタミンおよびミ
ネラル等の項目について，1日の栄養成分の摂
取基準を決めておくこととされている。

【食酢】⊃酢

【食スキル】★　「日常生活で生じる様々
な問題や要求に対して，建設的かつ効果
的に対処するために必要な能力」という
ライフスキルの定義を応用した，食に関
するスキル。例えば，栄養成分表示*に
ついて，表示の存在を知るという段階の
知識，表示の意味がわかるという段階の
知識，その上で，表示を理解し自分に合
わせて活用できる段階については知識と
いうよりスキルとよばれるものとなる。

（公栄）食スキルとは，調理技術のみのことを指
すものではない。

【食生活改善推進員】★《ヘルスメイト》　栄
養・食生活の向上，改善のために地域で活
動するボランティア。「食生活を改善する
人」を意味する。1959年，厚生省（現厚生
労働省）から「栄養および食生活改善実施
地区組織の育成について」の通達から開
始された。「私たちの健康は私たちの手
で」をスローガンに，食を通じた健康づく
りのボランティアとして行政と連携しな
がら地域の栄養改善活動を行っている。
市町村等で開催される「食生活推進員の
養成講座」を受け，市町村食生活改善推進
員協議会」の会員となる。

（公栄）食生活改善推進員（ヘルスメイト）は，市
町村のボランティア団体である。[2010]／食生
活改善推進員の育成は，市町村（保健所設置市を
除く）の業務である。[2020]

**【食生活指針】★★★《健康づくりのための食生
活指針》**　食生活改善の望ましい方向や具
体的な食生活目標を示したガイドライ
ン。「健康づくりのための食生活指針」は
第一次国民健康づくり対策の一環とし
て，栄養の量（所要量を中心として個々に
応じた基準量），質（6つの基礎食品*，主
食，主菜，副菜の分類），食行動（食事の

回数や時間）などの観点から1985年（昭和60）に策定された。その後個々人の特性に対応した内容を基本に，QOL*の向上とより具体的な食生活改善の目標として，1990年（平成2）に「対象特性別食生活指針」が策定された。「生活習慣病予防」として，多様な食品の摂取，減塩，脂肪の摂取量，食物繊維，禁煙禁酒など。「成長期*」の指針において，乳児期*には子どもと親を結ぶ絆としての食事を，幼児期*では食習慣の基礎づくり，学童期*は食習慣の完成期として，思春期*では食習慣の自立期として食事の規則性や偏食*や生活活動について示されている。「女性（母性を含む）」では，母親になる自覚と次世代への食習慣，食文化の伝承を，「高齢期*」では，低栄養に注意し，食生活を楽しくなど，ライフステージに合わせた内容が示されている。さらに2000年（平成12）には厚生省（現厚生労働省*），農林水産省，文部科学省共同による「新しい食生活指針」が策定され，食文化や食糧供給の側面からも望ましい食習慣づくりを提唱している。また，2016年（平成28）には，修正された食生活指針が発表された。

(栄教) 食育推進基本計画の目標を達成するために，地域の取り組みとして，食生活指針に基づく栄養教育を行うことがある。[2009]

(公栄) 食物ベースの食生活指針の開発と活用のガイドラインの作成は，国連食糧農業機関（FAO）と世界保健機関（WHO）がおこなっている。[2020][2021]／食生活指針（2000年）は，厚生省・文部省・農林水産省（当時）の3省で策定した。[2014]／食事バランスガイドは，食生活指針を具体的な行動に結びつけるものである。[2012][2015]／食生活指針では，生活の質（QOL）の向上を目的としている。[2019]／食生活指針の策定目的に，食料の安定供給の確保がある。[2014]／食生活指針には，資源や環境へ配慮した項目がある。[2019]／食生活指針には，地域の産物に関する考え方が含まれている。[2011]／食生活指針では，「郷土の味の継承を」の項目がある。[2019]／食生活指針では，「脂肪は質と量を考えて」の項目がある。[2019]／食生活指針では，食品の組合せは，「野菜・果物，牛乳・乳製品，豆類，魚なども組合せて」としている。[2019]

【褥瘡（じょくそう）】 ★★★★ 《圧迫壊疽，床ずれ》 長期臥床などにより，同一部位が圧迫されて生じる局所的な虚血性壊死*。低栄養*，神経麻痺，循環障害，活動性の低下（寝たきり）などのある場合，骨の突起部とベッドなどの外部支持面との間にある軟部組織に発生する。その経過は，紅斑→硬結・腫瘤触知→壊死（真皮浅層まで）→深い潰瘍（皮下組織までの全層欠損）→拡大→筋膜，筋肉*，関節，骨*に達する深い組織欠損と進行する。

(人体) 褥瘡は，圧迫萎縮により生じる。[2007]

(応栄) たんぱく質の不足は，褥瘡のリスク因子である。[2012]／褥瘡の予防では，たんぱく質を積極的に摂取する。[2018]／誤嚥，うつ，転倒，褥瘡は，老年症候群に含まれる症候である。[2014]／褥瘡の予防では，体位変換が有効である。[2016]

(臨栄) 褥瘡の好発部位は，仙骨部，大転子部である。[2006][2012][2019]／肩甲骨部は，褥瘡の好発部位である。[2018]／踵骨部は，褥瘡の好発部位である。[2017]／褥瘡の重症度の評価は，DESIGN-Rを用いる。[2013][2018]／褥瘡の治療は，創傷部の除圧をすることである。[2006][2012]／褥瘡の治療の阻害要因には，糖尿病がある。[2009][2010][2012][2013]／褥瘡のモニタリングの栄養指標には，血清アルブミン値がある。[2009][2015]／褥瘡患者のBMIは，標準体重を目標とする。[2015]／褥瘡では，十分なエネルギー摂取が，必要である。[2018]／たんぱく質の摂取量は，褥瘡の重症度にあわせて1.2〜2.0g/kg/日とする。[2015][2017]／褥瘡で滲出液がみられる時には，たんぱく質の補給を行う。[2018]／褥瘡では，高たんぱく質食とする。[2014][2016][2019]／褥瘡では，鉄摂取を十分に行う。[2012]／褥瘡では，亜鉛を十分に摂取する。[2019]／褥瘡患者は，水分を過不足なく摂取する。[2015][2017]／栄養状態の低下は，褥瘡発症の内的要因である。[2013][2017]／糖尿病患者では，褥瘡が悪化しやすい。[2017]／貧血は，褥瘡の内的因子である。[2019]／褥瘡の予防には，除圧管理が有効である。[2018]／褥瘡では，30度側臥

シ
●ジョク

位は，予防となる。[2019]

【食中毒】★★★★　飲食物に含有される微生物，有害・有毒物質などが原因で起こる比較的急性の胃腸炎症状（腹痛，下痢*など）を主とする健康障害。胃腸炎を呈さないものも一部にはある。感染症法*（1999年〈平成11〉4月施行）をふまえ，コレラ*菌，赤痢菌，腸チフス菌，パラチフスA菌の4菌種を食中毒原因菌とすることになった。食中毒は原因物質（病因物質）により細菌性，ウイルス性，寄生虫，化学性，自然毒*，その他に大別される。細菌性食中毒は感染型，毒素型に分けられ，感染型の代表的な原因菌はカンピロバクター*，サルモネラ*属菌，腸炎ビブリオ*によるもので，大量の生菌を食品とともに摂取して胃腸炎を起こすものである。毒素型は黄色ブドウ球菌，ボツリヌス菌*，嘔吐型セレウス菌*が食品中で毒素を産生し，この毒素によって中毒を起こすものである。なお，感染型は感染後細菌が腸管内で毒素を産生する感染毒素型（生体内毒素型）と，感染後細菌が組織や細胞に侵入することにより発症する感染侵入型に分類される。ウイルス性食中毒は発生の大部分をノロウイルスが占める。寄生虫による食中毒には，クドア，サルコシスティス，アニサキスなどが示されている。化学性食中毒*は有害な化学物質（ヒスタミン*による中毒を含む）や重金属により発生する。自然毒食中毒は動物性自然毒と植物性自然毒に分類される。

(社会) 食中毒の原因食品の推定には，症例対照研究が用いられる。[2012]

(食物) クリプトスポリジウムによる食中毒は，原虫による。[2007]／じゃがいもによる食中毒は，アルカロイドによって起こる。[2007]／ドクカマスによる食中毒は，シガトキシンによって起こる。[2007]／最近の食中毒発生状況調査の結果，年間を通し発生が認められる。[2015]／最近の食中毒発生状況調査の結果，細菌・ウイルスによる発生件数が多い。[2015]／最近の食中毒発生状況調査の結果，サルモネラ属菌による発生件数は減少傾向にある。[2015]／最近の

食中毒発生状況調査の結果，ノロウイルスによる発生件数は冬期に多い。[2015]／最近の食中毒発生状況調査の結果，飲食店における発生件数が最も多い。[2015]／保健所は，食中毒が発生した場合に原因究明の調査を行う。[2019]／食中毒患者を診断した医師は，直ちに最寄りの保健所長にその旨を届け出なければならない。[2020]

(公衛) 食中毒の患者数は，厚生労働省が食中毒統計調査を行っている。[2019]

(給食) 食中毒発生時は，検査用保存食の2週間分を保健所への提出にそなえる。[2009]／食中毒発生時に，患者を確認した医師は，24時間以内に保健所へ届け出る。[2009]／食中毒の発生の防止対策として，インシデントレポートの分析を行う。[2013]／給食施設の食中毒発生時に，原因究明のために調理工程表を保健所へ提出する。[2018]

【食中毒発生状況】★　食中毒統計。食中毒*患者を診察した医師は保健所長，都道府県知事*を経て厚生労働大臣に届け出をすることになっている。これを厚生労働省*は食中毒統計として毎年公表している。しかし，症状が軽い場合や医師の診察を受けない例は多数あるので，実際の食中毒発生数は統計よりはるかに多いと推定される。7〜9月は高温多湿なために細菌が増殖しやすく細菌*性食中毒が多発する傾向が強く，ノロウイルス*による食中毒は冬期に多発する傾向がある。原因食品は魚介類*，複合調理食品（弁当類，調理パン，惣菜類など）によるものが多い。

(食物) 夏期の食中毒発生は，細菌性のものが多い。

【食道】★★　咽頭*から胃*につながる飲食物を輸送する管状の器官。長さ約25cm，直径1〜2cmで筋肉*が発達した扁平な管である。気管*の背側を通り，胸部では左右の胸腔を隔てる縦隔に存在する。横隔膜*の食道裂孔を抜けて腹腔に入り，胃の噴門につながる。食道粘膜の上皮は重層扁平上皮である。粘膜下組織には粘液腺の食道腺が存在する。筋層は輪走筋と縦走筋からなり，食物の輸送に関わる。

シ

●ショク

筋層は，食道上部1/3は横紋筋*，中央部の1/3は横紋筋と平滑筋*，下部1/3は平滑筋からなる。食道の外側は外膜でおおわれるが，腹腔内では漿膜に包まれる。食道がんなどで食道を切除すると，反回神経麻痺，吻合部の位置の変化や狭窄，喉頭の挙上障害などによって誤嚥*や嚥下障害*を起こしやすい。

（人体）食道には漿膜がない。[2017]／食道は重層扁平上皮である。[2020]／食道は，胃の噴門に続く。[2020]／食道は，気管の背側を通る。[2021]

（臨栄）食道切除後は，食べ物のつかえ感など嚥下障害を合併しやすい。[2019]

【食道アカラシア】★ 《アカラシア》 食道*の噴門部開閉障害と蠕動（ぜんどう）障害による飲食物の食道通過障害。胸焼け，背中の痛み，発音障害を伴う。食道筋の手術等で治療する。

（人体）食道アカラシアでは，食道の機能的狭窄がみられる。[2015]／食道アカラシアでは，嚥下障害がみられる。[2009]

【食道炎】★ 食道*の粘膜*の刺激による炎症*。頻度として多いのは逆流性食道炎*で，胃内容や腸内容（胃切除後）が食道内に逆流し，長時間停滞するために起きる。胸やけ，通過障害をきたす。

（臨栄）胃全摘後に逆流性食道炎が起こる。

【食堂加算】★★ 入院時食事療養費の診療報酬*加算の1つ。入院時食事療養（Ⅰ）の届け出がある施設の場合にのみ適用される。食堂をそなえる病棟・診療所*に入院している患者に，食堂において食事を提供した場合，1日につき50円を算定できる。ただし，食堂の床面積が病床1床あたり0.5m²以上であることが必要。病棟，診療所単位で算定できる。食堂における食事が可能な患者については，食堂において食事を提供するように努めること。

（給食）食堂加算の対象となる病床1床あたりの面積は，0.5m²以上である。／入院時食事療養では，食堂加算は1日ごとに算定できる。[2010]

【食道静脈瘤】★★ 食道粘膜下の静脈が瘤状に拡大し，最後には破裂大出血をきたす疾患。肝硬変*による門脈圧上昇が

おもな原因がある。静脈瘤を結紮したり，焼くなどの手術療法が行われる。

（人体）門脈圧亢進は，食道静脈瘤の成因である。[2009][2015]

（臨栄）非代償期の肝硬変における食道静脈瘤の原因は，門脈圧の亢進である。[2010]

【食道裂孔ヘルニア】★ 胃の一部が横隔膜の食道通過部から腹腔よりも上に逸脱した病態。このため酸性の胃液が食道*を傷害して逆流性食道炎*の一因となる。

（人体）食道裂孔ヘルニアは逆流性食道炎の成因である。[2009][2011]／胃食道逆流症の原因には，食道裂孔ヘルニアがある。[2015]

【食肉】★★ 《肉，肉類》 食用になる獣鳥類の筋肉。食品成分表ではくじらやすっぽんも肉類に分類してある。食肉は横紋筋からなるが，その成分は動物の種，年齢，部位により異なる。たんぱく質*は約20％含み，脂質*は部位によって5～30％と大きく変動する。たんぱく質は筋原線（繊）維たんぱく質*（アクチン*，ミオシン*）が約50％，筋形質たんぱく質（ミオゲン*，グロブリン*）が約30％，筋基質たんぱく質（コラーゲン*，エラスチン*）が10～30％含まれる。脂質は蓄積脂質と組織脂質とに分けられ，いずれも飽和脂肪酸が多いため常温では固体となる。脂質の融点は食肉の種類により異なる。約1％含まれるグリコーゲン*は，屠殺後分解され乳酸*になるためpH*が低下し死後硬直が始まる。硬直時の肉は保水性や結着性が悪く，煮ても硬く，また加工用にも適さない。そのため屠殺後の肉は低温（2～4℃）で熟成*を行い，軟化した肉を食用や加工用に使用する。

（食物）食肉の熟成により保水性が向上する。[2011]／食肉の塩漬では，保水性と結着性が増加する。[2017]／肉類の炭水化物の値は，全糖の分析法を適用する。[2017]

（給食）「大量調理施設衛生管理マニュアル」において，食肉の保管時の温度は10℃以下とする。[2009]

【職能(別)組織】→ファンクショナル組織
【食の砂漠】→フードデザート
【触媒】★ 化学反応の活性化エネルギー

を変化させ，反応速度を変化させるが，それ自身は化学反応の前後で変化しない物質。生体中では，酵素*が代表的な触媒であり，活性化エネルギーを低下させることで，化学反応を進みやすくする。おもに酵素はたんぱく質*であり，同じ化学反応で触媒として働く，構造の異なる酵素をアイソザイムという。発酵*は微生物の酵素による触媒反応を組み合わせて利用する食品加工法である。

(人体) アイソザイムは，同一反応を触媒するが構造の異なる酵素である。[2010]／酵素は，触媒する反応に必要なエネルギーを減少させる。[2010]／ホロ酵素は，触媒作用を示す。[2015]

【職場外研修】 ➡Off-JT
【職場内教育】 ➡OJT
【職場内訓練】 ➡OJT

【食品安全委員会】★★ 食品を摂取することによる健康*への悪影響について，科学的知見に基づき客観的かつ中立公正にリスク評価*を行う委員会。食品安全基本法*に基づき，2003年（平成15）7月1日に，内閣府に設置された。国民の健康の保護が最も重要であるという基本的認識のもと，規制や指導等のリスク管理を行う関係行政機関から独立して，科学的知見に基づき客観的かつ中立公正にリスク評価を行う機関である。7名の委員から構成され，その下に，企画等専門調査会に加え，添加物，農薬*，微生物といった危害要因ごとに，計12の専門調査会が設置されている。リスク評価（食品健康影響評価）の結果に基づき，食品の安全性の確保のため講ずべき施策について，内閣総理大臣を通じて関係各大臣に勧告を行うことができる。

(社会) 食品安全委員会は，内閣府に設置されている。[2010]

(食物) 食品安全委員会は，内閣府に設置されている。[2019][2021]／食品安全委員会は，食品安全基本法により設置された。[2015][2021]／食品安全委員会は，リスクコミュニケーションに参加する。[2021]／食品安全委員会は，食品に含まれる有害物質のリスク評価を行う。[2021]／食品安全委員会は，食品添加物の一日

摂取許容量（ADI）を設定する。[2021]

【食品安全基本法】★ 食品の安全性確保に関する施策を総合的に推進することを目的とした法律。2003年（平成15）に制定。科学技術の発展，国際化の進展など国民の食生活をとりまく環境の変化に適確に対応することの必要性から，①基本理念を定め，ならびに②国，地方公共団体および食品関連事業者の責務ならびに消費者の役割を明らかにし，③施策の策定に係る基本的な方針を定めることにより，食品の安全性の確保に関する施策を総合的に推進することを目的としている。対象とする食品は，薬事法に規定する医薬品および医薬部外品を除いた全ての飲食物である。関係者（国，地方公共団体，食品関連事業者，消費者）の責務や役割，食品健康影響評価（リスク評価*）の実施，リスク評価の結果に基づいた施策の策定（リスク管理*），食品安全委員会*の設置等について規定されている。

(食物) 食品安全委員会は，食品安全基本法により設置された。[2015]

【食品衛生監視員】★★ 食品衛生法に規定された職務。政令で定められた医師，獣医師，薬剤師など一定の資格をもつ公務員の中から任命され，国，都道府県，保健所*を設置する市，特別区におかれる。食品の安全を確保するため，国の食品衛生監視員は空港や港の検疫所に所属し，輸出入食品の監視などを行う。また国以外の食品衛生監視員は保健所，食品衛生検査所，市場衛生検査所などに所属し，食品営業施設の監視・指導・収去検査・行政処分，食中毒*等の調査，消費者の苦情・相談の対応などを行う。

(食物) 食品衛生監視員を任命するのは，厚生労働大臣，内閣総理大臣，都道府県知事等である。[2015]／保健所に配置される食品衛生監視員は，都道府県知事等が任命する。[2019]

(公栄) 食品衛生法に食品衛生監視員の業務が示されている。[2012]／都道府県知事が必要があると認める時には，食品衛生監視員が特別用途食品の製造施設への立ち入り，当該食品の検査および収去ができる。[2009][2011]

【食品衛生管理者】★ 食品衛生法*に規定された資格。食品衛生法施行令で定められた食品(乳製品, 食肉製品など)や食品添加物*を製造・加工する場合は施設ごとに食品衛生管理者をおき, 都道府県知事に届け出なければならない。

(食物) 食品衛生管理者は, 施設における製造もしくは加工の段階で衛生上の考慮を必要とする食品や添加物などにおいて衛生管理を行う。

【食品衛生行政】★ 基本的には国(厚生労働省医薬局食品保健部), 地方(都道府県, 指定都市など)をとおして, 体系的に実施。その対象は食品, 食品添加物*, 器具, 容器・包装などの規格・基準に関することを取り扱っている。食品衛生行政の実務的な業務は食品衛生監視員が行う。その旨は食品衛生法第30条に定められている。食品衛生監視員には, 輸入食品を対象に監視指導する国家公務員と, 国内産の食品を対象に監視指導, 検査, 衛生の普及啓発などをする地方公務員がある。前者は, 港湾・空港の検疫所に, 後者は保健所などにそれぞれ配置されている。

(食物) 食品衛生行政は, 国(厚生労働省)の行う中央機構と都道府県などが行う地方機構に分かれている。

【食品衛生推進員】★ 食品衛生の向上を目的として, 飲食店営業に対して助言やその他の活動を行う者。食品衛生推進員は社会的信望と食品衛生の向上に熱意と識見を有するものから, 都道府県などが委嘱する。

(食物) 食品衛生推進員になるためには, 社会的信望と食品衛生の向上に熱意と識見を有するものでなくてはならない。/食品衛生推進員は, 都道府県等が委嘱する。[2015]

【食品衛生法】★★★ 食品の安全性確保を目的とした法律。総則, 食品および食品添加物*, 器具・容器包装, 表示および広告, 検査と指定検査機関, 営業などからなる。近年, 食品添加物の見直しとともに, 総合衛生管理製造過程(HACCP)*が導入された。

(食物) 食品衛生法において, 食品とは, 医薬品・医薬部外品を除く全ての飲食物をいう。[2014]/食品衛生法は, 飲食に起因する衛生上の危害の発生を防止し, もって国民の健康の保護をはかることを目的としている。[2014]/食品添加物は, 食品衛生法において, 指定添加物, 既存添加物, 天然香料, 一般飲食物添加物の4種類に分類される。[2008][2009]

(公栄) 食品衛生法に食品衛生監視員の業務が示されている。[2012]

(給食) 院外調理における調理加工施設は, 食品衛生法に基づく営業の許可の対象になる。[2006]

【食品管理】⇒食材料管理

【食品群別荷重平均成分表】★ 食品の使用比率で栄養素*量を荷重平均し, 食品群ごとの100gあたりの栄養素量として表したもの。栄養出納や栄養報告の栄養計算に用いられ, 都道府県で作成されている場合もあるが, 施設の食品の使用実績から独自に作成することが望ましい。

(給食) 食品群別荷重平均成分表は, 施設での食品の使用状況が, 公表されているものとほぼ同じかどうかの検討が必要となる。

【食品原価】⇒食材料原価

【食品構成】★★ 対象者または対象集団の給与栄養目標量にそったものとなるよう食品群別の分量を示したもの。給与栄養目標量を基準にした食品構成は, 献立作成の基準として用いる他, 食材料算定, 施設・設備計画の資料にも用いる。この基礎資料として食品群別荷重平均成分表*がある。

(食物) 献立作成のさいには, 食品構成を目安として作成する。[2014]

(給食) 食品構成表は, 献立作成に用いる。[2014]

【食品照射】★《放射線照射》 殺菌, 発芽防止, 熟度の調節などを目的とした食品への放射線照射。わが国ではばれいしょ(じゃがいも)の発芽防止にのみ放射線照射が許可され, 照射条件として, 放射線源としてコバルト60のガンマ線, ばれいしょの吸収線量として150グレイ以下, 再照射の禁止などが決められている。WHO*(世界保健機関)では10キログレイ以下の

照射であれば安全としている。高線量照射では、栄養成分の破壊、食品成分の変化、照射臭などの問題がある。

(食物) じゃがいもの放射線照射は、発芽防止の目的で利用されている。[2011]

【食品成分表】→日本食品標準成分表

【食品添加物】★★ 食品の製造の過程においてまたは食品の加工もしくは保存の目的で、食品に添加、混和、浸潤その他の方法によって使用するもの。1995年（平成7）の法律改正により、「天然香料*」と「一般に食品として飲食に供されるものであって添加物として使用するもの（一般飲食物添加物）」の2種を除き、化学的に合成されたもの、あるいは天然のものにかかわらず、全て厚生労働大臣によって指定されたもののみの使用が許可されることとなった。法改正前に使用されていた天然添加物については既存添加物としてそのまま使用が許可されている。添加物には、食品の保存性の向上、栄養強化*、嗜好性の増大、製造過程の簡易化、品質向上などの作用を有するもの、さらに食品加工に不可欠なものなどが指定されている。

(食物) 食品添加物は、食品衛生法で定義されている。[2015][2016]／食品添加物の指定は、厚生労働大臣が行う。[2013]／食品添加物は、指定添加物、既存添加物、天然香料、一般飲食物添加物の4種類に分類される。[2008][2009][2013]／FAO/WHO合同食品添加物専門家委員会では、食品添加物の毒性評価を行っている。[2008]／わが国では、食品添加物として取り扱っているポストハーベスト農薬がある。[2011]／食品添加物のADI（1日摂取許容量）は、食品安全委員会が設定する。[2018]／生鮮食品の表示では、食品添加物の記載は必要である。[2017]

【食品添加物表示】★ 製造、輸入され包装されている全ての食品について食品添加物*を使用した場合に義務づけられる表示。表示方法は、原則は物質名。簡略名や類似名でもよい。甘味料*、酸化防止剤*、増粘剤*（安定剤、ゲル化剤あるいは糊料ともいう）、着色料*、発色剤*、漂白剤*、防カビ剤*、保存料*について

は物質名と用途名を併記。イーストフード、ガムベース、かんすい*、酵素*、光沢剤、香料、酸味料、調味料*、豆腐用凝固剤、軟化剤、苦味料、乳化剤*、pH調整剤、膨張剤は一括名でもよい。例外として、栄養強化*の目的で使用されるもの、加工助剤*、キャリーオーバーについては表示が免除されている。その他、表示面積が狭く（30cm²以下）表示が困難なものについても免除されている。なお表示に際し、「天然」またはこれに類する表現の表示は禁止されている。また、アスパルテームに関してはL-フェニルアラニン*化合物であることを表示することとなっている。

(食物) 佃煮に、材料のしょうゆに使用された安息香酸がキャリーオーバーとして含まれた場合、食品添加物表示の必要はない。

【食品表示法】★ 食品衛生法*（昭和22年法律第233号）、農林物資の規格化等に関する法律（JAS法：昭和25年法律第175号）、健康増進法*（平成14年法律第103号）の3法に定められた諸規定のうち、食品表示に関する内容を統合し包括的かつ一元的な制度を創設されるものとして、2013年（平成25）6月に制定（平成25年法律第70号）された法律。2015年（平成27）4月1日から施行された。食品表示法は、食品を摂取する際の安全性および一般消費者の自主的かつ合理的な食品選択の機会を確保することを目的とし、これまで任意制度となっている栄養表示の義務化をはかるなど食品表示基準（平成27年内閣府令第10号）が定められた。食品表示基準は、これまでの3法のもとに定められていた58の表示基準を統合したもので、その策定・変更等については、厚生労働大臣・農林水産大臣・財務大臣で協議し消費者委員会の意見を聴取しながら行うこととなっている。経過措置期間は、加工食品および添加物の表示は2020年（令和2）3月31日まで、生鮮食品の表示は2016年（平成28）9月30日までとなっている。

(食物) 食品表示法は、食品衛生法、JAS法、健康増進法の3法から食品表示の関連を一元化し

た法律である。

【食品包装】★ 食品の品質保持のために行われる。包装材料*はビン，缶，紙，プラスチックフィルム*，ラミネートフィルム*など多種多様で，用途によって使い分けられている。プラスチックフィルムやラミネートフィルムと脱酸素剤*などの使用により保存性が向上した。また，ペットボトルが植物由来の素材からつくられるなど，地球環境にやさしい天然素材のフィルムが開発され，容器包装リサイクル法により食品包装容器のリサイクルも行われている。近年は過剰包装が避けられ，エコバッグなどを使うことが一般化している。

(食物) 食品包装に用いられるプラスチックフィルムには，気体遮断性のよくないものもある。

【食品保管温度】★ 衛生管理上，それぞれの食品について定められた保管温度。大量調理施設衛生管理マニュアルの衛生管理基準では，凍結卵−18℃以下，冷凍*食品−15℃以下，生鮮魚介類5℃以下，液卵8℃以下，食肉*，食肉製品，茹でだこ，生食用かき，魚肉製品，乳10℃以下，乳製品15℃以下，生鮮果実・野菜10℃前後。調理後の食品は提供まで30分以上を要する場合は，10℃以下または65℃以上に保管。クックチルシステム*において急速冷却した料理の保管温度は0〜3℃の範囲。以上は衛生管理上，病原菌の繁殖を抑制するための保管温度の基準である。

(給食) 和えものでは，料理の仕上がり時から喫食までの食品保管温度を10℃以下とする。／冷凍食品保管温度条件は，−15℃以下とする。

【食品リサイクル法】★★ 食品由来資源の再利用を促進するための法律。食べ残し，売れ残り，製造時廃棄物の抑制や減量化，飼料や肥料等への利用に努める旨を定めている。食品製造業や食品流通業，外食産業での食品廃棄物のリサイクルシステムの確立を目的としている。

(社会) 食品リサイクル法は，食品残渣等の堆肥化による肥料等への利用促進である。[2016]

(給食) 食品リサイクル法において，食品廃棄物は，食品循環資源として位置づけられた。

【食品ロス】★★ 食品ロスは，食品ロスの削減の推進に関する基本的な方針において，本来食べられるにもかかわらず捨てられる食品と定義されている。SDGs目標12「つくる責任，つかう責任」に関連する。食品ロスの発生原因は，食品メーカー，小売店，レストランなどの飲食店などの事業系食品ロスと，家庭系食品ロスがあり前者の食品ロスが多い。

(公栄) 食品ロスは，賞味期限切れによって廃棄された食品を含む。[2019]／家庭系食品ロス量は，事業系食品ロス量より少ない。[2021]

(食物) 食品ロスの増加は，環境負荷を増大させる。[2020]

【食品ロス率】★★ 食品ロス重量を食品使用重量で除して100を掛けた値（％）。食品ロス*とは，純食料のうち廃棄されたものや食べ残されたものをいう。純食料とは粗食料に歩留まりを掛けたもの。また，粗食料は，食料仕向け量から，飼料用・種子用・加工用・減耗量を差し引いたもの。農林水産省より，「食品ロス統計調査結果」が公表されている。

(食物) 食品ロス率は，食品の廃棄重量を使用重量で除して求める。[2007]

(公栄) 食品ロス率とは，食品使用量のうち直接廃棄・過剰除去・食べ残し重量の割合をいう。[2015]／食べ残しによる食品ロス率は，食品ロス統計調査で調査されている。[2011]

【植物油】➡サラダ油

【食物アレルギー】★★★★《Ⅰ型アレルギー，即時型アレルギー，アナフィラキシー型アレルギー》 健常者に無害な食物内の特定たんぱく質に免疫系が過敏に反応して起こる病態。牛乳*・卵*・小麦・米*・魚*・貝・豆類*・そば・ながいもなど食物中のたんぱくを中心に，糖・脂質やその消化・代謝物が異物（抗原*・アレルゲン*）として認識されると，それに対する特異的なIgE*抗体が産生され，マスト（肥満）細胞*や好塩基球*に結合。その後アレルゲンがこれらのIgEと結合するとヒスタミン*やロイコトリエン*などが放出され，血管透過性亢進・平滑筋収縮・外分泌腺の過剰分泌・好酸球遊走が起こる。嘔吐・腹痛・下痢*

の消化器症状，じん麻疹・湿疹の皮膚症状，冷汗・めまい・発熱の全身症状，気管支喘息*・呼吸困難の呼吸症状。この反応は少量のアレルゲンでも誘発されるため，加熱により抗原性が失われる場合を除き，アレルゲンを除去し，代替食品で栄養のバランスを補うのが基本。

(人体) 食物アレルギーは，I型アレルギー反応に分類される。[2016]／食物アレルギーの発症には，IgEが関与する。[2016]／食物アレルギーにおける食物経口負荷試験は，病院で行う。[2016]／食物アレルギーのアナフィラキシーショックには，アドレナリンが第一選択である。[2016]／鶏卵は，乳児期に最も頻度の高い食物アレルギー原因食物である。[2016]

(食物) 食物アレルギーでは，皮膚症状が認められる。[2010]／乳幼児の食物アレルギーは，自然寛解することがある。[2010]／果物でも，食物アレルギーが生じることがある。[2010]

(栄教) 栄養教諭の職務には，食物アレルギーのある児童生徒への個別指導がある。[2006]

(臨栄) 食物アレルギーはIgEが関与する。[2006][2009]／食物アレルギーの診断には，IgE抗体値を用いる。[2006][2013]／食物アレルギーは，ヒスタミンが関与する。[2012][2018]／食物アレルギーは，マスト（肥満）細胞が関与する。[2012]／食物アレルギーは，血中の好酸球数が増加する。[2012]／食物アレルギーは，アナフィラキシーショックを誘発する。[2009][2012]／アナフィラキシーショック時には，エピペン®を用いる。[2018]／食物アレルギーは，食後の運動で，アナフィラキシーショックが誘発される。[2016]／食物アレルギーは，I型アレルギー反応（即時型反応）である。[2009]／食物アレルギーの減感作療法では，少量の食物アレルゲンを継続して摂取する。[2016]／食物アレルギーでは，コルチゾールの投与は有効である。[2012]／バナナは，交差抗原を含む。[2018]／母乳のグロブリンは，食物アレルギーのアレルゲンになりにくい。[2014]／食品の加熱処理により，アレルゲン性は減弱する。[2018]／成人の食物アレルギー食は，栄養食事指導料の算定対象外である。[2015]／食物アレルギーで最も多い症状は，皮膚症状である。[2016]／食物アレルギーでは，口腔粘膜の

症状があらわれる。[2018]／オボアルブミンは，加熱により抗原性が低下する。[2021]／グルテンは，加熱による抗原性の変化が少ない。[2021]／鶏卵アレルギーであっても，基本的に鶏肉を除去する必要はない。[2021]

【食物感染】★ 食物を介して細菌*やウイルス*などに感染すること。腸管感染症（食中毒*・消化器系感染症や糞口感染症）。一般に細菌やウイルスが原因微生物となる。食中毒や，消化器系感染症の感染経路。食物感染は，発症機構によって感染型と毒素型に大きく分類される。食物由来感染症は水系感染症に比較し潜伏期*は短く，症状は重く，致命率*は高い。

(社会) 食物由来の感染は，水系感染より短い潜伏期で，症状が重く致命率が高い。

【食物摂取頻度調査法】★★《FFQ：food frequency questionnaire》 食事調査法の1つ。過去の食物や栄養素*等の習慣的な摂取量を把握するための方法。対象者は食品・食品群・料理のリストについて，一定期間中の摂取頻度を回答する。食品の摂取頻度のみ質問する定性的食物摂取頻度調査法と，食品の摂取頻度と摂取量について質問する半定量食物摂取頻度調査法がある。

(公栄) 食物摂取頻度調査法は，集団レベルで利用されることが多い。[2008]／食物摂取頻度調査法は，個人の習慣的な摂取量の相対的なランクづけに適している。[2006][2013]／食物摂取頻度調査法は，簡便で経済的に安価な方法である。[2009][2012]／食物摂取頻度調査法は，スタンダードとして用いられない。[2011]／食物摂取頻度調査法は，24時間思い出し法に比べて，一度に多くの対象者に調査が可能である。[2012]／食事記録法は，食物摂取頻度調査法に比べて，回答者の負担が大きい。[2012]／食物摂取頻度調査法では，対象や目的に合わせた食品リストを用いる。[2014]／24時間食事思い出し法は，食物摂取頻度調査法に比べて調査者の負担が大きい。[2021]／食物摂取頻度調査法の質問票の妥当性は，生体指標（バイオマーカー）と比較して検討される。[2020]／食物摂取頻度調査法は，食事記録法に比べて個人の記憶に依存する。[2021]

【食物摂取量調査法】 ➡️食事調査法

【食物繊維】 ★★★★　ヒトの消化酵素*で消化されない食物中の難消化性成分。消化管を通過する過程でなんらかの生理作用をあらわす物質の総称。食物繊維には、セルロース*、ヘミセルロース*、ペクチン*質、リグニン*、キチン*、グルコマンナン*などがあり、動物性・植物性がある。水溶性食物繊維は血糖*上昇抑制効果が強く、血清コレステロール濃度改善作用がある。一方、不溶性食物繊維は排便促進効果が強い。脂質異常症*、弛緩性便秘*、動脈硬化*症、大腸がん*の予防に食物繊維の摂取が勧められる。一方、食物繊維の過剰摂取は、食事カルシウムや微量元素の吸収利用を妨げる。野菜、いも類、果物、海藻、きのこなどの食品に多く含まれる。

(食物) 食物繊維の定量は、酵素−重量法(プロスキー変法)を適用する。[2017]／レジスタントスターチには、食物繊維としての特性がある。[2006]／食物繊維のエネルギーは、Atwaterの係数を適用して求めた値に0.5を乗じて算出している。[2013]／100gあたりの食物繊維が1.5gである食品は、「食物繊維入り」と表示できない。[2015]／食物繊維の含有量を表示する場合は、糖質の含有量を同時に表示しなくてはならない。[2020]

(基栄) 水溶性食物繊維は、大腸内pHを低下させる。[2018]／食物繊維は、生理的効果に、腸内細菌叢改善がある。[2015]／水溶性食物繊維には、血清コレステロールの低下作用がある。[2016]／食物繊維の生理的効果に、難う蝕性がある。[2015]／食物繊維の生理的効果に、食後の血糖値上昇抑制がある。[2015]／食物繊維の生理的効果に、短鎖脂肪酸の生成がある。[2015]／不溶性食物繊維は、血圧を低下させる。[2018]

(応栄) 日本人の食事摂取基準[2015年版]において、食物繊維は6歳以上に対して目標量が設定されている。[2014][2016]

(臨栄) 合併症のない2型糖尿病患者には、食物繊維の摂取量を増加する。[2008][2011]／高トリグリセリド血症では、水溶性食物繊維を積極的に摂取する。[2014]／高LDL-コレステロール血症では、食物繊維摂取量を25g/日以上にする。[2017][2020]／潰瘍性大腸炎では、水溶性食物繊維を積極的に摂取する。[2015]／成分栄養剤は、食物繊維を含まない。[2017]／妊娠糖尿病では、食物摂取量は、糖尿病患者と同様、20〜25g/日を目安とする。[2021]

【食物へのアクセス】 ★★　食物が、どこで生産され、どのように加工され、流通され、販売されて食卓に至るかという食物生産・提供のシステム全体のこと。食物へのアクセス面の環境づくりとは、健康づくりのために役立つ食物の入手可能性が高まるように、食物生産から消費までの各段階での社会経済活動、およびそれらの相互関係の整備を行い、人々がより健康的な食物を入手しやすい環境を整えること。この整備の中には、規制や法律といった法的整備も含まれる。

(栄教) 食品の生産・加工・流通関係者に栄養教育を行うことは、食物へのアクセスにつながる。[2009]／事業所食堂による健康に配慮したメニューの見直しは、食物へのアクセスの整備である。[2010]／加工段階で減塩・減脂肪食品を開発することは、食物へのアクセスにつながる。[2009]／高脂肪食品への課税は、食物へのアクセス面の整備にあたる。[2013]／従業員食堂における副菜の品目の増加は、食物へのアクセス面の整備にあたる。[2013]／地場産野菜を販売する直売所を増やすことは、食物へのアクセス整備となる。[2017]／地場産野菜を使ったレストランを作ることは、食物へのアクセス整備となる。[2017]／野菜生産農家による宅配事業を開始することは、食物へのアクセス整備となる。[2017]／食堂のメニューに地場野菜使用と表示し、その野菜を食堂で販売することは、食物へのアクセス整備である。[2019]

【食用農産物】 ★　人間の食用となる農畜産物。米*、小麦、豆類、野菜、果実、鶏卵*、乳・乳製品、肉類*、砂糖*類などを含む。一般にはこれに魚介類*を加えて食用農水産物としている。食用農水産物のカロリーベースの総合自給率は約40％であるが、米以外の食料の多くを輸入に依存しており、自給率がきわめて低いのがわが国の現状である。

(公栄) 食用農産物の総合自給率をみると、ここ

数年80％を下回っている。

【食用油脂】 ★★《油，油脂》 食用とされる油脂の総称。トリグリセリド*を主成分としており，常温で液体のものを油，固体のものを脂肪*という。油脂の性質は油脂を構成する脂肪酸*に大きく影響され，飽和脂肪酸の割合が高い動物性脂肪*は常温で固体，不飽和脂肪酸の割合が高い植物油は常温で液体となる。不飽和度の高い油脂は酸敗しやすい。酸敗の主要な要因には，自動酸化*，熱酸化，加水分解などがある。油脂の性質は完全に把握することが困難であり，油脂の平均的な性質を示す指標としてケン化価*，ヨウ素価*，油脂の精製や変質の指標として酸価*，過酸化物価などが活用されている。油脂類は比熱(2.0J/g℃)が小さいので容易に高温になり，さらに加熱を続けると，発煙点，引火点に達することがある。ショートニング*性，クリーミング性*，乳化性，油溶性物質の溶解性，加熱による香気の形成等の性質が，製菓，調理・加工に活かされている。油脂に水素添加して製造される硬化油*は，健康障害因子の1つであるトランス脂肪酸を多く含むことが問題視されている。

(食物) 油脂の劣化は，光線により促進される。[2014]／植物性油脂は，動物性油脂より酸化されやすい。[2018]／油脂の酸敗は，窒素ガスの充填によって抑制される。[2019]

【食欲】 ★★★ 食べ物を食べたいという欲求。一般に食欲といえば空腹感の意味で使われることが多く，ほぼ同義語として扱う場合もある。しかし，厳密には，健康状態や好みに応じて，特定の食べ物を食べてみたいと感じる感覚のことを指す。出生以後の食経験によって形成される快い感覚をいう。心理的および精神的な要因に影響を受け，過去に食べた時のおいしさや香り，舌触りや，その時の楽しかった状況等によっても，目の前の食べ物に対しての食欲は左右される。通常，食欲は空腹の時に起こる。しかし，時には空腹でなくても食欲の湧くことがあることから，空腹感や満腹感とは本質的に

異なるものと考えられる。

(人体) 放射線治療では，食欲が低下する。[2014]／慢性閉塞性肺疾患(COPD)では，食欲は低下する。[2014]／レプチンは，食欲を低下させる。[2016]

(基栄) 食欲は，出生以後の食経験によって形成される快い感覚である。[2008]／食欲は，迷走神経の影響を受ける。[2015]／食欲は，快感を伴う感覚である。[2014]

(応栄) 低圧環境(高地)では，食欲は減退する。[2012][2013]／無重力環境において，食欲は低下する。[2015]

【食欲中枢】 ★★ 間脳の視床下部*にあり，食欲*を支配する中枢。満腹中枢，摂食中枢の両者が存在している。摂食中枢は視床下部外側核に，満腹中枢は視床下部内側にある。脂肪細胞から分泌されるレプチン*，動静脈血のブドウ糖*濃度，血中遊離脂肪酸濃度，グルカゴン*やインスリン*，消化管ホルモン*が関係し食欲を調整している。

(人体) 摂食中枢は，視床下部にある。[2015][2018]

【食料安全保障】 ⊃フードセキュリティ

【食料供給量】 ★ 人間の食用に供給された食料のこと。生産から流通・販売するまでを指す。食料需給表*には「1人あたり食料供給」量が示され，これは国内消費仕向け量のうち飼料や加工用等を除いた「純食料」を人口で割った量である。小売店まで来ている食料の量と考えてよい。家庭消費用だけでなく飲食店や食品産業向けの供給も含まれた数字である。店や家庭での廃棄量等があるので，摂取量は，通常，その8割弱と考えられている。

(公栄) 世界的には，人口増加は今後も続くので，食料生産量は増加しても，1人あたりの食料供給量は減少する可能性がある。

【食料自給率】 ★★ 各国の供給食料(国内消費仕向け量)に対して，国内生産量の割合を示す指標。大別すると，①品目別自給率，②穀物自給率(「主食用穀物自給率」と「飼料用を含む穀物全体の自給率」)，③総合食料自給率(食料全体の自給率をみるために，全食料からの供給熱量*に占

める国産の割合で示す「供給熱量総合食料自給率」と、「金額ベースの総合自給率」の2種）の3つの自給率がある。「わが国の食料自給率」として一般にいわれるのは、総合自給率の1つである供給熱量総合食料自給率（「カロリーベース食料自給率」ともよばれる）である。自給率低下の原因として、米消費減少、畜産物・油脂類消費の増加に伴う原料や飼料輸入、食の外部化による安価な外国原材料需要増、水産資源枯渇による輸入依存、輸入自由化等が指摘される。自給率の改善を目途に、2000年（平成12）に初めて目標値が示され、2005年（平成17）には「平成27年度（2015）までにカロリーベースで45%、生産額ベースで76%に」、2010年（平成22）には「平成32年度（2020）までにカロリーベースで50%、生産額ベースで70%に」と示されたが、無理な生産計画と判断し、2015年には「カロリーベースで45%」に引き下げられた。食育基本法*の前文には、食育*による食料自給率向上へ貢献への期待が記載されている。

（公栄）食料自給率は、農林水産省が国際連合食糧農業機関（FAO）の作成手引きに準拠し毎年度作成している食料需給表から算出される。[2015][2017][2020]／食料自給率は、食料安全保障という観点から算出される指標である。[2017]／食料自給率は、国内消費仕向量に対する国内生産の割合である。[2015]／食育基本法において、食育と食料自給率向上との関係は、明文化されている。[2008]／総合食料自給率（供給熱量ベース）は、40%前後で推移している。[2015][2016][2017][2019][2020]／わが国の総合食料自給率（供給熱量ベース）は、先進国の中で最低水準にある。[2015][2017]／生産額ベースの総合食料自給率は、先進国の中では低水準にある。[2020]／品目別食料自給率は、重量ベースで示される。[2015][2020]／米の品目別自給率（重量ベース）は、小麦より高い。[2016]

【食料資源】★　人間の食料になりうるもの。人間の食料は、基本的に自然界にある生物、あるいは栽培生育した生物（動植微生物など）である。毒性等の有害性や、加工しても人間が消化吸収できないなどがないかぎり、およそ全ての生物やその加工品が食料資源ということができる。現実的には、野生の動植物で捕獲採取や栽培飼養ができる条件になく、資源として利用されていないものも多々ある。居住地域の自然環境や宗教等の影響もあって、地域ごとに異なる食文化が育まれ、何を食料資源とするかに違いが生まれてきた。人間の生活産業活動に起因する気候変動や水位水温変化などによる自然環境の変化、また乱獲などもあり、食料資源の枯渇や変化が懸念されている。一方、科学技術の発達により、従来活用できていなかった資源が食料として活用されるようになっている。

（公栄）開発途上国の人口爆発、食料資源の限界といったことを考慮した場合、わが国は食料自給率の向上に努める必要がある。

【食料需給】★　国あるいは一定地域において、食料供給が需要量に見合っているかどうかの関係。供給量には輸入量も含む。人口増加*と穀類*生産総量の世界規模での需給が論争になっている。家畜飼料としての穀類、豆類の需要増加により、将来、貧しい国は需要をみたせなくなると懸念されている。

（公栄）将来の食料需給は、肉食増加のため飼料穀類としての消費が増えることで、貧しい国は需要が満たせなくなると予測されている。

【食料需給表】★★《フードバランスシート》
各国の食料ならびに基本的な栄養素*等の供給状態を示す統計表。FAO*の手引きに準拠して各国が毎月データを取り、年間の需給表としてFAOとOECD*に報告する。そのため国際比較が可能である。食品品目ごとの生産量、輸入量、輸出量、在庫量、飼料や加工仕向量などが把握され、これらの数値から、輸送貯蔵中の減耗量等を引いて、消費向けの「純食料」供給量が把握されている。この数値を使って、国民1人1日あたりの品目別供給量、供給熱量*、たんぱく質量、脂質量が算出され、さらには、食料自給率*が求められる。FAOは、世界食料調査における

シ
●ショク

食料不足人口の算出にも，この供給熱量の数値を用いている。

（公栄）わが国の食料需給表は，農林水産省が国連食糧農業機関（FAO）の食料需給表の手引きに準拠して作成している。[2010][2014][2015][2016][2019]／食料需給表は毎年作成される。[2016]／食料需給表は，わが国で供給される食料（輸入した食料も対象となる）の生産から最終消費に至るまでの総量を明らかにしている。[2014][2015]／食料需給表には，国民1人あたりの供給純食料および栄養量が示されている。[2016][2021]／食料需給表には，国民が支出する食料費は示されていない。[2016]／食料自給率は，食料需給表のデータから算出する。[2017]／食料需給表は，農林水産省「作物統計」等のデータから国内生産量を，財務省「貿易統計」等のデータから輸出入量を集計して作成される。[2019]

【食料統計】★　供給と消費が示された，食料に関する統計。供給統計は，生産から最終消費に至るまでの総量および可食部*分（純食料）の国民平均1人あたりの供給量を示したもの。代表的なものには，食料需給表*がある。消費統計は，国民健康・栄養調査による食物摂取量，栄養素等摂取量，家計調査*による購入量などで，消費量を示したもの。

（公栄）食料統計は，供給統計と消費統計に分けられている。

【食料・農業・農村白書】★《食料・農業白書，農業白書》　食料・農業・農村の動向と施策等を示す白書。旧名「農業白書」は，1999年（平成11）に制定された食料・農業・農村基本法に基づき，「食料・農業・農村白書」と改変された。改変のねらいは，食料自給率の向上や食料供給力の強化，安全な食料の安定供給の確保，農業の担い手育成や農産物輸出促進に向けた取り組み，農村地域の活性化などについて，その重要性と取り組みを解説することにある。

（社会）農業白書とは，農業の動向に関する年次報告書をいう。

【食料・農業白書】⮕食料・農業・農村白書
【食料不足】★　摂取ないしは供給される食料の不足のこと。特に，エネルギー源

となる主食類（食糧）の供給不足を指すことが多い。単純に「食料不足，food shortage」を指す場合もあるが，それ以外にもいくつかの概念を指すこともある。まず「栄養不足，undernourishment」を意味する場合は，いわゆる飢餓人口とよばれ，健康な身体を維持し軽度の労働を行うのに必要なエネルギーが供給されていないことを指す。MDGsの目標1やSDGsの目標2に掲げられて削減目標となっている。もう1つは，「食料不安，food insecurity」である。FAOは食料不安の経験による尺度（FIES）を定めており，過去12カ月において8つの項目の不安の状態を把握している。世界人口の約4分の1が食料入手に不安を抱えているとしている。

（公栄）世界の人口増加と食料不足は，わが国の食料自給率に影響を及ぼすと推測されている。

【除脂肪体重】★★《LBM:Lean body mass》全体重のうち体脂肪*を除いた筋肉*や骨*，内臓等（除脂肪組織）の総量。脂肪組織に対して除脂肪組織はエネルギー代謝*が盛んな組織であることから，基礎代謝量は体重よりも除脂肪体重に強く関係する。

（基栄）基礎代謝量は，除脂肪体重に比例して高くなる。[2008][2011]

（応栄）成人期から高齢期にかけて，加齢に伴い除脂肪体重は減少する。[2008]／フレイルティ（虚弱）の予防では，除脂肪体重を維持する。[2018]

（臨栄）がん悪液質では，除脂肪体重が減少する。[2017]

【除水後体重】⮕ドライウェイト
【女性化乳房】★　男性の乳腺が持続性に正常の度を超えて肥大したもの。原因:①副腎ないし精巣腫瘍，②異所性ホルモン産生腫瘍（肺大細胞がんなど），③肝障害（肝硬変*など），④薬剤性（抗アルドステロン剤，スピロノラクトン，ジギタリスなど），⑤クラインフェルター症候群，⑥生理的肥大（思春期男性，老人），⑦特発性肥大。

（人体）女性化乳房は，肝硬変症の男性でみられる。／女性化乳房は，乳腺の増生による。

【女性ホルモン様物質】●卵胞ホルモン

【食器洗浄】★　食器を洗浄*すること。通常，給食施設では，下膳後の食器を40℃程度の温湯に浸漬し下洗いする。食器洗浄機を用い，洗剤による洗浄温度は60℃，すすぎ温度は80〜90℃で洗う。洗浄後はかごに入れ，食器消毒保管庫(熱風または蒸気)に入れて消毒・乾燥・保管する。消毒方法は，①熱湯消毒(95℃以上5〜10分以上浸漬)，②蒸気消毒(100℃以上流通蒸気30〜60分)，③熱風消毒(100℃以上30分以上)がある。付着物(でんぷん*，たんぱく質*，脂肪*)の残留状態を定期的に検査して洗浄の徹底をはかる。

(給食)食器洗浄は，非汚染作業区域で行い，食器洗浄機を用いる。[2006]

【ショック】★　急性の末梢循環不全によって臓器や組織に十分な血液を供給できず，細胞*の代謝障害が起きた状態。臨床症状として，血圧低下，皮膚蒼白，冷汗，体温低下，反射低下などがみられる。出血*，熱傷*・火傷などによる体液喪失性ショック，心筋梗塞でみられる心原性ショック，細菌毒素による細菌性ショック，その他過敏症およびアナフィラキシーによるショックなどがある。

(人体)ショックは，急性腎不全の原因になる。[2016]

【ショック期】●ショック相

【ショック相】★★《ショック期》　ストレス*を受けた直後の警告反応期にあらわれるショック状態のこと。心理的なイライラや怒り，体温降下・低血圧・低血糖*などの症状を呈し，ストレスへの抵抗力が低下する時期である。数分から1日程度持続する。その後の反ショック相では，ノルアドレナリン*，アドレナリン*，副腎皮質刺激ホルモン*などの分泌上昇により，体温上昇・血圧*上昇・血糖*上昇などの抵抗力の上昇がみられる。

(応栄)警告反応期のショック相では，血糖値が低下する。[2017]／警告反応期のショック相では，血圧が低下する。[2017]

【ショ糖】★★★《スクロース，砂糖，シュクロース，てんさい糖，かんしょ糖》　砂糖の主成分。α-D-グルコース*とβ-D-フルクトース*がα-1,β-2グリコシド結合した非還元性二糖。味質良好，化学的に比較的安定であり，食品の加工・調理・保存に代表的甘味料として多用される。大きい単斜方形晶をつくり，水によく溶け(20℃ 100mLの水に203.9g溶解)，160℃で融解してあめ状に変わり，200℃以上では脱水重合して褐色のカラメル色素を形成する。希酸，酵素インベルターゼによって加水分解し，等量のD-グルコースとD-フルクトースを生成する。植物の葉組織で光合成されたでんぷんはショ糖に転換して，植物体各部位に転流し，でんぷんに再合成される。甘蔗(さとうきび)，甜菜(さとうだいこん)はショ糖の原料である。摂取されたショ糖は，小腸粘膜のα-グルコシダーゼ*，インベルターゼによって構成糖に加水分解，吸収される。

(食物)スクロースは，グルコースとフルクトースから構成される。[2020]／砂糖は，寒天ゲルの離漿を少なくする。[2010]／砂糖は，でんぷんの老化を遅らせる。[2009][2010]／スクロース水溶液は，ニュートン流動を示す。[2017]

(基栄)スクロースは，グルコースとフルクトースが1,2-グリコシド結合した二糖である。[2010]／スクロースは，小腸微絨毛膜の酵素によって消化される。[2013]

(臨栄)ショ糖の摂取は，インスリン抵抗性を悪化させる。[2012]

【所得弾力性】★　個人所得または国民所得が1％増加する場合に，消費が何％増加するかを示すもの。所得が何％増加したら食料消費が何％増加するかをみることで，所得と食料消費の関係がわかる。

(公栄)所得弾力性とは，所得の増加率に対する消費増加率の割合のことである。／一般に，所得の上昇とともに，食料消費の所得弾力性は全ての品目について減少を示す。

【ショートニング】★　加工油脂の一種。硬化油*に乳化剤*などを加え，急冷，混和，窒素ガスを圧入して製造される。水分が0.5％以下，油脂ほぼ100％からなる。製品にショートニング性(砕けやすさ)，クリーミング性*(空気混和の均一性)，

粘稠性などの性質を与える。

(食物) バターは、ショートニングより水分含量が多い。[2008]／ショートニングは、窒素ガスが分散したコロイドである。[2012]／ショートニングは、窒素を吹き込みながら製造される。[2017]

【初乳】 ★★　分娩*後2～3日に分泌される乳汁。分泌量は少ないが、成熟乳に比べて新生児*を感染から防御する様々な物質が含まれている。それらは、分泌型免疫グロブリンA(IgA*)、リゾチーム*、ラクトフェリン*などであり、新生児に飲ませる意義が強調されている。たんぱく質が多く含まれる一方、乳糖と脂肪の含有が少ない点でも成熟乳と異なっている。

(応栄) 初乳中には、分泌型IgAが多く含まれている。[2006][2009][2012]／エネルギー量は、初乳より成熟乳が多い。[2012]／初乳は、成熟乳よりたんぱく質含有量が多く、脂肪含有量が少ない。[2007][2011]／初乳は、成熟乳に比べて乳糖が少ない。[2006][2010][2016][2018]／初乳には、成熟乳よりラクトフェリンが多く含まれている。[2009][2010][2016][2018]／分泌型IgAは、成熟乳より初乳に多く含まれる。[2015][2016][2017]／たんぱく質は、成熟乳よりも初乳に多く含まれる。[2016]／リゾチームは、成熟乳よりも初乳に多く含まれる。[2016]

【暑熱環境】 ⊃高温環境

【白玉粉】 ★★　もち精白米を水洗し、1～2日水に浸漬後、加水しながら磨砕し、乳液を調製し、圧搾、乾燥した粉。昔は寒中につくったので寒晒粉(かんざらしこ)ともいう。主成分がアミロペクチン*からなるでんぷん*のため、水でこね、成形し、茹でて団子にすると滑らかで、粘りがあり、老化しにくい。ぎゅうひ、大福などに利用される。

(食物) 白玉粉、みじん粉は、もち米を原料とする。[2020]／白玉粉は、冷水を用いてこねる。[2017]

【自律授乳】 ★★《自己調節授乳》　乳児の欲求に合わせて授乳する方法。時間授乳(母親が決められた時間に授乳する方法)に

対し授乳の時期と量は、乳児側の生理的条件で決定されるものであるという考えに立脚した授乳方法。乳児の欲しがる時に、欲しがるままの授乳が勧められる。「乳児の空腹のサイン」に注意を向けることで、適切な吸着と効果的な吸啜が促進される。乳児の空腹のサインは、①おっぱいを吸うように口を動かす、②おっぱいを吸う時のような音をたてる、③手を口にもっていく、④素早く目を動かす、⑤クーとかハーというやわらかい声を出す、である。

(応栄) 授乳は、乳児が欲しがる時に欲しがるだけ与える。

(栄教) 母親育児支援のための栄養教育では、児が欲しがる時にあげる自律授乳を勧めている。[2009]

【自律神経】 ★★　自律機能をつかさどる末梢神経*系。体性神経系とは異なり、中枢は大脳皮質ではなく視床下部であり、不随意的に調節されている。運動系を高める交感神経*系と消化・泌尿器系を高める副交感神経系とがある。神経節があり、節前神経と節後神経とに分かれることも大きな特徴である。

(人体) 自律神経は、不随意的に調節されている。

(臨栄) 糖尿病神経障害では、自律神経が障害される。[2012]

【白底翳(しろそこひ)】 ⊃白内障

【仁】 ⊃核小体

【新型インフルエンザ】 ★★《A型H1N1亜型インフルエンザ、豚インフルエンザ》　季節性インフルエンザ*と抗原性が大きく異なるインフルエンザであって、一般に国民が免疫を獲得していないことから、全国的かつ急速な蔓延により国民の生命および健康に重大な影響を与えるおそれがあると認められるもの。2009年、豚の間で流行していたインフルエンザウイルス*が人に感染して流行した。致死率*は季節性インフルエンザと同程度の0.045％とされる。

(社会) インフルエンザ(鳥インフルエンザ、新型インフルエンザ等感染症を除く)は、5類感染症である。[2010]／新型インフルエンザ罹患率

は，医師からの届出によって把握されるもので，記述疫学である。[2012]

【真菌】★　一般細菌より高等であり藻類（algae）に近縁の菌類。一般細菌と異なり，真正核細胞をもつ。真菌の中には糸状の形態をとらない酵母（yeast）やカンジダ（candida）なども含まれる。真菌のうちカビは土壌微生物の1つでもある。

(人体) ニューモシスチス肺炎（カリニ肺炎）は，真菌による。[2007]

【心筋】★★　心臓＊の横紋筋＊。心筋細胞は運動神経が届かない不随意筋で，心臓の収縮のリズムは心臓自体がつくっている。細胞は単核（ないし二核）で，横枝を出し，介在板を挟んで縦につながり，心臓壁全体に8の字形の束をなして広がる。細胞質には筋原線（繊）維束があり，横紋が認められる。心内膜の直下には，特殊な心筋線維（刺激伝導系＊）が分布している。この筋線維は，筋原線維に乏しく，グリコーゲン＊やミトコンドリア＊を豊富に含んでおり，心房から発する拍動刺激を心室に伝える。

(人体) 心筋は，再生能力がほとんどない。[2017]／活動電位第4相（静止膜電位）では，心筋は弛緩している。[2010]／心筋は横紋筋である。[2016]／交感神経と心筋の間の神経伝達物質は，ノルアドレナリンである。[2021]

【心筋梗塞】★★★　心筋梗塞は冠動脈が完全に塞がり心筋に血液が流れなくなった状態。急性，陳旧性があり，急性は冠動脈＊壁の粥状硬化病変（プラーク）の破裂が生じ，その上に血栓が付着して冠動脈を閉塞することにより生じるのが主たる経路である。陳旧性は，急性期のイベントが終息したが，心不全＊や不整脈などの合併症を起こしやすい状態のため，治療が必要である。誘因は，高血圧＊，高脂血症＊，肥満＊，糖尿病＊，喫煙＊，過剰飲酒，ストレス＊等である。50歳以上の男性に多いが，近年若年化の傾向がある。症状は，激しい胸痛，または上腕や肩，背部への放散痛，動悸や呼吸困難，ショック症状である。24時間以内の死亡率＊が高く，死因1位の合併症は不整脈であ

る。発作後は絶対安静にて絶食とする。検査所見は，血中のCPK＊（CK），AST＊（GOT），LDH＊，白血球＊の上昇，心電図はST上昇や異常Q波が特徴。その他，心臓超音波検査や心臓カテーテル検査が行われる。近年，冠動脈造影CTによる冠動脈病変の評価が可能となり，簡便で，入院や複雑な合併症などが少ないため今後は多用される可能性が高い。

(社会) 睡眠時無呼吸は，心筋梗塞のリスク因子である。[2019]

(人体) 心筋梗塞の主因は，プラークの破裂である。[2007]／心筋梗塞では，血清クレアチンキナーゼ（CK）値が上昇する。[2006]／心筋梗塞の胸痛は，30分以上持続する。[2006]／心筋梗塞では，心電図上ST上昇がみられる。[2006]／心筋梗塞は，冠状動脈の閉塞による虚血で生じる。[2013]／心筋梗塞では，心筋の凝固壊死がみられる。[2009][2017]／心筋梗塞は，心室細動を引き起こす。[2016]／心筋梗塞による胸痛には，ニトログリセリンは無効である。[2019]

(応栄) 心筋梗塞は，日本人の食事摂取基準[2015年版]の食物繊維の目標量の下限の根拠となった。[2013]

【真菌症】★　真菌（糸状菌や酵母様真菌）による感染症＊。カンジダ症，アスペルギルス症，クリプトコックス症，皮膚糸状菌症などがある。カンジダ・アルビカンスは口腔や腸管に常在する酵母様真菌で，内因感染により口腔カンジダ症や腟カンジダ症などを起こす。これらの疾患は，化学療法中に菌交代症として発症することがある。アスペルギルスは広く環境中に分布する糸状菌（カビ）で，日和見感染により肺炎や外耳道真菌症などの原因となる。クリプトコックス（クリプトコッカス）＊はハトの糞中にみられる酵母様真菌で，日和見感染により肺炎や髄膜炎を起こす。

(人体) 口腔内カンジダ症は，真菌によって起こ

【真空調理】★　専用のフィルムを使い，食材を生のまま，もしくはあらかじめあく抜きなどの下処理をして，調味料＊と

いっしょに真空パック*し，65〜95℃程度の温度帯で湯煎もしくはスチームコンベクション等で加熱をする調理法。重量減少を抑える，食材本来の美味しさや酸化を防ぐことができるといわれている。加熱後急速に冷却し，必要な時に再加熱をして提供するクックチルシステム*に採用されることも多い。

（給食）真空調理システムは，食材料の風味を逃さず調理できる。[2017]

【真空パック】★《真空包装》 食品をプラスチック製の容器やフィルムに入れ，その中の空気を抜いて密封する方式。好気性細菌の発育を抑制，また油脂の酸化防止に効果はあるが，嫌気性細菌の増殖には好条件となる。

（食物）ボツリヌス菌は，真空包装では増殖しやすい。[2008]／ウェルシュ菌は，真空包装をすることにより活発に増殖する。[2011]／真空包装は，好気性微生物の生育を阻止できる。[2020]

【真空包装】 ⇒真空パック
【神経管欠損】 ⇒神経管閉鎖不全
【神経管閉鎖不全】★★《NTD：neural tube defect，神経管欠損》 発生*段階で起こる神経管の閉鎖障害。発生時，胚の正中線領域では外胚葉が管状に胚腔へ陥凹して，神経管として外胚葉から分離される。しかし，神経管の閉鎖が障害された場合，神経管欠損，二分脊椎，無脳症などの神経管閉鎖不全を起こす。受胎前後における十分な葉酸*の摂取は，胎児の神経管閉鎖不全を予防する。

（人体）葉酸欠乏は，神経管閉鎖障害を起こす。[2012]

（公栄）パンへの葉酸添加プログラムにより，神経管閉鎖障害を予防する。[2011]／神経管閉鎖障害の予防には，妊娠前から妊娠初期にかけての葉酸摂取が有効である。[2013]

【神経系】★★ 体の各部の間の情報伝達と制御のための系。神経系は中枢神経系と末梢神経*系に分かれる。中枢神経系は脳*，脊髄*からなり，末梢神経は脳神経，脊髄神経，交感神経*，副交感神経*からなる。脳神経と脊髄神経は体性神経といい，運動と感覚を制御している。ま

た，交感神経と副交感神経は自律神経*といい，呼吸，循環，消化，排泄，生殖などいわゆる意思と無関係に機能する器官を制御している。

（人体）発生では，神経系は外胚葉から分化する。

（応栄）幼児期は，一生を通して，脳など神経系の発達が最も著しい時期である。

【神経細胞】★★《ニューロン》 神経組織を構成し，情報処理を行っている細胞。核を含む細胞質部分を核周部，ここから出る1本の細長い突起を軸索*という。軸索は，支持細胞（シュワン細胞）によっておおわれ，神経線（繊）維を形成し，興奮を伝達する。軸索の周囲に髄鞘*（ミエリン）という脂質に富んだ鞘をもつものを有髄線維，もたないものを無髄線維という。この他，神経細胞は樹状突起とよばれる枝分かれした突起をもつ。軸索および樹状突起を含めた個々の神経細胞全体を神経組織の構成単位とみなし，これをニューロンとよぶ。

（人体）温痛覚の信号は，脊髄後角の神経細胞に受け渡される。[2011]／iPS細胞（人工多能性幹細胞）は，神経細胞に分化できる。[2015]

【神経性食欲不振症】 ⇒摂食障害
【神経性摂食障害】 ⇒摂食障害
【神経線（繊）維】 ⇒軸索
【神経伝達物質】★★ シナプス*での興奮を伝達する物質。興奮伝達の際に，神経終末のシナプス小胞から，シナプス間隙に向かって放出される。多くの物質が神経伝達物質として知られているが，アセチルコリン*を伝達物質とする神経（運動神経*や副交感神経*節後線（繊）維）をコリン作動性神経，ノルアドレナリン*を伝達物質とする神経（交感神経節後線維）をモノアミン作動性神経（ノルアドレナリン作動性神経）とよぶ。

（人体）運動神経に存在する神経伝達物質として，アセチルコリンがある。／γ-アミノ酪酸（GABA）は，神経伝達物質として働く。[2021]／交感神経と心筋の間の神経伝達物質は，ノルアドレナリンである。[2021]

【人件費】 ⇒労務費
【しん粉】★★《上新粉，米粉》 うるち米*

を精白して水洗いし，乾燥させた後，粉砕した粉。和菓子の主材料になる。100から140メッシュの粗い粉を上新粉，平均粒度200メッシュの細かい粉を上用粉という。通常は熱水を加えてこね，蒸した後に再びよくこねて均一化して団子にする。団子は，弾性が大きく老化しやすく，また粗粒の多い粉のものほど老化しやすい。用途拡大のため，微細粒化技術が確立され，でんぷん損傷の少ない米粉が出回り始め，グルテンフリー米粉パンが可能になっている。

(食物) しん粉，上新粉は，うるち米を原料にする。[2020]／上新粉は，熱水を用いてこねる。[2017]

【新興感染症】 ★★《emerging infectious disease》 これまでに知られておらず新たに発見され，新しく確認された感染症*で，局地的にあるいは国際的に公衆衛生上問題となる感染症。1970年以降に30以上知られている。HTLV-1*，O-157，ライム病，HIV*，ヘリコバクター・ピロリ，C型肝炎*，変異型クロイツフェルトヤコブ病，SARS(重症急性呼吸器症候群)*など。新興感染症や再興感染症*の発生には，診断技術の進歩，病原体の変化，森林開発，温暖化などの気候の変化，交通機関の発達，都市への人口流入などが関与している。

(社会) 新興・再興感染症出現の要因に，人や物の移動の拡大がある。

(人体) ヒト免疫不全ウイルス(HIV)は，新興感染症である。／重症急性呼吸器症候群(SARS)ウイルスは，新興感染症である。

【人工腎臓】⤵血液透析
【人口静態統計】 ★ 一時点における断面的な人口の状態を示す統計。人口の規模やその構造(性・年齢・職業等)，分布を知るのに用いられる。人口静態統計を得る代表的なものが国勢調査*(総務省統計局所管)である。一定期間における出生・死亡などの変動状況を知るのは人口動態統計である。

(社会) 一時点における集団の断面的な統計が，人口静態統計である。

【人口増加】 ★★ 人口が増えること。世界人口は1950年に25億人であったが，1999年には60億人を超え，2011年に70億人に達した。しかし，人口増加率は90年代に入り漸減し，世界全体で1.1%，途上国でも1.3%(2010～2015年推計)である。途上国の合計特殊出生率*(1人の女性が産む人数)は，50年代には約6人だったが2010年代には2.5人となり，2人を下回る国も多い。国連人口部による2017年の推計では，2050年に世界人口は98億人(中位値)と予測されている。人口増加と世界の食料不足の関連性について，過去の穀類*生産量と人口増加の統計量からは特に関連性はみられないが，人口増加が食料不足の原因とする見方もある。日本の食料自給率*に，世界の人口増加が影響を及ぼす可能性が示唆されている。

(社会) 老年人口割合の高い都道府県ほど，人口増加率は低い傾向にある。[2007]／世界の人口増加と食料不足は，わが国の食料自給率に影響を及ぼすと推測されている。

【人工多能性幹細胞】⤵iPS細胞
【人口転換】 ★ 人口動態が多産多死(高出生・高死亡)から少産少死(低出生・低死亡)に変化する現象。人口増加のペースは経済社会の発展に伴い，多産多死から多産少死を経て少産少死に至ることを説明した人口転換理論がある。

(公衆) 人口転換とは，人口動態が多産多死から少産少死へ変化する現象をいう。

【人工透析】⤵血液透析
【人口動態調査】 ★★《人口動態統計》 出生，死亡，婚姻，離婚，および死産という人口集団の動態を計量的に把握する統計調査。この調査は各届出書によって人口動態調査票を市町村が作成し，保健所*，都道府県を経由して厚生労働省*に提出される。厚生労働省はこれらを集計して人口動態統計を作成し公表する。この調査結果は，保健福祉や文化水準の指標として，社会保障政策や人口問題など広範な各種施策の資料となる。

(社会) 人口動態統計指標は出生，死亡，死産，婚姻と離婚であり，これを人口動態の5事象と

いう。[2010]／人口動態統計から，死亡率が計算される。[2007]／純再生産率は，人口動態統計調査に掲載されている。[2014]／保健所は，人口動態統計に関する業務を行う。[2015]

(公栄) 人口動態統計調査は，市町村別に集計がされている。[2016]／人口動態調査では，死因別死亡率が調査されている。[2014]

【人口動態統計】 ⊃人口動態調査

【人工乳】 ★　　母乳*が不足したり，なんらかの理由で母乳栄養の継続が困難な場合の母乳代替品。牛乳*中のたんぱく質であるカゼイン*を減量してラクトアルブミン*を加えるなどして，その他の組成分も母乳に近くした調製粉乳*が開発されている。エンテロバクター・サカザキ菌の不活化のために70℃以上の湯を用いて調乳する必要がある。現状では，調乳の必要のない液体ミルクも開発されている。

(応栄) 母乳も人工乳も，自律授乳の傾向がある。

【人口爆発】 ★　急激に人口が増加すること。明確な定義はない。世界人口が20世紀に4倍となったことや，途上国で70～80年代に3％に迫る人口増加*率であったことなどから，主として80年代に，地球環境保全や食料需給*の観点で危機感をもって使われた。しかし，世界全体の人口増加率は1965～70年の2.1％を最大としてその後減少しており，今後，人口爆発が起きる懸念は少なくなったとされている。

(公栄) 人口爆発とは，急激に激しい人口増加がみられる現象をいう。

【人口ピラミッド】 ★　性別・年齢別の人口構成を図示したもの。各時代の社会情勢の影響を受けた出生と死亡の状況を反映。わが国では，2つのベビーブームのふくらみをもったつぼ型になっている。

(社会) わが国の人口ピラミッドは，現在いわゆる「つぼ型」となっている。

【申告誤差】 ★　疫学*調査またはアンケート調査において，質問項目に関して対象者がデータを自己申告する場合に生じる誤差。食事調査において対象者の自己申告に基づきエネルギー摂取量を調べる

際に，対象者が実際に食べた量より少なく申告すること（過小申告*）や多く申告すること（過大申告）が誤差の原因となる。食事調査では，特に肥満者による過少申告が起こりやすいとされている。一般に，統計調査における観測値には真の値との間に誤差があり，この誤差には偶然誤差と系統誤差*がある。申告誤差は系統誤差の1つである。

(公栄) 申告誤差を小さくするため，調査法を検討する。[2017]

【人事計画】 ⊃労務計画

【心室】 ★★　　動脈に血液を押し出す働きをする心臓*の部位。心房より筋肉の壁が厚く，右心室よりも左心室で厚い。中隔とよばれる筋肉の壁により左右の心室に分かれている。中隔が形成されない異常を心室中隔欠損症という。心室と心房の間には房室弁があり，右心房と右心室の間にある房室弁は三尖弁*（右房室弁），左心房と左心室の間にある房室弁は僧帽弁*（二尖弁・左房室弁）という。右心室と肺動脈の間には肺動脈弁が，左心室と大動脈の間には大動脈弁がある。

(人体) 左心室の壁厚は，右心室の壁厚よりも厚い。[2014][2020]／僧帽弁（左房室弁）は，心室の収縮開始により閉じる。[2009]／左冠状動脈血流は，心室の拡張期に最大となる。[2009]／心拍出量は，右心室と左心室は同じである。[2015]

【心疾患】 ★★　心臓*の障害を原因とする疾患。わが国では悪性新生物*の次に死亡率の高い疾患で，虚血性心疾患*，心不全*，先天性心疾患などがある。虚血性心疾患には，冠動脈の硬化や血栓*形成によって心筋への血流不足（酸素不足）による発作性の前胸部痛を伴う狭心症*と血行途絶による心筋壊死を起こす心筋梗塞がある。この虚血性心疾患は日本人より欧米人にはるかに多い。心不全は心臓が機能不全によって十分な血液を排出できない状態をいう。

(社会) わが国の心疾患の粗死亡率は，男女ともほぼ同率である。[2007]／わが国の心疾患の粗死亡率は，欧米諸国に比較して低い。[2007]／

わが国の心疾患の年齢調整死亡率は，減少傾向にある。[2007][2009][2012][2017]／心疾患死亡の約4割は，虚血性心疾患による死亡である。[2006][2011]

【心疾患(冠動脈疾患)集中治療室】 ➲CCU

【人獣共通感染症】 ★★　自然の状態でヒトと脊椎動物の間で双方に伝播の起こる感染症(不顕性感染を含む)。その病原菌は各種の細菌*，真菌*，リケッチア，クラミジア，ウイルス*，原虫および寄生虫である。家畜，ペットあるいは野生動物として存在する各種の脊椎動物(哺乳類，鳥類，爬虫類，両生類，魚類*)が病原巣や感染源となり，一部の疾病では無脊椎動物(中間宿主，ベクター)が感染源となる。ヒトと脊椎動物の間の因果関係に粗密はあるが，世界的に約150種の疾病が存在する。わが国で発生するか，外国から侵入する危険性の高いものはその30％である。

(社会) 人獣共通感染症として，インフルエンザ－ブタ，サルモネラ感染症－ネズミ，エキノコックス症－哺乳類，トキソプラズマ症－ネコ，アニサキス症－スルメイカがある。

(食物) カンピロバクターは人畜共通感染症の原因菌である。[2018]

【侵襲係数】 ➲ストレス係数

【腎小体】 ★★　《マルピーギ小体》　原尿の生成部位。腎臓*の細動脈*が毛玉のように丸まった糸球体*とその周囲を取り囲むボーマン嚢とからなる。尿細管系の起始部である。血漿中の水分，ブドウ糖*，窒素代謝物，電解質*は濾過されて原尿に入る。血球，たんぱく質*，細菌*などは大きいため濾過されない。

(人体) 腎小体(マルピーギ小体)は，糸球体とボーマン嚢からなる。[2007][2009]

【腎上体皮質】 ➲副腎皮質

【腎性骨異栄養症】 ★　《ROD:renal osteodystrophy》　慢性腎不全*に合併する代謝性の骨変化。骨粗鬆症*，骨硬化症，線(繊)維骨炎，骨軟化症(くる病*)などが含まれる。腎臓*におけるビタミンD₃の活性化が1α-水酸化酵素活性の低下

により障害されると腸管からのカルシウムイオンの吸収は減少し，低カルシウム血症となる。副甲状腺はこれに対応してPTH*(パラソルモン)分泌を増加させるため骨吸収が進行する。また，慢性腎不全に伴う代謝性アシドーシス*は骨からのカルシウム溶出を促進し，糸球体濾過値(GFR)の低下により起こる高リン血症も同様に骨からのカルシウム溶出を促進する。本症は骨の代謝が活発な小児期に起こりやすい。

(臨床) 腎性骨異栄養症では，副甲状腺ホルモンの血中濃度が上昇する。[2007]

【新生児】 ★★★　出生から生後4週間までの間の乳児。そのうち，生後1週間までを早期新生児とよぶ。新生児期は母親の胎内から外界への劇的な変化に適応する時期であり，適応障害によって疾患に至ることもある。また，マススクリーニングにより先天性代謝異常症*の早期発見を行う時期でもある。新生児の消化吸収能は全体的に低く，特に，トリプシン*活性は低く，たんぱく質はアミノ酸*まで分解されず，ペプチド*の状態で吸収される。

(人体) 新生児の甲状腺機能低下症では，脳の発達障害が起こる。[2012]

(基栄) フェニルアラニン水酸化酵素が欠損している新生児には，精神発達の正常化を促すために，フェニルアラニン除去ミルクを用いる。[2009]

(応栄) 新生児の生理的黄疸は，生後2，3日頃に出現する。[2015]／新生児の唾液アミラーゼ活性は，成人より低い。[2021]

(臨床) 新生児の頭蓋内出血は，ビタミンK欠乏による。[2007]／小児食物アレルギーは，新生児にも発症する。[2008]

【新生児黄疸】 ➲生理的黄疸

【新生児死亡率】 ★★　生後4週未満の死亡に関する指標。早期新生児死亡は生後1週未満の死亡をいう。新生児死亡率は，1年間の新生児死亡数を出生数で除し，1000倍して求め，出生1000人あたり(出生1000対)で表す。日本では，新生児死亡は乳児死亡の半数を占め，先天的な原因が多い。

(社会) 乳児死亡率は，新生児死亡率より高い。

【新生児生理的黄疸】 ⊃生理的黄疸

【新生児特発性高ビリルビン血症】 ⊃生理的黄疸

【新生児マススクリーニング検査】 ⊃先天性代謝異常等検査

【腎性貧血】 ★★
腎機能の低下に伴って出現する貧血*。糸球体濾過値(GFR)*が30％をきると発症する。主因はエリスロポエチン*の欠乏であるが，その他に，赤血球寿命の短縮や尿毒素による骨髄での造血阻害作用なども補助的要因となる。血液検査では，正球性正色素性貧血を示し，白血球や血小板は正常域に保たれる。

(人体) 腎性貧血は正球性正色素性貧血を示す。[2010]／腎性貧血では，エリスロポエチン産生が低下する。[2009][2012][2014][2017][2019][2020]

(臨栄) 腎性貧血は，エリスロポエチン産生低下によって起こる。[2016]

【心臓】 ★★
心筋*でつくられた中空の器官。全身に血液を送るためのポンプの働きをしている。胸郭の中で左右の肺*に挟まれている。約2/3は正中線よりも左に位置する。中隔により左右に分けられ，それぞれ心房と心室*がある。重量は成人で約200〜300g。左心室から全身に，右心室から肺に血液を送り出し，右心房には全身から，左心房には肺からの血液が流れ込む。左心房と左心室の間には僧帽弁*が，右心室と右心房の間には三尖弁*があり，血液の逆流を防いでいる。洞結節*→房室結節→ヒス束*→右・左脚→プルキンエ線(繊)維という経路は，刺激伝導系*とよばれる特殊心筋線維からできており，一定のリズムで収縮，弛緩する。心臓は自律神経*の支配を受けており，交感神経*の働きで心拍数，1回拍出量が増加，副交感神経*の働きで減少する。

(人体) 心臓は，横紋筋で構成される。[2013]

(基栄) 単位重量あたりのエネルギー代謝量が大きいのは，心臓や腎臓である。[2007][2009]

【腎臓】 ★★★
後腹膜腔に存在する一対の臓器。右側の腎は左側の腎より半〜1椎体低い位置にある。各腎臓の皮質には原尿をつくる腎小体*が約100万個存在する。腎小体は糸球体*とボーマン嚢*から構成され，ボーマン嚢から出た尿細管*は近位尿細管*，ヘンレ係蹄，遠位尿細管*と続き集合管*へと連なる。腎小体から尿細管までをまとめてネフロン*とよび，尿*生成の基本単位となる。血液は細胞や大きなたんぱく分子以外，糸球体ではとんど無選択に濾過され1日約160Lの原尿となるが，その組成は水，ナトリウム*，カリウム*，グルコース*，尿素*，アミノ酸*など血漿と同じ濃度である。原尿は近位尿細管で組成の約80〜100％が再吸収され，遠位尿細管では再びナトリウムの再吸収と水素イオン，カリウム，アンモニア等の分泌が行われ，最終的に約1.5Lの尿として排泄される。この過程において抗利尿ホルモン*は遠位尿細管と集合管に作用し水の再吸収を促進し，アルドステロン*は遠位尿細管と集合管に作用してナトリウムの再吸収とカリウムの分泌を促進する。

(人体) 腎臓は，糖新生を行う。[2018]／バソプレシンは，腎臓の集合管における水の再吸収を促進する。[2007]／腎臓の糸球体傍細胞より，レニンが分泌される。[2006][2008]

(基栄) 腎臓は，糖新生を行う。[2019]／ビタミンDは，肝臓と腎臓で活性型に変換される。[2012]／腎臓では，グルタミンからアンモニアが産生される。[2018]

(応栄) 高齢者では，腎臓の尿を濃縮する能力が低下する。[2006]／高温環境において腎臓でのナトリウムの再吸収は，増加する。[2016]

(臨栄) SGLT2阻害薬は，腎臓での糖再吸収の抑制に作用する。[2017]

【心臓死】 ★
心臓*の停止を原因とする死亡。脈拍停止，それに伴う呼吸停止，瞳孔反射の消失を死の三徴候という。脳幹機能停止の場合，生命維持装置で心臓，肺機能が保持された場合，死の三徴候を伴わない脳死*の状態となり，心臓死と対比される。急性心疾患による死亡を指す場合もある。

(人体) 心臓死では，対光反射が認められない。
[2007]

【腎臓病食品交換表】 ★　腎疾患の患者が，適正な食事療法*を実行するために利用する。食品をⅠたんぱく質*を含む食品群(表1:主食，表2:デザート，表3:副菜，表4:主菜)，Ⅱたんぱく質を含まずエネルギー源となる食品群(表5:甘味，表6:油脂)に分類している。表1～表4ではたんぱく質3gを1単位とし，表ごとに1単位あたりの平均エネルギー量を示し，たんぱく質，エネルギー摂取量の計算を容易にする。

(臨栄) 腎臓病食品交換表は，たんぱく質3gを1単位として表している。

【身体活動量】 ★★★　生活や運動*に伴い増加する運動量のこと。2006年(平成18)に策定された「健康づくりのための指針2006」では，「身体活動」を「安静にしている状態より多くエネルギーを消費する全ての動き」と定義し，日常生活における労働，家事，通勤・通学，趣味などの「生活活動」と，体力の維持・向上を目的として計画的・意図的に実施する「運動」の2つに分けている。身体活動の強さと量を表す単位として，身体活動の強さについては「メッツ」を，身体活動量については「メッツ・時」を用いることとし，さらに「メッツ・時」を「エクササイズ」と表している。2013年(平成25)には，健康づくりには運動だけでなく身体活動全体に着目することの重要性から，「健康づくりのための身体活動基準2013*」が策定され，身体活動の増加でリスクの低減できるものとして，従来の糖尿病*，循環器疾患等に加え，がん*やロコモティブシンドローム*，認知症*が含まれることが明確化された。

(応栄) 「健康づくりのための運動指針2006」の目標は，生活習慣病の予防を目的とした身体活動量を示している。[2008]／健康づくりのための身体活動量の目標は，歩数にすると約8000～10000歩/日である。[2010]

(栄教) 成長期は，体重増加のための消費量の付加の他，活動量が大きい時期でもあり，身体活動の影響も考慮する。

(公栄) 食事バランスガイドは，生活習慣病予防のために必要な身体活動量は示されていないが，身体活動レベルに応じたエネルギー量が設定されている。[2015]

【身体活動レベル】 ★★★《PAL:physical activity level，生活活動強度》　身体活動量の指標であり，二重標識水法*で測定された総エネルギー消費量*を基礎代謝*量で除した指数。日本人の食事摂取基準*[2005年版]以降，身体活動レベルの区分は，Ⅰ(低い)，Ⅱ(ふつう)，Ⅲ(高い)の3段階とし，成人の身体活動レベルの指数はⅠ:1.5，Ⅱ:1.75，Ⅲ:2.00とされた。身体活動レベルは，推定エネルギー必要量に直接的な影響を与えることから，推定エネルギー必要量を推定する際には，対象者の状況(身体活動量，体重，体重の変化など)を把握した上で，検討する必要がある。

(基栄) 身体活動レベル(PAL)は，1日のエネルギー消費量を1日あたりの基礎代謝量で除した値である。[2006][2014][2016][2019][2021]

(応栄) 1～5歳児の身体活動レベル(PAL)は，1区分である。[2021]

(臨栄) ベッド上安静時には，身体活動レベル(PAL)として1.1～1.2を用いる。[2010][2014]

(公栄) 成人の推定エネルギー必要量は，基礎代謝量に身体活動レベルを乗じて求められる。／身体活動レベル(PAL)は，低い，ふつう，高いの3段階である。[2013]

【身体計測】 ★★　客観的栄養状態評価*の1つ。身長，体重，皮脂厚，上腕筋囲*などの計測値から栄養状態，身体の発育，体格を判定する。発育期では胸囲なども加えられる。これらの数値の判定には，各年代に応じた肥満*とやせ*の判定表・図，乳幼児期ではカウプ指数*，学童期ではローレル指数*，成人期ではBMI*，肥満度などが用いられる。

(栄教) 身体計測とは，身長・体重，皮下脂肪厚，ウエスト・ヒップ比などである。[2006]

(臨栄) 栄養ケア計画作成には，身体計測が必要である。[2012]

【身体障害児】★　18歳未満の身体障害者。肢体不自由，内部障害，聴覚*障害，視覚*障害，呼吸器機能障害，脳性麻痺等がある。先天的，後天的な理由による。児童福祉法に基づいて公費による育成医療が給付される。

(社会) 身体障害児の障害の原因は，出生時の損傷によるものが最も多い。／在宅の身体障害児の障害の種類では，肢体不自由児が最も多い。／育成医療の給付は，身体障害児に対する公費負担制度である。

【身体障害者】★　身体障害者福祉法により規定された，身体に障害をもつ18歳以上であり，都道府県知事から身体障害者手帳の交付を受けた者。障害が永続し，かつ日常生活に著しい制限を受ける者とする。障害の種類は，視覚*障害，聴覚*障害，平衡機能障害，音声・言語機能障害，咀嚼*機能障害，肢体不自由，内部障害である心臓機能障害，呼吸器機能障害，腎臓*機能障害，膀胱または直腸機能障害，小腸機能障害，免疫機能障害に加え，2010年(平成22)4月より肝臓機能障害も認められた。身体障害の原因は，事故より疾病によるものが多い。また，高齢者が多く，今後も身体障害者は増えていくものと思われる。身体障害者手帳は，障害の程度によって1〜6級の等級があり，数字が小さいほど重度になり，一般的に1・2級を「重度」(特別障害者)，3・4級を「中度」，5・6級を「軽度」(中度，軽度は一般障害者)と分けている。

(社会) 身体障害者の障害の原因は，疾病によるものが，事故を上回っている。／更生医療は，身体障害者に対する公費負担制度である。

【身体状況調査】★　身長，体重，座高，皮下脂肪厚など身体に関する情報を得るための調査。国民健康・栄養調査*では，身体状況調査票として次の項目がある。身長・体重(1歳以上)，腹囲(20歳以上)，血圧(20歳以上)，血液検査(20歳以上)，問診(20歳以上)。

(公栄) 身体状況調査では，身長，体重，血圧，血液検査，歩数調査，問診が行われる。[2015]

【新調理システム】★　従来から伝わる調理法であるクックサーブや，真空調理法，クックチルシステム(クックフローズンを含む)，ニュークックチル，外部加工品の活用などの複数の調理・保存法を用て，施設の特性に合わせた最適なシステムとして，独自に組み立て運用するしくみ。温度と時間の管理を中心とした厳格な食品衛生管理，計数管理されたレシピをもとに考案されたメニュー計画のもとに行われる。

(給食) クックチルシステムは，「真空調理法」や「クックチル」といった調理法・保存法を取り入れたものである。

【人的資源】★★　高度な技術・能力をもつ者。公衆栄養活動*における人的資源とは，おもに医師，歯科医師，管理栄養士・栄養士，薬剤師，保健師，看護師，臨床検査技師などの保健医療従事者*のことをいう。さらには，行政機関，学校，マスメディア，企業，非営利団体*，研究機関などにおいても健康に関連したサービスや情報などが提供されているので，これらの機関で働いている人々も人的資源である。さらに，地域に根づいて広域に活動を行っているNPO*法人，ボランティア活動を担っている人々も人的資源である。現在，働いていない有資格者の発掘・再教育は，人的資源の増強になる。

(公栄) 公衆栄養プログラム策定時には，地域における人的資源をアセスメントする必要がある。

(給食) 管理栄養士が目標管理を行うのは，人的資源の活用である。[2012]／経営者が施設の経営方針を決定するのは，人的資源の活用である。[2012]／人的資源の具体例として，新人調理員に衛生知識を習得させる。[2018]／人的資源の課題として，調理従事者の不足があげられる。[2019]

【心電図】★★　心臓*が収縮する際に発する電気的な刺激を体表からの電気活動の総和として検出する検査。P波，QRS波，T波からなり，P波は心房の脱分極*，QRS波は心室*の脱分極，T波は心室の再分極を反映する。おもにリズム異常による不整脈と波形異常による虚血性心疾患*などの心筋*の異常を検査することが

できる。心臓が収縮するための電気的刺激を伝える刺激伝導系*の異常は不整脈を生じる。通常、肢誘導6誘導と胸部誘導6誘導の合計12誘導を記録し、心筋の異常の有無を判定するが、虚血性変化を示す誘導のパターンにより、心筋の異常の部位が診断される。学校保健安全法*に基づく健康診断*の1次検診（マススクリーニング）として、小学校、中学校、高等学校各1年生全員に義務づけられている。

(社会) 心電図は、学校保健安全法に基づく健康診断において、中学校1年生が受検する項目である。[2017]

(人体) 心電図のP波は、心房の興奮を反映している。[2019]／心電図のQRS波は、心室の興奮を示す。[2021]

【浸透圧】★★★ 低濃度水溶液から高濃度水溶液に半透膜を介して水を浸透させる力。平衡に達した時、膜の両側の圧力差を浸透圧という。一定濃度までは、浸透圧は溶液濃度に比例する。細胞膜*も一種の半透膜であり、浸透圧作用によって膜内外の水が移動する。経腸栄養剤*は浸透圧性の下痢を抑えるため浸透圧が高過ぎないように調節する必要がある。

(人体) 体液の浸透圧は、0.9％の食塩水の浸透圧に等しい。[2018]／尿の浸透圧の変動は、血漿の浸透圧の変動より大きい。[2021]

(食物) 溶液の浸透圧は、溶解している成分のモル濃度に比例する。[2006]／食塩溶液の浸透圧は、溶液の水分活性が低くなるほど増加する。[2006]／塩蔵では、食品の浸透圧は上昇する。[2014]／砂糖漬けでは、浸透圧が上昇する。[2015]

(臨栄) 浸透圧の高い経腸栄養剤では、下痢が起こりやすい。[2006]／成分栄養剤の浸透圧は、半消化態栄養剤より高い。[2008][2010]

【人乳】➡母乳
【真の消化吸収率】➡消化吸収率
【じん肺】★ 粉じんを継続的に吸入して肺*に線（繊）維性増殖性変化を起こし、肺の酸素交換能が阻害される疾病。採石業、採鉱業、石工、研磨業等では遊離ケイ酸等の粉じん曝露を受けたじん肺（ケイ肺）が多い。粉じん作業者に対してはじ

ん肺法に基づいてじん肺健康診断が行われる。

(社会) 隧道建設では、じん肺が起こる。

【心不全】★★ 心筋*の収縮力低下のために陥る循環障害。右心不全*では肝臓*、左心不全では肺*にうっ血*が多い。息苦しさ、運動能力低下、皮膚蒼白、動悸、浮腫*などの症状だけでなく、胸部レントゲン写真で心臓*の肥大*、血中BNP増大などにより診断する。減塩などにより心負荷を軽減する。

(臨栄) うっ血性心不全では、血漿BNP（脳性ナトリウム利尿ペプチド）値は上昇する。[2020]／うっ血性心不全では、心胸郭比は大きくなる。[2020]／うっ血性心不全では、交感神経系は賦活される。[2020]／うっ血性心不全では、水分摂取量は、ナトリウムコントロールを優先し、浮腫や排泄量により調整する。[2020]／うっ血性心不全では、食塩摂取量は6g/日未満とする。[2020]

【腎不全】★★★《RF:renal failure》 腎臓*自体あるいは腎臓以外の原因により、腎機能が障害され、血中の尿素窒素、クレアチニン*などの老廃物が体内に蓄積し、正常な体液の量、組成を維持できなくなった状態。急性と慢性があり、原因によって腎前性、腎性、腎後性に分けられる。合併症として尿毒症*、神経症状、高血圧*、高カリウム血症、貧血、腎性骨症などがある。治療は腎前性、腎後性では原因の除去、腎性のものでは食事療法が重要となる。食事療法は尿毒症予防のためのたんぱく質制限、食塩・カリウムの制限、水分の制限など症状（高血圧、浮腫*、血液生化学検査値）に合わせたコントロールが重要である。

(社会) 腎不全患者に対する人工透析は、三次予防である。[2012]

(人体) 腎不全によって酸の排泄が傷害され、代謝性アシドーシスとなる。[2011][2015][2018]

(臨栄) 腎不全では、血中クレアチニン濃度の上昇とともに、クレアチニン・クリアランス値は低下する。[2007]／腎不全時のたんぱく質制限食では、非たんぱく質エネルギーと窒素の比

（NPC/N比）は200〜500とする。[2009]

【心房細動】★★　心房が空間的・時間的に無秩序に電気的興奮を起こすために，心房が高頻度で興奮して，有効な心房収縮がみられなくなる状態。多数のリエントリ経路（異常な電気回路）により起きるが，多くの場合，心房に隣接する肺静脈内からの異常伝導路が関与して惹起されることがわかってきた。心房細動では心房の電気的興奮が心室*へ不規則に伝わり，心拍のリズムが不規則になる。心電図では，基線が細かくゆれ，P波がみられず，QRS波が不規則にあらわれるのでRR間隔が不整になる。高齢者に多い。重大な合併症は，血行動態が不安定になることから左心房内に血栓*ができて流出し，脳塞栓になることである。一般的に行われる治療は薬物療法で，心拍数のコントロール，心リズムのコントロール，塞栓症*予防などを目的とする。その他，血行動態が不安定な時にはカルジオバージョン（除細動）を，異常伝導路を断ち切るためにはカテーテルアブレーションというカテーテル*による治療を考慮する。

(人体) 心房細動には，状況に応じて，薬物療法，カルジオバージョン，カテーテルアブレーションが行われる。[2014]／心原性脳塞栓は心房細動によって起こる。[2013][2018]／心房細動は，脳梗塞のリスク因子である。[2019]

【シンポジウム】★★《講壇式討論法》　同一のテーマや課題について専門の異なった講師（シンポジスト）が各々の立場から講演する。司会者を通して，講師と対象者・聴衆との間で質疑応答を行う討論の一形式。パネルディスカッション*と異なり，パネラー同士の意見交換は行わない。専門の異なる講師による講義によって，テーマや課題について多面的な理解が得られる。

(栄教) シンポジウムとは，専門の異なる講師が共通のテーマについて専門分野から意見を述べ，聴衆から意見や質問が出される討論形式をいう。[2011]／シンポジウムは，一斉学習である。[2006][2007]

【診療所】★★　日本の医療法*における医療機関の機能別区分のうちの1つ。医師または歯科医師が，公衆または特定多数人のため医業，歯科医業を行う場所で，患者を入院させるための施設を有しないもの（無床診療所），または19人以下の患者を入院させるための施設を有するもの（有床診療所）をいう，と定義されている（医療法第1条の5）。なお，病院*とは20人以上の患者を入院させる施設（病床）を有する施設をいう。

(社会) 病床をもたない医療施設を無床診療所，19床以下の病床をもつ施設を有床診療所という。[2008][2012]／無床診療所とは，入院病床のない医療施設である。[2015]

【診療報酬】★★　保健医療機関における，診察，手術，検査，薬，看護，食事療養などの医療行為を報酬として評価するもの。食事療養，栄養管理に関わる診療報酬は，入院時食事療養，栄養食事指導などがあげられる。入院時食事療養とは，入院患者に対して栄養食事療法*を行った時に算定される報酬である。栄養食事指導では，入院・外来・在宅を問わず特定の疾患について医師がその必要性を認め，管理栄養士*が医師の指示に基づき患者ごとにその生活条件，嗜好を勘案した食事計画案等を必要に応じて交付し，食事療法について一定の条件下で栄養指導を行った時に算定される報酬である。

(臨栄) 診療報酬の点数表は，1点10円で算定される。[2008][2014]／診療報酬の支払いには，定額支払い方式が導入されている。[2008]／個人栄養食事指導料は，入院中2回まで算定できる。[2014]／集団指導と同1日に行った個人指導は，「栄養食事指導料」が診療報酬として算定できる。[2008]／集団栄養食事指導料の指導時間は，40分を超えることとする。[2014]／塩分6g/日未満の減塩食を喫食している高血圧症患者への栄養食事指導は，「栄養食事指導料」が診療報酬として算定できる。[2008]／診療報酬において特別食加算は，1食単位で算定できる。[2014]／診療報酬において栄養サポートチーム加算は，週1回算定できる。[2014]／栄養サポートチーム加算では，経口摂取できる患者も算定対象である。[2013]

【酢】★★《食酢》 穀類や果実をアルコール発酵させた後，酢酸菌で発酵させたものであり，主成分が酢酸である酸性調味料(酢酸として4〜5％)。酢酸以外の有機酸*(クエン酸*，リンゴ酸*，酒石酸*，コハク酸*など)，糖類，アミノ酸，エステルなども含まれる。酢の作用は，①食品の防腐・殺菌効果(魚の酢じめ)，②発色作用(しそのアントシアニン)，③褐変*を防止する(うど，ごぼう，れんこん)，④テクスチャー*を変化させる(酢れんこん)，⑤魚臭(トリメチルアミン*)を除去する，⑥肉の軟化作用(マリネ)，⑦昆布をやわらかくする，⑧味をさっぱりさせる，⑨でんぷんを分解する，など。酢の種類には，果実酢(りんご，ぶどう，レモン，かぼす，すだち，ワイン)，穀類酢(米酢，粕酢，麦酢，麦芽酢，黒酢)がある。

(食物) 食酢の発酵には，酢酸菌が用いられる。[2009]／酢に食塩や砂糖を加えると，酸味が抑えられてまろやかに感じる。[2008]

【随意筋】★ 体性神経系の支配を受け，意志の働きで収縮させることができ，随意運動にあずかる筋。骨格筋*の他，外眼筋，表情筋，舌筋，横隔膜*，外肛門括約筋などがある。随意筋は全て横紋筋*に属する。しかし，心筋は横紋筋でありながら不随意筋である。

(人体) 外尿道括約筋は随意筋である。／横隔膜は，呼吸運動に重要な働きをする随意筋である。

【随意契約方式】★★ 購入先(取引業者)を限定せず，必要に応じて契約業者を決定する食材購入の契約方式。次の3つの方法がある。①直接卸売り市場に買い付けにいく方法，②納入業者に卸売り価格を基準にした販売価格で納入させる方法，③複数の業者から交互に購入し，価格や品質の競争をさせる方法。価格変動の大きい食材，生鮮食品*などの購入に用いられる。適正価格を常に把握しておくことが必要となる。

(給食) 随意契約方式とは，必要に応じて任意に契約業者を決定する方法である。[2009]／価格変動が大きい生野菜は，随意契約方式での購入が適する食品である。[2012]

【膵液】★★ 膵臓*から小腸管腔への分泌液。各種消化酵素*を含み，消化作用の中心となり，弱アルカリ性(pH8.5)で，胃酸を中和して消化酵素の働きをよくする。分泌量は700mL／日以上。でんぷん消化酵素として，膵アミラーゼ*が分泌される。たんぱく質消化酵素としてはトリプシン*，キモトリプシン*がある。いずれも不活性型(トリプシノーゲン，キモトリプシノーゲン)の形で分泌され，腸管に入るとペプチダーゼ(エンテロキナーゼ)によって活性型となる。両酵素ともエンドペプチダーゼ*(ペプチドを内側から切断する酵素)である。脂肪消化酵素である膵リパーゼ*はステアプシンといい，中性脂肪を加水分解する。胃酸分泌を高める神経性刺激は膵液に対しても同様に作用する。ホルモン性刺激にはセクレチン*とコレシストキニン*が関与している。

(人体) 膵液は，アルカリ性である。[2019]／膵液は，外分泌部から分泌される。[2019]

(基栄) セクレチンは，膵液中への炭酸水素イオン(HCO_3^-)の分泌を促進する。[2006]／膵液中には，トリプシン阻害物質が含まれている。[2008]

(応栄) 成人期に比較して高齢期では，膵液分泌量は低下する。[2014]

【水解酵素】⇨加水分解酵素

【水銀】★★ 金属元素の一種。水銀の毒性は化学形態で異なり，無機水銀化合物は急性毒性が強く，有機水銀*化合物は亜急性および慢性毒性が強い。水俣病*は，脂溶性のメチル水銀*が食物連鎖，生物濃縮により魚介類の体内に蓄積され，それを摂取した妊婦から胎児に影響を及ぼしたり，長期摂取した住民に，中枢神経異常症状が出現したもの。症状は視力障害，難聴，歩行障害，自律神経*障害，精神障害などである。

(社会) 厚生労働省は，魚介類の摂食と水銀に関する注意事項で，メチル水銀曝露に最も影響を受けやすいのは胎児として，妊婦の水銀の週間耐容摂取量を2.0μg/kg体重/週とした。[2007]／水道法では，水銀は，上限値が定められている。[2012]

ス
●ス

（食物）魚介類の水銀についての暫定的規制値は，総水銀およびメチル水銀について定められている。

【水産乾製品】 ★　魚介類*を自然乾燥または機械乾燥により，水分含量を40％以下にしたもの。乾燥の前処理や乾燥法の違いにより素干し品，塩干し品，煮干し品，凍乾品，くん製品等に分類される。水分含量は製品の種類により異なる。

（食物）水産乾製品の素干し，塩干し，煮干し，節類などは，貯蔵中にたんぱく質の変性や脂肪の酸化が起こるが，貯蔵条件が適当であれば，長期保存が可能である。

【水産練製品】 ★　すり身からつくる製品の総称。魚肉に塩を2〜3％添加してすりつぶして肉糊（ゾル*）にする。加熱すると筋原線（繊）維を構成するアクチンフィラメントとミオシンフィラメントの構造が変性し，網状構造のアクトミオシン*とよぶ弾力性*に富んだゲル*に変化する。このテクスチャー*を一般に“足”とよぶ。なおアクトミオシン・ゾルの低温でのゲル化を「座り」とよんでいる。

（食物）水産練製品の製造は，魚肉に食塩や重合リン酸塩を加えてすりつぶし，調味料その他の副原料を加えた後，加熱凝固したものである。

【髄鞘】 ★《ミエリン鞘》　ニューロン*の軸索を包んで有髄神経*をつくりあげている鞘。中枢神経系ではある種のグリア細胞（乏突起膠細胞）が，末梢神経系ではシュワン細胞が髄鞘を構成している。髄鞘には，ミエリンという脂質が多く含まれ，一般の細胞膜よりも脂質に富むので，その色調は白色光沢を呈する。中枢神経系（脳*，脊髄*）ではほぼ全ての神経線維に髄鞘があるので，神経線維が多数存在する部位は白色に見える（白質）。髄鞘には縦方向に随所にくびれ目があり（ランヴィエ絞輪），興奮はこのくびれ目ごとにとんで伝わっていくので（跳躍伝導），有髄神経は，髄鞘をもたない無髄神経よりも伝導速度が速い。

（人体）髄鞘が存在しないものを，無髄神経という。

【水晶体】 ★　眼球のレンズ。虹彩の背側，

硝子体の前面にあり，厚さを変えることで遠近調節を行っている。水晶体は毛様体小帯（チン小帯）により牽引された状態では薄くなっているが，毛様体筋の収縮により毛様体小帯が弛緩すると，自らの弾力で厚くなる。水晶体は加齢により弾力がなくなり，遠近調節力を失っていく。加齢等の原因により水晶体が混濁した状態を白内障*とよぶ。

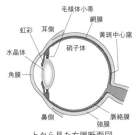

上から見た右眼断面図

（人体）水晶体の混濁により，白内障が生じる。［2009］

【推奨量】 ★★★《RDA：recommended dietary allowance》　食事摂取基準*では推定平均必要量*を補助する目的で設定され，ほとんどの人が充足している量。ある対象集団において測定された「必要量」の分布に基づき，母集団に属するほとんどの人（97〜98％）が不足しない摂取量。理論的には推定平均必要量の平均値＋2倍×推定必要量の標準偏差として算出されるが，実際には推定必要量の標準偏差が，実験から正確に与えられることはまれである。したがって日本人の食事摂取基準では，推定平均必要量から推奨量を求めるために，変動係数*（標準偏差÷平均値）および推定量算定係数を用いて推奨量を求めている。

（応栄）推奨量（RDA）は，ある対象集団において測定された必要量の分布に基づき，母集団に属するほとんどの人（97〜98％）が充足している量として定義される。［2015］／推奨量（RDA）は，摂取不足からの回避を目的としている。［2012］／RDAは，個人での摂取不足の評価に用いる。

[2021]／推奨量(RDA)は，個人が目指す摂取量である。

(臨栄) 小児肥満の高度肥満では，たんぱく質摂取量を推奨量の20%増とする。[2009]

(給食) 成人を対象とする特定給食施設における1日当たりの給与目標量の設定のさい，たんぱく質は推奨量(RDA)とする。

【水素イオン指数】 ⇒pH

【膵臓】★★★ 内胚葉から発生した，横に細長く，胃*の裏側にあって後腹膜に密着・固定されており，その前面だけが腹膜におおわれている臓器。膵臓のうち十二指腸*に囲まれた部分を膵頭といい，ここから左方向に膵体および膵尾と続く。膵臓はアルカリ性の膵液を分泌する外分泌部とホルモンを分泌する内分泌部(ランゲルハンス島)とからなる。膵液はアミラーゼ*，リパーゼ*，トリプシノーゲンなどの消化酵素を含み，セクレチン*などの刺激を受けて分泌され膵管に集まって総胆管の胆汁とともに十二指腸に注ぎ込む。一方，ホルモンの方はランゲルハンス島のA(α)細胞からグルカゴン*が，またB(β)細胞からインスリン*がそれぞれ分泌される。

(人体) コレシストキニンは，膵臓からの消化酵素の分泌を促進する。

(基栄) 膵臓から分泌されるたんぱく質の消化酵素は，プロ酵素である。[2008]／コレシストキニンは，膵臓から消化酵素の分泌を促進する。[2016]

(臨栄) 膵臓切除後には，グルカゴン分泌が低下する。[2012]／膵臓切除後は，低血糖を合併しやすい。[2019]

【水素結合】★★ OH基やNH基の水素原子が，他のOH基やNH基，C＝O基の酸素原子や窒素原子などとの間に形成する弱い非共有化学結合。たんぱく質*のαヘリックス構造，βシート構造をつくるのはCO…HNの間の水素結合である。同様の構造を介して，DNA*の2本鎖の中で相補鎖間でアデニン*とチミン*の間に2本，グアニン*とシトシン*の間に3本の水素結合が形成されている。

(人体) 2本鎖DNAの相補的塩基対は，水素結合により形成される。[2011]

(食物) 結合水は，食品成分と水素結合を形成している。[2015]／水素結合は，水から氷になっても消失しない。[2019]

【水素受容体】★ 酸化還元反応*において水素供与体から水素原子を受容する物質。水素受容体の多くはNAD*，NADP*，FAD*，FMNなどの酸化還元の補酵素である。クエン酸回路*などで形成されたNADH$_2$やFADH$_2$は電子伝達系*で酸化され，エネルギー生産の役割を担う。これに対して五炭糖リン酸回路*で形成されたNADPH$_2$はステロイド*や脂肪酸*合成の水素供与体となる。

(人体) フラビンアデニンジヌクレオチド(FAD)は，生体内酸化還元反応において，水素受容体となっている。

【錐体路】★ 大脳皮質から脊髄*へ向かう運動神経*が通る伝導路。延髄*の錐体を通るのでこの名前がある。大脳皮質から発した運動神経線維は内包，大脳脚，延髄の錐体を通って延髄下端の錐体交叉で大部分は反対側に移り，脊髄*のいろいろな高さの運動神経細胞に接して終わる。

(人体) 錐体路は，大脳皮質からの随意運動の情報を伝達する。[2017]

【垂直感染】 ⇒母子感染

【推定エネルギー必要量】★★★《EER：estimated energy requirement》 推定式などを用いて推定したエネルギー必要量。エネルギー必要量は，ある身長・体重と体組成の個人が，長期間に良好な健康状態を維持する身体活動レベルのとき，エネルギー消費量との均衡がとれるエネルギー量。エネルギー必要量に及ぼす要因は性，年齢階級，身体活動レベル以外にも数多くあり，また個人間差のあることから単一の値として示すのがむずかしい。エネルギー必要量を推定するためには，体重が一定の状態とした時に，その摂取量を推定する食事アセスメント法とその消費量を推定する方法(二重標識水法*，基礎代謝量ならびに身体活動レベル*の測定値に性，年齢，身長，体重を用いてエネ

ルギー消費量を推定)の2つがある。ただ
し，食事アセスメント法から得られるエ
ネルギー摂取量は，日間変動*による偶
然誤差の他，系統誤差として一般に過小
評価の影響を受けることから推定エネル
ギー必要量としては用いず，総エネルギ
ー消費量の推定値から求める。

(応栄) 食事摂取基準[2015年版]では，推定エ
ネルギー必要量は参考値として示されてい
る。／推定エネルギー必要量は，成長に伴うエネルギ
ー蓄積量を含む。[2018]

(臨栄) 小児肥満の中等度肥満では，エネルギー
摂取量を推定エネルギー必要量の10〜15％減と
する。[2009]

(公栄) 推定エネルギー必要量は，[基礎代謝量
(kcal/日)×身体活動レベル]として算定され
た。[2006][2009][2010]

【推定平均必要量】★★★《EAR：estimated
average requirement》 対象集団の50％
の人が必要量をみたすと推定される摂取
量。ある対象集団(特定の年齢層や性別集
団)において測定された必要量の分布に
基づき，母集団における必要量の平均値
の推定値を示すものとして定義されてい
る。すなわち日本人の食事摂取基準*の
基本的な考え方に基づき，栄養素*の摂
取不足の回避を目的とする指標の1つで
ある。

(応栄) 推定平均必要量(EAR)は，「集団の50％
の人が必要量を満たすと推定される摂取量」と定
義された指標である。[2015]／栄養素の摂取不
足は，EARを下回る者の割合で評価する。
[2021]／ビタミンB₁は，推定エネルギー必要量
に基づいて推定平均必要量が算定されている。
[2008]／ビタミンB₁のEARは，摂取量と尿中
排泄量の関係における変曲点(飽和量)より算出
されている。[2021]／葉酸のEARは，プテロ
イルモノグルタミン酸の重量で設定されている。
[2021]／鉄の推定平均必要量は，要因加算法を
もとに算出した。[2008][2019]

(公栄) 集団のアセスメントでは，推定平均必要
量以下の者の割合は不足者の割合と一致する。
[2010]／集団の食事改善計画では，栄養素の摂
取不足を防ぐために，推定平均必要量(EAR)を
下回る者の割合をできるだけ少なくするように

計画を立てる。[2012][2015]

【水道法】★★ 清浄で豊富で低廉な水を
供給することを目的として制定された法
律。水道水の水質基準を定め，これをみ
たした水の供給が求められる。水質基準
(厚生労働省令)では，一般細菌数*，大
腸菌，有害・有毒物質等の健康に関連する
項目と味，臭気，色度，濁度等を含む水
道水が具備すべき項目を設定している。

(社会) 大腸菌は，水道水からは検出されてはな
らない。[2007]／水道法では，一般細菌は，
1mLあたり100個以下とされている。[2012]／
水道法では，トリハロメタンは，上限値が定め
られている。[2012]／水道法では，水銀は，上
限値が定められている。[2012]／水道法では，
pHについての基準値が定められている。[2012]

【水分活性】★★《Aw：water activity》 一
定温度での純水の蒸気圧(Po)に対する食
品の蒸気圧(P)の比(Aw＝P/Po)。食品中
の水には存在状態により自由水*と結合
水*とがあり，水分活性は食品水分に占
める自由水割合を反映する指標(水分活
性1は純水に相当)。純水に水和性物質(食
塩*，砂糖*，ソルビトール*など)を溶解
していくと，自由水が結合水に変わって
水分活性は低下する。一般に微生物の増
殖限界水分活性は細菌*，酵母*，カビ*
の順で低くなり，水分活性0.7以下では微
生物は繁殖できない。乾燥，塩蔵*，糖蔵*，
冷凍は水分活性を低下させ，食品の保存
性を高める。しかし，水の単分子層が失
われる程度まで乾燥させて水分活性を下
げると，かえって脂質などの自動酸化が
起こりやすくなる。高水分含量，低水分
活性の保存性食品を中間水分食品*(水分
活性0.65〜0.85の範囲)という(ジャム*，
マーマレード*など)。中間水分食品はア
ミノ−カルボニル反応*が起こりやすく
食品褐変が進む。

(食物) 水分活性は，食品中の自由水量を示す指
標である。[2010]／水分活性は，食品の結合水
が多くなると低下する。[2019]／純水の水分活
性は1である。[2015][2021]／水分活性が低
いほど，酵素反応は抑制される。[2015]／水分
活性が極めて低い場合には，脂質の酸化が促進

される。[2021]／脂質は，水分活性が0.3付近で最も酸化を受けにくい。[2019]／酵素的褐変は，水分活性が0.2付近で最も低くなる。[2018]／水分活性が中間域の食品では，アミノ−カルボニル反応が起こりやすい。[2010]／中間水分食品は，生鮮食品に比べて水分活性が低い。[2015]／乾燥により，食品の水分活性は低下する。[2014]／冷燻(くん)では，食品の水分活性は低下する。[2014]／クロストリジウム属細菌は，水分活性0.9以上で増殖できる。[2017]／水分活性の低下は，微生物による腐敗を抑制する。[2020]／微生物は，水分活性が低くなるほど増殖しにくい。[2019]

【睡眠】 ★★　外部の刺激に対する反応性が低下した状態であり，容易に覚醒することができるもの。睡眠は大きくノンレム睡眠とレム睡眠に分けられる。ノンレム睡眠時は，大脳皮質の神経細胞*の活動が低下している。レム睡眠時は覚醒時と同様またはそれ以上に脳*が強く活動しているが，感覚系や運動系が遮断されているため，身体は眠った状態にある。睡眠時はノンレム睡眠とレム睡眠を交互に繰り返している。

(社会) レム睡眠の時には，骨格筋は弛緩している。[2016]／休日に「寝だめ」をすることでは，睡眠リズムを改善できない。[2016]／夢を見るのは，レム睡眠時に多い。[2019]／最近の国民健康・栄養調査によると，「睡眠で休養が十分にとれていない者」の割合は約20％である。[2020]

(栄教) 高齢者の栄養教育において，入眠前のアルコール摂取は勧めない。[2015]

【睡眠指針2014】 ★　2014年（平成26），「健康づくりのための睡眠指針2014」において，睡眠12箇条の指針が策定された。特徴は科学的知見に基づいていること，ライフステージ・ライフスタイル別にしていること，生活習慣病*・こころの健康に関することを充実させたことである。12箇条は次のとおり。①よい睡眠*で，からだもこころも健康に*。②適度な運動*，しっかり朝食，ねむりとめざめのメリハリを。③よい睡眠は，生活習慣病予防につながります。④睡眠による休養*

感は，こころの健康に重要です。⑤年齢や季節に応じて，ひるまの眠気で困らない程度の睡眠を。⑥よい睡眠のためには，環境づくりも重要です。⑦若年世代は夜更かし避けて，体内時計のリズムを保つ。⑧勤労世代の疲労回復・能率アップに，毎日十分な睡眠を。⑨熟年世代は朝晩メリハリ，ひるまに適度な運動でよい睡眠。⑩眠くなってから寝床に入り，起きる時刻は遅らせない。⑪いつもと違う睡眠には，要注意。⑫眠れない，その苦しみをかかえずに，専門家に相談を。

(社会) 科学的根拠に基づき，「健康づくりのための睡眠指針2014」が新たに策定された。／健康づくりのための睡眠指針では，1日9時間以上の睡眠をとることは特に推奨されていない。[2020]／健康づくりのための睡眠指針では，アルコール摂取による睡眠導入は推奨されていない。[2020]

【睡眠時無呼吸症候群】 ★★　睡眠*時に呼吸*停止または低呼吸になる疾患。無呼吸とは口・鼻の気流が10秒以上停止し，低呼吸とは10秒以上換気量が50％以上低下することとされ，1時間あたりの無呼吸と低呼吸を合わせたものを無呼吸・低呼吸指数(AHI)といい，AHIが5以上で日中の過眠などの症候を伴う場合を睡眠時無呼吸症候群と定義づけられる。睡眠時，しばらく無音の後，衝撃的な大きないびきをかく場合には，その直前まで呼吸をしていないことが多い。その他の症状として，昼間の耐えがたい眠気，抑うつ，頻回の中途覚醒等がみられる。この症候群には閉塞型，中枢型(脳血管障害や心疾患*等による呼吸中枢障害による)と混合型(閉塞型と中枢型の混合)があるが，閉塞型がほとんどである。閉塞型は睡眠中の筋弛緩により，舌根部や軟口蓋が下がり気道を閉塞することによるもので，肥満者は非肥満者の3倍以上の発症リスクがあるとされている。

(社会) 睡眠時無呼吸症候群は，肥満に関連する健康障害である。[2009]

(人体) ポリソムノグラフィは，睡眠時無呼吸症候群の検査に用いられる。

（臨栄）睡眠時無呼吸症候群は，肥満合併症である。［2015］

【睡眠障害】★★　正常な睡眠*が内因または外因で障害された病態。不眠症が最も多いが，過眠症，睡眠覚醒リズムの障害（時差ぼけ）などがある。視交叉上核のリズムが睡眠覚醒を定め，これに伴う松果体*のメラトニン*分泌で睡眠が起こり，光照射と食事が視交叉上核のリズムを整える。

（社会）睡眠障害の1つに，ナルコレプシーがある。［2009］／むずむず脚症候群は，不眠症等の睡眠障害の原因になる。［2009］

（栄教）睡眠障害が疑われる場合は，専門家と相談する。［2013］

【水溶性ビタミン】★★　水に溶解するビタミン類。B_1（チアミン*），B_2（リボフラビン*），B_6（ピリドキシン*），B_{12}（コバラミン），ナイアシン*，パントテン酸*，ビオチン，葉酸*はBビタミンに属し，エネルギー代謝に関わる補酵素*としての役割を果たしている。食品中のB群ビタミンは，ほとんどが結合型（主としてたんぱく質と結合。植物性食品では，炭水化物などと結合したものもある）で存在する。一方，ビタミンCは遊離型で存在し，抗酸化物質の1つとして生体調節に関与している。

（基栄）糖質からエネルギーを産生するには，水溶性ビタミン群が必要である。

（臨栄）血液透析では，透析膜を通して水溶性ビタミンが濾過される。［2008］

【スキャモンの発育曲線】★★　ヒトの発育・発達を一般型，リンパ型，神経型，生殖型の4つに分類し，それぞれの発育・発達する時期が異なることを表した曲線。一般型（身長・体重や胸腹部臓器など）は乳児期と思春期の頃に発達する。リンパ型は12歳頃までに急激に発達するが，思春期*を過ぎて成人のレベルに戻る。神経型は9歳頃までにほぼ完成に近づく。生殖型は14歳頃から急激に発達する。

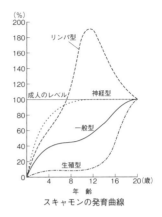

スキャモンの発育曲線

（応栄）スキャモンの発育発達曲線とは，ヒトの発育・発達を4つのパターンに分類したものである。／一般型は，乳児期および思春期に急激に増加する。［2017］／神経型は，他の型より早く増加する。［2017］／リンパ型は，乳幼児期に急激に増加する。［2017］／リンパ型は，12〜13歳頃に最大値となる。［2017］／生殖器型は，思春期に急激に増加する。［2017］

【スクシニルCoA】★《サクシニルCoA》
補酵素A（CoA）*にスクシニル基（コハク酸*のカルボキシ基－COOHからOHが取れたもの）が結合した化合物。クエン酸回路*の代謝中間体。α-ケトグルタル酸から生成し，さらに，代謝されてコハク酸となる。α-ケトグルタル酸がスクシニルCoAとなる反応は，脱炭酸，脱水素，CoAとの結合が含まれていて（酸化的脱炭酸反応*という），α-ケトグルタル酸デヒドロゲナーゼ複合体が働く。この補酵素の中にはNAD*，FAD*，チアミンピロリン酸*（TPP），リポ酸が含まれている。スクシニルCoAがコハク酸とCoAになる時にGTP*を生成する（基質準位のGTPの生成）。また，ヘム色素*の構成要素であるポルフィリン*合成の第一段階で，スクシニルCoAとグリシン*からδ-アミノレブリン酸を生じる。また，バリン*の代謝により生ずるメチルマロニル

CoAは，異性化してスクシニルCoAとなってクエン酸回路に入る。

(人体) スクシニルCoAは，クエン酸回路を構成する物質である。

【**スクラーゼ**】★《インベルターゼ，サッカラーゼ，β-フルクトフラノシダーゼ》 炭水化物消化酵素の1つ。スクロース（ショ糖）*の1,2-グリコシド結合*を加水分解し，グルコース*とフルクトース*に分解する。膜消化*に関わっている。スクラーゼは，グルコース2分子が結合したイソマルトースのα1,6-グリコシド結合を加水分解するイソマルターゼと複合体を形成し，微絨毛膜に貫通し，内腔に向かって突き出た茎状の構造をしている。微生物や植物に広く分布する酵素である。食品産業においてスクラーゼ（インベルターゼ）は，スクロースを加水分解して得られるD-グルコースとD-フルクトースの混合物（転化糖*）の生産に利用されている。

(食物) 転化糖の製造は，インベルターゼが関与する。[2012][2017]

(基栄) スクラーゼは，膜消化に関わる。[2020]

【**スクリーニング検査**】★★★《ふるい分け検査》 見かけ上健康な人口集団の中から疾病や異常がある者やその可能性が高い者をふるい分けること。特定の疾病発見を目的とする検診（単相スクリーニング）や多項目の検査で複数の疾病を対象に総合的に健康状態を把握する健康診査*（多相スクリーニング）がある。二次予防*の早期発見・早期治療を担う。陽性者には二次検査（精密検査）を行い，要観察・要治療といった事後処置を実施。スクリーニング導入には早期発見の社会的・身体的・経済的メリットがあり，有効な治療法や治療体制が確立し，検査法の信頼性（敏感度*・特異度*・陽性反応的中率）・安全性・簡便性が高く，低コストで短期に終了するなどの条件を考慮。前述の条件と異常者を見逃す偽陰性，正常を陽性とする偽陽性の割合を考慮して判定基準を設定。

(社会) スクリーニングは，疾病の早期発見を目的とする。[2019]／スクリーニング検査は，有病率が高い疾病に適している。[2019]／陽性反応的中度は，スクリーニング検査で陽性であった者のうち，実際に疾病があった者の割合である。[2017]／陽性反応的中度は，スクリーニングを行う集団における当該疾病の有病率の影響を受ける。[2017]／スクリーニング検査で1−特異度のことを，偽陽性率という。[2007]／がんを早期に発見するためのスクリーニング検査に求められる要件として，発見したいがんに対する敏感度・特異度が高いことがある。[2016]／骨粗鬆症のスクリーニング検査には，踵骨超音波検査を用いる。[2016]／空腹時血糖値による糖尿病のスクリーニングにおいて，カットオフ値を高く設定すると，特異度は高くなるが敏感度は低下する。[2017]

(人体) 感度と特異度の高い検査は，スクリーニングに適している。[2015]

(応栄) スクリーニングでは，リスクによるふるい分けを行う。[2015]

(人体) 便潜血反応は，大腸がんのスクリーニングとして用いられる。[2019]

【**スクロース**】➡ショ糖

【**健やか親子21**】★★ 関係者，関係機関・団体が一体となって推進する母子保健のための国民運動計画。2001（平成13）年度から始まり，2015（平成27）年度からは課題をふまえ，新たな計画（〜平成36年度）が進められている。安心して子どもを産み，健やかに育てる基礎となる少子化対策としての意義に加えて，健康で明るく元気に生活できる社会の実現をはかるための国民の健康づくり運動（健康日本 21）の一翼を担うものとして位置づけられている。

(社会) 「健やか親子21」の主要課題に，子どもの心の安らかな発達の促進と育児不安の軽減がある。[2009]／「健やか親子21」の主要課題に，妊娠・出産に関する安全性と快適さの確保と不妊への支援がある。[2009]

(公栄) 健やか親子21では，児童・生徒の肥満の減少を目標の1つとしている。[2011]／出産後1カ月児の母乳育児の割合は，健やか親子21（第2次）において示されている指標である。[2016]

【**スズ**】★ 缶容器のメッキ材料。1960年代にオレンジジュースなどの缶詰で中毒（嘔吐，腹痛など）が発生した。このこと

から，清涼飲料水・粉末清涼飲料の成分規格で，金属製容器包装入りの場合，スズは150.0ppm以下と規定されている。

(食物) 清涼飲料水容器は，成分規格により，スズは「150.0ppm以下」と規定されている。

【鈴木梅太郎】★　　日本の農芸化学者（1874〜1943）。静岡県の農家に生まれ，幼児より学問を好み，15歳の時には単身上京し，苦学力行ののち，文部省留学生として渡欧し，たんぱく質化学の研究に従事した。帰国後は，日本人の体位向上のため，米ぬかの研究に着手した。脚気*に有効な成分(抗脚気因子:主成分はビタミンB_1*)を米ぬかから得て，1910年アベリ酸と名づけ，のちにこれをオリザニンと改め，1912年のドイツの生化学誌に発表した。理化学研究所の創設に参画し，また食糧問題解決の一助として合成酒を作るなど広い領域で活躍した。

(基栄) 鈴木梅太郎は，抗脚気因子を発見した。[2017]

【スタキオース】★　　大豆オリゴ糖の1つ。マメ科種子に含まれる非還元性の四糖。構成糖はショ糖*分子にガラクトース*2分子が結合したオリゴ糖*。同族体(ショ糖分子にガラクトース分子が複数個結合した一連のオリゴ糖)には，他にラフィノース*(三糖)などがある。腸内ビフィズス菌増殖促進因子。

(食物) 完熟した大豆の種子の炭水化物の主成分は，ショ糖，ラフィノース，スタキオースなどである。[2009]

【スチコン】➡スチームコンベクションオーブン

【スチームコンベクションオーブン】★　《スチコン(短縮形)》　従来のコンベクションオーブンに蒸気発生装置をそなえ，蒸す，焼く，蒸し焼き，煮るなど様々な調理方法に対応できる調理機器。また芯温計を装備しており，食材の温度を確認しながら調理することも可能である。

(給食) スチームコンベクションオーブンによる焼き物の熱伝達方式は，対流である。[2016]

【スチレン】★　　合成樹脂原料とされる特異な不快臭をもつ液体。職業的に曝露を

受けると神経系に影響を受け，体内で代謝されてマンデル酸として尿中に排泄されるので，これが生物学的モニタリング*対象になっている。また，悪臭防止法で指定されている悪臭物質の1つである。

(社会) スチレンの生物学的モニタリングのための尿中指標は，マンデル酸である。

【頭痛】★★　　脳膜と脳血管の刺激による疼痛*。脳自体に痛覚はない。頭痛をきたす原因には感染(感冒・脳炎など)，脳血管障害(特にくも膜下出血)，脳腫瘍，中毒，外傷など様々なものがある。また，不安，過労など精神性の頭痛もある。ビタミンA*過剰は頭蓋内圧亢進をきたすため頭痛を生じる。

(基栄) ビタミンAの過剰摂取は，頭痛，肝肥大，関節の痛みなどの障害をもたらす。

(応栄) 更年期障害では，頭痛，肩こり，動悸，手足の冷え，異常発汗，不眠などの症状がみられる。

【酢漬】★　　食酢*を用いた漬物*の一種。野菜類や魚介類*を塩漬け後，または生のまま，調味した食酢に漬けたもの。食酢中に含まれる酢酸によって，pH*が低下し細菌*の繁殖を抑え，保存性がよくなる。酢漬の原型は，塩漬したものが自然に乳酸発酵したもので，後に酢を用いて漬けるようになった。発酵*させない梅干しやらっきょう漬けなどの浅漬のものと，熟成し発酵させたものがある。

(食物) 梅干しやらっきょうの酢漬は，微生物発酵を利用しない漬物である。／酢漬は，水素イオン濃度を増加させる。[2017]

【ステアリン酸】★《オクタデカン酸》　炭素数18の直鎖飽和脂肪酸*。動物の生体内で合成されるため，牛脂やラードに含まれている脂肪*の構成成分でもある。生体内ではオレイン酸*の前駆体となる。乳脂肪，脂身の多い畜肉およびその加工品にも含まれている。工業的にも，医薬品や化粧品など，幅広く利用されている。

(人体) ステアリン酸は炭素数18の飽和脂肪酸で，体内で合成できる。[2008]

【ステビオシド】★　　南米パラグアイ原産のキク科植物ステビアの葉に含まれる甘

味性のテルペン配糖体*。葉中に7％程度含まれ，原産地ではマテ茶にステビアの葉を混ぜて甘味をつけるのに利用される。結合している糖の種類によって各種配糖体が存在。後味に苦味を伴うので，D-グルコース*を酵素的に付加して味質を改良したものが使われるようになってきた。化学的合成品に属さない非糖質系天然甘味料*。甘味度はショ糖の200～300倍。漬物，かまぼこ，ちくわ，魚肉ソーセージなどの水産加工品，飲料，菓子類に利用される。

(食物) ステビオシドは，ステビア葉に含まれるテルペン系配糖体である。

【ステーリング】★　食品の古くなった様。例えば，古くなった酒，硬くなったパン*など。食べられないことはないが，本来の風味が落ちた様を指す。加工食品に対して用いる用語で生鮮食品には使用しない。

(食物) 加工食品の賞味期限の判定には，ステーリングの有無も考慮される。

【ステロイド】★★　環式炭化水素ステロイド核を基本骨格とする化合物の総称。広義のイソプレノイド*化合物。コレステロール*，胆汁酸*，ステロイドホルモン*，フィトステロールなどがある。サポニン*など配糖体として存在するものもある。

(人体) ステロイド骨格をもつ物質を総称して，ステロイドという。[2006]／胆汁酸はステロイドである。[2007][2018]

【ステロイドホルモン】★★　ステロイド*を基本構造とするホルモンの総称。構造に含まれる炭素数によって大別される。C18ステロイドは卵胞ホルモン*，C19は男性ホルモン，C21は副腎皮質ホルモン*や黄体ホルモン*を含む。栄養学上重要なのは副腎皮質ホルモンであり，糖新生*を促し，ストレスに耐えるグルココルチコイド(糖質ホルモン)*，ナトリウムを体内に保持し血圧を保つミネラルコルチコイド(鉱質ホルモン)である。ステロイドホルモンは，いずれも核内の特定の受容体に結合し，目的の遺伝子の発現を促

進する。また上記の各臓器でコレステロールを原料として合成され，その量は脳下垂体*等のホルモンで制御される。糖質ホルモンはACTH*，鉱質ホルモンはアンギオテンシン*で合成が促進される。

(人体) 滑面小胞体では，ステロイドホルモンの合成が行われる。[2015]／ステロイドホルモンの合成に必要な酵素は，ミトコンドリアと滑面小胞体に存在する。[2011]／コレステロールは，ステロイドホルモンの前駆物質である。[2008]／ステロイドホルモンは，遺伝子の転写を調節する。[2015]

【ステンレススチール】★　鉄にクロム，ニッケル等を加えた合金。通常ステンレスといわれる。調理器具によく使用される18-8ステンレス鋼はクロム18％以上，ニッケル8％以上が添加されている。それらの割合が高くなるほど，耐食性，耐久性がよくなる。ステンレス鋼はさびにくいが熱伝導率は小さいので，その鍋は焦げ付きやすい。

(食物) ステンレス製の鍋は，電磁調理器に使用できる。／ステンレス鍋の熱伝導度は，アルミニウム鍋より小さい。

【ストレス】★★★★　ストレッサーによって起こる体内の変化。ストレッサーは暑さ寒さのような物理的刺激，細菌*感染による生物学的な刺激，肉体の疲労のような身体的刺激，あるいは精神的な刺激まで，あらゆる刺激を意味している。ストレスと生体反応は複雑であるが，生体の内部環境恒常性*のひずみが生じることにより，体温，血圧，血糖などが下がり，消化管の運動は低下して粘膜のびらん出血が生じる。続いて生体内の防御機構が働いて視床下部*－下垂体*－副腎系が作用し，体温，血圧，血糖を回復させる。ストレスは健康阻害要因*ではあるが，適度な場合は適応力の向上に役立つとも考えられる。ストレスの経過には，警告期(ストレッサーによる身体の緊急反応の時期)，抵抗期(持続するストレッサーと抵抗力とが一定のバランスをとり，生体防衛反応が完成される時期)，疲弊期(適応エネルギーの消耗からストレッサ

ーと抵抗力のバランスが崩れる時期)の3つの段階で示される。

(人栄) ストレスは，副腎皮質刺激ホルモン(ACTH)の分泌を促進する。[2016]／ストレス応答の疲弊期には，全身の異化反応が亢進する。[2013]／生体にストレスが加わると，交感神経が優位に活性化される。[2020]

(基栄) 摂食行動は，ストレスの影響を受ける。[2015]

(応栄) ストレスに曝露されると，エネルギー代謝が亢進する。[2012][2019][2021]／抵抗期では，副交感神経の活動は抑制される。[2012]／抵抗期に，新たなストレスが加わると抵抗力は弱くなる。[2014][2017]／抵抗期では，血中遊離脂肪酸値は上昇する。[2012][2018]／抵抗期は，血清ビタミンC値が低下する。[2018]／抵抗期にビタミンCの需要は，増加する。[2019][2021]／抵抗期は，交感神経の活動が亢進する。[2018]／抵抗期は，糖新生が亢進する。[2018][2021]／抵抗期にたんぱく質の異化は，促進される。[2021]／抵抗期に脂肪の合成は，抑制される。[2021]／抵抗期は，尿中カルシウム排泄量が増加する。[2018][2019]／抵抗期に窒素出納は，負に傾く。[2019]／抵抗期に副腎皮質ホルモンの分泌は，亢進する。[2019]／疲はい期(疲弊期)では，ストレスに対して生体が適応力を獲得していない。[2017]

(臨栄) 間接熱量測定値は，ストレスによる影響を含む。[2014]

【ストレス管理】 ⮕ストレスマネジメント

【ストレス係数】 ★《ストレスファクター，侵襲係数》　各病態や状態による基礎代謝*の変動に基づいて定められている係数。傷害係数ともいう。侵襲の度合いが大きいほど係数も大きくなる。術後*(合併症なし)は1.0，長管骨骨折は1.15〜1.30，熱傷は1.20〜2.00などとされているが，研究者により数値が異なる。基礎エネルギー消費量をHarris-Benedictの式を用いた場合，必要エネルギー量は，基礎エネルギー消費量×活動係数*×ストレス係数で求められる。しかし，間接熱量測定法で実際に安静時代謝*量を測定した場合には，ストレス係数は加味されず，必要エネルギー量は，安静時代謝量×活動係数

で求められる。

(臨栄) 栄養必要量の算出には，侵襲係数(ストレスファクター)を考慮する。[2006]

【ストレスコーピング】 ★★《ストレス対処法》　ストレスマネジメント*において，ストレス*をなくすのではなく，ストレス状況やストレス反応にうまく対処しようとすることをいい，問題焦点コーピングと情動焦点コーピングに分けられる。問題焦点コーピングは，ストレッサーそのものに働きかけ，問題解決法を探すなど，具体的になにかを行う対処法のこと。ストレッサーそのものやその影響が人の力で変容可能，コントロールできる場合に用いられる。一方，情動焦点コーピングは，ストレッサーそのものに働きかけるのではなく，それに対する感じ方や考え方を変えようとする対処法のこと。ストレッサーそのものやその影響を変えること，コントロールすることが，人の力ではできない場合に用いられる。

(栄教) 肥満でない同僚から話を聞くことは，問題焦点コーピングである。[2018]／どんな日に食べ過ぎてしまうかを考えることは，問題焦点コーピングである。[2018]／気晴らしに趣味の時間を持つことは，情動焦点コーピングである。[2018]／職場以外では，仕事のことを考えないようにすることは，情動焦点コーピングである。[2018]／家族に悩みを聞いてもらうことは，情動焦点コーピングである。[2018]

【ストレス対処法】 ⮕ストレスコーピング
【ストレスファクター】 ⮕ストレス係数
【ストレスマネジメント】 ★《ストレス管理》　ストレスマネジメントはストレスを感じる状況を分析し，ストレスに対して前向きな気持ちを維持させ，ストレスを軽減するように訓練すること。ストレスが生じた時に何らかの方法でストレスを緩和させる方法をストレスコーピング(ストレス対処法)という。

(栄教) 食事療法を妨害する人から遠ざかるのは，刺激統制法を用いたストレスマネジメントである。[2015]

【ストレッカー分解】 ★★　α-アミノ酸*のα-ジカルボニル化合物による酸化的分

解反応。アミノレダクトンを経て，二酸化炭素発生を伴って，揮発性のアルデヒド類，ピラジン類*を生成。α-ジカルボニル化合物はアミノーカルボニル反応*の中間体物質なので，食品褐変過程でこの反応が起こり，加熱香気*の原因となる。

(食物) ストレッカー分解反応ならびにその関連反応により，焙焼香をもつピラジン類が生成する。／ストレッカー分解では，香気を有するアルデヒドが生じる。[2014][2016]

【スニップ】 ➡一塩基多型

【頭脳衝撃法】 ➡ブレーンストーミング

【スパイロメトリ】 ★　肺*に出入りする空気の量を測定する検査で，呼吸機能検査や換気機能検査ともいう。呼吸方法を指示して検者に施行させるので侵襲を伴う。検査の誘導と検者の理解と協力が結果に影響する。一般的には1回換気量と吸気や呼気時の肺活量*で，努力性肺活量を検査することもある。肺の容積が減少する拘束性換気障害や息が吐き出しにくい閉塞性換気障害の有無が確認できる。おもな疾患は，拘束性換気障害は間質性肺炎や肺結核後遺症など，閉塞性換気障害は気管支喘息*やCOPD（慢性閉塞性肺疾患）*である。換気障害の分類は予測肺活量に対する%肺活量(%VC)と最大吸位から一気に息を吐き出させて求めた1秒率*（FEV1%）の組み合せで判定をする。

(人体) スパイロメトリは，拘束性肺障害の診断に用いられる。[2020]

【スーパーオキシドジスムターゼ】 ➡SOD

【スーパーチリング】 ➡パーシャルフリージング

【スフィンゴミエリン】 ★★　脳や動物の細胞膜に含まれるスフィンゴリン脂質の1つ。セラミドの水酸基にコリン*，リン酸が結合した物質。コリン，リン酸を含む点ではレシチン*と同じ。セラミドを含む点では糖脂質*と同じ。先天代謝異常ニーマンピック病*で大量に蓄積する。

(人体) スフィンゴミエリンは複合脂質である。[2010]／スフィンゴミエリンはリン脂質であ

る。[2007]

【スプライシング】 ★　mRNA*前駆体からイントロン*を取り除く過程。真核生物の多くの遺伝子*はゲノム*上で分断されており，分断部位にはイントロンが挿入されている。最初はイントロン部分もひと続きに転写され，大型のmRNA前駆体が合成されるが，スプライシングによってイントロンは取り除かれ，前後のエキソン*部分が結合され，その他のプロセッシングも行われてmRNAが仕上げられる。スプライシングは，5種以上の小型RNAと多数のたんぱく質よりなる大きな複合体のスプライソソームによって行われ，分子機構は解明されている。

(人体) イントロンが切断される過程は，スプライシングとよばれる。[2006]

【スポーツ性貧血】 ★《運動性貧血，鍛錬性貧血，行軍貧血》　トレーニングを続けている人にみられる貧血。運動*の種類により，原因は様々である。原因として①血液希釈（総ヘモグロビン量は変わらないが，循環血液量が増加。平均赤血球*容積が減少。血中から筋中への鉄分布の変化もある），②血球破壊（足底における衝撃，筋肉の収縮に伴う毛細血管の圧迫などによる溶血），③鉄*欠乏（汗，尿中への流出。体重管理のための食事制限による摂取量低下）があげられる。

(応栄) スポーツ性貧血では，平均赤血球容積（MCV）が小さくても赤血球中血色素量（MCH）は正常であることが多い。／スポーツ性貧血の管理には，たんぱく質摂取が重要である。[2015]

【スマートミール】 ★★《Smart Meal》　栄養バランスのよい食事を「スマートミール」と名づけ，外食*・中食*・事業所給食*で「健康な食事」を継続的に健康的な環境で提供する店舗や事業所を認証する制度。平成30年度(2018)より開始。日本栄養改善学会，日本高血圧学会，日本糖尿病学会など複数の学協会からなる「健康な食事・食環境」コンソーシアムが認証を行う。企業が進める社員の健康づくりを食の面から支援する狙いもある。認証の要件は，スマートミールを提供する他，

スマートミールに「おすすめ」と表示するなど選択時にプロモーションされていることがわかることとしている。また、管理栄養士*・栄養士*がスマートミールの作成・確認に関与している、スマートミールを説明できる人が店内にいるなどのことも必須としている。毎年1回募集し、審査などは無料。認定されれば、認証マークを掲示できる。

(公栄) スマートミールの認証制度は、国民の病気の予防や健康寿命を延ばすことを目的としている。

【炭】★ 木材を蒸し焼きにしてつくった燃料。白炭(堅炭)と黒炭がある。炭火の温度は600〜1000℃ぐらいで、放射熱を放出するので焼き物に用いられる。燃焼時の一酸化炭素*発生に注意が必要である。

(食物) 炭は、燃焼により、熱と水蒸気だけでなく、炭酸ガスも発生する。／炭は、燃焼時にH_2Oの発生が少ない。

【ずり応力】★《せん断応力》 立方体の底面を固定し、底面と平行の力を上端に加えた時、生じるひずみに対応する物体の力。物体内部の面積Aのある面に平行方向のせん断力Tが作用している時、Aに作用する平均的なせん断応力τはτ＝T/Aで表される。食品物性の違いによってずり応力が異なる。

(食物) 一定のずり応力によって、はじめて流動性を示すマヨネーズ、トマトピューレなどの性質を塑性流動という。

【するめ】★ 新鮮なするめいか、やりいか、けんさきいかなどを開き、内臓を除去し食塩水で洗い、素干ししたもの。表面に白い粉をふくが、これはエキス成分中のタウリン*、ベタイン、遊離アミノ酸などが析出したうま味*成分。

(食物) するめは、いかの素干し品で、乾燥による水分活性低下を利用したものである。

【スレオニン】➡トレオニン
【生育至適温度】➡至適温度
【生活活動強度】➡身体活動レベル
【生活習慣病】★★★★ 公衆衛生審議会が1996年(平成8) 12月に、これまでの「成人病」に代えて提案した疾病概念。これまで

「成人病」対策として二次予防*に重点をおいていた従来の対策に加え、生活習慣の改善を目指す一次予防*を推進するための新たな概念として導入された。「生活習慣」として、喫煙*と肺がんや肺気腫*、動物性脂肪*の過剰摂取と大腸がん*、食塩*の過剰摂取と脳卒中、肥満*と糖尿病*、アルコール*と肝硬変*など、疾病の発症に深く関わっている要因が明らかになっている。したがって、「生活習慣病」という概念は、国民一人ひとりに対し生活習慣の重要性を喚起し、健康に対する自発性を促し、生涯を通じた生活習慣の改善をはかることを重視している。

(社会) 生活習慣病は、「成人病」と同義ではない。[2015]／生活習慣病の一次予防は、乳幼児期から始まる。[2015]／生活習慣病の死因別死亡割合は、約6割である。[2015]／健康日本21(第二次)では、生活習慣病はNCD(非感染性疾患)対策という枠組みでとらえている。[2015]／開発途上国においては、感染症と生活習慣病の両者を健康問題として抱えている。[2009]

(基栄) 生活習慣病の発症には、遺伝素因も関与する。[2008]

(応栄) 「健康づくりのための運動指針2006」の目標は、生活習慣病の予防を目的とした身体活動量を示している。[2008]

(公栄) 目標量とは、生活習慣病の一次予防のために目指すべき栄養素摂取量である[2006][2009][2010][2011]／生活習慣病の一次予防のために、摂取量が目標量の範囲に入る者または近づく者の割合を増やす。[2015]／「健康日本21」は、生活習慣病の一次予防に重点をおいている[2006]／健康増進法において、生活習慣病の発生状況の把握に努めなければならないことが示されている。[2019]／公衆栄養活動は、生活習慣病の重症化予防を担う。[2020]

(給食) 利用者の生活習慣病の減少は、給食経営管理の評価指標になる。[2009]

【生活の質】➡QOL
【生活保護】★ 憲法第25条に規定する生存権の理念に基づき、国が生活に困窮する全ての国民に対して、その困窮の程度に応じ必要な保護を行い、健康で文化的な最低限度の生活を保障するとともに自

立を助長する制度。保護は生活扶助，教育扶助，住宅扶助，医療扶助*，介護扶助，出産扶助等がある。最低限の生活ができない人を放置せず，社会全体で支え合うべきであるという価値観が背景にある。生活保護は，原則として本人またはその扶養義務者などが，保護の実施機関である福祉事務所*に申請することとなっている。民生委員やケースワーカーの助けを借りることもできる。保護の申請があれば，保護の実施機関は，生活に困窮することになった経緯をはじめ，扶養義務者の状況，資産などを調査し，保護を開始するかどうかを決定する。

(社会) 生活保護は，公的扶助の1つである。[2010]

【成果評価】⟹アウトカム評価
【性感染症】★《STD：sexually transmitted diseases，性行為感染症》 性的行為で感染する感染症*。男性の罹患が女性より多い。感染症発生動向調査*によると性器クラミジア感染症が最多。梅毒・性器ヘルペスウイルス感染症・尖圭コンジローム・淋菌・B型肝炎*・HIV*など。

(社会) 陰部クラミジアは，わが国の性感染症の中で，男女とも最も多い。

【生菌数】⟹一般細菌数
【制限アミノ酸】★★ 各種たんぱく質の窒素1gあたりの必須アミノ酸*量を，基準となるアミノ酸パターン（アミノ酸評点パターン*）と比較して，それより少ない含量を示すもの。たんぱく質の栄養価は，食品中の必須アミノ酸の種類と量に影響され，必要量に対して不足する必須アミノ酸によって栄養価が制限される。そこで，アミノ酸評点パターンより，下回っているアミノ酸（＝不足しているアミノ酸）を制限アミノ酸といい，その中でも最も割合が下回っているアミノ酸を第一制限アミノ酸という。第一制限アミノ酸のアミノ酸評点パターンに対する含有割合が，食品たんぱく質のアミノ酸価*となる。

(食物) 鶏卵のアミノ酸スコアは100であり，制限アミノ酸はない。[2007]

(基栄) 制限アミノ酸が複数ある食品に，第一制限アミノ酸のみを加えると，栄養価が低下することがある。[2018]／制限アミノ酸がない食品のアミノ酸価は，100である。[2020]
【制限酵素】★ DNA*のハサミの役割をする酵素*。遺伝子組み換えに用いる制限酵素は特異的な数個(4〜8個)の塩基配列を認識し，DNAのリン酸ジエステル結合を加水分解する。ポリヌクレオチドの内部を切断する核酸*分解酵素，エンドヌクレアーゼの一種である。回文配列を認識するものが多く，切断様式には，平滑末端，5′突出末端，3′突出末端がある。制限酵素で切断後，再結合する場合にはノリの役割をするDNAリガーゼを用いる。

(人体) 制限酵素は，DNA中の特定塩基配列を切断する。[2012]

【青酸化合物】⟹シアン化合物
【青酸配糖体】★ 青酸に糖が結合した配糖体。広く植物に分布する。特に，梅やももなどのバラ科植物の種子にはアミグダリン，プルナシンなどの青酸配糖体が多く含まれている。生体に入ると，生体内酵素であるグリコシダーゼやヒドロキシニトリルリアーゼの作用によって分解され，青酸と糖が生成される。例えば，多量の青梅などを食べると，グリコシダーゼの作用によって種子中のアミグダリンから青酸が発生するので，食中毒*の原因になることがある。

(食物) 青酸は，前駆体の青酸配糖体が，β-グルコシダーゼなどの作用で分解されて生成する。

【清酒】⟹日本酒
【成熟乳】★★ 生後2〜3週間以降に分泌される母乳*。初乳*(生後5日目くらいまで)，移行乳(6日から2，3週間まで)に引き続き分泌される。成分は初乳に比べて脂質，糖質(乳糖)含有量が高く，たんぱく質とミネラル含有量は減少する。

(応栄) エネルギー量は，初乳より成熟乳が多い。[2012]／分泌型IgAは，成熟乳より初乳に多く含まれている。[2009][2012][2015][2016][2017]／母乳中の鉄濃度は，成熟乳より初乳で高い。[2009]／脂質は，初乳より成熟乳に多く

含まれる。[2011]／たんぱく質は，成熟乳よりも初乳に多く含まれる。[2016]／乳糖は，初乳より成熟乳に多く含まれる。[2016][2018]／ラクトフェリンは，成熟乳よりも初乳に多く含まれる。[2016][2018]／リゾチームは，成熟乳よりも初乳に多く含まれる。[2016]

【成熟ホルモン】 ⊃エチレン

【精神障害者】 ★　先天異常や精神病などにより精神に障害をもつ者。精神障害は入院では統合失調症*，外来では気分障害*が最多。病床利用率は低下傾向にある。精神保健福祉法による措置入院*は1％未満で，任意入院*が5割以上を占める。入院の平均在院日数は他の疾患より長い。障害者総合支援法や精神障害者保健福祉手帳制度は，医療費の公費負担制度*などで社会復帰を促し，自立と社会参加をはかる。

（社会）精神障害による入院患者は，精神分裂病（統合失調症）が最も多い。

【成人T細胞性白血病】 ⊃ATL

【精神疲労】 ★《精神的疲労》　心理的疲労または知的疲労ともいわれ肉体的疲労に対するもの。精神疲労は脳幹*網様体の活動低下が起こっている状態。回復には時間がかかる。積極的休養法*を活用し，気分転換，ストレス*解消が適している。

（栄教）精神疲労とは，脳幹網様体の活動低下などが起こっている状態と考えられる。

【精神保健福祉センター】 ★《精神保健福祉総合センター，精神保健保健総合センター》精神保健および，精神障害者の福祉に関する総合的技術センター。都道府県が設置。地域精神保健福祉の推進の企画，教育研修，調査研究，相談等を行い，保健所*および市町村の業務が効果的に展開されるよう，活動推進の中核となる施設。

（社会）精神保健福祉センターは，地域精神保健活動を技術面から指導・援助する機関である。

【性腺刺激ホルモン】 ★　《GTH：gonadotropic hormone，ゴナドトロピン》卵巣*あるいは精巣*の各種機能に影響を及ぼすホルモン*。一般には，下垂体*から分泌される黄体形成ホルモン*と卵胞刺激ホルモン*，胎盤*から分泌される絨毛性

性腺刺激ホルモンがある。

（応栄）血中ヒト絨毛性ゴナドトロピン(hCG)値は，妊娠末期よりも初期に高い。[2013]／思春期男子の性腺刺激ホルモンの分泌は，思春期前に比べ増加する。[2019]

【生鮮食品】 ★★《生鮮食材料》　鮮魚，生肉類，生野菜，果物，パン，生麺などの生の新鮮な食品。カット野菜もこれに含まれる。原則として使用当日または前日に購入することが望ましい。品質保持，衛生管理上，各々の食品に合わせた温度帯で搬入・保管する。

（食品）一般生菌数(細菌数)は，生鮮食品の衛生指標となる。[2009]／中間水分食品は，生鮮食品に比べて水分活性が低い。[2015]

（給食）生鮮食品は，調理当日に仕入れるようにする。[2016]／学校給食における食材料管理について，生鮮食材料の納期は使用日の当日とする。[2013]／即日消費する生鮮食品の納品は，検収の記録簿に記録する。[2019]

【精巣】 ★《睾丸》　男性の性腺。外分泌腺として精子を，内分泌腺として男性ホルモン(アンドロゲン*，テストステロン)を生成，分泌する。精細管の壁にはセルトリ細胞があり，精子形成に関与する。機能は下垂体*の卵胞刺激ホルモン*によって高まる。精細管外にはライディヒ(間質)細胞もあり，男性ホルモン生成・内分泌を担っており，黄体形成ホルモン(LH)により活性化される。精子は精管と尿道とを通って射精される。

（人体）テストステロンは，精巣から分泌される。

【製造品質】 ⊃適合品質

【生存率】 ★　事故で被災したり，疾病になった者の中で生き残る割合。(ある疾病の患者数－その疾病の死亡者数)÷ある疾病の患者数で算出。記述疫学*で疾病の重症度や治療水準の状況を把握する指標。がん治療などの成績評価に用いられることが多い(5年生存率，10年生存率)。生存率が低い疾病では調査対象患者が患者を代表するとは限らない。

（社会）生存率は，疾病の重症度や治療水準を把握するための有用な尺度である。

【生態学的研究】 ★《地域相関研究》　集団を

単位として異なる地域に共通する傾向や、1つの地域での経時的傾向を分析する疫学研究手法の1つ。疫学*研究には観察的疫学研究と介入疫学研究があるが、生態学的研究(地域相関研究)は観察的疫学研究である。介入研究*との違いは、意図的に介入しないことである。その他の観察的疫学研究には、横断的研究、症例対照研究、コホート研究*がある。

(社会) 都道府県別の食塩摂取量と脳卒中年齢調整死亡率の関連を調べたものは、生態学的研究である。[2008]／国別の喫煙率と肺がん死亡率との関連は、生態学的研究で調査される。[2015]

【生態学的モデル】★★ 人間の行動が多様な要因の影響を受けていることを説明する包括的なモデル。生態学的モデルは、個人内レベル、個人間レベル、組織レベル、コミュニティレベル、政策や環境レベルなどの多層のレベルから成り立っており、健康行動に影響を与える。生態学的のモデル例311に食塩摂取量の低減に向けた取り組みの事例をあげる。減塩の重要性を理解している人の割合を増やす(個人内レベル)、家族で素材の味を生かした食事を楽しむ(個人間レベル)、社員食堂で減塩メニューを提供する(組織レベル)、減塩食品や料理を扱う小売店や飲食店を増やす(コミュニティレベル)、国や自治体の政策として食塩摂取量の減少を揚げる(政策や環境レベル)などがある。

(栄教)「学生が、サークルの先輩から適度な飲酒量の話を聞いた」は、個人間レベルである。[2018]／「学生が、配布された急性アルコール中毒に関するパンフレットを読んだ」は、個人内レベルである。[2018]／「入学式の季節に、全学部で急性アルコール中毒防止のガイダンスを行った」は、組織レベルである。[2018]／「大学構内での飲酒が、学則により全面的に禁止された」は、組織レベルである。[2018]／「大学周辺の飲食店が、急性アルコール中毒防止のポスター掲示に協力した」は、地域(コミュニティ)レベルである。[2018]

【生体膜】★★ 細胞内の脂質二重層構造を基本とする膜構造。形質膜*や細胞小器官を形成する膜で、極性脂質と膜たんぱく質を主成分とする。膜たんぱく質としては多種類の膜酵素、膜受容体、輸送体などがある。膜構造維持のための骨格系や細胞膜間の連絡物質もある。膜脂質はリン脂質であり、多価不飽和脂肪酸*は膜の流動性を維持する。その疎水性のために電解質、アミノ酸、糖質などの極性物質を透過させない。しかし、生体膜にはそれぞれ固有の輸送体によってこれらを輸送する。濃度差に従う受動輸送*と濃度差に逆らう能動輸送*がある。Na^+、K^+-ATPアーゼはATP*を消費して能動輸送を行う。また水は生体膜をゆっくり透過するが、透過を促進するには輸送体の一種であるアクアポリンが存在する。インスリン*などのたんぱく質を分泌するエキソサイトーシス*、たんぱく質を細胞内に取り込むエンドサイトーシスという機能がある。脂溶性物質のステロイドホルモン*は生体膜を通過して核受容体に結合するが、極性物質のペプチドホルモン*やアドレナリン*は生体膜を通過せず、その情報は形質膜表面にある膜受容体に結合されて、G-たんぱく質*などを介して細胞内情報伝達系に伝えられる。

(人体) 生体膜の基本構造は、リン脂質の二重層である。

(基栄) ビタミンEは、生体膜におけるフリーラジカルの生成を防止する。[2013]

【成長期】★《発育期、思春期スパート》 身体の形や大きさなど形態的な変化がみられ、成熟に至るまでの過程期の総称。乳児期*、幼児期*、学童期*、思春期*に区分される。それぞれの発育量や発達段階に応じた適切な対応が重要であると同時に、個人差が著しいことに配慮した対応が必要である。

(応栄) 体たんぱく質の体重あたりの合成量は、成長期で高い。／閉経後骨粗鬆症は、成長期からの予防が大切である。[2008]

【成長ホルモン】★《ソマトトロピン》 下垂体*前葉で産生されるペプチドホルモン*。生理作用は、①骨端軟骨の成長促進、②たんぱく質合成促進、③中性脂肪*分

解と遊離脂肪酸*放出促進，④肝グリコーゲン分解促進による血糖上昇作用，等である。視床下部から分泌される成長ホルモン放出ホルモンは成長ホルモンの分泌を促進し，膵臓ランゲルハンス島のδ細胞で分泌されるソマトスタチンは成長ホルモンの分泌を抑制する。

(人体) 成長ホルモン(GH)は，下垂体前葉から分泌される。[2014][2018][2021]／先端巨大症では，血清成長ホルモン(GH)値が上昇する。[2013]

【静的アセスメント】★★《静的栄養アセスメント》 ある個人の一時点における栄養状態の評価。個人の1回の計測値を，一般健常人の集団から得られた基準値と比較して評価する方法で，身体状況のスクリーニングに用いられる。例えば，対象者の身体計測*を1回行い，日本人の新身体計測基準値(JARD2001)のパーセンタイル値*と比較する場合などは，対象者の一時点の栄養評価であり，すなわち静的アセスメントによる評価となる。半減期の長い血液生化学検査などは，静的アセスメントの項目にも含まれる。

(応栄) 血清アルブミンは，静的栄養アセスメントとして用いられる。[2011]／上腕三頭筋面積は，静的栄養アセスメントとして用いられる。[2011]／末梢血総リンパ球数は，静的栄養アセスメントとして用いられる。[2011]

(臨栄) 握力は，栄養状態の静的アセスメント項目である。[2009]

【政府開発援助】◯ODA

【生物価】★★ 吸収*されたたんぱく質*窒素のうち，体内に保留された窒素の百分率。食品中たんぱく質の栄養価を表す指標の1つで，動物実験によって求められる。摂取窒素量と，試料たんぱく質摂取時および無たんぱく質摂取時における糞便中窒素量，尿中窒素量の測定が必要になる。生物価(%)＝体内保留窒素量／吸収窒素量×100。ただし，体内保留窒素量＝吸収窒素量－(試料食摂取時の尿中窒素量－無たんぱく質食摂取時の尿中窒素量)，吸収窒素量＝摂取窒素量－(試料食摂取時の糞中窒素量－無たんぱく質食摂

取時の糞中窒素量)。

(基栄) 生物価は，吸収窒素量に対する体内保留窒素量の割合を百分率で表したものである。[2017]／正味たんぱく質利用率は，生物価に消化吸収率を加味する。[2021]／生物価は，食品たんぱく質の生物学的評価法の一つである。[2020]

【生物化学的酸素要求量】◯BOD

【生物学的モニタリング】★ 生体試料中の物質を測定して労働衛生管理に役立てること。労働者の尿・血液・毛髪などに含まれる有害物質やその代謝物の濃度を測定して個人の曝露量を推定し，健康管理，作業環境管理*，作業管理*に役立てること。放射線やガスは，フィルムバッジやパッシブサンプラーで代用される。

(社会) 生物学的モニタリングのための尿中指標としては，鉛はデルタアミノレブリン酸，キシレンはメチル馬尿酸，スチレンはマンデル酸，トルエンは馬尿酸，ベンゼンはフェノールである。

【生物心理社会モデル】★★ 人間を医学生物学的な視点でとらえるだけでなく，個人の行動の背景にある心理学的側面や個人をとりまく社会的な側面でもとらえ，これらの因子が相互に複合的に作用し合うことによって健康*や疾病が成り立つとする考え方。個人の健康は個人の行動の結果であることから，健康に関する専門家には，従来の保健福祉医療サービスに加えて，連携して個人の健康に関する取り組みを全人的に支援するための社会的な役割が求められる。

(社会) 生物心理社会モデルへの変革は，管理栄養士がチーム医療や保健福祉医療の連携を進める上で有効となる。／健康の「生物心理社会モデル」は，個人の健康や疾病に影響を与える要因の解明を優先する考え方である。[2012][2021]／健康の「生物心理社会モデル」は，WHO憲章の健康の定義と共通性がある。[2012]／健康の「生物心理社会モデル」は，栄養ケア・マネジメントの基礎となる概念である。[2021]／健康の「生物心理社会モデル」は，疾病を複数の要因により説明する。[2021]／健康の「生物心理社会モデル」は，生物医学的側面を考慮する。[2021]／

健康の「生物心理社会モデル」は，対象者のニーズに応える。[2021]

【成分栄養剤】★★《ED:elemental diet》
経腸栄養剤*の一種。窒素源がL型アミノ酸のみから組成されたものである。脂質量はきわめて少なく，糖質はデキストリン*からなる。長期にわたる単独投与での必須脂肪酸*欠乏や微量元素*欠乏の予防には，適宜脂肪乳剤*や微量元素を投与する。消化機能の低下，腸管の安静が必要な場合に用いられる。他の栄養剤と比べ浸透圧が高いため，副作用には，下痢，腹痛，腹部膨満感がある。副作用の対応には，投与速度を下げること，投与濃度や温度の確認などが必要である。

(臨栄) 成分栄養剤の窒素源成分は，L型アミノ酸である[2010][2018][2019]／成分栄養剤の脂肪エネルギー比率は，非常に低い。[2012][2017]／成分栄養剤の糖質は，デキストリンである。[2019]／成分栄養剤は，食物繊維を含まない。[2017]／成分栄養剤の浸透圧は，半消化態栄養剤より高い。[2008][2010][2021]／空腸瘻からの成分栄養剤の投与は，持続注入とする。[2011]／クローン病の活動期には，成分栄養剤を用いる。[2010][2013][2016]

【生命徴候】→バイタルサイン

【生命表】★　現在の死亡状況が将来も変わらず，毎年男女10万人ずつ同時に生まれると仮定して，現在の男女別年齢別死亡率*から死亡確率，生存数，死亡数，定常人口，平均余命*などを計算した結果の一覧表。5年ごとの国勢調査*に基づく精度が高い完全生命表と人口動態統計*に基づくその他の年の簡易生命表*がある。

(社会) 平均余命は，生命表にて算出される。[2019]

【精油成分】★　植物体を水蒸気蒸留して得られる，揮発性の油状物質。エッセンシャルオイル。おもな成分はテルペン類*，アルコール，アルデヒドなどである。香辛料，ハーブ，かんきつ類，キク科植物などの芳香成分となっている。

(食物) クローブ(丁字)のおもな精油成分は，オイゲノールである。

【生理活性ペプチド】★　生体内でなんらかの生理作用を示すペプチド*。アミノ酸*がペプチド結合により連結したペプチドのうち，大きなものがポリペプチド，つまりたんぱく質*である。それに対し，生理活性ペプチドは分子量約5000以下のもので生理作用をもつものを指し，1000種以上明らかにされている。受容体に結合して作用を表す。鎖状または環状のものもあり，アミノ酸以外の成分を含むものもある。神経ペプチドのサブスタンスP，ホルモン作用のオキシトシン*，甲状腺刺激ホルモン放出ホルモン，降圧作用のブラジキニン，昇圧作用のアンギオテンシンⅡ，モルヒネ作用をするエンケファリンなどの他，血糖調節，毒性，抗菌，抗ウイルス性，酵素活性調節など広範囲の作用を示す。

(人体) ブラジキニンは，アミノ酸9個の生理活性ペプチドで，平滑筋に存在して血圧降下作用を示す。

【生理的黄疸】★★《新生児黄疸，新生児生理的黄疸，新生児特発性高ビリルビン血症》　出生直後にあらわれる黄疸*。新生児*では生後3日以内に非抱合型ビリルビン*が増量するために黄疸があらわれ，10～20日で消失する。血中ビリルビン値は，成熟児では12mg/dLを超えないが未熟児では15mg/dLまで増加する。新生児では肝細胞のグルクロン酸*転移酵素の活性が低いため，ビリルビンのグルクロン酸抱合が十分でないことが主因。溶血の増加，肝細胞への取り込みが低いこと，ビリルビンの腸肝循環*が高いことも原因となる。

(応栄) 生後2～3日ごろに，新生児の血中に非抱合型ビリルビンが増加することにより起こる黄疸を，生理的黄疸という。[2015][2020]

(臨栄) 新生児黄疸では，主として血清間接型ビリルビンが増加する。

【生理的体重減少】★　出生直後にみられる体重減少。新生児では，出生直後から体重が減少し始め，生後2～4日に最大となり4～8％(200～300g)減少する。7～14日で体重は出生時の体重に戻る。これは，

新生児は出生後1〜3日は哺乳量が少なく，それに対して尿，胎便*，肺・皮膚から不感蒸散*として失われる水分量が多いためである。

(応) 新生児に起こる生理的体重減少は，生後すぐに始まり，2〜4日ごろに最大となる。／生理的体重減少は，生後数日で起こる。[2020]

【生理的燃焼値】★ 食品を生体内で燃焼した時生じるエネルギー産生栄養素の，1gあたりの燃焼量。炭水化物，脂質，たんぱく質の生体内での燃焼値は，それぞれ1gあたり4.10，9.45，4.35kcalである。この燃焼値はルブネル（ルブナー）*によって提唱されたことから，ルブネルの係数とよんでいる。さらに，アメリカのアトウォーター*は，消化吸収率（炭水化物98%，脂質95%，たんぱく質92%）を決定し，ルブネルの係数に消化吸収率を乗じ，炭水化物1gあたり4，脂質9，たんぱく質4kcalを提唱した。この数値はアトウォーターの係数とよばれている。

(基) たんぱく質の単位重量当たりの物理的燃焼値は，生理的燃焼値に比べて高い。[2014]／物理的燃焼値と生理的燃焼値の差は，糖質よりたんぱく質が大きい。[2021]

【ゼイン】 ⤵ツェイン

【世界栄養宣言】★★《World Declaration on Nutrition》 1992年12月に，FAO*（国連食糧農業機関）とWHO*（世界保健機関）がローマにて合同開催した，「国際栄養会議*」において行った，飢餓*と栄養失調*の撲滅を目指す政策宣言。栄養問題の撲滅に各国が一致団結して取り組むことを宣言した。WHOとFAOはこの宣言をもとに，1995年に「食物ベースの食生活指針」（FBDG：Food-Based Dietary Guidelines）を提唱した。2014年11月にFAOとWHOの共同主催にて170カ国の参加を得て「第2回国際栄養会議」が開催され，確かな方針と行動で栄養失調と闘う「栄養に関するローマ宣言」を採択。これを受けて2016年4月に国連総会で2016〜2025年を「栄養のための行動の10年」とすることとした。

(栄教) WHO（世界保健機関）とFAO（国連食糧農業機関）による食物ベースの食生活指針（Food-based Dietary Guidelines）は，世界栄養宣言に基づいている。[2006]

(公栄) 1992年ローマでWHOとFAO合同の世界栄養会議が開催され，世界栄養宣言が出された。[2008][2011]

【世界食糧安全保障に関するローマ宣言と世界食糧サミット行動計画】 ⤵ローマ宣言

【世界人口】★ 地球上に住む人の数。人口増加率が1%を超える急激な人口増加は人口爆発*とよばれ，第二次世界大戦後に始まり，現在も発展途上国を中心に今後20年間続くと予想。現在の世界人口は70億人を超え，8割は発展途上地域に住み，中国，インド，インドネシアなどアジアが過半数を占める。増加傾向を示しており，2050年には97億人に達するといわれている。発展途上国は年少人口*割合が高く，老齢人口割合が低い。食料供給や医療体制などの格差是正が課題となっている。

(公栄) 国連は，2050年の世界人口を約93億人と予測している。[2007]

【世界貿易機関】 ⤵WTO
【世界保健機関】 ⤵WHO

【セカンドメッセンジャー】★★《二次メッセンジャー》 ホルモン*など細胞外から伝えられる一次の情報伝達体が受容されると細胞内で合成される二次の情報伝達物質。セカンドメッセンジャーの例としてはサイクリックAMP*やサイクリックGMPがあり，それぞれ特定の代謝酵素，例えばたんぱく質リン酸化酵素（キナーゼ）に作用して，その活性を増減させる。

(人体) cAMP（サイクリックAMP）は，セカンドメッセンジャーである。[2006][2014][2018]／カルモジュリンは，Ca²⁺をセカンドメッセンジャーとする情報伝達系に関与する。[2008]／セカンドメッセンジャーは，細胞内の情報伝達に働く。[2017][2019]

【赤外線】★★ 700nm〜1mmの電磁波*。おもな作用は熱作用である。透過性が強いため皮膚*の内部まで作用して温度を上げ，血行を促進する効果があるが，皮

膚の火傷の原因や白内障*の原因にもなる。赤外線照射によって吸収された光エネルギーは，原子・分子を振動させて摩擦熱が発生する。

(社会) 赤外線は，地球温暖化に寄与する電磁波である。

(食物) 赤外線による食品の加熱は，食品表面からの熱伝導による。[2013]

【赤色梗塞】 ⊃出血性梗塞

【脊髄】 ★★　脳につながっている中枢神経*。脊椎管の中にあり索状である。頸髄，胸髄，腰髄，仙髄に分けられる。各脊椎間からは左右31対の脊髄神経が出入りする。その断面は白色で周辺部にある白質と，灰白色でH字形をした中心部の灰白質*とに分けられる。伝導路としての働きも重要である。

(人体) 交感神経は脊髄から起始する。[2016]／ビタミンB12欠乏症では，脊髄の変性がみられる。[2019]

(食物) 脊髄は，BSEの病因物質が蓄積する部位（特定部位）である。[2012]

【石綿(せきめん)】 ⊃石綿(いしわた)

【セクレチン】 ★★　消化管ホルモン*の1つ。pH*4.0以下の酸によって十二指腸から空腸にかけてのS細胞から放出される。膵臓*に働きかけ，炭酸水素イオンを含む膵液を分泌させ，胃に働きかけ胃酸とガストリン*の分泌を抑制する。さらに，胃内容物の十二指腸への移送も抑制する。

(人体) セクレチンは，十二指腸S細胞から分泌されるペプチドホルモンである。[2010][2011]／セクレチンは，膵臓からの炭酸水素イオンの分泌を促進する。[2006][2009]／セクレチンは，胃酸分泌を抑制する。[2015][2018]

(基栄) セクレチン分泌は，胃内容物が小腸に入ると促進される。[2015]／セクレチンの分泌は，十二指腸内H⁺濃度の上昇によって促進される。[2018]／セクレチンは，胃酸分泌を抑制する。[2011][2016][2021]／セクレチンは，膵液中への重炭酸イオン(HCO_3^-)の分泌を促進する。[2014][2017][2018]

【セシウム】 ★　原子力発電所の事故により，環境中に放出された放射性物質*。

健康や環境への影響において，おもに問題となるものは，ヨウ素131，セシウム134，セシウム137，ストロンチウム90の4種類。原子力発電所の事故による汚染の場合，問題になる放射性セシウムにはセシウム134とセシウム137の2種類がある。セシウム137の半減期*は30年と長く，環境汚染が長く続く。放射性セシウムは化学的性質がカリウム*とよく似ているため，体に入った場合は，カリウム同様ほぼ全身に分布する。人体への影響は全身に及ぶ。特に生殖器官に対する遺伝的影響が重大視されている。

(食物) 一般食品の放射性セシウムの基準値は，100Bq/kgである。[2019]

【世代時間】 ★　細菌*が分裂してから，次に分裂するまでの時間。世代時間は細菌の種類，生育環境などにより異なる。一般にサルモネラ*や大腸菌などは約20分，腸炎ビブリオ*は世代時間が速く，12〜15分である。

(食物) 世代時間は，分裂から分裂までの時間をいい，食品衛生対策の上で重要である。

【舌炎】 ⊃口内炎

【積極的休養法】 ★★　身体的疲労，精神的疲労に対して，そのストレスを解消するために日常とは別の行動を行い疲労を回復させること。慢性疲労*の回復に有効である。生理機能を活発にし，情緒安定，労働意欲の向上などの効果がある。身体的活動として各種のスポーツ，精神的活動として芸術活動や読書，身体的精神的活動として園芸，旅行などがある。消極的休養法*とのバランスを保ち疲労回復を促進する。

(栄教) 積極的休養法とは，ふだんの仕事と違う活動やスポーツなどを行って，疲労の回復を促すものである。／積極的休養法は，慢性疲労の回復に効果的である。

【積極的支援】 ★★★　特定健診の結果，対象者をリスクの保有数に応じて階層化し，一定個数以上のリスクを有する者に対して実施される特定保健指導*のうち，より手厚い方の支援のこと。確実な行動変容を期すため，明確な行動目標を計画

し，その達成のために対象者に積極的に関わり，健康状態の改善をはかる。支援は初回面接と，その後3カ月以上の継続的支援からなる。支援方法は，個別面談，グループ支援，電話，メールなどによるが，対象者自らが生活習慣を振り返り，その変容をもたらし，かつ，その生活を継続していくことができるよう支援することが重要とされる。なお，第3期（平成30年4月～）より，行動計画の実績評価時期が，これまでの6カ月後から保険者の判断で3カ月後でも可となった。また，2年連続して積極的支援に該当した者に対しては，1年目に比べて2年目の状態が改善していれば，2年目の特定保健指導は，動機づけ支援相当も可となった。

(社) 腹囲の基準値を超えない者においても，リスクの程度に応じて，動機づけ支援と積極的支援とがある。[2012]

(栄教) 対象者が自ら行動目標を立てることができるよう支援するのは，動機づけ支援，積極的支援においてである。[2010]／特定保健指導の積極的支援の際，初回面接を行えるのは，医師，保健師，管理栄養士である。[2013]／特定保健指導の積極的支援の際，行動目標は，対象者が主となって設定する。[2013]／特定保健指導の積極的支援のさい，初回面接における個別面接は，30分以上行う。[2013]／特定保健指導の積極的支援の際，初回面接後，3カ月以上の継続的な支援を行い，6カ月後に評価を行う。[2013]

(公栄) 特定健康診査・特定保健指導は，65歳未満の対象者を対象に，積極的支援を行う。[2013]／特定健康診査・特定保健指導の積極的支援対象者に対する支援プログラムは，3～6カ月程度で計画する。[2011]

【赤筋】➔遅筋

【設計品質】★★ 製造する際に設計者が目標としてねらった品質。給食では，栄養・食事計画において計画された，食事内容に関する具体的品質であり，栄養，外観，美味しさ，嗜好などと衛生的な安全性も含まれる。食味上の品質は，利用者の満足度を目標に決定される。設計品質は献立やレシピによって表現されるもの

で，施設の条件の中で実現できる品質でもある。

(給食) 設計品質は，献立やレシピによって示される。[2010]／作業指示書の記載内容は，設計品質である。[2009][2015][2020]／献立の栄養制量の計算は，設計品質で評価する。[2011]

【赤血球】★★★ 血液の有形成分（容積約45％）の大部分（99％）を占める細胞。骨髄中で幹細胞からつくられる。血液1μLあたり男性では約500万個，女性では約450万個存在する。成熟赤血球は核，ミトコンドリア*などの細胞小器官をもたない。ブドウ糖をエネルギー源として，細胞質内の解答系でエネルギーを得ている。赤血球の平均寿命は約120日間であり，その後は脾臓，骨髄などの細網内皮系臓器で破壊される。赤血球の主たる役割はヘモグロビンによるO_2，CO_2の運搬，および血液のpH調節である。

(人体) 赤血球は，中央が凹んだ円盤状の構造をもつ。[2021]／赤血球のヘモグロビンは，鉄を含む。[2015]／赤血球の寿命は，末梢血で約120日である。[2015][2018][2021]／赤血球は，グルコースをエネルギー源として利用する。[2019]／末梢血中の赤血球には，核がない。[2015]／赤血球には，ミトコンドリアが存在しない。[2014]／血液中の赤血球は，糸球体でろ過されない。[2014][2016]／エリスロポエチンは，赤血球の産生促進作用のあるホルモンである。[2013][2015]／老朽化した赤血球は，脾臓で破壊される。[2015]／低酸素環境下で，赤血球数は増加する。[2021]

(基栄) 赤血球には，解糖系が存在する。[2020]／赤血球におけるATPの産生は，解糖系で行われる。[2021]／乳酸は，筋肉や赤血球でグルコースの解糖系によってつくられる。[2009]／分解された赤血球の鉄は，ヘモグロビンの合成に再利用される。[2010][2014][2019]／赤血球では，グルコースから乳酸が生成する。[2012]／赤血球は，エネルギー源としてグルコースを利用している。[2016]

【摂取1日許容量】➔ADI

【絶食】★★ 摂食を中止する行為。絶食状態下では，インスリン*の分泌が低下する。脳では血糖*レベルを一定に保つ

ように働くが，他組織におけるグルコース*の利用は低下する。糖よりも脂肪の利用が高まり，呼吸商*は低下する。脂肪組織から遊離脂肪酸，肝臓からアセトン体（ケトン体）*が血中へ動員される。アセトン尿（ケトン尿）を認めることが多い。絶食が長期化すると脳はケトン体をエネルギー源として利用する。消化管系疾患の急性期には，絶食や減食による治療が行われる。

(人体) オートファジー（自食作用）は，絶食によって誘導される。[2015]

(基礎) 脂肪組織におけるトリアシルグリセロールの分解は，絶食により促進される。[2010]

(臨栄) 心筋梗塞発作後は，絶食とし，回復にあわせて流動食や軟食から開始して徐々に食事量を増す。[2009]／絶食時には，血中の遊離脂肪酸濃度が上昇する。[2009]

【摂食障害】★★★《神経性摂食障害，神経性食欲不振症，ED：Eating disorder》 神経性食欲不振症と神経性過食症*を代表とする疾患。発症要因は，やせ願望によるダイエットやストレス*の関与が考えられる。極端なやせ，無月経，徐脈，低体温などの身体症状がある。拒食，過食，嘔吐など食行動の異常がみられ，認知・行動・身体的障害をきたし，遷延化しやすい。身体的な治療と合わせて精神的な治療を行う。経口摂取が困難な場合は，強制栄養（中心静脈栄養）を行う。20歳前後の女性に多く，絶食，隠れ食い，嘔吐など食行動の異常がみられる一方で，摂取熱量が少ないにもかかわらず日常の活動性は異常に亢進している。治療せず放置すると，栄養状態は著しく悪化し，時に餓死に至ることがある。時間をかけて精神的信頼関係を築いた上で行動療法*などを取り入れることが重要である。

(応栄) 神経性食欲不振症は，男子より女子に多い。[2012][2013][2018]／神経性食欲不振症では，過食を起こすことがある。[2015]

(臨栄) 神経性食欲不振症は，女性に多い。[2009]／神経性食欲不振症の好発年齢は，思春期から30歳以下である。[2009][2014][2016]／神経性食欲不振症は，発病時から活発な活動

が認められる。[2007][2009]／神経性食思不振症とは，標準体重の−20％以上のやせをいう。[2011][2014]／神経性食欲不振症では，無月経がみられる。[2008][2011][2014][2016][2020]／神経性食欲不振症では，体温が低下する。[2007][2011]／神経性食欲不振症では，徐脈がみられる。[2018]／神経性食欲不振症では，低カリウム血症がみられる。[2014][2018][2020]／神経性食欲不振症では，血清トリヨードサイロニン（T3）値が低下する。[2018]／神経性やせ症（神経性食欲不振症）では，インスリンの分泌が低下する。[2020]／神経性食欲不振症では，やせの原因となる器質的疾患がない。[2008][2016]／神経性食欲不振症では，食行動異常がみられる。[2018]／神経性食欲不振症では，過食行動がみられる。[2016]／神経性食欲不振症には，安心して食べられる低エネルギー食から始める。[2007][2008]／神経性食欲不振症では，栄養療法開始時は，800〜1200kcal/日から始める。[2014][2020]／神経性食欲不振症において急激な栄養補給は，リフィーディング症候群を起こすことがある。[2016]／神経性やせ症（神経性食欲不振症）では，経腸栄養剤の使用は，可能である。[2020]

【節約遺伝子】⊃検約遺伝子

【ゼラチン】★★ 動物の皮や腱，骨などの結合組織に含まれるコラーゲン成分を抽出・精製したもので，コラーゲンの熱変性により生じる誘導たんぱく質の一種。市販品は，動物の皮，骨などを酸あるいはアルカリ処理後，加水分解して分離，精製したものである。アミノ酸組成としてはトリプトファン*，シスチンに欠けるがリシン*の含量は高く，消化吸収もよいので幼児食や病人食にも利用される。等電点* pH4.7，有機溶媒に溶けず，冷水では膨潤する。温水では溶けて粘稠なゾル*になり，冷却するとゲル*化する。ゲル化温度や弾性は，濃度によって，また，共存塩類の種類と濃度，溶液のpHにより異なる。ゲル化剤としての特徴は，溶解温度，凝固温度，融解温度ともに寒天*より低い。寒天ゼリーに比べて透明感があり，弾力性も大きく，滑らかで，口の中で溶ける感触が特徴的である。

（食物）ゼラチンは，コラーゲンを熱変性させたものである。[2017]／ゼラチンは特定原材料に準じ，表示が勧められている。[2008]／ゼラチンゲルは，寒天ゲルよりも融解温度が低い。[2010]／ゼラチンゲルは，寒天ゲルに比べ弾力がある。[2016]／肉を長時間加水加熱すると，肉基質たんぱく質がゼラチンとなる。[2013]／ゼラチンのゲル化温度は，カラギーナンより低い。[2016]／ゼラチンゲルのゼラチン濃度は，通常2～4％である。[2016]

【ゼリー】★★ ゼラチン*，寒天*，カラギーナン，ペクチン*などの溶液をゲル*化した食品。砂糖，果汁，牛乳，果物，生クリーム，コーヒーなどを加えて寄せたものである。①ゼラチンゼリーは濃度2～4％でゼラチンを水で膨潤させ，湯煎で溶かす。溶解温度は40～50℃，ゲル化温度は10℃以下，融解温度25℃前後，たんぱく質分解酵素を含む食品と接触すると凝固しない。②寒天ゼリーは寒天の項参照。③カラギーナンゼリーはカラギーナンの項参照。④高メトキシルペクチンゼリーは濃度0.5～1.5％，砂糖55～70％，pH3.0～3.5でゲル化し，溶解温度は90℃前後である。低メトキシルペクチンのゲル化には糖や酸を必要としない。

（食物）ゼリーは，分散媒が液体で分散相が固体である。[2019]

【セリン】★ 《2-アミノ-3-ヒドロキシプロピオン酸》 L型異性体はたんぱく質の構成アミノ酸。SerまたはSと表記。解糖系*の中間代謝産物の3-ホスホグリセリン酸をもとにして合成される。たんぱく質分子中のセリン残基には，リン酸エステル型をとるものがある。リン脂質の1つであるホスファチジルセリンの構成成分である。セリンとグリシン*は，それぞれテトラヒドロ葉酸とメチレンテトラヒドロ葉酸との反応により相互に変換される。

（人体）セリンは，リン脂質のホスファチジルセリンの構成要素である。[2008]

【セルトリ細胞】★ 精巣*の精細管にあり，精子形成細胞を保持・保護することで精子形成を促進する細胞。おもに卵胞刺激ホルモン*の作用で促進する。

（人体）セルトリ細胞は，精子形成細胞を保持・保護する。[2012]

【セルフ・エフィカシー】➡自己効力感

【セルフケア】★ 自分自身による自己の健康の維持管理。高齢期*では日常生活を営む上で，日常生活動作*（ADL）能力などの低下防止のためにも重要である。ADLを表す指標としてLawton等のセルフケア尺度（排泄・食事・更衣・整容・歩行・入浴）などが用いられる。セルフケアを促進する概念としてセルフ・エフィカシー，エンパワメント*などがある。

（社会）フッ化物配合歯磨剤は，歯のセルフケアとして世界的にも広く実施されている。

【セルフヘルプ・グループ】➡自助集団

【セルフモニタリング】★ 自分の行動・思考・感情などを観察し記録すること。認知療法や認知行動療法を実施する場合の技法の1つ。記録をすることで客観的に自己評価することができる。

（栄養）食事内容を日記に付けるのは，セルフモニタリングの1つである。

【セルロース】★★ D-グルコース*がβ-1,4グリコシド結合*した直鎖状の多糖で，植物の細胞壁などを形成する重要な多糖。繊維素ともいう。多数のセルロース分子が集まり，束をつくって繊維となる。地球上で最も多い炭水化物*で植物体の約1/3を占めている。植物の他にある種の細菌（アセトバクター・キシリヌム），や海棲（かいせい）生物のホヤの外膜にも含まれている。β型結合であるためヒトの消化酵素*では消化されない。

（人体）セルロースは，β（1→4）結合によってグルコースが重合したものである。[2008][2009]

（食物）セルロースは，D-グルコースがβ-1,4グリコシド結合した多糖類である。[2013]

（基栄）セルロースは，ヒトの消化酵素では分解されない。

【セルロプラスミン】★★ 《フェロオキシダーゼ》 血漿中にある銅*と結合する分子量134000のたんぱく質。銅の代謝障害のあるウィルソン病*や腸管における吸収不全障害のあるメンケス病（いずれも先天性銅代謝異常症）では，血清セルロプラス

ミンが著減する。血漿セルロプラスミンの増加は、炎症性疾患、白血病、悪性腫瘍*、胆道閉塞などでみられる。

(人体) ウィルソン病では、血中のセルロプラスミンが減少する。[2012]

(基栄) 銅は、セルロプラスミンの構成成分である。[2008][2015]

(応栄) 血清セルロプラスミンは、静的栄養アセスメントとして用いられる。[2011]

【セレウス菌】★★ 芽胞*形成桿菌で空気、水および土壌等の自然環境、あるいは食品、飼料等に広く分布する環境細菌。本菌は食中毒*、食品の腐敗*・変敗の原因菌ともなりうる。セレウス菌食中毒は、臨床症状から下痢型と嘔吐型に分けられ、わが国では嘔吐型食中毒が大半を占める。下痢型食中毒はウエルシュ菌*食中毒の症状と類似している。一方、嘔吐型食中毒の症状はブドウ球菌*食中毒のそれと非常に類似している。芽胞は致死温度以下の加熱条件下では生残し、その後、発芽、増殖することによって食品の腐敗、あるいは食中毒の原因となる可能性がある。

(食物) セレウス菌の芽胞は、100℃・30分の加熱で死滅しないものもある。[2011]／嘔吐型セレウス菌による食中毒は、米飯、スパゲティが原因となる。[2013]／食肉製品は、下痢型セレウス菌の原因食品である。[2017]

【セレクト給食】➡選択食、バイキング給食

【セレニウム】➡セレン

【セレブロシド】★ スフィンゴ糖脂質の一種。セラミドの水酸基にヘキソース(グルコースやガラクトース*)が結合した糖脂質*。神経線(繊)維のミエリンという生体膜の構成成分であるため、大脳の白質に大量に含まれる。構成脂肪酸には炭素数20以上の長鎖脂肪酸*が多い。クラッベ病ではガラクトセレブロシダーゼが欠損するためにセレブロシドが蓄積する。

(人体) セレブロシドは、ミエリン構成脂質として脳や神経組織に多く存在する。

【セレン】★★《セレニウム》 必須微量ミネラルの1つ。元素記号はSe。生体内の過酸化水素や遊離過酸化物を還元するグルタチオンペルオキシダーゼ*の構成成分。1日推奨量は成人男性で30μg、女性で25μg。魚介類、海藻類、穀類、豆類、肉類に含まれる。セレン欠乏によって心筋*障害を症状とする克山(ケシャン)病(中国に多発する風土病)、地方病性変形性骨軟骨関節症を症状とするカシン・ベック病が知られている。

(基栄) セレンは、グルタチオンペルオキシダーゼの成分として、生体内の有害な過酸化物を分解している。[2006][2008][2015][2016]／克山(ケシャン)病は、セレンの欠乏症である。[2006]

【0歳平均余命】➡平均寿命

【セロトニン】★★ トリプトファン*から生成される生理活性アミン。脳、腸などでトリプトファンのα-カルボキシ基が脱炭酸反応(脱カルボキシ基反応)を受けて生じる。神経伝達物質、腸管運動を促進するホルモン*として作用する。血小板*にも高濃度含まれており、血小板が血管の損傷部位に付着すると放出され、毛細血管を収縮することにより止血機構に関与する。代謝では、5-ヒドロキシインドール酢酸(5-HIAA)として尿中に排泄される。転移性カロテノイド症候群では、大量にセロトニンが産生され、その代謝産物である5-HIAAが大量に尿中に排泄される。

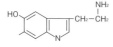

セロトニンの構造

(人体) セロトニンは、トリプトファンからつくられる。[2010][2016]／セロトニンは、血管収縮作用がある。[2013]

(基栄) セロトニンは、食欲を抑制する。[2017]

【セロビオース】★ 2分子のD-グルコースがβ-1,4-グリコシド結合した二糖類*。セルロース*の反復単位構造になっている。セルロースに酵素*セルラーゼを作用させると生じる。遊離型はマツ葉やとうもろこしの茎に微量存在する。弱い

甘味を呈し，還元性を示す。難消化性で整腸作用がある。

(食物) セロビオースは，β-D-グルコースが1,4結合したものである。

【潜函病】⇨減圧症

【前駆物質】★ 　代謝経路A→B→Cにおいて，基質C以前の基質A，B。例えばコレステロール*合成時のスクワレンなど。酵素*の場合には，ペプシン*の前駆体ペプシノーゲンなどのようにノーゲンという語尾をつけ，ホルモン*の場合にはインスリン*の前駆体プロインスリンなどのようにプロという接頭語をつける。

(人体) コレステロールは，ステロイドホルモンの前駆物質である。[2008]

【洗剤】⇨洗浄剤

【潜在性鉄欠乏状態】★ 　貧血*症状はあらわれていないが，鉄*欠乏が潜在的に進行している状態。鉄は優先的にヘモグロビン*に使われるので，鉄が不足してきても貯蔵量が減少するだけで貧血はみられない。この状態を潜在性鉄欠乏状態という。この場合はヘモグロビンは低下していないが，鉄の貯蔵量を示す血清フェリチン*が低下している。また，血清鉄を運ぶトランスフェリン*（鉄結合能*）が上昇する。

(応栄) 潜在性鉄欠乏状態は，血清フェリチン値によって判定する。[2007]

【洗浄】★★ 　洗浄作業は，調理工程*の下調理作業の食品洗浄，食器洗浄*，調理機器の洗浄，調理台，棚および床などの洗浄がある。いずれも衛生的に安全な食事を提供するために重要な作業である。これらの作業はいずれも単純な作業であるが，効率よく行う方法，時間など作業の標準化を行うと労働生産性*を上げることができる。また危害分析重要管理点を示し，衛生・安全管理のためのマニュアルを作成しておくとよい。

(食物) 水道水による洗浄は，腸炎ビブリオ菌に対し有効である。[2009]

(給食) 洗浄による付着水は，食品への味の浸透を阻害する。[2012]／洗浄では，細菌汚染を防ぐため，作業区域および器具類の区分の確認を

行う。[2012]／フードカッターは毎日分解して洗浄・殺菌する。[2010]

【洗浄剤】★《洗剤》 　食品や調理器具を洗うために湯，水に溶かして用いるもの。脂肪酸系と非脂肪酸系のものがある。それぞれに成分規格（ヒ素，重金属，メタノール含有量，pH*，酵素*，漂白剤*，香料，着色料などについて），使用基準などが定められている。使用基準として界面活性剤としての使用濃度は，脂肪酸系洗浄剤は0.5％以下，それ以外（飲食器の洗浄に使うもの，固形石けんを除く）は0.1％以下。また，野菜や果実は洗浄剤の溶液に5分間以上浸漬してはならない。洗浄後の野菜，果実，飲食器は飲用適の水で，流水の場合，野菜や果実は30秒間以上，飲食器は5秒間以上，ため水の場合は水を換えて2回以上と規定されている。

(食物) 洗浄剤使用後の野菜や果実は，飲用適の水で流水なら30秒以上，ため水なら水を替え2回以上すすぐことと決められている。

【染色質】⇨クロマチン

【染色体】★ 　真核生物の細胞分裂時に観察できる構造体。DNA*と多種のたんぱく質より構成される。DNA合成期にDNAは2倍に複製され，分裂期になると最高に凝縮して各生物に特有な数と形態の染色体を形成する。そして，2つの娘細胞に等しく分配される。塩基性色素で染色されることにより染色体とよばれ，光学顕微鏡で観察できる。ヒトの染色体は22対の常染色体と1対の性染色体で構成され，大きい順に番号がつけられている。どの染色体のどの位置に何遺伝子が存在するか詳細な染色体地図もできている。染色体DNAという場合は，この形態でなく細胞に含まれる全DNAつまりゲノムDNAを指す。

(人体) 精子細胞は，一倍体としての染色体を有する。[2010]／細胞の染色体数は，減数分裂により23本になる。[2019]

【染色体異常症】★ 　染色体*レベルの変異。それによって発症する疾患を染色体異常症という。染色体の数と形態は生物に特有で，ヒトは22対の常染色体と1対の

性染色体をもち，その異常として欠失，挿入，重複，逆位などによる形態の異常と数の異常がある。21番常染色体のトリソミー（3本）であるダウン症候群*や，X性染色体のモノソミー（1本）であるターナー症候群などがある。

人体 ダウン症候群は，常染色体異常症の中で最も頻度の高い疾患である。／ダウン症候群は，心室中隔欠損症を有することが多い。

【全身性エリテマトーデス】 ★★　全身性エリテマトーデスは，自己免疫疾患*の1つ。20〜40歳代の女性に多く，自己抗体により，全身の臓器に多彩な症状を示す。発熱*や倦怠感，体重減少といった非特異的な症状の他，様々な皮膚*・粘膜*症状がみられる。特に鼻根〜頬部にみられる蝶形紅斑は本症に特異的な症状であり，診断的意義が高い。腎臓*の障害では，ループス腎炎*があり，しばしばネフローゼ症候群*の症状を呈する。精神神経症状を呈する場合は，予後が悪い。また，免疫異常や免疫抑制剤による治療により，感染症*が起きやすく，臨床的に問題となる。検査では，汎血球減少の他，抗核抗体が陽性となる。

人体 全身性エリテマトーデス（SLE）は，女性に多い。[2017][2018][2020]／全身性エリテマトーデスでは，蝶形紅斑がみられる。[2017]

【潜水病】 ➡減圧症

【喘息】 ★★《気管支喘息》　気道の過敏性を伴う慢性炎症*で発作性の呼気性呼吸困難や喘鳴を主症状とする疾患。気管支粘膜にアレルギー反応*が起こり，呼吸困難の発作を起こす病態を気管支喘息という。一般に5歳前後に発病し，学童期*に多くみられるが，発育するにつれ自然治癒するものや逆に成人になって初めて発症するものもある。原因は，アレルゲン*や大気汚染物質*，感染，心身のストレス*と様々である。おもなアレルゲンはダニ，カビ，ハウスダスト等の吸入抗原によることが多いが，食物抗原（卵，牛乳，かに，えび，そばなど）によることもある。大発作時の場合は，迅速に治療を開始しないと，呼吸不全に至り死亡することも

ある。発作時の治療としては気管支拡張薬やステロイド薬の投与，発作のない時は，減感作療法などが治療選択の1つとなり，可逆性の疾患のため，適切な治療が必要である。

人体 気管支喘息では，閉塞性障害を呈する。[2015]／気管支喘息では，発作時に気道が収縮する。[2017]

【選択食】 ★《選択メニュー，セレクト給食》利用者の意思により，主食，副食*，デザートなど，それぞれ複数の料理の中から一部または全てを選択できる食事の提供方法。①嗜好面と栄養面に差をつけた複数定食，②選択される種々の組み合わせパターンを想定して，栄養バランスがとれるような料理の種類と量にするカフェテリア方式*，③大皿盛りにした料理から，好みの種類・量を選択する方法で，学校給食や福祉施設給食で，栄養教育*を行う方法として注目されているバイキング方式などがある。

給食 特定給食施設における選択食では，モデル的な料理の組み合わせを提示するように配慮する必要がある。

【選択メニュー】 ➡選択食
【せん断応力】 ➡ずり応力
【先端巨大症】 ★《下垂体性巨人症》　下垂体*前葉の腫瘍*（ほとんどが良性腫瘍）または過形成による成長ホルモン*の過剰分泌によって起こる内分泌疾患。思春期*に骨端線が閉鎖する前に発病すると下垂体性巨人症となり，成長ホルモンの分泌過剰が骨端線閉鎖後も続けば先端巨大症様の巨人症となる。また，骨端線閉鎖後に発病した場合は，先端巨大症となる。

人体 下垂体前葉の腫瘍または過形成による成長ホルモンの分泌過剰は，先端巨大症（下垂体性巨人症）を起こす。[2013]

【先天性再生不良性貧血】 ➡ファンコニ貧血

【先天性代謝異常症】 ★★　遺伝子*の異常によって起こる代謝疾患。先天性代謝異常の多くは，生体内の特定の代謝経路に関与する酵素*の欠損であり，常染色体の劣性遺伝によって起こる。先天性代謝

異常の食事療法の原則は，有害に働く物質の除去・制限と，不足する物質の補給である。アミノ酸代謝異常を示すフェニルケトン尿症*，メープルシロップ尿症*，乳糖の代謝異常を示すガラクトース血症*等はいずれも先天性代謝異常症である。

(社会) 先天性代謝異常等検査は，生後5〜7日で実施される。[2019]／先天性代謝異常等検査による有所見者発見数が最も多い疾患は，クレチン症である。[2020]

(応栄) 先天性代謝異常症の一部は，新生児マススクリーニングにより早期発見を行う。

(臨床) フェニルケトン尿症は，先天性代謝異常症の1つである。

【先天性代謝異常等検査】★★《新生児マススクリーニング検査》　出生児の疾病の早期発見・早期治療のために行われる検査。全ての早期新生児を対象に，フェニルケトン尿症*，ホモシスチン尿症*，メープルシロップ尿症*，ガラクトース血症*などの先天性代謝異常，さらに，内分泌疾患であるクレチン症*，先天性副腎過形成症などが対象疾患となっている。検査は，足底の穿刺血を用いて実施される。

(社会) 新生児マススクリーニングは，二次予防である。[2012]

(人体) 先天性代謝異常症の早期発見のため，血液を用いた新生児マススクリーニングが行われている。

【鮮度】★　果実，野菜，魚介類*などの新鮮さの度合。鮮度は外観の変化で判定する場合が多いが，化学的方法で判定する場合もある。魚介類では，魚肉のATP*代謝物の増加を判定するK値*などにより判定することができる。

(食物) K値は，魚肉の鮮度の指標である。[2010]／トリメチルアミン量は，魚肉の鮮度指標に用いる。[2013]

【セントラルキッチン】★★　調理の一部または全部を集中加工するための中心的な施設。大規模飲食店または，学校給食*でのセンター方式，病院給食*の院外調理*などがこれにあたる。調理とサービスを分離することで，品質の標準化・効率

化をはかるために行われる。

(給食) セントラルキッチンとは，施設が分散しているところで，料理を中央で集中加工するための施設である。[2013]／セントラルキッチンシステムは，生産管理である。[2016]／セントラルキッチンシステムは，1か所の調理場で調理できる。[2017]／サテライトキッチンは，セントラルキッチンシステムである。[2019]／セントラルキッチンシステムでは，セントラルキッチンで調理した料理をサテライトキッチンで盛り付ける。[2021]

【潜伏期】★★　感染症*において，病原体が体内に侵入してから症状があらわれるまでの期間。潜伏期はそれぞれの感染症でほぼ一定している。なお，細菌性食中毒の原因菌を推定する1つの目安にもなる。

(食物) 赤痢の潜伏期は，黄色ブドウ球菌食中毒より長い。[2006]／カンピロバクターの潜伏期は，2〜5日である。[2012]

【線溶系】★　凝固系の最終産物であるフィブリン（線維素）を溶解・分解する系であり，線維素溶解系の略語。血漿中にはプラスミノゲンが存在し，必要に応じてプラスミン*に活性化され，フィブリンを効率的に溶解・分解し，フィブリン分解産物(fibrin degradation products, FDP)を生成する。でき上がっている線維素を溶解・分解するのであり，線維素の生成を阻害する抗凝固とは異なる。

(人体) 線溶系は，凝固系の最終産物であるフィブリンを溶解する系である。／播種性血管内凝固症候群(DIC)では，線溶系が亢進する。[2015]

【前立腺】★　膀胱の下に位置するクリの実ほどの大きさの男性生殖腺。クリの花のような特有のにおいをもつ乳白色の粘液を尿道に分泌する外分泌腺組織である。この粘液は，精液の一部をなす。

(人体) 前立腺は，外分泌腺である。[2019]

【前立腺特異抗原】⇒PSA

【前立腺肥大症】★　加齢とともに前立腺の内腺が腫大し，尿路を圧迫することで排尿障害を呈する良性疾患。前立腺*は男性の膀胱頸部から後部尿道にかけて尿道を輪状にとりまいている分泌臓器であ

り，組織的には，尿道粘膜直下にある内腺（尿道周囲腺ともいう）と，その外側の外腺に分かれる。前立腺肥大症は，内腺の腺上皮や間質細胞*の増殖によって生じる。発症初期は刺激症状期といって夜間頻尿などの刺激症状があり，次いで残尿発生期，さらに慢性尿閉期へと進展する。閉塞が長期に及ぶと膀胱利尿筋の肥大や機能異常をきたし，慢性尿閉は水腎症や腎機能障害を起こす。また，残尿は尿路感染や膀胱結石の原因となる。治療は，症状に応じて薬物療法と外科的治療を選択する。

(人体) 前立腺肥大症では，膀胱壁の筋肉の肥大がみられる。

【騒音】 ★　大多数の人々が不快に感じる音。典型7公害のうち大気汚染に次いで苦情が多い。ヒトに対する一般的な影響として，不快感と生理機能の変化，会話妨害，睡眠妨害がみられる。地域の類型，時間帯の区分に応じて環境基準が設定されている。なお，騒音レベルはデシベル（dB）で表される。

(社会) 特殊健康診断で有所見率が最も高いのは，騒音である。[2011]

【騒音性難聴】 ★★　削岩機を用いる作業，鍛造作業などの職種のような騒音*を発する職場において発生する聴覚*異常。85ホン以上の騒音により一時的聴力損失を起こし，連日さらされると永久聴力損失に移行する。初期は4000Hzを中心に聴力を失い，しだいに会話域の500～1000Hzの聴力が侵される。

(社会) 騒音性難聴では，高音域聴力から低下する。[2006] ／騒音性難聴では，聴力は回復しない。[2009]

【総合衛生管理製造過程】 ➡️HACCP(ハサップ)

【相互決定主義】 ★　社会的認知理論の構成要素の1つ。相互決定主義は，行動は，個人や集団の認知や環境と相互に結びつき，影響し合っているということである。栄養教育*では，知識や態度を高め行動の変容をねらうが，この理論では行動が変わった後に認知が変わる可能性もあ

り，また環境を変えることで認知や行動が変わることもあることを説明している。例えば，認知的発達が未熟な幼児では，行動に直接働きかけたり，環境を変えることで行動を変える取り組みが効果的である。この場合，ある程度の年齢に達した時点で，知識や態度に働きかける教育を行うと行動が強化される。

(栄教) 相互決定主義は，バンデューラが提唱する社会的認知理論の重要な概念の1つである。／「生徒の家族に弁当の改善を提案する」ことは，相互決定主義である。[2016]

【相殺効果】 ★　刺激の組み合わせにより，刺激が減弱される効果。官能検査*における複数の刺激の相互効果，組み合わせ効果の一種。コーヒー*に砂糖を入れると苦味*が弱くなる理由として理解されている。また，オレンジジュースでは，クエン酸*の添加で甘味*が弱まり，ショ糖*の添加で酸味*が弱まるように感じる。しょうゆでは，含まれている塩の濃度より塩味が弱く感じるのはグルタミン酸ナトリウムを含んでいるためと考えられている。マスキング*の1つが相殺効果である。

(食物) 味の相殺作用の例は，コーヒーに砂糖を入れると苦味が弱まること。

【相乗効果】 ★　2種類の刺激を組み合わせたとき，刺激の強さが，それぞれの強さの和よりも強くなる効果。官能検査*における複数の刺激の相互効果，組み合わせ効果の一種。呈味物質であるL-グルタミン酸ナトリウムのうま味*はうま味をもつ5'-イノシン酸ナトリウム（5'-IMP）で著しく強められ，それぞれ単独の味の和より強い味を呈する。こんぶとかつお節（あるいは煮干し）を合わせ出汁として使う理由でもある。

(食物) 乾ししいたけと昆布の精進だしでは，相乗効果が期待できる。[2008] ／旨味調味料では，旨味の相乗効果を引き起こす。[2008]

【増殖曲線】 ★　微生物を増殖に適した培地に接種し，至適温度*におくと分裂を繰り返して特有の曲線に従って菌数が増加する状態を図示したもの。増殖曲線は，

ある時間までは増殖しない誘導期，活発に増殖する対数増殖期，増殖が停止する定常期（静止期），死滅に向かう死滅期の4段階に区分される。

（食物）細菌の増殖曲線で定常期（静止期）とは，細菌の分裂と死滅が相殺され，菌数の増減が認められない時をいい，細胞数は増加しない。

【相対危険】★★《相対危険度，リスク比，相対リスク》要因（危険因子）への曝露により，疾病の発生や死亡が曝露しなかった群の何倍に増加したのかを示す指標。曝露（要因がある）集団の累積発生率÷非曝露集団の累積発生率で算出。罹患率*や死亡率*を用いることもある。コホート研究*や介入研究*で疾病と要因の関連の強さを示す。

（社会）相対危険は要因曝露群の異常発生率（罹患率）と非曝露群の異常発生率の比（A÷B），寄与危険は要因曝露群の異常発生率と非曝露群の異常発生率の差（A−B）である。[2007][2015]／リスク因子の相対危険は，コホート研究（要因対照）研究によって導かれる。[2013][2015]／相対危険はハザード比が含まれる。[2015]／相対危険の，マイナスの値はとらない。[2015]／総死亡の相対危険は，飲酒量がゼロよりも少し多い時に最も低い。[2018]

【総鉄結合能】⇨鉄結合能
【増粘剤】★《安定剤，ゲル化剤，糊料》食品に滑らかさや粘りを与える食品添加物*。使用基準のあるものにアルギン酸プロピレングリコールエステル，カルボキシメチルセルロース*カルシウム・ナトリウム，デンプングリコール酸ナトリウム，メチルセルロース，ポリアクリル酸ナトリウム，ポリビニルピロリドン，使用基準のないものにアルギン酸*ナトリウム，酸化デンプンなど，既存添加物として海藻多糖類のカラギナンやアルギン酸など，植物種子多糖類にアマシードガムなど，樹木分泌多糖類にアラビアガム，カラヤガムなど，微生物産生多糖類にキサンタンガムなどがある。

（食物）カルボキシメチルセルロースナトリウムは，増粘剤として使われる。[2008]

【僧帽弁】★★　左心の房室弁。左心室から

ら左心房への逆流を防いでいる。心室*が収縮し，左心室圧が左心房圧より高いと閉じ，逆に心室が弛緩し，左心室圧が左心房圧より低いと開く。大動脈弁とは異なり，乳頭筋で心室内壁とつながっている。

（人体）僧帽弁を通る血液は，動脈血である。[2020]

【相補的塩基対】⇨塩基対
【相補的DNA】⇨cDNA
【総リンパ球数】★　免疫機能*検査の測定項目の1つ。免疫機能を測定することによって感染症*の有無や重症度を間接的に知る。がん*，腫瘍*，アレルギー*，自己免疫，免疫不全症，栄養障害では免疫異常が起こる。リンパ球*は，細胞膜表面に存在する特有の抗原によってT細胞*とB細胞*に分類され，T細胞は細胞性免疫*を，B細胞は免疫グロブリン*を産生し，液性免疫を担う。1mL当たり800個以下は高度の栄養状態不良。

（臨栄）栄養状態の悪化では，免疫能が低下し総リンパ球数が減少する。

【阻害剤】★★《インヒビター》酵素*活性を低下させる物質。競合阻害剤は，酵素の基質が結合する部位（活性中心）に基質の代わりに結合し，酵素活性を可逆的に阻害する。この阻害様式では，V_{max}値は変化しないが，酵素と基質の親和性が見かけ上低くなるため，K_m値は大きくなる。一方，非競合阻害剤は酵素の基質が結合する部位とは異なる部位に結合し，酵素分子の構造を変化させる。この阻害様式では，V_{max}値は減少するが，酵素と基質の親和性には変化がみられないので，K_m値は変わらない。

（人体）競合（争）阻害剤は，酵素の活性部位（活性中心）に結合する。

【即時型アレルギー】⇨I型アレルギー
【塞栓症】★　脈管の塞栓によって，内腔が閉塞され循環障害を起こすこと。塞栓の種類には血管壁から遊離した血栓*の他，脂肪組織や細菌塊，がん組織，気泡などがある。塞栓の運ばれる経路により静脈性塞栓では肺動脈塞栓症を起こ

ソ

●ソクセ

し，動脈性塞栓では脳，腎臓，脾臓など
に塞栓症を起こす。

(人体) 動脈性の塞栓は，脳，脾臓，腎臓などに
塞栓症を生じる。

【束縛水】 ⤳結合水

【疎血】 ⤳貧血

【組織呼吸】 ⤳内呼吸

【咀嚼】 ★★　　下顎を動かしておもに上下
の歯によって食物を細かく噛み砕くととと
もに唾液をまぜ，嚥下*および消化*の準
備を行うこと。歯以外にも舌，唇，頬の
運動も咀嚼に関わる。咀嚼によって口腔
内を刺激することにより胃液の分泌を促
進する。食品中の異物をみつけるという
役割もある。消化吸収に関わる機能以外
にも脳の活性化などの作用も期待されて
いる。現代の日本人は咀嚼回数，咀嚼力
ともに低下してきているといわれてい
る。

(人体) 咀嚼筋を支配するのは，三叉神経である。
[2010]

(基栄) 唾液分泌は，咀嚼によって増加する。
[2012]

(応栄) 咀嚼機能は，離乳の完了より後に完成さ
れる。[2014]／咀嚼機能は3歳頃までに完成さ
れる。[2010][2018][2020][2021]／咀嚼機
能に障害のある者は，誤嚥しやすい。[2016]

(臨栄) 嚥下の口腔期では咀嚼を行う。[2011]

【ソーシャルキャピタル】 ★★　　ある社会
における相互信頼の水準や相互利益，相
互扶助に対する考え方（規範）の特徴。健
康日本21（第2次）*における基本的方向の
1つに「健康を支え，守るための社会環境
の整備」が位置づけられ，その中の目標の
1つとして，ソーシャルキャピタルの向上
（地域のつながりの強化）が含まれてい
る。ソーシャルキャピタルの指標として
は様々な指標が用いられているが，健康
日本21（第2次）では「居住地域でお互いに
助け合っていると思う国民の割合」が指
標とされている。

(社会) 市町村保健センターは，ソーシャルキャ
ピタルの積極的活用が求められている。[2016]

(公栄) 地域における公衆栄養活動は，ソーシャ
ルキャピタルを活用する。[2015][2021]

【ソーシャルサポート】 ★　　社会生活を営
む上で必要な個人をとりまく様々な人達
（家族・親族，友人・知人など）によるイン
フォーマルな支援および公的機関や専門
家によるフォーマルな支援。ある行動を
選択しようとする時，ソーシャルサポー
トがあれば行動を起こしやすい。例えば，
望ましい行動変容を実践できるように周
りの人が助言することもソーシャルサポ
ートである。なお，ソーシャルネットワ
ークは，個人をとりまく社会の人間関係
である。

(栄教) 目標につまずいている人に，周りの人が
助言することは，行動変容技法のソーシャルサ
ポートにあたる。[2013]／「落ち込んだら家族
に愚痴を聞いてもらう」は，ソーシャルサポート
である。

【ソーシャルマーケティング】 ★　　企業の
利益追求中心のマーケティング*に対し
て，社会との関わりを重視するマーケテ
ィングの考え方。商業マーケティングの
方法論が行政，医療，教育関連の非営利
組織の活動に適用すること。対象集団の
自発的な行動変容をねらいとし，対象集
団に属する個人の便益（メリット）と同時
に，社会全体の福祉の向上を重視し，栄
養教育*やサービスを提供する側にも利
益をもたらすwin-winの関係構築につな
げる。

(社会) ソーシャルマーケティングは，企業が社
会全体の利益を配慮することの重要性を強調し
た理念である。

【塑性】 ★《plasticity，プラスティシティ》
固体にずり応力*を加えた時，ある範囲
では変形がもとに戻るが，それを超える
と破壊されることなく変形が連続的，不
可逆的に増大する性質。バター，マヨネ
ーズ，トマトピューレ，チョコレートな
ど一定のずり応力によってはじめて流動
性を示すものを塑性流動という。

(食物) 一定のずり応力によって，はじめて流動
性を示すマヨネーズ，トマトピューレなどの性
質を塑性流動という。

【ソーセージ】 ★　　塩蔵*肉，生肉と香辛
料，調味料などを細切混合し，ケーシン

グに充填したもの。原料は豚，牛，馬，ヒツジ，家禽，魚の肉以外に，内臓，血液，舌なども利用される。種類は多く，製造工程や素材からドメスチック，ドライ，特殊ソーセージに分類され，加熱調理*，燻煙*処理，乾燥前の発酵*工程などの有無によりさらに細かく分類される。製造時に硝酸塩などの発色剤*で生肉を処理することで鮮紅色のニトロソミオグロビン*が生じ，これが加熱によってニトロソミオクロモーゲンとなり赤色の肉色が固定される。

(食物) ソーセージの種類は多いが，大別すると，ドメスチックソーセージとドライソーセージがある。

【措置入院】 ★★　精神保健福祉法に基づき2人以上の精神保健指定医が診察して精神障害を認め，自傷他害の恐れがあると一致した場合に知事または政令指定都市の市長が精神病院に入院させる制度。措置患者数は1970年(昭和45)をピークに年々減少している。

(社会) 精神障害者の措置入院は，精神保健福祉法に基づいて行われる。[2013]／措置入院の患者数は，減少傾向にある。[2007]

【速筋】 ★★《白筋》　瞬発力にすぐれた筋肉*。遅筋*(赤筋)と異なり，ミオグロビン*が少なく，色が白いことから白筋ともよばれる。筋のタイプとしてはタイプⅡ線維に分類される。上肢や下肢の筋肉には速筋が多い。瞬発力はあるが，持久力は少ない。トレーニングにより肥大*しやすいが，筋への負荷が減少した場合や加齢によって萎縮しやすい。陸上の短距離やウエイトリフティングの選手では発達している。

(応用) 遅筋のミトコンドリアは，速筋より多い。[2021]／遅筋は，速筋より持久力に優れる。[2021]

【SOAP(ソープ)】 ★★　医療現場における標準的な診療記録方法。POS*(問題志向型システム*)に基づいた記載方法で，思考の流れをスムーズに行うための効果的な方法である。「S：主観的情報(患者の訴え)」「O：客観的情報(診察所見や食事調査データなどから得られる情報)」「A：評価，アセスメント(問題点の明確化)」「P：計画(診断計画，栄養治療計画，栄養教育*計画)」の4つに分けて記録する。

(臨栄) 問題志向型診察録(POMR)の経過記録は，SOAPに分けて記録する。[2013]／「昨日から腹が痛い」という情報は，SOAPではSに記録する。[2014]／「血清CRP(C反応性たんぱく質)値2.0mg/dL」という情報は，SOAPではOに記録する。[2014]／「推定脂質摂取量80g/日」という情報は，SOAPではOに記録する。[2014]

【ソマトトロピン】 ⮕成長ホルモン

【ソラニン】 ★　じゃがいもの芽，緑化した皮部に局在する有毒なステロイド系アルカロイド*配糖体。加水分解によって，グルコース*，ガラクトース*，ラムノースの糖類とアグリコンであるソラニジンを生成。中毒症状として，胃腸障害，口喉の熱感，無力感，悪心，めまい，縮瞳，けいれんがあり，小児では死亡例がある。ヒトのソラニン中毒量は25mg，致死量400mgと推定。

(食物) ソラニンは，じゃがいものの芽部や緑変部に存在する。

【ゾル】 ★　コロイド*溶液の状態。液体の分散媒(粒子を分散させる物質)に分散質(粒子として分散している物質)が分散している時，これをコロイド溶液(ただし，真の溶液ではない)といい，分散質同士の連続が粗で液体の性質を保っている状態をゾルという。

(食物) 流動性をもったコロイド分散系をゾルという。[2018]／寒天は，加熱するとゾルとなる。[2010]／砂糖濃度が同じとき，ゲルがゾルよりも甘味を弱く感じる。[2013]

【ソルビット】 ⮕ソルビトール

【ソルビトール】 ★《ソルビット》　糖アルコールの一種。ショ糖の0.6～0.7倍の甘味度をもつ。ブドウ糖*を還元して製造され，さわやかな甘味と非還元性で褐変*が少ないため，ソルビトールの名称でガムなどの甘味料*として用いられる。干しがきなどに存在。

(食物) ソルビット(ソルビトール)は，ブドウ糖を還元して得られる糖アルコールの甘味料であ

る。[2008][2020]

【損益分岐点】 ★★　売上高と総費用が同額で，利益も損失もない採算点。売上高が損益分岐点よりも高ければ，利益が出ている状態を示し，その反対の場合には損失が出る。したがって，損益分岐点が低いほど，利益を多く出しやすい。損益分岐点を低く抑えるためには，売上高を増加させて総費用を抑制することが必要である。それには，食材を合理的に購入したり，消耗品費などの経費を削減するなど，変動費*の節減が重要である。さらに，施設・設備費，人件費などの固定費*をできるだけ低く設定することを検討する。損益分岐点分析は，経営状態の把握に利用される。

(給食) 損益分岐点が高い場合は，経営効率が悪いと判断できる。[2009][2012]／損益分岐点比率が高いほど，収益が低い。[2019]／食材料費の抑制は損益分岐点を低くする。[2009][2012]／損益分岐点分析は，販売価格の設定に活用できる。[2012]／食材料費の原価の引き下げの実施の有無は，損益分岐点分析から検討する項目である。[2011]

【尊厳死】 ★　死亡が不可避と判断された場合に，無意味な延命治療を本人の生前の意思(リビング・ウィル)に基づいて中止し，苦痛を鎮静し，安静を保持する人間らしいターミナルケア*(終末期医療)の方法。日本尊厳死協会員の意思は日本医師会も尊重する方向である。

(人体) 尊厳死とは，人間としての処遇を受けて人間として死ぬこと，またはそのように達成された死のことをいう。[2010]／尊厳死の選択は，本人の自発的意志によるものである。[2010]

タ

【体位基準値】◐参照体位
【体液】◐体水分
【体液性免疫】★　細胞性免疫*と対比される概念。一般に抗体産生による免疫応答を総称した用語。血液その他の体液*中に放出された抗体(液性抗体)が主力に働く。これに補体*や食細胞等も関与する。細菌に結合した抗体(IgG*やIgM*)によって補体が活性化され，それにより溶菌される。また抗体は，細菌毒素やウイルス*，その他の異物と直接結合して，毒素やウイルスの中和，食細胞の食作用を促して(オプソニン化)，生体を感染から防御する。IgG抗体は胎盤*通過性があり，母親由来のIgGは新生児の体液性免疫の中心をなす。

(人体) 抗原提示細胞は，細胞性免疫と体液性免疫を担う。[2016]

【ダイエタリーサプリメント，栄養補助食品】★★《dietary supplement, 栄養補助食品》　米国において，食品で不足した栄養素を補完することを目的として作られたもの。通常の食事としての摂取を想定していない。日本では栄養補助食品とよばれるものであり，カプセル・錠剤などの形態で，健康機能が期待される食品に相当する。食生活で不足する栄養素を補い，健康の維持・増進に役立つことが期待される。

(食物) ダイエタリーサプリメントの中で，厚生労働省が定めた規格基準に合致するものは，栄養機能食品として販売される。

(応栄) スポーツ選手において，栄養補助食品によるミネラルの補給時であっても，耐容上限量(UL)を超えてはならない。[2015]

(栄教) サプリメントの使用量は，食事摂取基準の範囲内で教育していくことが必要となる。[2006]

【耐塩菌】★　高濃度の食塩の存在下においても発育可能である(高濃度に耐えうる)細菌*。通性好塩菌ともいう。細菌には，非好塩細菌，耐塩細菌，好塩細菌がある。非好塩細菌は1.2%以下の食塩で最適生育のものをいう。耐塩細菌は1.2%以下の食塩で最適生育するが12%食塩でも生育できる。黄色ブドウ球菌や枯草菌*，乳酸桿菌は耐塩細菌である。好塩細菌は1.2%以上の食塩で最適生育する菌である。

(食物) ブドウ球菌は，食塩濃度10%以上でも発育できる耐塩菌である。

【ダイオキシン類】★★　発がん性，催奇形性，内分泌攪乱作用等の様々な毒性を有する成分。PCDD(ポリ塩化ジベンゾパラジオキシン)，PCDF(ポリ塩化ジベンゾフラン)，Co-PCB(コプラナーポリ塩化ビフェニル)をいう。これらの異性体数は200以上ある。ダイオキシン類の90%はごみ等の焼却に起因し，その排煙が大気に放出され土壌，水圏を汚染し結果的に魚介類*等の水生生物や農作物等を汚染することになる。日本人のダイオキシン類の摂取量の90%以上が魚介類を中心とした飲食物による。体内に摂取されたダイオキシン類は脂肪組織*や肝臓*に蓄積され，また母乳*中にも排泄される。耐容1日摂取量(TDI:tolerable daily intake)は4pg/kg/日と定められている。ダイオキシン対策のために，ダイオキシン類の主要発生源であるごみ焼却炉の構造・維持管理に関する基準が定められ，排ガスについてもダイオキシン類の基準が定められ，また土壌，水，大気の環境基準が設定されている。

(社会) ダイオキシン類は，200を超える異性体をもつ塩素化合物であり，発がん性や催奇形性がある。

(食物) ポリ塩化ビニルは，高温で焼却するとダイオキシンが発生しにくい。[2007]／ダイオキシン類の摂取は，魚介類を介することが多い。[2010]／ダイオキシンは，ゴミの焼却により生成される。[2017]

【体温調節】★★　熱の産生と放散により，体温を正常の範囲内に保つ，視床下部*を中枢とする生理機能。寒冷環境において，ふるえや代謝亢進により体内の熱産生は亢進し，鳥肌や皮膚血管の収縮などにより熱の放散は抑制される。甲状腺ホ

ルモン*とアドレナリン*の分泌は増加する。高温環境*では，発汗により蒸発，皮膚血管の拡張により皮膚からの放射・対流などによる放熱が増加する。

(人体) 体温調節の中枢は，視床下部に存在する。[2017][2020]／体温の調節は，視床下部の中にある発熱中枢と放熱中枢が血液温度を感知して行われている。[2013]

(応栄) 高温環境下での発汗は，気化熱を介した体温調節に重要な役割を果たしている。

【体格指数】➡BMI

【大気汚染物質】★　人間の生活圏をとりまく大気の汚染物質。硫黄酸化物*，窒素酸化物，浮遊粒子状物質*などの一次汚染物質と，光化学オキシダント*などの二次汚染*物質が存在。大気汚染に係る環境基準では，二酸化硫黄，一酸化炭素*，浮遊粒子状物質，微小粒子状物質（PM2.5），二酸化窒素，光化学オキシダントに加え，有害大気汚染物質としてベンゼン*，トリクロロエチレン，テトラクロロエチレン，ジクロロメタンの基準が定められている。

(社会) 大気汚染物質のうち，硫黄酸化物，窒素酸化物，浮遊粒子状物質，一酸化炭素，光化学オキシダントに加え，ベンゼン，トリクロロエチレン，テトラクロロエチレン，ジクロロメタンについて環境基準が定められている。

【胎児期】★　受精卵が器官形成期を経て，子宮内で出生まで成長する約40週。狭義では受精後2週間までを細胞期，続く7週間までを胎芽期，8週間から出生までを胎児期という。この間胎児の成長に必要な酸素や栄養素は胎盤*を通じて母体から供給される。そのため妊娠*中の母体は必要な栄養素を付加量として摂取する必要がある。近年では，胎児期の栄養状態が成人期の疾患発症リスクに関連することが解明されつつある。

(応栄) 胎児の発育は，母体から供給されるグルコースに依存するところが大きい。

【体脂肪】★★★　体に蓄えられる脂肪の総称。エネルギーの貯蔵，体温の保持，体を衝撃から守る機能がある。体脂肪量の測定方法として，インピーダンス法*，

DEXA法がある。また，上腕三頭筋部や肩甲骨下端部の皮下脂肪厚の測定値からも算出できる。日本人は，成人男子で体重の約18％が，成人女子では体重の約25％が体脂肪である。加齢に伴い体脂肪は増加する。体脂肪の体内分布により，皮下脂肪と内臓脂肪に分類される。内臓脂肪が多くなる内臓脂肪型肥満は，生活習慣病をまねく。内臓脂肪の評価には，腹部CT，ウエスト周囲径が用いられる。

(人体) 体脂肪の主成分は，トリアシルグリセロールである。[2007]／インスリンは体脂肪を増加させる。[2011]

(応栄) 思春期の女子では，思春期前に比べ体脂肪率は増加する。[2014]

(臨栄) 体脂肪率は，上腕三頭筋部皮下脂肪厚と肩甲骨下部皮下脂肪厚により算出できる。[2011]

【貸借対照表】★《B/S:balance sheet, バランスシート》　一定時点（決算時）において，企業の調達した資本がどのように運用され，資産化されているかを一覧表に示したもの。資産を借方，負債および純資産を貸方として，その貸借が等しくなるように表現された帳票である。企業の財政状態をみるための財務諸表の1つ。

(給食) 貸借対照表は，資産＝負債＋純資産が成り立ち，資産の部（借方＝運用）は負債の部＋純資産の部（貸方＝調達）と等しくなるように構成される。

【代謝水】★★《酸化水》　栄養素が体内で燃焼して生成する水。100gの炭水化物，脂質，たんぱく質からそれぞれ55g，107g，41gの代謝水が生成する。1日の水分出納を考えた場合，代謝水は飲料水と食物中の水とともに摂取水分の1つに加えられる。通常の食事では消費エネルギー100kcalあたり約12mLであり，1日の代謝水の総量は約250mLになる。

(基栄) 同じ重量の糖質と脂質から生成される代謝水の量は異なる。[2011][2019]／栄養素1g当たりの代謝水は，脂質が最も多い。[2018][2021]／代謝水は，水分出納における供給源となる。[2014]

(臨栄) 水分出納において，代謝水量は，体内に

入る水分量として計算する。[2021]

【代謝性アシドーシス】★★　体内の代謝異常が原因になって血液のpH*を低下させようとする体の変化。血清pHが7.35未満になった状態をアシデミアという。腎不全*や尿細管*の機能低下による水素イオンや硫酸の分泌低下，重炭酸イオンの再吸収低下，下痢*による重炭酸イオンの喪失，糖尿病*や飢餓*によるケトン体*の増加，循環障害(酸欠)による乳酸*の増加によって血液の水素イオン濃度が上昇して起こる。pHの低下を抑える反応として，過剰な水素イオンを減少させるために，水素イオンと重炭酸イオンから二酸化炭素*と水を生成する反応が進む。呼吸は促進されて，二酸化炭素の排出を促す(呼吸性代償)。

(人体)代謝性アシドーシスは，糖尿病の合併症である。[2010]／腎不全によって酸の排泄が障害され，代謝性アシドーシスとなる。[2011]／代謝性アシドーシスでは，呼吸数が増加する。[2013][2020]／クスマウル大呼吸は，代謝性アシドーシスでみられる。[2010]

(臨栄)ビタミンB₁欠乏では，代謝性アシドーシスを発症する。[2012][2015]／CKD(慢性腎臓病)の代謝性アシドーシスの評価には，HCO₃⁻濃度の排泄量を用いる。[2015][2017]

【代謝性アルカローシス】★★　体内の代謝異常が原因になって血液のpH*を上昇させようとする体の変化。血清pHが7.45以上になった状態をアルカレミアという。嘔吐による胃液の大量喪失，低カリウム血症における細胞のカリウム*の分泌と水素イオンの取り込みによって，血液の水素イオン濃度が低下して起こる。pHの上昇を抑える反応として，不足した水素イオンを補うために二酸化炭素*と水から水素イオンと重炭酸イオンの生成が進む。呼吸は抑制されて，血液二酸化炭素分圧*は上昇する(呼吸性代償)。

(人体)原発性アルドステロン症では，代謝性アルカローシスを呈する。[2009]／アルドステロンの過剰分泌により，代謝性アルカローシスが起きる。[2019]

【対症療法】★　症状のみを軽減する措置。疾患に伴う様々な症状は，原疾患を治療することで改善させることができるが，原疾患の治療が困難な場合には，薬物や放射線照射*を用いることによって症状のみを軽減させる。

(人体)疼痛などの自覚症状を除く目的で，対症療法として薬物療法が行われることがある。／発熱の患者に対する解熱鎮痛薬の投与は，対症療法である。[2019][2021]

【大食細胞】➡マクロファージ

【大豆】★★　豆類の1つ。大豆はリノール酸*，オレイン酸を主とする約20%の脂質と，ショ糖，スタキオース*，ラフィノース*などの炭水化物20%，グロブリンに属するグリシニン*を主成分とするたんぱく質約30%を含有する。スタキオース，ラフィノースは人間には消化できない。また，消化酵素トリプシンを阻害するトリプシンインヒビター*や脂質を分解して豆臭を発生するリポキシゲナーゼ*などが存在するが，加熱で失活する。油糧種子としての利用の他，豆腐，納豆，みそ，しょうゆなどの原料として使われる。脂質にはリン脂質*であるレシチン*も多く含まれる。また，サポニン*，イソフラボン*などの配糖体を含み，脂質異常症*予防効果，抗酸化性などが注目されているが，サポニンの起泡性は加工上問題になることもある。現在は多くを米国や中国からの輸入に依存しているが，稲作からの転換で国産大豆も増えつつある。

(食物)完熟した大豆の種子の炭水化物の主成分は，ショ糖，スタキオース，ラフィノースなどである。[2009][2016]／大豆に含まれる主要たんぱく質は，グリシニンとβ-コングリシニンである。[2012]／大豆の脂質は，おもにリノール酸である。[2016]／大豆レシチンは，乳化剤として利用される。[2012]／小豆のでんぷん含量は，大豆より高い。[2016]／塩化マグネシウムは，大豆のグリシニンを凝固させる。[2018]／乾燥大豆のビタミンE含有量は，大豆油より少ない。[2020]

(臨栄)大豆は，特定原材料に準ずるものとして表示が推奨される食品である。[2021]

【体水分】★★《体液》 体内の水分。成人体重の約60%を占める。生命に必要な各種栄養素やミネラル*を含んでいる。消化，循環，泌尿における物質の輸送手段の主役であり，体温調節*の放熱にも消費される。体水分は細胞内液*(体水分の約2/3)と細胞外液*(体水分の約1/3)に分けられ，細胞外液の約1/4が血管内の血漿，約3/4が血管外の組織液(間質液)にあたる。乳幼児では体水分量(特に細胞外液)が成人に比べて多く，約70〜80%を占める。水の出納は成人で1日約2Lであり，飲用水や食事からの水分，代謝水*を得て，肺と皮膚から不感蒸泄*および尿などの可感蒸泄によって失われる。

(人体) 体液の浸透圧は，0.9%の食塩水の浸透圧に等しい。[2018]

(応栄) 暑熱環境においては，体重の2%程度の体水分の損失で，競技力が低下する。[2009]

【大豆加工品】★ 大豆*を原料とした加工品。大豆は油糧種子として大豆油の生産に用いられる他，直接発芽させるもやし，乾熱して製造するきな粉，発酵*によるみそ*，しょうゆ*，納豆*，抽出物からつくる豆腐*，湯葉，油揚げなどに加工される。加熱や発酵による分解で生大豆に存在する害作用をなくし，消化性を増すばかりでなく，もやしにおいては大豆にはないビタミンC*が発芽過程で生産される。また，大豆抽出たんぱく質は他の加工食品原料にもなっている。

(食物) 豆腐，湯葉，納豆，みそ，しょうゆなどの大豆加工品は，硬い大豆組織中のたんぱく質などの消化性を高めるための加工処理を行ったものである。

【大豆臭】★《青臭，豆臭》 豆臭，青臭。生大豆を磨砕することで組織が壊れ，本来，脂肪球として存在場所の異なるリノール酸*，リノレン酸などと酵素リポキシゲナーゼ*が会合(かいごう)して酸化分解反応が起こった結果生成する，揮発性のヘキサナール*などが，大豆臭原因物質となる。

(食物) 大豆の青臭いにおいは，リポキシゲナーゼにより生成した脂質ヒドロペルオキシドの分解物であるアルデヒドによる。

【大豆たんぱく質】★★ 大豆種子のたんぱく質。約35%含まれ，子葉細胞中では顆粒状のプロテインボディ*で存在。全たんぱく質の70%以上を占めるグロブリンに属するグリシニン*は電解質溶液に可溶，乳化性，粘性に富む。グリシニンはカルシウム*などの金属塩によって凝固する性質があり，これを利用して豆腐*がつくられる。また，大豆たんぱく質はアミノ酸組成上栄養価に優れ，さらに血液中コレステロールを適正に調節する機能も有する。一般に，たんぱく質含有率50〜60%のものを脱脂大豆粉，60〜85%を濃縮大豆たんぱく質，85%以上を分離大豆たんぱく質という。高純度の大豆たんぱく質は，加工適性に富み，新しい食品素材として，ソーセージ*，ハンバーグ，ミートボール，しゅうまい，ぎょうざ，ナゲットなどに利用される。

(食物) 大豆たんぱく質の大部分は，グリシニンである。[2007][2009]／湯葉は，大豆たんぱく質を熱変性させたものである。[2012][2017]

【大豆油】★★ 大豆*種子より得られる油脂。脂肪酸*組成は50%以上のリノール酸*，20%以上のオレイン酸*，6〜8%のリノレン酸よりなる。天ぷら油，サラダ油に適するが，貯蔵中に自動酸化を受けやすく異臭を発する。これを「戻り香」という。乳化特性が良好なのでマヨネーズの原料となる他，水素添加によってマーガリン*やショートニング*も製造される。

(食物) 大豆油の製造法は，抽出法である。[2014]／大豆油は，ニュートン流体である。[2021]／大豆油のケン化価は，バターより小さい。[2016]／大豆油のけん化価は，やし油より低い。[2020]／大豆油製造で抽出に使用されたヘキサンは，表示が免除される。[2018]

【大泉門】★ 頭蓋冠にある6個の泉門のうちで最大のもの。泉門とは，頭蓋冠を構成している骨の化骨が未完であるために，各骨の隅にできた軟らかい部分をいう。新生児*では前頭骨が左右に分かれていて，冠状縫合と矢状縫合との交点に

タ

●タイス

ひし形の大泉門が存在する。また，矢状縫合とラムダ縫合の交点に小泉門が存在する。大泉門は生後約2年，小泉門は約半年で閉鎖する。

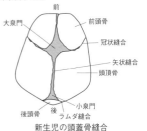

新生児の頭蓋骨縫合

(応栄) 大泉門が閉鎖するのは，生後1歳半頃である。[2013][2014]

【体組成】★　身体を構成する脂肪，組織，骨*，細胞内液*，細胞外液*。加齢に伴い，骨，骨格筋，細胞内液が減少し，体脂肪は増加する。骨格筋の減少により骨格筋たんぱく質代謝は低下する。また，細胞内液の減少は，実質細胞数の減少によるものである。体組成の変化が，基礎代謝*の低下，動脈硬化*の促進，脱水等をまねく。

(基栄) 体成分のうち，骨組織，細胞内水分，筋たんぱく質の割合は，加齢に伴い減少する。

【体たんぱく質】★★　人体を構成するたんぱく質。体重の約15％を占める。結合組織*や筋肉の構成成分として，酵素*，ホルモン*などの機能性成分として様々な役割をもつ。成人では体たんぱく質総量の増減はみられないが，各組織・器官を構成しているたんぱく質は代謝回転が常に行われ，古いたんぱく質から新しいたんぱく質への入れ替わりが起きている。このことを，動的平衡状態*とよんでいる。体たんぱく質の分解により遊離したアミノ酸は，再び代謝プールに取り込まれ再利用される。また，総エネルギー摂取量が少ない場合，体たんぱく質の一部が分解され，エネルギーとして代謝される。

(基栄) グルココルチコイドは，体たんぱく質の分解を促進する。[2009][2014]／エネルギー摂取量が多くなると，体たんぱく質の蓄積量が増加する。[2008]／糖質の摂取は，体たんぱく質の合成を促進する。[2010][2011]／体たんぱく質の合成は，インスリンによって促進される。[2014]

(臨栄) 敗血症では，体たんぱく質の異化は，亢進する。[2021]

【大腸】★★　盲腸，結腸（上行，横行，下行，S状），直腸からなる消化吸収器官。回盲弁から肛門まで約1.5mの長さがあり，腸管内容物から水分を吸収し，残渣を糞便*として排出する。大腸の粘膜*には，絨毛や輪状ひだはないが，腸陰窩の発達がよい。粘膜上皮内に多数の杯細胞（goblet cell）が分布する。

(人体) 小腸の長さは，大腸より長い。[2016]／大腸粘膜は，（単層）円柱上皮である。

(基栄) 大腸での発酵により生成された短鎖脂肪酸は，エネルギー源になる。[2016]

【大腸がん】★★　大腸がんは大腸粘膜から発生する上皮性腫瘍で，ほとんどが腺がんである。大腸がんのうち，直腸がんが6割を占め，次いでS字状部，上行結腸の順にみられる。加齢とともに増加し，近年，大腸がんの発症も増えているが，検診による早期発見にて手術療法が行われれば予後は良好である。大腸がんの発症には，食事中の動物性脂肪*，たんぱく質の過剰，食物繊維*や緑黄色野菜の不足などが関連するのではないかと指摘されている。潰瘍性大腸炎は大腸がんを発症することがある。また，遺伝性の原因もあり，家族性大腸腺腫症（常染色体優性遺伝）は大腸がんを発症する。

(社会) 加工肉摂取は，大腸がんのリスク因子である。[2016]

(人体) 大腸がん検診には，便潜血反応が用いられる。／家族性大腸腺腫症（家族性大腸ポリポーシス）は，大腸がんの頻度が高い。[2008]／大腸がんでは，腺がんの頻度が高い。[2007]／便潜血反応は，大腸がんのスクリーニングとして用いられる。[2019]

【大腸菌群】★★　グラム陰性の無芽胞桿菌で，乳糖*を分解して酸とガスを産生する好気性または通性嫌気性の一群の細

菌。この名称は衛生細菌学の領域で使用される用語であり，医学細菌上の分類に基づくものではない。大腸菌群の検出は糞便*由来の病原微生物の汚染の可能性を示す。

(社会) 大腸菌群数の減少は，河川または湖沼の水質改善を示す所見である。[2017]

(食物) 大腸菌群は芽胞を形成しない。[2011]／大腸菌群の検査の条件は，好気培養である。[2011]／大腸菌群には，腸管出血性大腸菌O157も含まれる。[2011]／大腸菌群は乳糖を分解して，酸とガスを生産する。[2011]

【大腸憩室症】★ 大腸*壁の一部が管外へ向かって嚢状に突出している状態。大腸憩室は消化管憩室の中で最も頻度が高く，多発してみられることが多い。無症状のことが多いが，腹痛を伴わない下血をきたすことがある。大腸憩室炎を生じた場合は腹痛，圧痛，下痢，軽度の発熱の症状があらわれる。他の消化管憩室と比べ，憩室炎や憩室出血などの合併もよくみられる。先天性は腸管壁全層が突出する真性憩室で，後天性は筋層を欠く仮性憩室である。食物繊維*摂取の過少が一因と考えられ，わが国でも近年，本症が増加している。加齢とともに頻度・個数が増加する。

(人体) 大腸憩室症では，通常は無症状であるが，便通異常があることが多い。／大腸憩室症では，体重減少が続くことはない。

【耐糖試験】⇨ブドウ糖負荷試験

【耐糖能】★★ 上昇した血糖値*を，速やかに正常レベルに低下させる能力。おもにブドウ糖負荷試験*で判定する。運動不足や飽食では，絶えずインスリン*を分泌しなくてはならなくなり，インスリン感受性*不足やインスリン分泌不足によって，耐糖能低下を起こしやすい。

(基栄) 体脂肪量の増加に伴い，組織の耐糖能は低下する。

(応栄) 血中ヘモグロビンA1cで，耐糖能異常を評価する。[2011]／妊娠中にはじめて発症した耐糖能異常を，妊娠糖尿病という。[2011]

(臨栄) クロム欠乏により耐糖能異常がみられる。[2012]

【大脳萎縮】⇨脳萎縮

【胎盤】★★ 妊娠16週頃に子宮内に完成される母体と胎児との連絡器官。胎盤完成以降，胎児の発育は顕著になる。胎盤は胎児の呼吸・栄養・排泄のために多くの物質を通過させ，それにより胎児は成長する。ヒト絨毛性ゴナドトロピン，エストロゲン*，プロゲステロン*などのホルモンを生成して分泌し，妊娠の維持や胎児の発育に重要な働きをする。胎盤から分泌されるエストロゲンは乳汁発生に関わるプロラクチン*分泌を抑制する。分娩時，胎児の後に娩出される。

(人体) IgGは，胎盤を通過する。[2009][2019]／IgMは，胎盤を通過しない。[2017]／臍動脈は，静脈血を胎盤に輸送する。[2011]

(応栄) 胎盤機能低下のある場合，カルシウムは多く摂取すべきである。[2006]／胎盤由来のエストロゲンは，乳汁分泌を抑制する。[2011]

【対比効果】★ 刺激の組み合わせにより，刺激が増強される効果。官能検査*における複数の刺激の相互効果，組み合わせ効果の一種。塩を添加することで砂糖の甘さが引き立つ理由として理解されている。同時に刺激を与える時に生じるのが同時対比，1つずつ続けて与える時に生じるのが経時対比といって区別する。相加効果，相乗効果*も対比効果の一種として考えることもできる。

(食物) 砂糖に対して少量の塩を加えると甘味が増すという現象は，対比効果の一例である。／だし汁に少量の食塩を加えると，旨味がひきたつ現象を対比効果という。[2010]

【タイプA行動パターン】★ 積極的，攻撃的な人間行動の型。その特徴は競争心が強く，常に他人との比較で自己を評価して，敵意と焦燥感をもち，絶えず時間に追われて野心的な行動をとるパターン。これと反対の行動パターンをB型という。白人においては，虚血性心疾患*の発症率はA型ではB型に比較して男性で約1.6倍，女性で約2.5倍多いという疫学*調査の結果から注目されている。日本人の場合，A型であっても敵意性は少なく，仕事熱心な人であり，その頻度は日本人

タ
●ダイチ

全体の約30％で，面接や質問表で判定する。

(社会) タイプA行動パターンは，虚血性心疾患の患者に特異的で，繰り返し観察できる。[2009]／タイプA行動パターンは，介入可能な虚血性心疾患のリスク因子である。[2015]

【胎便】★ 生後1〜3日以内に排出される暗緑色で，無臭の粘稠性の糞便*。脱落した腸管上皮細胞，うぶ毛，胎脂，胆汁*，嚥下した羊水*などに由来する。総量70〜90g。水分72〜78％，固形分28〜22％。主成分はムコ多糖*類，胆汁色素*，胆汁酸*，脂質（コレステロール*，脂肪酸*など），ミネラル*（無機質）。pH7.0〜5.4。第1回の排便では細菌を認めない。胎便排出の有無は先天性腸管閉塞の診断に役立つ。

(応栄) 新生児が出生後はじめて排出する胎便には，細菌を認めない。

【大便】→糞便

【タイムスタディ調査】★ フレデリック，W.テイラー（1856〜1915）によって考案された生産管理における作業測定の基本的手法。作業を要素作業または単位作業に分割し，分割した作業を遂行するのに要する時間を測定する手法のことであり，その目的は，作業時間が短く，作業継続の面からも有利な方法を見出すことである。代表的な手法に，その作業にかかる時間をストップウォッチで測定する「ストップウォッチ法」がある。また，設備機械に設置された計測装置によって作業時間を測定する「計器による方法」などもある。

(給食) 給食施設の労働生産性を検討するためには，タイムスタディ調査を行うことが有効である。

【耐容上限量】★★《UL：tolerable upper intake level》 ある性・年齢階級に属するほとんど全ての人々が，過剰摂取による健康障害を起こすことのない栄養素摂取量の最大限の量。食事摂取基準*[2005年版]から，エネルギーおよび各栄養素の摂取量の範囲が示されたが，この摂取量の範囲の中で上限にあたる量をいう。サプ

リメント*等の常用者では，耐容上限量を超えて摂取する可能性もある。そこで，過剰摂取による健康障害を未然に防ぐことを目的として2005年版から設定された指標である。耐容上限量が設定されなかった栄養素も存在するが，これは数値を決定するための科学的根拠が十分に示されていないことを意味する。2005年版では上限量という名称であったが，2010年版からは耐容上限量に改められた。この理由は，耐容上限量を超えて摂取すると潜在的な健康障害のリスクが高まると考えられることを適切に表現するためである。

(応栄) 耐容上限量（UL）は，ある母集団に属するほとんどすべての人々が，健康障害をもたらす危険がないとみなされる習慣的な摂取量の上限を与える量として定義される。[2015]／耐容上限量（UL）の算定根拠は，症例報告が多い。[2016]／ULには，サプリメント由来の栄養素を含む。[2021]／3〜5歳児のビタミンAのULには，性差がある。[2021]

(公栄) ある集団の栄養素の過剰摂取を評価する場合，測定値の分布と耐容上限量（UL）から過剰摂取の可能性を有する者の割合をみる。[2014]／栄養素の過剰摂取を防ぐために，集団全員の摂取量を耐容上限量（UL）未満にする。[2015]

【ダイラタンシー】★ 小さいずり応力*では流動しやすく，大きいずり応力で流動しにくくなる性質。例えば，じゃがいもでんぷんはダイラタンシーの性質をもち，少量の水でペースト状にして，これを手で強くつかむと瞬時に表面の水が内部に吸い込まれて，もろい固体となって割れる。

(食物) 高濃度でんぷん液は，弱い力では流動しやすいが，強い力では固体のように抵抗する。この現象をダイラタンシーという。[2011]

【対流伝熱】★★《対流熱》 液体や気体などの流体の対流に伴う熱の伝わり方（伝熱）またはその現象。流体の一部が加熱により温度上昇すると密度が下がり，低値の流体と入れかわって自然に対流が起こる場合を自然対流，流体をファンやポンプなど他の力で動かして流れを起こす場合

を強制対流といい，調理では両者が関与する。湿式加熱（茹でる，煮る，蒸すなど）ではおもに水（および蒸気）の対流が関与し，乾式加熱では揚げる場合は油，オーブン焼きは庫内の空気の対流が関与する。対流による流体から固体表面への熱伝達量は，両者の温度差・表面積・熱伝達率（流体の性質や流れの状態で決定する値）に比例する。空気より水の方が熱伝達量は大きく，強制対流で流速を速くすると大きくなる。オーブンは機種による影響がみられ，自然対流式に比べて強制対流式の方が対流伝熱の割合が高い。

(食物) 対流熱は，茹でる，煮る，揚げる，蒸す調理で利用されている。[2008]／対流熱は，スチームコンベクションオーブン調理で利用されている。[2008]

【対流熱】⊃対流伝熱

【大量調理施設衛生管理マニュアル】★★
1997年（平成9）に厚生省（現：厚生労働省）によって出された特定給食施設の衛生管理マニュアル。このマニュアルは同一メニューを1回300食以上または1日750食以上を提供する調理施設に適用される。給食施設等における食中毒*を予防するために，HACCP*の概念に基づき，調理過程における重要管理事項として，①原材料受け入れおよび下処理段階における管理を徹底すること，②加熱調理食品については，中心部まで十分加熱し，食中毒菌等（ウイルス*を含む）を死滅させること，③加熱調理後の食品および非加熱調理食品の二次汚染*防止を徹底すること，④食中毒菌が付着した場合に菌の増殖を防ぐため，原材料および調理後の食品の温度管理を徹底すること，などを示している。最終改正は平成29年6月16日で，毎日の調理従事者の健康状態の確認および記録の実施等についてが改正された。

(給食)「大量調理施設衛生管理マニュアル」適用の対象となる調理施設における同一メニュー提供食数の基準は，1回300食以上または1日750食以上である。[2009]／調理従事者に下痢または嘔吐の症状がある場合は，直ちに医療機関を受診させる。[2014][2020]／検便検査は，1

か月に1回以上の頻度で行う。[2020]／腸管出血性大腸菌の検便検査は，月に1回以上の頻度で行う。[2020]／作業開始前の健康状態の記録は，毎日行う。[2020]／ノロウイルスに感染した場合には，検便結果の陰性をもって復帰させる。[2014]／帽子，外衣は，毎日交換する。[2014]／貯水槽の専門業者による清掃は，年に1回以上行う。[2018]／ねずみ，昆虫の駆除は，半年に1回実施する。[2013][2018]／排水溝を含む床の清掃は，1日に1回以上行う。[2018]／手指の触れる場所の清掃は，1日に1回以上行う。[2018]／床面から1mまでの内壁の清掃は，月に1回行う。[2018]

【タウリン】★　アミノ基（−NH₂）とスルフォン酸基（−SO₃H）をもつアミノスルフォン酸。システイン*の代謝産物。生体内ではたんぱく質の構成成分とならずに存在。正常な尿中排泄物であり，ヒトでの排泄量は1日約200mg。コール酸*がタウリンと結合し抱合したものがタウロコール酸。抱合胆汁酸の形で各種動物の胆汁中にみいだされる。タウロコール酸は脂質の消化，吸収に必要な成分。

(食物) タウリンは，コレステロール排泄促進をする。[2006]／タウリンは，いかやたこなどの軟体動物に含まれている。

【ダウン症候群】★★《Down症候群，モンゴリスムス，蒙古症》　知的発達障害，発育障害，多発奇形を特徴とする常染色体異常症。常染色体異常症の中で最も頻度が高い。高齢出産で発生頻度が増加する。21-トリソミーが95％，転座型が3.3％，モザイク型が2.4％である。症状は，精神運動発達遅滞，特異顔貌（蒙古様眼裂，内眼角贅皮，両眼隔離，鞍鼻），耳介低位，巨舌，太く短い首，手指の異常（猿手，第5指短縮），筋緊張低下，遷延性黄疸，合併症（先天性心疾患，消化管奇形，白血病）が特徴的である。

(人体) ダウン症候群は，染色体異常を原因とする。

(臨栄) 肥満は，ダウン症候群の栄養管理上の問題点の1つである。[2008]

【唾液】★★★　口腔内で，大唾液腺および小唾液腺からの分泌液。ヒトでは1日あた

タ ●タイリ

り約1.5Lが分泌される。pHは6.0〜7.0である。消化酵素*（唾液 α -アミラーゼ*）やムチンに加え，抗菌作用のあるIgA*なども含む。副交感神経*の刺激により漿液性の唾液が分泌され，交感神経*の刺激により有機物に富む粘性の唾液が分泌される。

（人体）唾液の分泌を調節する神経は，顔面神経と舌咽神経である。／副交感神経が興奮すると，唾液分泌は増加する。[2015]／唾液はリゾチームを含む。[2013]／唾液は，糖質分解酵素を含む。[2017]／IgAは,唾液中に含まれる。[2017][2021]

（基栄）唾液には，α-アミラーゼが含まれている。／唾液分泌は，咀嚼によって増加する。[2012]

（応栄）唾液分泌量は，高齢者では低下する。[2012][2015][2019]

【唾液腺】★《唾腺》 消化液としての唾液を分泌する口腔腺。ほ乳類では顎下腺・舌下腺・耳下腺がある。前二者はほ乳類以下の生物にもあるが，耳下腺はほ乳類であらたに発達したものである。発生においては，唾液腺は表皮・神経系を形成する外胚葉に由来する。唾液腺腺体からアミラーゼ*・マルターゼ*が分泌され，また排出管の途中から塩化ナトリウムが分泌されてアミラーゼが活性化される。これら外分泌作用の他に，唾液腺には唾液腺ホルモン（パロチン）分泌作用がある。

（人体）発生では，唾液腺は外胚葉から分化する。／舌下腺は，唾液腺である。[2017]

【高木兼寛（たかき かねひろ）】★ 日本海軍の軍医大監であり，脚気*患者発生率の減少に貢献した人物（1849〜1920）。高木は日本海軍の軍艦乗組員の食事を肉・魚・野菜中心とし，米を減らし，麦の割合を増加させることで，脚気の予防に成功した。この事実により，脚気は栄養障害によって起こるという説を提唱した。

（基栄）高木兼寛は，軍艦乗組員に対する食事改善に関する実験を行った。[2010]

【多核白血球】★《多形核白血球》 核が分葉して多形となっている白血球*。通常は好中球*を指す。遊走,貪食の機能をもち，

異物侵入や炎症*に際して最初に局所的に集合して，生体を防御する働きをする。

（人体）多核白血球とは，核が分葉して多形となっている白血球をいう。

【多価フェノール】→ポリフェノール

【多価不飽和脂肪酸】★★★★ 分子中に炭素間の二重結合を2個以上もつ脂肪酸*。リノール酸（C18:2），リノレン酸（C18:3），アラキドン酸*（C20:4），エイコサペンタエン酸*（EPA，C20:5），ドコサヘキサエン酸*（DHA，C22:6）などが代表的。食事から摂取しなければならない必須脂肪酸*としてはリノール酸とα-リノレン酸があげられる。これらの脂肪酸から代謝されるアラキドン酸，EPA，DHAは，膜リン脂質に存在し細胞機能を維持する。また，アラキドン酸やEPAは，プロスタグランジン*などの生体機能成分の前駆体となる。多価不飽和脂肪酸は二重結合を多くもつため酸化されやすい。そのため抗酸化物質*であるビタミンE*の摂取を同時にしなければならない。

（人体）エイコサペンタエン酸は，炭素数20の多価不飽和脂肪酸である。[2010]／ドコサヘキサエン酸（DHA）は，炭素数22，二重結合6個の多価不飽和脂肪酸である。[2010]

（食物）大豆油に含まれる多価不飽和脂肪酸は，n-6系が多い。[2012]／牛脂の多価不飽和脂肪酸の割合は，豚脂よりも少ない。[2017]

（基栄）α-リノレン酸は，多価不飽和脂肪酸である。[2015]／多価不飽和脂肪酸の過剰摂取では，ビタミンEの要求量を増加させる。[2010][2011]

（応栄）多価不飽和脂肪酸量は，牛乳より母乳に多い。[2017]

【ダグラスバッグ法】★ 酸素摂取量の測定法。間接的にエネルギー消費量*を求めることができる。呼気ガスをダグラスバッグに採集し，ガス量および酸素と二酸化炭素の濃度を分析する。熱量変換を利用して酸素摂取量からエネルギー消費量を算出する。

（基栄）ダグラスバッグ法では，呼気ガス分析によりエネルギー消費量を算出する。[2007]

【多型】★★ 同一種内の正常個体間にみ

タ

●タケイ

られる形質や形態の多様性。多様性が遺伝的差違によって生じる場合、遺伝子多型という。特に栄養学で問題となる遺伝子の変異の中で、栄養や運動などの環境要因によって生活習慣病*の発症が影響される変異遺伝子を感受性遺伝子*とよび、1つの疾患について多数の多型が関係している。ある遺伝子の変異だけで発症する単一遺伝子病*は、正常個体といえないので多型には入れない。

人体 遺伝子多型とは正常個体の多様性なので、単一遺伝子病による遺伝子変異は含めない。

基栄 遺伝子の多型の中には、後天的に生じた変異は含まれない。[2010]／遺伝子多型の出現頻度は、人種による差異がある。[2021]／遺伝子多型は、遺伝子変異の発生頻度が集団の1％以上である。[2021]／遺伝子多型は、食習慣の影響を受けることはない。[2021]

【多形核白血球】⇒多核白血球

【他計調査】★★ 調査員が対象者に口頭で質問し、口頭で回答してもらう調査法。面接法、電話法などが含まれる。他計調査は、自計調査*に比べ、記入漏れや誤記入が少ない、質問の意味が誤解されにくい等の長所がある。一方で、調査員の影響（バイアス）を受けやすい、調査費用がかかる、といった短所がある。

公栄 他計調査は、他計調査に比べ調査員の影響を受けにくい。[2012]／自計調査は、他計調査に比べ比較的費用は安い。[2012]／自計調査は、他計調査に比べ記入もれが多い。[2012][2013]／自計調査は、他計調査に比べ質問の意味が誤解される可能性がある。[2012]／他計調査は、自計調査よりも調査者によるバイアスがかかりやすい。[2013]

【唾腺】⇒唾液腺
【脱共役たんぱく質】⇒UCP
【脱酸素剤】★★《品質保持剤》 包装容器等の密閉系から酸素を化学反応によって除去するための酸素吸収剤。無機系のものとして、鉄粉、ハイドロサルファイトなど、有機系のものとして、アスコルビン酸*などのレダクトンなどが用いられている。食品中の脂質の酸化、色素の分解、カビなどの好気性微生物の成育を防止す

ることができる。

食物 脱酸素剤封入包装は、酸化抑制を目的として用いられる。[2006]／脱酸素剤は、好気性微生物の増殖抑制に有効である。[2012]

【渋渋】★《渋抜き》 かきなどの果実類の渋みを除去する処理。かきの渋み成分である水溶性タンニン*（シブオール）を人工的に重合・不溶化して渋みを消去するために、温湯浸漬、アルコール蒸気曝露、炭酸ガスやエチレンガスによる置換などの脱渋処理が行われる。渋み成分が不溶化するため、唾液に溶けなくなり、渋みを感じなくなる。

食物 かきのタンニンは、脱渋の過程で不溶性になる。[2013]

【脱水】★ 食品水分を液体のままで除く操作のこと。水分を気化させて除く乾燥と区別される。脱水法には、①浸透圧*による脱水、②圧搾による脱水、③逆浸透膜法による脱水、④脱水シート法がある。ヒトの体の脱水については脱水症を参照のこと。

食物 加熱により、小魚、切り身は20〜25％、いか、たこは30〜40％脱水する。／きゅうりの塩もみは、食塩の浸透圧による脱水作用を利用した調理法である。

【脱水症】★★★ 体内の水分量が正常域を下回って低下した状態。血漿浸透圧*の低下を伴う低張性（塩欠乏性）脱水症と、その上昇を伴う高張性（水欠乏性）脱水症、そのいずれもない等張性脱水症に分けられる。脱水によって、口渇、皮膚や粘膜の乾燥、尿量低下、血圧の低下、頻脈*がみられる。また、ヘマトクリット*値の上昇、血中尿素窒素や血漿レニン*活性の上昇、ADH分泌の増大などの検査所見が認められる。脱水時の水分補給の際、体内の電解質*組成、特にナトリウム濃度に注意を払う必要がある。

人体 低張性脱水は、水に比べてNaが多く喪失した場合にみられる。[2017]

基栄 乳幼児では、腎機能が未発達なので脱水が起こりやすい。[2006]／低張性脱水では、電解質を含む水を補給する。[2018]

応栄 幼児期は、成人に比べて脱水症状を起こ

しやすい。[2011]

(臨床) 著明な高血糖を認める糖尿病の脱水に対して，生理食塩水の輸液を行う。[2007]／食事摂取量の減少は，脱水症の要因となる。[2010]

【脱分極】★　神経や筋肉などに起こる興奮性電気現象。これらの組織の細胞は非興奮時には細胞内が細胞外より電位が低く，−60〜−70mVに分極した状態である（静止電位）。神経伝達物質*による刺激や局所電流による刺激が加わると，その部位の脱分極が起こり細胞内電位は0mVに近づく。脱分極があるレベル（閾値*）に達すると急速に脱分極が進行し，その後，再び静止電位に戻る。この一過性の現象を活動電位*とよぶ。活動電位の発生により局所電流が流れるが，局所電流に刺激された他の部位では新たに活動電位が発生する。このようにして神経や筋肉などの興奮性組織では興奮が伝導していく。

(人体) 心電図のP波は，心房の脱分極を示す。[2009]／膜電位が興奮閾値に達すると，活動電位が起こる。[2010]／脱分極は，細胞膜電位が正の方向に変化することをいう。[2017]

【脱分枝酵素】★《枝切り酵素》　枝切り酵素。グリコーゲン*やアミロペクチン*はα-1,6結合の枝分かれ構造をもつ。α-1,4結合を非還元末端から1つずつ切断していくホスフォリラーゼ*の働きは枝分かれ部位からグルコース4分子のところでとまり，3分子のグルコースは末端に転移される。枝切り酵素は残った1分子のグルコースのα-1,6結合を切断し，その後はホスフォリラーゼがα-1,4結合を切断していき多糖は完全分解される。

(人体) 脱分枝酵素は，α-1,6結合を切断する酵素である。／グリコーゲンの分解に関与する酵素は，脱分枝酵素とよばれる。

【脱ろう】⤵ウインタリング

【多糖類】★★　多数の単糖類*，あるいはその誘導体が脱水縮合してできた高分子化合物。消化性多糖類と難消化性多糖類に分類され，前者にはでんぷん*，グリコーゲン*が，後者にはセルロース*，グルコマンナン*，ペクチン*などがある。

でんぷんは，グルコースのみが多数結合したもので植物の貯蔵多糖類である。グリコーゲンもグルコースのみが多数結合したものだが，動物の貯蔵多糖類で肝臓や筋肉に存在している。セルロース，グルコマンナン，ペクチンは食物繊維*でもある。

(食物) きくいもに含まれる主要多糖類は，イヌリンである。[2010]／海藻類に含まれる多糖類は，茹でても甘味をもたらさない。[2014]

(基栄) 摂取する糖質の中で量的に最も多いのは，多糖類のでんぷんである。

【ターナー症候群】★《Turner症候群》　性染色体XXの1個が欠損（モノソミーという）して起こる染色体異常症*。低身長，無月経を主症状とし，外反肘，翼状頸，大動脈奇形，腎奇形，皮膚色素斑等を伴うこともある。代償的に，卵胞刺激ホルモン*（FSH），黄体形成ホルモン*（LH）が増える。

(人体) ターナー症候群は，染色体異常を原因とする。

【たばこ対策】★★《喫煙対策》　たばこ（喫煙）からの害を減少させるための対策。わが国では，①喫煙が及ぼす健康影響についての十分な知識の普及，②未成年者の喫煙をなくす，③受動喫煙対策の徹底，④禁煙支援の普及，を重点において，防煙（未成年者の喫煙*防止），禁煙（喫煙者の禁煙支援*），分煙（非喫煙者の保護）などが取り組まれている。2003年（平成15）に施行された健康増進法では，受動喫煙*（非喫煙者が煙を吸わされること）の防止の規定が初めて盛り込まれたが，2018年（平成30）7月に公布された「健康増進法の一部を改正する法律」では，多数の者が利用する施設等の区分に応じ，当該施設等の一定の場所を除いて禁煙するとともに，施設等の管理者が講ずべき措置等が定められ，受動喫煙の防止対策が強化された。

(社会) たばこ対策として，健康日本21の重要課題に「喫煙の健康影響に関する知識の普及」がある。[2011]／たばこ対策として，健康日本21の重要課題に「公共の場・職場における分煙の徹

底と効果の高い分煙に関する知識の普及」がある。[2011]／公共の場所の分煙は，たばこ対策のポピュレーション戦略である。[2010]／たばこの広告の制限は，たばこ対策のポピュレーション戦略である。[2010]

【多発性骨髄腫】★　骨髄内で形質細胞が腫瘍性増殖をきたす疾患。骨髄腫細胞の増殖により，正常細胞の産生が抑制されて貧血*や血小板減少が起きたり，骨破壊が起きる。また，骨髄腫細胞の産生する単一の免疫グロブリン*が血液中に増えMたんぱくを形成するため，通常の免疫グロブリンの産生が抑制され易感染性の状態になったり，腎障害が生じる。

(人体) 多発性骨髄腫では，免疫グロブリン産生は抑制され易感染性が引き起こされる。

【WHO】★★★★《World Health Organization, 世界保健機関》　国連の専門機関(Specialized Agency)の1つ。1948年に設置，本部はジュネーブにある。WHOは，地球上の種々の伝染病対策，保健衛生統計，保健・医療に関する種々の基準づくり，研究開発等を扱っている。運営はWHO総会，執行理事会，本部事務局によって行われているが，一方，世界を6つの地域(Region)に分け，それぞれ地域事務局をおいている。日本は西太平洋地域(Western Pacific)に属し，マニラに地域事務局がある。WHOはテーマにより，FAO*(栄養)，UNESCO(学校保健*)，ILO*(産業保健)と共同作業を行うことがある。

(社会) 世界保健機関(WHO)は，第二次世界大戦後に設立された。[2011]／世界保健機関(WHO)は，国際連合の保健衛生の専門機関として発足した。[2011][2015]／世界保健機関(WHO)は，加盟各国拠出された分担金により運営されている。[2015]／日本は，世界保健機関(WHO)設立当初からの加盟国ではない。[2015]／WHO西太平洋地域事務局に，わが国は属している。[2008][2015][2017]／わが国は，WHO(世界保健機関)のたばこ規制枠組条約(FCTC)を2004年(平成16)6月に批准している。[2008][2013][2017]／世界保健機関(WHO)の活動によって世界から痘瘡が根絶された。[2015][2017]／WHOは世界的なNCD

(非感染性疾患)対策に取り組んでいる。[2017]

(食物) Codex(コーデックス)委員会は，FAO(国連食糧農業機関)とWHO(世界保健機関)が合同で設立した食品の国際的規準作成のための政府間組織である。[2009][2012]／コーデックス委員会は，国連食糧農業機関(FAO)と世界保健機関(WHO)により設置された。[2016]

(公栄) WHO(世界保健機関)とFAO(国連食糧農業機関)による食物ベースの食生活指針(Food-based Dietary Guidelines)は，世界栄養宣言に基づいている。[2006][2008][2016]／非感染性疾患(NCD)の予防と管理に関するグローバル戦略は，世界保健機関(WHO)で作成している。[2016][2018][2020]／国際栄養会議(International Conference on Nutrition)の主催は，国連食糧農業機関(FAO)，世界保健機関(WHO)が行っている。[2018]

【WFP】★《World Food Programme, 国連世界食糧計画》　国連の付属機関として1961年に設立された国連唯一の食糧支援を行う組織。現在の活動の柱は，難民や自然災害被災民への「緊急支援」，社会的弱者等を対象とした乳幼児(特に低栄養児)や妊産婦等を対象とした「母子栄養支援」，子どもの栄養改善のみならず就学促進を目的とした「学校給食支援」，森林保全や貯水池・灌漑支援などの「災害に強い地域の構築」，職業訓練施設での食糧配給や貧困削減などのための「自立支援」など，多岐にわたる食糧支援を実施している。緊急支援では，対象人数が多いため配給は週1度などであり，生鮮食料は少なく穀類や豆類等の乾物が大半となる。その場合，強化食品などを活用して供与栄養量を確保し，配合を決めている。

(社会) WFPは飢餓と貧困をなくすことを使命としている。

【WTO】★★《World Trade Organization, 世界貿易機関》　貿易自由化を目指す国連機関。事務局はスイスのジュネーブにある。GATTが発展的に解消されて，1995年1月に設立された。GATTでは主として工業製品が対象品目であったが，WTOでは農産物，サービス等の自由化も推進する。輸入障壁としての輸入禁止は撤廃し，

タ
●タハツ

関税化は認めるが漸次低減することとした。同時に輸入障壁となりうる各国の国内法規制を、国際基準にできるだけ合わせるなどを決めた。例えば、WTO以前に設置されていた食品の国際規格を策定するCodex（コーデックス）*委員会の規程が、各国の食品関連規程の基礎とされるようになった。貿易障壁であるとの提訴を審査するパネル委員会での決定ルールは、GATT時代の全委員賛成一致のルールを変更し、全会反対でなければ提訴が認められるなど、提訴が迅速に認められるようになり、自由化促進を進めやすくなった。大国による経済支配を懸念する途上国や消費者団体からの批判も強い。

(食物) Codex（コーデックス）委員会は、WTO（世界貿易機関）加盟国が国内規格を作成するさいの基礎とする規格を策定している。[2009]

(公栄) 1995年にGATTが発展的にWTO（世界貿易機関）として組織化され、食料品の輸入障壁を取り払うことや、違反を判断した場合には他国が提訴できることとなった。

【WBGT】★《wet-bulb globe temperature, 湿球黒球温度, 暑さ指数》 熱中症*の危険度を判断するための指標。人体が感じる熱を的確に表すために、気温、湿度、輻射熱を総合的に考慮した指標として考案された。単位は気温と同じ℃で示される。湿球温度計、黒球温度計、乾球温度計の測定値をもとに、屋外では、WBGT（℃）=0.7×湿球温度+0.2×黒球温度+0.1×乾球温度、屋内または屋外で太陽照射のないときでは、WBGT（℃）=0.7×湿球温度+0.3×黒球温度で算出される。WBGTが28℃を超えると厳重警戒レベルとなり、熱中症患者が著しく増加する。WBGTが高いほど熱中症が起こりやすいため、労働現場、スポーツ時、日常生活における熱中症予防の際の指標としてISO*により国際基準に位置づけられている。

(応栄) WBGT（湿球黒球温度）が上昇したときは、水分摂取を促す。[2019]

【ダブルブラインド試験】⇨二重盲検法

【卵】★★★★《鶏卵》 わが国で最も多く流通している鳥卵。鶏卵殻膜、卵白*、卵黄*から構成（重量比1:6:3）される。卵殻には多数の気孔が分布、卵殻内壁の二層の卵殻膜が内容物を包む。卵の鈍端部に気室という小空間がある。卵白は卵殻側から水様卵白、濃厚卵白、内水様卵白に分けられる。卵黄をとりまく濃厚卵白は、卵の両端部で卵殻膜に接する。濃厚卵白中のカラザは卵黄を両端から保持している。卵黄の大部分は黄色卵黄であるが、卵黄の表面に存在している胚盤から中心のラテブラ（白色珠心）までは、細い柱状をした白色卵黄で連結されている。各種栄養素のバランスに優れ、たんぱく質栄養価は高い。貯蔵中、卵白から二酸化炭素が逸散、卵白pHが上昇するとともに、濃厚卵白のゲル*状態が変化して水様化、卵黄保持力が低下、卵黄が直接卵殻膜に接触、微生物汚染を受けやすくなる。鶏卵の品質鑑定には外観検査（重量・形・亀裂・色・光沢・汚れなど）、透光検卵（気室・卵黄位置・異常斑点）、割卵検査（濃厚卵白の高さと殻つき卵の重量からハウユニット*算定や、割卵し、卵黄の高さを卵黄の直径で割った値の卵黄係数など）がある。

(人体) 鶏卵は、乳児期に最も頻度の高い食物アレルギー原因食物である。[2016]

(食物) 鶏卵中のアレルゲン活性は、揚げ物調理によって低下する。[2008]／卵類の炭水化物含量は、全糖の分析値に基づいた成分値としている。[2013]／卵が完全に凝固する温度は、卵白が80℃、卵黄が75〜80℃である。[2015]／殻つき卵は、水に入れて茹でる。[2016]／卵を原材料に含む場合は、アレルゲンの表示が義務づけられている。[2021]

(応栄) 離乳期では、卵は卵黄（固ゆで）から全卵へ進めていく。[2015][2018]

(臨栄) 鶏卵は、加熱によりアレルゲン性が低下する。[2016]

(公栄) 鶏卵の自給率は90％を超えている。[2008]

【ターミナルケア】★★《終末期医療》 難病・末期がんなどの死亡前の医療。死期が近づいている人々に対して、苦痛を取り

除き安らかに死を受け入れることができるように温かく援助する行為のことをいう。具体的には，人間としての尊厳性を大事にし，残された人生を充実させるための医療が主体となっているもので，身体的・精神的苦痛や心理的不安を取り除こうとするケアである。

（人体）ターミナルケアは，心身の苦痛の軽減を目的とした緩和医療で，延命はしない。

（臨栄）ホスピスでは，終末期医療を行っている。[2010]／ターミナルケアとは，終末期のケアである。[2018][2019]／ターミナルケアでは，患者の嗜好を尊重する。[2012]

【ターメリック色素】●クルクミン

【タール】★
有機物が加熱によって分解してできる油状の液体。主成分は芳香族炭化水素とその誘導体である。コールタール，タバコタールなどがある。これらのタールにはベンゾ(a)ピレンなどの発がん物質*が含まれている。

（社会）タールは，皮膚がんを起こす。／たばこ煙中のタールは，発がん性と関連する。[2011][2012]

【タール便】★《メレナ，黒色便》
腸管出血により黒色に変化した便。腸管に長時間とどまることにより黒色になるため，胃潰瘍など，空腸*より口側の上部腸管出血の症状。小腸*からの出血*だとあずき色の便，大腸*からの出血だと(鮮)血便となる。

（人体）タール便は黒いタール様の便で，上部消化管から出血した時にみられる。[2011][2012][2017]

【単一遺伝子病】★
1つの遺伝子*の変異だけで発症する遺伝子病。先天性代謝異常症*は単一遺伝子病であり，フェニルケトン尿症*，ホモシスチン尿症*，メープルシロップ尿症*，ガラクトース血症*などがある。新生児*マススクリーニングによって発見され，早期からの特殊な栄養*によって発症を予防できる場合がある。

（人体）単一遺伝子病の例として，フェニルケトン尿症があげられる。

【胆管】★
胆汁*を肝臓*から十二指腸*開口部に導く管。肝管，総胆管および胆嚢管から構成されている。胆管の炎症*を胆管炎といい，胆石症*に合併することが多い。

（人体）肝内胆管，および胆管にできる結石の大部分は，ビリルビン由来である。／急性膵炎の原因は，胆石症や胆管炎などの胆道疾患があげられる。

【単球】★
単核白血球の1つ。血液中を遊走し，貪食能を有し，生体防御に重要な機能を発揮する。骨髄で分化・成熟して，血液から組織中に移入，活性なマクロファージ*に分化する。細胞質*内にリソソーム*，ペルオキシダーゼ*陽性顆粒，ゴルジ装置*，小胞体*を有する。

（人体）単球は，細菌などの異物を細胞内に取り込み，細胞内酵素を使って消化する。／単球が血管外へ遊走すると，マクロファージになる。[2018]

【短鎖脂肪酸】★《低級脂肪酸》
炭素数4の酪酸，炭素数6のカプロン酸など炭素数6以下の脂肪酸*。揮発性脂肪酸，あるいは低級脂肪酸ともよばれる。食品中では，バター*やチーズなどの乳製品に含まれ，風味に関与している。一方，体内では，腸内細菌*によって難消化性糖質から短鎖脂肪酸(酢酸，酪酸，プロピオン酸)が産生される。酢酸やプロピオン酸は大腸から吸収され，肝臓や筋肉のエネルギー源として，酪酸は大腸のエネルギー源として利用される。

（基栄）食事由来の短鎖脂肪酸は，門脈を経て肝臓へ送られる。[2006]

【炭酸水素ナトリウム】●重曹

【胆汁】★★★
肝臓*で生成され，胆管*に分泌されるコロイド*溶液。胆管に分泌された胆汁(肝胆汁)は胆嚢で5〜10倍に濃縮される(胆嚢胆汁)。胆汁の成分は，胆汁酸，リン脂質*(おもにレシチン*)，コレステロール*，ビリルビン(胆汁色素)である。胆汁中の胆汁酸・レシチンの乳化作用*によって食事脂肪や脂溶性ビタミン*の吸収が可能になる。種々の原因によって肝細胞の胆汁分泌機構が障害され，胆汁うっ滞が起こると，胆汁成分

タ
●タメリ

が肝組織内に沈着し，血中に停滞する。その結果，血中ビリルビン，アルカリホスファターゼ（ALP*），コレステロール濃度などが上昇する。

(人体) 胆汁は，肝細胞で産生される。[2019]／肝臓は，胆汁を分泌する。[2020]／ホスファチジルコリン（レシチン）は，胆汁に含まれる。[2021]／胆汁は，脂肪乳化作用をもつ胆汁酸を含んでいる。[2019]／胃全摘術後の逆流性食道炎は，胆汁の逆流による。[2008]

(基栄) 食事中のコレステロールの吸収には，胆汁の分泌は必須である。[2009][2011]／胆汁は，消化酵素を含まない。[2012]

(臨栄) 胆のう摘出後は，胆汁の濃縮，貯留機能が消失する。[2015]

【胆汁酸】★★　胆汁*中に含まれているステロイド核をもったカルボン酸の総称。コール酸*，ケノデオキシコール酸は一次胆汁酸とよばれ，肝臓*でコレステロール*が7α-ヒドロキシラーゼによって分解を受け生成される。通常はグリシン*やタウリン*と抱合し胆汁中に入る。これらの酸の一部は腸内細菌*の作用で，それぞれ二次胆汁酸のデオキシコール酸やリソコール酸となる。胆汁酸はいずれも強い界面活性作用をもっており，脂質*を乳化し，ミセル*を形成することによって中性脂肪やコレステロール，脂溶性ビタミン*の消化・吸収を促進する。胆汁酸は回腸から能動的に再吸収され肝臓へ戻り，再び胆汁中成分として分泌される（腸肝循環*）。一部は糞便*へ排泄されることから，コレステロールの排泄経路ともなりうる。

(人体) 胆汁酸はステロイドである。[2018]

(基栄) 胆汁酸分泌は，コレシストキニンにより促進される。[2015]／分泌された胆汁酸は，回腸で再吸収される。[2008][2014][2019]／胆汁酸は，肝臓で産生される。[2021]／分泌された胆汁酸は，腸内細菌によって二次胆汁酸へ代謝される。[2014][2019]／脂溶性ビタミンの吸収は，胆汁酸によって促進される。[2013][2017]／コレステロールから胆汁酸への代謝は，肝臓で行われる。[2014]／膵リパーゼの働きは，胆汁酸によって促進される。[2020]

【胆汁色素】 ⮕ビリルビン

【単純性肥満】★★《肥満，obesity》　基礎疾患をもたず，摂取エネルギーが消費エネルギーを上回ることが原因で起こる肥満*。WHO*ではBMI（body mass index）30以上を肥満とし，日本肥満学会ではBMI25以上を肥満としている。日本人の肥満者の大部分を占め，食習慣，運動不足，環境因子や遺伝因子によって起きるが，成因は複雑にからみあっている。肥満そのものに特別な自覚症状はないが，2型糖尿病，脂質代謝異常症，高血圧症などの生活習慣病を発症する危険率が高くなる。成人だけでなく小児の場合にも生じる。過食と運動不足で起こる肥満のため，食事療法*と運動*療法を併用して治療すると効果的である。

(応栄) 幼児期の肥満の90％以上は，単純性肥満である。[2008]／単純性肥満は，症候性肥満より多い。[2010][2011]

(栄教) 学童期における単純性肥満では，食事や運動指導をする。

【単身者】★　家族から離れて1人暮らしをする人々。学生などの単身生活者や単身赴任者，独居高齢者など，年齢や生活背景は多様になり，それぞれ問題点も異なる。一般的に食生活は不規則になりがちで，外食*や加工食品*の利用，飲酒*の機会も多く，栄養素摂取はアンバランスになりやすい。男性の単身者では食品の知識，調理技術などの情報が少なく，居住地域での人間関係も希薄になりがちである。望ましい食生活の実施のためには，これらの情報の提供も必要である。特に高齢期*においては，身体活動面からも援助が必要な場合が多い。栄養状態の良否は健康状態や余命への影響が大きく，地域でのケアも必要である。

(栄教) 単身赴任者は，外食，アルコール飲用の機会が多い。

【炭水化物】 ⮕糖質

【炭水化物エネルギー比率】★★　総エネルギー量のうち炭水化物からのエネルギー摂取割合。食事摂取基準*[2020年版]では，目標量*として1歳以上どの年代で

も50～65％エネルギー（中央値57.5％エネルギー）と設定された。脂質エネルギー比率*（脂質からのエネルギー摂取割合）が増加し，炭水化物エネルギー比率が減少する傾向にある。

(応栄) 炭水化物エネルギー比率の目標量はエネルギー比50～65％である。

(公栄) 最近の国民健康・栄養調査では，炭水化物エネルギー比率は，50％Eを上回っている。[2021]

【炭水化物含量】★　食品に含まれる炭水化物の量。炭水化物は穀類や芋類に多く，豆類や種実類ではたんぱく質や脂質が多い種と，逆に炭水化物の多い種に分けられる。野菜，果実では水分の少ない種に多い傾向がある。母乳*は牛乳*に比べ，乳糖が多く含有されている。日本食品標準成分表2020年版（八訂）では，成分項目群「炭水化物」に属する成分は，利用可能炭水化物（単糖当量），利用可能炭水化物（質量計），差引き法による利用可能炭水化物，食物繊維総量，糖アルコールおよび炭水化物である。利用可能炭水化物（単糖当量）は，でんぷんおよび80％エタノール可溶性のマルトデキストリンには1.10の係数を，マルトトリオース等のオリゴ糖類には1.07の係数を，二糖類には1.05の係数を乗じ，単糖の質量に換算して合計した値である。利用可能炭水化物（質量計）はでんぷん，単糖類，二糖類，オリゴ糖類等を直接分析又は推計した値で，これらの質量の合計である。成分値の確からしさを評価する際に，この値を利用している。差引き法による利用可能炭水化物は，100gから，水分，アミノ酸組成によるたんぱく質（この収載値がない場合には，たんぱく質），脂肪酸のトリアシルグリセロール当量として表した脂質（この収載値がない場合には，脂質），食物繊維総量，有機酸，灰分，アルコール，硝酸イオン，ポリフェノール（タンニンを含む），カフェイン，テオブロミン，加熱により発生する二酸化炭素等の合計（g）を差し引いて求める。この成分項目は，利用可能炭水化物（単糖当量，質量計）の収

載値がない食品および水分を除く一般成分等の合計値が乾物量に対して一定の範囲にない食品において，利用可能炭水化物に由来するエネルギーを計算するために用いる。従来からの炭水化物は差引き法（水分，たんぱく質*，脂質*および灰分*等の合計（g）を100gから差し引く）であり，魚介類*，肉類および卵類のうち，原材料的食品はアンスロン-硫酸法を用いている。

(食物) 日本食品標準成分表2015年版（七訂）によると，炭水化物とは，水分，たんぱく質，脂質および灰分の合計を100gから差し引いた値である。／炭水化物の成分値には，食物繊維も含まれている。[2006]

【弾性】⇨弾力性
【男性ホルモン】⇨テストステロン

【胆石症】★★　胆道（胆嚢*，胆管*）内において，胆汁*成分からつくられる結石が原因で腹痛や黄疸などの症状が出る病的状態。胆石の主成分により，コレステロール胆石やビリルビンカルシウム胆石などがある。胆石の部位により，胆嚢胆石症，総胆管胆石症，肝内胆石症に分類される。胆石保有者は40歳代から増加し，男女比は1：2程度。症状は暴飲暴食や脂肪食で鈍痛，背部痛，疝痛発作（心窩〈か〉部から始まり右季肋部または上腹部全体に広がる激痛）を誘発しやすい。胆嚢胆石症の半数以上は無症状胆石のこともある。

(人体) 胃全摘手術後の迷走神経切断による胆汁うっ滞により，胆石症が起きる。[2007]／胆石症では，黄疸がみられる。[2013]

(臨床) 胆石症では，低脂肪食とする。[2018][2021]／胆石症では，食物繊維を積極的に摂取する。[2017]

【炭疽菌】★《Bacillus anthracis》　グラム陽性の有芽胞桿菌。炭疽は炭疽菌による疾病で，人獣共通感染症*。ウシ，ウマなどの草食動物が炭疽菌の芽胞*で汚染された飼料などを摂取すると敗血症で死亡する。ヒトでは腸炭疽，肺炭疽，皮膚炭疽がある。腸炭疽は汚染された肉の摂取で感染し，出血性腸炎を起こし，敗血症で死亡する。肺炭疽は炭疽菌を吸入し

タ
●タンス

て発症する。皮膚炭疽は感染している動物やその肉などと直接接触して感染する。家畜には予防接種が行われている。

(食物) 炭疽菌に汚染された食肉を摂取すると，腸炭疽を発症することがある。[2006]

【短腸症候群】★★　小腸*広範切除により栄養分の吸収面積が著しく減少し種々の消化吸収障害を生じ，下痢*などの症状を呈するものをいう。一般には回腸切除の方が空腸よりも代謝障害を受けやすい。残存小腸が100cm以下では栄養素の消化吸収障害が強く，経口摂取での栄養管理が困難になるが，中心静脈栄養法*などの栄養管理法の向上によって患者の社会復帰も可能となってきている。

(臨栄) 成人の短腸症候群では，残存小腸の長さは150cm以下である。[2011]／短腸症候群では，腸内容物の通過時間が短くなる。[2014]／短腸症候群では，胆汁酸の腸肝循環の障害がみられる。[2014]／短腸症候群では，ビタミンAの吸収障害がみられる。[2014]／短腸症候群では，ビタミンB₁₂の吸収障害がみられる。[2014]／短腸症候群では，脂質を制限する。[2015]

【単糖類】★★《単糖》　炭水化物(糖質，食物繊維など)の基本単位となる，それ以上分解できない糖。炭素原子数により，三炭糖，四炭糖，五炭糖*，六炭糖などに分類される。食品栄養学的には五炭糖(キシロース，リボース)，六炭糖(グルコース，ガラクトース，フルクトース)が重要。糖質は消化酵素により単糖類まで分解されて体内に吸収される。消化吸収速度が単糖の種類によって異なるのは，その吸収が拡散*現象のみでなく，能動輸送*など選択的吸収が関係しているためである。

(基栄) 吸収された単糖類は，門脈を介して肝臓に運ばれる。[2019]

(臨栄) インスリン治療による低血糖では，単糖類や二糖類を投与する。[2014]

【タンニン】★★　ポリフェノール*を基本構造にもつ水溶性植物成分の総称。茶*，ぶどう酒，かきなどの渋味*物質である。鉄と結合しタンニン鉄となり，水に溶けず鉄吸収*を阻害するため，鉄欠乏性貧

血*用の鉄剤の服用時には茶類の多量摂取は避ける。

(食物) ウーロン茶のタンニン量は，紅茶に比べて少ない。[2012]／干し柿の製造では，タンニンの不溶化により渋味を除去する。[2013][2020]／小豆のタンニンは，不味成分なので渋きりを行う。[2015]

【胆嚢】★　胆汁*を一時的に蓄えて濃縮する洋梨型の袋状臓器。肝臓*の下面に存在し，大きさは長さ6〜8cm，幅2〜3cmで，腹部超音波検査で容易に測定される。食事をすると収縮して貯めていた胆汁を胆管*から十二指腸*に出して脂肪の消化を助ける。胆嚢の疾患には胆嚢ポリープ，胆石，胆嚢炎*などがある。

(臨栄) 胆嚢摘出後は，脂肪吸収障害を合併しやすい。[2019]／胆嚢摘出では，脂肪の吸収障害が生じやすい。[2020]

【胆嚢炎】★★　胆嚢胆石あるいは胆嚢収縮障害などにより，うっ滞した胆汁*に細菌感染が加わり発症する炎症疾患。急性と慢性があり，多くは胆石の合併を認める。また，胆管炎の合併も多い。胆嚢炎では，心窩部(しんかぶ)から右季肋部の腹痛，発熱*がみられる。軽度の黄疸*がみられることも多い。血液検査では，白血球数の増加，C反応性たんぱく質(CRP)*増加などの炎症反応とトランスアミナーゼ(AST*，ALT*)，胆道系酵素(γGT，ALP，総ビリルビン値)の上昇を認める。腹部超音波検査では，腫大した胆嚢*，胆嚢壁の肥厚がみられる。胆嚢炎の急性期には，絶飲食，安静として，抗菌薬を投与する。また，感染した胆汁のドレナージを行う。胆嚢の壊疽，穿孔を生じた場合は開腹による胆嚢摘出術が必要となる。

(人体) 急性胆嚢炎では黄疸がみられる。[2007]／急性胆嚢炎に対する胆嚢摘出は，手術療法である。[2021]

(臨栄) 急性胆嚢炎では，脂質の摂取量を制限する。[2017]／急性胆嚢炎では，血清CRP(C反応性たんぱく質)値が上昇する。[2019]

【たんぱく・エネルギー栄養障害】➡PEM
【たんぱく質】★★★★★　生体の主要構成

成分の1つ。約20種のL-α-アミノ酸*がペプチド結合*により重合したポリペプチド鎖を基本構造とする。ヒトでは体重の約15％を占める。酵素*反応，筋収縮*をはじめとして，物質輸送，防御反応などほとんどの化学反応がたんぱく質により行われている。体構成たんぱく質としての重要性に加え，4kcal/gの燃焼値をもちエネルギー源としても重要である。たんぱく質は分子中に約16％窒素を含んでいる。窒素たんぱく質換算係数6.25は，たんぱく質の平均窒素含有率16％として算出された値である。食事中のたんぱく質は，その構成アミノ酸によって栄養価が異なり，特に必須アミノ酸*をバランスよく含む動物性食品の栄養価が高い。たんぱく質は一次構造から四次構造の階層的な構造分類が定義されている。一次構造はアミノ酸配列，二次構造は水素結合によって安定化されている部分的な立体構造で，α-ヘリックス*やβ-シートに代表される。三次構造はたんぱく質を構成する1本のペプチド鎖がとる立体構造であり，三次構造をもつ複数のペプチド鎖が集合体を形成したものが四次構造である。このとき，各ペプチド鎖はサブユニットとよばれる。たんぱく質は，加熱，凍結*，酸，アルカリ*，撹拌，超音波処理，X線照射等により変性し，たんぱく質の機能や性質に影響を及ぼす。たんぱく質の投与量の評価には，窒素出納を用いる。たんぱく質の異化が亢進すると尿中の尿素*の排泄が増加し，窒素バランスは負に傾く。

(人体) 人のたんぱく質を構成するアミノ酸は，主にL型である。[2020]／粗面小胞体表面のリボソームでは，たんぱく質が合成される。[2013]／たんぱく質をコードするDNAは，全ゲノムの約3％である。[2011]／たんぱく質分解は，プロテアソームがかかわる。[2018]

(食物) たんぱく質の変性は，pHの変化により起こる。[2016]／たんぱく質の等電点は，電気泳動移動度がゼロとなるpHとして示される。[2008]／たんぱく質量は，食品に含まれる窒素量から算出する。[2017]／たんぱく質の窒素含

量は，質量比率で約16％である。[2009]／たんぱく質量の算出では，窒素量に「窒素−たんぱく質換算係数」を乗じて求めている。[2014]／ヨーグルトは，たんぱく質が酸で凝固した沈殿ゲルである。[2012]／100g当たりのたんぱく質が20gである食品は，「高たんぱく質」と表示できる。[2015]／魚肉の肉基質たんぱく質含量は，畜肉より少ない。[2017]／強力粉のたんぱく質含量は，12〜13％である。[2021]

(基栄) たんぱく質の消化は，胃から始まる。[2019]／たんぱく質の摂取量が多くなると，ビタミンB6の必要量が増加する。[2008][2010][2015][2017]／エネルギー摂取量が減少すると，たんぱく質の必要量は増加する。[2015]／エネルギー摂取量が不足すると，たんぱく質の利用効率が下がる。[2017]／たんぱく質の摂取量が不足すると，血清トランスサイレチン値は低下する。[2017]／たんぱく質の栄養価は，摂取する食品の組合せで変化する。[2016]／食品たんぱく質の栄養価は，必須アミノ酸のバランスで決まる。[2018]／食事誘発性熱産生(DIT)は，脂肪よりもたんぱく質を摂取した場合が大きい。[2009][2014][2015]／摂取したたんぱく質の体たんぱく質合成への利用は，糖質の摂取量が少ないと低下する。[2012]／クワシオルコルはたんぱく質の欠乏で起こる。／たんぱく質の燃焼量(g)は，尿中窒素排泄量(g)に6.25を乗じて求める。[2016][2019]／たんぱく質の平均半減期は，筋肉より肝臓で短い。[2017]／たんぱく質の摂取量が増加すると，尿中への尿素排泄量は増加する。[2019]／摂取たんぱく質は，脂質に変換される。[2017]／絶食時には，体たんぱく質の合成が抑制される。[2020]／たんぱく質の摂取量が不足すると，窒素出納は負になる。[2019]／過剰なたんぱく質の摂取は，アミノ酸の異化を促進する。[2020][2021]

(応栄) エネルギー産生栄養素バランスのたんぱく質の下限は，推奨量(RDA)以上であると設定された。[2016]／体たんぱく質の蓄積量は，妊娠期には増加する。[2021]／たんぱく質は，妊婦の付加量が設定されている。[2015]／たんぱく質は，成熟乳よりも初乳に多く含まれる。[2016]／スポーツ貧血の予防には，鉄やたんぱく質の摂取が重要である。[2017]／筋肉や骨づくりには，たんぱく質摂取が重要である。[2017]

●タンパ

／褥瘡の予防では，たんぱく質を積極的に摂取する。[2018]／学童期のたんぱく質の目標量は，13〜20％Eである。[2020]

(臨栄) たんぱく質摂取量の推定には，1日尿中窒素排泄量を用いる。[2020]／血液透析(週3回)の食事療法基準では，たんぱく質0.9〜1.2g/kg標準体重/日とする。[2019][2021]／甲状腺機能亢進症では，たんぱく質を十分に補う。[2018][2020]／内臓脂肪型肥満の場合，各栄養素の摂取エネルギーに占める割合は，たんぱく質は15〜20％が推奨される。[2021]／慢性腎臓病ステージ1，Ⅰ度高血圧の場合，栄養療法では，たんぱく質は過剰にならないように1.0g/kg程度を目安とする。[2019]／腹膜透析患者の栄養管理では，たんぱく質の摂取量は，0.9〜1.2g/kg標準体重/日とする。[2020]／糖尿病性腎症の病期第3期では，たんぱく質は0.8〜1.0g/kg標準体重/日とする。[2020]／微小変化型ネフローゼ症候群では，たんぱく質摂取量は，1.0〜1.1g/kg標準体重/日とする。[2019]／高CO_2血症を認めるCOPD患者では，高たんぱく食(15〜20％E)の指導が基本である。[2021]／妊娠糖尿病の場合，摂取エネルギー量に対し，たんぱく質はエネルギー比率15%から20%をこえない量を目安とする。[2021]／褥瘡では，十分なたんぱく質の摂取量が必要である。[2019]

【たんぱく質栄養状態】★ 摂取したたんぱく質*によってもたらされる身体状況。たんぱく質の栄養状態を判断するよい指標としては，血清アルブミン*濃度，尿中クレアチニン*・身長指数，尿中ヒドロキシプロリン*指数，血清中のトランスフェリン*やレチノール結合たんぱく質*などがあげられる。このうち，特に血清アルブミン濃度は高齢者の栄養指標として有用である。

(基栄) 血清アルブミンは，たんぱく質栄養状態判定に有用である。／血清中のトランスフェリンやレチノール結合たんぱく質は，食事たんぱく質欠乏を判定する指標として有用である。

【たんぱく質凝固】★ たんぱく質*の加熱変性などによる分子間の架橋現象。共存物質によって凝固の程度は異なる。変性たんぱく質では立体構造内部の疎水性

基が露出し，分子相互は結合しやすくなる。酸やアルコールによる牛乳*たんぱく質の凝固，豆乳へのにがり*(マグネシウムイオン)添加による凝集，チーズ製造時の酵素レンネットによる牛乳たんぱく質の凝固，ゆで卵の凝固などがある。

(食物) 卵白と卵黄の凝固温度の差を利用した温泉卵は，卵黄よりも卵白の方が軟らかい。

【たんぱく質生合成】⟳翻訳

【たんぱく質節約作用】★ 体たんぱく質*のエネルギー源への転用を抑制する作用。たんぱく質は，体構成成分として重要な役割をもつ。しかし，生体が要求するエネルギー量に比べて，摂取エネルギーが少ない時には，摂取したたんぱく質はまず血糖補給のためのエネルギー源として使われてしまう。エネルギー源として炭水化物を十分に摂取しておくことで，たんぱく質摂取量が少量であっても，(エネルギー源としての利用は少なくなるため)効率的に体たんぱく質を供給することができる。このことを炭水化物あるいはエネルギーのたんぱく質節約作用という。

(基栄) たんぱく質の節約作用には，エネルギーの摂取量が関係している。

【たんぱく質分解酵素】⟳プロテアーゼ

【たんぱく質変性】★ たんぱく質*分子の高次構造が崩壊し物性が変化する現象。変性には，加熱，凍結，高圧，超音波，紫外線*，X線，撹拌などの物理的要因と酸性またはアルカリ*性，有機溶媒，界面活性剤などの変性剤による化学的要因とがある。一般にたんぱく質の生物活性は喪失する。また，変性により溶解度が低下し，プロテアーゼ*作用を受けやすくなる。食品加工ではたんぱく質の変性を利用したものが多い。

(食物) たんぱく質の変性は，pHの変化により起こる。[2016]／魚介類冷凍品の品質変化には，脂質の酸化，たんぱく質の変性，肉質のスポンジ化などがある。

【たんぱく尿】★★ 1日に150mg以上のたんぱく質が検出される尿*。健常人の尿には1日10〜100mgのたんぱく質が含まれ

る。尿中に血液のたんぱく質が漏出する
もので、血清アルブミン*が主である。
生理的たんぱく尿と病的たんぱく尿に大
別される。腎疾患ではほとんど必発の症
状で、診断には重要な症候である。この他、
妊娠高血圧症候群、尿管、膀胱、尿道の
炎症や結石・腫瘍、SLE、多発性骨髄腫な
どでもたんぱく尿がみられる。健康人で
も過激な運動、長時間起立、月経前に一
過性のたんぱく尿(生理的たんぱく尿)を
みる。

(人体) 妊娠高血圧症候群では、たんぱく尿がみ
られる。[2013]

(応栄) 妊娠高血圧症候群の重症度は、高血圧、
たんぱく尿の程度で分類される。[2008]

(臨栄) CKDの重症度分類には、原疾患、たんぱ
く尿の程度、GFRを用いる。[2017]／成人の
ネフローゼ症候群におけるたんぱく尿消失後は、
エネルギー量を標準体重1kgあたり35kcal/日
とする。[2012]

【たんぱく漏出性胃腸症】★★ おもに低
アルブミン血症を呈する症候群であり、
胃腸から胃腸管腔へ肝臓でのアルブミ
ン*合成能を超えて漏出する疾患。代表
的なものにメネトリエ病や腸リンパ管拡
張症がある。浮腫・消化器症状・低カルシ
ウム血症、また免疫異常や脂質代謝異常
を呈することがある。メネトリエ病には、
H_2受容体拮抗薬、プロトンポンプ阻害薬、
腸リンパ管拡張症には、低脂質・高たんぱ
く食や成分栄養剤、半消化態栄養剤など
を用いて治療を行う。

(人体) たんぱく漏出性胃腸症では、低アルブミ
ン血症がみられる。[2018]

(臨栄) たんぱく漏出性胃腸症では、たんぱく質
を増量する。[2017][2019]／たんぱく漏出性
胃腸症の栄養管理は、低脂質、たんぱく質補強
型の食事とする。[2021]

【たんぱく漏出喪失性胃腸障害】★★ 胃
腸粘膜*の病変によって血中アルブミン*
が胃腸粘膜から胃腸管内へ異常に漏出す
るために起こる疾患。低アルブミン血症
に起因する浮腫*、腹水*などがおもな症
状となるが、鉄欠乏性貧血*や発育障害

をみることもある。食事療法上の要点は
易消化性の高たんぱく質、高エネルギー
食であるが、ビタミン*とミネラル*の補
給も必要である。成分栄養や半消化態栄
養を行うこともある。

(人体) 炎症性腸疾患は、たんぱく漏出性胃腸症
の原因疾患となる。[2011]／たんぱく漏出性胃
腸症では、アルブミン/グロブリン比(A/G比)は
低下する。[2011]／たんぱく漏出性胃腸症では、
血中カルシウム値は低下する。[2011]／たんぱ
く漏出性胃腸症では、腸管浮腫をきたす。[2011]

**【短半減期たんぱく質】★《急速代謝回転た
んぱく質、RTP:rapid turnover protein》**
半減期*が短く、代謝回転の速いたんぱ
く質*のこと。通常、体全体のたんぱく
質の平均半減期は約80日であるが、それ
に比べて、血中のトランスフェリン*(8
日)、トランスサイレチン*(プレアルブ
ミン)(2～3日)、レチノール結合たんぱく
質*(16時間)の代謝回転は速い。これら
は、たんぱく質の早期の栄養状態判定*
に用いることができる。手術後の数日間
の栄養状態等を把握する上でもよい指標
となる。

(基栄) たんぱく質の摂取不足によって、血中ラ
ピッドターンオーバープロテイン(RTP)値は低
下する。[2013]

**【ダンピング症候群】★★《DS:dumping
syndrome》** 幽門*側を含む胃切除や胃腸
吻合術後に多くみられる症状。胃の手術
を受けた患者の50%でみられ2期に分類
される。早期ダンピング症候群は、炭水
化物*の多い食事をして10～15分で嘔気、
動悸、虚脱感、腹部膨満感、食後1時間以
内に下痢*を生じる。高浸透圧の内容物
が胃から空腸内に送られるために起き
る。後期ダンピング症候群は食後2～3時
間後に空腸に流れ込んだ糖質*によって
急激に血糖値が上昇し、インスリン*が
過剰分泌されて低血糖*を起こし、発汗*、
頻脈*、めまい*、脱力感、冷感を示す。
予防には水分含有量が少なく、小腸内に
流入する食物の浸透圧を上昇させないた
め単糖類*を避け、少量頻回の食事が適
する。

夕
●タンパ

(人体) ダンピング症候群は，胃切除後の合併症である。[2016]

(臨栄) ダンピング症候群は，幽門側を含む胃切除や胃腸吻合術後に多くみられる症状である。[2020]／胃切除後の早期ダンピング症候群は，低炭水化物食とする。[2017]／胃切除患者では，ダンピング症候群を起こしやすい。[2009][2010]／胃がん術後では，ダンピング症候群を呈する。[2013]／胃切除後の後期ダンピング症候群は，食間の少量糖質摂取とする。[2017]

【断面調査】 ➡横断研究

【弾力】 ➡弾力性

【弾力性】 ★《弾力，弾性》 外力を加えると変形するが，外力を取り除くと変形が回復し，元の状態に戻る力学的性質。ゴムやスポンジに力を加えると瞬間的に変形し，力を除くと直ちに完全に元の状態に戻るような性質をいう。食べ物のテクスチャー*特性の1つで，食感だけでなく，調理・加工過程での手触りも含めて用いられる場合がある。また，弾力性にはこしがある等の言葉を含む。この性質をもつ食べ物の例としては，ゲル*状食品のこんにゃく*，くず餅，かまぼこ等があるが，その他には団子やドウ*，あらい（魚の生食調理の一種）など幅広くみられる。

(食物) "あらい"では，魚肉を氷水中で洗うことにより，肉が収縮し弾力を増す。／くずざくらの弾力のある口ざわりは，半糊化状のでんぷん衣であんを包んだ後に蒸すことにより得られる。

【鍛錬性貧血】 ➡スポーツ性貧血

【血合肉】 ★ 魚肉に特有な赤褐色の筋肉*組織。他の部分を普通肉という。血合肉は白身魚より赤身魚の方が多く，また普通肉に比べ，ミオグロビン*，ヘモグロビン*，シトクロム，ビタミン*，ミネラル*が多く含まれる。

(食物) 魚の体側筋の表面には，ミオグロビンやチトクロームに富む血合肉が存在している。

【チアジド系利尿薬】 ➡サイアザイド系利尿薬

【チアノーゼ】 ★★ 血液の酸素化の不足により，皮膚*や粘膜*が紫藍色になること。還元ヘモグロビン*量（酸素と結合していないヘモグロビン）が5g/dL以上に増

加した場合に出現するので，ヘモグロビン濃度5g/dL以下の貧血*では生じにくく，逆に多血症で認めやすい。呼吸器疾患や心疾患*で動脈血*の還元ヘモグロビンが増加した中枢性チアノーゼ，血流低下により末梢側の還元ヘモグロビンが増加した末梢性チアノーゼ，異常ヘモグロビンによる血液原性チアノーゼがある。

(人体) チアノーゼは，うっ血で出現しやすい。[2007]／チアノーゼは，血液中の還元ヘモグロビンが増加した状態をいう。[2006][2014]／チアノーゼは，血液中の二酸化炭素濃度が上昇した時にみられる。[2016]／チアノーゼは，貧血で出現しにくい。[2018]

【チアミナーゼ】 ➡アノイリナーゼ

【チアミン】 ➡ビタミンB_1

【チアミンニリン酸】 ➡チアミンピロリン酸

【チアミンピロリン酸】 ★★《TPP:thiamine pyrophosphate，チアミンニリン酸》 ビタミンB_1*（チアミン）の補酵素*型。チアミンのピロリン酸（チアミンニリン酸）エステル。五炭糖リン酸回路*のトランスケトラーゼ，解糖系のピルビン酸デヒドロゲナーゼ，TCA回路のα-ケトグルタル酸デヒドロゲナーゼなどに補酵素として働く。欠乏症が脚気である。

(人体) ピルビン酸脱水素酵素は，チアミンピロリン酸（ビタミンB_1の補酵素型）を補酵素とする。[2008]

【地域栄養活動】 ➡公衆栄養活動

【地域栄養調査】 ★ 地域の栄養状態や健康状態を把握するためのアセスメントの1つ。栄養教育計画の基礎資料や効果判定などに用いられる。全数調査と標本調査があるが，地域の規模や目的に応じて用い，事前に経済状況，疾病状況，食文化背景などの既存の資料や種々の調査結果なども把握しておくことが必要である。また，調査対象の選定は偏り*のないよう配慮する。

(栄教) 地域の栄養調査の主たる目的は，地域の実態を把握することにより，栄養指導計画の基礎資料および栄養指導効果の評価資料を得ることにある。

【地域支援事業】 ★★ 高齢者が要介護*状

態等になることを予防し，たとえ要介護状態になっても，可能なかぎり住み慣れた地域で自立した日常生活を営むことができるよう支援するための事業。地域支援事業は，総合事業（介護予防，生活支援サービス）と包括的支援事業（在宅医療と介護連携，認知症支援），任意事業（介護給付適正化，家族介護支援）の3事業からなる。経費は介護保険*料と税金である。配食サービスは任意事業である。

（公栄）介護保険法に基づく地域支援事業の目的は，被保険者が要介護状態または要支援状態になることの予防である。[2008][2011]／高齢者に対する配食サービスは，介護保険法に基づく地域支援事業の中の任意事業である。[2008][2011]／地域支援事業の実施は，介護保険法に定められている。[2018][2021]／介護予防の観点からの地域支援事業では，低栄養ハイリスク者に対する支援が含まれる。[2011]／介護予防の観点からの地域支援事業には，集団栄養教育も含まれる。[2011]

【地域相関研究】 ➡生態学的研究
【地域組織活動】 ➡地区組織活動
【地域包括支援センター】★★　介護保険法*に基づき，地域住民の心身の健康*の保持および生活の安定のために必要な援助を行うことにより，地域住民の保健医療の向上および福祉の増進を包括的に支援することを目的とする施設。市町村が設置主体となり，保健師・社会福祉士・主任介護支援専門員*等を配置し，介護予防支援および包括的支援事業（①介護予防ケアマネジメント業務，②総合相談・支援業務，③権利擁護業務，④包括的・継続的ケアマネジメント支援業務）を地域において一体的に実施する役割を担う中核的機関である。

（社会）地域包括支援センターは，地域における介護予防マネジメント・総合相談や権利擁護等を担当する。[2014]／介護保険制度において，要介護認定申請は，本人，成年後見人，家族・親族，民生委員・介護相談員，地域包括支援センター，居宅介護支援事業者，介護保険施設等が行える。[2008]／地域包括支援センターには，管理栄養士の配置が義務づけられていない。[2021]／地域包括支援センターには，配食サービスが義務づけられていない。[2021]

【地域保健】★　地域を基盤とし，そこに居住する住民の自主的な健康生活の確立を支援する一連の保健活動。その内容には，母子保健，成人保健，老人保健等が含まれるが，高齢化の進行につれ老人保健の比重が大きくなっている。現在は，地域包括ケアシステムの構築に向けて，ソーシャルキャピタル*の活用，地域特性を活かした保健・福祉の推進，医療・福祉・介護などの関連施設との連携強化がはかられている。

（社会）地域保健の内容としては，母子保健，成人保健，老人保健等が含まれ，今後は老人保健分野の比重が大きくなる。

【地域保健法】★★　地域保健*に関する法律。1994年（平成6）に保健所法より改編され，1997年（平成9）より施行。保健サービス*の受け手である生活者の立場を重視し，地域住民のニーズにきめ細かく対応するための新たな体制を整備した。都道府県においては，より広域的，専門的，技術的拠点として保健所*が統合強化され，市町村においては，保健センターを設置し，住民に身近な保健サービスの提供を行う。これに伴い栄養改善法*が1995年（平成7）に改正され，住民に対する一般的な栄養相談・指導等は市町村が行うこととされた。その後，栄養改善法は2003年（平成15）に廃止され，健康増進法が施行された。

（社会）地域保健法は，1994年（平成6）に制定された。[2014]／保健所は，地域保健法に基づいて設置される。[2008][2011][2012]／市町村保健センターの位置づけは，地域保健法に明記されている。[2009][2010]

（公栄）地域保健法の目的は，地域保健対策が総合的に推進されることを確保し，地域住民の健康の保持および増進に寄与することである。[2012]／保健所の事業内容は，地域保健法に定められている事項である。[2016][2017]

【遅延型アレルギー】 ➡Ⅳ型アレルギー
【遅延型皮内反応】★《遅延型皮膚過敏反応，DCH:delayed cutaneous hypersensitivi-

ty） 微生物由来の抗原*に対する抗原認識機能の低下を判定する方法。臨床上，定性的に容易に実施することができる。抗原として，カンジダ抗原，ツベルクリン，ストレプトキナーゼ抗原などが利用される。免疫機能検査の1つで，免疫能は早期に栄養状態の影響を受けることから，早期の栄養状態の低下の指標となる。

（臨栄）免疫機能検査の栄養評価で一般に用いられるのは，遅延型皮内反応(PPD皮内反応)や末梢血総リンパ球数である。

[遅延型皮膚過敏反応] ➡遅延型皮内反応
[チオグルコシダーゼ] ➡ミロシナーゼ
[チキソトロピー] ★ 外力を加えると流動性が増し，粘性*が低下し，外力を除くと粘性が増して流動しにくくなる現象。トマトケチャップ，マヨネーズなどチキソトロピーを示す食品は，撹拌すると流動性が増す。

（食物）トマトケチャップは，外力を加えると流動性が増し粘性が低下するので，チキソトロピー型食品である。[2011]

[地球温暖化] ★★ 地球表面の温度が上昇すること。温室効果ガス*の大気中濃度の上昇は，平均気温の上昇，海面の上昇，豪雨や渇水などの気候の変化を起こし，マラリア*などの動物媒介性感染症の分布域拡大，植生や水資源，食料生産への影響が推測される。1997年（平成9)の京都議定書で先進国の温室効果ガスの排出削減目標を定めた。2015年の国連気候変動枠組条約締約国会議(COP21)で採択されたパリ協定では，全ての国が参加する2020年以降の温室効果ガス排出削減等の新たな国際枠組みを定めた。

（社会）地球の温暖化は，おもに二酸化炭素，メタン等の温室効果ガスの大気中への蓄積による。[2014]

（食物）フードマイレージの増加は，地球温暖化の促進につながる。[2009]

[遅筋] ★★★《赤筋》 持久力にすぐれた筋肉*。ミオグロビン*の含量が多いため，赤色が強く，赤筋ともよばれる。ミトコンドリア*が多く，ミオグロビンが酸素を供給するため，持久力にすぐれる。筋

のタイプとしてはタイプI線維に分類される。脊柱起立筋は遅筋が多い。マラソンなどの陸上長距離選手などは遅筋が多い方が有利である。

（応栄）遅筋は，速筋より持久力に優れる。[2021]／遅筋のミトコンドリアは，速筋より多い。[2021]

[地区組織活動] ★《地域組織活動，住民組織活動》 地区における住民が特定の目的を達成するための自主的組織活動。昭和20年代後半から30年代にかけて，当時の急性伝染病予防と環境衛生改善のために，ハエと蚊をなくす住民活動が全国的に実施され大成功をおさめた。現在は，生活習慣病予防，介護予防が事業の中心である。

（公栄）地区組織活動にあたっては，公民館等の地域の社会資源を有効に活用するとよい。／地区組織活動のテーマの選定にあたっては，地域のニーズに合ったものを選ぶ。

[地産地消] ★★ 地域でつくり収穫された食材を，その地域で消費すること。学校給食*などでは，その地域でとれた米や野菜などを使った給食を出すなどの取り組みがなされている。地域によって食材の自給率に格差があるため，学校給食の地産地消の実施にも格差があるのが実態である。地産地消のメリットは，生産者の顔が見え，安心感が得られること。デメリットは，地元だけでは欲しい食材をそろえることがむずかしいことである。

（食物）地産地消を実施すると，トレーサビリティのコストが低下する。[2007]／地産地消は，フードマイレージの減少につながる。[2009]／地産地消の輸送コストは，輸入の輸送コストに比べて一般的に減少する。[2014]

（給食）食材の地産地消は，環境負荷の低減に貢献する。[2011]

[致死率] ➡致命率

[窒素出納] ★★★《窒素バランス》 1日の窒素の摂取量と排泄量の関係をみたもの。たんぱく質の重量の約16％は窒素であり，炭水化物や脂質には含まれない。そのため，食事中摂取窒素と尿中排泄窒素

の測定によって窒素出納をみることは，体内でのたんぱく質代謝の動的状態の目安となる。健常な成人では，窒素の排泄量と摂取量は等しく，窒素平衡の状態にある。成長期*の子どもや妊婦*では，体たんぱく質*への蓄積が亢進されており，摂取量が排泄量よりも高く正の窒素出納となる。飢餓*状態では，体たんぱく質の崩壊が亢進され，排泄量が摂取量よりも高く負の窒素出納となる。

(基栄) 窒素出納は，エネルギー摂取量の影響を受ける。[2015]／飢餓状態では，窒素出納は負になる。[2018][2021]／糖質および脂質由来のエネルギー摂取量が不足すると，窒素出納は負となる。[2014]／たんぱく質の摂取量が少なくなると，健常成人では窒素出納は負になる。[2012][2013][2019]／食品たんぱく質の生物学的評価法は，窒素出納法を利用している。[2014]／コルチゾールの分泌が増加すると，窒素出納は負になる。[2017]／摂取窒素量が排泄窒素量を上回ると，窒素出納は正になる。[2020]

(応栄) 窒素出納が負の時は，体たんぱく質量が減少している。[2020]

(臨栄) 負の窒素出納は，体たんぱく質量の減少を示す。[2011]／重症感染症では，窒素出納が負となる。[2014]

【窒素－たんぱく質換算係数】★　食品中のたんぱく質*の定量に用いる係数。一般に食品中たんぱく質含量は，食品の全窒素量を定量し，これに窒素－たんぱく質換算係数を乗じて求めている。たんぱく質が平均16％の窒素を含んでいることから，多くの食品では，換算係数として100/16＝6.25を用いている。食品成分表*では，FAO*による食品個別の係数があるものはそれを用い，ないものは6.25を用いている。一般的に，植物性食品の換算係数は動物性食品のそれより小さい。茶類やコーヒーの場合はカフェイン*由来の窒素量を，ココア類およびチョコレート類はカフェインおよびテオブロミン*由来の窒素量を，全窒素量から差し引いてから算出する。野菜類はサリチル酸添加改良ケルダール法*で全窒素量を定量し，別に定量した硝酸態窒素量を差

し引いてから算出する。

(食物) たんぱく質含量は，全窒素量に食品個別の「窒素－たんぱく質換算係数」を乗じて算出し，個別係数がない食品は6.25を乗じて算出する。

【窒素バランス】⊃窒素出納
【知的作業能力】★　知的機能を用いた作業に関する能力。高齢者は知的機能が低下することにより，その作業能力も低下する。このことは生活の自立度に大きく影響する。しかし，その機能低下には個人差があり，そのことに配慮した対応や支援が必要である。

(栄教) 高齢者の知的作業能力，筋労作能力および社会経済責任能力は，個人差が大きいため，このことに配慮した栄養指導が必要である。

【チトクロームC】⊃シトクロームC
【知能障害】★　適切に行動し，合理的に思考し，新しい問題および環境に対処する知的能力に障害のある状態。染色体異常症*（ダウン症候群*など），先天的疾患（フェニルケトン尿症*など）や乳児期*の発育不全や栄養障害等によって，知能が正常に発達・機能しないことをいう。

(人体) フェニルケトン尿症では，知能障害，けいれん，メラニン色素欠乏がみられる。

【痴呆】⊃認知症
【チミン】★　DNA*（デオキシリボ核酸*）を構成するピリミジン塩基の1つ。5-メチルウラシルのこと。DNAはアデニン*，シトシン*，グアニン*，チミンから構成されるが，RNA*はチミンではなくウラシル*からなる。ウラシルとチミンの違いは，C5の位置がメチル基に置き換わっているだけである。2本の水素結合*を介してアデニンと結合する。

(人体) DNAにおいて，アデニン，グアニンはチミン，シトシンとそれぞれ水素結合する。[2010]

【チーム医療】★　医師，看護師，薬剤師，管理栄養士*，臨床検査技師などの医療専門職種がチームとなり連携し行う医療。それぞれの専門性から患者主体の医療を行う。チーム全体の構造の中心には患者が位置し，チームの一員としてとらえられ，患者を含むチーム全体が共通の理解の上で治療の目標を設定し，医療が

チ

●チッソ

展開される。

(臨栄)クリニカルパスは，チーム医療を行う上でも有効である。[2007][2015]／クリニカルパスによりチーム医療はより明確になる。[2017]

【チームティーチング】★《TT：team teaching》 複数の教員が，共同で教育に携わる授業形態。学校給食*を利用して栄養教諭*や学校栄養職員*の専門性を生かし，クラス担任と共同で健康，食，栄養に関する授業を行っている。この他専門性を生かした授業への参画方法として特別非常勤講師制度がある。

(栄教)児童生徒に対して栄養士が指導できるのは，給食時間に限られるものではなく，TTを利用した授業などがある。

(給食)学校栄養職員は，チームティーチングや特別非常勤講師として児童生徒の健康教育に携わる。

【致命率】★★《致死率》 特定の疾病に罹患した患者の中で，その疾病が原因で死亡した者の割合。疾病の重症度や治療水準の指標となる。急性疾患の致命率は，ある疾病による死亡者数÷その疾病の患者数×100で求められる。死亡が長期にわたり継続してみられる場合には，1カ月以内などと期限を区切ることがある。また，1年以上続く慢性疾患では，1年間の死亡数と新規患者数の比で代用することもある。

(社会)致命率は，ある疾病に罹患した者のうち，その疾病が原因で死亡した者の割合である。[2010][2017]

【茶】★ ツバキ科の茶樹の若葉の加工品。発酵*の有無により不発酵茶*（緑茶など），半発酵茶*（ウーロン茶など），発酵茶*（紅茶*）に分ける。苦味*はカフェイン*，渋味*はタンニン*，甘味*は糖やアミノ酸，うま味*はテアニン*である。

(食物)茶のうま味成分は，テアニンによる。[2021]

【着色料】★ 加工食品*の外観維持向上により嗜好性を高める目的で使用される食品添加物。合成着色料と天然着色料がある。合成着色料には食用赤色2号など酸

性で水溶性のタール色素とそのアルミニウムレーキ，β-カロテン*，三二酸化鉄，銅クロロフィル等があり使用基準が設定されている。既存添加物としてコチニール色素やクチナシ赤・黄色素，カラメル色素など多数指定されている。

(食物)天然色素を含め着色料は，用途名と品名（別名，簡略名）を併記して表示しなければならない。[2012]／寒天ゼリーに使用されたフルーツソースに含まれる着色料は表示が免除されない。[2015]

【中央配膳方式】★★ 厨房内において，できあがった料理を1食ずつにセット（トレイメイク・膳組み）した後に喫食者のもとへ配膳*する方法の1つ。配膳作業が1カ所に集約されることから，効率的に作業できるところに利点がある。しかし，食数が多くなればそれだけ時間がかかり，喫食者に届くまでの距離も長くなる。冷温蔵配膳車などを用いて，適温を保ち配膳する場合が多い。

(給食)病院給食において中央配膳方式から病棟配膳方式に変更することによって，盛りつけ作業人員は増加する。[2012]／パントリー配膳方式は，中央配膳方式より多くの作業従事者を必要とする。[2018]／パントリー配膳方式は，中央配膳方式より利用者とのコミュニケーションがとりやすい。[2018]

【中温性細菌】★ 生育至適温度*が20〜37℃，最低生育温度が5〜15℃，最高生育温度が35〜45℃の細菌*。通常の食品中に普遍的に分布している。食品中の汚染菌量を表示する指標として一般細菌数が使用されており，これは好気性の中温菌数を示すものである。日常的に利用する食品には10^3〜10^4個/g程度の一般細菌数が存在している。

(食物)中温微生物は，発育最適温度が25〜40℃の中温域にある微生物である。

【中間質小麦】★ 麦の粒子の硬さが硬質，軟質との中間にあるもの。一般に粒子の硬さはたんぱく質含量に比例し，中間質小麦はグルテン*の質，量ともに強力粉と薄力粉*の中間で，これからとれた粉を中力粉とよぶ。色があまり白くないた

め製パン用には向かず，おもに麺類に使われる。日本で使用している中力粉は，主としてオーストラリアで栽培されるASW(オーストラリア産スタンダードホワイト)や国産の中間質小麦からつくられる。

(食物)中間質小麦の粒の硬さやたんぱく質含量は，硬質小麦と軟質小麦の中間で，うどん用に向き，国産の小麦が該当する。

【中間宿主】★　幼虫が一定の発育を行うための宿主。寄生虫の種類によって中間宿主を1つ必要とする場合と2つ必要とする場合がある。無鉤条虫*(ウシ)，有鉤条虫*(ブタ)，アニサキス*(オキアミ，サバ，アジ，タラ，サケ，スルメイカ)，住血吸虫(ミヤイリガイ)，肝吸虫(第1中間宿主:マメタニシ，第2中間宿主:モロコ，フナ)，横川吸虫*(第1中間宿主:カワニナ，第2中間宿主:アユ，シラウオ)，肺吸虫(第1中間宿主:カワニナ，第2中間宿主:淡水カニ)，トキソプラズマ*(ネコ，ネズミ，イヌ，ブタ，ヒト)。

(食物)無鉤条虫は，ウシを中間宿主とする。

【中間水分食品】★★　水分活性0.65〜0.85，水分含量10〜40％の食品。適量の水分を含み，水を加えずに食べることができる程度に可塑性に富み，かつ，微生物増殖を抑制する程度に水分活性*を低く抑えた食品。マーマレード，ゼリー，ジャム*，ハム*，乾燥果物など伝統的な食品の他にペットフード，宇宙食など新しく開発された食品もある。水分含量を高めつつ，水分活性を抑えるために食塩*，砂糖*の他，グリセロール，プロピレングリコールなどの水和剤が添加される場合がある。

(食物)中間水分食品を食べる時は，復水する必要はない。[2007]／中間水分食品は，生鮮食品に比べて水分活性が低い。[2015]／中間水分食品が示す水分活性範囲では，アミノ-カルボニル反応の反応性が高い。[2016]／中間水分食品は，生鮮食品と比較して非酵素的褐変の反応は速くなる。[2021]

【中鎖脂肪酸】★★★　《MCT:midium chain triacylglycerol》　炭素数8，10の脂肪酸*。

やし油，パーム核油に多く含まれる。中鎖脂肪酸からなるトリアシルグリセロール*は，胆汁酸を必要とせず，容易にリパーゼの加水分解を受ける。吸収後は，トリアシルグリセロールに再合成されることなく，門脈*経由で肝臓*に入る。そのため，消化吸収性がよく，効率よくエネルギーに代謝される。臨床では高エネルギーを必要とする患者に対して，治療用特殊食品として利用されている。最近では，体脂肪*をためにくいという理由から，中鎖脂肪酸を通常より多く(10％程度)含む植物油脂も市販されている。

(人体)中鎖脂肪酸とは，炭素数8〜10程度の脂肪酸をいう。[2007]

(食物)牛乳は中鎖脂肪酸が含まれているのが特徴である。[2019]

(基栄)小腸上皮細胞に吸収された中鎖脂肪酸は，門脈を経て肝臓に運ばれる。[2010][2016]／中鎖脂肪酸の吸収は，胆汁酸塩を必要としない。[2009]

(臨栄)非代償期の慢性膵炎では，中鎖脂肪酸を食事に利用する。[2017]

【中心温度】★★　食品の中心の温度のこと。芯温ともいう。給食では，中心温度の測定は，針状のセンサーを装着した中心温度計(芯温計)により，食品の中心付近，すなわち最も熱の伝達が遅れる部位にセンサーを直接挿入して行う。加熱調理*，冷却工程，保管温度，食味上の適温などは，中心温度が基準となる。大量調理施設衛生管理マニュアルでは温度と時間の管理を重視しており，加熱調理の衛生管理基準は，二枚貝等ノロウイルス汚染のおそれのある食品の場合は85〜90℃で90秒間以上，それ以外では，中心温度75℃，1分以上と，中心温度の確認と加熱時間を規定している。

(給食)入院時食事療養における院外調理では，調理加工後の食品は，中心温度3℃以下で保存する。[2010]／クラムチャウダーの加熱は，中心温度85℃，1分以上を必要とする。[2012]／野菜の煮物やビーフシチューの再加熱は，中心温度75℃，1分以上を必要とする。[2012]

チ
●チュウ

【中心静脈栄養法】★★★《TPN：total par-enteral nutrition，IVH：intravenous hyper-alimentation，完全静脈栄養，中心静脈栄養補給法》 大静脈からのカテーテル*投与で人体に必要な栄養補給を長期間にわたり行うことができる方法。経腸栄養*の不適応時に施行。心臓*に近い中心静脈に留置したカテーテルを介して24時間継続して，ブドウ糖*，アミノ酸*，脂肪乳剤*，ビタミン*剤など高濃度の栄養剤を補給する。副作用には，敗血症*，血栓*，バクテリアルトランスロケーション*などがある。

(人体) 中心静脈栄養法では，ビタミンB₁欠乏による乳酸アシドーシスに注意する。[2007][2011][2015]／中心静脈栄養法における鎖骨下静脈穿刺の合併症には，気胸がある。[2008][2011]／中心静脈栄養法では高カロリーの栄養補給が可能であり，1日に400g以上のグルコースを投与できる。[2011]

(臨栄) 中心静脈栄養法では，糖質濃度30％の維持液が用いられる。[2017]／中心静脈栄養法と経腸栄養法は併用できる。[2015]／中心静脈栄養法の基本輸液剤には，亜鉛が含まれる。[2018]／中心静脈栄養の基本輸液剤には，セレンは含まれていない。[2016]／中心静脈栄養では，ビタミンB₁の投与が必要である。[2016]／中心静脈栄養法は，在宅でも実施できる。[2018]

【中心静脈栄養補給法】⇨中心静脈栄養法

【中心体】★ 細胞内小器官の1つ。中心小体（中心粒）が2個1組，相互に直角対向しL字形に配置している。細胞分裂の際に重要な役割を果たす。中心小体は，自己複製能をもつ。通常，中心体は核の近くにあるが，細胞分裂の際は中心小体が4個となり，2個ずつが細胞*の両極に移動し，中心体からたんぱく質*が重合してできた細い管（微小管）が伸び，この微小管を介して，中心体は細胞表面や染色体*とつながる。その後，染色体とつながった微小管が脱重合を起こして短くなり，染色体は両極に分配される。

(人体) 中心体は，細胞分裂のさいに染色体を移動させる。[2006]／紡錘糸は細胞分裂のさい，中心体が形成する。[2011]

【中枢神経】★★《中枢神経系》 神経系*の中心にある統御機構。身体各部の活動の命令，調節，伝達を行っている神経系は，中枢神経系と末梢神経*系からなる。中枢神経系は頭蓋腔・脊柱管を占める脳*と脊髄*とからなる。脳は大脳，間脳，小脳，脳幹（中脳，橋，延髄*）に分けられる。

(社会) 有機水銀は，中枢神経に障害をもたらす。[2009]

(人体) 中枢神経系において，神経細胞の集まる部分が灰白質である。

【中性アミノ酸】★ 側鎖に解離性基（酸性基，塩基性基）をもたないたんぱく系アミノ酸*の総称。すなわち，分子中に含まれるアミノ基とカルボキシ基の数によって，塩基性，酸性，中性アミノ酸に分類されるが，アミノ基とカルボキシ基の等しいアミノ酸（すなわち，モノアミノモノカルボン酸）をいう。たんぱく質*を構成するアミノ酸のうち，塩基性アミノ酸*はリシン，アルギニン*，ヒスチジン*，酸性アミノ酸*はアスパラギン酸*とグルタミン酸*で，その他のアミノ酸は全て中性アミノ酸である。

(人体) 分岐鎖アミノ酸は，中性アミノ酸に属する。／疎水性側鎖をもつアミノ酸は，中性アミノ酸である。

【中性脂肪】★★★★《脂肪，トリアシルグリセロール，トリグリセリド》 グリセロール（アルコール*）に脂肪酸*がエステル結合したもの。グリセロールは3つの炭素からなるアルコールであるが，このうちの全て，すなわち3つの脂肪酸が結合したものをトリアシルグリセロール*，うち2つの脂肪酸が結合したものをジアシルグリセロール，1つの脂肪酸が結合したものをモノアシルグリセロールという。体脂肪*を構成している脂質*の大部分はトリアシルグリセロールであり，貯蔵エネルギー源としての働きをもつ。中性脂肪の過剰摂取は，肥満*を招来し，動脈硬化*，糖尿病*などの生活習慣病*を進展させる。また，中性脂肪合成の亢進，肝臓*から末梢への脂肪移送障害による脂質代謝異常によって，肝障害，脂質異常症*など

の疾病を引き起こす。

(人体) リポたんぱく質のコア部分は, 中性脂肪とコレステロールエステルからなる。[2012]／脂肪細胞中のトリアシルグリセロールの分解は, アドレナリンにより促進される。[2015]／過剰なアルコール摂取により, 血清トリグリセリド値は上昇する。[2018]

(食物) 牛乳脂質中のトリグリセリドの割合は, 約98%である。[2021]／茶重合ポリフェノールは, 食後の血中性脂肪の上昇を抑える。[2014]

(基栄) トリアシルグリセロールの消化は, 十二指腸から始まる。[2019]／トリアシルグリセロールは, 2-モノアシルグリセロールと遊離脂肪酸にまで分解されて吸収される。[2010]／脂肪細胞内のトリグリセリドは, 主にホルモン感受性リパーゼにより分解される。[2021]／脂肪組織は, グルコースをトリアシルグリセロールに変換して貯蔵する。[2016]／脂肪組織では, トリグリセリドの分解が促進される。[2020]／脂肪組織からのレプチンの分泌は, 脂肪蓄積量が多くなると増大する。[2010]／小腸上皮細胞内で再合成されたトリアシルグリセロールは, その細胞内でキロミクロンを形成する。[2016]／LDLは, VLDLよりトリアシルグリセロール含有率が低い。[2013]／VLDLは, 肝臓で合成されたトリアシルグリセロールを輸送する。[2017]／食後, 肝臓においてトリアシルグリセロールの合成が亢進する。[2015][2019]／食後には, 貯蔵脂肪の分解が抑制される。[2013]／空腹時には, トリグリセリドの分解で生じたグリセロールは, 糖新生に利用される。[2021]／血糖値が低下すると, 脂肪組織のトリアシルグリセロールの分解は促進される。[2017]

(応栄) 習慣的な有酸素運動により, 血清トリグリセリド値は低下する。[2014][2015]／妊娠期に血清トリグリセリド値は, 上昇する。[2020]

(臨栄) 血清トリグリセリド値の上昇は, 摂取エネルギー量の過剰を示す。[2011]／高トリグリセリド血症では, 炭水化物由来エネルギーや単糖類を制限する。[2017]／脂肪肝では, 肝細胞内にトリグリセリドが過剰に蓄積する。[2019]／高CO_2血症を認めるCOPD患者では, 脂肪の摂取エネルギー比率は, 40%Eとする。[2021]／重症外傷患者では, 脂肪合成が抑制される。[2013]

【チューズマイプレート】★　アメリカ人のための食事ガイドライン。米国農務省より2011年に出され, 肥満や生活習慣病を予防・改善するための食事を1食単位のプレート型で示したもの。丸いお皿を4つに分け, 半分を野菜と果物, 残りの半分を穀物とたんぱく質が占める。お皿の右上には乳製品の飲み物がある。

(栄教) チューズマイプレートは米国の食事ガイドである。

【腸炎ビブリオ】★★　わが国の主要な食中毒原因菌の1つである。本菌食中毒が多かった原因として, 魚介類*の生食という食習慣や菌学的特徴である細胞の分裂時間(平均世代時間)が10分前後と細菌*の中で最も短時間であることによる。魚介類からの二次汚染*による食中毒*も多い。本菌は3%の食塩濃度で最もよく発育する海水細菌である。腸炎ビブリオの腸管病原因子は耐熱溶血毒およびその類似毒素である。切り身, むき身の生食用魚介類加工品, 生食用かき, 冷凍食品(生食用冷凍鮮魚介類)の成分規格は製品1gあたり腸炎ビブリオ最確数100以下であること。

(食物) 腸炎ビブリオ食中毒の感染源は, 海産魚である。[2007][2013][2014][2017]／腸炎ビブリオは, 食塩濃度2〜5%でよく増殖する。[2008]／腸炎ビブリオの増殖は, 真水での洗浄で抑止できる。[2010]

【超音波検査】★★　人間には聞こえない高い周波数(20〜2万Hzを超えるほど)である超音波の広がらずに真っすぐ進む性質(指向性)を利用した検査で, 被曝のおそれがなく無侵襲な画像診断検査。体内の音響特性の異なる生体組織に超音波を送信してからの反射エコーをとらえ, 組織の形や動き, 距離を知ることができる。対象は腹部, 心臓, 表在組織, 血管などで, 結石や腫瘍, 変形や走行, 血管壁厚の計測, 心臓の弁や壁の動きなども観察できる。カラードプラで血流を色で表すこともできる。空気や骨は音の反射が大きいので不向き。画像化の進化は著しく, 高音圧の歪みを補正するハーモニックイメ

ージング，組織の硬さ度合いを得るエラストグラフィー，3D，4Dイメージングなどが使用されている。

(人体) 超音波検査は，妊娠中の禁忌にはあたらない。[2020]

(臨栄) 骨粗鬆症の診断には，骨のX線検査や超音波検査が用いられている。

【聴覚】★　音を刺激とする感覚。感覚器は耳であり，外耳，中耳，内耳*からなる。音の刺激は内耳の蝸牛有毛細胞で受容され，蝸牛神経のインパルスとして大脳皮質聴覚野に放射される。ヒトが最も聞き取りやすいのは1000～3000Hzの音である。

(人体) 聴覚をつかさどるのは，蝸牛神経である。

【腸管出血性大腸菌】★★《O157》　下痢原性大腸菌（腸管病原性大腸菌）の一種。サルモネラ*などと同様，生菌を摂取して発症する感染型食中毒*を起こす細菌の一種。O157を代表とする腸管出血性大腸菌はベロ毒素*（志賀毒素）産生性大腸菌ともよばれ，少菌量での感染が起こるとともに，腸管内でベロ毒素を産生し，激しい腹痛，下痢*，重症なものでは血性下痢を起こし，続いて溶血性尿毒症症候群（HUS*）を併発し死亡することもある。

(食物) 腸管出血性大腸菌の毒素は，ベロ毒素である。[2019]／腸管出血性大腸菌は，少量の菌数でも感染する。[2019]／腸管出血性大腸菌による食中毒は，加熱不十分な食肉がおもな原因となる。[2015][2017]／腸管出血性大腸菌による食中毒は，食後4～9日で発症する。[2015][2019]／腸管出血性大腸菌は，100℃3分間の煮沸で殺菌できる。[2021]／腸管出血性大腸菌による食中毒のおもな症状は，出血性大腸炎である。[2015]／腸管出血性大腸菌の主な症状は，腹痛と血便である。[2019]／腸管出血性大腸菌による食中毒は重篤な場合，溶血性尿毒症症候群（HUS）を引き起こす。[2015][2019]

【腸肝循環】★　胆汁酸*のリサイクルのための体内循環。胆汁酸は胆汁*として肝臓から分泌された後，胆嚢*に蓄えられ濃縮され十二指腸*に分泌される。肝臓*から十二指腸への胆汁酸分泌量は1日20～30gにもなる。胆汁酸は界面活性物

質として脂質の消化吸収に必須である。小腸*の空腸で脂質が吸収された後，胆汁酸のほとんど（約95％）は回腸で再吸収される。再吸収されなかった約1～2g程度の胆汁酸は便中に排泄される。小腸で再吸収された胆汁酸は再び肝臓に戻り，また，十二指腸に分泌されることから，このような胆汁酸の動態を腸肝循環とよんでいる。

(臨栄) 短腸症候群の成人患者では，胆汁酸の腸肝循環の障害がみられる。[2014]

【腸管毒】⊃エンテロトキシン

【腸間膜】★　腸管を腹腔後壁からつり下げている膜。腹腔内壁の表面をおおう腹膜が腹腔後壁の部位から伸びて腸管を包んだ膜状の構造で，表面は中皮細胞でおおわれている。腸管につながる血管，リンパ管*，神経が腸間膜の中を通る。脂肪組織*が多く，脂肪*が沈着しやすい。空腸*，回腸*，横行結腸，S状結腸はそれぞれ腸間膜で腹腔後壁からつり下げられている。盲腸，上行結腸，下行結腸は後腹壁に半分埋まっていて露出している半面が腹膜におおわれるが腸間膜は付着しない。後腹壁にほぼ埋まっている十二指腸*の主要部位と直腸にも腸間膜は付着しない。胃を腹腔後壁からつり下げている膜は腸間膜と同じ構造で胃間膜という。結腸をつり下げている腸管膜は結腸間膜ともいう。

(人体) 十二指腸には，腸間膜が付着しない。[2021]

【腸球菌】★　哺乳類の腸内常在菌のうち，球菌の形態をとるもの。健康なヒトの腸内に存在し，糞便*中に排泄される。河川水や土壌などの環境中にはほとんど分布していない。野菜の漬物などの発酵食品*にも存在する。腸球菌は乾燥や冷凍に対して抵抗性がある。大腸菌群*が冷凍中に徐々に死滅していくのに対して，腸球菌は死滅しにくいので，冷凍食品の糞便汚染指標菌*として有用とされている。大腸菌群同様に汚染指標菌として，食品衛生法*で清涼飲料水（ミネラルウォーター類）などの基準に用いられている。

チ

●チョウ

病原性は弱く，通常であれば感染しても発病することはないが，免疫不全など抵抗力が低下したヒトには日和見感染*の例が知られている。

（食物）腸球菌は，糞便汚染の指標となる。[2009]／冷凍食品の指標菌として，腸球菌は大腸菌よりも有用である。[2008]

【長鎖脂肪酸】 ★　炭素数12以上の脂肪酸*。食用油脂*，動物油脂，魚油等に多く含まれることから，食事中脂質を構成する脂肪酸の大部分を占める。消化吸収過程において，胆汁酸*を必要とし，吸収*後は小腸粘膜細胞でキロ（カイロ）ミクロンを構成し，リンパ管*経由で運ばれる。長鎖脂肪酸は，二重結合の有無によって，飽和脂肪酸*，一価不飽和脂肪酸*，多価不飽和脂肪酸*に分けられる。

（基礎）長鎖脂肪酸は，受動輸送により小腸上皮細胞内に取り込まれる。[2017]

【超酸化物不均化酵素】 ⊃SOD

【腸上皮化生】 ★　萎縮性胃炎*などで胃の粘膜上皮が腸上皮に置き換わった状態。胃粘膜*の萎縮では，胃粘膜を構成する細胞が減少するので，それを腸上皮などが補う形になる。一般に慢性の炎症または機械的な刺激などが原因で，発育分化を経て成熟した組織細胞が，他の型の組織細胞に変化する現象を化生という。

（人体）腸上皮化生は，胃がんの前がん状態である。[2012]

【調製粉乳】 ★《乳児用調製粉乳，育児用粉ミルク》　乳を主原料として乳幼児に必要な栄養素*を加え粉末状にした，特別用途食品。「乳児用」「低出生体重児用」「フォローアップミルク」「アレルギー疾患児用」「大豆たんぱく調整乳」「特殊治療用」が含まれる。乳等省令*では乳固形分50.0%以上，水分5.0%以下，細菌数（1g中）5万以下で大腸菌群*陰性と定められている。

（応用）泌乳初期のヒトの母乳は牛乳に比べて銅と亜鉛が多いので，調製粉乳には銅や亜鉛の添加が認められている。

【調節酵素】 ⊃律速酵素

【超低エネルギー食】 ⊃VLCD

【超低比重リポたんぱく質】 ⊃VLDL
【超低密度リポたんぱく質】 ⊃VLDL

【腸内細菌】 ★★　腸管内に生息する細菌。腸内細菌の大部分は嫌気性菌*である。糞便*の乾燥重量の半分はこれらの細菌である。食物繊維*の摂取により，腸内細菌（ビフィズス菌など）の増殖が盛んになり，腸内細菌叢も改善する。ビタミンB群，ビタミンK*およびアミノ酸*，たんぱく質の合成を行う。食物繊維から短鎖脂肪酸*が生成される量は食物繊維の種類によって異なる。大腸から吸収された短鎖脂肪酸はエネルギーとして利用される。一般に腸内細菌による発酵*を受けやすい水溶性食物繊維はエネルギー値は高く，不溶性食物繊維は低くなる。

（食物）メナキノン（ビタミンK₂）は，腸内細菌によって産生される。[2011]

（基礎）ビタミンKは，腸内細菌によって合成される。[2014][2017]／分泌された胆汁酸は，腸内細菌によって二次胆汁酸へ代謝される。[2014]

【腸閉塞】 ★★《イレウス》　腸管の通過障害によって内容物が腸内腔内に充満する症候群。機能的腸閉塞と機械的腸閉塞の2種類があるが，いずれの場合においても，腸管内容の肛門側への通過障害によって腹痛，腹部膨隆，嘔吐，排ガス停止などの症状を呈する。激しい場合は腹膜刺激症状やショック*症状を呈し重篤となる。腹部単純X線にて鏡面像を確認できれば診断が確実になる。治療にはイレウス管を用いて消化管*の減圧をはかる保存療法*や，腸切除，癒着剥離などの手術療法がある。

（人体）麻痺性イレウスでは，腸管蠕動運動の低下がみられる。[2018]

（臨栄）イレウスでは絶食とする。[2009]／イレウスでは，静脈栄養法を選択する。[2019]／イレウス（腸閉塞）では，胃瘻（いろう）チューブによる投与は禁忌である。[2007][2012]／術後イレウスでは，便秘を呈する。[2013]／イレウスでは，輸液量を制限する必要はない。[2015]

【調味料】 ★★　塩味*，甘味*，酸味*，うま味*などを多く含んだ食品で，食品の

チ

●チョウ

味をととのえるのに用いる材料。おもな調味料は、塩味料として食塩*、しょうゆ*、みそ*、酸味料として食酢*、甘味料として砂糖*、異性化糖*、うま味料としてかつお節等のだしやうま味調味料、辛味*料としてこしょう、からし、わさびなどがある。味をつける以外に、脱水*、保水、香りづけなど非常に広範囲に使用され、調味料のもつ性質をうまく利用することが調理上重要である。

(給食) 調味料は、適正在庫量の範囲内で納入させる。[2015]

【調理機器】★　調理で使用される機械・器具類の総称。給食施設*の規模により、機械化の程度は異なり、機器の種類や性能が異なる。機器は使用される調理工程および作業区分または機能により分類され、下調理機器、加熱調理機器、洗浄消毒機器、サービス機器、保管設備、共用板金機器、給湯関連機器などがある。機器の選定は、生産性と品質管理の面から検討し、配置は作業動線*、衛生を考慮する必要がある。

(給食) 給食施設における調理機器類は、稼動記録を保存し、定期的に分析する。[2007]

【調理工程】★★　食材料に着目して、人、機器を介して、食材が料理に変換されるまでの生産過程のこと。下処理では、洗浄、切裁、主調理では、加熱調理、調味などのことである。

(給食) HACCPを取り入れた調理工程管理では、料理の仕上がりから喫食までの時間は2時間以内とする。／献立ごとの調理工程については、調理従事者の汚染作業区域から非汚染作業区域への移動を極力行わないようにする。[2016]

【調理師】★　調理師の名称を用いて調理の業務に従事することができる者として都道府県知事*の免許を受けた者。免許は、厚生労働大臣の指定する調理師養成施設において1年以上、栄養および衛生に関して調理師に必要な知識および技術を修得した者、または多数人に対して飲食物を調理して供与する施設または営業で厚生労働省*令の定めるものにおいて2年以上調理の業務に従事した後、調

理師試験に合格した者に与えられる。

(公栄) 調理師とは、都道府県知事の免許を受けた者をいう。／調理師は、調理作業の統括・実施を行う。[2014]

【調理施設】★　食材料の搬入から、保管、調理、盛りつけ、配膳*、器具洗浄までの一連の作業を行うための施設。調理施設の良否、および効率利用は運営全体に影響する。調理施設は、①食物の品質保持が可能、②能率的で取り扱いやすい、③安全で快適に働ける環境である、④一定時間内で供食ができることが基本的な条件であるが、システムの変更や法改正などにより調理施設の内容が異なる。給食における調理施設は食品衛生法*、および各種関連法規で規制され、保健所*をはじめ指導監督官庁への届出や許可申請が必要である。

(給食)「大量調理施設衛生管理マニュアル」適用の対象となる調理施設における同一メニュー提供食数の基準は、1回300食以上または1日750食以上である。[2009]

【調理操作】★　食品を料理に変換させる調理方法の種類。下調理操作(非加熱調理操作：洗浄*、浸漬、切砕、下味)と主調理操作(加熱調理操作：茹でる、煮る、炒める、揚げる、焼く、蒸す)に大別することができる。施設の設備条件などに応じて調理操作を標準化することで、料理の品質の維持・向上につながる。調理作業者が標準化された操作が行えるような調理技術のトレーニングも必要となる。

(給食) 給食において、味の恒常化には調理操作の標準化が必要である。

【直接監視下短期化学療法】⊃DOTS

【直接ビリルビン】★《抱合型ビリルビン》
赤血球*の破壊により放出されたヘモグロビン*の代謝産物で、血清のおもな黄色い色素成分。脂溶性のため血中ではアルブミン*とおもに結合して肝臓*に運ばれる。さらに、肝細胞でグルクロン酸*抱合されて水溶性になる。検査法(アゾ色素法)でアルコール処理を必要とする非抱合型を間接ビリルビン、処理の必要のないものを直接ビリルビン(基準範囲と

して0.1〜0.5mg/dL）といい，両者を合わせて総ビリルビン（基準範囲として0.4〜1.5mg/dL）という。高値となる原因は，肝細胞障害（肝細胞性黄疸）や腫瘍や結石による肝内および肝外胆汁うっ滞（閉塞性黄疸）があげられる。尿中ビリルビンやウロビリノーゲン，肝胆道系酵素などと合わせて黄疸の診断が可能。

（人体）胆管がんでは，直接ビリルビン優位の黄疸をきたす。[2009]

【直接服薬確認】 ↪DOTS

【貯蔵脂肪】★ 脂肪細胞*中に蓄えられたトリアシルグリセロール*。ホルモン感受性リパーゼ*により脂肪酸*とグリセロールに分解し，血中に放出される。脂肪酸はアルブミン*と結合し，遊離脂肪酸*として各組織に運ばれエネルギー源として利用される。

（基栄）貯蔵脂肪から脂肪酸が動員される時には，アルブミンと結合した形で血液中を運ばれる。

【貯蔵たんぱく質】★ 生体内で貯蔵機能をもったたんぱく質*。活性組織外に分布する。生体組織が要求するアミノ酸*の供給源として機能する。穀類や豆類中のたんぱく質，および卵白アルブミン*，乳カゼイン，フェリチン*などがある。

（人体）カゼイン，フェリチン，ヘモジデリンは，貯蔵たんぱく質である。

【チロキシン】★★《サイロキシン，T₄》 甲状腺ホルモン*の1つ。甲状腺*からはチロキシンとトリヨードチロニン*が分泌される。両者とも甲状腺でチロシン*から合成され，ヨウ素*を含む。甲状腺ホルモンの作用は，全身に分布する甲状腺ホルモン受容体を介する。甲状腺ホルモンは細胞膜*を通過することができ，その受容体*は細胞内に存在する核内受容体である。甲状腺ホルモンが受容体に結合すると，受容体はDNAに直接結合し，標的遺伝子の発現を調節する。生理作用は基礎代謝の維持・亢進であり，脂質代謝，糖代謝の活性化を促し，各臓器におけるエネルギー消費を増大させる。血中高値を示す場合は，ほとんどがバセドウ

病による甲状腺機能亢進症*である。血中低値を示す場合は，橋本病を筆頭に種々の病因による甲状腺機能低下症*である。

（人体）チロキシンは，甲状腺から分泌される。[2014]／チロキシンの過剰分泌は，甲状腺刺激ホルモン(TSH)の分泌を抑制する。[2016]／チロキシンの分泌亢進により，LDL-コレステロールが低下する。[2017]／チロキシンは，細胞膜を通過して作用する。[2018]

（基栄）ヨウ素は，チロキシンの構成成分である。[2008][2013]

【チロシン】★★★《2-アミノ-3-ヒドロキシフェニルプロピオン酸》 L型異性体はたんぱく質を構成する芳香族アミノ酸*の1つ。TyrまたはYと表記。ケト原性および糖原性アミノ酸*。生体内でフェニルアラニン*から生成される。ドーパ，カテコールアミン*（副腎髄質ホルモン*であるエピネフリン*，神経伝達物質*であるノルエピネフリン*の総称），黒色色素メラニン*，甲状腺ホルモン*（チロキシン*，トリヨードチロニン*）の素材である。チロシンが関与する先天性酵素欠損症として，チロシン血症（p-ヒドロキシフェニルピルビン酸酸化酵素の欠損），アルカプトン尿症（ホモゲンチジン酸酸化酵素の欠損），白皮症がある。

（人体）フェニルアラニン水酸化酵素は，フェニルアラニンからチロシンを生成する。[2013]／ドーパミンは，チロシンから生成される生体アミンである。[2011]／チロシンは，ノルアドレナリン（ノルエピネフリン）の前駆体である。[2010]／チロシンは，側鎖に水酸基をもつ。[2020]

（食物）たけのこを水煮した時に析出するのは，チロシンである。[2011]

（基栄）フィッシャー比に用いる血漿芳香族アミノ酸は，フェニルアラニンとチロシンである。[2016]

（臨栄）フェニルケトン尿症は，フェニルアラニンからチロシンに代謝する酵素が欠損している。

【椎骨】★ 脊柱を構成する骨*。成人の脊柱は7個の頸椎，12個の胸椎，5個の腰椎，1個の仙骨，1個の尾骨から構成され

ている。仙骨は5個の仙椎が，尾骨は3～5個の尾椎が骨結合したものである。多くの椎骨には脊髄*が上下に通過する椎孔と棘突起がある。椎骨と椎骨の間には椎間円板とよばれる弾性のある線維軟骨があり椎体に加わる衝撃を吸収するクッションの役割をしている。椎体どうしは関節で結合されており，多少の運動は可能である。

(人体) 椎骨は，不規則形骨に分類される。

【追跡可能性】 ➡トレーサビリティ

【通性嫌気性菌】★ 酸素の有無にかかわらず，増殖可能な細菌*。遊離酸素が多ければ好気的酸化により，酸素がなければ発酵（嫌気的酸化）によってエネルギーを獲得する。ブドウ球菌*や大腸菌などの腸内細菌*科の菌等の食中毒細菌の多くは通性嫌気性菌である。

(食物) 通性嫌気性菌は，酸素の有無に関係なく生育できる。[2017]

【痛風】 ➡高尿酸血症

【痛風結節】★ 尿酸ナトリウムの結晶によるコブ状の肉芽腫組織。尿酸*が尿酸ナトリウムの結晶となって，関節周囲の骨や軟骨，皮下に沈着し，その周囲に組織球，リンパ球*，線（繊）維芽細胞，異物巨細胞がみられる肉芽腫を形成する。このコブ上の硬いかたまりを痛風結節という。高尿酸血症*を基礎として発症する痛風*患者でみられる。

(人体) 痛風結節は，尿酸ナトリウムが母趾趾根関節などに沈着して異物肉芽腫を形成したものである。

【ツェイン】★《ゼイン》 とうもろこし中の主要たんぱく質。アルコール可溶性のプロラミン*に属する。必須アミノ酸*のトリプトファン*をほとんど含まないため，主食にするとペラグラ*などのナイアシン欠乏症*を起こしやすい。

(食物) とうもろこしたんぱく質のゼイン（ツェイン）は，アルコール可溶性である。[2009]

【ツキヨタケ】★ わが国で中毒事故が多いきのこの1つ。有毒成分はイルジンSが知られている。中毒症状は激しい胃腸障害であり，特に吐き気と嘔吐が猛烈で，

死亡する例もある。外観は，ひらたけ，しいたけなどと似ており誤食する。

(食物) ツキヨタケは，わが国で発生するキノコ中毒の大半を占める。／ツキヨタケの有毒成分は，胃腸カタルを主とした胃腸炎型食中毒をきたす。／ツキヨタケによる食中毒の原因となる毒素は，イルジンSである。[2020]

【つくだ煮】★ 小型の魚介類*や海藻類*などをしょうゆ*，砂糖*などを加えた調味液で煮詰めたもの。日本の代表的な保存食品。煮詰めによる加熱殺菌と調味液中の塩分，糖分による浸透圧*の上昇による脱水と，水分活性*の低下で，長期保存が可能。最近は，薄口の減塩のものが好まれる傾向にあり，保存性が期待できないものも増えている。

(食物) つくだ煮は，加熱殺菌と浸透圧上昇による脱水と水分活性低下を利用したものである。

【漬物】★ 衛生規範によると野菜，果物，きのこ，海藻などを主原料として，塩*，しょうゆ*，みそ*，かす，こうじ，酢*，ぬか，からし，もろみ，その他の材料に漬け込んだもの。漬け込み後熟成*させ，塩，アルコール，酸などにより保存性をもたせたものと，一夜漬けのように保存性に乏しいものとに分類される。漬物の保存性は，食塩の浸透圧*と酸による。低塩分が好まれる傾向があるため，酸，エタノール，糖などの添加や，低温保存*，その他のくふうが行われている。

(食物) 漬物では，水分活性を低くする。[2008]

【ツベルクリン反応】★★ 結核*の感染や結核への免疫の有無を確認する検査。結核菌のたんぱく質を皮内接種し，遅延型アレルギー*（IV型）反応を起こさせて，48時間後に発赤・硬結・水疱の程度を測定。10mm以上を陽性とする。結核の自然感染やBCG（ワクチン*）を受けると免疫の働きで結核菌に対して感作される。その後ツベルクリン液を接種するとTリンパ球*やマクロファージ*が菌たんぱく質を攻撃して発赤が生じる。BCG定期接種前のツベルクリン反応検査は廃止された。

(社会) 定期接種前のツベルクリン反応検査は，

廃止されている。[2007]

(人体) ツベルクリン反応は，遅延型アレルギーである。[2011]／結核菌の感染の有無は，ツベルクリン反応で調べる。[2013]／ツベルクリン反応は，Ⅳ型アレルギーの機序で起こる。[2020]

【つわり】⤵妊娠悪阻

【テアニン】★《グルタミン酸エチルアミド》
茶*のうま味*成分。γ-グルタミン酸エチルアミド。玉露など良質茶に多く，番茶などには少ないことから品質指標になる。カフェイン*の神経興奮作用を緩和する機能があるとされる。

(食物) グルタミン酸エチルアミド（テアニン）は，緑茶のうま味成分である。[2017][2018]／お茶に含まれるテアニンの量は，煎茶より玉露の方が多い。[2010]

【テアフラビン】★ 紅茶*の赤い脂溶性色素。赤い水溶性色素テアルビジンとともに紅茶色素を形成。良質紅茶に多く，1〜3%含まれる。カテキン類*が酵素的酸化を受け，これがいくつか重合してできる。テアフラビンの誘導体として，テアフラビンモノガレート，テアフラビンジガレートなども紅茶色素に関与している。テアフラビンには，抗菌性，抗ウイルス性，抗変異原性，抗酸化性などが知られる。

(食物) テアフラビンは，酵素による酸化反応で生成される。[2020]

【DIC】⤵播種性血管内凝固症候群

【DIT】⤵食事誘発性体熱産生

【低圧環境】★★ 身体に対してかかる圧力が低い状態。低圧条件である高山での活動では，組織・細胞への酸素供給は不十分となる。そのため，酸素を必要とするエネルギー産生系の代謝は抑制され，骨格筋*ではグリコーゲン*やグルコース*からの解糖が亢進し，エネルギー源として糖質の供給が重要となる。また，高地で生活するヒトでは，代償的に赤血球*が増加するため，良質たんぱく質や鉄の供給も必要となる。

(応栄) 低圧環境下では，食欲が低下する。[2007][2012][2013]／低圧環境では，血中へモグロビン濃度が上昇する。[2010]／低圧環境

（高地）では，ヘマトクリット値は上昇する。[2013]／低圧環境下では，肺換気量が増大する。[2014]／低圧環境（高地）では，呼吸数は増加する。[2013]／低圧環境（高地）では，肺胞内酸素分圧は低下する。[2013][2019]／低圧環境下では，動脈血の酸素分圧は低下する。[2020]

【DRI(DRIs)】⤵食事摂取基準

【tRNA】⤵トランスファー RNA

【DHA】⤵ドコサヘキサエン酸

【THF】⤵テトラヒドロ葉酸

【THP】⤵健康保持増進措置

【THP】⤵トータルヘルスプロモーションプラン

【低栄養】⤵栄養失調，PEM

【低栄養性浮腫】★ 低栄養*によってもたらされる浮腫*。低栄養状態においては，生体に必要な栄養素が不足し，血液中のたんぱく質，特にアルブミン*の合成が低下する。アルブミンの減少は血漿膠質浸透圧を低下させて組織間隙に過剰な組織液を蓄積させ低栄養性浮腫をきたす。

(人体) 低栄養性浮腫は，血漿膠質浸透圧の低下が原因となって起こる。

【DS】⤵ダンピング症候群

【TSH】⤵甲状腺刺激ホルモン

【TSF】⤵上腕三頭筋部皮下脂肪厚

【TX】⤵トロンボキサン

【DN】⤵糖尿病性腎症

【DNA】★★《deoxyribonucleic acid, デオキシリボ核酸》 核酸*（DNAとRNA*）の1つ。糖成分として2'-デオキシリボース*，塩基成分としてアデニン*，グアニン*，シトシン*，チミン*を含むヌクレオチド*がリン酸ジエステル結合した鎖状重合体。さらに，それの2本で二重らせん構造*をとっている。鎖間の結合はアデニンとチミン，シトシンとグアニン間の水素結合であり，この関係を相補性という。細胞核に存在し，遺伝子*として機能するが近年のゲノム*研究により，遺伝子部分は2〜3%に過ぎないことがわかってきた。塩基*の配列でたんぱく質*のアミノ酸配列を指令するが，まず転写により遺伝子のDNAと相補性のmRNAが合成され

ツテ

●ツワリ

る。mRNA*は細胞質でリボソーム*と結合し，このmRNAの塩基配列に基づいてアミノ酸が配列され(翻訳)，たんぱく質が合成される。DNAの塩基配列の間違いは多くの疾患原因となる。

(人体) たんぱく質をコードするDNAは，全ゲノムの約3%である。[2011]／DNA鎖中でアデニンに対応する相補的塩基は，チミンである。[2019]／2本鎖DNAの相補的塩基対は，水素結合により形成される。[2011]／DNAの塩基対解離を，DNAの変性とよぶ。[2012]／DNAからmRNA(伝令RNA)が合成される過程を，転写と呼ぶ。[2019]／制限酵素は，DNA中の特定塩基配列を切断する。[2012]／DNAポリメラーゼは，DNAを合成する。[2014]／ポリメラーゼ連鎖反応(PCR)法は，DNAを増幅する。[2014]

(基栄) ビタミンB₁₂が不足すると，DNA合成は低下する。[2013]

【DNA依存RNAポリメラーゼ】⤷RNAポリメラーゼ

【DNA組換え食品】⤷遺伝子組換え食品

【DNA合成酵素】⤷DNAポリメラーゼ

【TNF-α】 ★《腫瘍壊死因子，カケクチン，TNFSF2(tumor necrosis factor ligand superfamily member 2)》 生体内で腫瘍*細胞を壊死*させる作用のある腫瘍壊死因子(TNF：tumor necrosis factor)の1つ。関節リウマチの関節で大量に産生される代表的な炎症性サイトカインで，活性化マクロファージ*(単球*)の他，血管内皮細胞や脂肪細胞*，ミクログリア，アストロサイトからも産生される。細胞膜*表面のTNF受容体*への結合を介して標的細胞の細胞死(アポトーシス*)や炎症反応を惹起するだけでなく，他のサイトカインの産生促進，血管内皮細胞の接着因子セレクチン発現上昇，好中球*からのエラスターゼ産生促進，組織因子を介した血液凝固*活性化，PAI-1*活性化による線溶阻害，骨吸収*促進や細胞*増殖など多彩な作用を有する。血液中でTNF-αが顕著に増加するのは炎症状態が亢進する敗血症*やショック*時であるが，脂肪細胞がトリグリセリド*を蓄積して大

型化した場合にも血中レベルが増加して骨格筋*や肝臓*などでの糖代謝を抑制することから，インスリン抵抗性*の促進因子であり，糖尿病*や動脈硬化*の危険因子*と認識されている。

(人体) TNF-α(腫瘍壊死因子α)は，インスリン抵抗性を促進する。[2017][2019]

【DNAポリメラーゼ】 ★《DNA合成酵素》 DNA*を合成する酵素*。DNA合成反応は，新規にヌクレオチド*とヌクレオチドをつなげることはできず，かならず一本鎖核酸*が鋳型となる。DNAポリメラーゼは一本鎖核酸を鋳型とし相補的な塩基をもつヌクレオチドをつなぎ合わせる酵素の総称である。DNA複製や修復に関わるのはDNAを鋳型にDNAを合成するDNA依存性DNAポリメラーゼであり，その他にRNAウイルスのみがもつRNAを鋳型にDNAを合成するRNA依存性DNAポリメラーゼがある。ポリメラーゼ連鎖反応*(PCR)に用いるのは好熱細菌(Thermus aquaticus)由来のDNA依存性DNAポリメラーゼである。

(人体) DNAポリメラーゼは，DNAを合成する。[2014][2015]／ポリメラーゼ連鎖反応(PCR)法には，DNAポリメラーゼが用いられる。[2012]

【TFS缶】 ★《ティンフリースチール缶，tin-free steel》 スズ*の代わりにクロム*めっきした鋼板や，鋼材の表面にポリエステル(PET)フィルムなどを熱融着した缶類。スズをめっきしたブリキ缶より耐蝕性に優れ，缶内容物中の溶存酸素による缶内面の腐蝕が起こりにくい。

(食物) TFS(Tin Free Steel)缶は，食品との反応性がブリキ缶よりも低い。[2016]

【DLW法】⤷二重標識水法

【低塩仕込み】 ★ 減塩しょうゆ*の製法の1つ。最初から低food塩濃度で仕込み，アルコール濃度を3%に高めて異常発酵(腐造)を防止し，変敗を防ぎながら2年以上熟成*する醸造方法である。または梅漬けやみそで，通常より低塩分で製造される場合も低塩仕込みということがある。

(食物) 減塩しょうゆは，しょうゆをイオン交換

膜によって脱塩または，低塩仕込み法により製造される。

【DO】→溶存酸素量

【低温環境】★★　低い温度環境。寒冷環境下では体温保持のために，交感神経*の緊張による血管収縮，筋肉収縮による“ふるえ”が認められ，甲状腺ホルモン，アドレナリン*，コルチゾールの分泌が増加する。これらホルモンの生産にはビタミンC*が必要であり，その摂取に注意が必要である。また，エネルギー消費量*が増大するため，ビタミンB₁，B₂，ナイアシンの補給が必要である。

(応栄) 低温環境では，アドレナリンの分泌は増加する。[2017][2018]／低温環境では，基礎代謝量は増加する。[2017]／低温環境下では，熱産生の増加がみられる。[2014][2018]／低温環境では，ふるえ熱産生が起こる。[2017][2018]／低温環境では，血圧は上昇する。[2017][2020]／低温環境下では，皮膚血流量が減少する。[2010][2017][2020]／低温環境では，脂肪の摂取を制限する必要はない。[2012]／低温環境下では，ビタミンB₁の必要量が増加する。[2020]

【低温細菌】★　低温環境下でも比較的よく発育できる細菌。発育至適温度10〜20℃，最低発育温度−5〜0℃，最高発育温度30℃の細菌。冷蔵*保存下でも低温細菌の増殖によって食品を劣化*させる。また，低温でも発育する食中毒細菌としてエロモナス*，リステリア菌*，エルシニア・エンテロコリチカ，ボツリヌス菌*（たんぱく非分解菌）等が知られている。

(食物) 一般細菌は15〜30℃でよく増殖するが，低温細菌は0℃でも増殖可能である。／河川や湖水には，エロモナスやカンピロバクターなどの食中毒の原因ともなる低温細菌が存在する。

【低温殺菌】★《パスツリゼーション》　食品を100℃未満の温度で殺菌*すること。パスツリゼーションともいう。pH*の低い食品に特に有効で貯蔵性が高まる。牛乳の場合は62〜65℃で30分加熱処理する低温保持殺菌法（LTLT法）の略称として使われることも多いが，72〜75℃・15秒殺菌の高温短時間殺菌法（HTST法）も低温殺

菌の範疇である。

(食物) 果物の缶詰のようにpHの低い食品は，低温で殺菌することができる。／日本酒の火落ち防止のための「火入れ」は，低温殺菌にあたる。

【低温障害】★★　氷結点以上，15℃以下の温度帯で青果物を貯蔵した場合に起こる生理的障害。組織凍結による凍結*障害と区別される。障害を起こす温度限界を臨界温度という。果皮の小陥没（ピッティング），果皮・果肉の褐変*，軟化，追熟不良などの状態がみられる。低温障害を起こしやすい青果物には，きゅうり，なす，ピーマン，さつまいも，かぼちゃ，アボカド，バナナ，パイナップルなど，熱帯，亜熱帯原産のものが多い傾向にある。原因として，原形質流動異常，膜変性，代謝異常，毒物蓄積などの諸説がある。一般に不飽和脂肪酸*含量の高い青果物ほど低温耐性がある。

(食物) 低温障害は，野菜や果実を冷凍する場合に生じる。[2012]／低温障害は，亜熱帯でつくられるバナナなどで起こる。[2008]／きゅうりには，低温障害が認められる。[2013]／冷蔵における低温障害は，主に野菜や果物で発生する。[2021]

【低温貯蔵】→低温保存

【低温保存】★《低温貯蔵》　食品を常温以下の低温で保存すること。微生物の発育や酵素活性などを抑え，品質を保持する貯蔵法である。食品の凍結*点付近までの温度に冷却・保管する冷却貯蔵と，凍結点以下の温度に保つ凍結貯蔵とに大別される。冷却貯蔵には，凍結点付近で保存する氷温保存*も含まれる。微生物は低温では増殖速度が遅くなり，凍結では増殖しないが保存されている状態であり，死滅しているわけではないので注意が必要である。また，脂質*の酸化も，低温によって酸化速度は遅くなるものの，酸化が止まるわけではないので過信は禁物である。

(食物) 低温保存によって温度が10℃下がると，野菜や果実の呼吸量は1/2〜1/3になる。

【低温流通機構】★《コールドチェーン》　生産者から消費者まで生鮮食品*や冷凍*食

●ディオ

品を所定の低温に保持しながら流通する
システム。低温流通機構の温度帯は2〜10
℃のクーリング（冷蔵*），−2〜2℃のチ
リング（氷温冷蔵*），−18℃以下のフロ
ーズン（冷凍）に大別される。

（食物）コールドチェーンとは，食品の生産から
消費までの間，低温で保持し，流通させること
である。[2011]

【D型アミノ酸】 ★ L型アミノ酸の鏡像
異性体。L型のα位炭素に関する立体配
置が反転してできる。自然界に存在する
アミノ酸のほとんどはL型であり，たん
ぱく質*の構成アミノ酸となるのに対し
て，D型は構成アミノ酸にはならない。
たんぱく質を高温加熱すると一部L型ア
ミノ酸がラセミ化*してD型アミノ酸に転
換する。L型とD型ではアミノ酸*の呈味
性は異なる（L型グルタミン酸モノナトリ
ウムはうま味*を呈するが，D型では無味
である）。

（食物）アミノ酸は，一般にD型のものは甘味を
呈するものが多い。

【D-ガラクツロン酸】 ★ D-ガラクトー
ス*の6位ヒドロキシメチル基（−CH₂OH）
がカルボキシ基（−COOH）に酸化したウ
ロン酸。多糖類ペクチンの主要構成糖。
植物粘質物・細菌多糖・ゴム質中にも多糖
として存在し，多くはメチルエステル態。

（食物）ペクチンの主要構造は，D-ガラクツロン
酸がα-1,4結合した高分子で，カルボキシ基は
部分的にメチルエステル化している。

【低甘味ブドウ糖重合製品】 ★ でんぷ
ん*を原料として加水分解し，さらに粉
末化したもので主成分はマルトオリゴ
糖。粉あめがある。エネルギーは砂糖と
同じだが甘味*が約1/3と低く，砂糖と同
じ甘さにするために3倍量使用すること
が可能なので，摂取エネルギー量を上げ
ることができる。水に溶けやすく，無臭
で飲み物，菓子，料理に利用しやすく，
たんぱく質，ミネラルを含まないのでエ
ネルギーの十分な供給が必要となる慢性
腎不全*の治療食，スポーツ選手のエネ
ルギー補給などに利用されている。

（臨栄）粉あめは低甘味ブドウ糖重合製品であ

る。

【定期健康診断】 ★★ 学校保健安全法*に
基づき，幼児・児童*・生徒・学生・教職員
を対象として実施される健康診断*。毎
学年6月30日までに実施され，結果は21日
以内に文書で本人や保護者に通知する。
検査項目は，身長・体重・栄養状態・脊柱
および胸郭の疾病・四肢の状態，視力および
聴覚・眼・耳鼻咽喉および皮膚疾患・歯お
よび口腔の疾病・結核・心臓の疾病・尿等
であり，学校保健安全法及び同法施行規
則に定められ，学年等により異なる。

（社会）学校保健安全法では，6月末までに児童
の定期健康診断を実施する。[2011]／定期健康
診断の項目には，栄養状態が含まれる。[2016]

【低級脂肪酸】 ⇒短鎖脂肪酸

【低血糖】 ★★《低血糖症，低血糖発作》 血糖
値*が異常に低い状態。空腹時の血糖濃
度は通常70〜110mg/dLに調節されてい
るが，なんらかの原因により血糖が低下
すると，不安感，異常な空腹感，冷や汗，
動悸などが起こり，進行すると意識障
害*，昏睡に至る症状を呈する。特に神
経症状が出現しやすい。糖尿病*の薬物
療法中，糖原病*，インスリノーマ，後
期ダンピング症候群*で低血糖症状を呈
することがある。糖尿病患者の低血糖状
態では，速やかな回復のために，ブドウ
糖*，砂糖*を摂取する。α-グルコシター
ゼ阻害薬服用中の患者の低血糖では，砂
糖などの二糖類では吸収が遅れるため，
かならずブドウ糖を摂取させる。

（人体）インスリン分泌の亢進により，低血糖と
なる。[2017]／低血糖になると，交感神経が刺
激される。[2018]

（臨栄）非代償期の慢性膵炎では，低血糖を起こ
しやすい。[2017]／非代償期の肝硬変では，低
血糖予防のために，夜間食を加える。[2010]
[2014]／インスリン治療による低血糖では，ブ
ドウ糖を投与する。[2014]／糖尿病Ⅰ型では，
低血糖がみられる。[2015]

【T細胞】 ★★《Tリンパ球》 前駆細胞の段
階で胸腺*（Thymus）に移動してそこで分
化・成熟する細胞。そのためにT cell：thy-
mus-derived lymphocyteとよばれる。分

化成熟したT細胞は末梢に流出され，リンパ節や脾臓などのリンパ組織*内のT領域に分布する。その機能によって，ヘルパー，キラー，制御性T細胞のサブセットに大別される。ヘルパーT細胞は，インターロイキン2(IL-2)，IL-4，IL-5等のリンフォカインを産生してT細胞自身の増殖およびB細胞の分化と増殖を誘導する。キラーT細胞は，腫瘍細胞やウイルス感染細胞を認識して活性化されると，パーフォリンとよばれる融解物質を産生しそれらの細胞を傷害する。また制御性T細胞は，過剰な免疫応答を抑制するブレーキの役割を果たす。

(人体) リンパ球は，骨髄由来のB細胞と胸腺由来のT細胞に分類される。／キラーT細胞は，細胞性免疫を担う。[2013]

(臨栄) 細胞性免疫は，T細胞である。[2006]

【DG】⤵目標量
【TCAサイクル(回路)】⤵クエン酸回路
【DCH】⤵遅延型皮内反応
【低周波音】⤵低周波空気振動
【低周波空気振動】★《低周波音，低周波振動》
人の耳には感知し難い低い周波数(0.1〜100Hz)の空気振動(音)のこと。特に，人間の耳に聞こえにくい20Hz以下の周波数を超低周波という。工場機械，高速道路高架橋，新幹線トンネル，風力発電の風車等から発生し，窓等がガタガタと鳴る，不眠，頭痛*・耳鳴り・めまい等の影響をもたらす。

(社会) 低周波空気振動によって，睡眠障害，頭痛，耳鳴りなどの影響が起こる。

【低出生体重児】★★《未熟児》　出生時の初体重が2500g未満の新生児*。1500g未満の新生児を極低出生体重児，1000g未満を超低出生体重児という。一方，未熟児というよび方は俗称。未熟児は児の成熟度を示す用語であり，体重を規定するものではない。しかし，未熟児という呼称は一般社会に定着しており，低出生体重児と同義語として使われる場合が多い。早産の低出生体重児は出生後しばらくの間は全身状態が悪く，チアノーゼ*，無呼吸発作，低血糖などが起こりやすい。

低栄養*による発育抑制不全が脳に及ぶのを防ぐためにも出生直後からの輸液*，早期の授乳開始が勧められる。

(応栄) 低出生体重児とは，出生体重が2500g未満の児をいう。[2015]／非妊娠時のやせは，低出生体重児の出産リスクとなる。[2010]／妊婦の喫煙は，低出生体重児のリスクとなる。[2017]／未熟児に対する養育医療の給付は，市区町村が行う。[2019][2020]

(公栄) 低出生体重児の届出は，母子保健法に規定されている。[2016]

【定食方式】★　給食施設*における供食形態の1つ。単一定食方式と複数の献立を提供する複数定食方式がある。複数定食方式には，①2〜3種の定食タイプの献立で構成されている場合，②定食と麺類やどんぶり物で構成されている場合がある。定食は基本的に，主食，主菜，副菜(汁)がそろっている食事をいう。

(給食) 単一定食献立は，大部分の喫食者が満足する量，嗜好および栄養のバランスがとれたものとする。

【T₃】⤵トリヨードチロニン
【DW】⤵ドライウェイト
【低たんぱく栄養失調症】⤵クワシオルコル

【低たんぱく血症】★★《低たんぱく質血症》
血清総たんぱく質*濃度が6g/dL以下の病態。血清たんぱく質は，病変の治癒，再生に重要であり，また抗体の原料として，感染を防ぐため，低たんぱく血症の是正は原因の種類によらず臨床栄養の重要目標である。進行すれば血漿のコロイド浸透圧の低下によって浮腫*を伴う。たんぱく質摂取の低下，たんぱく質合成能の低下，血清たんぱく質の喪失，糖新生*などによる体たんぱく質*の分解の亢進，うっ血性心不全の浮腫による血液希釈など多様な原因で起こる。わが国では高齢者のPEM*(protein energy malnutrition：たんぱく質エネルギー栄養障害)の例数が多く，エネルギー欠乏では，体たんぱく質の糖新生による血糖維持作用が伴うのでたんぱく質エネルギー欠乏が起こる。食欲低下や摂食機能障害によるたん

テ
●テイジ

ぱく質摂取低下の場合もある。たんぱく質合成能の低下は肝硬変*症など，慢性の肝疾患にみられる。たんぱく質の喪失による低たんぱく血症の代表は，ネフローゼなどのたんぱく尿*である。さらに失血，やけどによる血漿の喪失もその例である。糖新生の亢進は，飢餓*の他に過大なストレス*による副腎皮質ホルモン*分泌過剰でも起こる。手術前に低たんぱく血症を是正しないと，ショック*の危険があり，また手術創の回復が遅れる。

(人体) 低たんぱく血症は，体たんぱく質を基質とする糖新生の亢進によって起こる。

(臨栄) 低たんぱく血症は，アルブミン低下による。[2006]／成人のネフローゼ症候群における低たんぱく血症時，たんぱく質量を標準体重1kgあたり0.8g/日とする。[2012]

【低たんぱく質血症】⤳低たんぱく血症
【低張性脱水症】★★《ナトリウム欠乏性脱水症，二次性脱水症》 体内の水分が不足している脱水*状態のうち，おもにナトリウム*イオン（Na^+）などの電解質の喪失の方が割合として多い脱水症。下痢・嘔吐など，多くの電解質を失いやすい病態で起こる。血漿浸透圧*（血漿が細胞内から水を引き出す力）は，大部分がNa^+で決まるため低下する。そのため，細胞内液*量が引き出されずに増加し，脳浮腫などをきたし，頭痛*，けいれん，意識障害*などが起きやすい。また，低張（血漿浸透圧低下）であるため，口渇は起こりにくい。真水の補給は，逆に状態を悪化させる。副腎皮質から分泌されるアルドステロン*は，尿細管*からのNa^+再吸収を促進する。そのため，アジソン病*など，副腎皮質の機能が低下する病態でも低張性脱水が起こりやすい。

(人体) ナトリウム欠乏性脱水は，低張性脱水になる。[2009]／ナトリウム欠乏性脱水は，脳腫瘍を起こす。[2009]／ナトリウム欠乏性脱水は，水の補給により増悪する。[2009]

(基栄) 低張性脱水では，血圧が低下する。[2020]／低張性脱水では，ナトリウムを含む水を補給する。[2020]

(臨栄) 低張性脱水では，血清ナトリウム値が低くなる。[2011]

【TT】⤳チームティーチング
【T-T・T】 ★《time-temperature tolerance》 食品の流通・保管の過程の温度と時間の許容限度のこと。食品ごとに品温と品質保持期間の関係は異なり，食品の品質を保持するためには，食品ごとの最適な温度帯で保管することが重要である。また，おおむね低温であるほど品質の保持期間は延長される傾向がある。それらの関係を考慮した上での温度管理が必要である。

(給食) 食品を保管する条件の1つのT-T・Tとは，食品ごとの品温と品質保持期間の関係である。

【TPN】⤳中心静脈栄養法
【低比重リポたんぱく質】⤳LDL
【TPP】⤳チアミンピロリン酸
【T_4】⤳チロキシン
【低密度リポたんぱく質】⤳LDL
【Tリンパ球】⤳T細胞
【ティルティングパン】 ★《ブレイジングパン，煮たき釜》 回転釜*と同様のもので，煮たきに使用。回転釜との相違点は鍋*の形状が角形でなべ底が平らになっている点である。

(給食) ティルティングパン（ブレージングパン）による煮物の熱伝達方式は，対流である。[2016]

【ティンフリースチール缶】⤳TFS缶
【1-デオキシグルコース】⤳1,5-アンヒドログルシトール
【デオキシリボ核酸】⤳DNA
【デオキシリボース】 ★ 五炭糖*の一種であるリボース*の水酸基の1つが水素原子で置換された誘導糖。通常はD-リボースの2位の水酸基が水素となったD-2-デオキシリボースを指す。DNA*（デオキシリボ核酸）の構成成分となっている。

デオキシリボースの構造

(人体) デオキシリボースは，5個の炭素原子を
もつ。[2009][2014]

【テオブロミン】★　カカオ*豆に含まれ，
苦味*を呈するプリン塩基アルカロイ
ド*。カカオ種子に1.5〜2.0％含まれるの
で，これを原料として製造される加工食
品のココアやチョコレートにも含まれ
る。テオブロミンには，利尿作用や筋弛
緩作用が知られている。

(食物) チョコレートやココアの苦味は，テオブ
ロミンである。[2012]

【適温給食】★　給食提供において，嗜好
および衛生管理面で適した温度管理を行
うこと。給食施設*における適温は，食
味上好ましい料理の供食温度を指すこと
が多いが，食品の衛生の安全性の点から
の温度管理が重要である。食味上の適温
は，料理によっても異なり，適温とされ
る温度は，対象の年齢差や個人差が大き
い。給食施設は，料理のでき上がりから
喫食までの時間が長いので，適温管理は
料理のでき上がり時間，保管時のコント
ロールが重要である。病院給食*におけ
る入院時食事療養費Ⅰを算定するために
必要な適温の基準では，適温管理の体制
が評価され，具体的な温度の基準は示さ
れていない。

(給食) 適温給食では，食品の衛生面での管理も
重要となる。

【適合品質】★★《製造品質》　製造された製
品と設計品質との適合度合い。給食にお
ける適合品質は，レシピ(作業指示書)上
の設計品質に対する，でき上がった食事
の栄養，でき上がり量，調味濃度や固さ，
美味しさなどの品質の適合度を表す。適
合品質は，生産計画や生産工程の影響を
受ける。

(給食) 適合(製造)品質は，予定のでき上がり重
量と実際のでき上がり重量の差異によって示さ
れる。[2015]／適合品質は，製造工程の管理に
影響を受ける。[2010]／適合(製造)品質は，検
食で評価する。[2020]／汁物のでき上がりの塩
分濃度は，適合品質に関係する。[2009][2011]
／でき上がり量の測定は，適合品質で評価する。
[2011]／盛り付け量の測定は，適合品質で評価

する。[2009][2011]／適合(製造)品質を保つ
ことで，異物混入の発生件数は下がる。[2017]

【DXA(DEXA・デキサ)】★《二重エネルギ
ーX線吸収法》　2種類の異なるエネルギー
のX線を照射し，軟組織と骨組織による
吸収の差を利用して，骨塩量を測定する
装置。同時に測定した骨の面積から，骨
密度を算出する。骨密度の他，体脂肪の
測定も可能である。

(応) 骨密度の測定には，二重エネルギーX線
吸収法(DEXA)が用いられる。[2006][2008]

【デキストリン】★★　でんぷん*を化学的
または酵素的処理で低分子化したものの
総称。経腸栄養*の半消化態栄養剤・成分
栄養剤に用いられている。消化過程にお
いて，アミロペクチン*(でんぷん)から
α-アミラーゼ*作用によって生じた分枝
を含む4〜7個のグルコース*からなるも
のをα-限界デキストリンという。

(食物) デキストリンは，120〜180℃の乾燥状
態で生成する。[2016]／ルウの調理では，160
℃で加熱するとデキストリンを生じる。[2010]

(基栄) でんぷんがα-アミラーゼによって消化
されると，デキストリンを生じる。[2011]

(臨栄) 成分栄養剤の糖質源は，デキストリンが
用いられる。[2007]／半消化態栄養剤の糖質は，
デキストリンである。[2019]

【テクスチャー】★★　食物を口に入れた
時の舌，唇，頬に与える感触から，嚙み
応え，歯への粘着性，喉ごしなど，口腔
内で感じられる物理的感覚。食品の物理
的性質を表す場合もある。語源は"織る"，
"編む"などを意味するラテン語のテクソ
(texo)に由来する。テクスチャーは味覚
に影響し，咀嚼運動とも関連している。
個々の食物の組織・構造に由来した力学
的性質に対する主観的評価であるが，
種々の基礎的・経験的・摸擬的測定機器に
より，客観的評価を可能にしている。

(食物) 食品のテクスチャーは，味覚に影響を及
ぼす。[2012][2018]／機器を用いて，テクス
チャーを評価することができる。[2012]／テク
スチャーは，テクスチュロメーターなどの機器
測定や生体計測(圧力計や筋電計など)で測定す
る。[2019]／食品のテクスチャーに影響を及ぼ

す因子として，コロイド粒子がある。[2018]／
食品のテクスチャーは，嚥下困難者用食品の許
可基準に関係する。[2018]

**【テストステロン】★《男性ホルモン，アンド
ロゲン》** ステロイド骨格をもつ男性ホル
モン(アンドロゲン*)。精巣*(睾丸)のラ
イディヒ(間質)細胞から生成，内分泌さ
れる。筋肉増大，たんぱく質同化促進，
性欲亢進など，男性の二次性徴発現に関
与している。分泌低下により男性更年期
がもたらされる。内臓脂肪型肥満の原因
として，テストステロンの低下が重要視
されている。

(人体) テストステロンは，精巣から分泌される。
[2015]／テストステロンは，ライディッヒ
(Leydig)細胞から分泌される。[2009][2012]
／黄体形成ホルモン(LH)は，テストステロンの
分泌を刺激する。[2015]

【テタニー発作】★ 低カルシウム血症の
ために末梢神経の興奮性が高まり，手足
の筋に起こるけいれん。手に起こった場
合，特有の「産科医手」となる。興奮性の
亢進が知覚神経に起こるとしびれ感，自
律神経*に起こると気管支攣縮，Oddi括
約筋収縮，発汗*，便秘*など，中枢神経*
に起こると，全身けいれん，不随意運動，
不安などをきたす。副甲状腺ホルモンに
は血中カルシウム*濃度を上昇させる作
用があるため，副甲状腺機能低下症でみ
られやすい。

(人体) テタニー発作は，低カルシウム血症で起
こる。／副甲状腺機能低下症では，テタニーが
みられる。[2021]

【データベース】★★ データ(情報)をあ
る規則で蓄積し，様々な組み合わせで取
り出したり(検索)，加工できるように整
理したデータの集合体。一般的には，コ
ンピュータによって効率よく処理できる
ようにしたものを指し，そのソフトウェ
アやその管理システムも含める場合が多
い。データの集まりを表の形で表現する
リレーショナルデータベースが主流だ
が，手続きとデータを一体化したオブジ
ェクトの集合として扱うオブジェクトデ
ータベースも一般的になっている。最近

では，日常的な管理を機械学習によって
自動化した自律型データベースが取り入
れられている。

(社会) データベースでは，蓄積する情報，例え
ば名前，住所，性別，年齢などの項目を属性と
いう。

(食物) 献立作成の要素をデータベースとして登
録すれば，膨大な蓄積量をもつ多目的データベ
ースになる。

【鉄】★★★★★ 無機質*栄養素(ミネラ
ル*)の1つ。二価鉄(Fe^{2+})，三価鉄(Fe^{3+})
がある。食品中の三価鉄は，ビタミンC*
などにより還元され，二価鉄として吸収
される。食物成分としてはヘム鉄*と非
ヘム鉄がある。ヘム鉄は肉に含まれる
ヘモグロビン*，ミオグロビン*に由来し，
吸収率が高い(20〜40％)。非ヘム鉄は野
菜などに多く吸収率は5％程度であるが，
有機酸によって吸収は促進される。鉄欠
乏状態では吸収量は増加する。通常1日摂
取量は30〜40mgで，このうち1〜2mgが
吸収される。鉄の排泄は1日1mg程度であ
り，吸収量と排泄量はほぼ平衡する。思
春期*以降の女性は1回の月経*で0.7mg/
日の割合で鉄を喪失するので，鉄欠乏性
貧血*になりやすい。体内貯蔵鉄はおも
にフェリチン*で，男性は体内の総鉄量
の1/3，女性は1/8である。機能鉄の70％
はヘモグロビン鉄，残りはミオグロビン，
カタラーゼ*，ペルオキシダーゼ*などの
構成成分である。

(人体) 赤血球のヘモグロビンは，鉄を含む。
[2015]／胃酸の分泌が低下すると，鉄の吸収は
低下する。[2018]

(食物) 乳清のラクトフェリンは，鉄を含む。
[2006]／ニトロソミオグロビンに含まれる鉄
は，2価(Fe^{2+})である。[2011]／鉄は，「赤血
球を作るのに必要な栄養素です」と表示する。
[2020]

(基栄) 鉄の構成成分は，ヘモグロビンである。
[2016]／ヘモグロビン中の鉄は，体内で再利用
される。[2009]／赤血球の破壊で遊離した鉄は，
ヘモグロビン合成に再利用される。[2014]
[2019]／鉄は，トランスフェリンと結合して血
中に存在する。[2008][2009][2014][2016]

／体内の総鉄量の大部分は，機能鉄として存在する。[2019]／体内機能鉄は，赤血球に最も多く存在する。[2014]／体内の貯蔵鉄量は，機能鉄量より少ない。[2010][2014]／鉄の体内貯蔵量は，血清フェリチン値に反映される。[2012]／消化管における鉄の吸収率は，約15%である。[2014]／鉄の吸収率は，ヘム鉄よりも非ヘム鉄の方が低い。[2021]／鉄の消化管からの吸収は，貯蔵鉄量の影響を受ける。[2016][2017]／3価の鉄（Fe^{3+}）は，2価の鉄（Fe^{2+}）に還元されて吸収される。[2016]／鉄は，汗に含まれる。[2021]

(応栄) 妊娠後期は妊娠初期より，鉄の需要が増加する。[2011][2020]／鉄は，妊婦の付加量が設定されている。[2015]／思春期女子の鉄損失量は変化する。[2016]／血清鉄は，鉄欠乏性貧血において低下する検査値である。[2014]／スポーツ貧血の予防には，鉄やたんぱく質の摂取が重要である。[2017]

(栄教) 乳児期の貧血の原因で最も多いのは，鉄欠乏である。

(臨栄) 高カロリー輸液基本液には，鉄は含有されていない。[2013]／C型肝炎では，活性酸素の産生抑制ため，鉄制限を行う。[2020]／鉄欠乏では，匙（さじ）状爪がみられる。[2017]／褥瘡では，鉄摂取を十分に行う。[2012]

(公栄) 開発途上国において，おもな微量栄養素欠乏は，ビタミンA，鉄，ヨウ素である。[2013]

(給食) 成人を対象とする特定給食施設における給与目標量の設定について，鉄は男女が混在する施設では，女性の基準を適用する。[2014]

【鉄吸収】★★　必須微量元素*である鉄*の腸管からの吸収のこと。摂取された鉄は小腸*において約1mg（吸収率15%）程度しか吸収されない。鉄の吸収は体の必要量に応じて変化することから，成長期*や妊婦*など体内鉄が不足し，需要が高まっているときは吸収率は増加する。食品では，一般的に動物性食品の鉄吸収率が植物性食品に比べて高い。ヘム鉄*（20～40%）が非ヘム鉄（5%）に比べて吸収率が高いことによる。また，三価鉄は二価鉄に還元されて吸収されることから，還元作用をもつビタミンC*は鉄の吸収を高める。一方，穀類*や豆類に含まれるフィ

チン酸*，野菜のシュウ酸*，茶のタンニンは鉄の吸収を妨げる。

(基栄) 食品中の鉄の利用については，三価鉄よりも二価鉄の生体内利用効率が高い。

(臨栄) 胃切除後の鉄の吸収障害に起因して，鉄欠乏性貧血が起こる。

【鉄結合能】★★《総鉄結合能》　血中の全てのトランスフェリン*（たんぱく質*）と結合できる鉄の総量。健常人ではトランスフェリンの約1/3が鉄*と結合，残りの約2/3は結合していない。未結合のトランスフェリンと結合できる鉄量を不飽和鉄結合能*といい，総鉄結合能＝不飽和鉄結合能＋血清鉄の関係が成り立つ。鉄欠乏性貧血*の場合，総鉄結合能は高くなる。肝障害がある場合，トランスフェリン合成障害のため総鉄結合能は変化することから，肝疾患等の鑑別にも役立つ。

(応栄) 総鉄結合能（TIBC）は，鉄欠乏性貧血において上昇する検査値である。[2014][2020][2021]

(臨栄) 鉄欠乏性貧血では，総鉄結合能が増加する。[2010]

【鉄欠乏性貧血】★★★★　鉄*欠乏のため，ヘモグロビン*合成が障害された貧血*。最も多い貧血である。鉄欠乏の原因として，①鉄の喪失の増大，大量の出血*もあるが普通は持続的な少量の出血（消化管*からなど），②偏った食事による摂取量の不足，③胃切除や，ビタミンC*の不足，フィチンなどによる吸収*不良，成長，妊娠*などによる必要量の増加（妊娠，思春期*など）の3つがある。体内の鉄は優先的に赤血球*中のヘモグロビン合成に使われる。鉄欠乏ではまず，鉄の貯蔵が減少（潜在性鉄欠乏状態*），さらに血清鉄が低下する。同時に血清不飽和鉄結合能*が上昇する。鉄欠乏性貧血の赤血球は正常よりも小さく，1個あたりのヘモグロビンが少ない（小球性貧血）。治療には，慢性出血がある場合には出血を止め，鉄の喪失を止める。食事療法としては，鉄剤を投与し，食事中の鉄量を増加させる。鉄鍋などで酸性の調味料を使用すると，多量の鉄摂取が容易に行われる。さらに，

鉄吸収を高めるために鉄はなるべくヘム鉄*を多くとり，鉄吸収を促進する。ビタミンC摂取量を1食につき25mg以上とする。回復時には，ヘモグロビンの合成が進み，赤血球の新生が盛んになって幼若赤血球である網赤血球が一時的に増加する。

(人体) 鉄欠乏性貧血は小球性貧血である。[2006][2010]／鉄欠乏性貧血では，不飽和鉄結合能(UIBC)は高値となる。[2012][2016][2019]／鉄欠乏性貧血では，総鉄結合能(TIBC)が上昇する。[2020][2021]／鉄欠乏性貧血では，血清フェリチン値が低下する。[2010][2013][2014][2018]

(応栄) 平均赤血球容積(MCV)は，鉄欠乏性貧血において低下する検査値である。[2014][2017]／ヘマトクリット(Ht)は，鉄欠乏性貧血において低下する検査値である。[2014]／総鉄結合能(TIBC)は，鉄欠乏性貧血において上昇する検査値である。[2014]／スポーツ選手にみられる貧血の多くは，鉄欠乏性貧血と溶血性貧血である。[2006]／運動選手の鉄欠乏性貧血では，持久性の体力は低下する。[2009]／思春期女子の貧血の多くは，鉄欠乏性貧血である。[2018]／思春期男子の鉄欠乏性貧血は，思春期の女子より少ない。[2019]

(臨栄) 鉄欠乏性貧血には，非ヘム鉄の吸収をよくするために，ビタミンCを含む食品を摂取させる。[2007]／鉄欠乏性貧血では，匙状爪(スプーンネイル)がみられる。[2009]／鉄欠乏性貧血では，総鉄結合能が上昇する。[2010]／鉄欠乏性貧血は，鉄の吸収低下，需要増大，喪失亢進によって起こる。[2016]

【テトラヒドロ葉酸】 ★ 《THF，H_4葉酸》
葉酸誘導体の1つで葉酸のプテリジン環が還元され4個の水素が付加したもの。食品に含まれる葉酸はプテロイルポリグルタミン酸型であり，消化管内でモノグルタミン酸型(PteGlu)となり吸収される。小腸粘膜でプテリジン環が還元されてテトラヒドロ型となり，さらにメチルテトラヒドロ型となり血液中に放出される。還元型葉酸は，細胞内では補酵素として消化管アミノ酸や核酸の代謝に関係する。葉酸が欠乏すると，DNA*および

RNA*合成が阻害され，骨髄における赤芽球から赤血球生成に支障をきたす。

(人体) テトラヒドロ葉酸は，メチル基やアルデヒド基などの一炭素単位の転移反応に関与する補酵素である。／プリンヌクレオチド合成には，テトラヒドロ葉酸が関与している。

【テトロドトキシン】 ★ フグ毒として知られているが，現在はボウシュウボラ，ツムギハゼ，ヒョウモンダコなど多くの生物からも検出されている毒素。弱塩基性物質で水に難溶，熱，日光，酸に安定である。一般にフグの卵巣*や肝臓*に多く含有されるが，個体差，季節差が大きい。日本では，トラフグ，マフグなど10種ほどのフグが食用にされている。神経毒で食後20分～3時間程度で発症，口唇や舌の知覚麻痺，次いで四肢の運動麻痺，発声・嚥下困難，呼吸麻痺，血圧降下などを起こし死亡することがある。本毒素は，海洋細菌により生成され，食物連鎖と生物濃縮でフグなどの体内に蓄積される。本毒素は耐熱性があり100℃，4時間の加熱でも無毒化できないため，調理加熱により分解されない。

(食物) テトロドトキシンは，フグの有毒成分である。[2014]／フグ毒のテトロドトキシンの無毒化には，100℃ 4時間以上の加熱を要する。[2012]

【デュラム小麦】 → 硝子(ガラス)質小麦
【テルペン類】 ★★ イソプレン単位の反復構造[(C_5H_8)n]をもつ炭化水素およびその誘導体の総称。テルペノイドともいう。テルペン(n=2)，セスキテルペン(n=3)，ジテルペン(n=4)などがある。なお，n=8はカロテノイドという。植物精油の芳香成分はテルペンのアルコール，アルデヒドである。

(食物) グレープフルーツ特有の香りは，テルペン類による。[2007]

【テロメア】 ★★ 《末端小粒》 真核細胞の染色体*の末端にある特殊な繰り返し構造をもつDNA*を中心とする構造(末端小粒)。細胞分裂の度にDNA複製に伴うテロメアの短縮が起こるため，テロメアが限界の長さまで短縮すると細胞の分裂が

停止する。テロメア短縮は細胞老化の原因の1つである。寿命の回数券とよばれ,出生時約1万塩基のテロメアDNAの長さが加齢とともに短縮し,約5000塩基となると寿命に達する。

(人体) テロメアは,細胞分裂にしたがって短くなる。[2006][2018][2019]

(応栄) テロメアは加齢により短縮する。[2006][2015]

【転移RNA】⊖トランスファーRNA

【電解質】★★ 水などの溶媒に溶かした時,電離してイオンを形成する物質。体液中では陽イオン(カリウム*,ナトリウム*,カルシウムなど)と陰イオン(塩素など)の濃度バランスが維持されており,異常値は病気の診断に活用される。血漿,組織間液ではナトリウム,細胞内液*ではカリウムが主要な陽イオンである。水電解質代謝の恒常性*の維持・調節は,主として腎臓*が担っている。発汗は電解質の喪失由であるが,不感蒸泄は電解質喪失を伴わない。

(基栄) 不感蒸泄では,電解質の喪失はない。[2011]／低張性脱水では,電解質を含む水を補給する。[2014][2018]

(臨栄) 感染症で下痢が続く場合は,電解質のバランスがくずれるため,イオン飲料等の摂取が必要である。

【電解質コルチコイド】⊖アルドステロン

【転化糖】★ ショ糖*の加水分解によるブドウ糖*と果糖*の等量混合物。高濃度でも結晶が析出しにくいので,液糖や製菓原料として利用される。はちみつに多く含まれる。

(食物) 転化糖は,ショ糖にインベルターゼを作用させて得たもので,ブドウ糖と果糖の混合物である。[2008][2012]

【電気泳動法】★ 電場で＋の分子は－極へ,－の分子は＋極へ,荷電の大きさに応じて移動する性質を利用して,物質を分離する方法。この原理を用いて細胞*やたんぱく質*,核酸*などの高分子から低分子のものの分離分析に用いられる。媒体として,セルロースアセテート膜やゲル(アガロース,アクリルアミド)等が

用いられる。

(基栄) 低比重リポたんぱく質は,電気泳動によりβ-リポたんぱく質としてとらえられる。

【電光性眼炎】★ 溶接作業の際に発生する短波長の紫外線*を肉眼で直視することによって起こる急性の眼炎。角膜障害が主体である。また雪山などにおいて,太陽光の反射によって起こるものは雪眼炎という。

(社会) 溶接では,電光性眼炎が起こる。

【てんさい糖】⊖ショ糖

【電子カルテ】★ 診療の経過を記入した,診療録を電子的なシステムに置き換え,電子情報として一括して編集・管理・保存した医療情報のデータベース*。医療情報の質的・量的な管理・維持のために実地医療の場で使用されている。電子カルテの長所には,長期の大量保存が容易で,診療経過の判読がしやすい,ネットワーク化により任意の場所でカルテが参照できる,処方や検査オーダーと一体化することで実際の実施内容と記載内容を容易に一致できる,があげられる。一方,電子カルテの短所には,電力供給,システムダウン時などに使用できなくなる危険性がある,があげられる。また,情報のセキュリティへの対応も必要となる。

(給食) 電子カルテ(看護記録を含む)など情報システムとオンライン化することで,入院時食事療養の個別対応の迅速化をはかることが可能となる。

【電磁調理器】★ 電磁誘導加熱(IH: induction heating)により食品を加熱する器具。加熱原理は,上面プレート下に組み込まれた磁力発生コイルに20〜90kHzの高周波電流を流すと磁力線が発生し,この磁力線が鍋底を通過する時に渦電流が流れ,鍋*の電気抵抗により発熱する。鍋底で発生した熱が鍋内の食品や水に伝わり加熱される。この加熱法の特徴は,熱効率が従来のガスコンロ(熱効率35〜50%)や電気ヒーター(約70%)に比べて非常に高く(80〜90%),安全性に優れ,加熱調節が容易,かつ調節範囲も広い。温度調節が必要な揚げ物・煮込み・保温に

テ

●テンイ

有効である。従来の機種(20〜30kHz)は使用できる鍋が磁性体(鉄・ほうろう・鋳鉄鍋・ステンレス)に限定され、銅・アルミ鍋は使用不可。近年、技術革新によりオールメタル対応機種(60〜90kHzの高周波タイプ)では、銅やアルミ鍋も使用可能である。

(食物)電磁調理器による調理では、磁力線によって鍋に発生する電気エネルギーが鍋全体を発熱させる。[2007]/ほうろう鍋は、電磁調理器で使用できる。[2010]

【電子伝達系】★★《呼吸鎖》 ミトコンドリア*などの生体膜*中で酸化還元反応*を連続的に起こして電子を伝達する系。細胞内呼吸の主要な酸化還元反応であるため呼吸鎖ともいう。ミトコンドリアのクリステ(内膜)に存在する。酸化的脱炭酸やクエン酸回路*で取り出された水素はNAD*ないしはFAD*によって電子伝達系に運ばれる。電子伝達の主要な経路は、NADH→フラビン→CoQ→シトクロムb→c1→c→aa3→酸素であり、基質の水素はこれら電子伝達物質を次々移動し、最終的に、分子状酸素に酸化されて水となる。その時に発生するエネルギー*は酸化的リン酸化*によってATP*の合成に使われる。

(人体)電子伝達系は、ミトコンドリアで行われる。[2018][2019]/電子伝達系では、NAD⁺は電子供与体として働く。[2009]/電子伝達系の電子受容体は、酸素分子である。[2014][2015][2017]/電子伝達系を伝達される電子は、最終的に酸素に移る。[2008]/電子伝達系(酸化的リン酸化)には、基質と酸素分子との反応過程がある。[2010]/グルコースは、解糖系、クエン酸回路で代謝され電子伝達系を経てATPを生じる。[2011]

【電磁波】★ 電気と磁気の両方の性質をもち、真空や物質中を光速度で伝わる波。光(可視光線*)も電磁波である。波長によって分類され、波長の短い方から、放射線(γ線、X線)、光の仲間(紫外線*、可視光線、赤外線*)、マイクロ波*(携帯電話、電子レンジ*)および超短波(TV、ラジオ放送)などがある。そのエネルギー

は波長に反比例し、波長の短いγ線、X線は電離作用をもつが、それより波長の長い電磁波は電離作用が小さく非電離放射線という。

(社会)赤外線は、地球温暖化に寄与する電磁波である。

【転写】★★ DNA*からRNAポリメラーゼ*の働きによってRNA*を合成する過程。DNAのデオキシリボヌクレオチドの塩基*配列が相補性のリボヌクレオチドの塩基配列をもつRNAに変換される(DNAのA→RNAのU、G→C、C→G、T→A)。RNAポリメラーゼにはI、II、IIIの種類があり、Iは核小体*に局在しリボソームRNAを、IIとIIIは核質でIIはmRNA*の前駆体を、IIIはtRNA*や小型のRNAを転写により合成する。

(人体)核では、遺伝情報の転写が行われる。[2012]/転写は、RNAポリメラーゼによって触媒される。[2013]/ステロイドホルモンは、遺伝子の転写を調節する。[2015]

【転写酵素】⟳RNAポリメラーゼ

【電子レンジ】★★《誘電加熱》 マイクロ波*(2450MHz＝2.45×10⁹Hz)とよばれる電磁波*(空気中の波長12.2cm)を食品に照射して、誘電的に加熱する加熱調理器。すなわち、電磁波の電場が2450MHzで＋、−に変化するのに応じて食品中の水などの小さい分子や高分子の側鎖が＋、−に誘電分極し、電気的エネルギーを吸収すると、食品中で熱エネルギー(摩擦熱)を生じて、この熱で加熱される。加熱度合いは①物質の種類、②電力半減深度、③誘電体損失係数に左右される。この特徴は加熱速度が速く、加熱効率が高い。栄養素の損失が小さい。食品の重量と加熱時間はほぼ比例関係にある。水分が蒸発しやすい。表面は焦げないが、加熱ムラがみられる。マイクロ波を反射する金属類の容器、アルミ箔は使用不可、透過するガラス・陶磁器、紙等の使用は可。

(食物)電子レンジで加熱した時、塩分を含む食品は表面が高温になりやすい。[2010]/電子レンジ加熱では、加熱時間は食品の水分量に依存する。[2012]/電子レンジ加熱では、照射され

たマイクロ波によって，食材中の有極性分子（おもに水分子）が誘電分極することで発熱する。[2014]／電子レンジでは，金属を含まない容器に入れて加熱する。[2019]

【伝導伝熱】★《伝導熱》 固体の内部や静止流体（液体や気体）内において，温度の高い方から低い方へ熱が伝わる現象で，熱移動の3つの形式（伝導・対流・放射）の1つ。伝導による伝熱量は，熱伝導率（物質固有の比例定数）×断面積×温度差/距離の式で求められる。この時，熱伝導率は物質内の熱の伝わりやすさを示し，この値は一般に金属が大きく，金属＞水＞空気の順であり，空気は熱が非常に伝わりにくい。加熱調理*操作のうち，伝導伝熱が主となっているのが金属板や鍋*を用いた間接焼き・炒める・煎る（いずれも乾式加熱）である。オーブン加熱は天板からの伝導熱・庫内熱風による対流熱*・庫壁からの放射熱の複合形式である。

(食物) 伝導熱は，焼く，炒める，煎る調理で利用されている。[2008]／ゆで加熱における食材表面から内部への伝熱は，伝導伝熱である。[2014]

【伝導熱】➡伝導伝熱

【天然香料】★★ 動植物から得られた物またはその混合物で，着香の目的で使用される食品添加物。基原物質としてアイスランドモス，アーティチョーク，アルファルファ，バニラ，パセリなど多くの動植物が知られている。一般飲食物添加物とともに指定を受けることなく使用が許可されている。

(食物) 食品添加物は，食品衛生法において，指定添加物，既存添加物，天然香料，一般飲食物添加物の4種類に分類される。[2008]／天然香料は，指定添加物に含まれない。[2013][2015]／天然香料とは，動植物から得られた物又はその混合物で，食品の着香の目的で使用する添加物をいう。[2020]

【天然痘】★《痘瘡》 天然痘ウイルス*を病原体とする感染症。飛沫感染*，接触感染により感染し，感染力，罹患率*，致命率*がいずれも高いことが古くから知られていた。1796年にジェンナーにより

天然痘ワクチン*が考案された後，天然痘ワクチンの接種，すなわち種痘が世界中に普及することによって，天然痘の発生数は減少した。1980年にはWHO（世界保健機関）*により天然痘の世界根絶宣言が発表された。これ以降，世界中で天然痘患者の発生は報告されていない。

(社会) WHOの活動によって，世界から痘瘡が根絶された。[2017]

【天然痘根絶宣言】★ 1980年，WHO*による天然痘（痘瘡）の根絶宣言。これは主として天然痘ワクチン*（種痘）の普及によるものである。以後，世界中で天然痘の発生はない。

(社会) WHOは，全世界規模で天然痘を根絶させた。

【天日乾燥】★ 太陽光下での乾燥。天日乾燥は時間を要するため，着色，変退色，酸化，自己消化*などの変化を受けやすい。本来は保存が目的で行われたが，するめ*や干しぶどうのように，新鮮物と異なる新食品への加工的性格が強くなった。復水を期待しない場合も多い。天日乾燥の前処理として湯どおしすることによって酵素*を失活させる場合もある。天日乾燥に保蔵的性格をもたせたものに穀物*の乾燥があり，安全に保蔵できる水分13〜14％まで乾燥させる。加熱乾燥などと違い，気候変動の影響を受けやすく，乾燥ムラを生じやすい。

(食物) 気温の高い時期に水分の多い丸の魚体を天日乾燥すると，肉むれを起こしやすい。

【天ぷら】★ 衣揚げの1つで，小麦粉*に水（卵*を加えることもある）を加えた衣を材料につけて揚げたもの。からりと揚がった状態に仕上げるには，衣の調製，揚げ方に注意する。衣の水分を効率よく蒸発させるためにグルテン*の粘性*が出過ぎないように粘り気の少ない衣を調達するとよい。市販の天ぷら粉はでんぷん添加や加熱処理，たんぱく質分解酵素*を加え，グルテンが形成しにくいようにくふうされている。揚げ油は，食材によって適温（160〜180℃）を選ぶ。

(食物) 天ぷらの揚げ油の適温は，150〜180℃

テ

●デンド

が一般的である。[2019]

【でんぷん】 ★★★ α-D-グルコース*が脱水重合した多糖類*。D-グルコースがα-1,4結合で直鎖状に並んだアミロース*とD-グルコースがα-1,6結合で枝分かれしたアミロペクチン*の2種類の分子がある。両分子の存在比率は食品によって異なる。でんぷんの糊化とは,生(β-)でんぷんを水に懸濁して加熱すると,ミセル*が崩れて,アミロースやアミロペクチンが水中に広がり,互いにからみ合い粘りを出し透明になること。でんぷんの糊化温度は地上でんぷんが高く,地下でんぷんは低い。でんぷん糊液の粘度は調味液など添加物によって大きく影響を受ける。砂糖*は少量ならやや増加,食塩*や酢*は低下させる。でんぷんの老化とは,糊化でんぷんを放置することにより,生(β-)でんぷんに近い状態に戻ること。老化は水分30〜60%,温度0〜10℃で起こりやすく,アミロース含量の多いでんぷんほど老化が速い。

(食物) でんぷん粒中のアミロペクチンは,温水で水和されやすい。[2007]／さつまいもでは,緩慢加熱によりでんぷんが分解して,甘味が増す。[2018]／でんぷんにβ-アミラーゼが作用して,麦芽糖が生じる。[2008]／清酒製造では,米のでんぷんがアミラーゼにより糖化する。[2017]／でんぷん懸濁液は,ダイラタント流動を示す。[2017]／でんぷんがα-アミラーゼにより加水分解されると,主にデキストリンが生成される。[2019]／でんぷん糊液のとろみを増すためには,でんぷんのデキストリン化を抑制する。[2021]

(基栄) でんぷんの消化は,口腔から始まる。[2010]

(給食) でんぷんの多い食品の煮物では,加熱時間を少量調理より短く設定する。[2019]

【電離放射線】 ★ 原子にあてると,中の電子を飛び出させる電離作用をもつ放射線。粒子線(α線・β線・陽子線・重陽子線・中性子線)と電磁放射線(γ線・X線)に大別される。電離作用でがん細胞を破壊し,悪性腫瘍*を縮小させる放射線治療*に使用される。

(人体) 電離放射線は,悪性腫瘍の治療に使用される。

(社会) 電離放射線障害では,遺伝子障害頻度が高くなる。[2006]

【伝令RNA】 ➡メッセンジャーRNA

【ドウ】 ★ 小麦粉*に水,食塩*,その他の副材料を加えて混ねつした,手で扱える硬さの粘弾性に富んだ生地。加水量の目安は,手打ち麺の場合は50〜60%,機械製麺は35〜45%。ドウはねかすとグルテンの形成と均一化を促進し,粘弾性,伸展性,可塑性が増す。

(食物) 食塩の添加は,ドウのこしを強くし,ねかせることによって伸びやすくなる。／ドウをねかす時間を長くするほど,伸張抵抗が減少する。[2010]

【銅】 ★★★ 無機質*栄養素(ミネラル*)の1つ。吸収率は30〜40%,アスコルビン酸*やフルクトース*により吸収利用率が高まる。肝臓*,腎臓*,脾臓,血液などに多く存在し,銅運搬たんぱく質セルロプラスミン*,チトクローム酸化酵素*の成分ともなる。鉄の吸収と貯蔵を促進する。ヘモグロビン合成時に必要なので不足すると貧血*になる。日本人成人の推奨量は1日あたり男性0.8mg,女性0.7mg,上限量は10mgである。

(人体) ウィルソン病は,銅の代謝異常症である。[2015]

(食物) ポリフェノールオキシダーゼは,銅を含む金属酵素である。

(基栄) 銅は,生体内でスーパーオキシドジスムターゼの成分になっている。[2013]／銅は,セルロプラスミンの構成成分である。[2006][2008][2015][2016]／メンケス病は,先天的な銅の欠乏症である。[2017]

(臨栄) 銅代謝異常では,ウィルソン病を生じる。[2010]／銅の欠乏により,貧血が生じる。[2020]／ウィルソン病では,銅のキレート薬を用いる。[2009]／銅は,わが国で使用されている高カロリー輸液用微量元素製剤に含まれている。[2010]

【糖アルコール】 ★★★ アルドース*またはケトース*を還元して得られる鎖式多価アルコール。甘味*を有する。グルコ

ース*，ショ糖*に比べて吸収利用性が低く，エネルギー源になりにくい。キシリトール*，ソルビトール*，マルチトール*などが低エネルギー食，治療食（糖尿病，肥満症）に利用されている。キシリトールやオリゴ糖*が虫歯*予防や整腸作用を有する特定保健用食品*として許可されている。大量摂取すると下痢*を誘発する性である。

(社会) う蝕（むし歯）のリスクを低下させる成分として，糖アルコールを用いた特定保健用食品が承認されている。[2009]

(食物) 糖アルコールの甘味度は，砂糖より低い。[2006]／ソルビトールは，グルコースを還元した糖アルコールである。[2008]／糖アルコールは，アミノ—カルボニル反応を起こしにくい。[2016]

(基栄) 糖アルコールやオリゴ糖は，難消化吸収性である。

【同位元素】★《同位体，アイソトープ》 原子番号が同じで質量数が異なる核種。すなわち，元素の性質を示す「陽子」の数は同じだが，「中性子」の数が異なるため，全体の重さ（＝質量数）が異なる元素をいう。通常，不安定であるが，同位元素の中には安定なものも存在し，安定同位元素という。同位元素を含む化合物は，互いにわずかに性質が異なるが，通常の化学反応，代謝に関しては同一の挙動を示す。この性質を利用して，化合物を同位元素で標識して，生体内の物質変化を追跡することができる（トレーサー法）。

(人体) 重水は，安定同位体化合物である。／エネルギー消費量推定のための二重標識水法では，^{18}O，$^2H(D)$で標識した水を用いる。

【同位体】⇒同位元素

【糖化】★ でんぷん*を酸またはアミラーゼ*により，グルコース*，マルトース*に加水分解すること。でんぷんの糖化工業では，アスペルギルス属やリゾプス属が生産する酵素*，糖化アミラーゼが用いられる。また，酒類の製造で穀類*を原料とする場合，そのでんぷんを直接発酵*できる酵母*がないので，発酵の前段として，でんぷんの糖化を行う。歴史的には西洋では麦芽の酵素を，東洋ではこ

うじ菌*（こうじカビ）の酵素を利用してきた。

(食物) ビールの製造における糖化には，麦芽が使われる。[2009]

【同化作用】★ 生体における合成反応。生体は合成反応と分解反応によって成り立っており，合成反応を同化，分解反応を代謝，または異化ともいう。たんぱく質*，脂質，多糖，核酸など生体成分は材料となる無機化合物や低分子の化合物からエネルギー（ATP*）を用いて合成され，最も多量のATPがこの同化作用に消費される。一例として植物の炭酸同化作用では，CO_2とH_2Oから光のエネルギーを用いて炭水化物*を合成する。

(人体) 同化作用では，取り入れられた栄養素を材料として新しい細胞をつくる。

【動機づけ支援】★★ 特定健診の結果，対象者をリスクの保有数に応じて階層化し，一定個数以上のリスクを有する者に対して実施される特定保健指導*のうち，軽い方の支援のこと。支援内容は，①初回面接：1人約20分の個別面談，またはグループ面談（1グループ数人の構成で約80分間）を実施し，生活習慣の改善の必要性，実践可能な栄養や運動*の内容説明をする。②対象者は①で示された内容に自主的に取り組み，その後，生活習慣改善のための行動計画目標の達成状況，および身体的な変化の有無を確認する。なお，行動計画の実績評価時期は，第3期（平成30年4月～）より，これまでの6カ月後から保険者の判断で3カ月後でも可となった。

(社会) 腹囲の基準値を超えない者においても，リスクの程度に応じて，動機づけ支援と積極的支援とがある。[2012]

(栄教) 特定保健指導は，特定健診で「動機づけ支援」「積極的支援」となった者を対象に行う。[2010]／対象者が自ら行動目標を立てることができるよう支援するのは，動機づけ支援，積極的支援においてである。[2010]

【凍結】★ 水が氷結点以下の温度で氷に変化すること。フリージングともいう。食品中の水分は，塩類，糖類，その他を

溶かし込んでいるので，その凍結点はおよそ−1〜−5℃程度となり，この温度帯を最大氷結晶生成帯*という。

(食物) 急速凍結は，緩慢凍結に比べて解凍後の変化が小さい。[2018]

【凍結乾燥】★《フリーズドライ》 真空状態では氷が水蒸気に変化する(昇華)ことを利用した乾燥方法。フリーズドライともよばれる。凍結*させた食品を減圧し，真空状態にすると，室温以下の温度でも水分を除去することができる。そのため，加熱乾燥で熱によって変性してしまう成分の劣化*を防ぐことができる。お湯を注ぐだけのインスタントみそ汁やたまごスープなどの製造にも利用されている。

(食物) 寒天は，てんぐさを熱water抽出して粘質物を抽出し，凝固，凍結乾燥したものである。

【洞結節】★《洞房結節》 規則的に興奮(刺激)を送り出す特殊心筋線(繊)維のかたまり。右心房の上大静脈と接する部分に存在し，心臓*の刺激伝導系*のペースメーカー(歩調取り)としての役割をもつ。心臓の拍動が洞結節によって支配されている時の心拍動のリズムを洞リズムという。正常の心拍動のリズムは洞リズムである。

(人体) 洞房結節は，右心房に存在する。[2015][2021]／洞結節が，心臓のペースメーカーになる。

【凍結野菜】➡冷凍野菜

【糖原性アミノ酸】★★ グルコース*を生成することのできるアミノ酸*。体たんぱく質*を構成するアミノ酸が脱アミノされ，残った炭素骨格がグルコースに変換される場合，糖原性アミノ酸という。ピルビン酸*やクエン酸回路*の代謝中間体になるアミノ酸は糖新生*経路によりグルコースを生成しうる。たんぱく質を構成するアミノ酸のうち，ケト原性アミノ酸*以外のアミノ酸をいう。

(人体) アスパラギン酸は，糖原性アミノ酸である。[2012]／バリンは，糖原性アミノ酸である。[2021]

(基栄) 空腹時には，糖原性アミノ酸からグルコースが産生される。[2017]

【糖原病】★★ グリコーゲン*の分解酵素が先天的に欠損しているため，組織にグリコーゲンが蓄積する疾患群。正常の状態では，グリコーゲンは筋肉*や肝臓*に貯蔵され，これを分解することによって諸臓器にグルコース*が供給される。しかし糖原病ではグリコーゲンの分解が阻害されているので，グリコーゲンの過剰蓄積と低血糖*が生じる。欠損する酵素の種類によりⅠ〜Ⅷ型に分けられているが，徴候から，肝型(Ⅰ，Ⅲ，Ⅳ，Ⅵ，Ⅷ：肝臓に影響して肝腫大や低血糖を起こす)，筋型(Ⅴ，Ⅶ：筋肉に影響して運動時の脱力や筋肉のけいれん，さらにミオグロビン尿症による腎不全*を起こす)，全身型(Ⅱ，Ⅳ：心肥大や肝不全を起こす)に分類される。

(人体) 糖原病Ⅰ型では，グルコースが不足する。[2014]／糖原病Ⅰ型では，低血糖がみられる。[2015]／糖原病Ⅰ型では，低血糖性の昏睡を生じやすい。[2021]

(臨栄) 糖原病Ⅰ型では，少量頻回食とする。[2013][2021]／糖原病Ⅰ型では，ショ糖を制限する。[2017][2020]／糖原病Ⅰ型の幼児の栄養管理では,コーンスターチを利用する。[2021]

【統合失調症】★ 青年期に発症することが多い精神障害。2002年(平成14)までは精神分裂病とよんでいた。陽性症状としては，幻覚(おもに幻聴)，妄想(おもに被害妄想)，独特の異常思考，奇妙な行動，陰性症状としては，感情鈍麻，周囲への無関心，意欲の欠乏，社会的機能の低下などを特徴とする精神障害。病型を明確に分類することは困難であるが，伝統的な精神医学では,「妄想型」,「破瓜型」,「緊張型」,「鑑別不能型」などに分けられてきた。近年，わが国では，統合失調の軽症化に伴い「鑑別不能型」と診断される症例が増加している。発症後，時間の経過とともに，「急性期」「消耗期」「復期」と症状は変化する。

(社会) 精神保健での入院患者は，統合失調症が最も多い。[2007]

【橈骨】★ 前腕の母指側にある長骨。前腕には橈骨と尺骨の2本の骨*が存在す

ト ●トウコ

る。直立して上肢を垂直に垂らして手掌を前面に向けたとき，前腕の外側に位置する骨が橈骨である。橈骨は上端，骨体（骨幹），下端に分けられ，尺骨よりも短い。橈骨上端の橈骨頭と上腕骨小頭と関節をつくり，肘関節を構成する。また，上端の側面が関節環状面となって尺骨と関節をつくる。橈骨下端の関節面は手根骨と手首の関節である橈骨手根関節をつくる。橈骨上端の内側面にある橈骨粗面には上腕二頭筋の腱が付く。上腕二頭筋は肘を曲げるとともに，前腕の回外に関わる。前腕をねじる運動*を回旋といい，直立して上肢を垂直に垂らして手掌を前に向ける運動を回外，手の甲を前に向ける運動を回内という。

(人体) 橈骨は，前腕の骨である。[2018]／橈骨は，前腕の骨である。[2020]

【動作強度】 ➡️アクティビティファクター

【糖脂質】 ★　生体膜*に含まれる複合脂質の1つ。グリセロ糖脂質とスフィンゴ糖脂質がある。前者はグリセロール，脂肪酸*，糖からなる。動物ミエリン，精細胞などに含まれる。後者は，スフィンゴシン，脂肪酸，糖からなる。スフィンゴシンと脂肪酸が結合したものをセラミドという。セラミドにガラクトースが結合したものをセレブロシド*といい，神経線(繊)維のミエリンという生体膜の構成成分である。

(人体) セレブロシドは，糖脂質である。[2015]

【糖質】 ★★★★★《炭水化物》　多価アルコールのカルボニル化合物およびそれらの誘導体もしくは縮合体の総称。炭水化物ともいう。ほとんどが$Cm H_2n On[Cm(H_2O)n]$の組成式を有する。重合度によって，多糖類*，少糖*類，単糖類*に大別される。多糖類にはでんぷん*，グリコーゲン*などがある。少糖類にはショ糖*，乳糖*，麦芽糖*(いずれも二糖類*)などがある。単糖類にはグルコース*(ブドウ糖*)，ガラクトース*，フルクトース*(果糖)などの六炭糖，核酸*の構成成分であるリボース*，デオキシリボース*などの五炭糖*がある。少糖類以上の糖質はいずれも単

糖類にまで分解されて，小腸*から吸収される。無酸素的な運動エネルギーはほとんど糖質に依存する。糖質は脂肪よりも体内貯蔵量が少ないため，無酸素運動には，糖質の多い食事が適する。糖質摂取量が増えるとビタミンB_1*の要求量が増える。大脳など中枢神経系にとって血中グルコースは唯一のエネルギー源である。

(人体) 体の構成成分として，脂質は糖質よりも多い。[2017]

(基栄) 糖質は，単糖(単糖類)として吸収される。[2009]／糖質の摂取は，血中遊離脂肪酸値を低下させる。[2021]／糖質の摂取量が少ないと，たんぱく質はエネルギー源として利用される割合が増加する。[2010]／糖質の多量摂取は，ビタミンB_1の必要量を増大させる。[2009][2010][2011][2020]／糖質の摂取量が多いと，筋肉のグリコーゲン含量が増大する。[2010]／糖質の多い食事は，脂肪組織におけるトリアシルグリセロールの合成を促進する。[2010]／糖質の摂取は，体たんぱく質の合成を促進する。[2010]／トリアシルグリセロールの胃内滞留時間は，糖質より長い。[2014]／糖質や脂質からのエネルギー摂取が不足すると，窒素出納は負になる。[2014]／糖質の重量あたりに発生するエネルギー量は，脂肪より小さい。[2013]

(応栄) 持久型種目の選手では，炭水化物摂取が重要である。[2017]／骨格筋の瞬発的な収縮の主なエネルギー源は，糖質である。[2021]

(臨栄) 内臓脂肪型肥満の場合，各栄養素の摂取エネルギーに占める割合は，炭水化物は50〜60％が推奨される。[2021]／インスリン治療中の患者には，炭水化物のエネルギー比率を60％にする。[2012]／高トリグリセリド血症では，炭水化物を制限する。[2014][2020]／高CO_2血症を認めるCOPD患者では，炭水化物の摂取エネルギー比率は，50％Eとする。[2021]

【糖質コルチコイド】 ➡️副腎皮質ホルモン

【凍傷】 ★　寒冷曝露による組織障害。霜焼けもこれに含まれる。凍傷は組織が凍結して細胞*が破壊される場合と，末梢動脈が収縮して循環障害を起こす場合とがある。

(社会) 寒冷は凍傷を起こす。

【糖新生】★★★★　糖質*以外の物質からのグルコース*生合成。肝臓*と腎臓*で行われる代謝。糖新生材料としては乳酸*, グリセロール, アミノ酸*がある。筋肉たんぱく質の分解によって生じたアミノ酸は重要な糖新生材料となる。ピルビン酸*, α-ケトグルタル酸*, スクシニルCoA*, フマル酸, あるいはオキサロ酢酸となるアミノ酸(糖原性アミノ酸*という)がグルコースを合成することができる。これらはいったんオキサロ酢酸になり, オキサロ酢酸からホスフォエノールピルビン酸を経て, 解糖系*を逆戻りして糖新生を行う。一方, 筋肉*中で生じた乳酸は, 肝臓および腎臓のコリ回路*でグルコースを合成する。

(人体) 細胞質ゾルでは, 糖新生が行われる。[2015]／糖新生は, 肝臓で行われる。[2015]／腎臓は, 糖新生を行う。[2018]／糖新生は, インスリンによって抑制される。[2017]／アラニンは, 肝臓での糖新生に利用される。[2010]／クッシング症候群では, 糖新生が亢進する。[2013]

(基栄) 脂肪酸は, 糖新生の材料として利用されない。[2018]／バリンは, 糖新生に利用される。[2019]／空腹時には, トリグリセリドの分解で生じたグリセロールは, 糖新生に利用される。[2021]／糖新生は, 大部分が肝臓で行われる。[2020]

(臨栄) ビグアナイド薬は, 肝臓での糖新生の抑制に作用する。[2017]

(応栄) 糖新生は, 長時間の運動で促進される。[2016]

【透析後体重】→ドライウェイト

【痘瘡】→天然痘

【糖蔵】★　砂糖*漬けによる食品貯蔵法。高濃度ショ糖*溶液は浸透圧*が高く, 水分活性*を低下させるので微生物の繁殖が抑制される。ジャム*やマーマレード*は糖蔵食品であり, 水分活性が低い中間水分食品*である。結晶析出を防ぎ飽和糖濃度を高めて防腐効果を上げるために, ショ糖に転化糖*を加えることがある。

(食物) ジャムは, 糖蔵によって保存性を高めたものである。

【疼痛】★　傷害・病気などによって起こる侵害刺激によって生じた化学物質が, 痛覚神経終末に作用する不快な知覚または情動体験。生理学上, 体性痛と内臓痛に分けられ, 体性痛には表在痛と深部痛がある。疼痛の質は種々で, 刺す・切る・焼く・ちぎる・ヒリヒリ・ズキズキなどと表現される。また, 痛みの閾値*には個人差があるため客観的な評価がむずかしい。痛みは発症後3カ月以内の急性痛と3カ月以上の慢性痛に分類される。前者は, 疼痛程度と障害の程度が比例する危険信号の意味をもち, 治れば痛みは消失する。一方, 後者は, 疼痛の程度に障害は比例せず, 痛み自体が疾患ととらえられ痛みをとることが治療となる。

(人体) 炎症にみられるセルスス(Celsus)の4主徴は, 発赤, 発熱, 腫脹, 疼痛である。[2006]

【動的アセスメント】★《動的栄養アセスメント》　経時的に変化する栄養状態の評価。個人の計測値を経時的に観察することで変化を評価する。これにより, 栄養状態の変化や栄養教育*や治療効果判定を行うことが可能となる。例えば, 短期間の体重減少の程度は, 栄養状態の悪化を評価することができる。

(応栄) 血清トランスサイレチンは, 動的栄養アセスメント指標として用いられる。[2011][2012]

【動的平衡状態】★　互いに逆向きの代謝が同じ速度で進行することによって, 全体としては変化せず平衡に達している状態。体内のたんぱく質*は常に合成と分解が繰り返され, 古いたんぱく質は新しいたんぱく質に置き換わっている。しかし, 成人では合成と分解量が等しい(窒素出納*は平衡状態)ために体たんぱく質の総量には見かけ上変化がない。これをたんぱく質の動的平衡状態という。体重60kgの成人では1日約180gのたんぱく質が置き換わっている。なお, たんぱく質の合成を円滑に進める上で, 素材となるアミノ酸*の供給役としてアミノ酸プールは大切な役割を果たしている。

(基栄) 成人の体たんぱく質は増減していなくても，毎日合成・分解が行われ，動的平衡状態にある。

【等電点】★ アミノ酸*やたんぱく質*において，陽イオン基と陰イオン基の数が等しくなる水素イオン濃度(pH)。たんぱく質は，酸性側では塩基性基が解離して陽イオンに，塩基性側では酸性基が解離して陰イオンに荷電する両性電解質である。等電点では分子間反発力が失われ，アミノ酸やたんぱく質の溶解度が低下し沈殿する(等電点沈殿)。等電点はたんぱく質の種類によって異なる。

(食物) たんぱく質の等電点は，電気泳動移動度がゼロとなるpHとして示される。[2008]

【銅鍋】★ 比重8.9g/cm³と非常に重いが熱伝導に優れる鍋*。塩や酸に弱く，緑錆(空気中の水分と二酸化炭素*が作用して生ずる緑色のさびは有害とされてきたが，ほとんど無害)が生じやすいので，手入れが必要。和食の卵焼き器は銅に錫メッキをしたものが使われている。

(食物) 薄焼き卵を焼くには，熱伝導率の大きい銅製で錫メッキした鍋がよい。

【糖尿病】★★★★★ 膵臓*のランゲルハンス島のB(β)細胞から分泌されるインスリン*の相対的，絶対的不足，あるいは作用不全により発症する代謝性疾患。1型(インスリン依存性，若年型)と2型(非依存性，成人型)に大きく分けられる。2型糖尿病*は肥満*に伴い発症する場合が多く，生活習慣病*として重要視されている。糖質代謝異常のため高血糖*とそれに伴う糖尿を生じるが，糖質*以外にも脂肪*，たんぱく質*，ミネラル*などの代謝異常を引き起こし，進行すればアシドーシス*，脱水*，血行障害による組織の壊死*，昏睡，死に至る場合もある。三大合併症として腎症，網膜症，神経症がある。1型ではインスリン注射は必須である。2型ではおもに食事療法*，運動療法が行われ，時に薬物療法が併用される。食事療法ではエネルギー制限が最も重要である。各栄養素のバランスを考え，ビタミン*，ミネラル*が不足しないように

注意する。

(社会) 糖尿病は，骨折のリスクを高める。[2016]／国民健康・栄養調査では，「糖尿病が強く疑われる者」の数は約1,000万人である。[2020]／国民健康・栄養調査では，「糖尿病が強く疑われる者」の割合は，70歳以上は50歳代より高い。[2020]／国民健康・栄養調査では，「糖尿病が強く疑われる者」のうち治療を受けている者の割合は70%以上である。[2020]

(人体) 75g経口ブドウ糖負荷試験は，糖尿病の診断を目的として行う。[2021]／口渇，多飲，多尿，体重減少などの典型的な症状の存在は，糖尿病と確定診断される根拠となる。[2011]／糖尿病では，血液中にケトン体が増加してアシドーシスを起こす。[2010]／糖尿病の合併症には，高浸透圧昏睡，ネフローゼ症候群，起立性低血圧がある。[2010]／糖尿病において，インスリン依存状態の場合は，インスリン療法が有効である。[2009]／尿糖が陽性であっても，糖尿病と診断できない。[2013]／妊娠中に発症した明らかな糖尿病を，妊娠中の明らかな糖尿病という。[2020]／糖尿病がある妊婦は，巨大児分娩の頻度が高い。[2017]

(基栄) 2型糖尿病と関連する遺伝子多型をもっている人は，食生活を変えることで糖尿病を発症する確率を変えることができる。[2011]

(栄教) 糖尿病食事療法のための食品交換表は，日本糖尿病学会によるものである。[2011]

(臨栄) 糖尿病患者では，褥瘡が悪化しやすい。[2012][2013]／慢性膵炎では，糖尿病を合併する。[2011]／糖尿病食事療法のための食品交換表を用いて，栄養食事指導を行う。[2020]／糖尿病患者の高血圧合併時では，食塩を6g/日未満とする。[2014]／α-グルコシダーゼ阻害薬は，食後高血糖を改善する。[2020]／カーボカウントを用いて，インスリン量を決定する。[2020]／超速効型インスリン注射は，食後高血糖を改善する。[2020]／有酸素運動は，インスリン抵抗性を改善する。[2020]

(公栄) 糖尿病有病者数は，患者調査で調査されている。[2011]

【糖尿病食品交換表】★★《糖尿病食事療法のための食品交換表》 糖尿病*患者に対して，適正な食事療法*を実行するために日本糖尿病学会が作成した食品の交換表。栄

養素組成の類似性に基づいて食品を6つ（6表）に分類する（表1：穀物・芋，表2：果物，表3：魚介・肉・卵*・大豆製品，表4：牛乳*，表5：油脂，表6：野菜）。さらに80kcalあたりの食品の重量を1単位とし，エネルギー計算を容易にし，同じ表の中で同じ単位の食品を交換して献立を立てることができるようくふうされている。

(栄教)「糖尿病食事療法のための食品交換表（日本糖尿病学会編）」の表1は，穀類やいも類を含む。[2007]

(臨栄)「糖尿病食事療法のための食品交換表（日本糖尿病学会編）」は，80kcalを1単位としている。[2007][2008][2021]／6つの表に分類されている。[2021]／1日の指示単位（指示エネルギー）の配分例には，炭水化物エネルギー比率60，55，50%Eの3段階が示されている。[2021]／かぼちゃは，表1に含まれる。[2021]／チーズは，表3に含まれる。[2021]

【糖尿病性腎症】★★★★ 《DN：diabetic nephropathy》 糖尿病*の慢性合併症として進展する腎臓*の病変。糖尿病の3大合併症（神経障害，網膜症，腎症）の1つで，糸球体濾過量（GFR）と尿中アルブミン排泄量あるいは尿タンパク排泄量によって評価する。腎症進展の予防には肥満是正，禁煙，厳格な血糖・血圧・脂質管理が重要であり，早期介入により寛解も期待できる。進行すると透析療法を要する場合もある。顕性腎症：第3期からたんぱく質制限食が考慮される。たんぱく質制限食を実施する場合はエネルギー摂取量の十分な確保が必要である。食塩摂取量は高血圧合併や顕性腎症の場合は6g未満が推奨される。

(社会) 健康日本21（第2次）の目標に，糖尿病腎症による年間新規透析患者数の減少がある。[2015]

(人体) 糖尿病腎症2期では，微量アルブミン尿を認める。[2016]／糖尿病腎症の第4期は，GFR30mℓ/分/1.73㎡未満で判定される。[2019]／血液透析は，糖尿病腎症第5期に行う。[2012]／糖尿病腎症は，ネフローゼ症候群を呈することがある。[2018]

(臨栄) 糖尿病腎症は，尿中微量アルブミンの出

現で診断される。[2012]／糖尿病腎症の第1期から第3期Aまでは，25〜30kcal/kg標準体重/日とする。[2007][2013]／糖尿病腎症病期第1期では，リンの摂取量の基準は特にない。[2015]／糖尿病腎症病期第2期では，エネルギーの摂取量を25〜30kcal/kg標準体重/日とする。[2015]／糖尿病性腎症の病期第3期では，エネルギー量は25〜30kcal/kg標準体重/日とする。[2020]／顕性腎症前期（第3期A）の食事療法では，たんぱく質は，0.8〜1.0g/kg標準体重/日とする。[2013]／糖尿病性腎症第3期Bの患者の栄養管理では，たんぱく質は0.8〜1.0g/kg標準体重/日とする。[2014][2020]／糖尿病腎症病期第3期で高カリウム血症があれば，カリウムの摂取量を2.0g/日未満とする。[2015]／糖尿病性腎症の病期第3期では，カリウムは高カリウム血症以外，特別な制限はない。[2020]／糖尿病性腎症の病期第3期では，食塩は6g未満とする。[2020]／糖尿病腎症病期第4期では，たんぱく質の摂取量を0.7g/kg標準体重/日とする。[2015]／糖尿病腎症病期第5期（血液透析）では，水分の摂取量をできるだけ少なくする。[2015]

【糖尿病性末梢神経障害】★ 糖尿病*の3大合併症（神経障害，網膜症，腎症）の1つ。合併症の中では神経障害の発生頻度が最も高い。神経障害は末梢神経*障害と自律神経*障害に大別され，前者は高血糖*状態が続くことにより，ブドウ糖*が神経細胞*に侵入して神経機能を低下させ，特に膝から下のしびれや痛みをもたらす。後者は自律神経の変調をもたらし，立ちくらみ，無痛性心筋梗塞*，顔面神経麻痺等をもたらす。

(人体) 糖尿病の3大合併症は，神経障害，網膜症，腎症である。[2006]／糖尿病神経障害は，便秘の原因となる。[2006]

【糖尿病性網膜症】★ 糖尿病*の3大合併症（神経障害，網膜症，腎症）の1つ。網膜症と白内障は糖尿病による代表的な眼の疾患である。特に，糖尿病性網膜症は，網膜の毛細血管の損傷によるもので，成人の失明原因の第1位になっている。

(人体) 確実な糖尿病性網膜症の存在がみられると，糖尿病と確定診断できる。[2011]／糖尿病

性網膜症は、失明の原因となる。[2006][2012]

【糖尿病内服治療薬】 ⇒経口血糖降下剤

【豆腐】 ★★　水浸漬大豆*を磨砕、加熱、圧搾して得られた豆乳に凝固剤を加えて凝固させたもの。濃厚な豆乳を用いて型箱内で凝固させるのが絹ごし豆腐、濃度の薄い豆乳で凝固させ、くずしながら型箱に入れて圧搾、水分を搾り取ったのが木綿豆腐である。この水分とともに水溶性ビタミン*の損失があることから、絹ごし豆腐の方が水溶性ビタミン含有量が高い。凝固剤には塩化マグネシウムを主成分とするにがり*、硫酸カルシウム、グルコノデルタラクトン*などがあり、それぞれ、風味の異なる豆腐となる。また、グルコノデルタラクトンの特徴を生かし、豆乳と凝固剤を充填、シールした後に湯通しして凝固させる充填豆腐もあり、これは保存性がよい。

（食物）油揚げは、豆腐を温度の異なる油で二度揚げして製造される。[2009]／木綿豆腐の凝固には、グリシニンが関与する。[2010]／遺伝子組換え大豆を原材料として製造された豆腐には、「遺伝子組換え」の表示義務がある。[2009]／豆腐の製造では、豆乳に塩化マグネシウムを加えて凝固させる。[2020]

【動物性脂質】 ⇒動物性脂肪

【動物性脂肪】 ★★★　《動物性脂質》　動物性食品由来の脂肪*。動物性脂肪は血清コレステロール上昇作用をもつ飽和脂肪酸*を多く含むことから、そのとり過ぎは虚血性心疾患*等のリスク因子となる。したがって、動物性脂肪だけではなく、多価不飽和脂肪酸*を含む植物、n-3系脂肪酸を含む魚類*を含めて、バランスよくとることが望ましい。

（臨栄）胆のう炎では、コレステロールや動物性脂肪の制限をする。[2011]

【動物性たんぱく質】 ★★　乳および乳製品、卵*、魚介、獣鳥肉類など動物性食品由来のたんぱく質*。植物性たんぱく質に比べて栄養価が高い。

（食物）健康な個人を対象とした献立を作成するとき、動物性たんぱく質は、総たんぱく質の50％とする。[2011]

（基栄）非ヘム鉄の吸収は、動物性たんぱく質により促進する。[2018]

【洞房結節】 ⇒洞結節

【動脈血】 ★★　酸素分圧*が高く、二酸化炭素分圧が低い血液。血液の循環系には酸素・栄養素などの運搬のため心臓*から全身の各組織に送られ心臓に戻る体循環とガス交換のため心臓から肺*に送られ心臓に戻る肺循環と2つがある。肺循環を経て酸素を蓄えた動脈血が肺静脈を経て左房→左室へ送られ、体循環として動脈系→毛細血管→静脈系へと流れていく。

（人体）動脈血のpHは、7.4になるように保たれる。[2021]／動脈血の酸素飽和度は、96～99％である。[2021]

（応栄）低圧環境下では、動脈血の酸素分圧は低下する。[2020]

【動脈硬化】 ★★　動脈の内膜の肥厚、中膜の変性により動脈壁の弾性が低下し、石灰沈着などにより硬化する血管の病変。粥状硬化、中膜硬化、細動脈硬化などがある。動脈硬化は小児期でもみられ、加齢により進行する。動脈硬化症の危険因子には年齢、性別、喫煙、高血圧、脂質異常症、耐糖能異常、冠動脈疾患の家族歴、肥満、ストレス、高尿酸血症、運動不足などがあげられる。危険因子を多くもつ人ほど、動脈硬化が加速度的に速まる。動脈硬化性疾患の予防のためには、適正体重を維持すること、生活習慣を改善し、減塩に留意した伝統的な日本食の食事を心がけることが望まれる。

（人体）低HDL-コレステロール血症では、動脈硬化のリスクが増加する。[2009]

（臨栄）動脈硬化症の予防のために、食物繊維を積極的に摂取する。[2011]／動脈硬化症の予防のために、食塩を制限する。[2011]

【とうもろこし油】 ★　《コーン油》　とうもろこしの胚芽から得られる油脂。淡黄色で独特の風味をもつ。劣化しにくく、揚げた後の料理の保存性に優れ、揚げ物や炒め物に向く。風味が安定しているため、ドレッシングやマヨネーズの原料としても利用される。半乾性油（ヨウ素価*103～135）で、リノール酸（約50％）、オレイ

ン酸（約30％）を多く含む。

食 コーンオイル（とうもろこし油）は，とうもろこしの胚芽部を搾油，精製して得られる。

【糖輸送体阻害薬】 ★　腎臓*の近位尿細管*にあるNa依存性糖輸送体の阻害薬。糖の再吸収を阻害し，血糖*を尿糖として排出させ，糖尿病*に伴う糖毒性を防ぐ新薬として注目されている。

人体 糖輸送体阻害薬は，腎臓の尿細管における糖の再吸収を妨げる。

【トキソプラズマ】 ★★《トキソプラズマ症》三日月状の原虫。本来の終宿主はネコ科動物であるが，ネコ以外にブタ，ヒツジ等が感染動物として知られている。ヒトへの感染はネコの糞便*や豚肉やヤギの生乳からの経口感染*や胎盤*感染がみられる。妊娠中の感染によって流産，早産，水頭症をもたらすことがあるが，成人では不顕性感染が多い。

食 トキソプラズマは，ブタなどの食肉を介する。[2013][2021]

【トキソプラズマ症】 ➡トキソプラズマ

【特異性炎】 ★　増殖性炎に組織学的に分類される慢性炎症。組織球や類上皮細胞が肉芽腫とよばれる結節を形成する。特異性炎は結核*，梅毒，ハンセン病*，真菌症*などに認められる。

人体 結核や梅毒は，特異性炎である。

【特異度】 ★★★　疾病がない者を検査陰性とする確率で，スクリーニング検査*の正確性を示す指標。（疾病がなく，かつ検査陰性の人数）÷（疾病がない者の総数）で算出し，高いほどよい。検査値の分布は集団との組み合わせで固有だが，カットオフ値*（判定基準）により敏感度*や特異度は変化する。特異度を増加させると真陽性は減少し，偽陰性は増加，偽陽性は減少，真陰性は増加する。敏感度と感度はトレードオフの関係にある。検査値の分布が集団によらず一定の場合は，敏感度や特異度は有病率*に左右されない。

社会 スクリーニング検査での特異度は，疾病でない者のうち，検査が陰性になる者の割合である。[2007][2017][2021]／カットオフ値を高くすれば，敏感度と特異度のうち一方は高く

なり，もう一方は低くなる。[2021]／スクリーニング検査で，検査陽性の判定基準（カットオフ値）を下げて敏感度を高くすれば，特異度は低くなる。[2007][2008]／敏感度と特異度が一定の場合，陽性反応的中度は，有病率が高くなると高くなる。[2019]／スクリーニング検査で，1－特異度のことを偽陽性率という。[2007]／がんを早期に発見するためのスクリーニング検査に求められる要件として，発見したいがんに対する敏感度・特異度が高いことがある。[2016]

人体 感度と特異度の高い検査は，スクリーニングに適している。[2015]

【特異動的作用】 ➡食事誘発性体熱産生

【特殊健康診断】 ★　労働安全衛生法に基づき，有害物質の取り扱いや有害な環境下で働く労働者に職業病予防のために実施する健康診断*。対象となる職業病に見合った健診項目や実施要項が設定され，法定と指導勧奨によるものがある。

社会 一般健康診断と特殊健康診断の根拠となる法令は，ともに労働安全衛生法である。特殊健康診断は，労働衛生3管理のうち健康管理である。[2013]／国が定めた有機溶剤を使用する労働者は，特殊健康診断を受けなければならない。[2017]

【特殊ミルク】 ★　先天性代謝異常等の治療のために開発された人工乳。フェニルケトン尿症*ではフェニルアラニン*が，メープルシロップ尿症*ではロイシン*，イソロイシン*，バリン*が，ガラクトース血症*では乳糖*が除去されているミルクを，ホモシスチン尿症*ではメチオニン*が制限されたミルクを用いる。

臨栄 ガラクトース血症は，早期から乳糖を含まない豆乳，特殊ミルクが利用される。

【特定給食施設】 ★★★　特定かつ多数の者に対して継続的に食事を供給する施設のうち，栄養管理が必要なものとして厚生労働省*令で定めるものをいう（健康増進法*第20条第1項）。法施行規則第5条（省令第86号）に，継続的に1回100食以上または1日250食以上の食事を供給する施設と規定されている。なお，特定給食施設であって特別の栄養管理が必要なものとして厚生労働省令で定めるところにより都

道府県知事*が指定する施設には，管理栄養士*を置かなければならない。また，それ以外の特定給食施設には，栄養士*または管理栄養士をおくように努めなければならない。

(公栄) 健康増進法は，特定給食施設の設置者に対し，都道府県知事への開設届提出を義務づけている。[2010]／特定給食施設の管理栄養士配置基準は，健康増進法第21条において定められている。[2011][2016][2019]／健康増進法では，管理栄養士を配置する特定給食施設を指定するのは都道府県知事が行うとしている。[2013]／特定給食施設に対する指導は，都道府県，保健所を設置する市および特別区の業務である。[2017][2020]

(給食) 医学的な管理を必要とする者に対して，継続的に1回300食以上または1日750食以上の食事を供給する特定給食施設では，管理栄養士をおかなければならない。[2009]／健康増進法では，特定給食施設の定義は厚生労働大臣が定めるものとされている。[2014]／健康増進法では，特定給食施設の栄養管理基準は厚生労働大臣が定めるものとされている。[2011][2014]／健康増進法では，特定給食施設開設の届出事項は厚生労働大臣が定めるものとされている。[2014]／栄養士を置かない特定給食施設も，行政指導の対象である。[2015]／施設の設置者は，特定給食施設において，定められた基準に従い適切な栄養管理を行わなければならないと，健康増進法により規定された者である。[2018]／特定給食施設で提供される給食が担うことのできる役割として，健康寿命の延伸に寄与・地産地消の推進に寄与・理商社の食環境を整える・栄養教育の教材として活用できる，などがある。[2021]／特定給食施設で提供される鵜給食は，利用者の生活習慣・身体状況・嗜好・望ましい食習慣の形成を目指すことに配慮する。[2019]

【特定給食施設の衛生管理】 ★★
大量の食物を扱う特定給食施設*の給食における衛生管理。調理時間および調理後喫食までの時間が長いことから，特定給食施設における大量調理では，温度管理，品質管理が困難であり，細菌*の増殖につながりやすく，さらに喫食者数が多いことから大規模な事故発生につながりやす

い。衛生管理の対象は，①原材料，②調理後の食品，③設備機器，④調理・作業工程，⑤給食従業員である。HACCP*の概念を取り入れ，関連法規や「大量調理施設衛生管理マニュアル」を参考に，施設の規模や特性に応じたマニュアルや，チェックシステム，衛生教育システムなど，衛生管理体制の確立をはかり，衛生事故防止に努めることが重要である。

(給食) 衛生管理において，加熱温度記録簿が活用される。[2014]／CCP(critical control point)の設定は，衛生管理の業務として行われる。[2013]／特定給食施設において栄養管理を実施するさい，衛生管理は，衛生関係法規に準じて行う。[2013]

【特定給食施設の栄養管理】 ★★
特定給食施設*利用者(特定される多数の人々)の健康の保持・増進，疾病の予防・治療を目標とし，継続的に提供する食事を通じて行う栄養支援。利用者の栄養状態などを定期的に把握(アセスメント)し，その結果に基づく栄養補給計画を立案し，食事提供を実施している。実施においては提供する食事の品質管理を行うとともに，その食事を生きた教材*として栄養情報の提供を行う。提供した食事の摂取量を把握し，栄養状態の改善につながっているかを評価する。評価の結果，改善すべきことを明らかにし，次なる計画につなげていく。以上の活動全般を指す。

(給食) 栄養管理の評価に必要な情報は，適正に管理する。[2014]／予定献立の栄養成分値は，利用者の栄養管理の経過評価項目である。[2014]／健康診断における有所見者数の割合は，栄養管理の結果評価項目である。[2014]

【特定給食施設の栄養計画】 ★
特定給食施設*利用者の栄養アセスメント*(栄養状態，身体状況，生活習慣などの実態把握・判定)を行い，健康の保持増進，栄養上の問題を改善することを目標に，個々人に対応した栄養補給計画としての給与栄養量*の目標を設定すること。目標の設定にあたっては，日本人の食事摂取基準*を活用する。栄養計画を献立作成に展開していくためには，献立作成基準，

食事計画*が必要である。さらに，それらをもとに立案した献立を，調理作業を通じて具現化し，品質管理をしていくため給食運営のシステムを構築する。

(給食) 特定給食施設の栄養計画は，個々人に対応した栄養補給を目標に，食事摂取基準を参考にして食事・供食計画を立てる。

【特定給食施設の品質管理】★ 提供される食事の量と質について計画を立て，その計画どおりに調理および提供が行われたか評価を行い，その評価に基づき食事の品質を改善すること。健康増進法*施行規則の第9条「栄養管理の基準」において，利用者の身体の状況，栄養状態，生活習慣等を定期的に把握し，これらに基づき，適当な熱量および栄養素の量を満たす食事の提供およびその品質管理を行うとともに，これらの評価を行うよう努めること，と示されている。

(給食) 品質管理の目的は，提供する食事とサービスの質の向上を目的とする。[2015]／品質管理の活動は，PDCAサイクルにそって行う。[2015]

【特定健康診査】★★《特定健診》 平成20年度(2008)から導入されたメタボリックシンドローム*の概念を取り入れた健康診査(糖尿病などの生活習慣病*に関する健康診査)。40〜74歳の被保険者*と被扶養者を対象に，医療保険*者に対し特定健康診査の実施を義務化した。

(社会) 高齢者の医療の確保に関する法律では，特定健康診査・特定保健指導が規定されている。[2013]／特定健康診査の費用は，国民医療費に含まれない。[2019]

(公栄) 特定健康診査の実施は，高齢者の医療の確保に関する法律に規定されている。[2019]／「特定健康診査及び特定保健指導」には，医療保険者を実施主体とする健診・保健指導の実施がある。[2008]／情報提供は，特定健康診査対象者全てに行う。[2012]／「特定健康診査及び特定保健指導」には，健診結果のリスクに応じて，階層化された保健指導の実施がある。[2008]

【特定原材料】★★ 食物アレルギー*の症状を引き起こした実績のある食品原材料の中で，重篤度が高い，あるいは症例数

が多いことから，表示が義務づけられた7品目。特定原材料は，卵*，乳，小麦，そば，落花生，えび，かにである。これらを表示することは食品衛生法*で義務化された。特定原材料に準じて，アレルギーを起こしかねないもの(「特定原材料に準ずるもの」)として，あわび，いか，イクラ，オレンジ，キウイフルーツ，牛肉，くるみ，ごま，カシューナッツ，さけ，さば，大豆*，鶏肉，豚肉，まつたけ，もも，やまいも，バナナ，りんご，ゼラチン*，アーモンド(2019年に加えられた)の21品目があり，任意ではあるが，表示が推奨されている。

(食物) 大豆は，特定原材料に準ずるものとして，アレルギー表示が奨励されている。[2017][2021]／えびやかになど特定原材料を含む加工食品については，食品表示基準で定められているように，それらの特定原材料を含む旨を表示しなければならない。[2017]

【特定健診・特定保健指導】★★《特定健康診査・特定保健指導》 2008年(平成20)に，高齢者の医療の確保に関する法律に基づき40〜74歳を対象に開始。内臓脂肪型肥満*に着目し，その要因となっている生活習慣を改善するための保健指導を行い，糖尿病*等の有病者・予備群を減少させることが目的である。生活習慣病*は自覚症状のないまま進行するため，健診は個人が生活習慣を振り返る絶好の機会と位置づけ，行動変容につながる保健指導を行う。

(公栄) 特定健康診査・特定保健指導の対象は，40〜74歳の医療被保険者・被扶養者である。[2012]／特定健康診査・特定保健指導は，疾病の一次予防を目的としている。[2013]／医療保険者は，特定健康診査・特定保健指導を実施する義務がある。[2011][2012]／事業の企画は，医療保険者自らが行う。[2013]／受診者全員に個別対応の情報を提供する。[2013]／65歳未満の対象者を対象に，積極的支援を行う。[2013]

【特定保健指導】★★★ 平成20年度(2008)から特定健康診査*の結果により健康の保持に努める必要がある者に対して，導入された保健指導。40〜74歳の被保険者*

と被扶養者を対象に，医療保険*者に対し特定保健指導の実施を義務化した。保健指導の対象者は，血圧，血糖，脂質のリスクなどの程度に応じて，動機づけ支援，積極的支援，情報提供レベルに分類される。

(社会) 特定保健指導を行うのは，専門的知識・技術をもった医師，保健師，管理栄養士等である。[2012]／BMIは，特定保健指導対象者の選定・階層化に用いられる項目である。[2017]／喫煙習慣は，特定保健指導対象者の選定・階層化に用いられる項目である。[2017]

(栄教) 特定保健指導では，医師，保健師，管理栄養士などが中心となって行動目標・支援計画の作成を担う。[2008][2013]／積極的支援のさい，初回面接における個別面接は，30分以上行う。[2013]／積極的支援では，初回面接後，3カ月以上の継続的な支援を行い，6カ月後に評価を行う。[2013]

(公栄) 特定保健指導は高齢者医療確保法に規定されている。[2010][2016][2019][2020]／特定保健指導の対象は，40〜74歳の医療被保険者・被扶養者である。[2010]／特定保健指導は，特定健診結果等により対象者を階層化の基準に基づいて分類する。[2010]／特定保健指導は，特定健診で「動機づけ支援」「積極的支援」となった者を対象に行う。[2010]

【特定保健用食品】 ★★★　特別用途食品*の1分類であり，健康増進法*第26条第1項の規定に基づき国が個別審査を行い消費者庁長官による許可または承認を受けたもの。食生活において特定の保健の目的で摂取をする者に対し，その摂取により体の生理学的機能などに影響を与える保健機能成分を含む食品である。　表示事項は，食品表示基準および健康増進法に規定する特別用途表示の許可等に関する内閣府令に定められている。血圧*，血中のコレステロールなどを正常に保つことを助けたり，おなかの調子を整えたりするのに役立つ，などの特定の保健の用途に資する旨やその保健の目的が期待できる旨の表示をした食品である。その他，関与成分の疾病リスク低減効果が医学的・栄養学的に確立されている場合に，疾

病リスク低減表示(カルシウムと骨粗鬆症*，葉酸*と神経管閉鎖障害)を認めるもの，許可実績が十分であるので関与成分について定めた規格基準*に適合するか否かの審査を行い許可するもの，および，一定の有効性が確認される食品を，限定された科学的根拠である旨の表示をすることを条件とした，条件付特定保健用食品がある。

特定保健用食品の許可証票

(食物) 特定保健用食品の許可基準は，健康増進法に基づいている。[2012][2013]／規格基準型特定保健用食品は，消費者庁事務局の審査で許可される。[2013]／特定保健用食品の安全性を評価するヒト試験は，食品安全委員会が行う。[2013]／特定保健用食品は，特別用途食品の1つである。[2006][2008][2017]／特定保健用食品に，錠剤やカプセルの形態も認められる。[2006][2008][2013]／特定保健用食品は，疾病の治療目的に利用する食品ではない。[2007][2008]／特定保健用食品(規格基準型)では，申請者が関与成分の疾病リスク低減効果を医学的・栄養学的に示す必要はない。[2021]

(公栄) 特定保健用食品の許可は消費者庁の業務である。[2015][2019]

(給食) う蝕(むし歯)のリスクを低下させる成分として，糖アルコールを用いた特定保健用食品が承認されている。[2009]

【特別食】 ★★《特別治療食》　特定の疾患の治療に用いられる食事であり，その疾患の治療に有効なエネルギーや栄養素を調整をした食事。医療保険制度による入院時食事療養（Ⅰ）または，入院時生活療養（Ⅰ）の届け出を行った医療機関では，患者の病状に応じて医師が患者の個々の栄養量を決定し，発行する食事箋に基づき特別治療食が提供される。入院時食事療養（Ⅰ）においては加算の対象となる治療食と加算対象にならない治療食がある。

腎臓食，肝臓食，糖尿食，胃潰瘍食，貧血食，膵臓食，脂質異常症食，てんかん食，痛風食，フェニルケトン尿症*食，カエデ糖尿症食，ホモシスチン尿症*食，ガラクトース血症*食および治療乳，無菌食および特別な場合の検査食は，診療報酬*による加算対象である。

(臨栄) 入院時食事療養（Ⅰ）の届出を行った医療機関において，痛風の患者に痛風食を提供した場合，特別食加算が算定できる。[2021]

(給食) 入院時食事療養Ⅰでは，特別食を必要とする患者には，医師の指示に基づき適切な特別食が提供されている。[2009]／医師は，特別食を指示することができる。[2017]

【特別食加算】★★　入院時食事療養制度における診療報酬加算項目の1つ。入院時食事療養（Ⅰ）または入院時生活療養（Ⅰ）の届出がある保険医療機関において，医師の発行する食事箋*に基づき，「入院時食事療養及び入院時生活療養の食事の提供たる療養の基準等」に示された特別食で提供された場合に，1食単位で1日3食を限度として算定する。

(臨栄) 診療報酬の算定に関して，特別食加算は1食単位で算定できる。[2014]／特別食加算の貧血食は，鉄欠乏性貧血が対象である。[2012]／入院時食事療養（Ⅰ）の届出を行った保険医療機関において，痛風の患者に痛風食を提供した場合，特別食加算が算定できる。[2021]

(給食) 入院時食事療養Ⅰの特別食加算は，健康保険組合負担である。[2015]

【特別治療食】⊃特別食

【特別メニュー】★　病院給食*において「特別料金の支払いを受けることによる食事の提供」のこと。特別メニューの提供を行うには，患者への情報提供，食事内容や料金の掲示や説明，特別メニューにふさわしい内容，特別メニュー以外の食事の質の保持，地方社会保険事務局長への報告など，一定の条件を必要とする。

(給食) 患者の多様なニーズに対応するため，特別メニューを提供することができる。[2017]

【特別養護老人ホーム】★《介護老人福祉施設》　老人福祉法*に基づく介護施設。常時介護を必要とし，在宅介護が困難な要介護者が入居できる。食事，排泄，移動，入浴，着脱などの介護を受けられる。介護保険法*に基づき，都道府県知事*から指定を受けることにより指定介護老人福祉施設*となり，介護保険のサービスの対象となる。入居の条件は原則，要介護3以上の認定を受けていることである。

(栄教) 介護老人福祉施設の給食運営に関わる法律は，介護保険法である。[2021]／1回300食を提供する特別養護老人ホームは，管理栄養士を配置するよう努めなければならない[2020]／特別養護老人ホームの給食は，食べる楽しみ，嗜好，食事に対する意欲を満たすということも大切である。

【特別用途食品】★★　健康増進法*第26条に基づき，特別の用途に適する食品として内閣総理大臣（消費者庁長官に委任）の許可を受けたものの総称。許可マーク（許可証票）は「人形マーク」である。本食品には，病者用食品*，妊産婦・授乳婦用粉乳，乳幼児用調製粉乳，嚥下困難者用食品*，特定保健用食品*が含まれる。病者用食品には，許可基準型と個別評価型の食品がある。特定保健用食品は特別用途食品の1分野で，特定の保健の用途が期待できるものとして許可された食品である。なお，適切でない特別用途食品の収去を行う者は，食品衛生監視員である。

(食物) 特別用途食品は，健康増進法に定められている。[2010][2011]／特定保健用食品は，特別用途食品の1つである。[2017]／消費者庁長官が，特別用途食品の表示を許可している。[2017]／許可基準型の特別用途食品として，嚥下困難者用食品がある。[2007][2012]／特別用途食品（総合栄養食品）は，健康な成人を対象としていない。[2021]

(公栄) 病者用の特別用途食品の許可は，健康増進法に規定されている。[2008]／特別用途食品の収去を行う者は，食品衛生監視員である。[2011]

【吐血】★　上部消化管（食道*，胃*，十二指腸*）で起きた消化管内の出血*が口から吐き出されたもの。原因疾患としては，胃潰瘍*，十二指腸潰瘍，食道静脈瘤*の破裂等があげられる。

ト

●トケツ

(人体) 消化性潰瘍では，吐血がみられる。[2014]／吐血は，消化器からの出血である。[2014][2020]

【ドコサヘキサエン酸】★★★ 《DHA：docosahexaenoic acid》 魚油に含まれるn-3系多価不飽和脂肪酸*。炭素数22，二重結合6個。まぐろやあじなどの青魚類に多く含まれる。血中LDLコレステロールを低下させる。脳*中のリン脂質の成分でもあり，その機能維持にも関係していると考えられている。イコサペンタエン酸*（IPA*）とともに血栓*症予防効果をもつ他，アレルギー炎症反応抑制，大腸がん*，乳がん予防にも効果があると考えられている。

(人体) ドコサヘキサエン酸は，長鎖脂肪酸である。[2018]／ドコサヘキサエン酸は，炭化水素鎖に二重結合を6つ含む。[2020]／ドコサヘキサエン酸は，α-リノレン酸から合成される。[2011]

(食物) エイコサペンタエン酸（EPA），ドコサヘキサエン酸（DHA）は，魚油に多く含まれる。[2011]

(基栄) ドコサヘキサエン酸は，炭素数22の脂肪酸である。[2012]／ドコサヘキサエン酸は，n-3系の脂肪酸である。[2015]

【床ずれ】➡褥瘡（じょくそう）
【トコフェロール】➡ビタミンE
【ところてん】★ 紅藻のてんぐさなどの細胞壁成分。これを煮出した後，蒸して濾過し，型に入れて固まらせてつくられるところてんを凍結*，天日乾燥*させると寒天*となる。主成分はガラクタン*で，アガロースとアガロペクチンの2成分ある。このうち，アガロースが約70％を占める。そのまま食用になる他，安定剤*やゲル化剤*として用いられる。

(食物) ところてんは，紅藻類のてんぐさを主原料とする食品で，成分は多糖類である。

【閉ざされた質問】★「はい」「いいえ」で応えられる質問や，短い答えで終わる質問（例えば「朝食は召し上がりましたか」）のこと。これに対し，クライアント*の考えや気持ちを尋ねる質問（例えば，「朝食を食べることについて，どのようなこ

とならできそうですか」）は，開かれた質問*とよばれる。

(栄教)「減量に取り組まれていて，気分が落ち込むことはないですか」は閉ざされた（閉じた）質問である。／「自分の健康を大事だと思いませんか」は閉ざされた（閉じた）質問である。

【都市ガス】★ ガス事業者で製造・調整したガスを，導管を通して供給しているガスの総称。メタンをおもな成分にもつ天然ガス。海外から輸入する液化天然ガス（LNG）が大半を占める。ガス貯蔵設備が不要で，安定して利用できるという利点がある。配管のない地域で使用されるプロパンガス（LPG）とは異なる。本来は無色・無臭であるが，ガス漏れ時にすぐに気が付くようににおいをつけてある。空気より重い。炎の最高温度は1500～2000℃である。熱効率は，ガスコンロでは40～50％である。

(食物) 都市ガスは，空気の量が適量でも，炎の位置によって620℃～1550℃～2000℃の温度になる。／プロパンガスの比重は，都市ガスより大きい。

【トータルシステム】★ 食事をつくり提供するための実働システムと，それらをスムーズに実施するための支援システムを統合化させた給食経営管理全体のしくみ。実働システムは，栄養・食事管理，食材料管理*，生産（調理）管理，提供管理，安全・衛生管理，品質管理などのサブシステム*からなり，支援システムは，組織・人事管理，施設・設備管理，会計・原価*管理，情報処理管理などのサブシステムからなる。

(給食) 給食経営における各種管理業務の統合システムは，トータルシステムである。[2012][2020][2021]／トータルシステムは，資源を組織的に組み合わせるシステムである。[2021]

【トータルダイエットスタディ】★ 食事を介した危害要因を，ヒトがどの程度摂取しているかを推定する方法の1つ。食品の安全を脅かす問題や事故を防ぐために，危害要因（健康*に悪影響をもたらす原因となる可能性のある食品中の物質または食品）による健康への悪影響の性質

● ト
●ドコサ

を評価するだけではなく，ヒトがどの程度その危害要因を摂取しているかを推定する必要がある。この摂取量の推定方法の1つが，トータルダイエットスタディである。現在，世界各国で実施されているトータルダイエットスタディには，「マーケットバスケット方式」と「陰膳（かげぜん）方式」の2種類がある。マーケットバスケット方式は，広範囲の食品を小売店等で購入し，必要に応じて摂食する状態に加工・調理した後，分析し，食品群ごとの化学物質の平均含有濃度を算出する方法である。陰膳方式は，調査対象者が食べた食事と全く同じものの1日分を食事試料とし，食事全体を一括して分析し，1日の食事中に含まれる化学物質の総量を測定する方法である。

(社会) トータルダイエットスタディには，「マーケットバスケット方式」と「陰膳（かげぜん）方式」の2種類がある。

【トータルヘルスプロモーションプラン】

★★《THP：total health promotion plan》労働者の心身両面にわたる健康*保持増進のための措置。厚生労働省*によって推進され，健康測定の結果に基づいて，心身両面からの健康指導を行い，また，職場でのメンタルヘルスケア対策については，特にその対策の強化に努めている。

(社会) THPは，一次予防に重点をおいた厚生労働省による健康保持増進措置である。

(公栄) トータル・ヘルスプロモーション・プランは，労働安全衛生法に規定されている。[2016]

【DOTS（ドッツ）】

★《Directly Observed Treatment Short-course，**直接監視下短期化学療法，直接服薬確認，直接服薬確認療法**》WHO*（世界保健機関）が提唱した結核*患者を発見して治療するためのプライマリー保健サービスの包括的戦略。①政府が結核を重要課題と認識し，適切なリーダーシップをとること，②喀痰塗抹検査による患者発見と経過観察の推進，③結核患者が薬を飲み忘れないよう医療従事者の前で内服するなど，適切な患者管理のもとで標準化された短期化学療法の導入，④抗結核薬や検査試薬の安定供給，

⑤菌検査結果の記録とそれに基づいたサーベイランス体制の確立と評価，の5つの要素が盛り込まれている。

(社会) 結核対策で，DOTS（Directly Observed Treatment Short-course）事業が実施されている。[2007]

【都道府県知事】

★★　地方自治体の執行機関として，都道府県の一般事務，国，その他からの委任事務を管理執行する者。前記業務中，栄養行政に関わるものとして，栄養士，調理師の免許許可および取り消し業務，国民健康・栄養調査に関する執行事務，栄養指導員の任命と栄養指導業務の依頼，特定給食施設への調査指導などがある。さらに特別用途食品の許可申請は，都道府県知事を経由し，内閣総理大臣に提出することになっている。

(公栄) 栄養士法では，栄養士の免許は都道府県知事が栄養士名簿に登録することによって行う。[2007][2010]／都道府県知事は，特定給食施設に対し栄養管理の実施に必要な指導をする。[2016]／都道府県知事は，医師または管理栄養士の資格を有する者から栄養指導員を命ずる。[2016]

(給食) 栄養管理の基準に違反した場合には，都道府県知事が勧告を行う。[2015]

【ドーパミン】

★★《ドパミン》　動物の脳*のドーパミン作動性ニューロン*で生産される神経伝達物質*。チロシン*からエピネフリン*（アドレナリン*ともいう）が生合成される時の中間物質。すなわち，チロシン→ドーパ→ドーパミン→ノルエピネフリン→エピネフリン。ドーパからエピネフリンまではいずれも化学構造上，カテコールアミン*（ベンゼン環のオルト位〈隣接する位置〉に2つの水酸基を有するアミン）とよばれる。ドーパミンの生成低下がパーキンソン病*のおもな原因とされている。ビタミンB$_6$はドーパ脱炭酸酵素の補酵素なので，ドーパミンの産生を高めてパーキンソン病の発症リスクを減少させるとの報告がある。

(人体) ドーパミンは体内でフェニルアラニンやチロシンからつくられる。[2011][2014]

[2016][2021]／パーキンソン病では，脳内のドーパミンが欠乏している。[2014]／パーキンソン病には，ドーパミン補充が有効である。[2016]／ドーパミンは，アミン・アミノ酸誘導体ホルモンである。[2018]

【ドライウェイト】★《除水後体重，透析後体重，DW:dry weight，至適体重》 血液透析*患者の体内水分量が適切である体重。透析による除水量の基準となる。透析患者では，腎濾過機能低下によって，尿*による水分の排泄が不十分となり，循環血液量が過大となって，高血圧*や肺水腫*，心不全*を引き起こす。そのため，透析間体重の増加を，ドライウェイトの＋5％以内にとどめる。ドライウェイトを目標として透析による除水を行うが，ドライウェイトの決定に関する算出式はなく，具体的には透析終了時に，顔や手足の浮腫*や血圧等で判断する。

（臨栄）ドライウェイトとは，透析のさいの除水の目安として用いられ，「適正体重」ともよばれる。

【ドライシステム】★★ 厨房の床を乾いた状態で作業できるようにした設計および運用システム。床が乾いていることは，厨房内の湿度の上昇を抑え，労働環境の改善，細菌*の繁殖の抑制，床からの水はねの解消など衛生・安全管理の面から厨房内環境の向上につながる。水切れのよい床の素材，蒸気の逃げない排水溝の構造，ウェットとドライの作業の区域分け，水のこぼれにくい機器の選定，機器のレイアウトの検討が重要である。さらに，空調，床をぬらさないようにするための調理作業の統制が必要であり，それには，調理従事者の意識の改善を伴う。大量調理施設衛生管理マニュアル*の中でドライシステム化をはかることが望ましいとされる。

（給食）ドライシステムは，衛生・安全管理，施設・設備管理との関わりが強い。[2007][2016]／ドライシステムの床は，大量調理施設に導入することが望ましい構造である。[2016]／ドライシステム化によって，機器の保全費は減少すると予測される。[2012]／厨房のドライシステム化により，作業環境の向上をはかる。[2014]

【トランス型脂肪酸】◯トランス脂肪酸
【トランスクリプターゼ】◯RNAポリメラーゼ
【トランスサイレチン】★★★《トランスチレチン，プレアルブミン》 おもに肝臓*で合成される血中半減期*が短いたんぱく質*（急速代謝回転たんぱく質*：rapid turn-over protein，RTP）の1つ。半減期は1.9日で分子量54kのアミロイドたんぱく質で，ホモ4量体の中央に甲状腺ホルモン*（チロキシンとトリヨードチロニン）が結合する他，レチノール結合たんぱく質*（ビタミンA輸送たんぱく）との結合を介してレチノールの輸送にも関与する。等電点は4.7であり，血清たんぱく質を電気泳動するとアルブミン*の陽極側に泳動されるのでプレアルブミンともいう。急速代謝回転たんぱく質としては，トランスサイレチンの他に，レチノール結合たんぱく質(半減期約半日)，トランスフェリン*(半減期約8日)がある。いずれも短期間の栄養状態の指標(動的栄養アセスメント*)として栄養管理に用いられる。疾患として急性炎症時や肝機能障害で低下する。

（人体）トランスサイレチン（プレアルブミン）は，ラピッドターンオーバープロテイン(RTP)である。[2007]

（基栄）たんぱく質の摂取量が不足すると，血清トランスサイレチン値は低下する。[2017]／アルブミンは，トランスサイレチンより代謝回転速度が遅い。[2020]

（応栄）数日間のたんぱく質代謝は，血清プレアルブミン値によって評価する。[2013]／血清トランスサイレチン（プレアルブミン）は，動的アセスメントの指標として用いられる。[2016]

（臨栄）血清トランスサイレチン値は，肝臓のたんぱく合成能の指標である。[2015][2017]／進行した慢性閉塞性肺疾患(COPD)患者では，血清トランスサイレチン値の低下がみられる。[2019]

【トランス酸】◯トランス脂肪酸
【トランス脂肪酸】★★★《トランス型脂肪酸，トランス酸》 トランス型二重結合をもつ

脂肪酸*の総称。天然油脂を構成する不飽和脂肪酸*は一般にシス型*二重結合をもつシス酸であるが，マーガリン*やショートニング*などの硬化油*製造過程（部分水素添加）では一部トランス型に異性化する。トランス脂肪酸は対応するシス酸よりも融点が高く，物理的性質は飽和脂肪酸*に似ている。健康面では，血中のLDLコレステロールを上昇，HDLコレステロールを減少させ，虚血性心疾患*のリスクを高めるといわれている。日本では表示義務はないが，食品業者が情報開示を行う際のルールとなる指針を定めている。この指針では，食品100g(mL)当たりトランス脂肪酸の含有量が0.3g未満である場合，「含まない旨」の表示ができるとしている。

(人体) トランス脂肪酸は不飽和脂肪酸である。[2016]／トランス脂肪酸は，血清LDL-コレステロール値を増加させる。[2011]

(食物) トランス脂肪酸は天然に存在する。[2016]／エライジン酸はトランス脂肪酸である。[2016]／硬化油の製造時に，トランス脂肪酸が生成する。[2017]／トランス型脂肪酸は，水素添加(硬化)の過程で生じる。[2010][2012][2013][2016]／牛肉は，トランス脂肪酸を含有する。[2020]

(臨栄) 低HDL-コレステロール血症では，トランス脂肪酸摂取に注意する。[2014][2019]／高LDL-コレステロール血症では，トランス脂肪酸の摂取を減らす。[2020]

【トランスセオレティカルモデル】★★《行動変容段階モデル，行動変容ステージモデル》
1980年代にプロチャスカ(Prochaska)らが提唱したモデル。禁煙教育の研究で，喫煙者の禁煙する過程を調べた結果をもとに開発し，様々な健康行動に応用されている。トランスセオレティカルモデルは，人の行動が変容する過程には準備性による段階(変容ステージ)があることを示した。人の行動が変化するまでには，10の変容プロセス(①意識の高揚，②感情的体験，③環境への再評価，④自己の再評価，⑤社会的解放，⑥自己の解放，⑦行動置換，⑧強化のマネジメント，⑨刺激統制，⑩援助関係の利用)を通り，5つの変容ステージ(前熟考期，熟考期，準備期，実行期，維持期)を進む。変容プロセスには，認知的な変化が中心となる認知的なプロセス(①～⑤)と，実際の行動が伴う行動的なプロセス(⑥～⑩)がある。準備性の低い段階には認知的なプロセス，準備期以降の変容ステージでは行動的なプロセスが有効であるとされている。

(栄教) トランスセオレティカルモデルは，行動変容段階(ステージ)と行動変容過程(プロセス)が含まれる。

【トランスチレチン】 ➡トランスサイレチン
【トランスファーRNA】★★《tRNA：transfer RNA，転移RNA》 たんぱく質*生合成(翻訳)においてアミノ酸*を運ぶ役割をもつRNA*。約80～90ヌクレオチド*で構成される小型RNAであり，分子内の塩基間の水素結合によりクローバーモデルとよばれる特徴的な構造をとる。アミノ酸はそれぞれ固有のtRNAをもち，アミノ酸によっては複数のtRNAをもつものもある。3′-末端でアミノ酸を結合し，このアミノ酸をmRNA上のコドン*に運ぶ。中央部にアンチコドン*という3つ組塩基*が存在し，これはコドンと相補性であるためmRNA上のコドンに結合する。

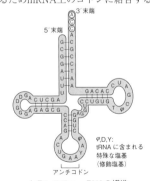

トランスファーRNAの構造

(人体) tRNA(転移RNA)は，アンチコドンをもつ。[2008][2009]／tRNA(転移RNA)は，アミノ酸を運ぶ。[2014][2015]

【トランスフェリン】★★★　血中にある分子量7万5000〜9万の鉄*を有する糖たんぱく質。鉄結合たんぱく質で，鉄の体内輸送を担っているだけでなく，未熟な赤血球*への鉄の取り込みを促したり，細菌の発育を抑制する作用もある。シデロフェリン，鉄結合性グロブリンともいわれる。血中で三価の鉄としてβ-グロブリンと結合している。正常成人では，血清中に250〜350μg/100mLの鉄と結合しうる量のトランスフェリンが存在する。鉄欠乏性貧血*時には，これのたんぱく質部分の血中濃度が増加するが，悪性貧血*，慢性感染症，肝疾患では減少する。

(基栄) 鉄は，トランスフェリンと結合して血中に存在する。[2008][2009]／トランスフェリンの半減期は，レチノール結合たんぱく質より長い。[2017]

(応栄) 鉄欠乏性貧血では，血清トランスフェリン値は増加する。[2011]／血清トランスフェリンは，動的アセスメントの指標として用いられる。[2016][2019]

(臨栄) 血清トランスフェリン値は，低栄養の指標となる。[2012]／血清トランスフェリン値は，鉄代謝の指標である。[2015]／トランスフェリンは，貧血の鑑別診断に用いる評価指標である。[2014]

【トリアシルグリセロール】⇒中性脂肪

【鳥インフルエンザ】★★《A型H5N1亜型インフルエンザ》　A型インフルエンザ*の感染によって起きる鳥類の感染症*。野生のカモ類を自然宿主とするインフルエンザウイルスはニワトリに感染して高病原性鳥インフルエンザとなる。この中でヒトインフルエンザと混合してヒトに感染性をもつウイルス*が生じた場合には爆発的な感染（パンデミック）を起こす危険がある。

(社会) インフルエンザ（鳥インフルエンザ，新型インフルエンザ等感染症を除く）は，5類感染症である。[2010]

(人体) 鳥インフルエンザは，新興感染症である。[2015]

【トリカルボン酸回路】⇒クエン酸回路
【トリグリセリド】⇒中性脂肪

【ドリップ】★★《液汁》　凍結*した食品を解凍する時に流出してくる液汁。食品の凍結や解凍の際に，食品に含まれる氷結晶が食品組織を損傷し，組織から水分や栄養成分などがドリップとして流出してしまう。生鮮食品*を凍結する場合には急速に凍結し，氷結晶の成長を抑制することがよい。また，解凍する場合には冷蔵*室や氷水中などの低温でゆっくりと解凍し，できるだけドリップが流出しないようにするとよい。

(食物) 解凍後のドリップ量は，急速凍結により減少する。[2018]／解凍時のドリップ量は，食品の緩慢凍結によって多くなる。[2019]

【トリハロメタン】★　メタンの水素原子3つが塩素・臭素などのハロゲン元素で置換された物質の総称。水道の塩素消毒で発生するクロロホルム，ブロモジクロロメタン，ジブロモクロロメタン，ブロモホルムには水質基準がある。発がん物質*のクロロホルムは溶剤としても使用。

(社会) 消毒副生成物として，トリハロメタンが水質管理上問題となっている。[2007]／水道法では，トリハロメタンは，上限値が定められている。[2012]

【トリプシン】★★　たんぱく質消化酵素。十二指腸*に分泌された膵液*のトリプシノーゲンが，腸粘膜のエンテロキナーゼにより活性化され，トリプシンになる。アルギニン*，リジン*のカルボキシ基側を加水分解するエンドペプチダーゼ*である。

(人体) トリプシノーゲンは，トリプシンの前駆体である。[2007]／トリプシンの至適pHは，アルカリ性領域にある。[2019]

(基栄) トリプシンは，不活性型の酵素たんぱく質として分泌される。[2017]／トリプシンは，エンド型酵素である。[2020]

【トリプシンインヒビター】★《アンチトリプシン》　たんぱく質消化酵素トリプシン*を阻害する物質。たんぱく質性インヒビターとペプチド性インヒビターがある。反応部位の違いによって，リシンインヒビター，アルギニンインヒビターに分類される。卵白*，大豆*に多く含まれ

る。卵白のオボムコイド*はトリプシン阻害作用があるが，ペプシン作用や加熱によって失活する。生大豆はトリプシンインヒビターを含むので，大豆は加熱処理してから食用とする。

(食物) 生大豆の栄養的価値が低いのは，トリプシンインヒビターが存在するためである。

【トリプトファン】★★《2-アミノ-3-(インドリル)プロピオン酸》 TrpまたはWと表記。2-アミノ-3-(インドリル)プロピオン酸。L型の異性体は生体内に存在する芳香族アミノ酸*の1つでヒトの必須アミノ酸*。ケト原性および糖原性アミノ酸。トリプトファンから，脳*，腸などでセロトニン*が，松果体*でメラトニン*が生合成される。また，おもに肝臓で，キヌレニン，キノリン酸，ナイアシンリボヌクレオチドを経てNAD*が生合成される。ヒトは腸内細菌がトリプトファンからナイアシンの合成を行っているので，欠乏症は少ないが，トリプトファンの摂取が少なかったり，ロイシンを過剰摂取したりする場合には，トリプトファンの代謝に影響が及んで，ペラグラなどの症状を呈することがある。

(人体) セロトニン，メラトニンは，トリプトファンから合成される。[2010][2011]

(食物) 食品の加熱により，トリプトファンからTrp-P-1が生じる。[2010]

(基栄) トリプトファンは，ナイアシンに変換される。[2016][2019]

【トリメチルアミン】★ 魚*の生臭さの原因物質の1つ。魚・イカ・タコ類の筋肉*中に多く含まれるトリメチルアミンオキサイドが，死後，微生物により還元されてトリメチルアミンとなる。鮮度低下により，トリメチルアミンが増加し，臭気が強くなる。

(食物) 魚肉にレモンや酢を加えると，トリメチルアミンなどが酸と結合して魚臭が弱められる。／トリメチルアミンは，海産魚類の初期腐敗の指標である。[2010][2013]

【トリヨードチロニン】★《T₃, トリヨードサイロニン》 甲状腺ホルモン*の1つ。甲状腺で合成分泌され，ヨウ素を含む。糖

たんぱく質であるチログロブリン中のチロシン*がヨウ素*化されヨウ素4分子を含むチロキシン*，3分子を含むトリヨードチロニンになる。両ホルモンとも同様の生理活性を示すが，その作用はチロキシンより4〜5倍強い。生理作用は基礎代謝*上昇，成長と成熟の促進である。先天的な甲状腺ホルモン不足に幼児期*のクレチン症*があり，成長発育障害，精神知能の発育遅延がみられる。後天的な不足では，基礎代謝の低下が起こり無気力，低体温がみられ，粘液水腫*に至る。甲状腺機能亢進ではバセドウ病があり甲状腺腫*，頻脈*，眼球突出がみられる。

(人体) トリヨードチロニン(T₃)は，基礎代謝を高めるホルモンである。／トリヨードチロニン(T₃)は，チロシンから生合成される。

【トルエン】★ 接着剤や塗料の溶剤。身体に取り込まれると肝臓*で代謝されて馬尿酸となり尿*から排泄する。このことから，トルエンを扱う一定の業務に従事する労働者に対し尿中馬尿酸量の検査を義務づけている。

(社会) トルエンの生物学的モニタリングのための尿中指標は，馬尿酸である。

【トレオニン】★《スレオニン, 2-アミノ-3-ヒドロキシ酪酸》 L型異性体はたんぱく質の構成アミノ酸*。必須アミノ酸*。たんぱく質分子中のトレオニン残基には，リン酸エステル型，糖鎖付加型をとるものがある。

(基栄) トレオニン(スレオニン)は，必須アミノ酸である。

【トレーサビリティ】★★《追跡可能性》 生産，加工および流通の全段階を通じて，食品の履歴に関する情報を得ること。トレーサビリティ・システムによって，事故発生時に，①事故原因の速やかな特定，②対象商品の迅速回収，③安全な代替流通ルートの確保が可能となる。食品の安全性確保の上で，生産者，消費者双方にとって重要である。

(食物) 地産地消を実施すると，トレーサビリティのコストが低下する。[2007]

(公栄) トレーサビリティとは，食品の生産・加

エ・流通の過程を追跡するシステムのことをいう。

【トレハロース】★★ 2分子のα-D-グルコース*がα-1,α-1-グリコシド結合した二糖。非還元糖*。自然界ではキノコ類に多く含まれ、他にひまわりの種子、海藻やエビ、バッタ、蜂などの昆虫に含まれる。あとを引かないすっきりした甘味*があり、甘さはショ糖の38％。でんぷんの老化防止抑制、たんぱく質の安定化などに役立ち、菓子、総菜、加工品、レトルト食品*などに広く使用される。

トレハロースの構造

(**食物**) トレハロースは、グルコースが1,1-グリコシド結合した二糖である。[2010]／トレハロースは、グルコースとグルコースから構成される。[2020]

【トロンビン】★ たんぱく質分解酵素*の一種。フィブリノーゲン*を不溶性のフィブリンに変える。血液中にプロトロンビン*の形で存在する。プロトロンビンは血漿内に溶存するグロブリンの一種で、分子量約7万2000の糖たんぱくである。生体内半減期は12～24時間とされる。組織の破壊で生じたトロンボプラスチンとCa^{2+}イオンの作用により活性型のトロンビンに変化し、血液凝固*を起こす。

(**人体**) トロンビンは、プロトロンビンから生成される。[2008]

【トロンボキサン】★ 《TX:thromboxane》アラキドン酸*やエイコサペンタエン酸（EPA)*などの炭素数20個の多価不飽和脂肪酸*から動物組織で合成されるエイコサノイド*(生理活性物質)の一種。必要な時に急速に生成され、局所で作用する。血小板*で、アラキドン酸からシクロオキシゲナーゼの作用で生成されるトロンボキサンA2(TXA2)は、血中に放出されると、血小板凝集、血管収縮、気管支収縮を引き起こす。魚油由来のEPAか

ら生成のトロンボキサンA3(TXA3)は、TXA2よりも生理作用が弱い。本来、生体防御に重要な役割を担うものであるが、過剰に生成されると、血栓*症、狭心症*、気管支喘息*などの病因の1つともなり得る。

(**人体**) トロンボキサンは、血小板の凝集と血管収縮を引き起こす。

ナ

【ナイアシン】 ★★★《ニコチン酸，ニコチンアミド》　水溶性ビタミン*の1つ。熱や光，酸やアルカリにも安定である。生体内ではNAD*やNADP*に変換され，酸化還元反応*の補酵素*として作用している。ナイアシン必要量は，欠乏症のペラグラを予防できる最小摂取量から算定された。エネルギー代謝に関与するビタミンであり，推定平均必要量はエネルギーあたりで示されている。酵母*，肉*・魚類*，豆類に多く含まれる。欠乏症としては，ペラグラ*，口舌炎，皮膚炎などがあげられる。おもな活性物質は植物性食品由来のニコチン酸，動物性食品由来のニコチンアミド，たんぱく質由来のトリプトファン*(Trp)である。肝臓*において60mgのトリプトファンから1mgの割合でナイアシンが合成される。食事摂取基準の数値はニコチン酸量として設定し，ナイアシン当量(mgNE)という単位で策定されている。ナイアシン当量は，ナイアシン(mg)と1/60トリプトファン(mg)の和で求められる。トリプトファン量が未知の食品についてナイアシン当量を求める場合は，たんぱく質量の1%がトリプトファン量に相当するとみなして算出されている。

(人体) ナイアシンは体内で合成可能なビタミンであり，トリプトファンから合成される。[2011]

(食物) ニコチン酸は，熱，光，空気，酸，アルカリなどにきわめて安定なビタミンである。

(基栄) ナイアシンは，トリプトファンから合成される。[2020][2021]／ナイアシンの欠乏症は，ペラグラである。[2006][2010][2021]／エネルギー消費が増加するのに伴って，ビタミンB₁，B₂，ナイアシンの利用も高まる。[2013][2015][2019]

(応栄) ナイアシンの食事摂取基準は，ペラグラを予防できる最小摂取量から算定された。[2016]／ナイアシンでは，ニコチン酸あるいはニコチンアミドの量で設定されている。[2018]／ナイアシンは，妊婦に付加量が設定されていない。[2016]

【ナイアシン欠乏症】 ➡ペラグラ

【内因子】 ★★《キャッスル内因子》　胃から分泌される糖たんぱく質。胃噴門部および胃底部の胃壁細胞から分泌される。ビタミンB₁₂*は内因子の存在のもとに回腸から吸収*されるので胃全摘患者ではビタミンB₁₂の吸収不良による悪性貧血*が起きる。

(人体) 悪性貧血は，内因子の欠如で起こる。[2020]

(基栄) ビタミンB₁₂の吸収に必要な内因子は，胃から分泌される。[2009]／ビタミンB₁₂は，内因子と結合して吸収される。[2020]

【内因性窒素】 ★　たんぱく質摂取量をゼロにした時(無たんぱく質食時)に排泄される窒素。体たんぱく質*は摂取するたんぱく質の量には関係なく常に分解が行われているため，無たんぱく質食摂取時においても排泄窒素量はゼロにならない。

(基栄) 生物価の算定には，無たんぱく食摂取時の排泄窒素量の測定が必要である。

【内呼吸】 ★《組織呼吸》　末梢細胞が血液から酸素を取り込み血液中に炭酸ガスを排出するガス交換のこと。気道に吸い込まれた空気は，肺胞*に達し，ここで酸素を血液に与え，二酸化炭素*を血液中から受け取る。このように肺において行われるガス交換を外呼吸*という。外呼吸によって血中に溶け込んだ酸素は，血管から組織液中に移り，細胞*に入り，ミトコンドリア*でATP*産生に使われる。逆に，細胞から組織中に出た二酸化炭素は血管内の血液に溶け込む。この細胞内ガス交換の過程を内呼吸という。

(人体) 内呼吸は，末梢組織における酸素と二酸化炭素のガス交換である。[2017]

【内耳】 ★　外耳，中耳に続く場所。側頭骨内にあり，骨迷路と膜迷路からなる。骨迷路は前庭，半規管，蝸牛からなり外リンパ液で満たされている。膜迷路は蝸牛管ともよばれ内リンパ液で満たされている。前庭と半規管には平衡感覚*に関する受容器*が，蝸牛には聴覚*に関する

受容器がある。音は外耳道から入り鼓膜を振動させる。この振動がツチ骨，キヌタ骨，アブミ骨の順に伝わり増幅され，内耳の蝸牛から蝸牛神経，内耳神経を介して大脳皮質聴覚野に伝えられる。

(人体) 内耳において，半規管は平衡器に，蝸牛管は聴覚器に属する。

【内視鏡的経皮胃瘻増設術】→ペグ

【内臓脂肪型肥満】★★ 　内臓周囲に脂肪が高度に沈着した肥満。診断は，ウエスト周囲径が男性85cm以上，女性90cm以上，腹部CTでは内臓脂肪面積が100cm²以上に相当，あるいは内臓脂肪(V)と皮下脂肪(S)の面積比(V/S比)が0.4以上である。内臓脂肪細胞は皮下脂肪細胞に比べ，様々な生理活性物質をより多く分泌している組織であることが近年わかってきており，内臓脂肪型肥満は，メタボリックシンドローム*の基礎疾患となっている。すなわち内臓脂肪の多い人ではインスリン抵抗性*を呈しやすく糖尿病*になりやすい。さらに高血圧症*，高コレステロール血症を起こしやすすく，動脈硬化*にもつながる。男性では年齢とともに内臓脂肪量も増加し，女性では閉経期が過ぎると増加する。

(臨栄) 肥満は，腹部における体脂肪分布から皮下脂肪型と内臓脂肪型に分けられる。／内臓脂肪型肥満は，内臓脂肪面積100cm²以上をいう。[2015][2016]／内臓脂肪型肥満の場合，指示エネルギー量は1日25kcal/kg×標準体重以下を目安とする。[2021]／内臓脂肪型肥満の場合，各栄養素の摂取エネルギーに占める割合は，たんぱく質は15～20%が推奨される。[2021]／内臓脂肪型肥満の場合，各栄養素の摂取エネルギーに占める割合は，脂質20～25%が推奨される。[2021]／内臓脂肪型肥満の場合，各栄養素の摂取エネルギーに占める割合は，炭水化物は50～60%が推奨される。[2021]

(公栄)「生活習慣病予防のための特定健康診査及び特定保健指導」には，内臓脂肪型肥満に着目した行動変容につながる保健指導の実施がある。[2008]

【内臓脂肪蓄積】★ 　メタボリックシンドローム*の診断において，基本とされる

因子。腹腔内脂肪量(腸間膜*，大網などの脂肪組織*)が増加すると健康障害，すなわち糖代謝や脂質代謝異常を起こしやすく，血圧*，血糖値*，脂質濃度の異常が軽度でも重複することにより，高率に動脈硬化*性疾患が発症する。へそレベルでの内臓脂肪面積は，腹腔内の内臓脂肪量を反映する。また，ウエスト周囲長*は内臓脂肪蓄積を推定する指標であり，180cm²に相当するウエスト周囲長は男性85cm，女性90cmである。

(応栄) 内臓脂肪蓄積量は，ウエスト周径囲やCTによって評価する。[2007][2013]

【内臓周囲脂肪組織】→脂肪組織

【内分泌攪乱化学物質】★《環境ホルモン，ホルモン様作用物質》 　動物の生体内に取り込まれた場合に，本来，その生体内で営まれている正常なホルモン*作用に影響を与える外因性の物質。極微量でもエストロゲン*やアンドロゲンレセプターなどに作用することがあり，PCB*などの人為的な物質や人畜の尿中エストロゲンの環境汚染が野生動物の奇形や性腺の異常を誘発しているとされる。また植物エストロゲンの胎児への影響が指摘されている。内分泌攪乱化学物質の環境汚染状況や野生動物への影響の実態調査が進められている。

(社会) 環境ホルモン戦略計画SPEED'98では，内分泌攪乱化学物質の環境汚染状況や野生動物への影響の実態調査が進められている。

【中食】★ 　家庭外で調理された料理(おにぎり，すし，サンドイッチ，惣菜，弁当など)を家庭内や職場等に持ち帰り食事をすること。近年はコンビニや外食産業などがテイクアウト向けの弁当や料理を多種多様に販売しており，これらを家庭内に持ち込み，食されることが増加してきている。また，宅配(デリバリー)によって料理を入手することも増えている。外食*と家庭内での食事(内食)の中間にあることから，中食(なかしょく)という。

(食物) 近年，加工食品や外食，中食の利用が増えている。／中食とは持ち帰り惣菜のことを指

す。

【ナチュラルチーズ】★　乳を乳酸菌*で発酵*させ，または乳に酵素*を加えてできた凝乳から乳清を除去し，固形状にしたもの，またはこれらを熟成*したもの。再加工するプロセスチーズ*に対し，古くからつくられる本格的なチーズの総称。多種多様なチーズが製造されるが，軟質チーズには，カッテージチーズやカマンベールチーズ，半硬質チーズには，ロックフォールやゴルゴンゾーラ，硬質チーズにはエダムチーズやエメンタールチーズがある。利用する微生物は乳酸菌やカビである。

(食物) ナチュラルチーズの製造では，カゼインが凝固する。[2017]

【NASH(ナッシュ)】 ➡非アルコール性脂肪肝炎

【納豆】★★　蒸煮した大豆*を発酵させた食品。納豆菌を用いた糸引き納豆と，こうじ菌*をおもに用いた浜納豆(塩納豆)がある。浜納豆は蒸し大豆を冷まし，こうじ菌で発酵後，塩水につけて2カ月半から3カ月熟成*，天日乾燥*してつくる。塩水での熟成をしない大徳寺納豆もある。糸引き納豆は蒸し大豆が熱いうちに納豆菌を接種，約1日発酵させて製品とする。納豆菌による大豆分解の特徴は，たんぱく質*の水溶化の速さとアミノ態窒素の増加が少ないことにある。糸引き納豆の粘質物はD-グルタミン酸*のポリペプチドとフラクタンの2成分からなる。

(食物) 納豆の製造では，納豆菌を発酵に利用する。[2020]／納豆には，納豆菌を用いた糸引き納豆と，こうじ菌をおもに用いた浜納豆(塩納豆)がある。[2014]／納豆のビタミンKは，おもにメナキノンである。[2013]／納豆の粘質物は，グルタミン酸のポリペプチドとフラクタンである。[2016][2017]

(臨栄) 納豆摂取は，ワーファリン(ワルファリン)の効果を減弱する。[2009][2016]

【ナトリウム】★★★★《Na》　細胞外液中の総陽イオンの90%と最も多く，体液量の維持と細胞外液の浸透圧*の保持に重要な役割をもつ主要ミネラル。ナトリウム

の吸収*は特にNaClの形で非常に効率よく行われ，ほとんど吸収される。一方，排泄も早く，汗への損失もあるが，大部分は尿中に排泄される。この調節はアルドステロン*により行われ，さらにレニン*-アンギオテンシン*系が関与している。ナトリウムの過剰は食塩*の多量摂取に他ならず，食塩摂取と高血圧*との関係が疫学調査されており，減塩に努力する必要がある。自然の食品素材中にはナトリウムはさほど多くないが，加工や調理の際に添加されることにより含有量は変わる。

(人体) アルドステロンは，遠位尿細管のナトリウムイオンの再吸収を促進し，血液中のナトリウムイオン濃度を上昇させる。[2007][2013][2018]／心房性ナトリウム利尿ペプチド(ANP)は，ナトリウムの排泄を促進する。[2014]

(食物) 食品100gあたりのナトリウムが120mg以下の場合には，「ナトリウム控えめ」と表示できる。[2011]／100g当たりのナトリウム量が5mg未満の食品には，食塩を含まない旨の強調表示ができる。[2021]

(基栄) 細胞内液の主陽イオンはK^+で，細胞外液の主陽イオンはNa^+である。[2009][2016]／グルコースは，Na^+と共に吸収される。[2019]／血中ナトリウムイオン濃度が上昇すると，血漿浸透圧が上昇する。[2020]／ナトリウムの摂取量を制限することにより，高血圧のリスクは低下する。[2008]

(応栄) 高温環境では，ナトリウムの摂取が必要である。[2012]／腎臓でのナトリウムの再吸収は，高温環境において増加する。[2016]／妊婦にナトリウムの付加量は設定されていない。[2016]

(臨栄) サイアザイド系利尿薬は，ナトリウムの尿中排泄を促進する。[2017]／クッシング症候群では，ナトリウムの摂取量を制限する。[2020]

【Na^+, K^+-ATPアーゼ】★《Na-Kポンプ(ナトリウム-カリウムポンプ)》　細胞膜*に存在するNa^+汲み出しとK^+の汲み入れを共役して行う膜輸送たんぱく質。比喩的にポンプとよぶ。イオンポンプの1つ。実体はNa^+, K^+-ATPアーゼである。動物

細胞に広く分布するが, 細胞膜のみに特有。ATP*のエネルギーを利用し能動輸送する。

(人体) Na⁺, K⁺-ATPaseは, ナトリウムイオン(Na⁺)を細胞外に能動輸送する。[2011][2012]

【Na-Kポンプ】 ⤴Na⁺, K⁺-ATPアーゼ
【ナトリウム欠乏性脱水症】 ⤴低張性脱水症

【75gOGTT】 ⤴ブドウ糖負荷試験

【2-ナフチルアミン】 ★ 膀胱がん*を起こす発がん物質*の1つ。1-ナフチルアミンの職業上の曝露で報告された膀胱がんの原因は, 2-ナフチルアミンが混入していた結果による。1-ナフチルアミンは染料や酸化防止剤*などの合成中間体である。

(社会) 2-ナフチルアミンは, 膀胱がんを起こす。

【鍋】 ★ 加熱調理*に用いる器具。材質, 形態, 種類は多種多様である。耐熱性があり, 熱を伝えやすく, 加工しやすい点から金属製のものが多い。特にアルミニウム*, 鉄*, ステンレス, 銅*などが使用される。しかし, 金属は錆が生じたり, 食品等の成分によっては侵食されることがあるため, 食品成分に対して安定な材質として金属板にガラスをコーティングしたホウロウ*引きや, 耐熱ガラス, 陶器などもある。金属以外の鍋は, 熱伝導が悪く, 鍋の温度は上がりにくいが, 保温性に優れている。

(食物) 陶器の鍋は, 熱伝導が悪い。／平底の鍋は, 丸底のものより電磁調理器に適している。[2021]

【生揚げ】 ★《厚揚げ》 豆腐*を油で揚げることにより, 表面を急速脱水したもの。完全には揚げないで, 内部は豆腐の状態を保つため生揚げ(厚揚げ)という。実際には, 豆乳濃度, 凝固温度などを工夫して, 通常の生食用豆腐とは区別して製造している。内部まで揚げた油揚げとは異なり, 焼く, 煮る, 味付け程度の加工で供することが多い。

(食物) 生揚げは, 厚揚げともいい, 豆腐を油で揚げたものである。

【生クリーム】 ★ 生乳を遠心分離し, 上層の乳脂肪*の多い部分を取り分けたもの。水中油滴型エマルション*であり, 低温(5℃)で撹拌すると, 細かい気泡がクリーム中に抱き込まれ, その周りに脂肪球*が凝集して泡立ち, 保型性を示す。泡立て過ぎると分離し, 油中水滴型エマルションに転相する。

(食物) 生クリームは, 水中油滴型エマルションである。[2013]

【鉛中毒】 ★ 器具, 容器に使用されるハンダ, メッキ用金属, ホウロウ*, 顔料*などから溶出する鉛による慢性中毒。鉛中毒を防止するため器具, 容器に関する規格基準*を設けている。金属材料, ガラス, 陶磁器, ホウロウ引き, 乾燥食品*を入れる金属缶などからの溶出限度*, 清涼飲料水の成分規格には, ミネラルウォーター類では0.05mg/L以下, ミネラルウォーター類以外の清涼飲料水では「検出しない」との基準がある。中毒症状は慢性の場合, 貧血*, 関節痛, 歯ぐきの変色, 心臓肥大など, 急性の場合は, 嘔吐, 下痢*, めまいなどを呈する。

(食物) 清涼飲料水は, 成分規格により, ヒ素, 鉛は「検出しない」と規定されている。

【ナリンギン】 ★《ナリンジン》 なつみかんやグレープフルーツなどのかんきつ類の苦味*の主成分。フラボノイド配糖体の一種でアグリコンはナリンゲニン。無色。果皮, じょうのう, 砂嚢(さのう), 種子に多く存在する。ナリンギンにナリンギナーゼを作用させるとプルニン*になり, さらにナリンゲニンに加水分解される。プルニンやナリンゲニンには苦味はないので, なつみかん等の果汁*の苦味除去にはナリンギナーゼが用いられる。

(食物) ナリンギンは夏みかんやグレープフルーツの苦味成分である。[2017]

【軟菜】 ⤴軟食

【軟質小麦】 ★ 粒がやわらかく粉状質で砕けやすい小麦。粒の硬さから硬質小麦*, 中間質小麦*, 軟質小麦に分類され, 軟質小麦はたんぱく質含有量が少ない。一般に, 軟質小麦は冬まき小麦で, 外皮は黄白色の白小麦が多く, おもに薄力粉*

の原料となる。グルテン*量が少なく，生地は粘りが少なく柔軟で，菓子類や天ぷらなどに用いられる。

(食物) 軟質小麦は粒がやわらかく，たんぱく質含量が低いので菓子用に向く傾向がある。

【難消化性でんぷん】 ⮡レジスタントスターチ

【難消化性糖質】 ★★ ヒトの消化酵素*では分解できない多糖類*，オリゴ糖*，糖アルコール*等の糖質の総称。このようなオリゴ糖や糖アルコール，難消化性多糖である食物繊維*は，未消化のまま大腸に移行する。近年，でんぷん*の一部も消化されずに大腸に移行していることがわかってきた。この消化しにくいでんぷんのことをレジスタントスターチ*という。腸内細菌*は種々の難消化性糖質を取り込み，嫌気的代謝によって，酢酸，プロピオン酸，酪酸等の短鎖脂肪酸*を産生する。酢酸やプロピオン酸は大腸から吸収され，肝臓や筋肉のエネルギー源として，酪酸は大腸のエネルギー源として利用される。腸内細菌が生産した短鎖脂肪酸は，大腸での水やナトリウム，カルシウム，マグネシウムの吸収を盛んにし，腸管運動を高める等，様々な生理的作用をもつと考えられている。さらに，腸内細菌の作用によって，ビタミンB_6，ビタミンK，ビオチン等も生成される。

(基栄) 有用菌の増殖を促進する難消化性糖質を，プレバイオティクスという。[2016]／食物繊維・難消化性糖質の生理的効果に，短鎖脂肪酸の生成，大腸の蠕動運動促進，食後の血糖値上昇抑制，難う蝕性がある。[2015]／難消化性糖質は，インスリンの分泌を抑制させる。[2018]／難消化性糖質の過剰摂取は，下痢を引き起こす。[2018]

【軟食】 ★《軟菜》 主食の形態の粥から軟飯までやわらかさに対応した主菜や副菜の食事形態となる一般治療食。やわらかさは粥の濃度により一分粥食（おまじり），三分粥食（7％粥），五分粥食（10％粥），七分粥食（15％粥），全粥食（20％粥）などに区分される。

(臨栄) 軟食は，主食の形態による分類である。

[2012]

【Ⅱ型アレルギー】 ★《抗体媒介型アレルギー，細胞傷害型アレルギー》 細胞*表面上の抗原*と血液中の抗体が反応し，細胞・組織が傷害を受けることによるアレルギー反応*。この機序による疾患には血液型不適合輸血による赤血球*の溶血，Rh式血液型不適合妊娠による新生児溶血性貧血，自己免疫性溶血性貧血，抗血小板抗体による特発性血小板減少性紫斑病（特発性：自然発生した病的状態，外傷性でないこと），抗神経・筋受容体抗体による重症筋無力症などがある。

(人体) Ⅱ型アレルギー反応は，細胞傷害による。[2014]／Ⅱ型アレルギーは，液性免疫である。[2008]

【2型糖尿病】 ★★★《type 2DM：type2 diabetes mellitus》 インスリン*分泌の低下やインスリン抵抗性*をきたす複数の遺伝因子に過食（特に高脂肪食），運動不足，肥満*，ストレス*などの環境因子が加わってインスリン作用不足を生じて発症する糖尿病*。40歳以上に多いが若年発症も増加している。肥満または肥満既往が多い。わが国の糖尿病の大部分を占める。インスリン非依存状態のことが多く，食事療法，運動療法，経口薬で治療が行われることが多い。症状は無症状か軽い場合が多いので，早期診断，早期治療を行うことが増悪を抑制する。家族歴*，肥満など発症リスクの高い者は生活習慣の是正を行うことで発症を抑制あるいは遅延させる可能性がある。

(人体) 尿ケトン体強陽性の2型糖尿病では，運動療法により，さらにケトン体が増加する危険がある。[2013]

(基栄) 2型糖尿病の発症には複数の遺伝子多型が関連している。[2007][2011][2012]／2型糖尿病と関連する遺伝子型をもっている人は，食生活を変えることで糖尿病を発症する確率を変えることができる。[2011]

(臨栄) エネルギー摂取量は，30〜35kcal/kg標準体重/日とする。[2019]／合併症のない2型糖尿病患者には，食物繊維の摂取量を増やす。[2008][2011]／炭水化物エネルギー比率は，

ナニ

●ニガタ

50〜60%Eとする。[2019]／食事はインスリン注射後，直ちに摂取する。[2019]／低血糖発作時には，ブドウ糖を摂取する。[2019]／シックデイ時には，十分な水分を摂取する。[2019]

【苦味】★★　基本味*の1つ。一般に閾値*の低い味。苦味の標準には硫酸キニーネが用いられる。苦味を賞味する食品は，茶*，コーヒー*のカフェイン*，カカオ*のテオブロミン*，ビール*はホップに由来するフムロン類やルプロン類，魚のはらわたの胆汁酸*，きゅうりのククルビタシン，かんきつ類のナリンギン*やリモネン*などが知られている。豆腐の凝固剤であるにがり*は強い苦味のある塩化マグネシウムが主成分である。疎水性アミノ酸や疎水性アミノ酸よりなるペプチド*類も苦味があり，大豆発酵食品のみそ*やしょうゆ*，チーズなどの苦味となる。閾値は温度によりかなり変動するので，供食温度により調味濃度を加減する必要がある。なお，味盲の検査にはフェニルチオ尿素*が用いられる。

(食物) 苦味の閾値は，基本味の中で最も低い。[2018]

(基栄) 味は，甘味，酸味，苦味，塩味，旨味の5つを基本味とする。[2012]

【苦味ペプチド】★　苦味*を呈するペプチド*。大豆たんぱく，牛乳から調製したカゼイン*等のたんぱく質はそのままでは無味であるが，酵素*で分解した際には，しばしば苦味を伴う。これは疎水性アミノ酸*を多く含むペプチドが苦味を示すためである。苦味の発生が問題となり，ペプチドやたんぱく質食品の商品開発を妨げている。

(食物) チーズの苦味は，カゼインの酵素分解のさいに生成される苦味ペプチドによる。

【にがり】★《塩化マグネシウム》　苦汁(にがり)は，海水から製塩するさいに不純物として産出する，塩化マグネシウムを主成分とする液状物質。フレークや粉状の製品もあるが，潮解性が高い。おもな用途は豆腐*の凝固剤。同じく凝固剤として用いられる硫酸カルシウムはこれとは異なる物質だが，これも含めて豆腐の凝固剤全般をにがりと称することもある。

(食物) 豆腐は大豆から得られた豆乳を苦汁(にがり)や硫酸カルシウムなどを用いて凝固したものである。

【肉】⇒食肉

【肉むれ】★　肉の保存時の軟化による劣化現象。水産加工食品の素干し品や塩干し品は，乾燥の初期に温度が上昇しすぎると肉質が軟化し，内臓が溶解する。これは細菌*や自己消化酵素*が，適度な水分と温度によりたんぱく質や組織の分解を活発に行うためである。

(食物) 気温の高い時期に，水分の多い丸の魚体を天日乾燥すると，肉むれを起こしやすい。

【肉類】⇒食肉

【ニコチン】★★　たばこに含まれる成分で，依存性を引き起こす原因となる物質。喫煙*は慢性閉塞性肺疾患*(COPD)の増悪因子であるが，たばこに含まれるどの成分が原因となるかは明らかでない。喫煙が常習となる原因物質はニコチンであり，禁煙後の不安感，イライラ感を生じる。禁煙指導を目的として，喫煙常習者の禁断症状を緩和するためにニコチンガムやニコチンパッチが使用される。

(社会) たばこ煙中のニコチンは，依存症と関連がある。[2011][2015]／医療保険での禁煙治療は，ニコチン依存症でなければ受けることができない。[2017]

【ニコチンアミド】⇒ナイアシン
【ニコチンアミドアデニンジヌクレオチド】⇒NAD
【ニコチンアミドアデニンジヌクレオチドリン酸】⇒NADP
【ニコチン酸】⇒ナイアシン

【二酸化炭素】★★★　炭素やその化合物の完全燃焼，生物の呼吸*などで生ずる気体。空気に0.03％程度含まれる。空気中のわずかな増加は有害ではないが，室内空気汚染の指標として用いられる。地球の温暖化のおもな原因物質である。

(人体) 二酸化炭素は，血液中で重炭酸イオン(HCO_3^-)になる。[2014][2020]／血中二酸化炭素分圧の上昇は，ヘモグロビンの酸素結合能力を低下させる。[2018]／内呼吸は，末梢組織

● ニガミ

二

における酸素と二酸化炭素のガス交換である。[2017]

(食物) CA(Controlled Atomosphere)貯蔵は，二酸化炭素の濃度を高くして行う。[2008]

(基栄) 脂肪の燃焼では，消費する酸素と発生する二酸化炭素のモル数は異なる。[2009]／炭水化物の燃焼では，酸素消費量と二酸化炭素産生量のモル数は等しい。[2017]／二酸化炭素産生量は，安静時より運動時に増加する。[2017]

【二次汚染】 ★★　加熱調理*あるいは消毒の済んだ食品が，汚染された食品，調理員，機器により汚染されること。二次汚染防止のためには，作業区域の区分けを行うこと，食品が作業区域を逆戻りしないようにすることが重要である。さらに機器，器具類を食品の汚染度別に使い分けをすることも大切であり，使用後の洗浄*・消毒，保管も厳密に行う。調理員に関しては，汚染作業と清潔作業に担当を分けること，作業を終了して次の作業に移る時は手洗いを徹底させることが重要である。

(給食) 調味では，二次汚染を防ぐため，器具類の区分，手指の洗浄確認を行う。[2012]／盛りつけ時は，二次汚染を防ぐために，使い捨て手袋の着用，器具・食器の清潔保持などの管理基準を設定する。[2008]

【二次性脱水症】 ➡低張性脱水症
【二次性肥満】 ➡症候性肥満
【二次メッセンジャー】 ➡セカンドメッセンジャー

【21世紀における国民健康づくり運動】 ➡健康日本21(第2次)

【二重エネルギー X線吸収法】 ➡DXA (DEXA・デキサ)

【二重標識水法】 ★★《DLW法:double labeled water法》　酸素の安定同位体*である^{18}Oと水素の安定同位体である^2H(重水素)で二重にラベルした二重標識水($^2H_2{}^{18}O$)を用いたエネルギー消費量*の測定方法。経口的に二重標識水を摂取し，体内の安定同位体の存在比を高い状態にした後，尿*中の排泄量を測定する。^2Hは尿中のみに，^{18}Oは尿および呼気に排出されるので，尿中における両者の安定同位体の減

少速度の違いによって，ある一定期間体外に排泄された二酸化炭素*量を知ることができる。日常生活を自由に営んでいる状態で1日のエネルギー消費量を求める方法としては最も正確である。

(基栄) 二重標識水法では，尿中の安定同位体の経日的変化を測定する。[2016][2021]／二重標識水法では，酸素と水素の安定同位元素の減少速度よりエネルギー消費量を求める。[2017]

(応栄) 食事摂取基準において，小児の推定エネルギー必要量は，基礎代謝量，二重標識水法による身体活動レベル，組織増加分のエネルギー蓄積量から策定された。[2011]

【二重盲検法】 ★《ダブルブラインド試験》　薬や治療法の評価法としておもに用いる介入研究*の方法。薬や治療の真偽を観察対象である患者と評価者である医師の両方に知らせないことによって，治療に対する期待や思い込み等の心理的バイアス*を排除できる。

(社会) 二重盲検法は無作為化比較試験(RCT)で用いる。[2016]

【24時間思い出し法】 ★★　食事調査法の1つ。対象者の調査日前日(24時間)の食事内容を面接者が聞き取るもの。調査内容は，摂取食品名と摂取量等。調査の影響による食事内容の変更が少ないため，日常的な摂食傾向を把握する上で有効であるが，正確な聞き取りには，面接者の技術が必要である。また，対象者の記憶に委ねるため，小児や高齢者では正確な聞き取りがむずかしいという問題がある。

(公栄) 24時間食事思い出し法は，調査による食事内容への影響が小さい。[2007][2012][2013]／複数回の24時間思い出し法では，個人内変動を観察できる。[2009]／24時間思い出し法は，面接方法の標準化が必要である。[2014][2018]／24時間食事思い出し法は，調査者の技術の影響を受けやすい。[2015]／24時間思い出し法は，食事記録法に比べて，回答者の記憶への依存度が高い。[2012]／24時間食事思い出し法は，食物摂取頻度調査法に比べて調査者の負担が大きい。[2021]／24時間食事思い出し法は，高齢者には向かない調査法である。[2020]

【二重らせん構造】★　2本の分子による平行したらせん状の構造。DNA*に見られる構造であり，DNAはヌクレオチド*が多数結合したポリヌクレオチドであるが，逆向きの2本鎖が互いに相補的な塩基*の水素結合*によって結合して二重らせん構造をとっている。

(人体) DNA鎖は，2重らせん構造をとる。[2019]

【二次予防】★★　予防医学で，疾病や異常を早期発見し必要であれば早期治療する段階。それによって身体的負担や社会・経済的負担の軽減を期待できる。先天性代謝異常検査・がん検診*・ツベルクリン反応*検査などの特定の疾病の発見を目的とする検診や，特定健康診査・基本健康診査*・定期健康診査・妊産婦健康診査・乳幼児健康診査などの総合的に健康状態を把握する健康診断と，これらの結果に基づく早期治療によって，二次予防対策が行われている。

(社会) 予防医学における二次予防とは，早期発見・早期治療である。[2006][2014]／子宮がん検診は二次予防である。[2015]

(栄教) 血糖コントロールを目的とした境界型糖尿病患者への教育入院中の指導は，二次予防である。[2014]／体重コントロールを目的とした内臓脂肪型肥満者への特定保健指導は，二次予防である。[2014]

【煮たき釜】⟳回転釜，ティルティングパン

【日常生活動作】★★《ADL：activities of daily living》　日常的な生活動作および活動性のこと。一人の人間が独立して生活を営むための動作であって，基本的行動（食事，歯磨き，風呂，トイレ動作，排泄，更衣，起居動作，移動動作）を指す。それぞれについての項目を評価することで，高齢者等の生活自立レベルを評価することが可能となる。

(人体) 老年症候群では，日常生活動作（ADL）が低下する。[2013][2014]

(臨栄) サルコペニアではADL（日常生活動作）は，低下する。[2015]／片麻痺が生じると，ADLは低下する。[2012]

【日内リズム】⟳サーカディアンリズム

【日間変動】★　食べる物や食べる量が毎日少しずつ違うため，エネルギーや栄養素の摂取量が日によって異なること。食事調査の際に個人の中で起こる変動（個人内変動*）の代表的なもの。高齢者では日間変動が小さく，若年者では大きい傾向がある。

(公栄) 日間変動の程度は，若年者が高齢者より大きい。[2018]／日間変動の大きさは，栄養素によって差がある。[2021]

【日光臭】★　食品を直射日光に曝した時に発生する異臭。特に牛乳*中のリボフラビン*のような光増感剤が存在すると，生成した活性酸素*による酸化作用で異臭が発生する。

(食物) リボフラビンが直射日光や紫外線で分解される時，光増感作用により変香や変色，栄養成分の分解を引き起こす。

【日周リズム】⟳サーカディアンリズム

【二糖類】★★　単糖が2分子結合したもの。スクロース（ショ糖*）はグルコース*とフルクトース*からなる。でんぷん*の消化過程産物であるマルトース*（麦芽糖）はグルコース2つからなる。ラクトース*（乳糖）はガラクトース*とグルコースからなる。二糖類分解酵素（スクラーゼ*，マルターゼ*，ラクターゼ*）は，小腸粘膜細胞表面に分布する（膜消化*）。

(基栄) 二糖類加水分解酵素は，腸粘膜細胞の膜に存在する。

(臨栄) インスリン治療による低血糖では，単糖類や二糖類を投与する。[2014]

【ニトログリセリン】★★　無色または帯黄色で甘味*のある油状の液。水，グリセリンには溶けにくく，アルコール*，エーテル，クロロホルムには溶けやすい。爆発性があるために1％アルコール溶液または乳糖*にまぜて錠剤とし，口腔内で溶かして使用する。狭心痛に有効である。

(人体) 心筋梗塞による胸痛には，ニトログリセリンは無効である。[2019]

(臨栄) 狭心症の治療には，ニトログリセリンが有効である。

【ニトロソミオグロビン】★　ミオグロビ

ニ
ニジュ

ン*のニトロソ化合物。食品の加熱褐変を防止するため亜硝酸を反応させるとミオグロビンのヘム鉄においてニトロソ化が起きてニトロソミオグロビンになり赤色が安定する。ハム*，ソーセージ*の色である。

（食物）ニトロソミオグロビンに含まれる鉄は，2価(Fe²⁺)である。[2011]／ニトロソミオグロビンは，加熱するとニトロソミオクロモーゲンになる。[2020]

【日本海裂頭条虫】★★《広節裂頭条虫》 成虫は，3000～4000の片節からなる，全長2～10m，最大幅10mmの大型の条虫。頭部に吸溝があり，これによって宿主の小腸粘膜に吸着することにより，食欲減退，下痢*等をもたらす。日本海裂頭条虫は，形態が酷似していることから古くは広節裂頭条虫とよばれていたが，別種である。日本海裂頭条虫は，日本国内，全国的に分布する。サケ属の魚(サクラマス，カラフトマス)の生食によりヒトに感染する。広節裂頭条虫は，フィンランド，バルト海沿岸諸国，アイルランドなど北欧諸国やレマン湖周辺諸国などに分布する。ヒトへの感染は中間宿主*である淡水魚，カワカマス，パーチ等の生食によって起こる。

（食物）日本海裂頭条虫は，サケやサクラマスの生食によって感染する。[2018]／日本海裂頭条虫は，ヒトの腸内で成虫になる。[2007]

【日本産業規格】➡JIS(ジス)

【日本酒】★《清酒》 米をこうじ菌*を用いて糖化*し，酵母*によりアルコール発酵*して製造する醸造酒*。蒸米にこうじ菌を接種して製麹し，別に白米で酒酵母を培養してつくった酒母と蒸米とともにもろみとする。これを発酵させ，上槽(圧搾してしぼる)し生酒を得る。これを火入れ(低温加熱)したもの。原料に用いる米はたんぱく質などの雑味成分を除くために高度に精米する。

（食物）清酒製造では，米のデンプンがアミラーゼにより糖化する。[2017]

【日本食品標準成分表】★★《日本食品標準成分表2020年版(八訂)，食品成分表》 国民が日常摂取している食品の一般成分*，ミネラル*(無機質)，ビタミン*類などの成分値を示したもの。現在の成分表は日本食品標準成分表2020年版(八訂)であり，この本表の他に日本食品標準成分表2020年版(八訂)炭水化物成分表編，アミノ酸成分表編，脂肪酸成分表編の4冊から構成される。八訂の改定により，炭水化物の細分化とエネルギー算出方法の変更，流通している調理済み食品が収載され，八訂改定時の収載食品数は約2500食品，54項目である。

（食物）日本食品成分表2015年版(七訂)の収載食品数は2191食品である。[2017]／「－」は，測定していないものを示す。[2017]／肉類の炭水化物の値は，全糖の分析法を適用する。[2017]／食品群別の収載食品数は，魚介類が最も多い。[2018]／酢酸のエネルギー換算係数は，アルコールより小さい。[2017]／食物繊維の定量は，酵素－重量法(プロスキー変法)を適用する。[2017]／炭水化物の成分値には，食物繊維が含まれている。[2018]／たんぱく質量は，食品に含まれる窒素量から算出する。[2017]／食塩相当量には，グルタミン酸ナトリウムに由来するナトリウムも含まれている。[2018]／ビタミンCは，還元型と酸化型の総量を収載している。[2018]／「利用可能炭水化物(単糖当量)の値」は，日本食品標準成分表2015年版(七訂)に新たに収載されたものである。[2020]

【日本人の食事摂取基準【2020年版】】➡食事摂取基準

【日本脳炎】★★ 日本脳炎ウイルスに感染したブタからコガタアカイエカが媒介して感染する人獣共通感染症*。4類感染症*で定期予防接種A類疾患。感染者の100～1000人に1人が発症し，急激な発熱，項部硬直・けいれんなどの髄膜刺激症状，意識障害*・異常反射などの脳炎症状を三大主徴とする。発症すると，3分の2は死亡したり運動障害などの後遺症が残る。患者は10人以下と激減し，高齢者に多い。西日本に多いが抗体保有ブタの分布が北上している。

（人体）日本脳炎は，コガタアカイエカが媒介する。[2006]／日本脳炎は，ワクチン接種による

予防対策が行われている。[2009]

【日本農林規格】 ➡JAS(ジャス)

【ニーマンピック病】 ★《Niemann-Pick病》
スフィンゴミエリン*の臓器内蓄積が起こる遺伝性脂質代謝異常症。スフィンゴミエリンのリピドーシスともいう。ニーマン(Niemann,A.1914)とピック(Pick,A.)により見いだされた。患者には著明な肝脾腫、中枢神経*障害がみられる。細胞*の膜の構成成分であるスフィンゴミエリンがスフィンゴミエリナーゼの欠損によって、脳*を含む全臓器に大量に蓄積する。遺伝形式は常染色体劣性遺伝。

(人体)ニーマンピック病では、脳を含む全臓器にスフィンゴミエリンが蓄積する。

【乳アルブミン】 ➡ラクトアルブミン

【入院時食事療養費】 ★★ 医療保険*診療報酬*の中の入院時の食事療養に関して係る費用。入院患者は食材料、調理費相当額として標準負担額を支払い、入院時食事療養費との差額は医療保険から支給される。一定の条件を満たす食事療養が行われた場合に、入院時食事療養(Ⅰ)、(Ⅱ)として、一定額の食事療養費が算定される。健康保険法のもとに定められており、(Ⅰ)は厚生労働大臣が定める基準に適合し、地方厚生局長等に届け出て基準による食事療法を行う保険機関に入院している患者に、算定病院において実施される。1食あたりの金額が定められており、1日につき3食を限度に算定する。流動食だけが提供される場合は別額となっている。特別食加算*、食堂加算*がある。入院時食事療養は、入院患者に定額であり、一部自己負担のため「円」で示されている。

(臨栄)入院時食事療養費は、入院基本料には含まれない。[2013]

(給食)入院時食事療養では、「食事は医療の一環として提供されるべきものである」とされている。[2015]／入院時食事療養費は、医療保険から給付される。[2014]

【乳及び乳製品の成分規格等に関する省令】 ➡乳等省令

【乳化剤】 ★ 水と油を均一に混和し安定

なエマルションを形成するために添加する物質(界面活性剤)。分子内に親水性基と親油性基をあわせもつ。モノグリセリド*、プロピレングリコールエステル、ソルビタン脂肪酸エステル、ショ糖脂肪酸エステル、レシチン*が食品添加物として認められている。

(食物)大豆レシチンは、卵黄レシチンとともに乳化剤として食品加工に広く使用されている。[2012]

【乳化作用】 ★ 互いに溶け合わない液体(水と油)の一方を微粒子状にして、他方に分散させてエマルション*状態にすること。機械的な攪拌、高圧噴射などによって得られる。エマルションを安定化させるために乳化剤*が使われる。

(食物)乳化作用をもつ物質の分子構造は、親水基とともに疎水基をあわせもっている。／レシチンは、油を水中に分散させる乳化作用がある。

【乳がん】 ★★ 乳腺組織に発生したがん*。乳がんの粗死亡率および年齢調整死亡率*は年々増加傾向にあり、子宮がんを上回っている。30~40歳代女性の最大の死因。乳がんのリスクファクター*として、高脂肪食、肥満*、未婚、高年初産、未授乳などがあげられている。発生部位が体表に近いため、早期診断が比較的容易である。

(社会)乳がん(女性)の年齢調整死亡率は、近年上昇傾向にある。[2009][2012]／乳がんのわが国の女性の最近5年間の年齢調整死亡率は、胃がんより高い。[2021]／肥満は乳がんのリスクファクターである。[2012]／授乳は、乳がんの発症リスクを高めることはない。[2021]／乳がんの主な発症要因として、女性ホルモンのエストロゲンが深く関わっている。[2021]／乳がんの法に基づく市町村事業としての検診では、40歳以上を対象とする。[2021]／乳がんの法に基づく市町村事業としての検診では、マンモグラフィが推奨されている。[2021]／乳がん検診の受診率は、50%を超えていない。[2016]

(人体)閉経後の肥満は、乳がんのリスク因子である。[2020]

【乳グロブリン】 ➡ラクトグロブリン

【乳酸】 ★★★《2-ヒドロキシプロパン酸, α-ヒ

ドロキシプロピオン酸》 解糖系*の最終生成物。構造は$CH_3CH(OH)COOH$。不斉炭素原子を有するので光学異性体が存在する。乳酸脱水素酵素*の作用によりNADHの存在下でピルビン酸*の還元によって生成される。激しい筋肉運動が行われると解糖系（嫌気的過程）のみでグルコース*が代謝されることから，筋肉*内に乳酸が蓄積し疲労物質となる。筋肉に蓄積された乳酸の一部は，血流を介して肝臓*に到達しグルコースに再合成（コリ回路*）される。一方，乳酸は様々な食品に存在し，遅筋や心筋のエネルギーとして利用されている。

(人体) 乳酸は，嫌気的条件下でピルビン酸から生成される。[2010][2011]／乳酸脱水素酵素は，乳酸からピルビン酸を生成する。[2011]

(基栄) 血中の乳酸は，肝臓でグルコースに変換される。[2012][2015]／赤血球では，グルコースから乳酸が産生される。[2009][2012]／ビタミンB_1が欠乏すると，血中の乳酸が増加する。[2012][2019]／急激な運動時には，グルコースから乳酸が生成される。[2014]

(応栄) 筋肉中の乳酸は，無酸素運動では増加する。[2019]

【乳酸菌】 ★ 乳糖*やブドウ糖*を分解して乳酸*を生成する細菌*の総称。形状から球菌と桿菌に分類。乳製品のスターターに使用する酪農乳酸菌と腸内に生きたまま到達でき，整腸作用のある腸内乳酸菌の2種に大別できる。腸内乳酸菌は特定保健用食品*にも利用されている。

(食物) 漬物の製造では，主として乳酸菌が酸を生成し，腐敗菌の増殖を抑制する。[2015]

【乳酸脱水素酵素】 ●LDH

【乳酸発酵】 ★ 乳酸菌*による嫌気的な発酵*。発酵形式には，ブドウ糖*1分子から2分子の乳酸*を生ずるホモ型乳酸発酵と，ブドウ糖1分子から乳酸，エチルアルコール，二酸化炭素*を1分子ずつ生成する（乳酸以外のものを生成する）ヘテロ型乳酸発酵がある。発酵クリームバターの製造で発酵に用いる菌や，ヨーグルト*に用いられるラクトバチルス・アシドフィルスなどはホモ発酵型乳酸菌である。

ホモ型乳酸発酵：

$$C_6H_{12}O_6 \rightarrow 2CH_3CHOHCOOH$$

ヘテロ型乳酸発酵：

$$C_6H_{12}O_6 \rightarrow CH_3CHOHCOOH + C_2H_5OH + CO_2$$

(食物) 発酵クリームバターの製造で発酵に用いる微生物は，ホモ発酵型乳酸菌である。

【乳児院】 ★ 児童福祉法*第37条において，乳児（保健上，安定した生活環境の確保その他の理由により特に必要のある場合には，幼児を含む）を入院させて，これを養育し，あわせて退院した者について相談その他の援助を行うことを目的とする施設。乳児10人未満を入院させる施設を除き，栄養士*を配置しなければならない。食種は，授乳，離乳食*，幼児食が提供される。栄養・食事管理は「児童福祉施設における食事の提供ガイド」，「授乳・離乳の支援ガイド*」や「児童福祉施設における「食事摂取基準*」を活用した食事計画について」等に基づき，乳児個々の発育・発達状態，栄養状態，生活状況等を把握・評価し取り組む。アレルギー*，障害等による個別対応は多職種連携で取り組む。

(給食) 児童福祉施設の設備及び運営に関する基準において，入所定員10人未満の乳児院には栄養士をおかないことができるとされている。[2011]／乳児院の給食運営に関わる法律は，児童福祉法である。[2021]

【乳児期】 ★★ 出生後1年未満の時期をいい，一生のうちで最も発育発達の著しい時期。生後1年で体重は出生時の約3倍，身長は1.5倍になる。乳児期前半期の食物は母乳*（人乳）が最適であり，発育に必要な栄養素を全て含んでおり，乳児の消化吸収能力に応じた組成で，たんぱく質*も消化のよいアミノ酸*組成になっている。母乳栄養児*では腸内細菌叢はビフィズス菌*が多い。母乳栄養が行われない場合は，乳児用調製粉乳を月齢に応じた濃度で用いる。その際は衛生管理に留意が必要である。乳児の著しい成長に伴って母乳のみでは栄養素が不足してくる。特に鉄*などのミネラル*（無機質）類

ニュウ

391

やビタミン*類が不足してくるため，母乳以外の食品からの栄養摂取が必要になる。これが離乳である。離乳食*は5〜6カ月頃を目安に開始し，12〜18カ月くらいに完了させる。この時期の発育は個人差も大きいため哺乳量や離乳は焦らず進める。

応栄 新生児期，乳児期のビタミンDの慢性的な欠乏により，くる病が起こる。[2009]／乳児期の貧血の原因で最も多いのは，鉄欠乏である。[2010]

栄教 開発途上国では乳児期の栄養対策として，母乳保育を勧めている。[2007]

【乳児下痢症】★★ 乳児に起こり，食欲不振・体重減少・不機嫌・嘔吐を伴う頻回の下痢症*。母乳栄養児*と人工栄養児の消化不良症とに大別して考えられる。一般的には治療の基本は，消化管*の安静を保つための食事療法*と脱水*予防のための経口または静脈点滴等による十分な水分補給である。乳児の下痢症が成人と異なる点は，母乳，人工乳，離乳食，幼児食という食事の変化と，免疫機能*の不備という原因がある。この時期の下痢症にはロタウイルスなどの小型球状粒子ウイルス群の感染が多く，冬季に流行する。

応栄 乳児下痢症では，水分の補給は十分に行う。[2010]

臨栄 乳児下痢症の重症度の判定は，体重減少率を用いる。[2006]

【乳児死亡率】★ 年間の生後1年未満の死亡数を出生数で除し，1000あるいは10万倍して算出。母体の健康状態や養育環境の影響を強く受けるので地域の衛生状態や社会状態を反映する。市部と郡部の格差は縮小しているが郡部で高い。日本の乳児死亡率は年々低下しており，先進国中でも最低である。かつては感染症*によるものが多かったが，先天奇形・変形および染色体*異常が死因*の1位。新生児死亡は生後4週未満の死亡を指し，乳児死亡に含まれ，乳児死亡の約半数を占める。

社会 乳児死亡率とは，出生1000人あたりの

生後1年未満の死亡数を表したものである。

【乳児ビタミンK欠乏性出血症】★ 母乳*中のビタミンK*の不足によって乳児に起こる出血症。頭蓋内出血や腸管出血(新生児メレナ)がある。ビタミンKは胎盤*の通過がよくないため，また母乳中もKが少ないため，母乳栄養の乳児に生後1カ月前後に頭蓋内出血がみられることがあったが，現在は生後ビタミンKを経口的に与えてこの問題は解決されている。

基栄 乳児ビタミンK欠乏性出血症は，生後1カ月前後の母乳栄養児にみられる。

【乳脂肪】★ 哺乳動物の乳に含まれる脂肪*。種によって含量に差がある。ウシとヒトの乳脂肪含量は3.8%前後とほぼ等しいが，組成は異なる。一般には牛乳*の脂質*を指して乳脂肪ということが多い。バター*が代表的。融点が30℃と体温より低く，短鎖の飽和脂肪酸*である酪酸，カプロン酸，カプリル酸が他の食用油脂*に比べ多いので，消化吸収がよいという特徴がある。必須脂肪酸*のリノール酸*，リノレン酸は少ないが，ビタミンA*，Dが同時に多く含まれる。乳由来の独特の芳香があり，優れた食味を与えるため，食用油脂，加工食品素材として広く用いられる。

食物 分子量の小さい脂肪酸を含むバターでは，ケン化価やライヘルトマイスル価は高い。

【乳児ボツリヌス症】★ AあるいはB型毒素産生性ボツリヌス菌芽胞に汚染された乳児用食品，特にはちみつ等を乳児が喫食することで，便秘*や吸乳力の低下，筋肉の弛緩性麻痺等の病状を呈したもの。乳児にはちみつを投与してはいけないとの指導が行われて発生例は激減したが，はちみつ非投与の乳児でも発症例がみられている。

応栄 はちみつは，乳児ボツリヌス症の危険がある。[2007]

【乳汁分泌】★ 分娩*後下垂体前葉ホルモンのプロラクチン*(乳腺刺激ホルモン*)の働きにより促進される乳汁の分泌。産後数日間に分泌される乳汁を初乳*といい，5〜7日後には性状の一定した成

ニ
●ニュウ

乳になる。初乳は成乳に比べてたんぱく質*（主としてIgA*）と灰分*が多く，糖が少ない。乳汁の分泌には，乳児による乳頭への繰り返された吸啜刺激が必要である。吸啜刺激はプロラクチンとオキシトシン*の合成，分泌を促す。オキシトシンは下垂体後葉ホルモンの1つであり，乳腺を収縮させ，乳汁分泌を盛んにする。

（人体）血中プロラクチン，オキシトシン値の上昇により，乳汁分泌は促進される。[2013]

【乳児用調製粉乳】⤳**調製粉乳**

【乳清たんぱく質】★★《ホエーたんぱく質》

　牛乳に含まれるたんぱく質のうち，カゼイン以外のたんぱく質（たんぱく質の約20％）。生乳（脱脂乳）を20℃でpH*4.6に調整したときの上澄み液（乳清）に存在する。主要なものは，β-ラクトグロブリン*（乳清たんぱく質の約50％），α-ラクトアルブミン*（約20％），血清アルブミン*，免疫グロブリン*，ラクトフェリン*，耐熱性のプロテオースペプトンなどの酵素類である。

（食物）β-ラクトグロブリンは最も多く，乳清たんぱく質の約半分を占める。[2014]／乳清たんぱく質は，加熱により凝固して薄膜を形成する。[2011]／乳清のラクトフェリンは，鉄を含む。[2006]

【乳腺刺激ホルモン】⤳**プロラクチン**

【乳濁液】⤳**エマルション**

【乳糖】⤳**ラクトース**

【乳等省令】★《乳及び乳製品の成分規格等に関する省令》　乳または乳製品の製造基準，成分規格，容器包装，添加物等に対して定めた規格に関する省令。牛乳*の殺菌方法，表示方法を規定している。

（食物）乳等省令により，生乳から乳成分の一部を除去したものは成分調整牛乳に分類される。

【乳糖不耐症】★★　乳糖*の消化吸収不全による消化不良症。乳糖の加水分解酵素であるラクターゼ*の消化管*内での分泌が少ないために起こる。腹部膨満や下痢，時に嘔吐を起こす。健康人でも牛乳*の大量摂取や風邪などの疾病により消化機能が低下すると起こることがある。

（食物）乳糖不耐症用の牛乳では，乳糖が分解

されている。[2009]

（応栄）乳糖不耐症では，乳糖を制限した食品を補う。[2018]

（臨栄）乳糖不耐症は，アレルギーではない。[2021]

【乳幼児栄養調査】★★　厚生労働省*が10年ごとに実施する調査。最近では2015年（平成27）に実施。対象は6歳未満の子どものいる世帯およびその子ども。目的は乳幼児の栄養方法および食事の状況等を調査し，授乳・離乳*の支援，乳幼児の食生活改善のための基礎資料を得ること。調査内容は，母乳*育児，授乳や離乳，子どもの食物アレルギー*等である。

（公栄）母乳栄養児と人工栄養児の割合は，乳幼児栄養調査に記載されてる。[2009][2017]／乳幼児栄養調査は，国全体で集計されている。[2016]／乳幼児栄養調査では，幼児の朝食習慣が得られる。[2018]

【乳幼児死亡率】★★　国や地域での子どもの健康状態の指標の1つ。一定期間における0歳から5歳未満までに死亡する子どもの数。乳幼児死亡率とは，死亡数をその期間の出生児数1000人あたりで示した数値。

（社会）乳幼児死亡率の削減は，国連のミレニアム開発目標（MDGs）に含まれる。[2013]

（公栄）5歳未満児死亡のおもな死因は，栄養不良である。

【乳幼児身体発育調査】★　厚生労働省*が10年ごとに実施。近年は2010年（平成22）に実施。乳幼児および病院を対象とした調査があり，乳幼児の身体発育の状態を調査し，乳幼児の身体発育値を定めて，乳幼児保健指導の改善を目的とする。調査内容は身長・体重等の計測値，運動・言語機能，現症と既往歴*，栄養（乳汁や離乳食*），母親の妊娠・出産，家族環境。

（公栄）乳幼児身体発育調査では，乳幼児身体発育値が調査されている。／妊娠中の母親の飲酒割合は,乳幼児身体発育調査で把握できる。[2010]

【乳幼児突然死症候群】★★《SIDS：sudden infant death syndrome》　一見元気そうな乳児の突然死のこと。死因*が特定できない場合をいう。多くは，睡眠中に死

●ニュウ

亡し，原因はなお不明であるが，米国でも日本でも，乳児を仰向けに寝かせる（うつぶせ寝をさせない）ことで，SIDSが減少したことが報告されている。

(社会) 母親の喫煙により，乳幼児突然死症候群のリスクが高まる。[2014]／乳幼児突然死症候群の予防対策には，あおむけ寝の推進が含まれる。[2019]

(応栄) 喫煙は，乳児突然死症候群の発症リスクを高める。[2010]

【ニュートリションサポートチーム】 ➡栄
養サポートチーム

【ニュートン流動性】★ 粘性*が速度勾配に比例するような流体の性質。通常，低分子，低濃度の溶液はニュートン流動性を示す。一方，液体食品でも濃厚なコロイド*分散系では，粘性は速度勾配に比例せず非ニュートン流動性を示す。

(食物) 水あめは，ずり速度に応じて粘度が変化しないのでニュートン流体である。

【ニューモシスチス肺炎】★ 真菌*であるニューモシスチス・ジロヴェチ（*Pneumocystis jirovecii*）によって引き起こされる肺炎。しばしばステロイド*剤や抗がん剤の常用などによって抵抗力の減弱した宿主に発症する。典型的な日和見感染*。近年はHIV*感染による免疫抑制に基づく発症が増加している。以前は，犬から見つかったニューモシスチス・カリニ（*Pneumocystis carinii*）による肺炎とされ，「カリニ肺炎」とよばれていたが，ヒトで肺炎を起こすニューモシスチスは異なる種類であることが判明しニューモシスチス肺炎に名称変更された。

(人体) ニューモシスチス肺炎は，真菌によって起こる。[2014][2021]

【ニューロン】➡神経細胞

【尿】★★★ 腎臓*の糸球体において，血液成分から水分や小分子量の物質を濾過，尿細管で有用な物質の再吸収および老廃物の分泌という3つの過程を経て，生成される排泄物。尿の働きは，老廃物や有害物質の排泄，水・電解質*の調節，酸塩基平衡の調節などにより生体の内部環境を維持している。尿量は健常成人で1～

1.5L/日，pH*は5～8，比重は1.005～1.030の間にある。比重が1.010前後は等張尿，低い時は低張尿といい腎不全*の末期にみられる。高い時は高張尿という。

(社会) 尿は，学校保健安全法に基づく健康診断において，中学校の生徒が毎年受検する項目である。[2017]

(人体) 尿の比重は1000以上である。[2016]／ヒトは，最大約1500mOsm/Lまで尿を濃縮することができる。[2011]／尿細管で再吸収される原尿は，糸球体で濾過された量の約99％である。[2014]

(基栄) 体内で生成する代謝産物の排泄のために，1日に500mL以上の尿の生成が必要である。[2008]

(栄教) 臨床診査では，血液や尿の検査を行う。[2009]

【尿アミラーゼ】★ 尿*中に排泄されたアミラーゼ*のこと。正常尿中には唾液*腺型（S型）と膵型（P型）アミラーゼが存在し，SとPの比は約4:6である。アミラーゼの分子量はアルブミンより小さく，腎糸球体を速やかに通過し尿中に排泄される。急性膵炎では，尿中アミラーゼは血清アミラーゼより数時間遅れて上昇し，以後長期間にわたって高値を持続する。急性膵炎*・慢性再発膵炎などではおもにP型が，急性耳下腺炎ではおもにS型が増加する。

(人体) 急性膵炎では，尿アミラーゼは血清アミラーゼよりも遅れて上昇する。／急性膵炎では，尿アミラーゼの上昇の持続が長い。

【尿管】★ 腎臓*から膀胱へつながる約25cmの長さの管。粘膜*，筋層，外膜の3層からなり，粘膜は移行上皮である。尿管の筋は平滑筋*で，腎臓側から膀胱側へ蠕動運動が行われており，尿*が移動する。

(人体) 腎動静脈，尿管は，腎門から出入りする。／尿管内表面は移行上皮である。[2009]

【尿検査】★ 尿*をサンプルとして採取し，その成分を調べる検査法。尿検査を行うことで，尿中成分からみた栄養状態の評価ができる。尿中のナトリウム*濃度は1日を通して一定でないため，24時間

蓄尿して尿中に排泄されるナトリウム量から1日に摂取した食塩量を推測する。クレアチニン*の尿中排泄量は全身の筋肉量を反映している。尿中のクレアチニン濃度は腎機能の低下とも密接に関連するので，血液中の濃度と比較することにより糸球体濾過値が求められる。また，尿中尿素窒素量は体たんぱく質*の蓄積や損失を表す指標として用いられている。試験紙で簡便に測定できる主要な尿検査項目に，たんぱく，糖，ウロビリノーゲン*があり，その他にビリルビン*，比重，pH，潜血，亜硝酸塩*，白血球*や各種ホルモン，生体内代謝物質なども測定される。

(応栄) 血液検査，尿検査は，生化学的な検査方法である。

【尿細管】★★　原尿中の大部分の水分と体に必要な物質の再吸収を行い，また，体内で不必要な物質を分泌する器官。尿の大部分を占める水分は，その90％以上が尿細管で再吸収される。その機序は受動輸送*で，原尿と尿細管壁細胞との浸透圧*の差に依存している。ブドウ糖*は，糸球体*から濾過されると，近位尿細管*でそのほとんど全てが能動的に再吸収される。体内のpH*を維持することと関連して，尿細管にはK+，H+，NH₃などが分泌され，体内の酸塩基平衡の調節に役立っている。また尿細管への内分泌的調節として，アルドステロン*の尿細管におけるNa+の再吸収促進作用が知られている。

(人体) アルドステロンは，尿細管に作用してナトリウムの再吸収と同時にカリウムの排泄を促進する。[2009]／糸球体で濾過された水分は，約99％が尿細管で再吸収される。[2009][2014]／血中カルシウム濃度が低下すると，尿細管でのカルシウムの再吸収が促進される。[2009]／バソプレシンは，尿細管での水の再吸収を促進する。[2020]

【尿酸】★★★《UA：uric acid》　アデニン*，グアニン*などのプリンヌクレオチド*の代謝終産物。痛風*の原因物質として，痛風結節*や尿酸性腎結石に含まれる。

尿酸の産生は，食物からの摂取，体組織核たんぱくの崩壊，肝などでの生体合成による。血中尿酸濃度の増加は，生成の増加と排泄障害による。高尿酸血症*・痛風の治療ガイドラインにおいて，高尿酸血症は尿酸塩沈着症(痛風関節炎，腎障害など)の病因であり，血清尿酸血が7.0mg/dLを超えるものと定義されており，性，年齢を問わない。高尿酸血症の食事療法*では，適正なエネルギー*摂取による肥満*の是正，プリン体摂取制限，アルコール*の制限，十分な水分摂取を指導する。

(人体) 尿酸はプリン塩基(アデニン，グアニン)の最終代謝産物である。[2011][2017][2019][2020]／血中の尿酸は，7.0mg/dLの濃度に達すると析出する。[2007]／アルコールは，尿酸の尿中排泄を抑制する。[2014][2017][2020]

(応栄) 肥満度と血清尿酸値の間には，正の相関関係がある。[2012]

(臨栄) エストロゲンには，尿酸の尿中排泄促進作用がある。[2012]／アロプリノールには，尿酸合成低下作用がある。

【尿素】★★★《カルバミド，ウレア》　アミノ酸*を構成する窒素の最終代謝産物。アミノ酸がエネルギーとして異化されるさい，脱アミノ化されて生じたアミノ基から毒性の高いアンモニア*が生成される。アンモニアは，肝臓*に存在する尿素回路*(オルニチン回路，あるいは尿素サイクルともいう)によって毒性の低い尿素に変換され，さらに腎臓*を経て尿中に排泄される。尿素に含まれる窒素を尿素窒素といい，血中では血中尿素窒素(BUN*)とよぶ。測定した窒素量を2.14(60/28)倍することで尿素量に換算する。工業的にはアンモニアと二酸化炭素から合成され，肥料として，あるいは水の保持性が高いことから保湿剤として利用される。

$$O=C\left\langle \begin{matrix} NH_2 \\ NH_2 \end{matrix} \right.$$

尿素の構造

(人体) 尿素は，おもに肝臓で産生される。

[2010] [2020] ／アミノ酸は，代謝されると尿素になる。[2019]

（基栄）たんぱく質の摂取量が増加すると，尿中への尿素排泄量は増加する。[2019]

（臨栄）尿素・尿酸・クレアチニン排泄の障害によって高窒素血症が起こる。

【尿素回路】★★《オルニチン回路，尿素サイクル》 アミノ酸*の窒素を最終代謝産物である尿素*にする代謝経路。肝臓*に存在する。尿素の2つのアミノ基の片方は，アンモニア*がカルバモイルリン酸*となり尿素回路に導入されたもので，他方はアミノ酸のアミノ基がオキサロ酢酸*(オキザロ酢酸)に転移してアスパラギン酸*となり尿素回路に導入されたものである。生体内のアンモニアの生成は肝内ではグルタミン酸*の酸化的脱アミノ反応(グルタミン酸デヒドロゲナーゼ*が触媒)によるもの，肝外では小腸粘膜におけるグルタミン*の加水分解（グルタミナーゼが触媒）によるものが主である。尿素回路の中間体は，オルニチン*，シトルリン*，アルギノコハク酸，アルギニン*であり，いずれもアミノ酸である。尿素サイクルに関与する酵素*の先天的欠損による尿素サイクル異常症が10種類ほど知られており，一部は新生児マススクリーニング検査(タンデムマススクリーニング法)の対象になっている。いずれも著しい高アンモニア血症をきたす。肝臓の機能が低下すると尿素回路によるアンモニア処理能力が低下し，脳症を発症しやすくなる。

（人体）尿素回路は肝臓に存在する。[2012] ／尿素回路は，アンモニア代謝に関与する。[2017] ／アンモニアは，肝臓で尿素に変換される。[2016] ／シトルリンは，尿素回路の中間体である。[2009]

【尿素サイクル】⊃尿素回路

【尿毒症】★ 血液中に尿素*，クレアチニン*，尿酸*などの様々な代謝物が蓄積することにより生ずる疾患。腎機能が高度に障害された結果，尿量の減少とともに多数の窒素代謝産物が腎から排泄されないために起こる。そのため高カリウム血症，高リン血症，高マグネシウム血症，低カルシウム*血症，アシドーシス*などがあらわれ，精神神経症状，消化器症状，呼吸器症状，循環器症状，骨・関節症状，皮膚症状，貧血*，出血*傾向など多彩な症状を呈してくる。血液透析*による迅速な治療が必要である。

（臨栄）慢性腎不全の尿毒症では，中枢神経症状が出現する。[2010]

【尿路結石症】★ 小結晶塊や炎症*により脱落した上皮・細菌塊などが核となり，そこに尿中の難溶性物質がさらに結晶化し成長することによって起きる病態。この結石ができた場所により，腎結石，尿管結石，膀胱結石，尿道結石とよばれ，結石による痛みや尿閉などの臨床症状を呈した場合，それぞれ腎結石症，尿管結石症などと診断される。結石の結晶成分はカルシウム*を含むものが多く，シュウ酸塩やリン酸塩の形で存在する。予防や治療には十分な水分補給と尿のアルカリ化が有効とされる。

（人体）尿路結石症とは，尿管に存在する結石のために症状をきたす病態をいう。

【尿路疾患】★ 腎，尿路，膀胱，尿道などいわゆる尿路に発生した疾患の総称。尿路感染症などが代表的で，細菌感染による腎盂炎や膀胱炎が該当する。細菌感染症以外では尿路結石症*や前立腺肥大症*，前立腺がん，膀胱がんなどもこの範疇に含まれる。

（人体）閉塞性尿路疾患とは，正常な尿流を妨げる尿路の構造的または機能的な変化をいう。

【2類感染症】★ 感染症法で定められている，感染力，罹患した場合の重篤性などを総合的にみた場合に危険性の高い感染症*。急性灰白髄炎(ポリオ*)，ジフテリア，重症急性呼吸器症候群*(SARS)，結核*，鳥インフルエンザ(H5N1およびH7N9)，中東呼吸器症候群(MERS)を2類感染症としている。状況に応じて入院などの対応がとられる。

（社会）2類感染症に，急性灰白髄炎，ジフテリア，重症急性呼吸器症候群(SARS)，結核がある。[2009]

【任意入院】 ★　本人の同意に基づく入院。人権擁護の観点や医療を円滑・効果的に行うために，精神保健福祉法では原則的な入院形態としている。精神病院の管理者は，任意入院者から退院の申し出があった場合は退院させなければならない。

（社会）精神障害者の入院では，任意入院が約6割を占めている。

【人間開発指標】 ★《HDI：human development index》　各国の人間生活の豊かさを測る包括的な社会経済指標。従来，国の豊かさはGDP（国内総生産）などの経済面だけを指標としてきたのに対して，UNDP*が1990年に提案した。人間開発の3つの側面，①保健（寿命，すなわち出生時の平均余命*），②教育（成人識字率と平均就学年数），③所得（1人あたりGNI（国民総所得）の数値を指数化して算出する。1995年より，ジェンダー開発指標も示されている。ちなみにGNIは2000年までGNP（国民総生産）と称してきた指標を変更したものである。2011年より「不平等調整済み人間開発指数（IHDI）」も算出されるようになった。国内格差を勘案して総体の指数から差し引いて算出する。

（公栄）UNDPの「人間開発指標」は，1人あたりGNI，平均寿命，就学率，識字率を基本要素として，独自の数式で算出したものである。／UNDP（国連開発計画）は，1990年以来，各国の開発レベルを測る指標として，従来使われていたGNP（国民総生産）という経済面のみの指標に代えて，「人間開発指標」を採用している。

【妊産婦の食生活指針】 ★★★　厚生労働省*によって，2006年（平成18）2月に作成された妊産婦のための食生活に関する指針。作成の背景には，若い女性の朝食欠食，エネルギー*や各栄養素不足，低体重者の割合増加，適切な食品選択や食事準備のために必要な知識・技術不足があげられる。こうした状況をふまえて，妊産婦や授乳期*の望ましい食生活の実現に向け，なにをどれだけ食べたらよいかをわかりやすく伝えるための指針を示すとともに，肥満*や低体重といった妊婦*個々の体格に応じて適切な体重増加量が確保されるよう，目安量*を示している。

（社会）妊娠中の飲酒の対策として，「妊産婦のための食生活指針」の活用を行っている。[2010]

（公栄）妊産婦のための食生活指針は，妊産婦の生活全般や体や心の健康に配慮した9項目を設定している。／妊産婦のための食生活指針では，バランスのよい食生活の中での母乳育児を推奨している。[2021]／妊産婦のための食生活指針では，栄養機能食品による葉酸の摂取を推奨している。[2021]／妊産婦のための食生活指針では，受動喫煙のリスクについて示している。[2021]／妊産婦のための食生活指針では，非妊娠時の体格に応じた，望ましい体重増加量を示している。[2021]／妊産婦のための食生活指針は，妊娠前の女性も対象にしている。[2021]

【妊娠】 ★★★★　女性が体内に受精卵またはそれが発育した胎児を包容している状態。男性由来の精子と女性由来の卵子が結合して受精卵を形成し，それが子宮内膜に着床することによって妊娠が成立する。精子，卵子は配偶子とよばれ，いずれも減数分裂により染色体*数は23（精子の性染色体はXかY，卵子ではX）となっている。受精によって精子と卵子の細胞核が融合して受精卵の染色体数は46となり，細胞分裂を繰り返して成長する。妊娠0～7週末までは胎芽期に，それ以降は胎児期*に分類される。胎芽期は様々な器官が発生する時期であり，感染，薬物，放射線などの影響で先天異常が発生しやすい。また，妊娠12週未満までに生じる流産を早期流産といい，染色体異常によるものが多い。

（社会）「健やか親子21」の主要課題に，妊娠・出産に関する安全性と快適さの確保と不妊への支援がある。[2009]

（人体）最終月経開始日を妊娠0週0日とする。[2017][2021]／妊娠により，黄体は維持される。[2016]／妊娠43週の分娩は，過期産である。[2017]

（応栄）日本人の食事摂取基準[2015年版]において，妊娠中の最終体重増加量を11kgとしている。[2014]／血中ヒト絨毛性ゴナドトロピン

●ニンシ

(hCG)濃度は，妊娠初期から上昇し，10週前後にピークとなる。[2010]／妊娠期間中は，循環血液量は増加する。[2011]／非妊娠時のやせは，低出生体重児の出産リスクが高い。[2010]／非妊娠時の肥満は，妊娠高血圧症候群の発症リスクが高い。[2009][2010]／妊娠前からの健康的なからだづくりを推奨する。[2017]

(臨栄) 妊娠中の糖尿病患者には，インスリンを使用する。[2008]

【妊娠悪阻】 ★★《つわり》　妊娠*初期の悪心，嘔吐，食欲不振，嗜好の変化などの消化器症状。妊婦*の50〜80％にみられる。妊娠初期の内分泌や代謝面の急激な変化と自律神経*失調などによる，母体の妊娠への適応不全症候群といえる。妊娠中期には自然に消失する。この時期は胎児の栄養必要量は少なく，栄養不足にこだわることはないので，食べられるものを食べたい時に好きなだけ食べるようにする。心理的葛藤を除くようにする。

(応栄) 妊娠悪阻で起こるウェルニッケ・コルサコフ症候群は，ビタミンB$_1$欠乏による。[2006]

(栄教) 妊娠悪阻は，ウェルニッケ脳症の原因になる。[2020]

【妊娠期】 ★★　　受精卵の着床に始まり，胎芽または胎児および付属物が排出されるまでの状態（日本産婦人科学会，1997）。最終月経の初日を妊娠0日とし，満で計算して週数で表現し，最終月経の初日に280日を加えた日を，分娩予定日とする。妊娠15週までを妊娠初期，16〜27週末を妊娠中期，28〜39週末を妊娠末期に分類するか，19週末までを妊娠前半期，20週以降を妊娠後半期に分類する。22週未満で妊娠が中絶した場合を流産，37週未満で胎児が娩出された場合を早産，妊娠37〜41週末の分娩を正期産，42週以後の分娩を過期産という。

(応栄) 妊娠期に循環血液量は増加する。[2020]／妊娠期に腸管のカルシウム吸収率は上昇する。[2020]／体たんぱく質の蓄積量は，妊娠期には増加する。[2021]／妊娠期に血清アルブミン値は低下する。[2020]／妊娠期に血清トリグリセリド値は上昇する。[2020]／妊娠期にインスリン抵抗性は増大する。[2020]／妊娠期・授乳期

は，多様な食品を組み合わせてカルシウムをとる。[2017]／妊娠期・授乳期は，主食を中心にエネルギーをとる。[2017]／妊娠期の貧血は，小球性貧血が最も多い。[2009]

【妊娠高血圧症候群】 ★★★《妊娠中毒症》
妊娠*時に高血圧*を認めた場合，妊娠高血圧症候群とする。妊娠高血圧症候群は，妊娠高血圧腎症，妊娠高血圧，加重型妊娠高血圧腎症，高血圧合併妊娠の4つに分類される。症状は，高血圧，たんぱく尿に加え，重症化すると，子癇，脳出血，肝臓や腎臓の機能障害，HELLP症候群などをきたす。また，胎児にも発育不全，機能不全などがみられる。本症状がみられる時の食事内容は，低エネルギー，低塩，高たんぱくが原則であるが，腎機能障害がみられる場合はその程度に応じ，たんぱく質，塩分，水分の制限を行う。十分な休息と睡眠*，精神的な安静も必要である。

(人栄) 妊娠高血圧症候群の重症度は，血圧とたんぱく尿で分類する。[2013][2016][2020]／浮腫は，妊娠高血圧症候群の定義に含まれない。[2017]

(応栄) 妊娠高血圧症候群では，血清LDL-コレステロール値は増加する。[2011]／妊娠前の肥満では，妊娠高血圧症候群の発症リスクが高い。[2009][2010]

(臨栄) 妊娠高血圧症候群の血圧は，軽症140/90mmHg以上160/110mmHg未満，重症160/110mmHg以上である。[2011]／妊娠高血圧症候群の尿たんぱく量は，軽症300mg以上2g/日未満，重症2g/日以上である。[2011]／妊娠高血圧症候群では，けいれん発作を起こすことがある。[2011]／妊娠高血圧症候群では，エネルギーは，30kcal/kg標準体重/日＋付加量とする。[2014]／妊娠高血圧症候群では，たんぱく質量は，1.0g/kg標準体重/日とする。[2014]／妊娠高血圧症候群では，食塩量は7〜8g/日未満とする。[2014]／1日尿量500mLの妊娠高血圧症候群患者の水分摂取は，前日尿量を考慮する。[2015]／妊娠高血圧症候群の予防には，たんぱく質1.2〜1.4g/kg理想体重が望ましいとされている。[2016]／妊娠高血圧症候群の予防には，10g/日以下の食塩制限とする。

[2016]／妊娠高血圧症候群の予防には，水分摂取は，1日尿量500mL以下や肺水腫では前日尿量に500mLを加える程度に制限するが，それ以外の制限はない。[2016]

【妊娠中毒症】 ⇒妊娠高血圧症候群

【妊娠糖尿病】 ★★★《GDM:gestational diabetes mellitus》 妊娠*中にはじめて発見または発症した，糖尿病*に至っていない糖代謝異常。妊娠時に「臨床診断」で糖尿病と診断されるものは妊娠糖尿病から除外する。妊娠中に胎盤*がつくるホルモンはインスリン*の働きを抑える作用があり，十分にインスリンがつくれない場合血糖が上昇する。妊娠中はわずかな高血糖でも巨大児や新生児*低血糖の原因となるので，食事療法だけでコントロールできない場合はインスリン療法が行われる。出産直後は正常化することが多いが，将来的に糖尿病を発症する危険率が高いので出産後も定期的な検査が必要となる。

(応栄) 妊娠糖尿病とは，妊娠中にはじめて発見または発症した，糖尿病に至っていない糖代謝異常である。[2011][2018]／妊娠糖尿病の診断基準は，非妊娠時の糖尿病の診断基準とは異なる。[2018]／肥満は，妊娠糖尿病発症のリスク因子である。[2018]／妊娠糖尿病は，2型糖尿病の発症リスクが高い。[2010][2012]／妊娠糖尿病では，巨大児を出産する可能性が高い。[2018]

(臨栄) 妊娠糖尿病では，経口血糖降下薬の使用は禁忌である。[2016]／妊娠糖尿病には，インスリン治療が必要となる。[2007][2012]／妊娠糖尿病の発症率は，肥満者では高くなる。[2015]／妊娠糖尿病の朝食前の目標血糖値は，70〜100mg/dLとする。[2012][2016][2021]／妊娠糖尿病のエネルギーの摂取量は，25〜35kcal/kg標準体重に妊娠による付加量を加える。[2012][2016]／非妊娠時BMIが肥満の妊娠糖尿病患者の場合，摂取エネルギー量は標準体重×30kcalを目安とする。[2021]／妊娠糖尿病の炭水化物の摂取エネルギー比率は，50〜60％とする。[2016]／妊娠糖尿病では，食物摂取量は，糖尿病患者と同様，20〜25g/日を目安とする。[2021]／妊娠糖尿病の場合，摂取

エネルギー量に対し，たんぱく質はエネルギー比率15％から20％をこえない量を目安とする。[2021]／妊娠糖尿病では，ケトン体産生を亢進させない食事とする。[2012]／妊娠糖尿病では，分割食が望ましい。[2016][2021]

【認知行動療法】 ★ 行動療法の1つで，認知的な技法と行動的な技法を組み合わせた行動療法。認知行動療法では，問題解決のために，問題となる行動がなにかを特定して，その行動がどのようなきっかけで起こっているかを明らかにし，行動を変えるための具体的な方法（行動変容技法）を適用する。

(臨栄) 神経性食欲不振症には，認知行動療法が用いられる。[2007]

【認知再構成法】 ★ 認知行動療法の1つ。不適切な考えや物事の受け止め方を修正する方法である。例えば，失敗したと認知しているときに「1回くらいならあまり気にしなくてよい」と話し，そうでないという認知（再構成する）に変え，新たな改善方法を検討する方法である。

(栄教) くじけそうになったら，まだやれると自分を励ますように勧めることは，認知再構成である。[2020]

【認知症】 ★★★★《痴呆》 脳*や身体の疾患を原因として，記憶・判断力等の障害が起こり，普通の社会生活を送れなくなった症状。時，場所，対人関係の判断ができなくなった見当識障害が中核症状である。原因は様々であるが，おもにアルツハイマー病*と脳血管障害によるものがある。原因となる疾病の適切な治療によって認知状態が軽減するものもある。日本でもアルツハイマー病による認知症が脳血管障害性認知症よりも多くなった。認知症の高齢者は年々増加し，85歳以上では4人に1人が認知症とされている。パーキンソン病や糖尿病は認知症のリスク因子である。

(社会) 認知症高齢者は，成年後見制度を利用することができる。[2006]

(人体) パーキンソン病は，認知症の原因となる。[2014]／アルツハイマー病は，認知症の原因となる。[2016]／脳血管疾患は，認知症の原因に

●ニンチ

なる。[2018]／脳血管性認知症では，情動（感情）失禁がみられる。[2013]

(応栄) 長谷川式簡易スケールは，認知機能のアセスメントに用いる。[2010]／認知症は，摂食行動異常の原因となる。[2012]／認知症などで座位が困難な場合には，30度以上の上半身挙上とする。[2021]／認知症患者では，嚥下機能検査を行う。[2021]／認知症患者の胃瘻による経腸栄養法では，半固形栄養剤を用いる。[2021]／認知症患者の胃瘻による経腸栄養法では，半消化態栄養剤の投与速度は，25mL/時とする。[2021]

(公栄) 脳血管疾患性の認知症は男性に多く，アルツハイマー型は女性に多い。

【妊婦】★★★ 妊娠*中の女性のこと。妊婦の子宮*内には胎児と胎児付属物（胎盤*，臍帯，卵膜，羊水*）がある。胎盤は妊娠16週頃に完成し，母体と胎児間のガス交換，物質交換ならびにホルモン*の産生を行う。妊娠期間は40週である。母体の変化としては，妊娠後半になると循環血漿量が著増するが，赤血球*の増加はそれに比例しないので，見かけ上は赤血球数，血色素量*，ヘマトクリット*は低下し，低たんぱく血症*となる。妊娠中の体重増加は10kgとするものが多く，胎児3kg，胎盤0.5kg，羊水0.5kg，母体の循環血液量増加1.2kg，子宮0.5kg，体脂肪*3kgなどである。母体の空腹時血糖値は低下傾向になる。妊娠中は正しい食生活のもとに，食事摂取基準*に沿った摂取が望ましい。胎児の発育は胎盤を通じて母体の血液から供給される栄養素に依存するため，母体の栄養状態の適否は重要である。妊娠中の喫煙*，アルコール*摂取，薬物の摂取などは慎む必要がある。

(社会) 胎児はメチル水銀曝露に最も影響を受けやすいので，妊婦の水銀の週間耐容摂取量は2.0μg/kg体重/週とされた。[2007]

(応栄) 妊婦がやせ（BMI＜18.5）で体重増加が9kg未満の場合は，低出生体重児のリスクが高い。[2007][2017]／妊婦の喫煙は，子どもの出生体重に影響する。[2011]／食事摂取基準において，妊婦ではエネルギー蓄積量を加味している。[2011]

(栄教) 妊婦は，葉酸不足の予防のために，サプリメントも適宜利用する。[2006]

(公栄) 開発途上国の妊婦には，ビタミンA欠乏症が多くみられる。[2020]

【妊婦健康診査】★《妊婦健診》 委託医療機関で，妊婦が無料で受けられる健康診査*。市町村が実施する。これまで5回分受診できたが，国が2009年（平成21）からさらに9回分の補助制度を創設したことから最大で14回受診できる。しかし，健診内容は市町村によって異なる。リスクの高い35歳以上の妊婦には，超音波検査*も実施する場合が多い。

(社会) 妊婦の健康診査では，35歳以上を対象に超音波検査を実施している。

【ヌクレオチド】★ 糖と塩基*とリン酸からなるもの。糖としてリボース*を含むリボヌクレオチドはRNA*，デオキシリボース*を含むデオキシリボヌクレオチドはDNA*の構成単位となる。リン酸の数によって一リン酸，二リン酸，三リン酸がある。核酸の成分以外にヌクレオチドとして機能するものも多く，ATP*はヌクレオチド三リン酸である。補酵素にも塩基成分としてビタミンB群を含むヌクレオチドの型をもつものが多い。

(人体) ヌクレオチドは，リン酸をもつ。[2010]／ヌクレオチドは，五炭糖を含む。[2015][2019][2020]／ポリヌクレオチドは，糖とリン酸分子が交互に結合した構造をもつ。[2013]

【熱けいれん】★ 血漿中の塩分濃度が低下することで発生する病状。高温・高熱条件下における多量の発汗*の際に，水分のみが補給されて塩分の補給が行われないことにより起こる。絶対的な塩分欠乏と浸透圧の低下が起き，筋肉*の疼痛*やけいれんを起こす。予防には0.1〜0.2%ぐらいの薄い食塩水，またはスポーツドリンクを飲むのがよい。

(社会) 熱中症の軽度は熱けいれん，中等度は熱疲労，重度は熱射病である。[2008]

【熱傷】★★ 高温による皮膚*などの身体組織の損傷。損傷の程度により1度熱傷から3度熱傷まで3段階に分類される。1度は

表皮熱傷で紅斑のみであり，瘢痕を残さず治癒する。2度は真皮内の熱傷で水疱ができ，深い場合には瘢痕を残すこともある。3度は皮膚全層の壊死*で，炭化した場合も含み，上皮化は期待できないので植皮が必要である。熱傷面積は体表面に対する％で表すが，1度の面積は入れずに，2度と3度の面積の和とする。熱傷の重症度は年齢，熱傷面積，深度，熱傷部位などに規定され，2度面積(％)の1/2と3度面積(％)の和で表される熱傷指数が10％以上の場合は重症とされる。また，気道熱傷は面積が小さくても危険である。重症例ではショック*の危険があり，早期から感染予防対策と損傷部位からの体液*喪失を補うための補液対策が重要になる。

(人体) 第1度熱傷とは表皮の損傷まで，第2度熱傷とは真皮の損傷まで，第3度熱傷とはさらに組織の深くまで損傷するものをいう。[2009]

(臨栄) 熱傷では，全身性の炎症が認められる。[2006]／熱傷面積の推定には，9の法則を用いる。[2020]／熱傷では，基礎代謝量は増加する。[2007][2010][2018]／広範囲熱傷では，エネルギー代謝が亢進する。[2014]／広範囲熱傷患者では，水分喪失量は，増加している。[2020]／広範囲熱傷患者の急性期では，血管透過性は亢進する。[2016][2018]／広範囲熱傷患者の急性期では，尿中窒素排泄量は増加する。[2016]／広範囲熱傷患者の急性期では，高血糖をきたす。[2016][2020]／広範囲熱傷患者では，消化管が使用可能な場合は，経腸栄養法が推奨される。[2020]／広範囲熱傷患者では，NPC/N比(非たんぱく質カロリー窒素比)は，100とする。[2020]／広範囲熱傷患者の急性期では，NPC/N(非たんぱくカロリー窒素比)を，健常時より低くする。[2016][2018]／重症熱傷患者の入院翌日は，水分は病態に合わせて補給する。[2018]

【熱中症】★★ 高温多湿な環境下で，体内の水分や塩分のバランスが崩れたり，体内の調節機能が破綻して，発症する障害の総称。症状が軽い方から，Ⅰ～Ⅲ度に分類される。Ⅰ度は，めまい*・失神(熱失神)，筋肉痛・筋肉*の硬直(熱けいれん)，大量の発汗*。Ⅱ度は頭痛*・気分の不快・吐き気・嘔吐・倦怠感・虚脱感(熱疲労)。Ⅲ度は，意識障害*・けいれん・手足の運動障害，高体温(熱射病)等の症状があらわれる。高齢，肥満，糖尿病*，高血圧症*，心疾患*，腎不全*があると発病リスクが高まる。職業病対策として，高温熱環境下の労働に対して許容基準を定めて冷房や熱源密閉を行い，作業時間の短縮，水分や塩分の補給，防熱服着用などの作業管理，特殊健康診断*が実施されている。

(社会) 熱中症予防のための指標として，湿球黒球温度(WBGT)がある。[2015]／熱中症の救急搬送者数は，最近10年間で増加傾向にある。[2015]／熱中症は屋内での発症がみられる。[2015]／熱中症は日本全国で患者がみられ，九州・沖縄で特に多いということはない。[2015]

(応栄) 熱中症の際には，細胞外への水分の移行が起こる。[2011]／熱中症の際には，循環血液量が減少する。[2011]／熱中症予防では，運動中の水分と電解質の補給が重要である。[2017]

【熱中症Ⅱ度】⤴熱疲労

【ネット】⤴インターネット

【熱疲弊】⤴熱疲労

【熱疲労】★《熱疲弊，熱中症Ⅱ度(中等症)》重症度分類Ⅱ度の熱中症*。高温環境下で，末梢血管拡張や大量発汗*などにより脱水*，電解質喪失などが起こり，静脈血*の心臓への還流，臓器への血流の障害などにより全身の循環障害が発生する。脳血流量減少による頭痛*・めまい*・起立性低血圧，倦怠感，集中力・判断力の低下，悪心・嘔吐，腹痛・下痢などが起こる。体温は正常ないし39℃未満の発熱(直腸温)。その状態で放置するとⅢ度の熱中症に移行する危険性が大である。涼しい場所に運び，下肢挙上。十分な水分・ナトリウムを補給する。水分の摂取が自力で困難な場合には医療機関に搬送，点滴。体温管理。安静のための入院治療を要する。

(社会) 熱中症の軽度は熱けいれん，中等度は熱疲労，重度は熱射病である。[2008]

【熱量】⤴エネルギー

【ネト】★　食品の腐敗*時にみられるねばつき。大部分は細菌*（グラム陰性細菌，乳酸菌*）や酵母*の集落あるいはその代謝産物。かまぼこやソーセージ*では表面に多糖類*のデキストランが生成することもある。

(食)かまぼこやウィンナーソーセージの表面のネトは，腐敗細菌の集落である。

【ネフローゼ症候群】★★　《NS：nephrotic syndrome》　腎臓*の糸球体基底膜の透過性亢進によって起こる，持続性たんぱく尿*（成人：1日3.5g以上，小児：1日3.5g以上または0.1g/kg/日），低たんぱく血症*（6g/dL以下），低アルブミン血症（3g/dL以下），浮腫*，高コレステロール血症を伴う症候群。原発性および続発性に大別。原発性は，微小変化型，膜性，IgA腎症，巣状糸球体硬化症，膜性増殖型など，続発性は，膠原病（SLE），糖尿病，アミロイドーシス*などが主因である。浮腫は血漿浸透圧*を維持しているアルブミン*の喪失が原因。食事療法*は，十分なエネルギー量（35kcal/kg/日）を摂取，たんぱく質摂取量は推奨量を目標，あるいは低たんぱく質食（0.8g/kg/日），食塩は1日3g以上6g未満とする。高度の難治性浮腫以外は，水分制限は必要ない。薬物療法は，副腎皮質ステロイド，免疫抑制剤，抗血小板凝固薬などを処方。

(人体)成人ネフローゼ症候群の診断基準では，血中アルブミン濃度は3.0g/dL以下である。[2014]／成人ネフローゼ症候群では，1日3.5gのたんぱく尿がみられる。[2016]／ネフローゼ症候群では，血漿膠質浸透圧の低下や腎での水の再吸収の増加により，浮腫をきたす。[2008][2011]／血清アルブミン値は，ネフローゼ症候群で低下する。[2014]／ネフローゼ症候群の診断に，脂質異常症は必須条件ではない。[2016]／糖尿病腎症は，ネフローゼ症候群を呈することがある。[2018]

(臨栄)成人のネフローゼ症候群では，糸球体毛細血管のたんぱく質の透過性は亢進している。[2011]／成人のネフローゼ症候群では，たんぱく質摂取量は0.8g/kg標準体重/日にする。[2011][2012]／成人のネフローゼ症候群にお

いて，軽度の浮腫がみられる時は食塩を5g/日とする。[2012]

【ネフロン】★　腎臓*を構成する構造的，機能的単位。腎小体*（糸球体*，ボーマン嚢）と尿細管*とからなり，1つの腎臓に約100万個存在する。糸球体からは血漿の水分が毎分約100mLボーマン嚢に濾過されている。それに伴い，血漿に溶解している小さい（ブドウ糖*，アミノ酸*，電解質*，クレアチニン*などの）物質が濾過される。ボーマン嚢と尿細管とは，集合管*，尿管*，膀胱，尿道を経て外部とつながっており，基本的に，体の外側に位置する。尿細管からは血管に，毎分あたり水分99mLならびに有用な物質（ブドウ糖，アミノ酸，電解質など）が再吸収される。これにより，1mLの尿中にクレアチニンなど不要な代謝産物が排泄される。

(人体)ネフロンは，糸球体，ボーマン嚢，尿細管から形成されている。／集合管は，ネフロンに含まれない。[2020]

【粘液水腫】★　甲状腺機能低下症*のために，皮膚*等にムコ多糖*の蓄積を伴って生じる硬い浮腫*。甲状腺に対する自己免疫が原因となる場合が多い。皮膚の乾燥，頭髪の脱毛，全身倦怠感など多彩な症状がある。

(人体)粘液水腫は，甲状腺機能低下症でみられる皮膚所見である。

【年少人口】★　0〜14歳の人口。日本は出生率の低下により減少傾向，人口の高齢化の原因の1つ。全人口に占める年少人口の割合や生産年齢人口に対する年少人口の比である年少人口指数も減少傾向にある。世界的にもイタリアやドイツとともに年少人口の割合が低い。

(社会)わが国の年少人口は，現在減少傾向にあり，総人口に占める割合も減少している。／わが国の総人口に占める年少人口の割合は，老年人口の割合を下回っている。

【粘性】★　流体内部で流れの速度が一様でない時，速度を一様にしようとする力が生ずるような流体の性質。ニュートンの粘性法則に従う流体をニュートン流体

（水，コンソメスープ等），従わない流体を非ニュートン流体（ホワイトソース*，マヨネーズ等）という。ニュートンの粘性法則における比例定数粘性 η（イータ）は流体の流れにくさを示す物質定数で，粘度，粘性率，粘性係数という。

（臨栄）粘性の低い液体は，誤嚥しやすい。[2006]

【粘膜】★ 消化管*，呼吸器，泌尿生殖器等の管腔臓器内表面をおおう組織。その遊離（自由）面は粘液腺や杯細胞（上皮内腺）からの分泌物で，常に湿潤状態にある。粘膜は表層の粘膜上皮と，疎性結合組織からなる粘膜固有層がある。消化管については，数層の平滑筋*線維からなる粘膜筋板が固有層下部に存在する。広義にいう場合には，粘膜下組織を加える。粘膜上皮は器官によりその構造と機能が異なる。

（人体）粘膜固有層は血管に富む。[2006]

【粘膜下神経叢】⇨マイスネル神経叢
【粘膜局所免疫】⇨局所免疫
【粘膜上皮の化生】⇨化生
【粘膜免疫】⇨局所免疫

【年齢3区分】★ 年齢別人口構成における区分。年少人口*（0～14歳），生産年齢人口（15～64歳），老年人口*（65歳以上）の3区分に分け，大まかな人口構成を把握するのに利用される。日本は，年少人口が減少，老年人口が増加し，老年人口が年少人口を上回っている。一般に，開発途上国では年少人口の割合が高く，老年人口の割合は低い。

（社会）わが国の人口の年齢3区分は，年少人口（0～14歳），生産年齢人口（15～64歳），老年人口（65歳以上）である。

【年齢調整死亡率】★★ 集団間の年齢構成の違いを調整（年齢調整）した死亡率*。死亡率は集団の年齢構成の違い（高齢化など）により影響を受けるため，年齢構成が異なる集団の間で死亡率を比較する場合や，同じ集団で死亡率の年次推移をみる場合に用いられる。観察集団の年齢構成が基準集団と等しいと仮定して算出し，死亡率を直接比較するため直接法と

いう。年齢調整の手法のうち，基準集団に対する死亡率の比で観察集団の死亡状況を表す方法は間接法といい，標準化死亡比*が算出される。通常，基準集団として国内では1985年（昭和60）モデル人口，国際比較などでは世界モデル人口（WHO*）が用いられる。年齢調整していない死亡率は粗死亡率という。

（社会）脳血管疾患の年齢調整死亡率は，減少傾向である。[2020]／脳血管疾患の年齢調整死亡率は，心疾患に比べて低い。[2020]／脳血管疾患の年齢調整死亡率は，男性の方が女性より高い。[2020]／脳血管疾患の年齢調整死亡率は，女性の方が男性より低い。[2019]／最近の脳血管疾患の年齢調整死亡率は，減少傾向である。[2019]／年齢調整死亡率（全死因）は，最近減少している。[2020]／年齢調整死亡率（直接法）は，基準人口の年齢構成によって，数値は変化する。[2021]

【年齢別死亡率】★ （ある年齢の死亡数）÷（その年齢の人口）で算出。乳児で高く，幼児期*から壮年期は低く，40歳以降は年齢とともに増加する。男女別年齢別死亡率は生命表*作成の基礎データとして用いられる。

（社会）死亡率を年齢別にみると，新生児・乳児は幼児期や青少年期より高く，40歳以降は年齢とともに上昇する。

【NOAEL（ノアエル）】⇨健康障害非発現量

【脳】★★★ 意識，記憶，思考，感情，自律機能などをつかさどる中枢神経系。外胚葉から発生*し，神経管の前端が発達した部分。延髄*を含み，呼吸・循環の中枢がある脳幹*，対光反射中枢のある中脳，視床下部*を含み自律機能の中枢がある間脳，思考などの高度な機能の中枢である大脳皮質などがおもな部位である。安静時に全エネルギーの約20％を消費しているが，特に新生児*では50％を消費している。酸素消費量も全体の約20％（成人）であり，グルコース*をおもなエネルギー源としている。

（人体）脳では，ATPのほとんどがグルコースに由来する。[2012]／脳は，グリコーゲンを貯蔵しない。[2012]／脳は，安静時において全身で

ネ／ノ

●ノウ

使われるグルコースの約20％を使用する。
[2012]／軟膜は、脳の表面に密着している。
[2017]

(基栄) 脳は、エネルギー源としてグルコースを
利用している。[2016]／脳は、糖新生で生成し
たグルコースを利用できる。[2012]／ケトン体
は、脳でエネルギー源として利用される。[2018]
[2019]／糖質を多く含む食事の後、脳ではエネ
ルギー源としてのケトン体の利用は低下する。
[2011]

(応栄) 脳の重量は、6歳で成人の約90％になる。
[2013]

【脳萎縮】★《大脳萎縮》 いったん発達し
た大脳が後天的に縮小すること。脳の重
量が軽くなり、脳回は狭くなり、脳溝や
脳裂が開大する。割面では皮質の幅が狭
くなり、白質の容積が減少し、脳室が拡
大する。神経細胞の減少と神経膠細胞（グ
リア細胞）の増加がみられる。加齢による
生理的萎縮もあるが、アルツハイマー病
などの認知症やクロイツフェルト－ヤコ
ブ病では、高度の大脳萎縮がみられる。

(人体) アルツハイマー病は神経変性疾患で、頭
部のCT検査で大脳萎縮が顕著に認められる。
[2006]

【脳下垂体】⊃下垂体
【脳幹】★ 延髄*、橋、中脳からなる。
間脳（視床および視床下部*）を含める場
合もあり、その場合には下位脳幹という。
脳幹は多種多様な神経核から構成されて
おり、循環や呼吸など生命に重要な反射
を含む自律中枢、運動中枢がある。

(人体) 錐体路の80％以上は、脳幹部レベルで交
叉する。[2011]

【農業白書】⊃食料・農業・農村白書
【脳血管疾患】★★ 脳出血、脳梗塞、く
も膜下出血など脳血管に起こる疾病の総
称。1952～1980年（昭和27～55）の死因の
第1位、1965年（昭和40）をピークに減少。
1995年（平成7）の死亡診断書記入改訂で
1995～1996年（平成7～8）に第2位になっ
たが、2011年（平成23）以降は第4位。かつ
て多かった脳内出血は、1955年（昭和30）
以降減少し、脳梗塞とくも膜下出血が増
加、現在は脳梗塞による死亡が多い。東

日本で多く西日本で少ない傾向がある。
欧米と比べ、粗死亡率、年齢調整死亡率*
ともに男性は高いが、女性は中位。動脈
硬化症が原因であり、高血圧*・脂質異常
症*・喫煙*・糖尿病・肥満*がリスクファク
ター*となる。また、食事の偏り・高エネ
ルギー・高脂肪・高塩分・運動不足・ストレ
スの生活習慣が発症に関連している。入
院受療率*が高く、認知症*や寝たきりの
最大の原因。一次予防*から三次予防*ま
での総合的な保健対策が急務である。

(社会) 脳血管疾患の年齢調整死亡率は、男女と
もに低下傾向にある。[2011][2012][2017]
[2019][2020]／脳血管疾患の年齢調整死亡率
は、男性の方が女性より高い。[2019][2020]
／脳血管疾患では、脳出血より脳梗塞の方が多
い。[2017]／脳血管疾患の年齢調整死亡率は、
心疾患に比べて低い。[2020]

(人体) 脳血管疾患は、認知症の原因になる。
[2018]

【脳血栓症】★ 動脈硬化*などを基盤と
して血管内に形成された血栓*により脳*
血管が閉塞して脳梗塞*を生じる疾患。
脳梗塞のおもな原因としては発症機序の
点から、この脳血栓症と、脳以外の部位
で形成された血栓が飛んできて脳血管が
閉塞する脳塞栓症の2つがある。脳血栓症
は大別して2つあり、主幹脳動脈のアテロ
ーム硬化に起因して大きな梗塞巣をきた
すアテローム血栓性脳梗塞と、穿通枝動
脈の細動脈硬化によるラクナ梗塞*があ
る。しかし脳血栓症というと、一般には
アテローム血栓性脳梗塞を指すことが多
く、後者はそのままラクナ梗塞という言
葉を使うことが多い。発症の危険因子*
としては高血圧*・糖尿病*・脂質異常症*
などがあり、これらの治療が予防の上で
重要である。また、脱水*や多血症も危
険因子となる。

(臨栄) 脳血栓の予防には、脱水に気をつける。
[2008]／脳血栓の予防には、低たんぱく質食と
ならないよう注意する。[2008]

【脳死】★★ 脳幹*部を含む全脳の不可逆
的な機能喪失状態。脳幹部の機能停止で
循環、呼吸*も停止するが、生命維持装

置によってこれらを維持することができ，その状態を脳死という。したがって，従来の循環の停止による心臓死*は死の3徴候（心拍停止，呼吸停止，瞳孔反射消失）で認定されるが，脳死ではこれらの徴候は診断できない。脳死判定は6時間に及ぶ脳波の平坦化など基準が定められている。脳死の場合，日本では生前の本人の意思表示確認と家族の同意があれば，移植用に臓器を提供できる。

(人体) 脳死患者の脳波では，平坦脳波がみられる。[2009][2014]／脳死と判定するための項目は，深昏睡，自発呼吸喪失，瞳孔固定（対光反射消失，瞳孔散大），脳幹反射（対光反射，角膜反射など）消失である。[2013][2014]／瞳孔が固定し，瞳孔径が左右とも4mm以上であることが，脳死判定の必須項目である。[2014]／心停止は，脳死判定基準に入っていない。[2014][2016]

【能動輸送】★★ 細胞*内外の電気化学的濃度勾配に逆らって物質を輸送する機構。担体としてのたんぱく質*とエネルギー*が必要なことが特徴である。担体は膜内でATP*からエネルギーを得て活性型となり，物質と結合して膜を移動させる。細胞膜*には，能動輸送を触媒*するいろいろな担体（たんぱく質）が存在している。Na+，K+-ATPアーゼ*は細胞内にK+を，細胞外にNa+を輸送する。グルコース*，ガラクトース*，アミノ酸*，Na+，ビタミンB₁₂*などがこの方法で輸送される。

(人体) Na+，K+-ATPアーゼは，ナトリウムとカリウムの能動輸送に関わっている。[2011]

(基栄) カルシウムは，能動輸送によって吸収される。[2014]

【農薬】★ 殺虫，殺菌*，除草などの目的で使われる薬剤。その他に殺鼠剤，植物生長調整剤などがある。農産物の安全性を確保するために，食品衛生法*で農薬の残留基準*を定めている。残留基準が定められていない農薬についても，一定量以上が含まれる食品の流通を原則として禁止するポジティブリスト*制を導入し，一律基準として0.01ppmが設定さ

れている。

(食物) 食品中の農薬の残留基準は，厚生労働大臣が設定する。[2018][2019]／農薬に関するポジティブリスト制は，対象を生鮮食品に限定していない。[2011]

【農薬残留基準】⊃残留基準

【ノーマリゼーション】★★《normaliza-tion, ノーマライゼーション》 全ての人々が障害の有無に関係なく，平等に通常の日常生活や社会活動を営むことを可能にするために，社会を改善していく必要があるという考え方。本来の言葉の意味は，老人を含めた障害者が人里離れた施設に入所させられる状態はアブノーマルと考え，健常者といっしょにまじって暮らすことがノーマルであるとする考え方である。

(臨栄) ノーマリゼーションとは，障害者と健常者が区別されることなく，社会生活をともにすることが正常な事であり，本来の望ましい姿であるという考え方である。[2015][2017][2018][2019]／ノーマリゼーションに基づいて，障害者の栄養介入を行う。[2012]

【海苔（のり）】★ 食用藻類の加工品。焼きのりとして食べられる板ののりの原料として，かつてはアマノリ属のアサクサノリが用いられていたが，現在は，スサビノリが用いられることが多い。なお，のりはEPA（イコサペンタエン酸）*を含む。

(食物) あさくさのりは，紅藻類のアマノリ属を原料にしたものである。

【ノルアドレナリン】⊃ノルエピネフリン

【ノルエピネフリン】★★《ノルアドレナリン》 （アドレナリン*作動性）交感神経*の節後線維から放出される神経伝達物質。副腎髄質からもアドレナリンとともに血管に内分泌されている。運動*時などに交感神経が活発になり，血中ノルエピネフリンが高値となる。血圧*上昇，心拍数増大，気管支拡張，血糖値*上昇，遊離脂肪酸*の上昇などが代表的な作用である。チロシン*からドーパミン*を経て生成される。

ノ

●ノルエ

ノルエピネフリンの構造

(人体) ノルアドレナリンは，副腎髄質から分泌される。[2020][2021]／交感神経終末の伝達物質は，ノルアドレナリンである。[2013][2015]／ノルアドレナリンは，内分泌系と神経系で働く。[2017]

【ノロウイルス】★★　感染性胃腸炎(5類感染症*定点把握疾病)の原因ウイルス*。ノロウイルス腸炎はおもに秋から春先にみられ，吐き気・嘔吐，下痢*，腹痛で発症する。以前は小型球型ウイルスとよばれていたが，2002年(平成14)の国際ウイルス学会で正式に「ノロウイルス」と命名された。ノロウイルスは小腸*で増殖し，糞便*中に排泄され，その結果，水系を汚染する。近海の二枚貝は栄養摂取のために多量の海水を吸引するが，そのさいに，ノロウイルスも吸引され中腸腺に蓄積される。日本では特にカキの生食で感染し，感染者の糞便や吐物で汚染された手指などを介した二次感染(ヒト－ヒト感染)によって流行する。吐物がエアゾルとなって飛散し，感染する場合もある。他のウイルスよりもわずかな量で感染し，しばしば大規模な集団感染を起こす。ウイルスは増殖に生きた細胞*を必要とし，飲食物中で増殖することはない。食品中のウイルスは中心部が85～90℃で90秒以上の加熱で感染性を失う。

(食物) ノロウイルスの食中毒が多く発生する時期は，冬季である。[2015][2021]／ノロウイルスは，主に二枚貝の中腸腺に濃縮される。[2021]／ノロウイルスは，カキの中腸腺で増殖しない。[2020]／ノロウイルスは，ヒトの腸内で増殖する。[2006][2008][2010]／ノロウイルスは，ヒトからヒトへ感染する。[2021]／ノロウイルスは，数十から数百個のウイルス量で感染する。[2021]／ノロウイルスによる食中毒は，様々な非加熱食品が原因となる。[2013]／ノロウイルスは，乾物からも感染する。[2019]／ノロウイルス食中毒の予防には，85℃1分間

ノ
●ノロウ

ハ

【歯】 ★　咀嚼*の主役。上下とも左右各側に前方から切歯2本，犬歯1本，小臼歯2本(以上が乳歯)，大臼歯3本が並び，計32本ある。主要部分は象牙質という硬組織で，歯肉より突き出た部分ではさらにエナメル質が表面をおおっている。エナメル質は人体の中で最も硬い組織である。

(社会) 80歳で20歯以上の自分の歯を有する者の割合は，30%を超えている。[2013]

(人体) 乳歯は20本，永久歯は32本である。

【肺】 ★　外呼吸*の器官。左右それぞれ2枚の胸膜でおおわれ，胸膜の間が胸(膜)腔である。呼吸筋は胸(膜)腔の内圧を変化させることで，肺を動かしている。右肺は上葉，中葉，下葉の3葉からなり，左肺は上葉，下葉の2葉からなる。ヘーリングブロイエル反射では，吸息による肺伸展に伴い，肺伸展受容器が刺激され，迷走神経を上行し，延髄を反射中枢として吸息活動が抑制される。

(人体) 左肺は，上葉，下葉からなる。[2015][2018]／右肺は，3葉からなる。[2021]／肺のコンプライアンスが小さいほど，肺は膨らみにくい。[2018]

【バイアス】 ★★ 《偏り》　仮説要因と疾病との真の関係をゆがめて，誤った研究結果を導いてしまう因子。選択バイアスは，観察する集団が母集団を正しく代表しない偏りで，母集団から標本を抽出する際に起こる。情報バイアスは，観察する時に得られる情報が正しくないために起こる偏りで，症例対照研究*で対象者が自分や研究者の都合がよいように答えたり，不正確な記憶のために誤った回答をするリコールバイアスや，コホート研究*や介入研究*で診断や曝露状況の判定に先入観が入る診断(測定)バイアスがある。バイアスを除くためには，症例対照研究では対象者のマッチングや，コホート研究では盲検化が有効である。

(社会) 分析疫学では，選択バイアスや情報バイアスが生じることがある。

(公栄) 電話調査法では，自記式質問紙法よりも調査者による情報バイアスがかかりやすい。[2006][2007][2015]／地域集団を対象とした調査では，選択バイアスを小さくするために，調査対象者は無作為に抽出する。[2015]

【肺炎】 ★★　肺胞*や肺間質に生ずる炎症*で，咳や発熱*などの症状を伴い，胸部X線やCTで新たに出現した陰影を認める呼吸器疾患。原因は大多数において細菌*やウイルス*による感染であるが，その他に，化学物質の吸入・アレルギー*などの免疫学的要因・誤嚥*・放射線や外傷などの物理的要因など，多岐にわたる。

(人体) マイコプラズマによって肺炎を起こす。[2012]

(応栄) 誤嚥により，肺炎を起こすことがある。[2009]

(臨栄) 嚥下障害は，肺炎の原因となる。[2014]

【肺炎死亡】 ★　肺炎*による死亡。1980年(昭和55)頃からは上昇傾向にあったが，1996年(平成8)には低下した。その後また上昇に転じ，1999年(平成11)には人口10万対の死亡率*が74.9，2005年(平成17)は85.0になっている。その要因は，高齢者が肺炎を併発して死に至る例が増加していることにある。肺炎の死亡数を時系列でみる場合，ICD*-10適用と死亡診断書の改正(1995年〈平成7〉)による変化があることに注意する。

(社会) 肺炎による死亡は，最近では第3位となっている。

【肺活量】 ★★　努力して最大限の吸息を行った後に最大限の呼息を行った際に呼出される空気量。肺活量＝1回換気量＋予備吸気量＋予備呼気量で算出される。1回換気量は安静時に無意識で1回に吸息あるいは呼息する空気量，予備吸気量は通常の吸気からさらに努力して吸気できる空気量，予備呼気量は通常の呼気からさらに努力して呼出できる空気量を指す。スパイロメータを用いて測定し，成人女性で2～3L，成人男性で3～4Lである。また，%肺活量(肺活量比)は，年齢，性，身長から算出した肺活量の予測値に対す

る実測値の比である。肺線維症などの拘束性換気障害では肺が十分に拡張しないために肺活量が低下し、％肺活量は80％以下になる。

(人体) 肺活量は、全肺気量から残気量を差し引いたものである。[2017]／肺活量は、残気量を含まない。[2016]

(応栄) 成人期以降、加齢に伴い肺活量は減少する。[2015][2016][2019][2020]

【肺気腫】 ★★ COPD（慢性閉塞性肺疾患*）の病態の1つ。肺胞*壁が破壊されたり、肺胞の境界がなくなることによって大きな嚢胞となる。肺に空気が貯留し膨大し、息苦しさを感じる。COPDのうち肺胞の破壊が進行したものをいっていたが、最近はCOPDという広い概念でとらえ、より早い段階で予防・治療すべきと考えられている。

(人体) 肺気腫は、閉塞性換気障害に分類される。[2011]／肺気腫では、最初の1秒間で呼出できる気量が減少している。[2010][2011]／肺気腫では、高頻度にマラスムス（marasmus）型栄養障害を認める。[2011]／喫煙は、肺気腫の外因性危険因子である。[2011]

【肺吸虫】 ★ 肺実質の寄生虫。成虫は虫嚢（のう）をつくり、虫卵は喀痰（かくたん）とともに排出される。発育史の中でカワニナのような淡水産巻貝からモクズガニのような淡水産カニと中間宿主を変える。ヒトへの感染は被嚢幼虫が寄生しているカニの生食や待機動物であるイノシシ肉の不完全加熱のものを食することによる。

(食物) 肺吸虫は、カワニナ、淡水カニを中間宿主とする。

【廃棄率】 ★★ 下調理で、皮、根、芽など廃棄される部分の食品全体に対する重量比率（％）。廃棄量は食品の規格や季節、調理法、調理技術および機械化によって異なる。特定給食施設*の調理では、廃棄率が日本食品標準成分表*に記載されている値より高い場合が多く、廃棄量を少なく、一定にするための作業の標準化が必要である。鮮度が悪いと、傷んだ部分を廃棄するため食材の廃棄率が高くな

る。

(食物) 廃棄率20％の食品を150g使うときの購入量は、約190gである。[2011]

(給食) 食品の廃棄率は、使用機器によって異なる。[2012]／野菜の鮮度は、食材の廃棄率と関連がある。[2015]

【肺気量分画】 ★ 肺*に出入りする空気の量と残気量（最大に呼出しても肺胞*や気管*、気管支に残る量）を示したもの。1回換気量（500mL）、予備吸気量（2000mL）、予備呼気量（1000mL）、残気量（1000mL）などに分けられる。

(人体) 全肺気量が4500mLの成人男子の場合、1回換気量は約500mL、肺活量は3500mLである。／肺活量とは、予備吸気量に1回換気量と予備呼気量を加えたものである。

【バイキング給食】 ★《セレクト給食》 給食において、喫食者が自由に料理の種類と量を選択できる食事提供の形態。献立計画*、作業計画、原価管理などについてより複雑な管理が必要となるため、行事との関連の中で実施されることが多い。学校給食*などにおいて、選択する料理の種類、組み合わせ、量について喫食者が適切な判断ができるような栄養教育*を伴うことにより、適切な食物の選択に関する自己管理能力を身につけることや、協調性を養うことに役立つとされる。

(給食) 学校給食におけるバイキング給食において、栄養教育の効果を上げるには、事前事後の教育の時間が必要である。

【敗血症】 ★★ 血流中に細菌*が増殖して、全身に細菌感染を起こすことによる重篤な病態。悪寒戦慄を伴う高熱を伴い、細菌の内毒素によって代謝は障害される。大きな外傷、全身抵抗力の低下などが原因となる。播種性血管内凝固症候群*やショック*を伴う場合がある。循環を回復させるために等張の電解質輸液を行い、血糖値*を正常化し、抗生物質*を投与する。

(人体) 敗血症による多臓器不全では、経腸栄養の適応とはならない。[2015]

(臨栄) 敗血症では、たんぱく質の異化は亢進し、発熱によりエネルギー消費量が増加する。

[2008][2021]／敗血症では，基礎代謝は亢進する。[2021]／敗血症では，血糖値は上昇する。[2021]／敗血症では，糸球体濾過量は減少する。[2021]／中心静脈栄養では，敗血症が頻発する。[2008]／敗血症では，静脈栄養法は，禁忌ではない。[2021]

【肺呼吸】⇨外呼吸

【配食】★ できあがった料理を食器に盛りつけ，喫食者に渡すまでの作業。できあがった料理を直ちに提供できない場合，食缶，ホテルパンなどの保管容器に移し，盛りつけ作業までの間10℃以下または65℃以上で保管する。また最近は，高齢者を対象とした調理済みの食事を自宅に配送する配食事業（配食サービス*）の利用が増えている。

(給食) 病院給食は，全調理作業時間の中で配食・配膳作業時間の占める割合が高い。

【配食サービス】★ 料理を喫食者に届けるサービス。料理を盛りつけながら手渡すカウンター配食，病棟配膳・学校給食*などの調理場と食事の場が離れている場合のパントリー配食，食缶に入れた料理を食事の場に運び盛りつける食缶配食などがある。一方，在宅での配食サービスも近年盛んに実施されるようになった。特に単身や高齢者のみの高齢世帯が増加する中，買い物や調理など食事の用意に援助が必要な状況が生じていることを受け，厚生労働省*は2017年3月に「地域高齢者等の健康支援を推進する配食事業の栄養管理に関するガイドライン」を策定した。ガイドラインではポイントとして，①適切な栄養管理ができる体制で，商品管理を行う，②利用者の状況を適切に把握した上で，利用者に合った食事を提供する，の2点をあげており，献立作成や注文時のアセスメントおよび継続時のフォローアップのため，管理栄養士*又は栄養士*が担当することが望ましいとしている。

(公栄) 高齢者に対する配食サービスは，介護保険法に基づく地域支援事業の中の任意事業である。[2008]

【肺水腫】★ 肺組織の肺胞*，気管支に水分が貯留しガス交換ができず，呼吸不全の危険を伴う状態。原因は内因性と外因性がある。内因性の肺水腫は，左心室の不全による肺うっ血，血漿膠質浸透圧の減少，肺炎*などによる。外因性の肺水腫は，薬物，毒ガスなどによる。治療は原因の除去。

(人体) 循環不全に伴う肺水腫は左心室の不全によって起こり，右心室不全による肝肥大，全身うっ血とは異なる。[2010][2011][2013][2015]

【胚性幹細胞】⇨ES細胞

【陪席式討議法】⇨パネルディスカッション

【配膳】★ 食器に盛り付けた料理を盆に組み合わせる作業と，喫食者に手渡す作業。対面サービス，セルフサービス，中央配膳，病棟配膳，食堂配膳等のシステムにより配食*・配膳作業の内容は異なる。いずれにおいても，料理の品質の劣化を少なくするために配食・配膳作業の能率化，短縮化が重要である。料理を適温で保管するためには適温管理のできる機器の活用を行う。

(給食) 適温給食の管理は，配膳中の温度変化を予測した作業方法の検討が必要である。

【バイタルサイン】★《生命徴候》 人間が生きている状態を示す徴候。脈拍，血圧*，体温，呼吸*，意識から判定する。これは，循環系が呼吸による酸素と消化器からの栄養素*を細胞*に供給して酸化的リン酸化*を行い，生命活動のエネルギー源であるATP*を合成しているためである。その結果としての神経活動，例えば脳波と意識や瞳孔の大きさなども生死の判定に用いられる。

(人体) 血圧は，循環系機能の状態を示す重要なバイタルサインである。／体重は，バイタルサイン（生命徴候）に含まれない。[2018]

【配糖体】★《グリコシド》 糖のヘミアセタール性ヒドロキシ基（グリコシド性ヒドロキシ基，アノマー水酸基）と非糖成分アグリコン（aglycon）との脱水縮合により形成される化合物。アグリコンの種類によって細分される。アントシアニン配糖体，青酸配糖体，サポニン*配糖体，ステロ

イド*配糖体，トリテルペン配糖体などがある。一般に水溶性であり，植物に広く分布。生理機能を示すものも多い。

(食物) 配糖体の一種であるサポニンは大豆に含まれる。

【梅毒】 ★　梅毒トレポネーマによる細菌感染症*。代表的な性感染症*である。潜伏期*は約3週間で，その後，病期は1期から4期までに区分される。1期は，外陰部に生じる初期硬結や硬性下疳が出現するが，病変部は局所にとどまり，自覚症状がなく，自然消退する。2期は，3カ月後から数年間で，ばら疹や扁平コンジローマが出没する。感染後3～10年頃が3期で，ゴム腫などが認められる。その後は4期で，神経梅毒となる。感染性は1期から2期で高いが，1期では自覚症状がなく，病変部も目立たず，一時的にみられるだけなので，注意が必要である。母子感染*では，経胎盤感染により，胎児に先天梅毒を引き起こす。

(人体) 梅毒の病原体は，梅毒トレポネーマである。[2017]／梅毒の病体は，細菌である。[2018]

【排便】 ★　糞便*を体外に排出すること。内肛門括約筋と外肛門括約筋によって調節されている。糞便が直腸に入り直腸壁を伸展させると，この刺激が大脳に伝えられる。一方，仙髄にある排便中枢の興奮によって，反射的に内肛門括約筋の弛緩と直腸の収縮が引き起こされる(排便反射)。大脳へ伝わった刺激は便意となり，意識的に外肛門括約筋を弛緩させ，腹圧を高めて排便する。

(人体) 排便反射に関わる内括約筋は平滑筋，外括約筋は横紋筋である。／便意を抑え続けると，直腸の圧感受性が低下し，便意が起こりにくくなる。

【肺胞】 ★★　肺*のガス交換を行う胞状の単層扁平上皮の薄膜をもつ基本構造。血液中の酸素と炭酸ガスは，肺胞に接する毛細血管から濃度差に従って肺胞膜を透過する。肺胞の表面は特殊な界面活性剤(サーファクタント)で保護されているが，早産児ではこれを補給しなければ呼

吸障害を起こす。

(人体) 肺胞は，単層扁平上皮でおおわれる。[2009][2020]／外呼吸とは，肺胞で行われるガス交換のことである。[2021]

【肺・迷走神経反射】 ➡ヘーリング・ブロイエル反射

【廃用症候群】 ★　体を動かさない状態が続くことにより身体的・精神的機能が低下して起きる一連の症状をまとめた疾患概念。症状は，運動器障害による筋肉*や骨*の廃用性萎縮・関節拘縮・骨粗鬆症*，呼吸・循環障害による起立性低血圧・深部静脈血栓症・褥瘡，また，自律神経障害による便秘・尿失禁，精神障害による抑うつ・食欲不振・不眠・認知症*など，多岐にわたる。高齢者や要介護*者や認知症がある場合，また多くの疾患を有する場合で起きやすいが，閉じこもり，運動器障害，治療等で安静状態にある場合などでも起こりやすい。そのため，介護やリハビリテーションの分野で問題となる。脳血管疾患や整形外科疾患など運動器に障害が出やすい疾患で，廃用症候群の予防のために，早期リハビリテーションの必要性が強調されている。

(人体) 廃用症候群は生活の不動性によって生じる。[2013]／起立性低血圧は廃用症候群でみられる。[2014]

【廃用性萎縮】 ★　組織を使わないことにより，組織が萎縮してしまうこと。骨折や脱臼時にギプス固定をすることにより起こる筋肉*と骨*の萎縮，中心静脈栄養補給が行われている患者にみられる消化管*の萎縮など。もとの状態に復帰させることで萎縮を改善することができる。

(人体) 骨格筋の廃用性萎縮は，刺激が加わることでもとに戻ることが可能である。

【排卵】 ★　卵巣*中の卵胞*から卵子が排出される現象。月経*周期のほぼ中間，例えば28日の月経周期であれば14日目に起こる。脳下垂体*前葉から分泌される2つの性腺刺激ホルモン*，すなわち卵胞刺激ホルモン*と黄体形成ホルモン*の働きにより調節されている。排卵後の卵胞は黄体*に変化する。

バイド

八

（人体）黄体形成ホルモンは，排卵を誘発する。[2014]／LHサージの分泌亢進により，排卵がおこる。[2017][2018]

【ハイリスク・ストラテジー】⊃ハイリスク戦略

【ハイリスク戦略】★★《ハイリスク・ストラテジー，高リスク戦略，ハイリスク・アプローチ》
健診や生活習慣等で疾病のリスクが高い者を振り分け，それらを対象に医療や保健活動を展開して疾病の発生を予防すること。二次予防*を中心とした方法で，ハイリスクグループに重点的に働きかけるために短期間で疾病の発生率や死亡率*を低下させることが期待できる。高リスクという動機づけがなされているため保健指導等の働きかけやその受け入れが容易である。リスクが低い者は対象ではないため，集団全体の疾病の発生を予防するのには向かない。ハイリスク戦略とポピュレーション戦略*は対立するものではなく，両者を効果的に組み合わせるのが望ましい。また，疾患を発生しやすい高いリスクをもった人を対象に絞り込んで対処していく手法を「ハイリスクアプローチ」という。
（社会）高血圧症患者に対する減塩の食事療法は，ハイリスクアプローチである。[2018]
（公栄）ハイリスクアプローチでは，生活習慣病等のリスクが高い者を抽出して危険因子を低下させていく。[2010]／特定保健指導における積極的支援は，地域における生活習慣病に対するハイリスクアプローチである。[2019]

【PAI-1（パイワン）】★《プラスミノ（一）ゲンアクチベーターインヒビター1，プラスミノ（一）ゲン活性化因子阻害物質1》　セリンプロテアーゼ阻害タンパク質（serine protease inhibitor：SERPIN）。分子量は約42700で，血管内皮細胞と肝細胞の他，脂肪組織などの細胞からも合成分泌され，血液中で組織プラスミノ（一）ゲンアクチベータ（tPA）やウロキナーゼ型プラスミノ（一）ゲンアクチベータ（uPA）と結合してそれらの酵素*活性を消失させることにより，血液中（血管壁上）の線溶（血栓*溶解）活性を低下させる。健常者の血液中では数

十ng/mL以下と低値だが，細菌感染などの急性炎症*時では著しく増加し，血栓*形成状態の1つの指標になる。また，内臓脂肪量と正の相関を示すことから，メタボリックシンドローム*の血栓症リスク因子*と考えられている。
（人体）PAI-1（プラスミノーゲン活性化制御因子1）は，血栓溶解を抑制する。[2017]

【ハウユニット】★《H.U.》　鶏卵*の鮮度*判定の指標。ハウ（Raymond Haugh）により提唱された。濃厚卵白の高さと殻つき卵の重量から算出される。新鮮卵ではハウユニットは80〜90であるが，保管日数とともに徐々に低下する。
（食物）卵の鮮度を表す代表的な数値であるハウユニットは，天秤で測定した殻つき卵の重量と平板上に流した濃厚卵白の高さとの関係で算出される。

【パーオキシダーゼ】★《ペルオキシダーゼ》
過酸化物*を生成する酵素*。一般に$H_2O_2 + AH_2 \rightarrow 2H_2O + A$の反応を触媒*する。動物，植物，微生物に広く分布。牛乳*のパーオキシダーゼは比較的耐熱性があるので，この酵素の残存活性を殺菌温度の指標とする。野菜類のパーオキシダーゼは過酸化水素の存在下で共存成分の酸化を促す。
（食物）過酸化水素にパーオキシダーゼが作用する，水分子が生成する。

【パーオキシラジカル】⊃ペルオキシラジカル

【バーキットリンパ腫】★《バーキットリンパ腫瘍，Burkittリンパ腫》　バーキット（D.P.Burkitt，1958）により報告された悪性リンパ腫の一種。Bリンパ球*に由来する中等大，円形の腫瘍細胞の増殖による。中央アフリカを中心とした地域の小児（3〜8歳）に本腫瘍*の発生が認められる。8番および14番染色体異常を示す。EBウイルス感染が原因の1つ。
（人体）バーキットリンパ腫は，染色体異常を原因とする。

【パーキンソン病】★★　中脳の黒質の異常に基づく運動障害を伴う神経疾患。静止時振戦（特有のふるえ），筋強剛（筋肉*

のこわばり），動作緩慢，姿勢反射障害の4主徴で判定される。その頻度は人口10万人に100人程度とアルツハイマー病*に次ぐ頻度の脳疾患である。原因は黒質のドーパミン*作動物質の不足であるので，脳内に入ってドーパミンに合成されるL-ドーパが特効薬である。しかしその有効性は約10年で失われるので遺伝子*治療などが研究されている。無意識的な運動を司る錐体外路がおかされるので嚥下障害も伴う。

（人体） 錐体外路の障害によりパーキンソン病となる。[2008][2018][2019]／パーキンソン病は，メラニン含有細胞の脱落である。[2006]／パーキンソン病は,認知症の原因となる。[2014]／パーキンソン病では，脳内のドーパミンが欠乏している。[2014]／パーキンソン病のおもな病変部位は，中脳である。[2013]／パーキンソン病では，嚥下障害をきたす。[2016]／パーキンソン病では，筋緊張亢進がみられる。[2020]／パーキンソン病では，片麻痺はみられない。[2018]

（臨栄） パーキンソン病は，嚥下障害の原因となる。[2014]

【**麦芽糖**】**→マルトース**

【**白色脂肪組織**】★　脂肪組織*の形態の一種。脂肪組織は，形態から褐色脂肪組織*と白色脂肪組織の2種類に分類される。白色脂肪組織は，細胞質*が大きな脂肪滴で満たされており，その役割は余剰のエネルギー*を蓄積することである。新生児*には皮下に大量の褐色脂肪組織が存在するが，徐々に退縮する。そのため，成人の脂肪組織のほとんどは，白色脂肪組織である。

（基栄） 成人では，褐色脂肪組織より白色脂肪組織の方が多い。[2007]

【**白体**】★　黄体*が退縮したもの。排卵*後の卵胞*は黄体に変わり，その後約2週間で白体に変わる。なお，受精が行われた場合には黄体は妊娠黄体に変化して機能し続ける。

（人体） 排卵後の卵胞は，黄体を経て白体へ退縮する。[2008][2014]

【**バクテリア**】**→細菌**

【**バクテリアルトランスロケーション**】★
《BT:bacterial translocation》　腸管の防御機構が破綻して腸管内に常在する細菌*やその毒素が腸管の粘膜細胞*を通過して体内に移行する状態。全身的な炎症が進行する。発症要因として，腸管粘膜の防御力の低下，全身・局所における免疫能*の低下，腸管運動の低下に伴う細菌の異常繁殖などがある。中心静脈栄養法*（IVH）を長期継続すると小腸絨毛上皮の萎縮が生じ，細菌および細菌が産生するエンドトキシンが腸管壁を通過しやすくなる。消化管*上皮の萎縮を防止し，消化管機能に問題がない場合には経腸栄養*が推奨されている。

（臨栄） 経静脈栄養は，経腸栄養に比べてバクテリアルトランスロケーションを起こしやすい。[2009]

【**白内障**】★《白底翳(しろそこひ)》　本来透明で光を通す眼球の水晶体*が混濁するため視力が低下する病態。水晶体の凝集・混濁の原因はたんぱく質（クリスタリン）の分子間の会合で，加齢に伴うもの，先天的なもの(風疹白内障)，眼の外傷・アトピー性皮膚炎によるもの，糖尿病*，栄養失調*，ステロイド*剤・抗精神病薬の副作用，放射線・赤外線*照射によるもの，ブドウ膜炎などの眼疾患に続発するものがある。種類としては，①皮質白内障，②後嚢下白内障，③核下白内障がある。治療法としては，超音波水晶体摘出術・眼内レンズ挿入法がある。

（応栄） 水晶体の混濁により，白内障が生じる。[2009]

【**薄力粉**】★　たんぱく質*含量が6.5〜9%と比較的低い小麦粉*。灰分*含量の違いによって1等〜3等に分類され(含量が多いほど等級数が大となる)，家庭用は1等粉が多い。小麦たんぱく質のグルテニン*とグリアジン*よりなるグルテンの生成が少ない。生地の弾力性*が弱いため，生地の粘弾性を必要としないケーキやクッキー等の菓子類・天ぷら衣・ルー*などに用いる。

（食物） ルーは，薄力粉を油脂で炒めたもので，

炒め方の程度によりホワイト（120〜130℃），ブラウン（160〜180℃）がある。

【白ろう病】 ★《レイノー病》　チェーンソーや圧搾空気工具などの使用で手指が振動し末梢循環障害が起こり，指が白くなる病状。寒冷で白指発作が起こりやすい。知覚鈍麻や運動障害を伴うこともある。特殊健康診断*では冷水浸漬テストや爪圧迫テストを実施。

（**社会**）森林伐採では，白ろう病が起こる。

【曝露効果】 ★　危険因子への曝露によって疾病発生等の頻度が変化する時の作用の大きさ。曝露効果を表す指標として，相対危険度，寄与危険度，オッズ比*，寄与危険割合，集団寄与危険度，集団寄与危険割合が用いられる。

（**社会**）曝露効果を表す指標として，相対危険度，寄与危険度，オッズ比等がある。

【曝露要因】 ★《リスク要因》　生体との接触（曝露）により，生体に疾病等の健康異常をもたらす（と仮定する）要因。危険因子とほぼ同義だが，疫学研究では曝露効果や因果関係が明らかではない（危険因子であるか否かは不明な）要因も曝露要因に含まれる。

（**社会**）断面研究は，曝露要因と結果（死亡率など）の同時点における調査である。

【HACCP（ハサップ）】 ★★《hazard analysis and critical control point，危害分析重要管理点，総合衛生管理製造過程》　食品の安全・衛生に関する危害の発生を，事前に防止することを目的とした自主的な衛生管理のシステム。このシステムは，米国航空宇宙局における宇宙食の製造にあたり，食品の安全性を高度に保証する衛生管理手法として開発された。わが国では，1995年（平成7）食品衛生法*の改正で，HACCPの概念が取り入れられた。また，「総合衛生管理製造過程承認制度（法第13条）」はHACCPシステムを基礎とし，食品関連施設を対象として制定された。現在，乳・乳製品，食肉製品，容器包装詰め加圧加熱殺菌食品（レトルト食品*），魚肉練り製品，清涼飲料水が政令で指定されている。また，特定給食施設*では，

HACCPの概念を取り入れた「大量調理施設衛生管理マニュアル*」，病院における「院外調理*の衛生管理指針」により行政指導がなされている。HACCPシステムの導入については，①危害分析，②重要管理点の設定，③管理基準の設定，④モニタリング*（監視方法）の設定，⑤改善措置の設定，⑥検証方法の設定，⑦記録（保管）方法の設定の7つの原則がある。

（**食物**）総合衛生管理製造過程には，HACCPシステムが組み込まれている。［2012］

（**給食**）HACCPシステムとは，食品衛生・安全管理システムである。［2007］［2016］／献立作成時は，HACCPにおける重要管理点の設定を考慮する。［2006］／管理栄養士の配置の検討は，HACCPシステムに基づいた生産管理方法を構築するために必要な事項である。［2016］／献立計画における品質基準の設定は，HACCPシステムに基づいた生産管理方法を構築するために必要な事項である。［2016］／異物混入時の改善措置の検討は，HACCPシステムに基づいた生産管理方法を構築するために必要な事項である。［2016］

【はしか】 ⇒麻疹
【橋本病】 ⇒甲状腺機能低下症
【パーシャルフリージング】 ★《スーパーチリング》　−5〜0℃の温度帯での食品の貯蔵法。スーパーチリングともいう。わが国では−3℃での冷蔵*を指すことが多い。部分的に凍結*しているので，解凍の手間が少なく，微生物の繁殖を低く抑えられる。丸ごとの魚*やブロック肉の貯蔵に適する。全体が凍結しやすいスライス肉，たんぱく質変性の起きやすい生のすり身は向かない。マグロは肉色変化が著しく，適さない。

（**食物**）パーシャルフリージングは，−5〜0℃で保持する方法である。［2010］

【播種性血管内凝固症候群】 ★★《DIC》　種々の基礎疾患に合併して，血液凝固*が亢進して全身の微小血管に血栓*が多発し，臓器障害や出血をきたす病態。基礎疾患には，感染症*，火傷，悪性腫瘍*，外傷などがある。症状としては，微小血栓により臓器障害（脳梗塞や急性

●ハシュ

八

413

腎不全＊など）を起こす一方，血小板＊を
はじめフィブリノーゲン＊などの凝固因
子が消費されて減少し線溶系＊が亢進す
るので，出血症状（頭蓋内出血や消化管出
血など）を示す。検査所見としては，血小
板数の減少・APTT延長・PT延長・フィブ
リノーゲン低下・破砕赤血球の出現・FDP
増加・Dダイマー増加などが認められる。
治療は，基礎疾患の治療に加え，ヘパリ
ン等の抗凝固剤による薬物療法である。

（人体）播種性血管内凝固症候群（DIC）では，血
小板減少がみられる。[2017]／播種性血管内凝
固症候群（DIC）では，フィブリン分解物（FDP）
が増加する。[2013][2021]／播種性血管内凝
固症候群（DIC）では，線溶系が亢進する。[2015]

【バシラス属】➡️バチルス属
【バズ・セッション】★《分団式討議，ブンブ
ン討議》 参加者を小グループに分け，時
間を限定せず自由に発言させる討議法。
結果をグループごとに発表する。バズと
は，ブンブンと蜂の羽音のように騒々し
く討議する様をいう。

（栄教）バズ・セッションとは，いくつかのグル
ープに分かれ，自分の意見を出し合った後，グ
ループの意見として発表し，全体で討議する方
法である。[2010]

【パスツリゼーション】➡️低温殺菌
【バセドウ病】➡️甲状腺機能亢進症
【バーセルインデックス】★《バーセル指数，
バーセル尺度》 高齢者や障害者における
基本的な日常生活動作＊を数値化して機
能的に評価する方法の1つ。食事，車椅子
からベッドへの移動，整容，トイレ動作，
入浴，歩行，階段昇降，着替え，排便＊，
排尿の10項目について評価する。バーセ
ル指数，バーセル尺度ともよばれる。

（応栄）バーセルインデックスは，日常生活動作
（ADL）のアセスメントに用いる。[2010]／高
齢者の機能障害の程度は，バーセルインデック
スで評価する。[2011]

【バーセル指数】➡️バーセルインデックス
【バーセル尺度】➡️バーセルインデックス
【バーゼル条約】★ 有害廃棄物の国際間
での移動と処分を適正に管理するための
条約。地球環境問題の1つとして，先進国

から開発途上国＊への有害廃棄物の不適
正な輸出等に伴って，受入国の環境汚染
問題が発生した。このことから有害物の
越境移動およびその処分の管理に関して
バーゼル条約（1989年）が採択された。こ
れによって，わが国では「特定有害廃棄物
等の輸出入等の規制に関する法律」が制
定されている。

（社会）バーゼル条約は，有害廃棄物越境移動規
制の条約である。[2008][2015]

【パーセンタイル値】★ パーセンタイル
とは，あるデータにおいて最小値を0，最
大値を100として考え，100等分して順位
付けしたもの。例えば，20パーセンタイ
ルというと，順位付けした際の下から数
えた20％の位置にある値を指す。

（栄教）パーセンタイル値は，累積度数を百分率
で表した値である。／パーセンタイル値は，相対
累積度数のことである。

【パーソナルコミュニケーション】★ 対
面的状態にある2人あるいは2人以上の
人々の間で直接に行われるコミュニケー
ションのこと。手紙や電話の個人間コミ
ュニケーションも含む。マス・コミュニケ
ーション＊と対比する。相手の行動を変
えることを目的としたコミュニケーショ
ンでは，言葉が理解され，同意し，なん
らかの行動に結びつくところまでいった
時に有効とされる。

（公栄）コミュニケーションには，パーソナルコ
ミュニケーションとマスコミュニケーションと
がある。／パーソナルコミュニケーションは，プ
ログラムの実施者と対象者との間に，互いに意
思の疎通をはかることができる。

【バソプレシン】★★★《ADH：antidiuretic
hormone，抗利尿ホルモン》 下垂体＊後葉
ホルモンの1つ。腎の集合管＊に作用し，
その水透過性を亢進することにより水の
再吸収を促進し尿を濃縮・減少，血漿浸透
圧＊を低下させる。

（人体）バソプレシンは，下垂体後葉から分泌さ
れる。[2008][2011][2014]／バソプレシンは，
腎臓の集合管に作用する。[2007]／バソプレシ
ンは，水分の再吸収を促進する。[2013][2015]
[2017][2018][2019]／血漿浸透圧が上昇する

と，バソプレシンの分泌が増加する。[2011]
[2016][2020]／バソプレシンは，血管収縮作
用がある。[2013]

(基栄) 体水分量が不足すると，バソプレシン分
泌が促進される。[2014][2019]／バソプレシ
ンは，尿細管での水の再吸収を促進する。[2020]
(応栄) 高温環境によって脱水が生じた場合，バ
ソプレシンの分泌は亢進する。[2013][2016]

【バター】★★　乳脂肪*を原料とする加工
品の一種。クリームを乳酸菌*で発酵*さ
せた酸性(発酵)バター，発酵を行わない
甘性(非発酵)バター，バターの酸度を調
製した中性バターなどがある。日本では
非発酵バターで食塩*を添加した製品(有
塩バター)が一般的であるが，食塩を添加
していない製品も販売されている。バタ
ーの製造において，牛乳*に含まれる乳
脂肪はクリームとして分離され，殺菌冷
却，脂肪球を安定化するため低温保持(エ
ージング)，温度調整しながら攪拌するチ
ャーニング，乳脂肪を塊状に集合させる
ワーキングの後，成型される。この間に
エマルション*はO/WからW/Oへと型が
変わる(転相)。

(食物) バターは，乳中の脂質を抽出して製造す
る。[2012]／ブタン酸(酪酸)は，マーガリンよ
りバターに多い。[2011]／バターのパルミチン
酸含量は，リノール酸含量より多い。[2011]／
大豆油のケン化価は，バターより小さい。[2016]

【バチルス属】★《バシラス属》　グラム陽性
の好気性芽胞形成桿菌。この属の菌は乾
燥，熱，薬剤，ストレス*に抵抗性を示す。
大半のバチルス属は土壌が一次的な生息
場所であるが，ヒトの生活環境中の様々
なところに分布し食品を汚染し，腐敗*，
変敗させる。ある種のバチルス属は食中
毒*を引き起こす。

(食物) 芽胞は，バチルス属，クロストリジウム
属の菌が，生活環境の悪化した時に形成される熱，
乾燥，薬剤等に耐性の菌型である。／土壌中には，
芽胞を形成するバチルス属やクロストリジウム
属の菌および真菌が主として存在する。／バシラ
ス属細菌は，10%の食塩濃度で生育できる。
[2017]

【発育期】➡成長期

【発汗】★★　皮膚*表面に広く分布してい
る汗腺*から汗を分泌する現象。外気温
が29℃までは不感蒸散*が行われるが，
29℃を超えると発汗が起こり始める。発
汗量は条件によっても異なるが，平均1日
約600mL，夏期には最大1日10Lに及ぶこ
とがある。湿度が高いと汗は出ても蒸発
せずに皮膚に残るので，よけいに暑く不
快に感ずる。精神的緊張による精神性発
汗は，手掌や足底に起こる。発汗によら
ない皮膚表面からの水分蒸発と，経肺的
水分喪失を合わせたものを不感蒸泄(不
感損失)といい，代謝100kcalあたり45mL
である。出生体重の小さなものほど不感
蒸泄量は増加する。

(基栄) 発汗によって，体温は低下する。[2014]
(応栄) 暑熱環境下で激しいスポーツをして大量
に発汗した直後に倒れた場合，水とナトリウム
を補給しなければならない。

【発がん遺伝子】➡がん遺伝子

【発がん物質】★★　がん誘発物質の総称。
発がんはイニシエーション*とプロモー
ション*の2段階がある。発がん物質は両
方の段階で作用する。発がんには食品と
喫煙*が大きな比重を占める。食品由来
発がん物質は，食品素材成分(わらびのプ
タキロシドなど)，カビ毒*，加熱調理生
成物(多環芳香族炭化水素:ベンゾピレ
ン，ヘテロサイクリックアミン〈Trp-P-1,
Trp-P-2, IQなど〉)あるいは食品や生体
内で二次的に生成するN-ニトロソ化合物
などがある。

(人体) ベンゾ(a)ピレンやニトロソアミンなど
の化学物質には，強い発がん性がある。

(食物) アスペルギルス属のカビの生産するアフ
ラトキシンは，強力な肝障害や発がん作用が問
題とされている。／ホルムアルデヒドは，発がん
性が知られている。[2010]

【白筋】➡速筋

【白血球】★★　末梢血の血球の中で核*を
有する細胞。起源や形態から，顆粒球，
単球*およびリンパ球*に分けられる。顆粒
球はさらに好中球*，好酸球*および好塩
基球*に分けられる。正常人の白血球数
は4000～9000/mm³で，そのうち45～65

％を占める好中球は，アメーバ様運動により細菌などを捕食する貪食機能をもつ。白血球数は，急性細菌性炎症で増加し，放射線障害*や再生不良性貧血*，ウイルス性疾患で減少する。白血球の寿命は3～4日。炎症応答では白血球がサイトカインを放出し，それがリンパ球を誘引する。

(人体) 炎症性サイトカインは，白血球などに由来する。[2010]

(臨栄) 再生不良性貧血では，白血球数が減少する。[2010]／潰瘍性大腸炎では，白血球数の増加がみられる。[2019]

【発酵】★★　微生物あるいはその酵素作用を利用して，ある物質の有用性，有益性を高める加工法。狭義では，酵母*によるアルコール発酵*，乳酸菌*による乳酸発酵*などのように，好気的条件下ではでんぷん*は炭酸ガスと水にまで分解するが，嫌気的条件下ではアルコール*あるいは有機酸*を分解産物として生ずる，呼吸*とエネルギー代謝*を意味する。実際には，微生物により特定の代謝産物が多量に生成蓄積される現象を指す。茶には発酵茶*と不(非)発酵茶*がある。

(食物) ワインは，酵母によりブドウ中の糖が直接アルコール発酵される単発酵酒である。

(基栄) 難消化性糖質は，発酵を受けて代謝される。[2013]

【発酵食品】★　発酵*を利用して製造した食品。酒類やしょうゆ*，みそ*，みりん*，食酢*などの調味食品，乳製品，パン*，漬物*，納豆*など，微生物の発酵は伝統的食品加工を中心に広範囲に利用されている。一般に，糖化*過程とそれに続く過程をもつことが多く，糖化にはこうじや，発芽によって発生するアミラーゼ*などが利用される。

(食物) 発酵食品の製造に用いられる米こうじは，アミラーゼ活性の高いものがよい。

【発酵茶】★　酸化酵素*の反応によって茶葉を発酵*させ，その茶葉で浸出した茶のこと。すなわち緑茶は不(非)発酵茶，ウーロン茶は半発酵茶，紅茶は発酵茶に分類される。さらに微生物を用いた漬物

茶ともいわれる後発酵茶がある。

(応栄) 茶を製造方法によって分類すると，不発酵茶，半発酵茶に分けられる。／日本茶は，不発酵茶である。

【発酵パン】➡パン

【発情ホルモン物質】➡卵胞ホルモン

【発色剤】★　硝酸塩，亜硝酸塩*などの食品添加物*。食品の成分と反応して安定的な色素を産生，あるいは色素を固定させるため使用される。食肉製品，鯨肉ベーコン，魚肉ハム，魚肉ソーセージ，いくら，すじこ，たらこには，使用基準が設定されている。食肉*の色素であるミオグロビン*は酸化されるとメトミオグロビン*となり褐色を呈するようになる。このような変化を防止するために使用される。なお，亜硝酸塩は発色以外にボツリヌス菌*の生育抑制効果もある。

(食物) 亜硝酸塩類(亜硝酸Na，硝酸Na，硝酸K)は，食品の発色を目的として使われる。[2008][2015]

【発疹チフス】★　発疹チフスリケッチアによる感染症*。患者のリケッチアを吸血したコロモジラミなどのシラミは糞便中にリケッチアを排泄し，刺し傷などに糞便がすり込まれて感染。ばら疹を伴う高熱が主症状。4類感染症*。

(社会) 発疹チフスは，シラミが媒介する。

(人体) 発疹チフスは，リケッチアによって起こる。[2014]

【発生】★　受精卵から個体が形成すること。外胚葉からは表皮(毛，爪など)，感覚器，神経系(脳*，脊髄*など)，中胚葉からは骨*，筋肉*などの支持組織，循環系，泌尿器，生殖器，内胚葉からは消化器系(消化管*，消化腺)，呼吸器ができる。

(人体) 発生では，神経系，唾液腺は外胚葉から分化する。

【発注】★★　献立表*に示されている食材料を，購入先に注文すること。廃棄率*を考慮し，予定の使用量，規格，品質の食材料を指定した期日に納入できるよう計画的に発注する。廃棄のない食材料の発注量の算出は，予定献立の1人分純使用量に食数を乗じた値である。廃棄のある

ものは(1人あたり純使用量/可食率)×100×食数または1人あたり純使用量×発注係数×食数である。食材納入時には発注書の控えを確認しながら検収*を行う。

(給食) 不正を防止するために，発注担当者と検収担当を別にする。[2011]／発注書は，食材の購入に用いる。[2014]／発注量の算出は，1人分の使用量に食数を乗じて求める。[2013]

【発注係数】 ⟹倉出し係数
【発展途上国】 ⟹開発途上国
【発熱】 ★★　種々の病の原因で体温調整中枢の機能に変調が起こり，普通の体温以上の温度レベルで体熱の生産と放散が行われている状態。脳出血，脳腫瘍，種々の感染症*，手術後，外傷後，脱水状態などでみられることが多い。臨床的に発熱とは37.0℃以上を指すことが多く，37.5℃前後を微熱，38℃以上を高熱とよぶ。体深部温を上昇させる生理学的意義としては，体内に侵入した細菌*類の増殖至適温度*域よりも体温を上げ，それらの増殖を抑える，または体温を上昇させることで免疫系の活性化を促すといったことが考えられている。

(人体) 炎症性サイトカインの作用により発熱する。[2007]

(臨栄) 敗血症では，発熱によりエネルギー消費量が増加する。[2008]

【発泡酒】 ★　発酵*により生成する炭酸ガスが溶解しており，開栓すると発泡する酒。シャンパンもビール*も酒の分類上は発泡酒であるが，ビールの税率が最も高いために，水とホップ以外の原料における麦芽使用比率が25％未満でアルコール分が20度未満のものを発泡酒としてビールと別の課税区分とし，副原料の制約もなくした。しかし，最近では割安感が薄れたため，副材料を工夫した，ビールでも発泡酒でもない「第三のビール」や「新ジャンル」とよばれる，ビール風味アルコール飲料に地位を奪われつつある。

(食物) 発泡酒には，ぶどう酒中に発酵で生成した炭酸ガスを溶かし込んだものもある。

【パネルディスカッション】 ★★《陪席式討議法》　討論するテーマについて，通常4人から6人の対立講師(パネリスト)が聴衆の前で討議を交わす方法。講師間での討論が中心となる。講師間での座談式討論を問題提起として，司会者が聴衆と講師間との質疑応答をとりもつ。

(栄教) パネルディスカッションは，一斉学習である。[2006][2007]／パネルディスカッションでは，立場や意見の異なる人がパネリストとなり，意見を述べる。[2011]／朝食欠食のある高校生に対して，パネルディスカッションは有用な栄養教育の方法である。[2013]

【パパイン】 ★　パパイア乳液に含まれるたんぱく質加水分解酵素。最適pHは中性付近。熱安定性が高い。システインプロテイナーゼ*でありシステイン*によって活性化される。ペプチド結合*だけでなく，エステル結合，アミド結合も加水分解する。食肉軟化，ビール*混濁防止に使われる。

(食物) パパインはパパイヤに含まれるプロテアーゼである。[2017]

【ハバース管】 ★　骨組織*の血管や神経の通路。直径は約50μm。緻密骨を形成する骨組織の膠原線(繊)維と骨基質は長軸方向に骨層板を形成するが，その同心円状の中心にハバース管がある。発見者(Clopton Havers)の名前から名づけられている。

(人体) 緻密質では，ハバース管を同心円状に骨層板が取り囲んでいる。

【ハム】 ★　豚ロースあるいはもも肉を原料とする食肉加工品。かたまりのまま塩漬，燻煙，湯煮を行い，防腐性と風味を与えた製品。塩漬剤に含まれる亜硝酸塩は発色剤として使用される。種類としては，加熱ハム(骨つきハム，ボンレスハム，ロースハム，ショルダーハム，ベリーハム)と，非加熱(生)ハム(ラックスハム)がある。これらの他，豚肉以外の小肉塊につなぎ(でん粉や各種食用たんぱく質)をまぜたプレスハム(寄せハム)などもある。各種ハム類の水分含量や加熱殺菌法などについてJAS規格が定められている。近年，硝酸塩とアミン類が反応して生成するニトロソアミン類と発がん性の関係

ハ
ム

ハ

が問題となり，亜硝酸使用量を抑えた製品や無添加の製品も流通している。

（食物）ハムやソーセージの発色剤として，亜硝酸塩が用いられる。[2008]

【パラソルモン（パラトルモン）】➡副甲状腺ホルモン

【バランスシート】➡貸借対照表

【バリアンス】★《ヴァリアンス》
クリニカルパス*に示された治療計画から逸脱すること。クリニカルパスは，入院から退院までの治療計画表であり，入院からの時間経過に従って示されている。クリニカルパスに示されたケア計画から逸脱するような予期しない状態（バリアンス）があれば，状況を検討して対策を立て，その患者に適するようにケアスケジュールに変更を加える。バリアンスには正のバリアンス，負のバリアンスがある。クリニカルパスには，バリアンスを評価・判定する手段が確立されていることが重要となる。また発生した様々なバリアンスを分析し，クリニカルパスの改善に役立てる。

（臨栄）バリアンスとは，クリニカルパスからの逸脱である。[2009][2018]／クリニカルパスのバリアンスは，発生した時点で次なる対応がなされる。[2015]

【ハリス－ベネディクトの式】★★《Harris-Benedictの式，HBE:Harris-Benedict Equation》
基礎エネルギー消費量*を推定する算出式。男女別に式があり，身長，体重，年齢をあてはめて求める。一般的な方法として用いられているが，日本人ではやや高値を示す。エネルギー投与量を決める場合，肥満者は現体重を用いると過剰投与になるため理想体重を計算に用いる。るいそう者では代謝率が低下しているため現体重を用いる。男性:$66.47+13.75 \times W+5.00 \times H-6.76 \times A$，女性:$655.10+9.56 \times W+1.85 \times H-4.68 \times A$［W:実測体重(kg)，H:身長(cm)，A:年齢(歳)]

（臨栄）ハリス－ベネディクトの式により，基礎エネルギー消費量を算出することができる。[2008][2010]／ハリス－ベネディクトの式で

は，身長を用いる。[2014]

（臨栄）ハリス－ベネディクトの式により，基礎エネルギー消費量を算出することができる。[2008][2010]／ハリス－ベネディクトの式では，身長を用いる。[2014]

【バリン】★★《α-アミノイソ吉草酸》
ValまたはVと表記。L型の異性体は生体内に存在する分岐鎖アミノ酸の1つで，必須アミノ酸*。分解されると炭素骨格はスクシニルCoA*となり，クエン酸回路*に入るので，糖原性アミノ酸*である。メープルシロップ尿症*は分岐鎖アミノ酸*（バリン，ロイシン*，イソロイシン*）の先天性代謝異常症*。

（人体）バリン，ロイシン，イソロイシンは分岐鎖アミノ酸である。[2008]／バリンは，糖原性アミノ酸である。[2021]

（基栄）バリンは，糖原性アミノ酸である。[2017]／バリンは，おもに筋肉で代謝される。[2018]／バリンは，糖新生に利用される。[2019]

【パルミチン酸】★★《ヘキサデカン酸》
炭素数16の飽和脂肪酸*。パーム油に含まれる脂肪を構成している。また，米ぬか油，綿実油などにも含まれている。動物の生体内で合成されるため，牛脂，ラード，バター*にも含まれている。生体内ではステアリン酸*の前駆体となる。乳化剤*（界面活性剤）の構成成分としても利用され，加工食品や，化粧品，洗剤*など，幅広く利用されている。

（人体）パルミチン酸は，炭素数16の飽和脂肪酸で，体内で合成できる。[2008][2016]

（食物）バターのパルミチン酸含量は，リノール酸含量より多い。[2011]

（基栄）リノール酸は，体内でパルミチン酸から合成されない。[2015]／パルミチン酸は，必須脂肪酸ではない。[2020]

【パン】★《発酵パン》
小麦粉*を主原料とし，水，食塩*，膨張剤の基本原料を混捏し，焼成したもの。一般には小麦粉の強力粉を用いるが，近年では小麦粉を用いず，米粉のみのパンもつくられている。酵母（イースト）*を用いた発酵パンと化学膨張剤（ベーキングパウダー*など）を

●パラソ

ハ

用いた非発酵パンがある。副材料には砂糖*，卵*，スキムミルク，油脂などが使われる。ヨーロッパ系と欧米系に大別され，ヨーロッパ系はフランスパンに代表される基本原料のみでつくられたリーンなパンである。欧米系は副材料を多く使ったリッチなパンである。生地の仕込み方には直捏（じかごね）法と中種（なかだね）法がある。工場で生産されるパンはイーストフードや乳化剤*（モノグリセリド*など）が使われることが多い。

(食物) パンの製造には，強力粉が用いられる。／発酵パンは，ベーキングパウダーにより生地を膨らませたものではない。[2021]

【半規管】★　内耳*にある回転運動の感覚器官。側頭骨の錐体に埋め込まれた半円形の管状組織で，管の内部および外部をリンパ液が満たしている。管の内部には有毛細胞があり，リンパ液の流れを感知することで頭部の回転運動を感覚している。3個の半規管が互いに直交して存在する。

(人体) 半規管は前庭とともに平衡感覚をつかさどる。

【半減期】★★★　物質量が1/2に減少するのに要する時間。血中成分や放射性同位元素*に対して用いられる。血清アルブミン*，トランスフェリン*，トランスサイレチン*（プレアルブミン*），レチノール結合たんぱくの血中半減期はそれぞれ，約20日，約8日，約2日，約半日である。アルブミンは静的栄養アセスメント*の指標として，また後の3者は急速代謝回転たんぱく質*とよばれ，過去数日間の栄養状態を評価するため（動的栄養アセスメント*）の指標として用いられる。放射性同位体では，炭素－14，水素－3，ヨウ素－125，ヨウ素－131，セシウム－137の半減期はそれぞれ約5730年，12年，60日，8日，30年である。これはいずれも物理的半減期である。一方，生物学的半減期という場合は，体内に取り込まれた物質が代謝されるなどして体外に排泄される結果，体内量が半分になるまでの時間を指す。

(食物) 放射性物質の中には，1年以上の物理的半減期をもつものがある。[2012]／生物学的半減期は，元素によって異なる。[2014]

(基栄) 骨格筋たんぱく質の平均半減期は，消化管たんぱく質の平均半減期より長い。[2014]／たんぱく質の平均半減期は，筋肉より肝臓のほうが短い。[2017]／トランスフェリンの半減期は，レチノール結合たんぱく質より長い。[2017]

(応栄) 血清アルブミンの半減期は，2～3週間である。[2006][2008]／血清プレアルブミン（トランスサイレチン）は，血清アルブミンより半減期が短い。[2010]

【瘢痕】⇨瘢痕組織

【瘢痕（はんこん）組織】★《瘢痕》　組織欠損部の修復で生じた膠原線（繊）維を中心とした結合組織*。創傷，炎症*，梗塞*などで壊死*が起こると，通常は本来の細胞*で再生されて元どおりになる。しかし，再生が弱い組織や大きな壊死巣は再生では修復できず，肉芽が形成される。肉芽は血管の新生と線維芽細胞からなり，膠原線維が活発に産生される。産生された膠原線維は次第に水分を失って硬くなり，瘢痕となる。肉芽が形成され，瘢痕ができる過程を器質化という。器質化の過程で膠原線維が過剰につくられると，修復部位は盛り上がった状態となり，ケロイドとよばれる。

(人体) 二次性治癒に分類される創傷治癒は，大きな瘢痕組織を残す。[2009]

【半消化態栄養剤】★★　自然食品から分離・精製して調整したもので，たんぱく質*，脂質*，糖質*が一部消化*された状態となっているもの。たんぱく質は大豆たんぱく質*，乳たんぱく質あるいはその水酸化物，脂質は大豆油*，コーン油，米油，あるいはこれに中鎖脂肪を加えたもの，糖質はデキストリン*や二糖類*で，下痢*を防ぐためにオリゴ糖*や食物繊維*を添加したものもある。ミネラル*やビタミン*もバランスよく加えられているが，化学的に同定できない成分も含まれている。製品は液状のものが多く，1kcal/mLから高エネルギー補給を目的とした1.5～2kcal/mLまである。流動性に優

れ細いチューブでも対応できる。患者の消化吸収能力が保たれていることが条件で、製品には、食品扱いと薬品扱いのものがある。

(臨栄) 成分栄養剤の浸透圧は、半消化態栄養剤より高い。[2008][2021]／標準的半消化態栄養剤のNPC/N比は、150～200である。[2017]／半消化態栄養剤は、脂質を含む。[2018]／半消化態栄養剤の糖質は、デキストリンである。[2019]／経鼻胃管にて半消化態栄養剤の投与により下痢が生じた場合は、脂質含有量の少ない経腸栄養剤に変更する。[2020]／経鼻胃管にて半消化態栄養剤の投与により下痢が生じた場合は、浸透圧の低い経腸栄養剤に変更する。[2020]／経鼻胃管にて半消化態栄養剤の投与により下痢が生じた場合は、投与速度を低速(25mℓ/時)にして投与する。[2020]／認知症患者の胃瘻による経腸栄養法では、半消化態栄養剤の投与速度は、25mℓ/時とする。[2021]

【斑状歯】 ★　歯に白点や白斑、白濁した縞模様が生じた状態。エナメル質の形成不全によって起こり、歯が極端に白くなったり、表面がざらついたり、茶色に着色することもある。フッ素*の過剰摂取、栄養障害、抗生物質*の連用などで起こる。エナメル質形成期にフッ素の過剰摂取が長期間継続すると斑状歯となり、フッ素症とよばれる。

(基栄) 斑状歯は、フッ素の過剰症である。

【ハンセン病】 ★《らい病》　らい菌による慢性感染症。感染者から経気道・経皮感染するが、感染力は弱く、多くは不顕性である。神経や皮膚*に増殖性炎を起こし、知覚・運動*障害を伴うが化学療法で完治する。以前は、らい予防法に基づき患者は国立らい療養所に隔離され、公費負担医療の対象だった。1996年(平成8)に、らい予防法は、廃止されている。現在、保険診療となったが、入所者の多くが高齢で社会復帰が困難なので療養や福祉のためにらい療養所は存続している。

(社) ハンセン病は、らい菌の感染により起こる。

【ハンター舌炎】 ★★　悪性貧血*に伴う舌炎*。舌乳頭の萎縮による舌の平滑化、V字型やW字型紋様があり、味覚*異常と摂食痛を伴う。ビタミンB₁₂*の投与で治癒する。

(臨栄) ハンター舌炎は、ビタミンB₁₂欠乏で診られる症状である。[2014][2020]／ハンター舌炎では、ビタミンB₁₂の補給をする。[2011]

【バンデューラ】 ★《Bandura, A.》　社会的学習理論*の提唱者。社会的行動は、自らが直接経験しなくても、他人の行動や経験をまねるだけで発生するということに注目し、観察学習(モデリング)を重視した。他者の行動を観察することで、新しい行動を取り入れ、行動の修正を行うようになるというものである。さらに自己経験や代理的経験を通して、ある行動をうまく実行することができる、という自分の能力に対する信念を、自己効力感*(セルフエフィカシー)といい、自己効力感を強化することにより、行動が変容されるとした。

(栄教) 社会的学習理論はバンデューラにより研究され、観察学習の考え方を基本に発展させている。[2008]

【パントテン酸】 ★　水溶性ビタミン*の1つ。コエンザイムA*(CoA)の構成成分として、特に糖、脂質代謝に関与している。欠乏すると成長停止や副腎傷害、手や足のしびれと灼熱感、頭痛、疲労などの生理的影響が認められている。

(基栄) パントテン酸は、アセチルCoAの構成成分である。／脂肪酸の合成には、パントテン酸が関与している。[2016]

【パントリー配膳方式】 ➡病棟配膳方式

【反応妨害・拮抗法】 ★《習慣拮抗法》　オペラント学習理論を応用した行動変容技法の1つ。反応妨害・拮抗は、問題となる食行動を直接的に妨害するために、同時に成立しない行動を拮抗させる技法である。例えば、「お菓子を食べたい」という欲求を感じた場合、「お菓子を食べる」ことを妨害するために「深呼吸をする」「冷たい水を飲む」という行動を拮抗させるなどがあげられる。

(栄教) 反応妨害法は、食べたくなったら歯を磨くなどである。[2006]

● ハンジ

ハ

【半発酵茶】★　発酵茶と不発酵茶*の中間にあたる茶。茶葉を萎凋(いちょう)させ，含まれる酸化酵素*をある程度作用させた後，釜で炒るなどの加熱により酵素を不活性化させてつくる。ウーロン茶，包種茶などがある。

(食物) ウーロン茶は，酸化酵素を軽く働かせたもので，緑茶と紅茶の中間の性質を有し半発酵茶とよばれる。

【ピアエデュケーション】★　同世代の仲間(ピア)がコミュニティのメンバー同士で，互いに情報，価値観，行動を教えあったり共有しあい，支援的な関係を結び学習すること。若者の健康教育*で活用される。

(栄教) 保育所のホームページに相談コーナーを設け，年長クラスの母親に対応してもらうことは，離乳食づくりに悩む母親への支援を目的とした，保育所におけるピア・エデュケーションである。[2017]

【PRL】⤵プロラクチン

【非アルコール性脂肪肝炎】★★《NASH: non-alcoholic steatohepatitis》　非アルコール性脂肪肝疾患(NAFLD)のうち脂肪変性に加え，病理所見で肝細胞の風船様変性を認める病変。インスリン抵抗性*に伴ってみられる肝疾患であり，肥満*や糖尿病*，脂質異常症*など生活習慣病*と大きく関与する。本症から肝硬変*，さらに肝がん*への移行がみられる。また，心血管イベントの頻度が高く，それによる死亡率も高い。AST優位のトランスアミラーゼ軽度上昇，γ-GT，フェリチン，TG，TCなどの上昇を認める。治療は，食事・運動療法，2型糖尿病や脂質異常症，高血圧などの基礎疾患に関する治療を行う。

(人体) 非アルコール性脂肪肝炎(NASH)では，肝線維化を認める。[2017]

(臨栄) 非アルコール性脂肪肝炎(NASH)は，肝硬変に移行する。[2009]／非アルコール性脂肪肝炎では，肝臓組織の繊維化が進む。[2011]／非アルコール性脂肪肝炎では，肝臓組織の鉄量は増加する場合がある。[2011]／非アルコール性脂肪肝炎では，インスリン抵抗性がみ

られる。[2011][2019]／非アルコール性脂肪性肝疾患(NAFLD)では，食物繊維を積極的に摂取する。[2018]

【ヒアルロン酸】★　D-グルクロン酸*とN-アセチルグルコサミンを構成糖とする酸性ムコ多糖。その溶液は高い粘性を示す。哺乳動物の皮膚，腱，軟骨に含まれる粘質物。

(人体) 涙，鼻汁などに含まれる粘質物は，ヒアルロン酸である。／ヒアルロン酸は，ウロン酸とアミノ糖の複合多糖である。／ヒアルロン酸は，ムコ多糖である。[2019]

(食物) ヒアルロン酸の主な構成糖は，N-アセチルグルコサミンである。[2017]

【PEM】★《Protein energy malnutrition, たんぱく・エネルギー栄養障害，ペム，低栄養》健康的に生きるために必要な栄養素が不足している状態。摂取たんぱく質*量と熱量*がともに不足した栄養不良*状態で，不足したたんぱく質量と熱量を補うため，体脂肪*と体たんぱくの異化が亢進する。さらに体たんぱくの減少が高度になると，生体の免疫力低下による感染症*や臓器不全をきたすようになる。がん末期患者や開発途上国の乳幼児にみられる，たんぱく質・エネルギー栄養不良のマラスムス*(消耗性)と，たんぱく質栄養不良のクワシオルコル*が典型的な2つにあげられる。高齢者においても食欲の低下，食事量の減少により低栄養の危険性がある。体重減少率および血清アルブミン値から判断できる。

(人体) PEMの例であるマラスムスはエネルギー源とたんぱく質が欠乏した状態であり，クワシオルコルはエネルギー源は十分であるがたんぱく質の欠乏した状態をいう。

(応栄) 高齢者のPEMは，成人マラスムス型，マラスムス・クワシオルコル型，成人クワシオルコル型の3つに分類される。

【pH】★★《ペーハー，水素イオン指数》　pH＝−log(水素イオンモル濃度)で定義。溶液の酸性，塩基*性の指標。純水はpH＝7，酸性溶液はpH＜7，塩基性溶液はpH＞7。水素イオン(H^+)は水中では水和してH_3O^+(ヒドロニウムイオン)として存在する。

ガラス電極pH計，pH指示薬，pH試験紙で測定。水素イオンは水溶液中の種々の反応に影響を及ぼすため，pH値は反応条件を決める重要な指標となる。また，微生物の増殖に影響，食品の保存性に密接に関係する。

(人体) 血液のpHが低下すると，腎からのH⁺排泄は促進される。[2016]／血液のpHが低下すると，呼吸反応は促進される。[2016]

(食物) 死後硬直が始まると，筋肉のpHは低下する。[2020]

(基栄) 唾液のpHは6.0～7.0，胃液のpHは1.0～3.5である。

【非営利団体】⊃NPO

【PAL】⊃身体活動レベル

【B/S】⊃貸借対照表

【PSA】★★《prostate specific antigen，前立腺特異抗原》 前立腺*と傍尿道腺の細胞*で産生され，精漿中に分泌されるたんぱく質*（セリンたんぱく分解酵素）。血中濃度は，健常男性ではきわめて微量であるが，前立腺がんの発生あるいは前立腺組織の破壊などでは増量するので，前立腺がんの敏感度*の高い腫瘍マーカーとして利用されている。基準値は4.0ng/mL以下。血中PSAの60～90％はたんぱく質と複合体を形成しており，前立腺のがんでは肥大症よりも遊離型の存在比が高い傾向にあるので，遊離PSA／総PSA比が診断に利用される（基準値0.15以上）。

(人体) PSAは，前立腺がんの腫瘍マーカーである。[2008][2011][2014]

(臨) PSAは，前立腺で産生されるたんぱく質で，前立腺がん，加齢や前立腺肥大症，急性前立腺炎などの尿路感染症において上昇する。[2021]

【PN】⊃静脈栄養法

【PNI】★《prognostic nutritional index，予後判定栄養指数，予後栄養評価指数，予後栄養指数，予後推定栄養評価》 複数の栄養パラメーターを組み合わせて手術の予後を予測する指数。これにより術前の栄養管理の必要性を判定する。計算方法は次の2種類。①PNI（％）＝158－16.6×血清アルブミン濃度（g/dL）－0.78×上腕三頭筋部皮厚（mm）－0.22×血清トランスフェリン濃度（mg/dL）－5.8×遅延型皮膚過敏反応*。高値になるほど，栄養状態の悪化を示し，40未満で低リスク，40以上50未満で中等度リスク，50以上でハイリスクとなる。②PNI（％）＝血清アルブミン（g/dL）×10＋総リンパ球数*（個/μL）×0.005。StageⅣ消化器がんおよびStageⅤ大腸がんに対するPNI。低値になるほど栄養状態の悪化を示す。基準値は40以上であり，40未満の場合には切除，吻合（ふんごう）禁忌である。

(臨) PNI（予後栄養評価指数）は，術後の合併症を起こす危険率を示す。

【PFC比】★ 総エネルギー摂取量に対する，たんぱく質*（P），脂質*（F），炭水化物（C）由来のエネルギー摂取量の割合。日本人の食事摂取基準[2020年版]*では，エネルギー産生栄養素バランスとして1歳以上で目標量が策定されている。Pは，1～49歳：13～20％，50～64歳：14～20％，65歳以上：15～20％，Fは20～30％，Cは50～65％である。近年の国民健康・栄養調査*では，脂肪エネルギー比の上昇，糖質エネルギー比の減少傾向がみられる。

(栄教) PFC比により，エネルギー比率が判断できる。[2007]

【BMI】★★★★《body mass index（ボディマスインデックス），体格指数》 栄養状態評価*に用いる体格指数。身長と体重の身体計測*値を組み合わせて算出する。皮下脂肪*厚測定による体脂肪*組織量との相関が強い。小児の場合，身長が高いと体脂肪組織量との相関が悪くなることから，18歳以上に適用し，成人の肥満判定基準として用いられる。日本肥満学会では18.5未満を低体重，18.5～24.9を普通体重，25.0以上を肥満*としている。算出式：BMI＝[体重（kg）]÷[身長（m）²]。BMIは，食事摂取基準*[2015年版]以降，エネルギーの摂取量と消費量のバランスの維持を示す指標として採用された。

(社) ある年の健診で把握されたBMIと収縮期

血圧との関連は，横断研究で調査される。[2015]／BMIは，特定保健指導対象者の選定・階層化に用いられる項目である。[2017]

(人体) BMIは，肺気腫の予後因子となる。[2011]

(応栄) エネルギー摂取量の過不足の評価は，BMIや体重の変動により判断する。[2012]

(栄教) 妊娠全期間の体重増加量は，非妊娠時のBMIに基づいて説明する。[2012]

(臨栄) 肥満の食事療法では，BMI≧30の場合，超低エネルギー食(VLCD)を用いる。[2007]

(公栄) 食事摂取基準[2015年版]におけるエネルギー摂取量のアセスメントは，BMIを指標として行う。[2012][2014]

(給食) 給与エネルギー目標量を検討するために，対象者のBMIの分布を把握する。[2011][2012]

【PMI】★《proportional mortality indicator, PMR:proportional mortality rate》50歳以上の死亡者数が全死亡者数に占める割合。年齢別死亡を把握できれば人口を用いないので統計が確立されていない国でも算出可能。日本のPMIは年々上昇し，世界的にも高率。WHO*が衛生状態や社会状況を反映する総合健康指標*として提唱。値が高いと50歳未満の壮年期や乳幼児などの死亡が少なく，50歳以上の高齢者の死亡が多い。65歳以上の死亡者数が全死亡者数に占める割合で示すこともある。

(社会) WHOの提唱する総合健康指標は，粗死亡率，PMIと1歳平均余命である。

【PMR】⊖PMI
【POS】⊖問題志向型システム
【POMR】★★《problem-oriented medical record, 問題志向型診療記録》POS(problem oriented system，問題志向型システム*)を実施するための診療録(medical record)。問題志向型システムは，患者が抱えている医学的，心理的，肉体的，社会的，食生活などの問題を把握し，解決するためのプロセスである。このPOSを実施するための記録は，基礎データ，問題リスト，初期計画，経過記録からなる。得られた情報が問題リストとして整理さ

れ，個々の問題についてケア計画，実施，経過がSOAP*で記載される。

(臨栄) 問題志向型診察録(POMR)の経過記録は，SOAPに分けて記録する。[2013][2021]／POMRは，医療スタッフ共有の記録方法である。[2010][2012]／POMR(問題志向型診療記録)においては，臨床検査データは，客観的データとして記録する。[2006]／POMRでは，基礎データにより，ケアに必要な情報を収集する。[2010]／POMRの問題リストには，リストアップされた問題点を重要な順に記載する。[2010][2021]／初期計画は，問題ごとに記載する。[2021]

【非汚染作業区域】★　二次汚染*を防ぐため，食品の調理過程による様々な作業工程によって調理場内を区分けした場所の1つ。非汚染作業区域は，準清潔作業区域，清潔作業区域に分けることができる。準清潔作業区域はおもに加熱調理*，清潔作業区域は冷菜の消毒，加熱調理後の冷却，盛りつけ等を行う。器具は専用の消毒済みのものを使用する。調理従事者は専用の清潔な作業衣，履き物などを身につけ，必要に応じてマスク，手袋を着用する。

(給食) 汚染作業区域と非汚染作業区域の区別は，各食品の調理過程ごとに明確に区分する必要がある。

【ビオチン】★★　ビタミンB群の1つ。水溶性。脂肪酸*合成などに関与する，カルボキシラーゼの補酵素*。欠乏症は皮膚炎，悪心など。腸内細菌*により生産され，通常欠乏しないが，卵白*のアビジン*により不活性化され欠乏する時がある。肝臓*，豆に多い。

(食物) 卵たんぱく質のアビジンは，ビオチンと結合してその利用性を著しく妨げる。[2011]／鶏卵白のビオチン含有量は，鶏卵黄より少ない。[2020]

(基栄) ビオチンは，生卵白中のアビジンと結合する。[2018]／ビオチンの吸収は，卵白の摂取により抑制される。[2017]

【BOD】★《biochemical oxygen demand, 生物化学的酸素要求量》　水質汚濁の指標の1つ。水中の有機物が微生物により酸化分

解される時に消費される酸素の量を示したもので，有機物の量と比例関係にある。採水直後の溶存酸素濃度と，20℃，5日間培養後の溶存酸素濃度の差から求める（mg/L）。BODの他，DO（溶存酸素），COD*（化学的酸素要求量），SS（浮遊物質）等も水質汚濁指標となる。

（社会）生物化学的酸素要求量は，水質汚濁の指標に用いられる。[2011]／生物化学的酸素要求量が高いほど，水質は汚濁している。[2020]／生物化学的酸素要求量（BOD）の低下は，河川または湖沼の水質改善を示す所見である。[2017]

【皮下脂肪】★★　皮下組織に存在する脂肪組織*。皮下脂肪の量は，全身の脂肪量を反映すると考えられることから，肥満*の判定に皮下脂肪厚の計測値が用いられる。皮下脂肪厚の測定には，キャリパーを用い，上腕三頭筋中央部と，肩甲骨下部の2カ所を測定し，その合計値で判定する。2カ所の皮下脂肪厚の合計値が男性は40mm以上で体脂肪率20％以上，女性は50mm以上で体脂肪率30％以上と推定され，肥満と判定する。

（応栄）思春期女子は，思春期前に比べ，皮下脂肪量は増加する。[2015][2018]

（栄教）皮下脂肪厚（上腕三頭筋部＋肩甲骨下部）による15歳以上の肥満の判定基準は，男性40mm以上，女性50mm以上である。

（臨栄）皮下脂肪厚は，体内脂肪貯蔵量を反映する。[2010]

【皮下脂肪型肥満】★　身体に蓄積した脂肪*の分布が皮下である場合の肥満*。脂肪の分布状況によって，主として内臓に脂肪が蓄積する内臓脂肪型肥満*と，主として皮下組織に脂肪が蓄積する皮下脂肪型肥満がある。後者は一般に合併症を伴いにくく，女性に多くみられる。脂肪細胞*の質的異常に起因する健康障害は主として内臓脂肪蓄積による。

（臨栄）肥満は，腹部における体脂肪分布から皮下脂肪型と内臓脂肪型に分けられる。

【皮下脂肪組織】⊃脂肪組織

【B型肝炎】★★　B型肝炎ウイルスによる慢性感染症。B型肝炎ウイルスは，血液・母子・性行為感染し，急性肝炎から慢性肝炎*，肝硬変*，肝がん*に発展するが，多くは不顕性感染のキャリアである。予防対策に，定期予防接種A類，輸血*用血液のスクリーニングやHBs抗原とHBe抗原がともに陽性の妊婦*から生まれたHBs抗原陽性児に抗HB免疫グロブリン*とHBワクチン*の投与がある。5類感染症*。

（社会）B型肝炎ウイルス保有妊婦から生まれたHBs抗原陽性児に対して，免疫グロブリン投与が行われている。

（人体）慢性肝炎は，B，C型肝炎ウイルスの感染による。／輸血で，B型肝炎ウイルス感染が起きることがある。[2006]

【非加熱食肉製品】★　食肉*製品の1つ。加熱殺菌を行わずに製造する生ハム，生サラミ，生ベーコン，ラックスハム，パルマハム，プロシュットなどを指す。食肉を塩漬けした後，冷燻（くん）煙*または冷所で乾燥させ製造するもので，乾燥食肉製品を除くものをいう。その製造にあたり衛生的配慮が必要で，食品衛生法*では原料肉の選定，取り扱い，燻煙または塩漬条件，乾燥条件などについての規定がある。さらに成分規格や保存基準*も設けられている。販売にあたっては非加熱食肉製品である旨を明記する。

（食物）非加熱食肉製品について，E.coli，黄色ブドウ球菌，サルモネラ属菌についての規定がある。

【光増感作用】★《光増感酸化》　光のエネルギー*を吸収*して活性化した物質が他の化学変化を引き起こす作用。食品中の色素（クロロフィル*，リボフラビン*など）が可視光線*を吸収して活性化し，この過剰のエネルギーによって，自身が分解したり共存成分を破壊することがある。また，活性酸素*を生じて食品成分（脂質*など）を酸化する。光増感作用によって一般に食品は劣化*し，栄養素*の分解，変色，異味・異臭（日光臭*）を発生するので，着色食品では遮光保存が望ましい。

（食物）光増感酸化により，食品成分は分解されフレーバーの劣化が起こる。

【光増感酸化】⊃光増感作用

【非還元糖】★　還元性をもたない糖。還

元基同士が結合した二糖類*(スクロース*, トレハロース*など), 多糖類*, 糖アルコール*, 配糖体などがある。還元糖*よりアミノ–カルボニル反応*を起こしにくい。

(食物) アミノ–カルボニル反応による褐変は, 非還元糖よりも還元糖の方が進みやすい。

【非感染性疾患】 ⊃NCD

【ビグアナイド薬】 ★★《塩酸ブホルミン, 塩酸メトホルミン》 経口血糖降下薬。血糖値*低下は, ①肝臓*における糖新生*の抑制, ②末梢組織のインスリン感受性*亢進, ③消化管*からの糖吸収の抑制などの作用に基づく。糖消費促進は, AMP依存性プロテインキナーゼを標的とする作用である。使用:①インスリン抵抗性*のある軽症糖尿病*患者に用いられることが多い。②体重増加作用がないため, 肥満*のある患者の食事療法*の妨げにならない。③注意すべき副作用は乳酸アシドーシスで, 重症の肝障害・腎障害患者, 造影剤使用時には使用禁忌である。

(臨栄) ビグアナイド薬は, 末梢組織におけるインスリン作用を増強する。[2011]／ビグアナイド薬は, 肝臓での糖放出を抑制する。[2016]／ビグアナイド薬は, 肝臓での糖新生の抑制に作用する。[2017]

【ピクルス】 ★ 欧米に古くからある酢*を使った野菜の保存食*。乳酸発酵によってつくるものと, 酢やワイン*のような保存性のある漬け液に漬けたものとの2種類に分かれる。日本の発酵漬物と比べて, 酸味*が強い。

(食物) 食品のpHを下げ, 腐敗を抑制し保存性を増加させたのが各種ピクルス類である。

【微好気性菌】 ★ 酸素濃度が3~15％で増殖する細菌類。好気的条件でも, 嫌気的条件でも生育できない。食中毒菌のカンピロバクター*・ジェジュニ／コリや, ヘリコバクター・ピロリ, 乳酸菌*の一部などがこれに属する。カンピロバクター, ヘリコバクターは酸素濃度15％以上で死滅する率が高くなり, また5％以下になるとコロニーは小さくなる。

(食物) カンピロバクターは, 微好気条件(酸素

濃度が3~15％)でよく発育する。

【B細胞】 ★《Bリンパ球》 骨髄(bone marrow)で分化成熟するリンパ球*の一種。bone marrow-derived lymphocytesから, B細胞とよばれる。体液性免疫*担当細胞である。抗原*刺激によって, B細胞は, 最終的に形質細胞とよばれる抗体産生細胞へ分化し抗体をつくる。B細胞表面上には, 免疫グロブリン*が存在し(未熟B細胞ではIgM*クラス, 成熟B細胞ではIgM/IgD*両クラス), 抗原特異的レセプター*として機能している。この免疫グロブリンの抗原特異性は, 将来産生される抗体と同一である。

(人体) B細胞は抗体を産生し, 液性免疫に関与する。[2016]

【膝高】 ⊃膝下高

【PG】 ⊃プロスタグランジン

【PCR】 ⊃ポリメラーゼ連鎖反応

【BCAA】 ⊃分岐鎖アミノ酸

【PCB】 ⊃ポリ塩化ビフェニル

【微小変化型ネフローゼ症候群】 ★★ ネフローゼ症候群*を呈し, 腎生検による光学顕微鏡所見では明らかな異常を認めず, 電子顕微鏡で広範な上皮細胞足突起の融合のみの異常がみられる疾患。小児の発症が多いが, 高齢者でもみられる。急激な浮腫の出現, 体重増加, 高度のたんぱく尿がみられる。一般的に副腎皮質ステロイドにより著効するが, 再発も多い。浮腫には利尿薬の投与や食塩制限(3g以上6g未満/日)を実施。

(臨栄) 微小変化型ネフローゼ症候群では, LDL–コレステロール値は, 上昇する。[2019]／微小変化型ネフローゼ症候群では, エネルギー摂取量は, 35kcal/kg標準体重/日とする。[2019]／微小変化型ネフローゼ症候群では, たんぱく質摂取量は, 1.0~1.1g/kg標準体重/日とする。[2019]／微小変化型ネフローゼ症候群では, 浮腫がみられる時はナトリウム(食塩)制限を行う。[2009]／微小変化型ネフローゼ症候群において, 浮腫がみられる時の水分摂取量は, 前日尿量＋500mLとする。[2019]／微小変化型ネフローゼ症候群の成人症例には, 利尿を促す治療をする。[2007]／微小変化型ネフローゼ症候群

●ビショ

ヒ

の成人症例には，ステロイド性抗炎症剤を用いる。[2007]／微小変化型ネフローゼ症候群は，ステロイド薬の反応が微小変化型以外のネフローゼ症候群に比べて良好である。[2019]

【ビスコグラフ】 ➡アミログラフ

【ヒス束】 ★《房室束》 心臓*の刺激伝導系*の一部。房室結節から心室*に至る特殊筋線（繊）維からなっており，心房－心室間の唯一の筋性連絡路である。そのためヒス束電位図は房室ブロックの部位診断に使用されている。

(人体)刺激伝導系は，洞房結節→房室結節（田原の結節）→ヒス束の順に伝わる。

【ヒスタミン】 ★★★ 動植物組織に分布する生理活性物質。ヒスチジン*の脱炭酸反応により生成する。赤身の魚（さば，さんま，まぐろなど）にはアミノ酸*の一種であるヒスチジンが多量に含まれている。ヒスチジンはモルガン菌などの細菌*が産生するヒスチジン脱炭酸酵素によってヒスタミンに変化する。ヒスタミンを経口的に摂取すると，じん麻疹，顔面の紅潮，発熱*などのアレルギー*に似た中毒症状を起こす。食物アレルギーや気管支喘息，花粉症などのⅠ型アレルギーでは，免疫系を介して肥満細胞*（マスト細胞）からヒスタミンが遊離し発症する。

(人体)ヒスタミンは，ヒスチジンの脱炭酸反応によって生成される。[2021]／肥満細胞は，ヒスタミンを放出してアレルギー反応を引き起こす。[2016]／Ⅰ型アレルギーは，ヒスタミンの放出により生じる。[2008][2014]／ヒスタミンは，胃酸分泌を促進する。[2018]

(食物)ヒスタミンは，腐敗細菌のもつ酵素の脱炭酸作用により生成する。[2010]／ヒスタミンは，ヒスチジンの脱炭酸反応により生じる。[2014][2019][2020]

(基栄)ヒスタミンは，胃酸の分泌を促進する。[2016]

(臨栄)ヒスタミンは，アレルギー症状を引き起こす。[2018]

【ヒスチジン】 ★ L型異性体はたんぱく質*構成アミノ酸*の1つ。HisまたはHと表記。2-アミノ-3-イミダゾールプロピオン酸。乳幼児に対しては必須アミノ酸*

である。塩基性アミノ酸*。脱炭酸により，アレルギー*の原因物質となるヒスタミン*を生成する。

(食物)ヒスタミンは，ヒスチジンが脱炭酸されることで生成する。[2019]

【ヒストン】 ★ 真核細胞の核内DNA*と複合体を形成している塩基性たんぱく質。5種類の成分分子H1，H2A，H2B，H3，H4からなり，DNAの構造を維持して，いわゆるスーパーコイル型の配置を安定化している。

(人体)ヒストンは，DNAと結合して細胞核内に存在している。／ヒストンは，塩基性のたんぱく質である。

【ビスホスホネート】 ★★《骨粗鬆症治療薬》骨粗鬆症*の治療薬。大規模臨床試験で骨折の防止効果が示されている。破骨細胞に取り込まれ，破骨細胞のアポトーシス*を誘導することにより骨吸収*を抑制する。食道粘膜に留まると食道潰瘍や食道炎を生じることがあるので，早朝空腹時に大量の水で服用し，服用後30分は臥床を避ける必要がある。顎骨壊死を避けるため，抜歯やインプラント手術の際は休薬する。

(人体)ビスホスホネート薬は，骨吸収を抑制する。[2016]

(臨栄)牛乳は，ビスホスホネート薬の効果を減弱させる。[2016]

【非政府組織】 ➡NGO

【微生物増殖条件】 ★★ 微生物の増殖に必要な条件。これには，栄養素*，水分，温度が基本条件となる。この他に酸素，酸化還元電位，pH*，塩濃度，浸透圧*などがある。栄養素に関して無機物のみで増殖できる独立栄養菌，無機物と有機物を必要とする従属栄養菌がある。食中毒*菌などの病原菌を含む大部分の細菌は従属栄養菌である。微生物が利用できる水分は自由水*のみであり，これは水分活性*で表される。一般に細菌* 0.90，酵母* 0.88，カビ* 0.83程度である。細菌は増殖に適した温度により，高温細菌，中温細菌，低温細菌*の3群に分類できる。高温細菌は発育至適温度が50〜60℃で，

●ビスコ

ヒ

426

30℃以下では増殖できない。中温細菌は発育至適温度が30〜45℃で5℃以下や55℃以上では増殖できない。大部分の細菌はこの菌群に属する。低温細菌は7℃前後でも速やかに増殖できるものをいう。酸素の有無との関係で，好気性菌*，微好気性菌*，通性嫌気性菌*，嫌気性菌*に分類される。一般に多くの微生物は中性付近で増殖可能である。

(食物) 微生物の増殖を抑制するために，水分活性値を低下させる方法がある。／乾燥食品は，微生物が増殖しにくい食品である。

【ヒ素中毒】★　有機ヒ素化合物と無機ヒ素化合物に起因する中毒。無機ヒ素化合物，例えば亜ヒ酸などは体内に侵入した場合，排泄が緩慢で組織に蓄積し慢性中毒を起こす。職業病との関連では皮膚がん，肺がんなど，また鼻中隔穿孔，黒皮症，多発性神経炎などの発生の原因となる。ヒ素による公害の事例として，土呂久公害（宮崎県），笹ヶ谷公害（島根県）がある。食品衛生上の事例ではヒ素入り粉乳*事件がある。粉乳事件は粉ミルクに使用した食品添加物*中に不純物として含まれていた無機ヒ素により発生した。患者は肝障害，皮膚*の色素沈着などを呈し，多くの死者を出した。一方，ヒ素は，海藻や海生動物に無機および有機ヒ素化合物として含まれているが，毒性面での問題はないとされている。

(社会) 慢性ヒ素中毒は，銀鉱山からの洗鉱排水や土壌のヒ素汚染による飲料水等による中毒である。[2017]

【肥大】★　臓器や組織が全体として大きくなること。臓器や組織を構成する細胞*がそれぞれ大きくなると全体も大きくなる。また，細胞数が増加しても大きくなる。運動*による骨格筋*の肥大や妊娠*による子宮*や乳腺の肥大は生理的肥大である。バセドウ病による甲状腺肥大，弁膜症や高血圧*による左心室肥大は病的肥大である。過剰な負荷が持続的にかかり肥大した場合を特に作業肥大という。前立腺肥大による膀胱平滑筋の肥大や高血圧による左心室肥大がある。

(人体) 肥大は，組織を構成する細胞の容積が増大する現象である。[2016]／高血圧症にみられる左心室肥大を，作業肥大（労作性肥大）という。[2009]

【非代償性肝硬変】★★★《肝硬変非代償期》
黄疸*，腹水*，食道静脈瘤*破裂や肝性昏睡を伴う肝硬変*。肝硬変症は慢性に進行する非可逆的疾患であるが，その経過において肝機能が強く障害され黄疸，浮腫*・腹水，低アルブミン血症，出血傾向，女性化乳房，食道静脈瘤などの門脈圧亢進や高アンモニア血症，肝性脳症*が出現している状態を非代償性という。Alb↓，ChE↓，Cho↓，プロトロンビン時間延長，NH_3↑，血小板↓，フィッシャー比*↓などが認められる。栄養食事療法は，肝性脳症なしの場合はたんぱく質1.3g/kg/日程度，高アンモニア血症，肝性脳症出現時は低たんぱく質食（0.5〜0.8g/kg/日）＋フィッシャー比の高い肝不全用経腸栄養剤を利用する。食塩は1日6g以下（浮腫・腹水を認める場合5g/日以下）。食物繊維を十分に摂取するとともに，ラクツロースやラクチトールの経口投与により腸管内pHを低下させアンモニアの産生・吸収を抑える。耐糖能異常がみられる場合は，食事頻回摂取，LES食を検討。血清フェリチン値が高値の場合，鉄制限食を実施。

(人体) 非代償期肝硬変患者は，血清乳酸脱水素酵素（LDまたはLDH）が高値を示す。[2012]／非代償期肝硬変患者では，プロトロンビン時間（PT）が延長する。[2012]／非代償期肝硬変患者では，血小板数は低下を示す。[2012]／非代償期肝硬変患者は，血清総ビリルビンが高値を示す。[2012]／非代償期肝硬変患者は，血清γ-グロブリンが高値を示す。[2012]

(臨栄) 非代償性肝硬変では，フィッシャー比が低下する。[2019]／肝硬変非代償期においては，肝性脳症の発症を予防するために分岐鎖アミノ酸を摂取してフィッシャー比を高める。[2007]／非代償性肝硬変では，血清総コレステロール値は低下する。[2019]／非代償性肝硬変では，血漿膠質浸透圧は低下する。[2019]／非代償性肝硬変では，早朝空腹時の呼吸商が低下する。

●ヒダイ
ヒ

[2019]／非代償性肝硬変では，血中アンモニア値が上昇する。[2019]／非代償期肝硬変で肝性脳症がみられる場合，たんぱく質制限を行う。[2014]／肝硬変非代償期において，高ビリルビン血症では，脂質の過剰摂取あるいはアルコールの過剰摂取を確認する。[2008]／肝硬変非代償期において，たんぱく質摂取量の適否を，血清アルブミン値で判断する。[2008]／非代償期肝硬変で浮腫がみられる場合，食塩制限を行う。[2014]／非代償期肝硬変で低血糖がみられる場合，夜間食(LES食)を行う。[2014]／非代償期肝硬変の食道静脈瘤がみられる場合，やわらかい刺激の少ない食事にする。[2014]

【ビタミン】★★ 生体内反応を微量で調節する必須の有機化合物。生合成されない，もしくは合成量が不十分であるため食物から摂取する必要がある。脂溶性ビタミン*(A, D, E, K)と水溶性ビタミン*(B_1, B_2, ナイアシン*, B_6, B_{12}, 葉酸*, パントテン酸，ビオチン，C)に大別される。ビタミンA，D，ナイアシンにはプロビタミンが存在する。葉酸，ビタミンCなどで吸収，排泄に関係する遺伝子*の多型*が報告されている。

(食物) ビタミンを栄養強化の目的で使用した場合には，表示を省略できる。[2017]

(公栄) 食事摂取基準[2015年版]では，ミネラル13項目，ビタミン13項目が策定されている。／国民健康・栄養調査の栄養素等摂取量には，錠剤・カプセル由来のビタミン，ミネラルも含む。[2009]

【ビタミンE】★★《トコフェロール》 抗酸化作用*を有する脂溶性ビタミン*。抗酸化剤(食品添加物)として活用される。生体内では，生体膜を構成する不飽和脂肪酸*や他の成分を酸化障害から防護するために，細胞膜のリン脂質二重層内に局在している。α-，β-，γ-，δ-体のトコフェロールおよびトコトリエノールの合計8種類の同族体がある。血液や組織中に存在するトコフェロールの大部分がα-体であることから，血中α-トコフェロール濃度を指標としてビタミンEの食事摂取基準*を策定している。日本標準食品成分表では，α-，β-，γ-，δ-トコフェロ

ールの成分値を個々に示している。ビタミンEは植物油*に多く含まれ，通常欠乏しないが，欠乏症として，未熟児，脂肪吸収障害，遺伝性疾患のケースで，溶血性貧血や神経症状が報告されている。ヒトに対するはっきりとした過剰症は認められていない。

(食物) ビタミンEの添加は，油脂の自動酸化を抑制する。[2020]／酸化防止の目的で使用したビタミンEの表示は，省略できない。[2016]／ビタミンEは，「抗酸化作用により，体内の脂質を酸化から守り，細胞の健康維持を助ける栄養素です」と表示する。[2020]／乾燥大豆のビタミンE含有量は，大豆油より少ない。[2020]

(基栄) α-トコフェロールは，ラジカルを捕捉する。[2011]／多価不飽和脂肪酸の摂取量の増大に伴って，ビタミンEの必要量が大きくなる。[2011][2018]／ビタミンEは，LDLの酸化を防ぐ。[2018]／ビタミンEは，膜脂質の酸化を抑制する。[2021]

【ビタミンA】★★★★★《レチノール，レチナール，レチノイン酸》 脂溶性ビタミン*の1つ。化学名レチノール。視物質として重要。β-イオノン環と全トランス型のイソプレン鎖からなる。共役二重結合を含むため，酸化されやすく，光に弱い。吸収されると肝臓*に貯蔵され，レチノール結合たんぱく質*と結合して血中に放出される。視覚*に関与する活性型はアルデヒド型のレチナールであり，光受容たんぱく質のオプシンと結合して，ロドプシン(視紅)を形成する。このため欠乏すると暗順応が低下する。レチノイン酸*は核内にレセプター*が存在し，遺伝子発現を調節している。β-カロテン*などのβ-イオノン環をもつカロテノイド*は体内でレチナールを経てレチノールに変換するプロビタミンA*である。レチノールは一般に肝臓に多く，筋肉*には存在しないが，ウナギなどでは筋肉にも存在する。欠乏症としては，夜盲症，成長阻害，感染に対する抵抗性の低下，皮膚*や粘膜の角化などがある。多量摂取は慢性中毒(頭蓋内圧亢進症，皮膚の落屑，脱毛など)および急性中毒(脳脊髄液圧の上

昇に伴う頭痛*など)を引き起こす。

(人体) ビタミンAの欠乏症は、夜盲症である。[2015]

(食物) 日本食品標準成分表2015年版(七訂)では、レチノール活性当量は、レチノールとβ-カロテン当量に係数1/12を乗じたものとの合計で求める。[2014]／にんじんのビタミンAは、水さらしでは溶出しにくい。[2016]／ビタミンAは、夜間の視力の維持を助ける栄養素である。[2016]／鶏むね肉のビタミンA含有量は、鶏肝臓より少ない。[2020]

(基栄) レチノールの欠乏によって、夜盲症になる。[2006]／ビタミンAは、網膜のロドプシン成分として作用する。[2018]／食品中β-カロテンのビタミンAとしての生体利用率は、レチノールの1/12である。[2017]／ビタミンAは、遺伝子発現を調節する。[2021]

(応栄) ビタミンAでは、カロテノイドを含まない。[2018]／ビタミンAは、妊婦に付加量が設定されている。[2016]

(栄教) 妊娠初期は、ビタミンAの過剰摂取に注意するよう説明する。[2012]

(臨栄) 短腸症候群の成人患者では、ビタミンAの吸収障害がみられる。[2014]

(公栄) 開発途上国において、おもな微量栄養素欠乏は、ビタミンA、鉄、ヨウ素である。[2013][2020]

【ビタミンK】 ★★★★《フィロキノン、メナキノン》

抗出血性の脂溶性ビタミン*。植物由来のフィロキノン(K₁)と微生物由来のメナキノン(K₂)がある。双方ともナフトキノンを共通の構造としている。生理活性は同等である。活性型はヒドロキノン型(還元型)である。血液凝固*に関与するたんぱく質プロトロンビン*等のビタミンK依存性たんぱく質内のグルタミン酸*残基を、γ-カルボキシグルタミン酸*に変換する、カルボキシル化反応の補酵素*となる。γ-カルボキシグルタミン酸を含むたんぱく質は骨にも存在し、オステオカルシンを活性化して骨形成を調節する他、ビタミンK依存性たんぱく質MGP(Matrix Gla Protein)の活性化を介して動脈の石灰化を抑制することが知られている。腸内細菌*により生産され

るため通常欠乏しないが、腸内細菌の少ない新生児*や抗生物質*治療時に欠乏する場合がある。また体内再生サイクルが存在し、これの阻害剤*を投与した場合も欠乏する。欠乏症は、出生後数日で起こる新生児メレナ(消化管出血)や約1カ月後に起こる特発性乳児ビタミンK欠乏症(頭蓋内出血)である。特に母乳栄養児*に起こりやすい。ビタミンKの主要な供給源は緑黄色野菜や微生物食品である。ワルファリン*等、血液凝固阻止剤を服用中の患者では、納豆*、ほうれんそう、ブロッコリーなどの摂取を避ける必要がある。

(人体) ビタミンKの欠乏では、プロトロンビン時間(PT)が延長する。[2013]

(食物) ビタミンKであるメナキノン(K₂)は、納豆やチーズ、血液などに多く含まれている。[2013]／メナキノンは、腸内細菌によって産生される。[2011]／糸引き納豆のビタミンK含量は、ゆで大豆より多い。[2020]

(基栄) ビタミンKは、血液凝固を促進する。[2021]／ビタミンKの欠乏では、血液凝固の時間が延長する。[2017]／抗生物質の長期投与時には、ビタミンKの必要量が増加する。[2008]

(応栄) 新生児頭蓋内出血の予防として、ビタミンKを投与する。

(臨栄) ビタミンK欠乏の評価では、プロトロンビン時間を用いる。[2019]／ビタミンKは、ワーファリン(ワルファリン)と拮抗する作用をもつ。[2006][2009]／ビタミンKが欠乏すると、出血傾向になる。[2011]／ビタミンKが不足すると、骨粗鬆症のリスクが高まる。[2014]／ビタミンKを多く含む食品は、骨粗鬆症の予防に推奨される。[2016]／新生児の頭蓋内出血を予防するために、ビタミンKを補給する。[2019]

【ビタミンK依存性凝固因子】 ★

凝固因子のうち、その生合成にビタミンKが必要な凝固因子のこと。具体的には、第Ⅱ(プロトロンビン*)、第Ⅶ、第Ⅸ、第Ⅹ凝固因子であり、肉納豆(に・く・なっ・とう：Ⅱ、Ⅸ、Ⅶ、Ⅹ)と覚える。これらの因子の低下による止血*異常は、ビタミンK合成が阻害される低栄養*や、脂溶性であるビタミンKの再吸収が阻害される

ような閉塞性黄疸*，あるいはビタミンK を産生する腸内細菌叢がまだ未成熟な新生児において起きる可能性がある。また，抗血栓薬のワルファリン*は，ビタミンK の生体内活性化に拮抗してビタミンK依存性凝固因子の生合成を抑制することから，その抗血栓効果を発揮するものである。

（人体）ビタミンK依存性凝固因子は，Ⅶ，Ⅸ，Ⅹ，Ⅱ因子である。[2012]

【ビタミンC】★★★★★《アスコルビン酸》
酸化還元反応*に関与する水溶性ビタミン*。化学名はアスコルビン酸。食品中では，L-アスコルビン酸（還元型）とL-デヒドロアスコルビン酸（酸化型）として存在する。両者のビタミンCとしての生物学的効力は同等とみなされ，日本食品標準成分表*中のビタミンCは両者を合わせた総ビタミンC値として示されている。ビタミンCの調理損失は，調理水への溶出が主要原因である。にんじんやきゅうりなどに含まれるアスコルビン酸酸化酵素が存在すると，還元型ビタミンCはすみやかに酸化されて酸化型となる。ビタミンCはアルカリ性環境下で分解されやすい。還元型ビタミンCは酸化されて酸化型ビタミンCとなる。ヒト体内では還元酵素の作用で速やかに還元型へと変換され再利用される。食品中では酸化型を経てビタミンC効力のない2,3-ジケトグロン酸となって分解される。ビタミンCはアミノ酸*が共存するとアミノ-カルボニル反応*を起こしやすい。ビタミンCは抗酸化作用*を有し，酸化防止剤*として食品添加物*に利用されている。生体内では組織に発生する活性酸素*を消去して，がん*や老化制御，皮膚劣化防止効果を示す。また，ビタミンCはFe³⁺をFe²⁺に還元し，非ヘム鉄の腸管吸収を高める働きをもつ。ビタミンCは生体内で特定の水酸化反応に関与し，欠乏するとコラーゲン*合成障害である壊血病*を引き起こす。ビタミンC推奨量は100mg（成人）であるが，ストレス*侵襲，喫煙*などによって生体の要求量は高まる。多くの動

物ではビタミンCを生合成できるが，ヒト，サル，モルモットではビタミンC合成酵素の1つが欠損しているため生合成できない。

（人体）ビタミンCの欠乏症は壊血病である。[2015]／ビタミンCは，皮膚や粘膜の健康維持を助けるとともに，抗酸化作用をもつ栄養素である。[2008]

（食物）アスコルビン酸は，他の食品成分の酸化を促進する。[2021]／だいこんのビタミンCは，にんじんとのもみじおろしで酸化が促進される。[2016]／飲料に栄養強化の目的で使用されたL-アスコルビン酸は，表示が免除される。[2016]／ビタミンCは，コラーゲンの合成に必要な栄養素である。[2007][2008][2014]／ビタミンCは，ビタミンEの消費を軽減する。[2006]／ビタミンCが欠乏すると，出血傾向がみられる。[2012]／ビタミンCは，「皮膚や粘膜の健康維持を助けるとともに，抗酸化作用を持つ栄養素です」と表示する。[2020]

（基栄）酸化型ビタミンEは，ビタミンCにより還元型になる。[2018][2021]／ビタミンCは，ビタミンEラジカルをビタミンEに変換する。[2020]／ビタミンCは，還元作用をもつ。[2019]／非ヘム鉄の吸収は，ビタミンCにより促進する。[2018][2019]／ビタミンCは，欠乏すると，コラーゲン合成が低下する。[2019]／ビタミンCは，体内に蓄積しにくい。[2019]／ビタミンCは，腸内細菌によって合成されない。[2019]

（応栄）ビタミンCの食事摂取基準は，心臓血管の疾病予防効果並びに有効な抗酸化作用を指標として算定された。[2016]／ビタミンCは，妊婦に付加量が設定されている。[2016]／ビタミンCは，心臓血管の疾病予防効果ならびに有効な抗酸化作用を指標として算定された。[2016]

（臨栄）非ヘム鉄は，ビタミンCの同時摂取により，吸収率が上昇する。[2011]／ビタミンCの欠乏では，壊血病がみられる。[2020][2021]

【ビタミンC欠乏症】⇒壊血病
【ビタミンD】★★★★《カルシフェロール》
カルシウム*代謝に関与する脂溶性ビタミン*。ビタミンD₂（エルゴカルシフェロール）とビタミンD₃（コレカルシフェロール）の2種類があり，その効力はほぼ同じ

ヒ

である。プロビタミンD*にはエルゴステロール*と7-デヒドロコレステロールがあり、紫外線*照射により、それぞれビタミンD₂とビタミンD₃になる。食品中のビタミンDはほとんどがビタミンD₃によって構成され、動物組織中に多く含まれる。しいたけなどのきのこ類にはプロビタミンD₂が含まれる。小腸*から吸収されたビタミンDはリンパ管*を経て血中に入り、肝臓*と腎臓*で水酸化されて活性型の1,25-ジヒドロキシビタミンDとなる。これは小腸に運ばれ、カルシウム・リンの吸収を促し、腎ではカルシウム・リンの再吸収を促進する。骨芽細胞を介して、破骨細胞の形成を促し、骨塩の動員を促進する。その他に類骨組織の石灰化を行う。欠乏症としてくる病*、骨軟化症、骨粗鬆症*、過剰症として高カルシウム血症、腎障害、軟組織の石灰化障害などが知られている。ビタミンD欠乏の指標には、血中の25-ヒドロキシビタミンD濃度および副甲状腺ホルモン（PTH）濃度が有効である。前者は皮膚*での産生と食事摂取の合計量を反映して変動する。後者はビタミンD欠乏によって血中カルシウムイオン濃度が低下し、その結果として上昇がみられる。

（人体）ビタミンDの欠乏症は、骨軟化症である。[2015]

（基栄）ビタミンDは、肝臓と腎臓で活性化される。[2012]／ビタミンDを過剰摂取すると、高カルシウム血症が生じる。[2007][2013]／ビタミンDの大量摂取は、腎障害を引き起こす。[2009]／活性型ビタミンDは、小腸でのカルシウムの吸収を促進する。[2014]／カルシウム濃度が低下すると、活性型ビタミンDの産生が高まる。[2018]／ビタミンDの吸収は、食事中の脂質の影響を受ける。[2011]／日照を受ける機会が少ないと、ビタミンDの必要量は増加する。[2015]／きのこに含まれるエルゴステロールは、紫外線照射によりビタミンD₂に変化する。[2009]／ビタミンDの欠乏では、骨塩量が減少する。[2017]／活性型ビタミンDは、細胞内の受容体と結合する。[2018]／ビタミンDは、腸内細菌により合成されない。[2021]

（応栄）ビタミンDの欠乏により、くる病が起こる。[2018]

（臨栄）ビタミンDの欠乏症では、くる病、骨軟化症があげられる。[2021]／ビタミンD活性化障害の評価には、1α,25-ジヒドロキシビタミンD値を用いる。[2020]

【ビタミンB₁₂】★★★★《コバラミン》　水溶性ビタミン*の1つ。化学名はコバラミン。分子内にコバルト*を含有する化合物で、シアノコバラミン、メチルコバラミン、アデノシルコバラミン、ヒドロキソコバラミンがおもな誘導体であり、生体内での補酵素型はアデノシルメチオニン*とメチルコバラミンである。食事摂取基準の数値はシアノコバラミン量として設定されている。アミノ酸や奇数鎖脂肪酸代謝の補酵素*として機能する。遊離したB₁₂は胃壁細胞から分泌される内因子と結合し、内因子－ビタミンB₁₂複合体として腸管を下降し、主として回腸*下端部で吸収される。赤血球*のヘモグロビン*産生に関与し、不足すると造血がうまくいかず、悪性貧血*（巨赤芽球性貧血）を引き起こす。神経細胞*内の核酸*やたんぱく質*などの合成や修復に重要な働きをもつ。主要な供給源は動物性食品である。食品中のB₁₂はたんぱく質と結合しており、胃酸やペプシン*の作用で遊離したものが吸収利用されるため、胃切除者や萎縮性胃炎*患者では欠乏症を発症する危険がある。

（人体）ビタミンB₁₂は、回腸で吸収される。[2017]／悪性貧血は、ビタミンB₁₂欠乏で起こる。[2017]

（食物）「ビタミンB₁₂は、赤血球の形成を助ける栄養素です」は、栄養機能食品の機能表示である。[2013]

（基栄）コバルトは、ビタミンB₁₂の構成成分である。／ビタミンB₁₂は、分子中にコバルトを含有する化合物である。[2009][2018]／ビタミンB₁₂は、回腸から吸収される。[2009][2021]／ビタミンB₁₂の吸収は、胃液の影響を受ける。[2013]／ビタミンB₁₂の吸収に必要な内因子は、胃の壁細胞から分泌される。[2017]／ビタミンB₁₂が不足すると、DNA合成は低下する。[2013]

[2017]／ビタミンB₁₂が欠乏すると，血中ホモシステイン値が増加する。[2019]／ビタミンB₁₂の吸収には，内因子との結合が必要である。[2019]／ビタミンB₁₂の欠乏により，ハンター舌炎は生じる。[2020]

（応栄）ビタミンB₁₂の食事摂取基準は，内因子を欠損した悪性貧血患者が貧血を治癒するために必要な量をもとに算定された。[2016]／高齢期では食品中のビタミンB₁₂吸収率は，低下する。[2021]

（臨栄）ビタミンB₁₂欠乏は，悪性貧血を起こす。[2007]／ビタミンB₁₂の吸収障害は，胃の内因子欠如によって起こる。[2010]／ハンター舌炎は，ビタミンB₁₂欠乏でみられる症状である。[2014]／回盲部切除後には，ビタミンB₁₂の吸収が低下する。[2012]／短腸症候群の成人患者では，ビタミンB₁₂の吸収障害がみられる。[2014]

【ビタミンB₁₂欠乏症】★★★《悪性貧血》
ビタミンB₁₂*の欠乏による障害。悪性貧血が起こる。血清や赤血球*中の葉酸*と相関をもつ巨赤芽球性の大球性貧血は葉酸欠乏でもみられるが，悪性貧血では神経症状を伴うことが多い。ビタミンB₁₂の補酵素*がメチルマロン酸代謝に必要であるため，尿中メチルマロン酸の増加が診断に役立つ。ビタミンB₁₂の吸収には胃*の内因子*が必要であり，胃切除後や萎縮性胃炎*でも発症する。

（人体）ビタミンB₁₂欠乏は，悪性貧血を起こす。[2007][2012]／悪性貧血は，神経症状を伴う大球性貧血である。[2006]／悪性貧血には，ハンター舌炎がみられる。[2008]／悪性貧血は，胃粘膜萎縮による内因子欠乏に起因する貧血をさす。[2014][2016][2020][2021]／胃切除後，キャッスル内因子の欠如により，悪性貧血を引き起こす。[2008]

（基栄）悪性貧血は，ビタミンB₁₂の欠乏により生じる。[2007]

（臨栄）胃全摘術後の貧血の原因は，ビタミンB₁₂欠乏症である。[2010]／胃切除後の悪性貧血は，手術後約5年以降に起こる。[2011]

【ビタミンB₂】★★★★《リボフラビン》　水溶性ビタミン*の1つ。化学名はリボフラビン。生体内では主としてFMN，FAD*

の形で存在し，多くの酸化還元酵素*の補酵素*となる。エネルギー*産生系，特に脂肪酸*の燃焼に消費される。食事摂取基準では，尿中排泄量が増大し始める最小摂取量を推定平均必要量として採用している。欠乏すると発育不良や口角炎*を起こす。レバー，乳，卵*，納豆*等に多く含まれる。熱，酸には安定であるが，アルカリ*には弱く，水溶性のため溶出による損失がある。紫外線*により蛍光を発し，光により分解しやすい。この時，光増感作用*により他の食品成分を分解したり，変香や変色を起こす。

（食物）ビタミンB₂は，光に対して不安定である。[2019][2021]／リボフラビンを着色料の目的で使用する場合は，表示が免除されない。[2018]／「ビタミンB₂は，皮膚や粘膜の健康維持を助ける栄養素です」と表示することができる。[2017]

（基栄）食品中のビタミンB₂は，たんぱく質と結合した状態で存在する。[2011]／ビタミンB₂は，脂肪酸からのエネルギー産生に必要である。[2013]／ビタミンB₂は，尿中ビタミンB₂排泄量が増大し始める摂取量から算定される。[2016]／ビタミンB₂は，体内の飽和量を超えると，尿中への排泄量が増加する。[2017]

（応栄）ビタミンB₂の食事摂取基準は，尿中ビタミンB₂排泄量が増大し始める摂取量から算定された。[2016]

（臨栄）口角炎は，ビタミンB₂，ビタミンB₆の欠乏により起こる。

【ビタミンB₆】★★★★《ピリドキシン，ピリドキサール，ピリドキサミン》　水溶性ビタミン*の1つ。ピリドキシン，ピリドキサール，ピリドキサミンの3つの型がある。体内で補酵素*（ピリドキサールリン酸）となり，アミノ基転移反応や脱炭酸反応の補酵素として働く。食物中のB₆は小腸*上部で吸収される。腸内細菌*によっても合成され，吸収・利用される。欠乏により，ペラグラ様症候群，脂漏性皮膚炎，舌炎，口角炎がみられる。他方，ピリドキシンの大量摂取は感覚性ニューロパシー（感覚神経障害）を引き起こすため，日本人の食事摂取基準*では耐容上限量*を

●ビタミ

ヒ

設けて予防するようにしている。肉*，肝臓*，牛乳*，卵黄*などに多く含まれる。ビタミンB₆は，ホモシステイン*のグルタチオンへの代謝に関与しており，葉酸，ビタミンB₁₂と併用服用することで，動脈硬化予防に寄与する。

(食物) ビタミンB₆の栄養機能表示は「ビタミンB₆は，たんぱく質からのエネルギーの産生と皮膚や粘膜の健康維持を助ける栄養素です」と定められている。[2017]

(基栄) ビタミンB₆は，生体内のアミノ基転移反応に必要である。[2018]／ビタミンB₆は，アミノ酸代謝の補酵素として働く。[2008][2012]／B群の水溶性ビタミンのうち，ビタミンB₆やビオチンは腸内細菌によって合成される。[2011]／たんぱく質の摂取量が多くなると，ビタミンB₆の必要量が増す。[2006][2008][2012][2013][2015][2017][2019][2021]／たんぱく質の異化が亢進すると，ビタミンB₆の必要量は増加する。[2015]

(応栄) ビタミンB₆では，ピリドキシンとしての量で設定されている。[2018]

(臨栄) ホモシスチン尿症の治療には，ピリドキシンが用いられる。[2015]

【ビタミンB₆補酵素型】 ◆ピリドキサルリン酸

【ビタミンB₁】 ★★★★★《チアミン》　水溶性ビタミン*の1つ。化学名はチアミン。活性型のチアミンピロリン酸*（TPP）はピルビン酸脱炭酸酵素などの補酵素*となり，解糖系*やTCA回路での代謝に関与する。糖質*の過剰摂取やエネルギー代謝*の亢進により要求量を増大させる。推定平均必要量は，B₁摂取量と尿中B₁排泄量との関係式における変曲点（飽和量）から求められている。推奨量*は，ビタミンB₂やナイアシン*とともに摂取エネルギーあたりで算定されている。豚肉，酵母*，小麦胚芽などに多い。酸には比較的安定であるが，重曹*などのアルカリ*や水道水の塩素により分解され，また水への溶出により損失する。わらび，淡水魚，貝類などには分解酵素のチアミナーゼ*，別名アノイリナーゼ*が存在する。にんにくの香り成分アリシン*と結

合したアリチアミン*は吸収率が高い。50mg/kg体重/日（3000mg/日）以上の慢性的な服用は，頭痛*，いらだち，不眠，速脈，接触皮膚炎などの臨床症状を示す。ビタミンB₁不足の早期には全身倦怠，四肢の知覚障害，末期には乳酸アシドーシスや心拡大を示す。

(人体) ビタミンB₁は，ピルビン酸脱水素酵素の補酵素である。[2011]／ウェルニッケ脳症は，ビタミンB₁の欠乏で起きる。／ビタミンB₁の欠乏症は，脚気である。[2015]

(食物) 100gあたりのビタミンB₁含量は，七分つき米に比べ，精白米で少ない。[2011]／豆に重曹を加えて煮ると，ビタミンB₁が分解される。[2015]／きゅうりをぬかみそ漬けにすると，ビタミンB₁は増加する。[2016]／ビタミンB₁は，炭水化物からのエネルギー産生と皮膚や粘膜の健康維持を助ける栄養素である。[2016]

(基栄) ビタミンB₁は，ピルビン酸をアセチルCoAに変換する反応の補酵素である。[2021]／ビタミンB₁は，尿中ビタミンB₁排泄量が増大し始める摂取量から算定された。[2016]／エネルギー代謝が亢進している時には，ビタミンB₁，B₂，ナイアシンの必要量が増加する。[2008]／糖質の多量摂取は，ビタミンB₁の必要量を増大させる。[2009][2010][2014][2020]／糖質が少なく脂質の多い食事を摂取すると，ビタミンB₁の摂取量は少なくてすむ。[2011]／ビタミンB₁が欠乏すると，血中の乳酸が増加する。[2012][2017][2019]／ビタミンB₁は，組織内で飽和すると，過剰分が尿中に排泄される。[2011][2018]

(応栄) ビタミンB₁欠乏は，赤血球のトランスケトラーゼ活性によって評価する。[2013]／ビタミンB₁の食事摂取基準は，尿中ビタミンB₁排泄量が増大し始める摂取量から算定された。[2016]／低温環境下では，ビタミンB₁の必要量が増加する。[2020]

(臨栄) ビタミンB₁欠乏では，代謝性アシドーシスを発症する。[2012][2015]／高カロリー輸液使用時には，ビタミンB₁を投与する。[2011][2016]／重症感染症では，ビタミンB₁の必要量が増大する。[2014]／ビタミンB₁の欠乏症では，脚気，ウェルニッケ脳症があげられる。[2021]

【ビタミンB₁欠乏症】★★　ビタミンB₁*欠乏による障害。代表的な欠乏症には脚気*，ウェルニッケ・コルサコフ症候群がある。前者はおもに末梢神経*障害，後者は中枢神経*障害が主体で，記銘力欠損などがあらわれる。ウェルニッケ脳症はアルコール*多飲者に多発する。

(人体) ビタミンB₁欠乏は，ウェルニッケ脳症を起こす。[2006][2007][2010]

(応栄) ビタミンB₁欠乏により，ウェルニッケ・コルサコフ症候群が起こる。[2012]

【ビタミンB₁節約効果】➡ビタミンB₁節約作用

【ビタミンB₁節約作用】★《ビタミンB₁節約効果》　ビタミンB₁*必要量を減少させる作用。エネルギー源として糖質*を多量に摂取するとビタミンB₁の必要量が増加するが，脂肪*の摂取を増加させると必要量を減少できる。

(基栄) エネルギー源として脂肪酸利用が高まった場合には，ビタミンB₁の必要量は減少する。[2006]

【ビタミンU】➡S-メチルメチオニン

【ピータン】★　殻付き卵の加工品。アヒル卵，鶏卵*等が用いられる。消石灰，草木灰などのアルカリ剤を含んだペーストを卵殻に塗り，数カ月かけて製造する。卵殻から徐々にアルカリが浸透し，卵白*，卵黄*ともにたんぱく質*が変性して凝固する。発生したアンモニアや硫化水素により特有の風味が生じる。中華料理の前菜に用いられることが多い。

(食物) ピータン（皮蛋）は，アヒルの卵のたんぱく質をアルカリ変性させた食品である。[2007][2017]

【非たんぱく質エネルギー／窒素比】★《NPC/N比：non protein calorie/nitrogen》　たんぱく質量に対して他のエネルギー素材（炭水化物*，脂質*）をどれだけ用いれば効率よくたんぱく質を利用できるかを示す指標。術後*は120～150，腎不全*患者では300～500が目安となる。（総エネルギー量－たんぱく質からのエネルギー量）／（たんぱく質重量×0.16）の式で表される。

(臨栄) 重症熱傷時には，非たんぱく質エネルギー

ーと窒素の比は，非侵襲時より低めにする。[2008]／広範囲熱傷患者では，NPC/N比(非たんぱく質カロリー窒素比)は，100とする。[2020]／重症外傷患者では，NPC/Nは，100を目安に調整する。[2021]

【非たんぱく質呼吸商】★　糖質*，脂質*の燃焼時の酸素消費量に対する糖質，脂質燃焼由来の二酸化炭素*排出量の比。呼気分析による酸素消費量と二酸化炭素排出量，および尿中窒素より算出したたんぱく質燃焼由来の酸素消費量と二酸化炭素排出量より求める。NPRQを用いて，身体活動時のエネルギー消費量*，糖質燃焼量，脂質燃焼量を求めることができる。NPRQ＝0.707の時は脂質のみの燃焼を，NPRQ＝1.00の時は糖質のみの燃焼を示す。

(基栄) 非たんぱく質呼吸商の算出では，尿中窒素量を測定する。

【非たんぱく態窒素】★　たんぱく質*以外の窒素化合物中に含まれる窒素の全量。オリゴペプチド*，遊離アミノ酸，ヌクレオチド*，アンモニア*，尿素*，硝酸塩などがあげられる。

(食物) たんぱく質の含有量の算出にあたり，通常の食品では非たんぱく質由来の窒素は5～10％くらいなので，これらを含めてたんぱく質として扱っている。

【備蓄食品】★　地震等の災害発生に伴うライフラインの停止時にも，利用者に食事が提供できるよう備えておく食品のこと。一般的には，水や主食など3日分の備蓄が推奨されている。備蓄食品には，常温で長期保存が可能で，調理が簡便であることなどの条件が求められる。

(給食) 常温保存可能な食品は，災害時のために購入する備蓄食品である。[2018]／1食分ずつの個別包装食品は，災害時のために購入する備蓄食品である。[2018]／2年以上の保存期間の食品は，災害時のために購入する備蓄食品である。[2018]／加熱不要の食品は，災害時のために購入する備蓄食品である。[2018]

【必須アミノ酸】★★《不可欠アミノ酸》　正常な成長，窒素平衡を維持するために必要で，体内合成できないか，あるいは体

●ビタミ

ヒ

内合成できても十分でないアミノ酸*。バリン*，イソロイシン*，ロイシン*，トレオニン*，リシン*，メチオニン*，フェニルアラニン*，トリプトファン*，およびヒスチジン*の9種類が相当する。アミノ酸の必須，非必須の分類と必要量の決定はローズ*（Rose,W.C.）によって行われた。食品たんぱく質の栄養価（アミノ酸スコア*）は，必須アミノ酸の基準アミノ酸パターン*に対する含有割合として算出された値である。

(食物) リシンは穀類たんぱく質で不足しがちな必須アミノ酸（不可欠アミノ酸）である。[2011]

(基栄) ヒトにおける必須アミノ酸（不可欠アミノ酸）は，9種類である。[2010][2017]／アミノ酸評点パターンは，食品たんぱく質中の理想的な不可欠（必須）アミノ酸量を示す。[2018]／不可欠アミノ酸（必須アミノ酸）の必要量は，アミノ酸の種類によって異なる。[2014][2016]

【必須脂肪酸】★★★《不可欠脂肪酸》　人体で生合成できないため，食物から摂取しなければならない脂肪酸*の総称。n-6系のリノール酸*（C18:2）とn-3系のα-リノレン酸*（C18:3）は，植物で合成されるが動物では合成されない。そのため，ヒトにとっては必須脂肪酸であり，これらの脂肪酸が欠乏すると皮膚炎等を生じる。必須脂肪酸を食物から体内に取り込むと，体内酵素の働きによって炭素数の延長，二重結合の付加が繰り返され，リノール酸からはアラキドン酸*，α-リノレン酸からはEPA*，DHA*が生成する。アラキドン酸は生体膜*構成成分であり，エイコサノイドの前駆体としても重要である。そのため，一般的には，リノール酸，α-リノレン酸に加え，アラキドン酸（C20:4）を含めて必須脂肪酸とよぶ。

(人体) α-リノレン酸は，炭素数18のn-3系多価不飽和脂肪酸で，体内で合成できない必須脂肪酸である。[2008]

(食物) 必須脂肪酸の炭化水素鎖の二重結合は，シス型である。[2020]

(基栄) ヒトでは，必須脂肪酸を合成する酵素の遺伝子が欠損している。[2009]／オレイン酸は非必須脂肪酸である。[2015]

(臨栄) 経腸栄養法の際，成分栄養剤の長期投与では，必須脂肪酸欠乏に注意する。[2014]

【BT】⮕バクテリアルトランスロケーション
【PTH】⮕副甲状腺ホルモン
【PDCA】★★《マネジメントサイクル，PDCAサイクル》　経営管理の展開。経営管理の連動を追ったもので，目標を達成するための計画を立て（Plan），計画に従って実行し（Do），計画どおりに実行されたかを検討する（Check）。さらに検討結果を修正するための行動を起こす（Action）というサイクルである。さらにAはPにフィードバックされ，高い目標にトライする。マネジメントサイクルの1つで，PDSサイクルのSeeの内容をより明確にしたものである。

(社会) 公衆栄養活動では，PDCAサイクルに基づいた活動を推進する。[2019]／地域住民を対象とした減塩教室の実施は，PDCAサイクルのD（Do）である。[2018]

(給食) 品質は，PDCA活動により向上する。[2009][2015]／QC（quality control）は，PDCAサイクルの繰り返しである。[2008]

【PDCAサイクル】⮕PDCA
【非糖質系天然甘味料】★　化学的合成品でない天然甘味料のうち，糖質*でないものの総称。甘草（かんぞう）に含まれるグリチルリチン*，ステビアの葉に含まれているステビオシド*，甘茶のフィロズルチン*などがある。また，アフリカ原産の果実にはたんぱく質系のソーマチンやモネリンがある。

(食物) グリチルリチンは，マメ科の植物である甘草に含まれる非糖質系天然甘味料である。／ステビオシドは，南米産のキク科の植物に含まれる甘味成分で，非糖質系天然甘味料である。

【ヒトT細胞白血病ウイルス1型】⮕HTLV-1
【ヒト免疫不全ウイルス】⮕HIV
【2-ヒドロキシプロパン酸】⮕乳酸
【ヒドロキシプロリン】★　たんぱく質*を構成するイミノ酸。プロリン*残基の側鎖ピロリジン環に水酸基が置換したもの。コラーゲン*に多く含まれる。結合組織*形成時にコラーゲン前駆体に，水

酸化酵素プロリン-4-モノオキシゲナーゼが作用してヒドロキシプロリンを生成する。この時、ビタミンC＊を必要とする。

（人体）コラーゲンは、構成アミノ酸としてヒドロキシプロリンを含む。

【ヒドロキシメチルグルタリルCoA還元酵素】⇨HMG-CoA還元酵素

【ビネグレットソース】⇨フレンチドレッシング

【PPN】⇨末梢静脈栄養法

【皮膚】★★★　体表をおおう組織。①内部環境と外部環境の境界として、種々の外来刺激から体を保護し、②発汗＊や血流調節により体温を調節し、③水分や一部の物質を汗として排出する。さらに、④触覚、痛覚、温度覚などを感じ、外界の情報を受け取る感覚器でもある。表皮、真皮、皮下組織からなる。

（人体）食物アレルギーでは、皮膚症状が認められる。[2010]

（食物）ビタミンCは、皮膚や粘膜の健康維持を助けるとともに、抗酸化作用をもつ栄養素である。[2008]

（応栄）持続的な圧迫やずれによって生じる皮膚や皮下組織の壊死を褥瘡という。[2009]

（臨栄）皮膚症状による栄養状態の推定は、可能である。[2010]／皮膚の緊張から脱水の推定は、可能である。[2010]

【ビフィズス菌】★★　ヒトの腸管内で菌叢を形成して常在する、グラム陽性の桿菌である偏性嫌気性細菌。およそ30菌種が知られている。ビフィズス菌の生理機能として代表的なものは整腸作用である。ビフィズス菌は乳酸＊と酢酸の両方を産生することによって腸内が酸性になり、腸管の蠕動運動が亢進することと、病原菌の感染や腐敗物を生成する菌の増殖を抑えることなどによる。ヨーグルト＊をはじめ発酵＊乳製品に利用される。

（食物）プロバイオティクスとして、ビフィズス菌がある。[2008]／フラクトオリゴ糖には、ビフィズス菌の生育を促進する作用がある。[2009]

（応栄）母乳栄養児は、人工栄養児より糞便中のビフィズス菌が多い。[2010]

【皮膚感覚】★　触点、温点、冷点、痛点の4つの感覚点により知覚される感覚。メルケル細胞、マイスネル小体、ルフィニ終末、パシーニ小体、毛包受容器、自由終末などの受容器＊があり、機械的刺激を感知する。

（人体）皮膚感覚は、皮膚の表面にある、触点・温点・冷点・痛点などの感覚点が刺激を受けて起こる。

【ビーフン】★　うるち米＊を原料にした麺の一種。焼きビーフンなどの中国料理に用いられる。中国語で米粉（ミーフェン）という。うるち米の精白米を浸漬、水挽き、脱水後、蒸して糊化する。つきまぜてから、押し出し器の細孔より熱水中に押し出し加熱した後、乾燥する。外見は、はるさめに類似した硬い麺で、淡泊な味と弾力＊がある。

（食物）ビーフンの原料はうるち米である。

【非抱合型ビリルビン】⇨間接ビリルビン

【被保険者】★★　医療保険制度において、保険に加入し病気やけがをした時に必要な医療給付を受ける者。わが国の公的医療保険制度には、健康保険、共済組合、国民健康保険などがあり、それぞれ被保険者＊になれる人の対象範囲は異なる。なお、医療保険以外にも保険には様々な種類があり（生命保険、損害保険など）、それぞれ被保険者が定義されている。

（社会）介護保険制度の被保険者は、40歳以上の者である。[2015]／医療機関受診の際に、被保険者は医療費の原則3割を支払う。[2012]／75歳以上の被保険者も、保険料を支払わなければならない。[2017]／保険給付の対象となる者を、被保険者という。[2021]

【飛沫感染】★　咳、くしゃみや会話などによる感染者の飛沫に、感受性者の結膜や鼻、口の粘膜＊が直接曝露される接触感染の1つ。この感染では、菌量が多く、新鮮であるため発病率が高い。全ての呼吸器系感染症の主経路である。

（人体）水痘は、飛沫感染や接触感染する。[2006]／麻疹は飛沫感染する。[2006]

【肥満】★★★★★　体脂肪＊が蓄積過剰な全身状態。日本人の食事摂取基準[2020年

版]ではBMI*〈体重kg/(身長m)²〉の目標体重の範囲を24.9〜18.5としている。さらに高齢者64〜75歳，75歳以上の場合は，フレイル予防および生活習慣病の発症予防の両者に配慮することをふまえて24.9〜21.5を当面の目標としている。BMIは国民健康・栄養調査においても用いられている。ただし，筋肉*の発達による体重増加など，単に体重が重いだけでは肥満とはいえない。肥満を成因によって分類すると，大部分は運動不足や習慣的な過食による単純性肥満*に属し，他に内分泌性(糖尿病*，高インスリン血症などに伴う肥満)，視床下部性(満腹および食欲中枢*のバランスが崩れ，過食に陥る肥満)，遺伝性などがある。肥満になると身体活動は制限され，また，心・血管系，肝臓*，腎臓*などの諸器官に余分な負担をかける。体重増加に伴い，心拍出量や体液量は増大し，血圧*も上昇する。さらに，動脈硬化*が促進され，脳卒中や虚血性心疾患*などが誘発される。また，肥満はインスリン*の作用低下やその抵抗性の亢進をもたらし，糖尿病を誘発する要因となる。

(社会) 高血圧症，高尿酸血症，睡眠時無呼吸症候群，変形性膝関節症は，肥満に関連する健康障害である。[2009]

(人体) クッシング症候群では，コルチコイドの過剰により肥満が起こる。[2008]／わが国では，BMI25kg/m²以上を肥満とする。[2016]／肥満者は，インスリン感受性が低い。[2018]／肥満者は，レプチンの分泌が増加している。[2018]／肥満度が上がれば，尿酸値が上昇する。[2017]／閉経後の肥満は，乳がんのリスク因子である。[2020]

(基栄) 肥満は，複数の遺伝子の変異が組み合わさって発現することが多い。[2011]

(応栄) カウプ指数により肥満を判定する場合には，年齢を考慮する。[2008]／学童期では，二次性肥満は原発性肥満より少ない。[2013]／学童期の肥満は，成人期の肥満に移行しやすい。[2017][2020]／変形性膝関節症では，肥満がリスク因子となる。[2016]／肥満は，妊娠糖尿病発症のリスク因子である。[2018]

(栄教) 現在，先進国，開発途上国ともに，「肥満」が栄養教育上の重要な課題となっている。[2008][2009]

(臨栄) わが国では，BMIが30以上を肥満(Ⅲ)度と判定する。[2008]／肥満では，インスリン感受性が低下する。[2012]／肥満では，インスリン抵抗性が高まる。[2013]／肥満の食事療法では，内臓脂肪(脂肪組織)の蓄積の減少をはかる。[2007][2008][2013]／クッシング症候群では，中心性肥満を呈する。[2013]／原発性肥満では，月経異常が起こる。[2013]

(公栄) 健やか親子21では，児童・生徒の肥満の減少を目標の1つとしている。[2011]／肥満者の割合は，女性より男性で高い。[2012]／世界の成人の肥満(BMI30kg/m²以上)の割合は，増加している。[2018]

【肥満細胞】★《マスト細胞》 血流中の好塩基球に相当する細胞*。Ⅰ型アレルギー*で肥満細胞に結合したIgE*抗体にアレルゲン*が結合すると，脱顆粒が起こり，ヒスタミン*やセロトニン*，また新たにつくられたロイコトリエン*も放出されて組織傷害性に働く。

(人体) 肥満細胞(マスト細胞)は，IgEと結合する受容体をもっている。[2009][2011]／肥満細胞は，異物を貪食しない。[2018]

【肥満症】★★ 健康上減量を要する肥満*。肥満に起因ないし関連する健康障害を合併するか，臨床的にその合併が予測される場合で，医学的に減量を必要とする病態。内臓脂肪量の判定基準となっているへそ周囲径の測定により，内臓脂肪蓄積量が多いと判断された場合には，健康への注意が喚起される。内臓脂肪の過剰蓄積は，インスリン*の作用低下やその抵抗性の亢進をもたらし，動脈硬化*が促進され，高血圧*，脳卒中や虚血性心疾患*，糖尿病*を誘発する。

(人体) 血清トリグリセリド値230mg/dLの肥満(1度)症では，運動療法が適応となる。[2013]

(臨栄) 高度肥満症は，BMI35kg/m²以上をいう。[2018]／高度肥満症の治療には，外科療法がある。[2018]／肥満症では，脂肪量の減少を目指す。[2018]

【BUN】★《blood urea nitrogen，血中尿素

437

窒素》 血中の尿素濃度を，尿素に含まれる窒素の濃度として表したもの。尿素（NH₂）CO（NH₂）の分子量は60，窒素の原子量は14であるから，尿素窒素量に2.14（＝60/（14×2））を乗じると尿素量になる。尿素はアミノ酸の窒素の最終代謝産物で腎臓から排泄されるため，血中尿素窒素（BUN）は腎機能の指標となる。腎性疾患では，尿素の糸球体濾過速度（GFR）の低下により，血中尿素窒素は血中クレアチニン値とともに上昇する。たんぱく質摂取増大や手術，感染，消化管出血などの尿素の過剰生産や，体内の水分量などの排泄障害に影響される。クレアチニン値と比較してBUN値の上昇が著しい場合は，腎性疾患以外の消化管出血や感染症，甲状腺機能亢進症などが疑われる。また，肝疾患でも，尿素の合成能力低下により血中尿素は下がり，アンモニア*が増加する。

(人体) 血中尿素窒素は，たんぱく質の異化亢進で増加する。[2021]

(臨床) 臨床検査項目である血清尿素窒素やクレアチニン値は，おもに腎機能の判定基準となる。

【ビュッフェ】★《ブッフェ》 セルフサービスの立食形式。Buffet（ビュッフェ）は，飾り棚，食器棚，配膳*台などを意味するフランス語が語源。各料理を1人分ずつ盛り付けずに料理ごと大型食器に盛り付け，喫食者が各自の皿にとって食事をする形式である。料理は正餐のコース料理に準じるが，品数は提供目的や規模に応じて調節する。ビュッフェの始まりは，出席者が手製料理を持ち寄り，各自取り皿にとって食事をしたことによる。出席者の交流が目的のため，立食である。長所は気軽に食べたい料理をとれ，料理の種類が多く，自由に移動でき，収容人数の柔軟性がある点である。短所は落ち着いて料理を味わえない，片手で食べるため食べ物のサイズに配慮が必要な点である。

(食物) ビュッフェでは，セルフサービスの立食形式である。[2021]

【ヒューマンカロリーメーター】★《エネル

ギー代謝測定室》 空気中の酸素や二酸化炭素*濃度，あるいは空気の容積等の測定機を備えている約15〜20m²の部屋。被験者が測定室の中で一定の時間を過ごすことで生じる，室内における酸素と二酸化炭素のガス濃度の変化からエネルギー消費量*を測定する。室内には机，ベッド，トイレ，ルームランナー等が設置されており，ヒトの日常生活をシミュレートできるように設計されている。睡眠時，基礎代謝*時，安静時，食事摂取時など，室内環境下での長時間の生活活動中のエネルギー消費量の評価をする際に有効である。

(基栄) ヒューマンカロリーメーターでは，利用された栄養素（糖質，脂質，たんぱく質）を推定することができる。

【ピューレ食】⊃ブレンダー食

【病院】★★ 医師，歯科医師が公衆または特定多数人のため医業または歯科医業を行う施設のうち，患者20人以上の収容施設を有するもの。特定疾患病院，特定機能病院，地域医療支援病院，療養病床などの種類がある。

(社会) 病院とは，20人以上の患者を入院させるための医療施設である。[2015][2019][2020]

(給食) 1回300食を提供する病院は，健康増進法に基づき，管理栄養士をおかなければならない特定給食施設である。[2018][2020]／病院では，献立表の作成や食材納入業者の選定は委託可能である。[2009][2011]／食事の提供業務を委託している病院が自ら実施しなければならない業務は，献立表の確認である。[2012]／病院における組織について，食事療養部門を業務の専門に分けて組織する場合は，ファンクショナル組織である。[2013]／病院における給食の目的は，治療の一環である。[2020]

【病院給食】★ 医療機関において，入院患者に対して提供する給食。医療の一環として行われ，入院時食事療養制度により運営されている。病院給食の意義・目的として，以下の3つがあげられる。①医学的管理に基づく食事の提供により，患者の病態の改善・治癒をはかる。②食事の提供により，患者の栄養状態を改善し，治

ヒ

●ビュッ
ッ

療に直接あるいは間接的に寄与する。③食事を媒体として，適切な食事についての知識を習得し，正しい食習慣を身につけて，生活習慣病*予防や健康の維持・増進をはかる。病院給食は，治療食と総称され，一般治療食と特別治療食に分けられる。

（給食）病院給食は，医療として位置づけられている。[2012]／献立の作成は，病院給食において業務委託できる内容である。[2017]／食材の調達は，病院給食において業務委託できる内容である。[2017]／食事の配膳は，病院給食において業務委託できる内容である。[2017]

【氷温保存】★《氷温冷蔵》 食品の氷結点付近の温度で貯蔵する方法。非凍結状態で，氷の生成に伴う組織の変化を防止しながら食品を貯蔵することを特徴とする。

（食物）氷温貯蔵は，0℃から氷結点直前の未凍結の温度帯で食品を貯蔵する方法である。

（給食）氷温冷蔵の温度帯は，−2〜2℃である。[2011]

【氷温冷蔵】→氷温保存

【病原性大腸菌】 ヒトに病原性を示す大腸菌の総称。おもな症状は下痢，尿路感染症，敗血症*，髄膜炎などで，ヒトの腸内常在菌である大腸菌とは区別される。食中毒を起こすものは，一般に下痢原性大腸菌ともいい，発病機序の違いにより5種類に分類される。腸管病原性大腸菌，腸管侵入性大腸菌，腸管毒素原性大腸菌，腸管出血性大腸菌*，腸管凝集性大腸菌があり，腸管出血性大腸菌による感染症は，3類感染症に指定されている。

（食物）病原大腸菌は芽胞を形成しない。

【費用効果分析】→経済的評価

【病者用食品】★★ 健康増進法*に基づく特別用途食品*の1つ。医学・栄養学的な配慮が必要な病者の健康の保持・回復に適するための「特別の用途の表示が許可された食品」である。乳児，妊産婦，授乳婦，嚥下困難者，病者用等の特別の用途に適する旨の表示をしようとする場合は，健康増進法第26条に基づく消費者庁

長官の許可が必要となる。病者用食品は，個別評価型と許可基準型に分類される。許可基準型には，低たんぱく質食品，アレルゲン除去食品，無乳糖食品，総合栄養食品（いわゆる濃厚流動食）がある。許可基準がないものについては個別に評価が行われる。

（食物）基準が定められている病者用食品は，国の許可が必要である。[2011]／許可基準がない病気に関する病者用食品は，個別に評価・許可される。[2012]／低たんぱく質食品は，病者用食品の1つである。[2010][2017]／総合栄養食品は，病者用食品に含まれる。[2011]

（公栄）病者用の特別用途食品の許可は，健康増進法に規定されている。[2008]

【標準化死亡比】★★《SMR：standardized mortality ratio》 年齢構成が異なる集団の死亡率*を比較するための指標。基準死亡率（人口10万対の死亡数）を対象集団にあてはめた場合に，計算により求められる期待される死亡数と実際に観察された死亡数とを比較する。全国平均の死亡率を100（基準値）とし，基準値より大きい場合は，全国平均より死亡率が高いと判断する。

（社会）標準化死亡比（SMR）は，地域間の年齢分布の違いを補正して比較するための指標である。／標準化死亡比は，人口規模の小さな集団に適した方法である。[2012][2016]／標準化死亡比の計算には，昭和60年（1985）モデル人口を用いる。[2010]

【標準的な健診・保健指導プログラム】★★ 高齢者医療確保法*に基づく特定健診・特定保健指導*を中心に，健康増進法*に基づく生活習慣病*対策を推進するための効果的な特定健診・特定保健指導を実施するために，健診・保健指導に関わる医師，保健師，管理栄養士*等の当該事業に関わる者が理解しておくべき基本的な考え方や実施する際の留意点等をまとめたプログラム。2007年（平成19）に確定版，2013年（平成25）に改訂版，2018年（平成30）に平成30年度版が厚生労働省健康局より発表された。

（栄教）生活習慣と健診結果を理解させること

は、「標準的な健診・保健指導プログラム」の内容の1つである。[2008]/生活習慣の改善に必要な実践的な指導をすることは、「標準的な健診・保健指導プログラム」の内容の1つである。[2008]

【病態識別値】 ➡カットオフ値

【病棟配膳方式】★★《パントリー配膳方式》
病棟のパントリー（配膳室）において、配膳*を行う配膳方式の1つ。すなわち、厨房では各病棟ごとの必要量を分配し、病棟やパントリーにおいて盛り付け・配膳を行う。

（給食）病院給食において中央配膳方式から病棟配膳方式に変更することによって、適温供食が容易になる。[2012]/病院給食において中央配膳方式から病棟配膳方式に変更することによって、盛り付け作業人員は増加する。[2012]/パントリー配膳方式は、中央配膳方式より多くの作業従事者を必要とする。[2018]/パントリー配膳方式は、中央配膳方式より利用者とのコミュニケーションがとりやすい。[2018]

【漂白剤】★ 食品中の有色物質や褐変*物質を分解して無色または白色にする食品添加物*。酸化剤と還元剤とがある。酸化漂白剤には亜塩素酸ナトリウムがあり、使用基準は最終食品に含まないこととなっている。還元剤には二酸化硫黄と亜硫酸塩類があり、使用量の最大限度がいずれも二酸化硫黄としての残存量で規定されている。酸化漂白剤は殺菌*作用もあり、殺菌剤としても使用される。還元漂白剤は防腐、防虫、酸化防止などの効果があるために、用途名表示は漂白剤の他に保存料*、酸化防止剤*の場合もある。

（食物）甘味料、着色料、保存料、増粘剤、酸化防止剤、発色剤、漂白剤、防カビ剤は、物質名と用途名を併記しなくてはならない。

【費用便益分析】➡経済的評価

【標本調査】★《サンプル調査》 対象の一部のみを調べて、全体を推測しようとする統計的調査。無作為抽出法*による標本（抽出）調査はサンプル調査ともよばれ、経済面、労力面、能率面などから、多くの場合に用いられている。一方、母集団

全数を調査対象とするのは全数調査（悉皆〈しっかい〉調査）である。

（栄教）標本調査をする場合には、母集団から無作為抽出により標本を抽出しなければならない。/地域栄養調査における調査対象の抽出法としては、全数調査と標本調査がある。/標本調査で調査人数を多くすると、個人間変動は小さくなる。[2020]

【秤量記録法】★★《秤量法、食事記録法（秤量法）》 食物摂取量調査法*の1つ。食物の調理前後の重量および食べる前後の重量を把握して摂取量を求める方法。食品摂取をかなり正確に把握できるが、被調査者の負担も大きい。国民健康・栄養調査*はこの方法が用いられる。

（公栄）現在わが国で実施されている国民健康・栄養調査は、個人単位での1日間の秤量記録法が採用されている。[2008][2016]/秤量記録法では、習慣的な食事内容の変更が生じやすい。[2014]/秤量記録法では、世帯単位の調査が可能である。[2014]/秤量記録法は、対象者の負担が大きい。[2014]/秤量記録法は、1日で個人の習慣的な摂取量を把握することはむずかしい。[2018]/秤量記録（食事記録）法は、他の食事調査法の精度を評価する際の基準となる。[2013][2018][2020]/食事記録法において、目安量法は秤量法に比べて摂取量推定の誤差が大きい。[2021]

【秤量法】➡秤量記録法

【日和見（ひよりみ）感染】★ 通常では感染が起こらないような緑膿菌、霊菌、カンジダなどの弱毒菌による感染。白血病、悪性リンパ腫、免疫不全症、重症糖尿病、免疫抑制剤使用などで感染に対する抵抗力の落ちた宿主で起こる。

（人体）日和見感染は、免疫不全状態で起こる。/ニューモシスチス肺炎（カリニ肺炎）は、日和見感染を起こす。

【開いた質問】➡開かれた質問

【開かれた質問】★ 《開いた質問、open question》 栄養カウンセリングにおいて求められる「傾聴*」の技法の1つ。クライアント*の考えや感情などを自由に表現する機会を与える聞き方で、クライアントを的確に理解する上で重要な方法であ

●ビョウ

ヒ

る。「どんなご相談でしょうか」「〜について話していただけませんか」「〜とはどんなことですか」のように、クライアントに会話の主導権を与えるため、気持ちや感情の表現がしやすくなる。反対に、「閉ざされた質問*(closed question)」とは、「はい」「いいえ」で答えられる質問や短い答えで終わってしまう質問のことで、クライアントにとっては自分の考えを話しにくく、支援者にとっては得られる情報が少なくなるが、正確な情報が必要な場合には有効な技法である。

(栄教) 開かれた質問とは、回答を「はい」、「いいえ」で答えるのではなく、その内容を文章で表現する方法で回答する方法をいう。[2008]/「減量をすることによるよい点は何だと思いますか」は開かれた(開いた)質問である。[2013]

【ピラジン類】★　加熱香気*の一種。アミノーカルボニル反応*の過程で生成する揮発性含窒素複素環化合物。香ばしいにおいを与え、こげ臭、ごま油香、しょうゆ香などに関与する。ジカルボニル類とアミノ酸の相互反応(ストレッカー分解*)によって生成する。

(食物) ストレッカー分解反応ならびにその関連反応は、アルデヒドやピラジン類の香気成分を生じる反応である。

【ピリドキサミン】⬅ビタミンB6
【ピリドキサール】⬅ビタミンB6
【ピリドキサルリン酸】★《ビタミンB6補酵素型》　ビタミンB6*の補酵素*型の1つで、PALP(またはPLP)と略記されるビタミンB6リン酸エステル。ビタミンB6には3種の構造物(ピリドキシン、ピリドキサル、ピリドキサミン)が存在する。いずれも、おもに肝臓でリン酸化*されて、補酵素型(リン酸エステル)となる。これらは、アミノ基転移反応(トランスアミナーゼ反応)やアミノ酸脱炭酸反応(γアミノ酪酸、ヒスタミン*、ドーパミン*、セロトニン*の合成)などの反応に関与する。ALT*、AST*には、補酵素としてピリドキサルリン酸を必要とする代表的なアミノ基転移酵素である。ビタミンB6の欠乏により、皮膚炎、舌炎、口角炎、口内炎*、貧血、けいれん、神経炎などが起こるとされるが、多くの食品に含まれていることや、腸内細菌によって合成されることから欠乏症は比較的起こりにくい。

(人体) ピリドキサルリン酸は、AST、ALTの補酵素として必要である。/ピリドキサルリン酸は、アミノ基転移反応に関与している。

【ピリドキシン】⬅ビタミンB6
【ピリミジンヌクレオチド】★　塩基成分としてピリミジン塩基〈シトシン*(C)、ウラシル*(U)、チミン*(T)〉を含むヌクレオチド*。CとTのヌクレオチドはDNA*、CとUのヌクレオチドはRNA*の構成単位となる。新規合成はアスパラギン酸*とカルバモイルリン酸*からまずオロト酸が合成され、これにリボース*-5-リン酸が結合してピリミジンヌクレオチドが合成される。不要となったピリミジンヌクレオチドは、アンモニアと二酸化炭素となって排泄される。

(人体) アスパラギン酸は、ピリミジンヌクレオチド合成の材料の1つである。

【微量アルブミン尿】★《ミクロアルブミン尿》　通常の尿検査法では検出されないが、感度の高い免疫的測定法などで測定し、尿中アルブミン排泄量が増加している尿。アルブミン排泄量が24時間尿で30mg以上300mg未満/日、随時尿で30mg/gCr以上300mg/gCr未満をいう。糖尿病、高血圧症、高齢者で認められ、糖尿病患者では腎症発見の予測の臨床指標として用いられる。

(人体) 糖尿病腎症2期では、微量アルブミン尿を認める。[2016]

【微量元素】★★　人体の構成・機能に必須の微量元素類。必須元素は多量元素と微量元素に分けられる。微量元素はFe、Zn、Cu、Cr、I、Co、Se、Mn、Moなどで、酵素機能に重要な役割をするものもある。人体には50種近くの微量元素が含まれるが、機能未知の微量元素が多数ある。なお、多量元素にはNa、K、Ca、Mg、P、Cl、Sなどがある。

(基栄) 食物繊維の過剰摂取は、食事カルシウムや微量元素の体外排泄を増大させる。

(公栄) 世界の微量元素不足の多くは，女性と子どもにみられる。

【ビリルビン】 ★★《**胆汁色素，血清ビリルビン**》 血色素（ヘモグロビン*）やミオグロビン*中のヘムの最終代謝産物。胆汁*の色素成分であり，1日に300mg形成される。十二指腸*に排出されたビリルビンはさらに消化管内で腸内細菌*の作用でウロビリノーゲン*となり，糞便中に排出される。ビリルビンの蓄積によって血清ビリルビン濃度が2mg/dLを超えれば黄疸*となる。血清ビリルビンには，直接型（抱合型）と間接型（非抱合型）がある。抱合型は肝臓でグルクロン酸*を抱合して水溶性を増して解毒された産物で，胆汁に排泄される型であり，間接型は抱合前の狭義のビリルビンで脂溶性である。溶血性疾患による血色素分解亢進では抱合が間に合わず，肝前性（溶血性）黄疸が発生し，そのビリルビンは間接型である。これに対して，胆石や胆道がんなどで胆汁の排出路が閉塞されて生じる黄疸が肝後性（閉塞性）黄疸であり，直接型ビリルビンが増加する。肝臓の実質細胞の疾患による肝性黄疸では，肝臓内の胆汁排出障害を伴うことが多く，間接型とともに直接型が増加することが多い。

(人体) 黄疸は，血清ビリルビン値の上昇により生じる。[2014][2016]／溶血性貧血では，血中のビリルビンが増加する。[2016]／胆道が閉塞すると，血中で直接ビリルビンが優位に増加する。[2021]

(臨栄) 肝機能の低下では，血中ビリルビン濃度上昇，インドシアニングリーン排泄遅延がみられる。

【Bリンパ球】 →B細胞

【ビール】 ★★ 麦芽，ホップおよび水を原料として複発酵した醸造酒*の1つ。大麦の麦芽のアミラーゼ*ででんぷん原料を糖化し，水とホップを加えて煮沸し冷却した後，その麦芽汁に酵母*を加えてアルコール発酵*させる。二条大麦の麦芽を用いることが多く，糖質原料は，米*・とうもろこし・コウリャン・じゃがいも・でんぷんが用いられる。ラガービールは貯蔵工程で熟成*させたもので，生ビール（ドラフトビール）は熱による処理をしていないビールである。

(食物) ビールは，でんぷん原料を麦芽（アミラーゼ）で糖化した後，ホップを加え煮沸し濾過，冷却後，培養酵母を加えアルコール発酵させてつくる。[2009]／ビールは，単行複発酵酒である。[2006][2018]／ビールは，酵母を利用してつくられる。[2014]／ビールは，麦芽の糖化酵素を利用する。[2017]

【ピルビン酸】 ★★《**2-オキソプロパン酸，α-ケトプロピオン酸，焦性ブドウ糖**》 糖代謝，アミノ酸*代謝の中間体の1つ。解糖系では，ホスホエノールピルビン酸からリン酸転移で生じ，無酸素状態では還元されて乳酸になるが，好気的条件ではアセチルCoA*に変わり，TCAサイクルに入る。糖新生*では，ビオチンを補酵素としてピルビン酸と二酸化炭素からオキサロ酢酸*（オキザロ酢酸）を生じ，オキサロ酢酸は二酸化炭素を放出してホスホエノールピルビン酸となり，解糖系を逆行してグルコース*となる。ピルビン酸がアセチルCoAとなる反応は，脱炭酸，脱水素，CoAとの結合が含まれていて（酸化的脱炭酸反応*という），ピルビン酸デヒドロゲナーゼ複合体（いくつかの酵素*と補酵素*の結合体）が触媒する。この補酵素の中にはNAD*，FAD*，チアミン二リン酸（TPP）*，コエンザイムA*（CoA-SH），リポ酸が含まれている。この反応はα-ケトグルタル酸*がスクシニルCoAになる反応と類似。アミノ酸代謝では，筋肉において解糖により生じたピルビン酸に種々のアミノ酸のアミノ基が転移してアラニンが生成し，さらに，アラニン*は肝臓においてアミノ基転移反応*によりピルビン酸に変換し糖新生に利用される（グルコース・アラニン回路*）。

(人体) ピルビン酸の乳酸への還元には，NADHが用いられる。[2008]／乳酸脱水素酵素は，乳酸からピルビン酸を生成する。[2011]／アラニンは，アミノ基転移反応によりピルビン酸になる。[2012]

(基栄) ピルビン酸からアセチルCoAへの変換に

●ビリル

ヒ

442

は,ビタミンB$_1$が関与している。[2016][2021]／ピルビン酸からオキサロ酢酸への変換には,ビオチンが関与している。[2016]

【比例案分法】 ➡比例配分法

【比例配分法】★★《比例案分法》 国民健康・栄養調査*において採用されている調査法。1995年(平成7)の国民栄養調査で1日調査を導入したさいに, 個人単位での摂取量を推定するために採用した。世帯内のおもな調理担当者が, 世帯全体の摂食量に対して, 個々の世帯員がなにをどれだけ喫食したのかを記入する調査方法である。その割合は, 食べ残しを含めて百分率%(5%または10%きざみ程度), 分数(1/2など), 比例配分(2:3:4など), または個数の分配数(1個, 3個など)で表す。

(栄教) 国民健康・栄養調査では, 世帯の食品使用量を, 比例案分法により個人の食品摂取量に換算している。[2009]

(公栄) 国民健康・栄養調査では, 個人単位の摂取量を比例案分法で求める。[2011]

【疲労順応効果】★ 同じ刺激を繰り返し受けることによる感覚判断の低下効果。疲労と順応の両方を含めた概念。官能評価の回数・時間などの量が制限されるのは疲労順応効果のため。休息や他刺激を投下して対処する。疲労には精神的疲労・肉体的疲労があり, 判断能力の低下の他, 注意力や意欲の減退も引き起こす。順応とは感覚器の感受性が低下することで, 特に嗅覚*の順応は起こりやすく, 食品の官能評価上問題となる。

(食物) 刺激の連続または継続によって, 感覚による判断がしだいに低くなっていくことを, 疲労順応効果という。

【ピロフェオホルビドa】★《フェオホルバイドa, フェオホルビドa, ピロフェオホルビドa》 クロロフィル*が分解されてできる光増感物質。アワビやトコブシ, サザエなどの貝を食した後, 直射日光に当たると皮膚にかゆみを伴った浮腫が生じる。これは食餌性光過敏症といわれ, 貝の中腸腺に存在するピロフェオホルビドaが光照射により活性酸素を生じ, 生体膜の脂質を過酸化脂質とすることによって

起こるとされている。クロレラの飲み過ぎによっても同様の症状が発生している。

(食物) ピロフェオホルバイドは, クロロフィルから生成され, 光過敏症の原因となる。

【ピロフェオホルビドa】 ➡ピロフェオホルバイドa

【ピロリジン-2-カルボン酸】 ➡プロリン

【頻回食】★《分食》 1日の食事を5, 6回に分けて摂取すること。1回に多量の食事を摂取すると, 心臓*に負担がかかることから, 心疾患や呼吸器系の疾患の場合, 分食あるいは頻食とする。妊娠糖尿病*では血糖コントロールのため少量で頻回に食事を摂取する。胃切除患者では胃*の容量が小さくなっているため, 1回の食事の量を少なくして頻回に摂取する。

(臨栄) 慢性閉塞性肺疾患(COPD)では, 頻回食にする。[2008]／胃切除患者では, 胃の容量に合わせて食事を頻回(5, 6回に分ける)に摂取する。

【敏感度】★★★《感度》 疾病がある者を検査陽性とする確率でスクリーニング検査*の正確性を示す指標。(疾病がありかつ検査陽性の人数)÷(疾病者総数)で算出し, 高いほどよい。検査値の分布は集団との組み合わせで固有だが, カットオフ値*(判定基準)を変えると敏感度や特異度*は変化する。敏感度を増加させると真陽性は増加し, 偽陰性は減少, 偽陽性は増加, 真陰性は減少する。敏感度と特異度はトレードオフの関係にある。検査値の分布が集団によらず一定の場合は, 敏感度や特異度は有病率*に左右されない。

(社会) 敏感度は, 真に疾病を有する人のうち, 検査陽性になる人の割合である。[2010][2017][2021]／カットオフ値を高くすれば, 敏感度と特異度のうち一方は高くなり, もう一方は低くなる。[2021]／敏感度と特異度が一定の場合, 陽性反応的中度は, 有病率が高くなると高くなる。[2019]／上腕周囲長による低栄養のスクリーニング陽性基準値(カットオフ値)を高くすると, 敏感度は高くなる。[2013]／がんを早期に発見するためのスクリーニング検査に求められ

●ビンカ

ヒ

る要件として，発見したいがんに対する敏感度・特異度が高いことがある。[2016]

(人体) 感度と特異度の高い検査は，スクリーニングに適している。[2015]

(公衆) 有病率が10％である1000人の集団に対して，敏感度70％，特異度80％のスクリーニング検査を行った時に，検査陽性となる者の期待人数は250人である。[2011]／スクリーニング検査で，検査陽性の判定基準（カットオフ値）を下げて敏感度を高くすれば，特異度は低くなる。[2007][2008]

【貧血】★★★★《Anemia，乏血，疎血》 血色素（ヘモグロビン*）濃度が減少している状態。赤血球*数やヘマトクリット*（赤血球容積比）も低下する。血色素濃度は成人男子で13g/dL，成人女子で12g/dL以上が基準となる。鉄欠乏性貧血*では，赤血球が小さく（小球性貧血），1個の赤血球内の血色素が少なくなる。巨赤芽球性貧血*は，葉酸*やビタミンB₁₂の欠乏により発症し，赤血球の前駆体である赤芽球が正常よりも大きくなる。貧血の多くは鉄欠乏性貧血である。体内の貯蔵鉄は優先的に赤血球鉄として利用されるので，貯蔵鉄が低下しても貧血でない場合が多いが，血清鉄，貯蔵鉄量を示す血清フェリチンはともに低下し，血清中で鉄を運ぶたんぱく質（トランスフェリン*）は増加する。白血病などの骨髄の疾病でも赤血球の産生が低下し，貧血になることが多い。

(社会) 貧血検査は，労働安全衛生規則による一般健康診断の項目である。[2007]

(栄養) 貧血は鉄欠乏，葉酸，ビタミンB₁₂欠乏によって起こる。[2007][2015]

(応栄) 思春期女子における貧血の多くは，鉄欠乏性貧血である。[2013][2018]／スポーツ貧血の予防には，鉄やたんぱく質の摂取が重要である。[2017]／妊娠期の貧血は，小球性貧血が最も多い。[2009]／幼児期の貧血の原因としては，鉄欠乏が多い。[2011][2019]

(臨栄) トランスフェリンやハプトグロビンは，貧血の鑑別診断に用いる評価指標である。[2014]／不飽和鉄結合能（UIBC）や平均赤血球ヘモグロビン濃度（MCHC）は，貧血の鑑別診断

に用いる評価指標である。[2014]

【品質保持剤】⇨脱酸素剤

【品質保証システム】★ ISO（International-al Organization for Standardization，国際標準化機構*）が作成した国際規格。1990年代から，工業界を中心に普及してきたのが，9000シリーズによる商品の保証システムである。完成品検査段階だけではなく，原材料段階から，生産工程そのものの管理，工程各段階における検査の手順と基準等について，企業内部で適切な品質管理を実施し，その結果を購入者に対して保証する。ただし，ISO9000シリーズで保証するものは，供給者の品質システムだけで，供給者の提供する製品やサービスの質そのものについて保証しているわけではない。2005年には，ISO22000が制定された。これはフードチェーン（食品関連業者）の食の安全を対象にした「食品安全マネジメントシステム（FSMS）」を規定した国際規格であり，HACCP*とISOマネジメントシステムの両方の概念をもち合わせている。

(給食) 国際的な品質規格基準を導入することによって，顧客に対して一定の品質を保持した製品を常時提供することが可能となる。

【ビン詰】★《瓶詰め》 ガラスビンに食品を詰め，密封，加熱殺菌して保存性を付与する方法。飲料，ジャム類等の保存に利用される。ガラス容器は耐熱性や強度が低く，レトルト（高圧殺菌釜）での殺菌ができないなどの欠点があるが，透明で内容物が見える，酸などの化学薬品に対する耐性に優れる，繰り返し使用が可能であり環境にやさしいなどの利点がある。

(食物) 缶詰，ビン詰，レトルト食品は，食品を外気と遮断した上で加熱殺菌を行い貯蔵性を付与した製品である。

【頻脈】★ 安静時心拍数が1分間に100以上と顕著に増加した状態。小児は全般に心拍数が多く，100を超えても生理的なものであることが多い。精神的緊張状態（恐怖，不安など），身体的緊張状態，発熱*，甲状腺機能亢進症*，発作性心拍頻数症，

●ヒンケ

ヒ

444

狭心症*発作時，心臓ノイローゼ，アルコール中毒，肥満などでみられる。

(人体) 鉄欠乏性貧血では，酸素運搬力の低下による頻脈を起こす。[2008]／甲状腺機能亢進症では，体重減少，頻脈，手指の震えがみられる。[2010]

【ファゼオルナチン（ファセオルナチン）】
➡リナマリン

【ファリノグラフ】★
小麦粉*生地の試験機で，一種の練り測定機。一定量の小麦粉へ生地の硬さが一定（ブラベンダー単位500まで）になるようにビュレットから加水され，ミキサーでこねた時の羽根にかかる抵抗を経時的に記録する装置。記録されたグラフ（ファリノグラム）から，小麦粉生地の性質，生地の硬さ，こね上げ時間，生地の弱化度，生地の安定性などがわかる。

(食物) ドウの性質は，ファリノグラフやエクステンソグラフで測定される。

【ファンクショナル組織】★《職能(別)組織》
専門的な機能ごとに分化した組織。ファンクショナル組織は，トップの意思をミドル層を経て，研究開発，営業，生産，技術などの職能別に区分した組織に伝達する。縦の命令系統で統率される組織形態である。ファンクショナル組織のメリットは，管理者のもつ専門的能力を有効に活用することができ，専門的職能についてのみ指揮・命令すればよいので負担が軽減されること。デメリットは，下位者が複数の管理者から命令を受けるために命令系統の混乱が生じやすく，管理者は下位者が行う職務の一部についてしか掌握できないことである。

(給食) ファンクショナル組織は，活動領域別に職能に区分した組織である。[2006]

【ファンコニ貧血】★《先天性再生不良性貧血，Fanconi貧血》
先天的に起こる再生不良性貧血*の一種。患者自身ならびに家族に様々な奇形を併発してくる。血族結婚が20％近くの症例でみられることから，常染色体劣性遺伝によるものと考えられている。

(人体) ファンコニ貧血（先天性再生不良性貧血）

は，染色体異常を原因とする。

【VLCD】★★《very low calorie diets，超低エネルギー食》
肥満症*に対する超低エネルギー療法で，エネルギー量600kcal／日以下の栄養療法。VLCDの適応基準は，心筋梗塞や脳梗塞の発症時，重症不整脈，冠不全，重篤な肝・腎障害，インスリン治療中の糖尿病，全身消耗性疾患，うつ病，妊婦や授乳婦などの禁忌症例を除外し，BMI≧30の肥満症，健康障害改善のため迅速かつ大幅な体重減量が必要な場合である。治療は，専門医の監視下における入院により行い，医学的に安全性が検証されたフォーミュラ食が用いられる。継続期間は1〜3週間が一般的で，副作用やリバウンドに注意を要する。

(臨栄) 超低エネルギー食（VLCD）は，医療監視下で行う。[2016]／超低エネルギー食（VLCD）の対象は，BMI35.0kg／m²以上とする。[2020]／超低エネルギー食（VLCD）は，入院治療とする。[2017][2020]／超低エネルギー食（VLCD）は，一般的に1〜3週間継続する。[2017][2020]／肥満の食事療法でVLCD（超低エネルギー食）は，600kcal／日以下の食事とする。[2007][2013][2015][2017][2018][2020]／超低エネルギー食（VLCD）のたんぱく質の必要量は，1.0〜1.2g／kg標準体重／日に設定する。[2020]／超低エネルギー食（VLCD）は，水分補給が必要である。[2017]／超低エネルギー食（VLCD）は，インスリン治療中の患者は禁忌である。[2017]

【VLDL】★★《very low density lipoprotein，超低比重リポたんぱく質，超低密度リポたんぱく質》
血漿（清）中リポたんぱく質*の1つ。直径30〜75nm，比重0.95〜1.006。脂質成分としては内因性（肝臓で生合成された）のトリアシルグリセロール（TG，中性脂肪*）を約65％と多く含む。肝臓で合成され，末梢組織でリポたんぱく質リパーゼ*の作用を受け，トリアシルグリセロールを放出し，その後中間比重リポたんぱく質（IDL）を経て，低比重リポたんぱく質（LDL*）に変化する。

(基栄) VLDLは，肝臓で合成されたトリアシルグリセロールを各組織へ輸送するのに役立って

いる。[2013]／VLDLのトリアシルグリセロールは，分解されてから脂肪細胞に取り込まれる。[2010]／食後，肝臓からのVLDLの分泌が増加する。[2013][2014][2019]／VLDLは，LDLよりトリアシルグリセロール含有率が多い。[2013]／VLDLのトリグリセリド含有率は，カイロミクロンより低い。[2021]／LDLはVLDLから生成される。[2013]

【フィコエリスリン】★　紅藻や藍藻に存在する水溶性の色素たんぱく質，ビリン色素の一種。光合成の補助色素。生の海藻中では赤色であるが，加熱により減少する。干しのりをあぶると減少し，クロロフィル*や青色のフィコシアニンが残るため緑色が濃く見えるようになる。

（食物）干しのりを火であぶると，赤色のフィコエリスリンが減少するが，クロロフィルやフィコシアニンは変化しないので緑色が濃くなる。

【フィチン酸】★　米ぬかやふすまに含まれる有機リン*酸化合物。カルシウム*やマグネシウム*などが結合してフィチンになる。カルシウム，マグネシウム，鉄*，亜鉛*などの吸収を阻害する。

（基栄）穀類などに多く含まれているタンニン，フィチン酸は，鉄や亜鉛の吸収を妨げる。[2012]／カルシウムの吸収は，フィチン酸により抑制される。[2018]

【フィッシャー比】★★★　血中のBCAA/AAA比。BCAA:分岐(鎖)アミノ酸*(バリン*，ロイシン*，イソロイシン*)，AAA:芳香族アミノ酸*(フェニルアラニン*，チロシン*)。肝硬変非代償期や肝不全では，機能低下に伴い，たんぱく質*やアミノ酸*の代謝異常が出現し，低下する。健康成人のフィッシャー比は約3.5程度であるが，肝硬変非代償期では1.0以下を示すようになり，改善には分岐(鎖)アミノ酸製剤の治療がなされる。

（人体）慢性閉塞性肺疾患(COPD)では，フィッシャー比が低下する。[2013][2017]

（基栄）フィッシャー比は，血液中の分枝アミノ酸と芳香族アミノ酸のモル比である。[2018]／フィッシャー比に用いる血漿芳香族アミノ酸は，フェニルアラニンとチロシンである。[2016]

（臨栄）非代償期の肝硬変では，フィッシャー比

が低下する。[2010][2019]／肝硬変におけるフィッシャー比低下時は，分枝アミノ酸を投与する。[2015]

【VT】⊖ベロ毒素

【フィードバック機構】★《フィードバック調節，フィードバック制御》　生産量の過剰と蓄積を防ぐための調節機構。結果が初反応を制御する高度な調節機構である。主として最終産物が初期反応の酵素の調節部位に結合し，酵素たんぱく質の高次構造を可逆的に変え不活性化することで行う。この場合を最終生成物阻害という。正のフィードバック機構もあるが，アロステリック効果による負のフィードバック阻害を指すことが多い。一方，最終生成物が酵素遺伝子の発現を抑制し酵素量を調節する例も含まれる。コレステロールレベルが高い場合の，コレステロール生合成系の抑制など。

（人体）HMG-CoA還元酵素は，コレステロールによるフィードバック制御を受ける。[2010][2013]

【フィードバック制御】⊖フィードバック機構

【フィードバック調節】⊖フィードバック機構

【VBN】⊖揮発性塩基窒素量

【フィブリナーゼ】⊖プラスミン

【フィブリノーゲン】★★　血液凝固*に必要な血漿たんぱく質。血液凝固第I因子，線維素原ともいう。分子量約34万の糖たんぱく。トロンビン*の作用でペプチド*の一部が切り離され，不溶性のフィブリンを析出する。フィブリン形成は止血機構において重要である。血漿からフィブリノーゲンを除いたものを血清という。

（人体）トロンビンは，フィブリノーゲンをフィブリンに変換する。／血漿フィブリノーゲン値は，妊娠期には上昇する。[2021]

（臨栄）フィブリノーゲンは，炎症反応の指標である。[2014]

【フィブリノリシン】⊖プラスミン

【フィロキノン】⊖ビタミンK

【フィロズルチン】★　天然甘味物質の1つ。ユキノシタ科の落葉灌木甘茶に含有

される。フェニールプロパノイド系化合物でショ糖*の約450倍の甘味度である。生葉は苦いが、葉を樽に詰めて発酵*し、青汁が出なくなるまで手で揉んだ後、乾燥して甘茶にする。

(食物) 甘茶(あまちゃ)は、ユキノシタ科の落葉灌木で甘味物質のフィロズルチンを含む。

【風疹】★★《三日はしか》 風疹ウイルスによる急性伝染病。ヒトからヒトへ直接伝播され、発疹、リンパ節腫脹、発熱を3主症状とする。妊婦*が妊娠初期に風疹ウイルスに感染すると、先天異常(小頭症、白内障、聴覚障害)の児が生まれる(先天性風疹症候群)。

(社会) 風疹は、5類感染症である。[2015]／風しんの初回接種は、生後12月から24月未満に行う。[2018]

(人体) 風疹は、ワクチン接種による予防対策が行われている。[2009]／風疹は、胎児に垂直感染する。[2019]

【フェオクロモサイトーマ】◆褐色細胞腫
【フェオフィチン】★ クロロフィル(葉緑素)*のポルフィリン*核よりマグネシウム*が脱離してできる黄褐色色素。この反応は、酸性で起こりやすく、吸い物、みそ汁のわかめや青菜の色が悪くなる原因となる。マグネシウムを銅*で置換すると脱離反応は起こりにくく、そのため色調は安定になる。

(食物) クロロフィルは、酸性では変化してフェオフィチンを生成する。

【フェオホルバイドa】◆ピロフェオホルバイドa
【フェオホルビドa】◆ピロフェオホルバイドa

【フェニルアラニン】★★★ PheまたはFと表記。2-アミノ-3-フェニルプロピオン酸。L型の異性体は生体内に存在する芳香族アミノ酸*の1つで、必須アミノ酸*。ケト原性アミノ酸*かつ糖原性アミノ酸。おもに肝臓で代謝されるので、肝障害時に芳香族アミノ酸の血中濃度は上昇する。生体内ではチロシン*を経て、甲状腺ホルモンやエピネフリンなどの原料になる。フェニルアラニンをチロシンへ変

換する酵素(フェニルアラニン-4-モノオキシゲナーゼ)の欠如により、フェニルピルビン酸が蓄積してフェニルケトン尿症*となる。アスパルテーム*はフェニルアラニン*とアスパラギン酸*からできているので、L-フェニルアラニン化合物と記載されることがある。

(人体) フェニルアラニン水酸化酵素は、フェニルアラニンからチロシンを生成する。[2013]／フェニルケトン尿症では、血中のフェニルアラニンが増加する。[2012]

(食物) アスパルテームは、フェニルアラニンとアスパラギン酸が結合したものである。[2008]

(基栄) フィッシャー比に用いる血漿芳香族アミノ酸は、フェニルアラニンとチロシンである。[2016]

(応栄) フェニルケトン尿症では、フェニルアラニンを制限したミルクを用いる。[2018]

(臨栄) フェニルケトン尿症では、フェニルアラニンを制限する。[2014]

【フェニルアラニン水酸化酵素】★★ フェニルアラニン*を水酸化してチロシン*を産生する酵素。この酵素の先天的欠損による代謝異常症がフェニルケトン尿症*である。血液中のフェニルアラニン、尿中のフェニルピルビン酸の濃度が高くなる。酵素遺伝子における変異部位は130カ所以上も発見されている。

(人体) フェニルアラニン水酸化酵素は、フェニルアラニンからチロシンを生成する。[2013]

(基栄) フェニルアラニン水酸化酵素が欠損している新生児には、精神発達の正常化を促すために、フェニルアラニン除去ミルクを用いる。[2009]

【フェニルケトン尿症】★★★★ 必須アミノ酸*の1つであるフェニルアラニン*をチロシン*に代謝する酵素(フェニルアラニン水酸化酵素*)の先天的欠損に基づく常染色体劣性遺伝性疾患。生後普通に保育されると血中フェニルアラニン値は急速に上昇し、そのままでは知能が低下するので、フェニルアラニンの摂取量を制限する食事療法*を生後20日以内に開始する必要がある。生後早期の臨床的診断は不可能であるので、先天性代謝異常等

検査*が実施されており、スクリーニングで陽性となれば確定診断を行う。本症であれば直ちに食事治療を開始することにより、もって生まれた知能を正常に発達させることができる。

(社会) フェニルケトン尿症は、公費負担制度による医療給付対象である。[2006]

(人体) フェニルケトン尿症では、フェニルアラニンが体内に蓄積する。[2021]／フェニルケトン尿症では、血中のフェニルアラニンが増加する。[2012]／フェニルケトン尿症では、精神発達障害がみられる。[2014]

(基栄) フェニルケトン尿症は、遺伝子変異によって発症する。[2016]

(応栄) フェニルケトン尿症では、フェニルアラニンを制限したミルクを用いる。[2018]

(臨栄) フェニルケトン尿症では、フェニルアラニンの制限、チロシンの増量による治療が行われる。[2010][2013][2017][2020]／フェニルケトン尿症では、低フェニルアラニンミルクを用いる。[2013]／フェニルケトン尿症では、乳幼児期の血中フェニルアラニン濃度を2〜4mg/dLに維持する。[2009]／フェニルケトン尿症の治療は、成人期以降も必要である。[2013]

【フェニルチオ尿素】★《フェニルチオカルバミド(PTC:phenylthio carbamide)》 苦味受容体に反応する苦味物質。この物質の薄い水溶液に対しては大部分の人が苦味を感じるが、感じられない人を味盲としている。これは遺伝によるものである。0.1％のフェニルチオ尿素溶液は味盲の判定に使われる。食品に含まれる苦味成分として、苦味ペプチド、ナリンギン、テオブロミン、カフェイン、塩化カリウム、硫酸マグネシウムなどがある。

(食物) フェニルチオ尿素の0.1％溶液の苦味を感じるかどうかで、味盲の有無を判定する。

【フェリチン】★★★ 肝臓*、脾臓、骨髄や筋肉*組織などに存在している三価の鉄と結合した鉄の貯蔵たんぱく質*。鉄と結合していないたんぱく質部分だけのアポフェリチンは分子量が約48万だが、内部の空洞に1分子あたり2000〜3000個の鉄原子を取り込んでいるフェリチンの平均分子量は約60万程度、また鉄を最大

に含むと90万近くにもなる。生体内の総鉄量の約30％は、フェリチンおよびヘモジデリン(フェリチン分子が集合、部分的に変性したもの)として貯蔵され、常に血液中のトランスフェリン*(鉄結合たんぱく質)との間で鉄交換がなされて血清鉄の濃度が維持されている。したがって、鉄欠乏性貧血*時には血清鉄が減少する前に、貯蔵鉄が減少する。血清フェリチンは貯蔵鉄とよく相関する。鉄欠乏性貧血以外の貧血(特に再生不良性貧血)では、血清フェリチンは上昇することが多い。フェリチンは白血病(特に急性骨髄性白血病)や骨髄腫などに加えて、膵臓がんや肝臓がん、腎臓がん、卵巣がんなど多くの悪性腫瘍*のマーカーとしても利用されている。

(人体) 鉄欠乏性貧血では、血清フェリチン値が低下する。[2013][2014][2018]

(基栄) 摂取した過剰の鉄は、おもにフェリチン鉄として肝臓等に蓄積される。[2011]／鉄の体内貯蔵量は、血清フェリチン値に反映される。[2012]

(臨栄) 血清フェリチン濃度は、鉄欠乏状態の判定に有効である。[2006][2007]

【フェロオキシダーゼ】⮕セルロプラスミン

【フォーカスグループインタビュー】★ ある特定のトピックに焦点(フォーカス)を当てて、グループ単位でインタビューを行うこと。あらかじめ回答が用意できないような潜在的なニーズや意識を把握するのに優れた技法であるとされている。実際には、問題となるトピックに関して共通の特徴をもつ6〜12名を1つのグループとして、司会者のもと、1時間半〜2時間半を目安に行われる。進め方は、一般的な質問から始め、少しずつ問題となる話題に焦点(フォーカス)を絞っていくやり方である。

(栄教) 「調査者が、テーマにあわせて少人数の対象者を選定し、話し合いをさせ記録する」は、フォーカスグループインタビューである。[2012]

【フォローアップミルク】★ 健康増進法*で定められている特別用途食品*の乳

児用調整粉乳(育児用粉ミルク)の1つ。生後9カ月以降の乳児に対して，離乳食*の補助として用いる。一般的な育児用粉乳と比較して，脂質*の比率が低く，たんぱく質*，ミネラル*(特に鉄*)，ビタミン*が強化されている。

(応栄) フォローアップミルクは，育児用ミルクの代替品ではない。[2013][2011][2017]／フォローアップミルクを使用する場合は，生後9カ月以降とする。[2016]／離乳食を開始しても，母乳をフォローアップミルクにおき換えなくてよい。[2020]

【不確実性因子】 ★《UF:uncertainty factor，不確定因子，不確定係数》 栄養素*の耐容上限量*(UL)の設定に妥当性をもたせるために必要な経験的な操作因子。健康障害非発現量*(NOAEL)もしくは最低健康障害発現量*(LOAEL)を不確実性因子で除して，ULを求める。UFは栄養素ごとに決める。

(公栄) 栄養素の耐容上限量を設定する際に適用される不確実性因子は，栄養素ごとに経験的に定められた値を用いる。

【不確定因子】 ⮕不確実性因子
【不可欠アミノ酸】 ⮕必須アミノ酸
【不可欠脂肪酸】 ⮕必須脂肪酸
【不活性ガス】 ★ 窒素(N_2)，二酸化炭素*(炭酸ガス，CO_2)などの反応性の低い気体(ガス)。単体もしくはこれらの混合ガスが，ガス充填包装の際に用いられる。おもに食品を不活性ガス中に保持し，酸素による油脂成分の酸化，ビタミン類の減少，香気成分や色素の酸化による変色などを防止する目的で使用される。また，カビ，好気性細菌，酵母*による腐敗*や発酵*，虫害の発生も防止する。

(食物) 不活性ガスを用いる保存方法は，食品中の脂質の酸化を防止する。

【不可避尿】 ★ 生命を維持するために必要な最低限の排泄尿量。尿量は水分摂取量を制限すると減少するが，体内の水溶性代謝産物を溶解し，尿として排泄するには最低1日400〜500mLの尿の排泄が必要である。1日の最低必要飲水量は不可避尿量(500mL)といわれている。水分の最

低必要量は次式で求める。1日の最低必要水分量＝不可避尿＋不感蒸泄*量－代謝水*。水分出納では(代謝水＋食物に含まれる水分)＝(糞便*＋不感蒸泄量)＝約1000mL。最低必要飲水量は不可避尿量となり，摂取した水分により尿量は増加していく。

(基栄) 1日に必要な水分摂取の最低量は，不可避尿量と不感蒸泄量と便中の水分量の合計である。[2018]／不可避尿量は，水分を全く摂取しない場合でも約400mLである。[2010]／不可避尿量は，摂取した水分量に影響されない。[2018][2021]

【不感蒸散】 ⮕不感蒸泄
【不感蒸泄】 ★★《不感損失，不感蒸散》 水分の排出のうち皮膚*および肺*からの蒸発によるもの。体から排泄される(出る)水は，尿*および糞便*中，不感蒸泄である。そのうち，不感蒸泄は皮膚表面からの水分の蒸発や，呼吸*に伴う呼吸器からの水分の蒸発をいう。不感蒸泄には汗を含まない。また，汗とは異なり，ナトリウムイオンなどの電解質の損失もない。1日800〜900mLにも達する。

(人体) 不感蒸泄では，電解質の喪失がみられない。[2019]

(基栄) 不感蒸泄では，電解質の喪失はない。[2011][2020]／不感蒸泄では，水のみが失われる。[2018]／不感蒸泄には，発汗が含まれない。[2019]

(臨栄) 水分出納において，不感蒸泄量は，排泄される水分量として計算する。[2021]

【不乾性油】 ★ ヨウ素価*100以下の植物油*。空気中に放置しても固化乾燥しにくい。オレイン酸*と飽和脂肪酸*が主成分のものが多く，常温で乾燥しないため食用の他医薬品や化粧品などの原料となる。落花生油*，オリーブ油などがある。

(食物) 不乾性油には，不飽和脂肪酸が少なく，その種類にはオリーブ油や落花生油がある。

【不感損失】 ⮕不感蒸泄
【副交感神経】 ★★ 2種類ある自律神経*の1つ(もう1つは交感神経)。副交感神経は脳神経の動眼神経，顔面神経，舌咽神経，迷走神経*および仙髄からの神経に

● フクコ

フ

含まれている。副交感神経は消化*，吸収*，排泄などを行う際に優位となる。副交感神経のおもな作用は，瞳孔：収縮，涙腺：分泌促進，唾液腺*：薄い唾液の分泌促進，心拍数：減少，心拍出量：減少，皮膚や内臓の血管：拡張，骨格筋の血管：収縮，冠状動脈*：収縮，気管支：収縮，消化管運動：亢進，膵臓：分泌増加，胆囊：収縮，排尿：促進，子宮：弛緩など。

(人体) 副交感神経末端から分泌される神経伝達物質は，アセチルコリンである。[2019]／副交感神経により，消化管運動が亢進される。[2007][2018]／副交感神経刺激で，心拍出量は低下する。[2012]／副交感神経の興奮は，心拍数を減少させる。[2013][2018]／副交感神経が興奮すると，唾液分泌は増加する。[2015][2019]／気管支平滑筋は，副交感神経の興奮で収縮する。[2014]

(応栄) ストレス応答の抵抗期では，副交感神経の活動は抑制される。[2012]

【副甲状腺機能亢進症】 ★★　副甲状腺ホルモン*(PTH，パラソルモン)の分泌過剰が持続して高カルシウム血症，低リン血症，骨破壊を示す病態。原発性の場合は腺腫，腫瘍*が多く，パラソルモン分泌亢進のため高カルシウム血症を呈する。二次性の場合は慢性の低カルシウム血症を伴う慢性腎不全などが原因。副甲状腺以外の腫瘍で，PTHを過剰分泌するのは，偽性副甲状腺機能亢進である。治療の第一選択は，病的な副甲状腺の摘出，高カルシウム血症に対して脱水の是正やカルシトニン*，骨密度の減少を抑制するビスホスフォネート製剤の投与である。

(人体) 副甲状腺機能亢進は，副甲状腺ホルモン(PTH)の分泌亢進をもたらす。[2009]／副甲状腺機能亢進症は，骨粗鬆症の成因に関連する。[2009]

(臨栄) 原発性副甲状腺機能亢進症では，血清リン値の低下がみられる。[2013]

【副甲状腺ホルモン】 ★★★《PTH：parathyroid hormone，パラソルモン(パラトルモン)，上皮小体ホルモン》　副甲状腺(上皮小体)から生成，内分泌されるペプチドホルモ

ン*。分子量は約9500，84個のアミノ酸*よりできている。血中カルシウム低下の刺激により生成，内分泌され，骨*では骨からのミネラル*の放出，腎ではリン*酸，重炭酸の排泄を促進し，またカルシウム*，マグネシウム*の排泄を減少させる。さらに腎ではビタミンD*活性化反応を促進する。これら作用の総和として，血中カルシウムには上昇方向の変化，リンには下降方向の変化を引き起こす。生成，内分泌が過剰になると骨は折れやすくなり，逆に，減少しすぎると，血中カルシウムが低下し，副甲状腺テタニーを起こす。

(人体) 副甲状腺ホルモンにより，活性型ビタミンDの産生が促進される。[2006][2010]／副甲状腺ホルモンは，リンの再吸収を抑制する。[2010][2015][2017]

(基栄) カルシウムの摂取量が不足すると，副甲状腺ホルモン分泌が亢進する。[2011]／カルシウム濃度が上昇すると，副甲状腺ホルモン(PTH)の分泌が抑制される。[2018]／血中カルシウム濃度は，パラトルモンにより上昇する。[2014]／副甲状腺ホルモン(PTH)は，骨からのカルシウムの溶出を促進する。[2015]

(応栄) 成人期に比較して高齢期では，血中副甲状腺ホルモン(PTH)は上昇する。[2014]

(臨栄) PTHは，腎尿細管でのCa再吸収を促進する。[2010]／慢性腎不全では，副甲状腺ホルモンの分泌は，増加する。[2011]／くる病は，血清副甲状腺ホルモン値が上昇する。[2020]

【副菜】 ➡副食
【副作用非発現量】 ➡健康障害非発現量
【福祉事務所】 ★　福祉事務所は，社会福祉法第14条に規定されている「福祉に関する事務所」。都道府県および市(特別区を含む)は設置が義務，町村は任意で設置できる。生活保護*法・児童福祉法*・老人福祉法*・母子および寡婦福祉法・身体障害者福祉法・知的障害者福祉法の福祉六法などに定められる援護・育成・更生・福祉事務全般を扱う。人口10万人に1カ所設置し，査察指導員として社会福祉主事を配置。

(社会) 福祉事務所は，社会福祉事業法に基づい

●フクコ
フ

て設置される。

【副食】★ いわゆる「おかず」のこと。通常，主菜（主たるおかずで，たんぱく質*源の食品が使われる場合が多い）と副菜（野菜や海藻・きのこ類などの食品が使われる場合が多い）で構成される。1日に必要な栄養素*量を摂取するためには，3食の食事計画*を立て，1食ごとに主食，汁，副食（主菜や副菜）の料理を考え，バランスのよい食事とする。

(食物) 献立は，主要な栄養素を供給する主食と副食（主菜＋副菜）から構成される。

【副腎髄質ホルモン】★ 副腎髄質で合成，分泌されるホルモン*。エピネフリン（アドレナリン）*，ノルエピネフリン*（ノルアドレナリン）を指す。チロシン*よりドーパ，ドーパミン*，ノルエピネフリンを経てエピネフリンが合成される。ドーパミン，ノルエピネフリン，エピネフリンは，カテコール核をもつ生体アミンであるため総称してカテコールアミン*という。エピネフリンは血糖上昇作用，心拍出力増加作用，末梢血管抵抗減少作用をもつが，ノルエピネフリンは血糖上昇作用が弱く，心拍出力を減少させ，末梢血管抵抗を増加させる。また血圧上昇作用はノルエピネフリンがエピネフリンより強い。

(人体) エピネフリン（アドレナリン）は，副腎髄質ホルモンである。[2006]

【副腎皮質】★《腎上体皮質》 副腎の表層にある組織。副腎は腎臓*の上に張り付いた三角形の断面を示す10〜15gの左右一対の内分泌器官で，表層の副腎皮質と中心部の副腎髄質からなる。副腎皮質は表面に近い方から球状帯，束状帯，網状帯の3層からなり，ステロイドホルモン*を分泌する。球状帯はアルドステロン*などの電解質コルチコイドを，束状帯はコルチゾールなどの糖質コルチコイドを，網状帯はアンドロゲン*などの性ホルモンと糖質コルチコイドを分泌する。副腎皮質刺激ホルモン*は副腎皮質のホルモンの分泌を促進するが，特に糖質コルチコイドや性ホルモンの分泌を促進する。電

解質コルチコイドの分泌はアンギオテンシンIIによって強く促進される。副腎髄質の細胞は交感神経*の節後神経が変化した細胞で，クロム塩で黄褐色に染まることからクロム親和性細胞とよばれる。交感神経の活動亢進によってカテコールアミンを分泌するが，アドレナリンが大部分を占める。

(人体) アルドステロンは，副腎皮質から分泌されるミネラルコルチコイドである。[2008]

【副腎皮質刺激ホルモン】★★《ACTH: adrenocorticotropic hormone》 脳下垂体*前葉から分泌される副腎皮質機能を促進するペプチドホルモン*。副腎皮質ホルモン*（50種類以上のステロイドホルモン*の総称。作用によってグルココルチコイド*・ミネラルコルチコイド*・性ホルモンの3群に分類する）の分泌を促進する。グルココルチコイド（おもにコルチゾール）の分泌促進により糖新生*，たんぱく質分解を促進する。ミネラルコルチコイド（おもにアルドステロン）の分泌促進により血圧*を上昇させる。

(人体) 副腎皮質刺激ホルモン（ACTH）は，コルチゾール分泌を促進する。[2011]／ストレスは，副腎皮質刺激ホルモン（ACTH）の分泌を促進する。[2016]

(応栄) ストレス刺激に抵抗している時には，副腎皮質刺激ホルモン（ACTH）の分泌が増加する。[2008][2015]

【副腎皮質ホルモン】★★★《糖質コルチコイド，グルココルチコイド，コルチゾール》 抗ストレス作用，糖新生*作用，抗炎症*作用，抗アレルギー作用，免疫抑制作用などがあるホルモン*。副腎皮質から生成，内分泌され，機能上，糖質コルチコイド（グルココルチコイド），あるいは，化学名であるコルチゾール，コルチコステロンなどともいう。副腎皮質の束状層で生成・内分泌される。副腎皮質刺激ホルモン（ACTH）により生成，内分泌が促進される。抗ストレス，抗アレルギー，抗炎症の薬剤として多用されている。コレステロールから17-α水酸化酵素，21-β水酸化酵素などの作用で生成する。副腎皮質か

●フクジ

フ

ら生成，内分泌されるステロイド*系の
ホルモンには，ナトリウム*とカリウム*
の排泄を調節する電解質コルチコイド
（アルドステロン*），少量の男性ホルモ
ン（副腎性アンドロゲン*）や女性ホルモ
ンもあるが，副腎皮質ホルモンとはよば
れない。

(人体) コルチゾールは，副腎皮質から分泌され
る。[2014]／コルチゾールが副腎皮質刺激ホル
モン放出ホルモン（CRH）の分泌を抑制するの
は，負のフィードバック機構による。[2021]／
コルチゾールの分泌亢進により，血圧が上昇す
る。[2017]／糖質コルチコイド薬の投与は，骨
折リスクを高める。[2015]／アジソン病では，
血中コルチゾールの低下がみられる。[2021]

(基礎) グルココルチコイドは，体たんぱく質の
分解を促進する。[2009][2014]／コルチゾー
ルの分泌が増加すると，窒素出納は負になる。
[2017]／グルココルチコイドは，血糖値を上昇
させる。[2019]／コルチゾールの日内リズムは，
摂食サイクルに影響を与える。[2017]

(応栄) 成人期と高齢期を比較しても，血中コル
チゾールはほとんど変化しない。[2014]

(臨栄) 食物アレルギーでは，コルチゾールの投
与は，有効である。[2012]／グルココルチコイ
ドの長期投与は，骨粗鬆症のリスクを高める。
[2008][2016]／コルチゾール分泌過剰では，
満月様顔貌がみられる。[2017]

【腹水】★★　非代償性肝硬変*症，ネフロ
ーゼ症候群*，うっ血性心不全などによ
り，腹腔内に体液*が貯留してくる病態。
腹水は時に数リットルに及ぶことがあ
る。血清アルブミン*の低下，静脈圧の
亢進，血管透過性の亢進などが原因とな
り，腹水の貯留が起こる。特に肝硬変*
末期の腹水は顕著になることが多い。一
方，がん細胞が腹膜に転移するがん性腹
膜炎でも腹水が貯留するが，この場合は
ほとんどが前記の腹水性状と異なり血性
腹水を呈する。

(人体) 右心不全では，体循環にうっ血するので
腹水が生じる。[2011]／腹水は，右心不全によ
り出現する。[2020]

(臨栄) 肝硬変の腹水の原因は，血漿膠質浸透圧
の低下である。[2009]／肝硬変における腹水治

療は利尿剤投与，食塩・水分制限，アルブミン補
給を行う。[2015]

【複数献立】★　2種類以上の献立を提供
し，喫食者の選択を可能にする方式。嗜
好性や栄養面に差をつけ，喫食者の選択
肢となるように配慮する。献立作成は，
年齢・性別・栄養面・嗜好性および作業効
率・原価率を考慮する。

(給食) 複数献立とする場合，嗜好の差だけを考
慮して作成しない。／複数献立とする場合，栄養
面，作業性，原価面などを考慮する必要がある。

【腹膜透析】★★★　腹腔内にカテーテル*
を留置してそこから透析液の出し入れを
行って血液を浄化する方法。腎不全*が
進行して尿毒症*症状が出現した場合に，
透析療法が必要になる。透析には，血液
透析*と腹膜透析があるが，腹膜透析で
は血液透析に用いる透析膜の代わりに自
分自身の腹膜を透析膜として用いる。腹
部の中央からやや左側に小さな穴をあけ
る。最近では持続携行式腹膜透析
（CAPD*）装置の利用により透析しなが
らの移動も可能となり，旅行もできるよ
うになってきている。

(人体) 腹膜透析は，血液浄化療法である。
[2017]／腹膜透析では，透析液のブドウ糖が生
体に移行する。[2011]／物質除去能率は，腹膜
透析が血液透析よりも低い。[2011]／たんぱく
質喪失量は，血液透析が腹膜透析よりも少ない。
[2011]

(臨栄) 腹膜透析では，透析液へのアルブミンの
喪失が起きる。[2008]／腹膜透析では，摂取す
るエネルギー量は透析液から吸収されるエネル
ギー量を差し引いて求める。[2013]／腹膜透析
では，腹膜吸収エネルギー量を含めてエネルギ
ー量を30〜35kcal/kg標準体重/日とする。
[2011][2018][2020]／腹膜透析では，たんぱ
く質を0.9〜1.2g/kg標準体重/日とする。
[2011][2013][2020]／腹膜透析患者の栄養管
理では，カリウムの摂取量は，基本的には制限
はしない。[2020]／腹膜透析では，リン摂取量
をたんぱく質(g)×15以下とする。[2018]
[2020]／腹膜透析患者では，カルシウムは，異
所化石灰化に注意しながら，健常人と同様の摂
取を目指すのが望ましい。[2011]／腹膜透析患

者では，水分は前日尿量に除水量を加えた量とする。[2011][2020]

【ふくらし粉】⇨ベーキングパウダー

【副流煙】★　喫煙*の際にタバコの先端から発生する煙。喫煙時に喫煙者の口を通して直接に吸い込まれる煙を主流煙とよび，たばこの先端の燃焼部分から出る煙を副流煙とよぶ。主流煙と同様に，副流煙にはニコチン*，タール*，一酸化炭素*などの有害成分が含まれており，それらの濃度は主流煙よりも高い。ただし，副流煙は発生直後から環境中の空気で希釈されるため，実際に近くにいる非喫煙者が曝露する有害成分の量は喫煙者本人に比べて低い。他人が吸うたばこの煙を吸い込むこと，またはその問題のことを一般に受動喫煙*とよぶ。受動喫煙には，副流煙だけでなく喫煙者の呼気を他人が吸うことも含まれる。受動喫煙によって肺がんや虚血性心疾患*などのリスクが上昇することがわかっている。

(社会) 副流煙は，主流煙より有害物質を多く含む。[2019]

【不ケン化物】★　油脂をアルカリ*によりケン化した後，水に不溶で有機溶媒（クロロホルム，エーテル，ベンゼンなど）に可溶な物質の総称。ステロール類，脂溶性ビタミン類，カロテノイド類などが含まれる。

(食物) 油脂中に含まれる不ケン化物として最も多い成分は，ステロールである。

【浮腫】★★★《むくみ》　組織中に液体が過剰に貯留した状態。浮腫は組織中の水，塩分の病的過剰蓄積で，血液から毛細管壁を通じて，水分，塩類，血漿たんぱくが異常に組織内に侵入し，しかも組織から血管への再吸収が障害されるため起こる。浮腫発現因子としては，静脈圧の上昇，血漿膠質浸透圧の低下，毛細管壁透過性の変化，細胞組織の膨化圧亢進などがある。分類としては，うっ血性浮腫（心臓性浮腫，肺水腫など），腎性浮腫（ネフローゼ症候群*，慢性腎炎），栄養障害性浮腫（低アルブミン血症，脚気，貧血など），内分泌障害性浮腫（粘液水腫*など），

血管運動神経性浮腫（クインケ浮腫，じん麻疹など），食事性浮腫（かに，えびなどの摂取）などがある。

(人体) 進行した糖尿病性腎症の3主徴として，たんぱく尿，浮腫，高血圧が知られている。[2008][2012]／浮腫は，血漿膠質浸透圧の低下により生じる。[2014][2016][2018][2020]／ネフローゼ症候群では，血漿膠質浸透圧の低下や腎での水の再吸収の増加により，浮腫をきたす。[2008][2012]／浮腫は，妊娠高血圧症候群の定義に含まれない。[2017]

(基栄) 浮腫は，細胞間質液量の増加によって生じる。[2013][2020]

(応栄) クワシオルコル（kwashiorkor）では，浮腫がみられる。[2013][2019]

(臨栄) 低アルブミン血症は，浮腫の原因となる。[2007]／成人のネフローゼ症候群では，浮腫に対して，塩分および水分の摂取量でコントロールを行う。[2011]／成人のネフローゼ症候群において軽度の浮腫がみられる時は，食塩を5g/日とする。[2012]／微小変化型ネフローゼ症候群において浮腫がみられる時の水分摂取量は，前日尿量+500mLとする。[2019]

【豚インフルエンザ】⇨新型インフルエンザ

【プチアリン】★　唾液*中のα-アミラーゼ*。プチアリンは口腔内の耳下腺から分泌され，でんぷん*やグリコーゲン*などの多糖類*をデキストリン*と一部マルトース（麦芽糖）*にまで分解する。

(人体) 唾液中のプチアリンは，でんぷんを麦芽糖（マルトース）まで分解する。

【フッ化水素】★　冷媒・ガラスや金属の洗浄に使うガス。吸入・経口・皮膚から侵入。急性症状に皮膚・粘膜の強い刺激・炎症，肺水腫。慢性症状は体内のカルシウムと結合して骨硬化症・斑状歯*を呈する。

(社会) フッ化水素は，斑状歯を起こす。

【フッ化物濃度調整】⇨フロリデーション

【フッ素】★　微量ミネラル（無機質*）の1つ。成人体内には約2.6gのフッ素が含まれており，その約99%は骨*や歯*に存在する。適量のフッ素は，耐酸性の向上，抗菌作用や再石灰化促進作用により，虫歯*予防効果をもつ。飲料水中の濃度が

●フッ素

フ

2mg/L以上で慢性中毒である斑状菌*が認められる。わが国では飲料水のフッ素濃度は0.8mg/Lを超えてはならない。

（基栄）フッ素のう歯予防効果は，歯の表面の耐酸性を高めることによる。[2020]

【ブッフェ】⇒ビュッフェ

【物理的燃焼値】★　栄養素を体外で燃焼したときのエネルギー量のこと。ボンブ熱量計で計測される。生理的燃焼値*よりも高値であり，1gあたりの燃焼値は炭水化物4.1kcal，脂肪9.3kcal，動物性たんぱく質5.6kcal，植物性たんぱく質5.0kcal。

（基栄）たんぱく質の単位重量当たりの物理的燃焼値は，生理的燃焼値に比べて高い。[2014]／物理的燃焼値と生理的燃焼値の差は，糖質よりたんぱく質が大きい。[2021]

【プテロイルグルタミン酸】⇒葉酸

【ブドウ球菌】★★《黄色ブドウ球菌》　顕微鏡的にはぶどうの房状に配列したグラム陽性球菌の総称。これらのうち黄色ブドウ球菌(Staphylococcus aureus)は医学的には化膿細菌であり，また食中毒原因菌としても重要である。本菌は手指等の体表面，鼻，毛髪等に普通にみられる。ブドウ球菌食中毒は，食品等に素手で接触することにより本菌による汚染が起こり，食品が適温条件におかれることで増殖し，食品内に毒素(エンテロトキシン*：この場合は食品内毒素)を産生する。このエンテロトキシンが吐き気，嘔吐などの症状をもたらすことによって発現する。この型の食中毒は食品中に既に形成された毒素を摂取して発症することから，潜伏期*も30分から数時間(平均3時間)と短い。また，このエンテロトキシンは耐熱性が強く，通常の加熱調理温度では破壊されない。加熱調理済み食品等でブドウ球菌が検出されなくとも，本食中毒は発生する。なお，本食中毒ではにぎりめしなどの米飯類や牛乳が原因食品となることが多い。

（食物）黄色ブドウ球菌は，グラム陽性球菌である。[2020]／ブドウ球菌は，食塩濃度10％でも発育できる耐塩菌である。[2020]／黄色ブドウ球菌の毒素は，煮沸処理では失活しない。

[2019]／ブドウ球菌のエンテロトキシンは，65℃，30分の加熱で失活しない。[2006]／ブドウ球菌による食中毒の原因食品は，にぎりめしなど直接ヒトの手が触れたものによることが多い。[2014]／ブドウ球菌による食中毒の主症状は，悪心，嘔吐であり，発症までの潜伏時間が短い。[2007]

【ブドウ糖】⇒グルコース

【ブドウ糖負荷試験】★《OGTT:oral glucose tolerance test，グルコース負荷試験，耐糖試験，経口ブドウ糖負荷試験，75gOGTT》　耐糖能*低下の病的状態を判定するための検査法。OGTTと略すこともある。成人の標準負荷量は通常ブドウ糖*75g。ブドウ糖負荷前と負荷後30，60，120分後に血糖濃度を測定する。長時間高血糖を持続している場合は，耐糖能が低下している。糖尿病*では，糖負荷時のインスリン*分泌が低いので，耐糖能の判定の信頼性を得るためには，血中インスリン量も同時に測定する。ブドウ糖負荷試験は，空腹時血糖値が低くても，インスリン分泌能が悪いために食後の高血糖(隠れ糖尿病といわれる)の診断に適している。この試験での正常値(正常型という)は，2時間値が140mg/dL未満(ただし，空腹時血糖値110mg/dL未満である場合に限る)，糖尿病型は2時間値が200mg/dL以上(空腹時血糖値126mg/dL以上も含む)で，境界型は正常型でも糖尿病型でもないものである。

（臨栄）成人に対する経口ブドウ糖負荷試験(OGTT)は，75gブドウ糖を負荷して行う。

【フードガイド】★★　日常に摂取する食品をその食品(料理)に含まれる栄養素*の特徴でグルーピングして，食事摂取の具体的な行動に結びつけるものとして，適正な食事の摂取量をわかりやすく図示したものの総称。米国では，チューズマイプレート(2011)，マイピラミッド(2005)がある。また，日本でも，主食，副菜，主菜，牛乳・乳製品，果物の5つの料理区分を基本とした「食事バランスガイド*」が2005年(平成17)に示された。

（栄教）フィリピン，ケニア，グアテマラ，トン

ガなど，国独自のフードガイドを作成している開発途上国がある。[2010]

（公栄）フードガイドの食品分類は，国によって異なる。[2012]

【フードセキュリティ】★《食料安全保障》
国連食糧農業機関（FAO＊）による定義は「全ての人がいかなる時にも活動的で健康的な生活に必要な食生活上のニーズと嗜好を満たすために，十分で安全かつ栄養＊ある食料を，物理的，社会的及び経済的にも入手可能であるときに達成される状況」。フードセキュリティは4つの構成要素があるとされ，量的充足・物理的経済的入手可能性・適切な利用・安定性である。食料安全保障は，持続可能な開発目標（SDGs）＊の目標2「飢餓＊をゼロに」に含まれる項目である。

（公栄）公衆栄養では，フードセキュリティの達成を目指す。[2018]

【フードデザート】★《食の砂漠，Food deserts》 ① 生鮮食料品供給システムの崩壊，および ② 社会的弱者の集住，という2つの要素が重なった時に発生する社会問題のこと。社会的弱者である低所得層や高齢者世帯での生鮮食料品へのアクセス問題は，食事の質の低下につながり，健康＊被害をもたらす。なお，生鮮食料品供給システムの崩壊には，物理的要因（アクセス可能な店舗が少ない）だけでなく，社会的要因（貧困や差別，社会からの孤立など）も含まれる。フードデザート問題は，地方都市や農村・山間部，大都市のベッドタウンなど，様々な場所や地域で発生しているが，高齢者のみの世帯が増加する中，人と人とのつながりが希薄な都市部でのフードデザート問題が，今後深刻化する可能性がある。

（公栄）フードデザートとは，生鮮食品などを購入するのが困難な状態のことである。[2021]

【フードバランスシート】⊃食料需給表
【フードマイレージ】★★ 輸入食品の重量（t）と輸出国からの距離（km）を乗じたもの。1994年に英国のティム・ラングが食糧の輸送による環境への負荷を定量化するために提唱した概念がフードマイルで

あり，食品の重量に輸送距離を乗じた指標をいう。これを参考に日本では輸入食品を対象に提案されたのがフードマイレージであり，輸送による化石燃料の消費は，高い環境への負荷要因となっている。食糧自給率の低い日本は大量の食品を輸入に依存しており，日本のフードマイレージは約9000億tkmと言われ，世界で最も高い値となっている。現在では輸入食品に限らず，フードマイレージが使用されることが多い。

（食物）フードマイレージとは，食料の輸送距離（km）に輸送重量（t）を乗じた値である。[2007] [2009][2011][2014]／フードマイレージの増加は，地球温暖化の促進につながる。[2009]／わが国のフードマイレージは諸外国に比べ著しく高い。[2009]

（公栄）フードマイレージとは，食料品の生産地から食卓までの距離をいう。[2015]／フードマイレージは，食料の輸送量に輸送距離を乗じて算出される。[2019][2021]／地産地消の推進によって，フードマイレージが低減する側面がある。[2020]

【腐敗】★ 食品が微生物により変質し，自己消化＊も伴って可食性を失うこと。食品のもつ本来の形態や色沢が劣化＊し，不快な臭気や異味，時には有害な物質が生成される。また，かまぼこやソーセージ＊などの加工食品＊では，ネト＊がみられるようになるが，それは細菌の集落やその代謝産物である。

（食物）腐敗期に入ると，トリメチルアミン，アンモニア，ジメチルアミンなどの含量が増加する。／トリメチルアミンは，海産魚類の初期腐敗の指標である。[2010]／細菌による腐敗は，水分活性の低下により抑制される。[2014]

【腐敗臭】★ 微生物作用に伴う食品の腐敗＊に伴うにおい。腐敗臭はアミン臭，カビ＊臭，酪酸臭，糞便＊臭，刺激臭，硫化水素臭，エステル臭，果実臭など食品組成，腐敗菌の種類によって多様である。また，腐敗は変色，風味劣化（酸味，刺激味，苦味など），組織軟化，ガス発生，ネト発生などを伴う。

（食物）肉の腐敗臭は，インドール，スカトール，

フ

アミン，アンモニアなどである。

【不発酵茶】 ★　茶葉を蒸気で蒸すか，釜で炒って酵素*を不活性化させ，発酵*をさせないにつくる茶。緑色が保持され茶葉の旨味成分のテアニン*やその他の成分が含まれる。緑茶がこれに属する。

(食物) 日本茶は，不発酵茶である。

【不飽和脂肪酸】 ★★★　脂肪酸炭素鎖中に炭素間の二重結合を含む脂肪酸*。二重結合を1個含むものを一価不飽和脂肪酸*，2個以上含むものを多価不飽和脂肪酸*という。天然の脂肪酸の二重結合炭素原子の位置はシス型*である。不飽和脂肪酸は酸化を受けやすい。酸化された不飽和脂肪酸により生じた過酸化物*は，動脈硬化*性疾患や悪性腫瘍*など様々な健康障害を引き起こす可能性がある。過酸化物の生成を抑えるためには，ビタミンE*，ビタミンC*あるいはカロテノイド*などの抗酸化物を用いる。

(人体) 人体を構成する不飽和脂肪酸の大部分は，シス型である。[2019]

(食物) 天然に存在する不飽和脂肪酸は，おもにシス型である。[2015]／不飽和脂肪酸は，酸素分子と反応してペルオキシラジカルとなる。[2011]／ペルオキシラジカルは，不飽和脂肪酸から水素を引き抜く。[2011]／不飽和脂肪酸は，酵素的に酸化される場合がある。[2015]／不飽和脂肪酸から製造された硬化油は，融点が高くなる。[2017]

【不飽和鉄結合能】 ★★《UIBC：unsaturated iron binding capacity》　鉄*と結合していない（未結合＝未飽和）トランスフェリン*と結合し得る鉄量。血清中の鉄は生理的に全てトランスフェリン（おもに肝で合成される鉄結合性糖たんぱく）と結合している。トランスフェリンは約1/3が鉄と結合し，残りの2/3は鉄と結合していない形で存在する。血中の全トランスフェリンと結合できる鉄の総量を総鉄結合能*（TIBC）といい，UIBC＋血清鉄の関係が成立する。UIBCはTIBCの60～70％を占めている。鉄欠乏性貧血では鉄が絶対的に不足しているので，UIBCもTIBCも増加となる。このように，血清鉄

とTIBC，UIBCから貧血の判定が可能である。

(人体) 鉄欠乏性貧血では，不飽和鉄結合能（UIBC）が上昇する。[2016][2019]

(臨栄) 不飽和鉄結合能（UIBC）は，貧血の鑑別診断に用いる評価指標である。[2014]

【浮遊粒子状物質】 ★《SPM》　大気中に浮遊する微粒子のうち，粒径が10μm以下の物質の総称。その成分は煙，粉じん，石綿，病原体，ディーゼル排気粒子など様々である。特に粒径が2.5μm以下の微小粒子状物質はPM2.5とよばれる。浮遊粒子状物質は工場等からの煤煙（ばいえん）や自動車の排出ガスに含まれ，特にディーゼル車については黒煙の自動車単体規制が実施されるとともに，粒子状物質排出量全体の規制を行っている。粒子径の大きさが0.1～5μmのものは肺胞*まで到達しやすく，アレルギー*疾患や肺線（繊）維増殖性変化を引き起こす。

(社会) 浮遊粒子状物質は，肺の深部にまで入りやすく，アレルギー疾患や肺線（繊）維増殖性変化を引き起こす。／浮遊粒子状物質は，ディーゼル車の排ガスやスパイクタイヤの使用により増加する。

【フライパン】 ★　油焼きや炒め物に使用する浅い片手鍋。材質は鉄*，ステンレススチール*，アルミニウム*，フッ素*樹脂加工等がある。鉄製はさびやすいが油がなじむと使いやすい。フッ素樹脂加工は焦げ付かず便利だが，耐熱温度が260℃でガス加熱の空焚きには耐えず，被膜がはがれると効果がなくなる。熱源にフライパンをのせて加熱する方法は間接焼きである。

(食物) 間接焼きは，熱源の熱が放射・対流によってフライパンに伝わり，伝導によって食品に伝えられる。／鉄は重くさびやすいが，油がなじみやすいので，中華鍋やフライパンに適している。

【プライマリーヘルスケア】 ★★　健康の格差解消をねらいとして，医療，予防活動，健康増進活動の積極的展開をはかろうとするもの。WHO*は創設以来取り組んできた急性伝染病対策の成功を背景に

●フハッ

フ

医療資源の乏しい発展途上国の地域保健を取り上げることとした。そのあり方を示したのが1978年のプライマリーヘルスケアに関するアルマ・アタ宣言*である。

(社会) アルマ・アタ宣言は，プライマリーヘルスケアに関するものである。[2011][2013][2019]／プライマリーヘルスケアとは，一次予防から三次予防を包括した概念である。[2014]

(公衆) プライマリーヘルスケアには，地域住民の積極的な参加がうたわれている。

【フラクトオリゴ糖】 ★ ショ糖*のフルクトース*(果糖)側にフルクトースが1〜数個β-2,1結合した少糖(オリゴ糖*)。甘味度はショ糖の30%程度で難消化性。ビフィズス菌増殖活性をもつ。ごぼう，たまねぎなどに少量存在する。

(食物) フラクトオリゴ糖とは，ショ糖の果糖側に1〜数個の果糖が結合したものをいう。[2007]／フラクトオリゴ糖には，ビフィズス菌の生育を促進する作用がある。[2009]／フラクトオリゴ糖は，「おなかの調子を整える食品」と表示する。[2019]

【プラシーボ】 ➡プラセボ

【プラスチックフィルム】 ★《ラップ》 合成樹脂のポリエチレンやポリプロピレンなどでつくられた薄い膜状シート。その他，ポリ塩化ビニリデン，ポリ塩化ビニール，ポリスチレンなどがあり，透明で光沢をもち伸縮性と密着性に優れているため，食品を保存する包装材として用いられる。

(食物) 食品包装に用いられるプラスチックフィルムには，ポリエチレンやポリプロピレン製の包装材のように気体遮断性のよくないものもある。

【プラスティシティ(plasticity)】 ➡塑性

【ブラストチラー】 ★《blast chiller》 空冷式急速冷却機のこと。−4〜−20℃の冷気を強制対流させることにより加熱後の食品を急速に冷却する機器で，クックチルシステム*やクックフリーズ*システムには欠かすことができない機器であるが，コンベンショナルシステム*の調理においても加熱後冷却工程を含む料理やゼリ

ーの凝固など幅広く利用できる。

(給食) ブラストチラーは，冷気の強制対流によって，急速冷却を行う調理機器である。[2021]

【プラスミノーゲンアクチベーターインヒビター1】 ➡PAI-1

【プラスミノーゲン活性化因子阻害物質1】 ➡PAI-1

【プラスミン】 ★《フィブリノリシン，フィブリナーゼ》 血中で働くたんぱく質分解酵素*。血中に前駆体であるプラスミノーゲンとして存在している。フィブリンが生成すると，プラスミノーゲンはプラスミノーゲンアクチベータによってプラスミンとなり，フィブリンを分解してフィブリン体分解産物(FDP:fibrin degradation products)にする。血栓溶解作用がある。

(人体) プラスミンは，フィブリンをFDPに変換する。

【プラセボ】 ★《プラシーボ，偽薬》 薬剤と色や形が同じで，有効成分を含まない製剤。薬には，飲んだことを意識すること により治療効果が出ること(プラセボ効果)があり，この影響を取り除くためにプラセボを用いる。ランダム化比較試験*により新薬の効果を調べる際，このプラセボを処方した群(対照群)と新薬を処方した群(介入群)とを比較することで，新薬の薬効や安全性を正しく評価する。プラセボの成分としては乳糖やでんぷんなどが用いられることが多い。

(社会) 無作為化比較試験においては対照群(プラシーボ投与群)と介入群(試験食品投与群)について比較する。[2008]

【フラットサワー】 ★ 缶詰*などの腐敗*に関係する嫌気性の芽胞*形成桿菌。フラットは平らな，サワーは酸性の意味である。一般に缶詰などの容器包装食品では，腐敗が進むと缶や容器が膨張する。フラットサワーでは缶などが膨張せず，内容物が酸性化するため，缶などを開けた時にはじめて腐敗がわかる。

(食物) 鶏肉水煮缶詰のフラットサワーは，好熱性細菌により起こる。[2011]

【フラビンアデニンジヌクレオチド】

●フラヒ

フ

457

【フラボノイド系色素】★ 植物に含まれる水溶性色素。フラバン構造の4位にケトン基を有する。遊離型または配糖体として存在する。微酸性で無色または淡黄色、アルカリ性では橙黄色を呈する。アルミニウム*や鉄*と錯塩をつくり、黄色〜青紫色に変色する。

(食物) 小麦粉に炭酸水素ナトリウムを加えて膨化させると、小麦粉中のフラボノイド色素を黄色化する。

【ブランチング】★ 植物性食品の冷凍*品をつくる際に行われる加熱処理操作。熱湯や蒸気で1〜3分程度加熱することにより、野菜や果実の酵素*を失活させて変色や成分変化を防ぐことができる。野菜類や果物類などは酵素活性が高いため、冷凍保存中でも酵素が働き、においや酵素的褐変などの変色や栄養成分の変化が起こり、品質低下を招く。また、水分を多く含む生の状態で冷凍すると、氷で細胞膜が傷つけられ、解凍時に組織が崩れてドリップ*が多くなり、食感も悪くなる。ブランチングを行うと組織が軟化し、氷による細胞膜の損傷を抑えることができる。このために行われる前処理である。これらの処理に対して、カロテノイド色素は安定である。

(食物) ブランチングは、植物性食品の凍結保存中の変色、退色、褐変を防止するために必要な前処理法である。[2012]／ブランチングにより、酵素的褐変を抑えることができる。[2014][2018][2020]

【プリイドコリンエステラーゼ】⊃コリンエステラーゼ

【プリオン】★ 牛海綿状脳症(BSE:bovine spongiform encephalopathy)などの海綿状脳症の脳に存在する感染性のたんぱく質。正常の脳に存在しているものとたんぱく質の一次構造は同一であるが、高次構造が異なり、β-シート構造が多いものが感染性をもつ。感染性のプリオンは正常脳内のプリオンに結合して、次々と感染性のプリオンの構造に変え、発病する。ヒトではクロイツフェルト・ヤコブ病や

クールー病の原因となるが、プリオンの遺伝子多型*があり、特定の構造のものだけが発病する。

(人体) 牛海綿状脳症は、プリオンによって起こる。

【プリシード−プロシードモデル】⊃プリシード−プロシードモデル

【フリーズドライ】⊃凍結乾燥

【フリッカー値】★ 疲労度判定の指標。被験者に不連続の明滅光を直視させて、その明滅光のちらつきを感じはじめた時、すなわち断続光が連続光にみえる弁別閾値*を、その時の断続回数(Hz)で表したものである。本値は一般に疲労の進行とともに低下する。正常値は40〜50Hzであり、25Hz以下になれば異常と判定される。一般に60歳を過ぎると本値の低下がみられる。

(栄教) 疲労度の判定には、フリッカー値が用いられる。

【プリンヌクレオチド】★ 塩基*成分として、プリン塩基(アデニン*、グアニン*)を含むヌクレオチド*。DNA、RNAの構成単位となる。アデノシン三リン酸(ATP*)は高エネルギー化合物で、生物共通のエネルギー伝達体である。プリンヌクレオチドの合成においてはリボース5-リン酸からはじまり、グルタミン*、グリシン*、アスパラギン酸*、CO_2を材料にイノシン酸*(IMP)が最初に合成される。炭素1個の単位を転移するのにテトラヒドロ葉酸*(THF)を補酵素*として必要とし、IMPからAMP(アデニル酸)、GMP(グアニル酸*)をそれぞれ生成する経路が分岐する。プリン塩基の最終代謝物はキサンチンを経て尿酸*となり、血中濃度が高い状態が持続すると血管壁や関節に尿酸塩が沈着して痛風*を発症させる。プリン塩基の代謝に関与する酵素*の遺伝的原因と高たんぱく食という環境因子が原因となっている。

(人体) 再利用経路(サルベージ経路)は、プリンヌクレオチドの合成に使われる。

【ふるい分け検査】⊃スクリーニング検査

【フルクトース】★★★《果糖》 六炭糖のケ

トース$C_6H_{12}O_6$。還元糖類中で最も甘味*が強く，砂糖の約1.7倍である。おもに果汁*やはちみつに遊離した形で存在する。また，グルコース*とともにスクロース（ショ糖*）を構成する。立体異性体のα型とβ型があり，β型はα型の3倍の甘味をもつ。低温ではα型に比べβ型が多くなるので甘味が増す。アイスクリーム*，ゼリー*，ジャム*などの加工食品*に利用される。ヒトの重要な炭水化物源の1つで，摂取時の血糖値*の上昇は遅く，主に肝臓のケトヘキソキナーゼ（フルクトキナーゼ）の作用により，フルクトース-1-リン酸となり，さらにアルドラーゼによる分解を受け解糖系*に入る。

（人体）フルクトースは六炭糖である。[2015]／フルクトースはケトースである。[2015]

（食物）スクロースは，グルコースとフルクトースがα-1,β-2グリコシド結合した二糖である。[2010]／転化糖は，ショ糖を酵素で加水分解して得られる果糖とブドウ糖の等量混合物である。[2008]／イヌリンのおもな構成糖は，フルクトースである。[2017]／フルクトースを多く含む果物では，甘味を増すために冷やす。[2021]

（基栄）グルコースは，フルクトースよりも吸収が速い。[2006]／フルクトースは，受動輸送（促進拡散）によって吸収される。[2012]／フルクトースの吸収上皮細胞への取り込みは，グルコースの存在によって変わることはない。[2013]／グルコースとフルクトースの刷子縁膜の輸送担体（輸送体）は，異なる。[2016]／高トリグリセリド血症では，果糖を多く含む加工食品の摂取を減らす。[2019][2020]

【プルニン】★　多くの植物に存在するフラボノイド配糖体ナリンゲニン-7-グルコシド。夏みかんやグレープフルーツ果汁*の苦味*成分ナリンギン*に加水分解酵素ナリンギナーゼが作用して生成するやや渋味*のある成分。これにβ-グルコシダーゼが作用すると無味のナリンゲニン（アグリコン）に変わる。

（食物）夏みかんなどの苦味物質ナリンギンは，ナリンギナーゼによってプルニンへ分解される。

【フルフラール】★　五炭糖*の加熱脱水物。着香料（食品添加物*）として利用さ

れる。食品加工・調理の過程でも生成し，加熱香気に関与する一方，食品貯蔵中の劣化指標としても使われる。

（食物）フルフラールは，カルボニル化合物であり，パンの香気成分の1つである。

【プレアルブミン】⇨トランスサイレチン
【ブレイジングパン】⇨ティルティングパン
【フレイル】⇨フレイルティ
【フレイルティ】★★★《虚弱，フレイル》　老化に伴う様々な身体機能の低下により，脆弱性が増して健康障害に陥りやすい状態のこと。米国老年医学会による定義では，体重減少・主観的疲労感・日常生活活動量の低下・歩行速度の減弱・握力低下の5項目のうち，3項目があてはまればフレイルティとしている。このような状態は，ADL*の低下・認知機能障害・疾病の発症につながり，超高齢化社会にあっては要介護*状態の前段階としてとらえられるので，心身の問題のみならず社会的問題としても重要である。フレイルティに至る背景には，高齢者が陥りやすい低栄養やサルコペニア*があるが，しかるべき介入により予防や改善が期待されている。以上のように，フレイルティは多角的視点をもって理解されるべきで，予防や介入が期待できる状態であるが，フレイルティ（frailty）の日本語訳である「虚弱」ではそれを十分に表現できないとして，日本老年医学会では「フレイル」と命名することにした（2014年〈平成26〉5月）。

（人体）フレイルティとは身体機能の低下をいう。[2013]

（応栄）フレイルティ（虚弱）の予防では，除脂肪体重を増加させる。[2016][2018]

（臨栄）フレイルティ（虚弱）の予防では，身体活動を活発にすることが重要である。[2016]

【プレシード-プロシードモデル】★★《PRECEDE-PROCEEDモデル，MIDORIモデル，プリシード-プロシードモデル》　1991年グリーンとロイターによって開発されたヘルスプロモーション*を展開するための実践モデル。個人的要因のみならず社会的要因にも焦点を当て，個人の資源や周囲の環境も含めて望ましい健康行動を

459

●プレシ

フ

導くための介入プログラムであり，①社会診断，②疫学＊診断，③行動・環境診断，④教育・組織診断，⑤運営・政策診断，⑥実施，⑦経過評価＊，⑧影響評価，⑨結果評価の9段階の過程から構成される。①～⑤のプレシードは事前評価から計画策定の過程であり，⑥～⑨のプロシードは実施から事後評価の過程である。①～⑤の事前評価で用いられる指標は，そのまま⑥～⑨の事後評価の指標になる。好ましい生活習慣を確立するために必要な準備因子（認識・態度・信念），強化因子（報酬・支援），実現因子（実践技術・社会資源の利用可能性）を分析して，健康教育＊と環境（組織・法規・政策）の整備を組み合わせて展開するのが特徴。

(社) プレシード―プロシードモデルは，行動変容の要因に準備因子だけではなく，実現因子や強化因子を取り入れる特徴がある。

(栄教) プレシード―プロシードモデルを応用した栄養教育では，QOLの向上を最終目標としている。[2010]

【プレバイオティクス】★　腸内細菌＊の増殖促進物質の総称。オリゴ糖＊，食物繊維＊などの難消化性糖類が相当する。プロバイオティクス＊との混合物をシンバイオティクスといい，これらは腸管免疫系の維持改善に有効とされる。

(基栄) 有用菌の増殖を促進する難消化性糖質を，プレバイオティクスという。[2018]／フラクトオリゴ糖は，プレバイオティクスの一種である。

【ブレーンストーミング】★《頭脳衝撃法》
司会者をおき，学習者は自由に話をする会議形式の1つ。メンバーは他者の発言を批判せず，結論を得ることを目的としていない。問題の明確化や，独創的な発想や解決法を発見したい場合などに用いる。

(栄教) ブレーンストーミングは，幼児を対象とした学習方法としては不適切である。[2013]／ブレーンストーミングは，グループダイナミクスの効果が期待される学習形態である。[2014]

【ブレンダー食】★《ミキサー食，ペースト食，ピューレ食》　流動食＊の形態の1つ。液体

や固体をブレンド（磨砕し，混ぜ合わせる）することで，均一性の流動食となる。べたつかず，まとまりやすい特徴がある。

(臨栄) ブレンダー食は流動食の一種で，消化吸収がよい食品をミキサーにかけてブレンドする。[2010]／全粥食をブレンダー食（ミキサー食）にすると，エネルギー密度は低くなる。[2010]

【フレンチドレッシング】★《ビネグレットソース》　酢＊と油を主材料とし，塩，こしょうで調味したサラダ用ドレッシング。酢と油の割合は1:2～3が一般的である。酢と油は分離しやすいのでよく撹拌して使用する。撹拌後一時的に乳化するが，その乳化型はO/W（水中油滴）型である。香辛料のパプリカやマスタードは乳化力が強いのでこれらを加えて撹拌すると分離しにくくなる。

(食物) フレンチドレッシングは，油と酢に調味料を加えたものであり，一時的にエマルション化する。

【プロゲステロン】⇒黄体ホルモン

【プロスタグランジン】★★《PG:prostaglandin》　炭素数20の多価不飽和脂肪酸＊から代謝されてできるエイコサノイド＊（生理活性物質）の1つ。プロスタグランジンは近傍の細胞間の情報伝達を行う生理活性物質に属し，オータコイドといわれる。また，エイコサノイドにはプロスタグランジンの他，血小板凝集と血液凝固を促進するトロンボキサン＊（TX），白血球＊や炎症＊の活動を高めるロイコトリエン＊（LT）などがある。PGは腸や子宮＊の平滑筋収縮を促進するため，術後の腸運動回復，分娩促進などにも使用される。

(人体) プロスタグランジンは，アラキドン酸からつくられる。[2007][2010]

(食物) オゴノリ中毒の原因物質は，プロスタグランジンE_2である。[2012]

【プロセスチーズ】★　2種または2種以上のナチュラルチーズ＊を原料に，粉砕し，乳化剤を加えて加熱，溶解，乳化し成型してつくる加工チーズ。チーズはおもにゴーダ，チェダー，エダムなどのナチュラルチーズを原料とし，リン酸ナトリウム，クエン酸ナトリウム，乳化剤＊，増

●プレバ

フ

粘多糖類を加えるが，クリーム，食塩，色素および香料を加えることもある。80～120℃で加熱溶解後，殺菌して型に入れて成形する。加熱殺菌されるので保存性がよく，大きさや形状，香辛料の添加，燻（くん）煙*など自由につくれ，製品の多様化が可能である。

(食物) プロセスチーズは，ナチュラルチーズを粉砕し，乳化剤を加えてさらに溶融，加熱殺菌し乳化成型したものである。

【プロセス評価】⬅️経過評価

【プロテアーゼ】★《たんぱく質分解酵素，プロテイナーゼ》 ペプチド結合の加水分解を触媒する酵素*の総称（EC3.4群）。プロテアーゼはあらゆる生物に存在し，ポリペプチド鎖の末端からペプチド結合を切断するエキソペプチダーゼ*と中間から切断するエンドペプチダーゼ*に大別される。ヒト体内では，プロテアーゼは消化酵素*として胃や小腸などに存在し，たんぱく質の消化・吸収過程において重要な役割を担っている。食肉の熟成*や発酵食品*においては，含まれているたんぱく質を分解し，食品の物性変化や遊離アミノ酸の生産による呈味性の向上に大きく関与する。

(食物) 肉の軟化には，プロテアーゼが関与する。[2012]／肉をしょうが汁に浸漬すると，プロテアーゼの作用により軟化する。[2013]

【プロテアソーム】★《proteasome》 細胞内のたんぱく質分解酵素*の筒状巨大複合体。ユビキチン*というたんぱく質を結合した細胞内たんぱく質を，特異的に結合してATPのエネルギーで分解する。細胞周期，情報伝達，免疫などの細胞機能に関与する。よく知られている消化酵素*のトリプシン*やペプシン*は細胞外にあり，単一たんぱく質からなるのとは大きく異なる。

(人体) プロテアソームは，たんぱく質の分解に関与する。[2014][2015][2021]／プロテアソームは，たんぱく質分解酵素の複合体である。[2008]／プロテアソームによるたんぱく質の加水分解は，ATPを必要とする。[2007]

【プロテイナーゼ】➡️プロテアーゼ

【プロテインボディ】★ 植物種子の子葉や胚乳に存在する球状のたんぱく質*顆粒。大豆*子葉では直径5～8μmのものが多く，全たんぱく質の60～70%がこの形で存在する。大豆に水を加えて磨砕すると，内部のたんぱく質が抽出されて，呉が得られる。

(食物) 大豆たんぱく質は，子葉細胞中ではプロテインボディとよばれる顆粒状で存在している。

【プロトロンビン】★★ 血液凝固*に必要なトロンビン*の前駆物質*。凝固の第二因子ともよばれる。肝臓*で合成され，その分子中のγ-カルボキシグルタミン酸の形成にビタミンK*を必要とする。したがって，慢性肝疾患やビタミンK欠乏のさいのプロトロンビン低下が出血*の原因となる。

(人体) トロンビンは，プロトロンビンが活性化されて生成される。[2008]／γ-カルボキシグルタミン酸は，プロトロンビンの構成アミノ酸である。[2009]／ビタミンK欠乏では，プロトロンビン合成が抑制される。[2015]

(臨栄) ビタミンK欠乏の評価では，プロトロンビン時間を用いる。[2019]

【プロバイオティクス】★ 腸内細菌*のバランスを改善する生菌製剤の総称。プロバイオティクスに利用される細菌類は，*Bifidobacterium*（ビフィズス菌*），*Lactobacillus*（乳酸桿菌）などが主である。宿主の常在菌であり，胃酸，胆汁酸*中を通過して大腸*で増殖可能，副作用がないことなどが条件となる。プロバイオティクス，プレバイオティクス*は腸管免疫系の維持改善に貢献すると期待される。

(食物) プロバイオティクスとして，ビフィズス菌がある。[2008]

【プロビタミンA】★ 動物体内でビタミンA*に転換される物質の総称。植物界に広く分布するカロテノイド*の一種。β-カロテン*が最もビタミンAとしての生理活性が強く，その他α-カロテンおよびγ-カロテン，クリプトキサンチン*などがある。

(食物) カロテノイドの中には，プロビタミンA

として作用するものがある。／トマトやすいかの赤色の色素であるリコピンは、β-イオノン環を有しないため、プロビタミンAの機能がない。

【プロビタミンD】★ 生体内でビタミンD*の前駆体として存在し、ビタミンDに変化する物質の総称。キノコ類に存在するエルゴステロール*（プロビタミンD₂）は紫外線*によってエルゴカルシフェロール（ビタミンD₂）になる。同様に、ヒトなど、高等動物に存在する7-デヒドロコレステロール（プロビタミンD₃）は紫外線によってコレカルシフェロール（ビタミンD₃）になる。ただし、食事からエルゴステロールを摂取した後に、紫外線を浴びても、エルゴカルシフェロールには変化しない。

(基栄) プロビタミンD(7-デヒドロコレステロール)は、皮膚において紫外線によってビタミンDに変えられる。

【ブロメリン】★ たんぱく質加水分解酵素の1つ。パイナップルの熟果に多い。

(食物) パイナップルのブロメリン、パパイアのパパインは、いずれもたんぱく質分解酵素である。

【プロモーション】★ 細胞膜*に変異が起こり、変異細胞は分裂を開始し、がん細胞が増える段階。発がんイニシエーション*に後続して起こる。この段階までは、可逆反応である。この変化に関与する物質を発がんプロモーター（発がん促進因子）といい、フェルボールエステルや卵胞ホルモン*（エストロゲン）、胆汁酸*、サッカリン*、殺虫剤（DDTやBHC）などが知られている。

(基栄) 細胞が変異の度合いを増し、がん化が進む段階をプロモーションという。

【プロモーション戦略】★★ マーケティング*の施策の1つで、ものを売るための手段、方策。プロモーションの方法には、①テレビ、新聞などの広告、②チラシ、ダイレクトメールなどによる販売促進、③一般的な営業や訪問販売などの人的販売、マスコミや公の媒体を使って報道するパブリシティ、④消費者同士の口コミなどがある。

(給食) 商品の販売促進は、マーケティングのプロモーション戦略である。[2008]／社内メールによる減塩フェア開催の告知は、プロモーションである。[2018]／プロモーション(Promotion)には、「減塩フェア開催のポスターを食堂に掲示」がある。[2020]／プロモーション(Promotion)には、「料理紹介のポップを食堂入口に設置」がある。[2020]

【プロラクチン】★★ 《PRL:prolactin, LTH:luteotropic hormone, 黄体刺激ホルモン, MTH:mammotropic hormone, 乳腺刺激ホルモン》 下垂体*前葉から分泌されるペプチドホルモン*。199個のアミノ酸*からなる。分娩*と同時に乳腺組織に作用して、乳汁の分泌を促す。また黄体ホルモン*の分泌を促す。分泌の調節は、視床下部*による分泌抑制がコントロールの主体である。プロラクチンの分泌は、生理的には視床下部からのドーパミンの分泌によって正常範囲に抑制されており、ドーパミン量が低下するとプロラクチンが過剰に分泌される。一方、甲状腺刺激ホルモン*放出ホルモンにはプロラクチン分泌刺激作用がある。プロラクチンの過剰分泌は男女ともに性腺機能低下症が生じ、特に女性では乳汁漏出・無月経症候群といわれる特有の症候があらわれる。

(人体) プロラクチンは、下垂体前葉から分泌される。[2021]／プロラクチンは、乳汁の産生を促進する。[2021]／プロラクチンは、乳汁分泌作用のあるホルモンである。[2013]

(応栄) 吸てつ刺激は、プロラクチンの分泌を高める。[2009][2010][2012][2013][2015][2017][2018]／アルコールは、乳児の吸てつ刺激によるプロラクチンの分泌を低下させる。[2011]

【プロラミン】★ 70〜90％アルコール可溶性たんぱく質。穀類*に広く存在する。小麦のグリアジン*、大麦のホルディン、とうもろこしのツェイン*などがある。塩基性アミノ酸*が少なくアミノ酸スコアは低い。

(食物) とうもろこしたんぱく質の約45％を占めるプロラミンのツェインは、リシンとトリプト

●プロビ

フ

ファンが少ないのでアミノ酸価が低い。

【フロリデーション】 ★《フッ化物濃度調整》
飲料水（水道水）中のフッ化物濃度を，フッ素*による歯の障害をもたらさない適正濃度（約1ppm）に調整し，その飲料水を摂取することによってう歯（虫歯）*を予防する方法。これによって虫歯有病率が50%以下に減少することが明らかにされている。水道水のフロリデーションの安全性および効果はWHO*をはじめとする国際機関や国内専門機関が保障している。

（社会）日本では，水道水のフロリデーション（フッ化物濃度調整）は行われていない。[2009]

【プロリン】 ★《ピロリジン-2-カルボン酸》
ProまたはPと表記。L型の異性体は生体内に存在するイミノ酸（イミノ基－NHとカルボキシ基－COOHをもつアミノ酸）。コラーゲン*などの硬たんぱく質の主要構成アミノ酸で，おもに側鎖が水酸化されたヒドロキシプロリン*残基として存在する。ヒドロキシプロリンに対応する遺伝子コードはなく，たんぱく質中のプロリンがヒドロキシ化されて生じる。ほとんどのアミノ酸はアミノ基転移反応*を受けるが，プロリン，ヒドロキシプロリンは受けない。

（人体）プロリン，ヒドロキシプロリンは，アミノ基転移反応を受けない。

【フロン】 ★ クロロフルオロカーボン（塩素化フッ素化炭素）とよばれ，メタン，エタンなど低級炭化水素の水素原子を塩素やフッ素*を主体とするハロゲン原子素で置換したものの総称。フロンは分解しにくいため，成層圏にまで拡散することによって成層圏のオゾン層*を破壊し，それによって地表に達する紫外線*量が増加し，皮膚がん等の増加が懸念されている。

（社会）フロンは，炭化水素の水素原子をフッ素および塩素原子でおき換えた化合物の総称である。／フロンは成層圏で紫外線を吸収して塩素原子を放出し，これがオゾンを酸素分子に分解してオゾン層を破壊する。

【分圧】 ★★ 複数の気体からなる混合気体において，各気体が単独で同じ体積を占めた場合の圧力。混合気体全体の圧力（全圧）は，各気体の分圧の和に等しい。圧力は気体の分子数に依存するため，成分気体の分圧の比と物質量の比は等しい。圧力の単位はPa（パスカル）が一般的だが，日本では血液ガス分圧など生体内の気圧にはtorr（1トル＝1mmHg）が用いられる。体内の酸素や二酸化炭素*などは分圧が高い方から低い方に移動する。

（人体）肺静脈血の二酸化炭素分圧は，肺動脈血の二酸化炭素分圧よりも小さい。[2012]

（臨栄）慢性閉塞性肺疾患（COPD）では，血中二酸化炭素分圧が上昇する。[2011]

【分煙】 ★ 喫煙*対策として，非喫煙者と喫煙者を分けること。非喫煙者を喫煙者の煙（受動喫煙*）から守るための対策である。健康増進法*第25条（2003年〈平成15〉施行）の受動喫煙の防止対策の1つとして有効とされる。

（社会）たばこ対策として，健康日本21の重要課題に「公共の場・職場における分煙の徹底と効果の高い分煙に関する知識の普及」がある。[2011]／公共の場所の分煙は，たばこ対策のポピュレーション戦略である。[2010]

【分岐鎖アミノ酸】 ★★★《分枝(鎖)アミノ酸, BCAA：branched-chain amino acid》 バリン*，ロイシン*，イソロイシン*のこと。これら炭素骨格が枝分かれしているアミノ酸の3者をまとめてBCAAと表すことが多い。いずれも必須アミノ酸*で，ロイシン，イソロイシンはケト原性アミノ酸*。食物中の必須アミノ酸に対するBCAAの占める割合は約50%と高い。また筋肉内での含量も約35〜40%と高く，分解されて運動時のエネルギー源になる。アミノ基転移反応*とそれに続く酸化的脱炭酸反応*はこれら3つのアミノ酸に共通の酵素で触媒される。フィッシャー比*を高めて，肝性脳症*を抑制するために，分枝鎖アミノ酸の摂取や投与が行われる。

（人体）分岐鎖アミノ酸は，筋肉で効率よくエネルギーに転換される。[2011]／メープルシロップ尿症は，分枝鎖アミノ酸の代謝異常症である。

●ブンキ

フ

463

[2015]／侵襲時には，分枝（分岐鎖）アミノ酸が
エネルギー源として利用される。[2011]／分枝
アミノ酸は，それぞれ複数のコドンによって指
定される。[2013]

(食物) 分枝（分岐鎖）アミノ酸では，側鎖でのア
ミノカルボニル反応はない。[2010]

(基栄) 分枝アミノ酸は，不可欠アミノ酸である。
[2017]／分岐鎖アミノ酸を代謝する主要な臓器
は，筋肉である。[2007][2009][2016]／分枝
アミノ酸のアミノ基は，骨格筋でアラニン合成
に利用される。[2015]／フィッシャー比は，血
液中の分枝アミノ酸と芳香族アミノ酸のモル比
である。[2018]

(臨栄) 肝性脳症では，分岐鎖アミノ酸を補う。
[2009][2016]／肝臓切除後には，分枝アミノ酸
を積極的に摂取する。[2015]／COPDでは経
腸栄養剤は，分枝アミノ酸含量が多いものを選
択する。[2015]

【フンク】★《Casimir Funk》 ポーランド
の生化学者(1884〜1967)。1884年にポー
ランドのワルシャワに生まれ，1904年に
ベルン大学で学位を取得し，パリのパス
ツール研究所，ベルリン大学，ロンドン
大学で研究を重ねた。1911年に，米ぬか*
エキスから鳥類の白米病に対して治療効
果があるとされる有効成分を取り出し
た。この物質は，塩基性で一種のアミン
と考えられたため，生命に必要なアミン
という意味で，1912年にこの物質をビタ
ミン*(vitamine)と命名した。1914年には
ドイツのベルグマン書店から単行本「ビ
タミン」を出版している。市民権を得てい
た米国でのちにビタミン協会顧問とな
り，フンク財団を設立した。

(基栄) フンク(Funk)は，抗脚気因子を発見し
た。[2017]

【分枝(鎖)アミノ酸】⟹分岐鎖アミノ酸
【分食】⟹頻回食
【分析疫学】★ 　記述疫学*などから得ら
れた疾病と曝露要因*の統計学的関連を確
かめ，その要因の因果性の推定を行う
疫学*の方法。因果性が推定できる症例
対照研究*，コホート研究*，因果性にま
で言及できない横断研究*と生態学的研
究*がある。関連の強さをみる指標とし

ては，コホート研究では相対危険や寄与
危険，症例対照研究ではオッズ比*が用
いられる。

(社会) 分析疫学の手法には，症例対照研究やコ
ホート研究がある。／分析疫学の関連の強さを
みる指標として，オッズ比，相対危険度（リスク比）
がある。

【分団式討議】⟹バズ・セッション
【粉乳】★《粉ミルク》 性質をできるだけ
変えないように牛乳*から水分を除いた
淡黄色の粉末。保存性がよく貯蔵，輸送
に便利。用いる原料や用途の違いから全
脂粉乳，脱脂粉乳，加糖粉乳，調製粉乳*
などがある。全脂粉乳は原乳を乾燥し粉
末にしたもので，脂質含量が高く保存性
も劣るが，脱脂粉乳は，生乳から乳脂肪
を除いてから乾燥しているため，保存性
に優れ，加工乳の原料等に使われる。乳
児用調製粉乳や妊産婦・授乳婦用粉乳は
特別用途食品の1つである。

(食物) 粉乳には，添加物の有無により全粉乳，
脱脂粉乳，調製粉乳などがある。／粉乳は水分活
性を下げたものであり，微生物による変敗は受
けにくい。

【ブンブン討議】⟹バズ・セッション
【糞便】★★《大便，便》 食物残渣，消化液，
消化管粘膜の脱落物，腸内細菌*などか
ら構成された腸管からの排泄物。通常，
成人の糞便量は，1日100〜200gで平均
120g前後である。水分は60〜80%，固形
成分は消化されなかった食物成分と大腸
内微生物の菌体で量的にはほぼ半々であ
る。窒素量は1〜2g，脂質量は5g，固有
の色は胆汁*色素に由来するステルコビ
リン，特有のにおいはおもにインドール，
スカトールによる。糞便量は，魚肉を中
心とした消化吸収のよい食物をとった場
合少量となり，未精白の穀物や繊維質の
野菜，豆類を多くとった場合多量となる。

(基栄) 抗生物質投与は，糞便中への一次胆汁酸
の排出を高める。[2008]／無たんぱく質食を摂
取した場合にも，糞便中に窒素化合物は排泄さ
れる。[2011]

(応栄) 母乳栄養児は，人工栄養児より糞便中の
ビフィズス菌が多い。[2010]

【分娩】★ 胎児およびその付属物が，陣痛（子宮筋収縮）と腹圧（いきみ）によって産道を通って母体外へ排出されること。妊娠*37週より42週未満の期間の分娩を正期産，妊娠24週以降から37週未満の分娩を早期産，42週以降の分娩を過期産という。

(人体) 妊娠43週の分娩は，過期産である。[2017]

【糞便汚染指標菌】★ 食品材料，加工食品*，飲料水などが，動物やヒトの糞便に汚染されていることを示唆する菌群。大腸菌群*，糞便系大腸菌群，大腸菌，腸球菌などが検査の対象となる。これらの存在は糞便汚染の可能性を示し，同時に腸管系病原菌の存在の可能性があると判定する。また大腸菌は自然界では死滅しやすいため，食品等から検出された場合，直接または間接的に比較的新しい糞便汚染があったことを示す。さらに腸球菌は冷凍，乾燥，温度に対する抵抗性が大腸菌より高いため，冷凍食品で検出された場合は糞便汚染されていると考えられる。

(食物) 腸球菌は糞便汚染の指標となる。[2009]

【平滑筋】★ 筋の種類。横紋筋*と異なり筋節がない。筋には他に骨格筋*，心筋*がある。平滑筋は自律神経*の支配を受け，不随意筋である。消化管（胃，小腸，大腸）や血管，膀胱，子宮などの壁に分布している。

(人体) 血管の中膜に含まれる筋肉組織は，平滑筋からなる。[2007]／大動脈の中膜は，平滑筋からなる。[2008]／胃の外縦走筋は，平滑筋である。[2008]

【平均寿命】★★《0歳平均余命》 0歳の平均余命と同義。平均余命はある年齢集団の者が同年齢以降の死亡率*で死亡すると仮定して，平均してあと何年生きられるかということを示す。平均余命は各年齢に対応して計算されるが，その中で特に0歳の平均余命を平均寿命という。平均寿命は0歳からの全ての年齢の死亡率が反映されることから，保健福祉水準の総合的な指標として広く活用されている。わ

が国の平均寿命は終戦直後の1947年（昭和22）に男女ともやっと50歳を超えたが，その4年後の1951年（昭和26）にはいきなり男女とも60歳を達成する。その後も着実に伸び，今や男性81歳，女性87歳を超え，世界有数の長寿国となっている。

(社会) 平均寿命とは，その年における死亡状況が一定不変と仮定した時，0歳の人があと平均何年生きることができるかを表した期間である。[2010][2016][2017]／平均寿命は，0歳の平均余命である。[2021]／乳児の死亡率が低下すると，平均寿命は上昇する。[2016]／40歳の平均余命に40を加えた値は，平均寿命より大きい。[2016]／平均寿命と健康寿命の差は，女性より男性の方が小さい。[2018]／平均寿命が延伸した理由に，乳児死亡率の低下がある。[2018]／特定死因を除去した場合の平均寿命の延びが最も大きい死因は，悪性新生物である。[2018][2021]／平均寿命が短くなるほど，一般的には健康寿命も短くなる。[2021]

【平均赤血球血色素濃度】★《MCHC：mean corpuscular hemoglobin concentration》 平均赤血球ヘモグロビン濃度。血液全体のヘモグロビン*濃度をヘマトクリット*値で割ったもので，血液中の赤血球全体に含まれるヘモグロビン濃度を示す。次式で求める。ヘモグロビン（g/dL）÷ヘマトクリット（%）×100。基準値は男女ともに32～36％。貧血*の分類に用いられ，30以下は低色素性貧血，31～36は正色素性，37以上は高色素性に分類される。高値になる場合は脱水状態，二次性多血症などが疑われ，低値になる原因としては鉄欠乏性貧血など血液内の赤血球の酸素運搬を行うヘモグロビン量が減少していることが疑われる。

(臨栄) 平均赤血球血色素濃度は，赤血球の単位容積あたりに含まれるヘモグロビンの量を示す。[2014]／平均赤血球ヘモグロビン濃度（MCHC）は，貧血の鑑別診断に用いる評価指標である。[2014]

【平均赤血球血色素量】★《MCH：mean corpuscular hemoglobin，平均赤血球ヘモグロビン量》 ヘモグロビン*濃度を赤血球数で割ったもの。赤血球1個あたりに含まれ

るヘモグロビンの量を反映する。次式で求める。ヘモグロビン(g/dL)÷赤血球数(100万/μL)×10。基準値は，男性:28.4〜34.2pg(ピコグラム)，女性:26.9〜32.7pg。貧血の分類に用いられ，28以下が低色素性貧血，29〜35は正色素性，36以上は高色素性に分類される。小球性低色素性貧血は鉄欠乏による赤血球の産生低下，正球性正色素性貧血の病因は赤血球産生低下，赤血球の破壊亢進，失血，二次性貧血が考えられ，大球性高色素性貧血は悪性貧血*，胃切除後の巨赤芽球性貧血*，再生不良性貧血*などが考えられる。

(人体) 巨赤芽球性貧血では，平均赤血球血色素量(MCH)が増加する。[2011]／大球性高色素性貧血では，平均赤血球ヘモグロビン量(MCH)は高値を示す。

【平均赤血球ヘモグロビン量】 ➡️平均赤血球色素量

【平均赤血球容積】 ★《**MCV:mean corpuscular volume**》 赤血球*1個あたりの平均の大きさ。以下の式で求める。ヘマトクリット(%)÷赤血球数(100万/μL)×10。基準値は男性84〜100.4fL(フェムトリットル)，女性82.5〜97.4fL。この値により小球性，中小球性，大球性におおまかに分類される。80fL以下は小球性貧血に分類され，鉄欠乏性貧血*，慢性炎症*，膠原病*，感染症*，悪性腫瘍*に伴う貧血が大部分を占める。81〜100fLは正球性貧血として急性貧血，溶血性貧血*などがあり，101fL以上の大球性貧血は巨赤芽球性貧血*(ビタミンB_{12}欠乏，葉酸欠乏)と抗がん剤による貧血でもみられる。

(臨栄) 巨赤芽球性貧血では，平均赤血球容積(MCV)が増加する。[2010]／胃潰瘍で出血を起こすと，平均赤血球容積(MCV)は低下する。[2021]

【平均余命】 ★ ある年齢の人が平均してあと何年生存できるかを表す期待値。生命表という統計方法により推定される。0歳の平均余命を特に平均寿命*という。x歳での平均余命は，0歳からx歳に達するまでの死亡を除いて算出されるので，

x歳平均余命にxを加えた値は0歳平均余命(平均寿命)より大きな値となる。

(社会) 平均寿命は，その年次に出生した集団(0歳児)の平均余命である。[2010][2016]／平均余命は，生命表にて算出される。[2019][2021]／100歳の平均余命は算出できる。[2016]／40歳の平均余命に40を加えた値は，平均寿命より大きい。[2016]

【閉経】 ★★★ 月経*周期が不規則となり月経血量の減少，無排卵，黄体期の短縮など卵巣機能が衰退し，月経が永久的に停止すること。閉経を中心とした前後数年には，自律神経失調症様の不定愁訴を生じる更年期*障害がある。また，閉経後のエストロゲン*の急激な減少に伴い骨量*が減少し，骨粗鬆症*を発症することが多い。骨粗鬆症予防のためには，若年期から骨量を高める指導が必要である。

(人体) 子宮内膜症は，閉経前に好発する。[2011]／閉経により，卵胞刺激ホルモン(FSH)の分泌が上昇する。[2016]

(応栄) 閉経期には，エストロゲンやプロゲステロンは減少する。[2007][2011]／閉経期には，黄体形成ホルモン(LH)や卵胞刺激ホルモン(FSH)は増加する。[2007]／閉経後に虚血性心疾患の発症率は増加する。[2008]

(栄教) 閉経後では，骨密度は皮質骨より海綿骨の方が減少する。[2009]

(臨栄) 閉経後は，骨吸収が亢進する。[2016]

【閉経期】 ➡️更年期

【平衡覚】 ★《**平衡感覚**》 身体の運動，位置に関して，正常な姿勢を維持するための感覚。おもに重力の変化を感知する内耳*の前庭器官が関わっている。前庭器官の半規管*は頭の回転運動を感知する。

(人体) 平衡覚をつかさどるのは，前庭器官である。

【平衡感覚】 ➡️平衡覚
【ヘキサデカン酸】 ➡️パルミチン酸
【ヘキサナール】 ★ 炭素数6個からなるアルキルアルデヒド。$CH_3(CH_2)_4CHO$の構造をもつ。大豆*の青臭成分の1つ。大豆油リノール酸からリポキシゲナーゼ*によって生成する。

466

(食物) 古米臭はカルボニル化合物のヘキサナールに起因する。[2016]

【ヘキソース-リン酸経路】 ⤵五炭糖リン酸回路

【ベーキングソーダ】 ⤵重曹

【ベーキングパウダー】 ★ 《BP：baking powder，ふくらし粉》 膨化*剤の一種。重曹*に酒石酸カリウムやリン酸カルシウムなどの酸性剤と，緩衝剤としてのでんぷん*を配合したもの。ドウ*に熱が加わると重曹と酸が反応して二酸化炭素*を発生し，生地をスポンジ状に膨化させる。
(食物) 無発酵パンとは，ベーキングパウダーなど化学膨化剤による二酸化炭素を利用したものである。

【ペグ】 ★ 《PEG：percutaneous endoscopic gastrostomy，内視鏡的経皮胃瘻増設術，胃瘻，小腸瘻(空腸瘻)》 外科的開術術を必要とせず，内視鏡下で，胃瘻を増設する方法。通常の胃瘻に比べ，管理が簡単であり，在宅で経腸栄養*を行う時に便利である。胃瘻，小腸瘻(空腸瘻)は，外科的に開腹手術を行い，胃や空腸を切開し，チューブを挿入して留置する方法である。長期の栄養管理を行う時に用いられる。
(臨栄) ペグは，外科的開術術を必要とせず，内視鏡下で胃瘻を増設する方法である。[2011]／胃瘻からの経腸栄養剤には，天然濃厚流動食の使用が可能である。[2011]／経腸栄養法において胃瘻による管理は，おおよそ6週間以上の場合である。[2014]

【PEG(ペグ)】 ⤵ペグ

【ペクチン】 ★★ 植物細胞壁中に存在している酸性多糖類の一群。かんきつ類の果皮やじょうのう膜に多く含まれる食物繊維*である。未熟な果実にはセルロースなどと結合した不溶性のプロトペクチンとして存在するが，成熟するにつれて酵素的分解を受け水溶性ペクチンとなるため，組織はしだいにやわらかくなる。食品加工では糖と酸の添加でゲル化する性質をもつため，ジャム*，ゼリー*，マーマレード*などの食品に利用されている。ペクチンの構造はD-ガラクツロン酸*

がα-1,4結合した高分子で，ガラクツロン酸のカルボキシ基は部分的にメチルエステル化してメトキシ基になっている。メトキシ基含量7%以上は高メトキシペクチン，7%未満は低メトキシペクチンという。低メトキシペクチンはカルシウムイオンなどの二価の金属イオンを加えるとゲル化するため，低糖度ジャムの製造に用いられる。
(食物) ペクチンは，柑橘類などの果実，野菜，穀物などの細胞膜や細胞周充填物質の構成多糖である。[2018]／ガラクツロン酸はペクチンの構成糖である。[2008][2013][2017][2018]／低メトキシペクチンのゲル化には，カルシウムイオンが必要である。[2013][2018]／ペクチンゲルは，寒天ゲルに比べ耐酸性が強い。[2016]／ペクチンは，果実の成熟とともに，可溶化する。[2018]

【ペクチンエステラーゼ】 ★ 《ペクチンメチルエステラーゼ》 野菜，じゃがいも，さつまいも等にみられる加熱時の硬化現象に関わる酵素。おもに60～70℃の温度帯で長時間保持や加熱処理すると，組織が軟化しなくなったり，加熱中断の後に再び加熱しても組織の軟化が完全に進まない状態になる。これは野菜やいもの細胞壁に存在する本酵素が活性化して，ペクチンのエステル化度(高い方が分解しやすい)を減少させるため，軟化が抑制される(ペクチン鎖間にCa^{2+}が架橋して不溶化し，軟化しにくくなる)。通常の煮物や茹で物ではこの温度帯の通過が比較的スムーズなため，酵素が失活して野菜やいもは軟化する。
(食物) ペクチンメチルエステラーゼは，野菜やいもの細胞壁に存在する酵素である。

【ベクレル】 ★ 《Bq：becquerel》 放射性物質が放射線を出す能力を表す単位。1秒間に1つの原子核が崩壊して放射線を放つ放射能の量を1ベクレル(Bq)と定める。同じ1ベクレルであっても，放射性物質によって放出される放射線の種類やエネルギーの大きさは異なる。そこで，人体が受ける影響についてはシーベルト*(Sv)を用いる。

●ベクレ

へ

(社会) 放射能汚染を受けた場合に, 食品1kgあたりに含まれる放射能を表す単位は, Bq(ベクレル)である。[2012]

【Bq】 ⊃ ベクレル

【ベーコン】★ 豚のばら肉, ロース肉もしくは肩肉を整形, 塩漬し, 燻煙*したものをブロック, スライスまたはその他の形状に切断したもの。JAS*規格では, 豚のばら肉(骨付のものを含む)を使用した「ベーコン」, 豚のロース肉(骨付のものを含む)を使用した「ロースベーコン」, 豚の肩肉(骨付のものを含む)を使用した「ショルダーベーコン」の3種類が規定されている。その他に豚の部位により, 半丸枝肉を塩漬し燻煙したサイドベーコン, 豚の胴肉を塩漬し燻煙したミドルベーコンがある。高温加熱殺菌をしていないため, ハムと比較して赤味が残っている。塩味, 燻煙臭が特徴であり, ベーコンは特に脂肪含量が高い。特色JAS規格には, 熟成*ベーコン類(熟成ベーコン, 熟成ロースベーコン, 熟成ショルダーベーコン)がある。この場合の熟成とは, 原料肉を一定期間塩漬することにより, 原料肉中の色素を固定し, 特有の風味を十分生成させることをいう。

(食物) ベーコンは, 豚のばら肉を塩漬し, 冷燻したものである。[2008][2012]／ベーコンは, 主に豚肉を塩漬し, くん煙したものである。[2021]

【ペスト】★ ペスト菌による感染症*。ネズミからノミの吸血を介してペスト菌が感染する腺ペストと, 患者の飛沫を吸って感染する肺ペストがある。出血性炎を起こし致死率*が高く1類感染症*に指定。わが国では1929年(昭和4)以来発生がないが, 輸入防止のために検疫感染症*に指定。

(社会) 検疫は, 中世ヨーロッパのペスト流行がきっかけで実施されるようになった。[2010]

【ペースト食】 ⊃ ブレンダー食

【β-ガラクトシダーゼ】★ β-ガラクトシドを加水分解してガラクトース*を生成する酵素*。ラクトース*(乳糖)をガラクトースとグルコース*に分解するラクターゼ*は, β-ガラクトシダーゼの代表例。この酵素が欠損しているとラクトースを消化できず, 下痢などを起こす。これを乳糖不耐症*という。

(食物) 乳糖をβ-ガラクトシダーゼで加水分解すると, グルコースとガラクトースが生成する。[2008]

【β-グルコシダーゼ】★ β-グリコシド結合加水分解酵素。グルコース*配糖体から糖部分と非糖部分(アグリコン)を生成する。動植物, 微生物に分布。アミグダリン加水分解酵素のエムルシンがある。

(食物) 青梅に含まれる青酸配糖体アミグダリンは, β-グルコシダーゼ作用で分解され青酸を生成する。

【β-構造】 ⊃ β-シート

【β-酸化】★ 脂肪酸*の主要な生体酸化経路。この経路の酵素*はミトコンドリア*内のマトリックスに, 呼吸鎖*の酵素群に隣接して存在する。脂肪酸アシルCoAはβ-位(カルボキシ基側からα, β, γと付けられる)で炭素2個ずつ切断され, 炭素原子の2個少ない脂肪酸アシルCoAとアセチルCoA*を生じる。1回の切断ごとに2カ所で水素が放出され, 水素の転移に補酵素*として, NAD*, FAD*が関与する。炭素原子の2個少ない脂肪酸アシルCoAは同様のβ-酸化を受け, アセチルCoAはクエン酸回路*で完全に酸化燃焼される。なお, 細胞内の脂肪酸のアシルCoAはカルニチン*の関与でミトコンドリア内に運ばれて酸化される。

(人体) 脂肪酸のβ-酸化は, カルボキシ基側から炭素原子が2個ずつアセチルCoAの形で離脱していく反応である。[2013][2016]／β酸化は, ミトコンドリアで行われる。[2014][2015][2018]

【β-シート】★《β-構造》 たんぱく質*の2次構造の1つ。たんぱく質の複雑な構造を表すために, 1次構造(アミノ酸*の配列順序), 2次構造(部分的な規則的な構造), 3次構造(鎖全体の折れ曲がり構造), 複数の鎖から成り立っているたんぱく質については, 4次構造(鎖の数や鎖同士の結合

の様子)という表し方をする。2次構造には α-ヘリックス*（α-らせん）や β-シート（β-構造）がある。β-シートは，2本以上のペプチド*鎖がほとんど伸びきった形で平行に並んでできたシート状構造である。1本のポリペプチド鎖中のC＝O（カルボニル基）およびNH（アミド基）は，それぞれ他方の鎖のNH（アミド基）およびC＝O（カルボニル基）と水素結合*で結合している。

（人体）たんぱく質の2次構造には，α-ヘリックス（ラセン），β-構造（シート）などがある。[2006]

【β3アドレナリン受容体】★　カテコールアミン*類が結合するアドレナリン受容体の一種。アドレナリン受容体はGタンパク共役型受容体であり，複数のサブタイプが存在する。β3アドレナリン受容体は褐色脂肪細胞，肝臓*，骨格筋*などに存在する。モンゴロイドには遺伝子多型*が存在し，64番目のトリプトファン*がアルギニン*に変化する多型をもつヒトは基礎代謝量が少ない。そのため，β3アドレナリン受容体遺伝子は倹約遺伝子*の1つと考えられている。交感神経*より放出されるノルアドレナリン*が褐色脂肪細胞のβ3アドレナリン受容体に結合すると，ミトコンドリア*の脱共役たんぱく質*量が増え，脱共役により熱産生が増加する。

（基栄）β3アドレナリン受容体遺伝子の変異は，肥満のリスクを高める。[2021]

【βでんぷん】➡老化でんぷん
【β-フルクトフラノシダーゼ】➡スクラーゼ

【ペニシリウム属】★　青カビ属に属するカビ*の総称。不完全菌類に属し種類は約200種。菌糸上に多くの分生子柄を生じ，その先は数回分岐し先端に球状の分生胞子をつける。その胞子が空中に浮遊し様々な食品に被害をもたらす。ある種の青カビは，黄変米*とよばれる変質米をつくる。代謝産物である黄変米マイコトキシン*は，ヒトの体内に取り込まれると，肝障害をきたす。米の輸送や貯蔵

中はカビの発生に十分注意を要する。またペニシリンを産生したり，チーズの製造に関わるものにも存在する。

（食物）黄変米毒素は，青カビに属するペニシリウム属によって産生される。

【ペーハー】➡pH
【ペプシン】★★　胃液*に含まれるたんぱく質消化酵素。至適pH2〜3。胃の主細胞から分泌されたペプシノーゲンが塩酸により活性化されペプシンになる。フェニルアラニン*，チロシン*，ロイシン*，メチオニン*などのアミノ基側を切断するエンドペプチダーゼ*（ポリペプチドを内部から切断する消化酵素）である。ペプシンにより，たんぱく質はプロテオース，ペプトンまで消化され，十二指腸*ではキモトリプシン*，トリプシン*等の作用でペプチド*（数個のアミノ酸からなる）に消化される。さらに，ペプチドは小腸粘膜細胞のペプチダーゼによりアミノ酸にまで消化され，吸収される。

（人体）ペプシンの至適pHは，酸性領域にある。[2019]

（基栄）胃におけるたんぱく質の消化酵素は，ペプシンである。[2012]／ペプシノーゲンは，塩酸により活性化されてペプシンになる。／ペプシンの至適pHは，強酸性である。[2020]

（応栄）ストレス性の消化性潰瘍は，胃液（胃酸，ペプシン）の分泌過多によって生じる。[2008]

【ペプチド】★★★　2個以上のアミノ酸*がペプチド結合によって結合したものの総称。結合したアミノ酸数が10個程度までのものをオリゴペプチド*，それ以上のものをポリペプチドと呼称することが多い。たんぱく質*を加水分解することで，多様なペプチドを産生する。生体にはペプチドホルモンといわれ内分泌機能を有するペプチドが存在する。インスリン*，副腎皮質刺激ホルモン*，成長ホルモン*，消化管ホルモンなどが含まれる。血清および尿中のC-ペプチド値は脾臓から分泌されるインスリン量を反映する。低分子ペプチドの吸収には，水素イオンH⁺依存性レセプターを介する能動的吸収と濃度勾配にともなう受動的拡散吸収が存在す

る。ペプチド輸送担体はアミノ酸輸送系と競合しないため，小腸細胞内に効率的に取り込まれる。食品分野では機能性ペプチドと称し，血圧が高めな方の食品，ミネラル*の吸収を助ける食品として特定保健用食品*に利用されている。

(人体) インスリンは，A鎖とB鎖の2本のペプチド鎖からなる。[2010]

(食物) ラクトトリペプチドは，血圧を低下させる作用がある。[2016]

(基栄) ジペプチドの吸収上皮細胞への取り込みには，H+が必要である。[2014][2017]／コレシストキニンの分泌は，消化物中のペプチドによって促進される。[2018]

(臨栄) 消化態栄養剤の窒素源は，アミノ酸またはペプチドである。[2008]

【ペプチド結合】★　アミノ酸*間のアミノ基とカルボキシ基の結合。アミノ基とカルボキシ基間で脱水縮合が起こり，-CO-NH-結合が形成される。ペプチド結合が繰り返されたものがたんぱく質*やペプチド*である。リボソーム*で行われる翻訳*の過程においてペプチジルトランスフェラーゼによって形成され，20種のアミノ酸の配列順序はたんぱく質の一次構造とよばれ，高次構造および機能の基礎となる。

α-アミノ酸　α-アミノ酸
⇩ ペプチド結合
ジペプチド

(食物) たんぱく質の一次構造をつくっているアミノ酸同士の結合をペプチド結合という。

【ペプチドホルモン】★　ホルモン*の性質をもったペプチド*の総称。多くは，標的細胞の細胞膜*に存在するホルモン受容体たんぱく質（レセプター*）に結合し細胞膜表面で作用する。すなわち，

GTP*結合たんぱく質介在のもとにアデニル酸シクラーゼ，ホスフォリパーゼCなどが活性化され，cAMP*，カルモジュリン*などを生成，酵素活性を調節している。下垂体*から分泌のACTH*，バソプレシン*，オキシトシン*など，膵臓*から分泌のインスリン*，グルカゴン*，甲状腺*から分泌のカルシトニン*，副甲状腺から分泌のパラソルモン*，消化管ホルモン*などがある。

(人体) 多くのペプチドホルモンの受容体は，細胞膜に存在する。

【ヘマトクリット】★★《Ht》　全血液中に占める赤血球容積の割合。赤血球*の数，赤血球中のヘモグロビン濃度*，血液全体に対する赤血球の容積比率（ヘマトクリット*）から，平均赤血球指数（平均赤血球容積〈MCV〉*，平均赤血球血色素量〈MCH〉*，平均赤血球血色素濃度〈MCHC〉*）を計算し，貧血*の診断に応用する。鉄欠乏性貧血*や悪性貧血*などの貧血で低値となる。

(応栄) ヘマトクリットは，貧血のアセスメントに用いられる。[2017]

(臨栄) 胃潰瘍で出血を起こすと，ヘマトクリットは低値を示す。[2021]

【ヘミセルロース】★　植物細胞壁に存在するアルカリ*可溶性多糖類*。細胞壁ではセルロース*と結合して存在する。主鎖の構成糖によって，キシラン，β-グルカン，マンナン，ガラクタンなどに分類される。

(食物) 食物繊維には，セルロース，ヘミセルロース，ペクチン質，リグニン，キチン，グルコマンナンなどがあり，動·植物両方の起源がある。

【ヘム】★《ヘム色素》　ポルフィリン*と二価鉄*の錯化合物。ヘムを構成成分とするたんぱく質*をヘムたんぱく質とよび，ヘモグロビン*やミオグロビン*が含まれる。ヘムの代謝は酵素によるポルフィリン環の開裂で鉄が脱離し，ビリベルジンからビリルビン*となって血中に入る。

(人体) ヘモグロビンは，α鎖とβ鎖のサブユニット各2個ずつからなり立っており，それぞれヘムを有している。

【ベム】 ⇒PEM
【ヘム色素】 ⇒ヘム
【ヘム鉄】★★　二価鉄*とポルフィリン*からなる錯体をヘム*というが、このヘム中の鉄のこと。赤血球中のヘモグロビン*や筋肉中のミオグロビン*に存在する。そのため、ヘム鉄は肉や魚などの動物性食品に豊富に含まれる。非ヘム鉄はヘム鉄以外の鉄をいい、穀類や野菜、豆類などの植物性食品および鶏卵や乳製品に含まれる。小腸では、ヘム鉄は特殊な受容体を介して選択的に吸収されるため、非ヘム鉄より吸収率は高い。

（食物）オキシミオグロビンのヘム鉄は、酸化されて二価となっている。[2006]／ミオグロビンが褐色になるのは、ヘム鉄の酸化による。[2015]

（基栄）非ヘム鉄の吸収は、動物性たんぱく質により促進する。[2018]／非ヘム鉄の吸収は、ビタミンCにより促進する。[2018]／鉄の吸収率は、ヘム鉄よりも非ヘム鉄の方が低い。[2019][2021]

【ヘモグロビン】★★★★《血色素》　酸素の運搬にあずかる色素たんぱく質。赤血球*中に含まれる。成人ではα鎖とβ鎖とよばれる2種類のサブユニット2つずつからなる$\alpha_2\beta_2$の四量体（グロビンたんぱく）にそれぞれ1個ずつのヘム色素部が結合している。ヘム*は二価鉄*Fe(Ⅱ)の錯体でここに酸素が可逆的に結合する。炭酸ガス分圧の高い組織で酸素を離し、逆に炭酸ガス分圧の低い肺で酸素と結合しやすいという性質は呼吸生理学上重要。一酸化炭素*は酸素より約250倍強い親和性をもつことから一酸化炭素中毒が起こる。赤血球が脾臓で分解されてヘモグロビンからヘムが生成し、その後鉄が遊離したポルフィリン*を経て遊離型ビリルビン*となり、さらに肝臓でグルクロン酸抱合化されてから、胆汁*とともに排泄されるが、一部は腸肝循環により血液中に出現する。血液中のヘモグロビン濃度（血色素量）は貧血の判定に用いる。男性では13〜17g/dL、女性では11〜15g/dLが基準範囲である。特に若い女性には鉄欠乏性貧血*が多い。糖尿病の検査に使われるヘモグロビンA1c*（HbA1c）はグロビンβ鎖のアミノ末端のバリン*にグルコースが結合したもの。

（人体）ヘモグロビンは、α鎖とβ鎖からなる四量体である。[2010]／赤血球のヘモグロビンは、鉄を含む。[2015]／血中二酸化炭素分圧の上昇は、ヘモグロビンの酸素結合能力を低下させる。[2014][2016][2018]／血液のpHが低下すると、ヘモグロビンの酸素親和性は低下する。[2008]／体温が上昇すると、ヘモグロビンの酸素親和性は低下する。[2008]／鉄欠乏性貧血では、ヘモグロビンの合成が低下する。[2014]／ヘモグロビンの酸素解離曲線は、血液pHが低下すると右方向に移動する。[2021]

（食物）ヘモグロビンには、鉄が含まれる。[2017]

（基栄）ヘモグロビン中の鉄は、体内で再利用される。[2010]／赤血球の破壊で遊離した鉄は、ヘモグロビン合成に再利用される。[2014][2019]

（応栄）低圧環境では、血中ヘモグロビン濃度が上昇する。[2010]

（臨栄）血中ヘモグロビン値が低値の時は、貯蔵鉄は減少している。[2009][2011]／エリスロポエチン産生障害の評価には、ヘモグロビン値を用いる。[2020]

【ヘモグロビンA1c】★★★《HbA1c、グリコヘモグロビン》　ヘモグロビンのβ鎖N末端にグルコース*が結合した物質。糖尿病の診断に用いる血液生化学検査指標の1つで、6.5％以上の場合は糖尿病型と判定される。採血時1〜2カ月前の血糖コントロールの指標となる。他の指標としては、血糖*、グリコアルブミン*、1,5-AG*があり、血糖コントロールを反映する。

（人体）HbA1cは、過去2カ月程度の血糖値を反映する。[2014]

（応栄）HbA1cは、糖代謝異常のアセスメントに用いられる。[2011][2017]

（臨栄）血清ヘモグロビンA1cは、過去1〜2カ月の平均的な血糖値を反映する。[2006][2007]／胃潰瘍で出血を起こすと、HbA1cは低値を示す。[2021]

【ヘモグロビン濃度】 ⇒血色素量
【ヘモクロマトーシス】★★　鉄が過剰に

ヘモク

ヘ

体内に蓄積して，貯蔵鉄であるヘモジデリンが全身諸臓器に沈着する結果，組織の構造や機能が障害される状態。肝臓*，皮膚*，膵臓*に過剰のヘモジデリンが沈着して肝硬変*，皮膚色素沈着，糖尿病*などを発症する。原発性ヘモクロマトーシスは腸管からの鉄吸収が異常に亢進するもので，常染色体劣性遺伝をする。わが国では少ない。二次性ヘモクロマトーシスは，無効造血・大量輸血・鉄剤投与などにより体内の鉄が過剰になるために起きる。

(人体) ヘモクロマトーシスでは，ヘモジデリンの沈着によって，糖尿病や肝硬変が生ずることがある。

(基栄) ヘモクロマトーシスは鉄過剰である。[2015][2021]

【ヘモジデローシス】★　鉄過剰症の一病態。フェリチン*の集合体であるヘモジデリンが過剰に沈着した状態で，沈着する場所がおもに肝臓*，脾臓，骨髄などの細網内皮系である場合に，ヘモジデローシスとよぶ。頻回の輸血や，長期にわたる経口・非経口鉄剤の投与などで起こる。ヘモクロマトーシス*は，ヘモジデリンが実質臓器にまで沈着して，肝硬変*など種々の臓器障害を引き起こした状態をいう。

(人体) ヘモジデローシスは，鉄が肝臓，脾臓，骨髄などの細網内皮系に沈着した状態である。

【ペラグラ】★《ナイアシン欠乏症》　ビタミンの一種であるナイアシン*（ニコチンアミドまたはニコチン酸）が欠乏することによって起こる疾病。ペラグラはイタリア語で「粗い皮膚」という意味がある。ナイアシンは体内で必須アミノ酸*であるトリプトファン*から生成されることから，たんぱく質も同時に不足している時に発症しやすい。皮膚炎（顔，手，足，頸など日光にあたる部分に発赤，水疱，褐色の色素が沈着），消化管出血を伴う下痢，精神神経症状（頭痛*，めまい*，幻覚，錯乱）の3主徴を呈する。以前は，地中海沿岸やアメリカ大陸のとうもろこしを主食とする地域でよくみられた。

(基栄) ナイアシンが不足すると，ペラグラとなる。[2010][2013]

【ヘーリング・ブロイエル反射】★《肺・迷走神経反射，Hering-Breuer反射》　呼吸*に伴う心拍の変動反射。肺伸展受容器は気管支の平滑筋*中にあって，吸息により肺胞*が伸展されると，興奮が迷走神経*を介して吸息中枢を抑制し，反射的に呼息に移り（呼息性反射），徐脈となる。呼息により肺胞が収縮すると，迷走神経刺激が減少して，吸息中枢の抑制がとれて反射的に吸息に移り（吸息性反射），心拍は速くなる。

(人体) ヘーリング・ブロイエル反射は，吸息・呼息の交互運動を調節している。

【ペルオキシダーゼ】⊃パーオキシダーゼ

【ペルオキシラジカル】★《パーオキシラジカル》　活性酸素*の一種。白血球*で産生され，ウイルス*やバクテリアを殺菌*する作用がある。生体膜脂質を損傷し，がん*や虚血性疾患の原因となる。

(食物) ペルオキシラジカルは，不飽和脂肪酸から水素を引き抜く。[2011]／不飽和脂肪酸は，酸素分子と反応してペルオキシラジカルとなる。[2011]

【Berger（ベルジェ）病】⊃IgA腎症

【ヘルシーピープル2020】★《Healthy People 2020》　アメリカの健康づくりプログラム。21世紀の10年ごとのアメリカの全ての人の健康増進および疾病予防の合意事項。ゴールは，①健康寿命*の延伸と生活の質（QOL*）の向上，②健康格差の解消。そのための重要政策28項目，467の目標がある。

(公栄) ヘルシーピープル2020は，2010年に策定された米国の健康づくり計画である。

【ヘルスエデュケーション】⊃健康教育

【ヘルス・ビリーフモデル】★★《HBM: health belief model，健康信念モデル，保健信念モデル》　疾病の予防行動に関する行動科学*理論の1つ。健康信念モデルともいう。「健康*についてこのままでは「まずい」という「危機感」を感じることが重要。これを感じるためには，このままの行動をとっていては病気になる可能性が大で

あるという「罹患性」、病気になるとその結果は重大であるという「重大性」を感じる必要がある。危機感を感じ、ある行動を実践することは自分にとってプラス（有益）であり、マイナス面（障害）よりプラス面（有益）の方が大きいと感じることにより、その人の行動変容は起こるという考え方。「罹患性」「重大性」「有益性」「障害」が主要な要素である。

(栄教) 罹患性の認識は、保健信念モデルの構成概念である。[2008]／ヘルス・ビリーフモデルでは、病気への脅威の認識は罹患性と重大性からなる。[2007][2015]／糖尿病で入院した同年代の同僚の事例を紹介することは、保健信念モデル（ヘルスビリーフモデル）の「罹患性の認知」を高めることである。[2011]／「アルコールパッチテストの結果を、個別に返却し説明する」ことは、ヘルスビリーフモデルの「罹患性の認知」に基づいた支援である。[2021]

【ヘルスプロモーション】 ★★《health promotion》 人々が自らの健康*をコントロールし、改善できるようにしていくこと。1986年のWHO*オタワ憲章*で提唱された。それまでの健康の考え方は疾病予防であったが、ヘルスプロモーションは「病気にならなくなればそれでよい」のではなく、今ある健康状態より、よりポジティブな方向に健康度を高め、それによってよりよく生きる、生き甲斐を感じる、といったゴールを目指す。そのため特定の病気をもった人々に焦点をあてるのではなく、日常生活を営んでいる全ての人々に目を向けて進めることが大切とされ、健康のための政策の樹立、健康によい環境づくり、住民参加*による地域活動の強化、自らの手による健康管理*、包括的な保健・医療サービスへの方向転換などの支援や教育が活動の柱となっている。

(社会) オタワ憲章は、人々が自らの健康をコントロールし、改善できるようにするプロセスというヘルスプロモーションの定義を述べている。[2007][2011][2017]／ヘルスプロモーションは、WHOにより提唱された。[2019]

(公栄) 公衆栄養活動では、ヘルスプロモーションの考え方を重視する。[2014][2020]／ヘルスプロモーションの活動概念には、個人技術の強化がある。[2006]

【ヘルスメイト】⇨食生活改善推進員

【ベロ毒素】★《VT:VeroToxin》 腸管出血性大腸菌*が産生する毒素。ベロ細胞という培養細胞に障害を与える毒素であり、この毒素は下血、尿毒症*や脳症をもたらす。易熱性*のVTには、赤痢菌の志賀毒素と同じVT1と、一部のアミノ酸が異なるVT2の2種類存在し、VT2の方が毒性が強い。

(食物) 腸管出血性大腸菌O-157:H7は、ベロ毒素を産生する。[2006]

【便】⇨糞便
【変異係数】⇨変動係数
【変形性関節症】★★《変形性膝関節症》 慢性の関節炎を伴う関節疾患。関節構成要素の退行性変化により、軟骨の破壊と骨・軟骨の増殖性変化をもたらす疾病であり、変形性関節炎（滑膜炎）が起こる。この疾病は関節構成要素の退行性変化をもとに、遺伝的要因、加齢、肥満*、関節不安定症、労働、スポーツ等による関節への負荷等がその進行に関与する。加齢とともに増加し、60歳以上になると程度差はあるが、膝、肘、股関節および脊椎に80％以上の人にみられる。

(人体) 変形性関節症では、関節軟骨の変性・摩耗が起こる。[2006][2011][2018]／変形性関節症は、65歳以上では男性より女性の方が罹患率が高い。[2014]／変形性関節症は、老化や過体重によって起こる。[2015]／変形性関節症は、肥満症の診断基準に必須な健康障害である。[2020]

(応栄) 変形性膝関節症では、肥満がリスク因子となる。[2014][2016]

【変形性膝関節症】⇨変形性関節症
【偏食】★★ 特定の種類の食物のみを、極端に好んで食べる、あるいは極端に嫌って食べないなどにより、必要とする栄養素に偏りのある状態。離乳の頃から始まり、幼児期*にはっきりとした傾向がみられることが多い。栄養障害や発育障害を起こす原因となる。離乳*期に、い

ろいろな食品を用い，味つけや口あたりなどに慣れさせることも1つの予防策である。

（基栄）偏食は，栄養素摂取不足の原因となる。[2008]

（応栄）幼児期の偏食は，生理的で一過性のことが多い。

【偏性嫌気性菌】⇨嫌気性菌

【ベンゼン】★　溶剤や合成化学原料などに用いる有機溶剤。吸入により麻酔作用や中枢神経*抑制・再生不良性貧血*・白血病を起こす。労働安全衛生法で製造・輸入・使用禁止物質に指定されている。管理濃度での作業環境管理*，代謝物の尿中フェノール量を指標とした生物学的モニタリング*による曝露量の評価，特殊健康診断*による健康管理*を実施。環境汚染物質でもあり大気汚染・水質汚濁・土壌汚染に関する環境基準を設定。

（社会）ベンゼンとの関連がみられる疾病は，白血病である。[2006][2008][2018]

【ベンチジン】★　芳香族アミンでアニリンなどのアゾ染料の原料。発がん性が指摘され使用禁止。膀胱がん*を誘発し，特殊健康診断*の対象。同族のβ-ナフチルアミン・4-アミノビフェニルも膀胱がんを誘発。

（社会）膀胱がんの原因物質として，βナフチルアミンやベンチジンがあげられる。

【変動係数】★《変異係数》　別々の集団の散布度（ばらつき）を比較するために用いられる値。変動係数＝（標準偏差/平均値）で求められ，この値を100倍した百分率で表示されことが多い。標準偏差は平均値と同じ次元をもつので，変動係数は無名数（単位のない数）となる。よって，変動係数を用いることにより，測定単位が異なる母集団同士のばらつきを比較したり，平均値に差がある母集団同士の散布度を比較できる。ただし，分母となる平均値が0に近い場合には注意が必要となる。

（栄教）変動係数は標準偏差を平均値で割ったもので，単位や次元の異なる数値のばらつきの比較に用いられる。[2010]／変動係数（％）は，標

準偏差/平均×100で表される。[2020]

【変動費】★★　費用の中で，売上高に伴い変動する費用。費用には固定費*と変動費があり，費用の中で，売上高に伴う変動のない費用は固定費である。給食では食材料費*，水光熱費の使用量部分，消耗品，パート従業員の人件費が代表的な変動費である。変動費の抑制には，食材料購入に関する統制が必要である。

（給食）水熱光費の基本料金は固定費であり，使用量は変動費である。[2009]／常備食品は変動費である。[2016]／カット野菜の使用量を減らすことは，変動費の抑制につながる。[2011]／調理員をパートタイマーから正社員に切り替えることは，変動費の抑制につながる。[2011]／食材料購入を小売業者からカミサリーに切り替えることは，変動費の抑制につながる。[2011]

【ペントース】⇨五炭糖

【ペントースリン酸経路】⇨五炭糖リン酸回路

【ペントースリン酸サイクル】⇨五炭糖リン酸回路

【便秘】★★★　便中の水分が減少し，硬くなり排便*が困難，または排便がまれ（数日間に1回程度）になる状態。機能性便秘と器質性便秘に分けられ，機能性便秘は腸管機能の異常によるもので，器質性便秘はイレウス*，結腸がんによるものである。機能性便秘には，腸管の弛緩，緊張，排便反射の低下による弛緩性便秘と，腸管の自律神経失調によるけいれん性便秘がある。治療は，弛緩性便秘は，十分な水分と食物繊維*の多い食事，排便習慣，適度な運動により自然の排便リズムを回復する。けいれん性便秘は，刺激性の少ない食事，ストレス解消，運動は控える。

（人体）甲状腺機能亢進症では便秘になる。[2009]

（食物）難消化性オリゴ糖には，便秘を改善する作用がある。[2009]

（応栄）便秘の予防では水分摂取を促す。[2016]

（臨栄）糖尿病神経障害は便秘の原因となる。[2006]

【扁平上皮】★　薄く大きな平べったい上皮細胞。単層扁平上皮は，細胞が1層に並

●ヘンセ
へ

474

びタイルを敷き詰めたようにみえる。肺胞上皮，血管内皮，胸膜や腹膜の中皮細胞などがある。重層扁平上皮は，上皮細胞が何層にも積み重なっており，物理的な刺激に強い構造で，表層は扁平な細胞である。角化を伴う角化型重層扁平上皮は，ケラチン*が豊富な死んだ細胞で表層がおおわれ，表皮にみられる。非角化型重層扁平上皮は，角化はなく，口腔，咽頭口部，食道，膣の粘膜にみられる。

(人体) 口唇は，扁平上皮でおおわれる。[2009] ／食道は，重層扁平上皮におおわれている。[2016]／血管は，単層扁平上皮である。[2020]

【扁平上皮化生】★　化生は，慢性の炎症*あるいは機械的刺激や物理化学的刺激などによって成熟した組織細胞が別の型の組織細胞に変化する現象。正常では円柱上皮*でおおわれている気管支粘膜が喫煙*などにより重層扁平上皮に変化した場合や，同じく円柱上皮からなる子宮頸管粘膜上皮が慢性炎症の結果，扁平上皮に変化したような場合を扁平上皮化生とよぶ。喫煙者の気管支粘膜には扁平上皮化生以外に，時として扁平上皮がんの発生をみることがある。

(人体) 喫煙者の気管支粘膜には，扁平上皮化生がみられる。／子宮頸部は，慢性炎症があると扁平上皮化生を起こす。

【保育所】★★　児童福祉法*に基づき，保育に欠ける乳児または幼児を，日々，保育者の委託を受けて一定時間預かり適切に保護する施設。施設・設備や運営については，「児童福祉施設*の設備及び運営に関する基準」「児童福祉施設最低基準」が設けられている。「保育所保育指針」では，子どもの健康の保持・増進のために，食育として，「食を営む力」の育成を重視している。食事内容は，児童福祉施設における「食事摂取基準*」を活用した食事計画*の基本的考え方に基づく。子どもの性，年齢，発育・発達状況，栄養状態，生活状況等を把握・評価し，目標を設定する。子どもの健康状態および栄養状態に特に問題がないと判断される場合であっても，エネルギー*，たんぱく質*，脂質*，ビ

タミンA*，ビタミンB$_1$*，ビタミンB$_2$*，ビタミンC*，カルシウム*，鉄*，ナトリウム*(食塩)，カリウム*，食物繊維*について考慮することが望ましいとされる。対象となる子どもの生活状況や栄養摂取状況を把握，評価した上で，1日全体の食事に占める給与栄養量の割合を勘案し目標量を設定する。

(公栄) 食育基本法において，食育は，家庭，学校，保育所，地域その他のあらゆる機会とあらゆる場で実施することが最善であると規定されている。[2008]

(給食) 保育所における給食の目的は，心身の育成である。[2020]／3〜5歳児の各年齢入所定員の合計が100名の保育所は，健康増進法に基づく特定給食施設に該当する。[2010]／保育所は，献立作成業務の委託が認められる特定給食施設である。[2011]／保育所における3〜5歳児の昼食のエネルギー量は，1日全体のおおむね1/3を目安とする。[2008]／保育所における3〜5歳児のおやつについては，発育・発達状況や生活状況等に応じて1日全体の10〜20％程度の量を目安とする。[2008]／保育所の給食は，学校の給食施設で調製した食事を搬入することができる。[2010]／検食業務の委託は，保育所の給食運営において，認められていない事項である。[2021]

【保育所給食】★　保育所(児童福祉法*に基づき，保育に欠ける乳幼児〈0〜5歳〉を日々，保護者の委託を受けて一定時間預り，適切に保護する施設)の給食。月齢・年齢に応じて，調乳，離乳食，幼児食に大別される。対象は成長発達の著しい時期であり，個人差が大きい。体調不良，食物アレルギー*など，一人ひとりの子どもの心身の状態などに応じ，嘱託医との連携のもと適切な対応を要する。0歳児の調乳と離乳食*は，発育と発達の個人差に対応。給与栄養目標量は1〜2，3〜5歳児を対象とし，昼食とおやつが提供される。設定にあたっては，厚生労働省*から出された「保育所保育指針」「児童福祉施設*における食事摂取基準*を活用した食事計画*について」を参考にする。経営形態は1998年(平成10)より委託が可

●ホイク

へ・ホ

475

能。施設内の調理室を利用して，調理業務の委託が可能。

(給食) 保育所給食は，福祉として位置づけられている。[2012]／保育所において調理業務を外部委託する場合に，献立作成基準に基づく献立の作成を委託してもよい。[2013]

【防煙対策】★　未成年の喫煙防止，つまりたばこを吸わない世代づくりのこと。喫煙対策の1つである。健康日本21（第2次）*では2022年までには未成年者の喫煙をなくすことを目標とし，特に教育の場での徹底が必要とされている。

(社会) 未成年者喫煙防止法は，明治時代に制定された。[2012]／未成年者が自ら吸うと知っていてたばこを販売した者に対しては，法律上の罰則規定がある。[2009]

【膨化】★　気体を発生させて，食品をふくらませること。調理にみられる膨化形態は，①スポンジ状膨化（カステラ，ケーキ類），②空洞状膨化（シューの皮），③層状膨化（パイ生地）に分類できる。材料配合，加熱温度・速度が膨化に関与する。食品工業的には密閉容器中で加圧加熱後直ちに常圧に戻す方法やエクストルーダーやマイクロ波*利用等が膨化手段として使われている。

(食物) シューの膨化は，生地内部に発生した水蒸気の圧力による。[2010]

【防カビ剤】★《防ばい剤》　食品添加物*。かんきつ類やバナナの運搬，貯蔵中におけるカビ*の発育防止のため用いられる食品添加物。アゾキシストロビン，ジフェニル，オルトフェニルフェノールおよびオルトフェニルフェノールナトリウム，チアベンダゾール，イマザリル，ピリメタニル，フルジオキソニル，プロピコナゾールがあり，安全性を確保するため対象食品，使用制限，残存基準が規定されている。これらの防カビ剤は海外ではポストハーベストとして収穫後に農薬*として使用されていることも多い。

(食物) イマザリルを防カビ剤として使用する場合は，使用基準がある。[2012]／オルトフェニルフェノールは，防カビ剤として使用されている。[2016]

【乏血】→貧血

【縫合】★　骨*の不動性結合の一種。①線（繊）維性結合，②軟骨性結合，③骨性結合などがある。線維性結合は，骨同士が膠原線維によってつながるもので，顎関節を除く頭蓋骨間の縫合がある。その中には，冠状縫合，矢状縫合，ラムダ縫合がある。大泉門*：矢状－冠状縫合。小泉門：矢状－ラムダ縫合。

(人体) 大泉門は，矢状縫合と冠状縫合との間に位置する。

【抱合型ビリルビン】→直接ビリルビン

【膀胱がん】★　膀胱に発生する腫瘍*。原因は不明であるが，食物，たばこなど，職業病としてβナフチルアミンやベンチジンとの関係が比較的よく調べられている。組織学的には移行上皮がんが最も多く9％を占める。4:1で男性に多いがんである。

(社会) 膀胱がんの原因物質として，βナフチルアミンやベンチジンがあげられる。[2013]

(人体) 膀胱がんは，尿路腫瘍の中で最も多くみられる。

【芳香族アミノ酸】★★《AAA：aromatic amino acid》　環状構造を側鎖に含むたんぱく系アミノ酸の総称。芳香族とはベンゼン環（C_6H_6）を代表とする環状の不飽和化合物のことで，芳香族アミノ酸（Aromatic Amino AcidからAAAと略される）はフェニルアラニン*，トリプトファン*，チロシン*の3者を指す。フェニル基を有するフェニルアラニンとインドール基を有するトリプトファンは必須アミノ酸*である。チロシンはフェニルアラニン水酸化酵素によりフェニルアラニンが水酸化されて生成する。芳香族アミノ酸は紫外部に吸収を有する（特にトリプトファンとチロシンは280nmの吸収が高い）ので，280nmの吸光度を測定することで，水溶液中のたんぱく質濃度を概算できる。芳香族アミノ酸はおもに肝臓で代謝されるので，肝機能障害時に血中レベルが高くなって脳の神経細胞に悪影響を及ぼし，肝性脳症*を引き起こす。血中のアミノ酸バランスを知る目的で，臨床で

はフィッシャー比*の代わりに、総分枝鎖アミノ酸のチロシンに対するモル比（BTR）を測定することが多い。

（基礎） 芳香族アミノ酸は、肝臓で代謝される。[2011][2016]／フィッシャー比は、血液中の分枝アミノ酸と芳香族アミノ酸のモル比である。[2018]

（臨栄） 肝不全用経腸栄養剤は、芳香族アミノ酸を少なくしている。[2012]

【**房室束**】 ⇨ヒス束
【**放射性同位元素**】 ⇨放射性物質
【**放射性同位体**】 ⇨放射性物質
【**放射性物質**】★★《radioactive substance, 放射性同位体、放射性同位元素》 電離性放射線を放出する物質。その物質の中の原子核が不安定な構造をもつため、崩壊して粒子を放出し、そのエネルギー*が物質をイオンに分離する（電離）能力をもつ放射線として放出される。

（社会） 放射性物質の健康影響については、追跡調査（コホート研究）が妥当である。[2012]

（食物） 放射性物質の中には、1年以上の物理的半減期をもつものがある。[2012]／ストロンチウム90は、放射性物質である。[2012]

【**放射線障害**】★ 放射線による生体の障害。白血球*減少・下痢*・皮膚*潰瘍の早期効果、白内障・がん*・胎児奇形・寿命短縮の晩発効果、染色体*異常の遺伝的影響がある。遺伝的影響・がん・寿命短縮は確率的影響で閾値*がない。線源の隔離・汚染区域管理・被曝量測定で管理。

（社会） 放射線障害には、急性障害、慢性障害、晩発障害などがある。

【**放射線照射**】 ⇨食品照射
【**放射線治療**】★★ 電離性放射線を細胞*に照射して行う治療。おもにがん*の治療に用いられる理由は、電離性放射線ががん細胞増殖のために必要な核酸*を破壊するためである。電離性放射線の発生源（線源）はX線管や加速器のような機器の場合と、放射性同位元素*による場合があり、後者は体外から照射する密封線源と、体内に入れて特定の細胞に集積させて治療する非密封線源がある。

（人体） 放射線治療は、おもに悪性腫瘍の治療に

使用される。[2009]／放射線治療では、食欲が低下する。[2014]

（臨栄） がんの腹部に対する放射線療法では、消化器症状を起こしやすい。[2009]

【**包装材料**】★ 缶、ビン、プラスチック、その他種々の食品包装*のための材料。特に広く利用されている包装材料のプラスチック（ポリエチレン、ポリプロピレン、ポリ塩化ビニル、ポリ塩化ビニリデン、ポリエステルなど）に共通した性質は、軽量、可塑性、酸やアルカリ*に対する安定性などである。また、酸素透過率が高いものもあるため、異なる数種のプラスチックを組み合わせたラミネートフィルム*も開発されている。

（食物） 包装材料には、食品の品質を保持し貯蔵性を高める性質が要求される。[2007]

【**乏尿期**】★ 1日の尿量が500mL以下となった状態。急性糸球体腎炎*の急性期、ネフローゼ症候群*、急性腎不全*、心不全*、高度の嘔吐・発汗*・下痢*・浮腫*などで、1日の尿量が500mL以下の異常が起こる場合をいう。乏尿は腎機能の障害によるものであるが、腎機能不全などって尿*の濃縮力が障害されると尿比重は低下し、多尿、特に夜間多尿がみられ、腎不全*がさらに進んで希釈力も障害されると尿量は少なくなる。急性腎炎*の乏尿期は、前日尿量＋不感蒸泄*量（500mL）の水分摂取と、カリウム*制限および無塩食とする。

（臨栄） むくみや乏尿のある極期では、前日の尿量＋500mLの水分摂取に抑える。／急性腎炎の乏尿期には、野菜は必要に応じて茹でてカリウムを減らして与える。

【**防ばい剤**】 ⇨防カビ剤
【**ホウロウ**】★ 鉄、ステンレス鋼、アルミなどの金属の表面にケイ酸ナトリウムと金属塩のうわ薬をかけ、焼成したもの。ポット、鍋、コップなどの器具や食器などに使用されている。焼成温度が低い場合、有害金属の鉛やカドミウム*などの重金属が溶出することがある。4%酢酸によって溶出する鉛、カドミウムについて溶出限度*が定められている。

（食物）陶磁器やホウロウの着色には，重金属の顔料が使用されることが多いため，カドミウム，鉛の溶出限度が定められている。／ホウロウ鍋は，電磁調理器で使用できる。[2010]

【飽和脂肪酸】★★★　炭素骨格に二重結合をもたない脂肪酸*。ミリスチン酸(炭素数14)，パルミチン酸*(炭素数16)，ステアリン酸*(炭素数18)等が代表的。パルミチン酸やステアリン酸は，ヒト体脂肪*を構成する主要な脂肪酸である。食事からの飽和脂肪酸摂取量の減少は，脳出血罹患率を増加させる可能性がある。一方，摂取量の増加は血中LDLコレステロールを増加させ，心筋梗塞死亡率を増加させる。そのため，日本人の食事摂取基準[2020年版]*では，飽和脂肪酸の成人男女の目標量*を7%エネルギー未満としている。

（人体）ステアリン酸は炭素数18の飽和脂肪酸で，体内で合成できる。[2008]／パルミチン酸は炭素数16の飽和脂肪酸で，体内で合成できる。[2008]

（食物）多価不飽和脂肪酸は，飽和脂肪酸より流動性に富む。[2007]／飽和脂肪酸の量の表示は，推奨されている。[2021]

（基栄）飽和脂肪酸の過剰摂取は，循環器疾患のリスクを上げる。[2018]

（臨栄）高LDL-コレステロール血症では，飽和脂肪酸の摂取を控える。[2017][2019][2020]

【ホエーたんぱく質】→乳清たんぱく質

【保温】★　外温に対して，料理や食品をできたてに近い高温または低温に保つこと。適温配膳のために冷温配膳車，温蔵庫*，冷蔵庫，ウォームテーブル，冷蔵ショーケースを用いる。保温食器は二重成型されたプラスチック製容器で，内部に断熱材を使用。大量調理施設衛生管理マニュアルでは，調理後直ちに提供される食品以外の食品は，食中毒菌の増殖を抑制するために，10℃以下または65℃以上で管理することが必要であると記載されている。

（給食）保温食器のスープは，80℃以上で盛りつけなければならない。／煮物は，提供まで65℃以上で保温する。[2016]

【保温庫】→温蔵庫

【保菌】★　病原微生物が宿主体内に存在すること。保菌宿主がヒトの場合を保菌者(キャリア)，動物の場合を保菌動物という。ウイルス*の場合，キャリアとよぶことが多い。宿主の状態によって健康保菌者(無症状保菌者)，潜伏期保菌者，病後保菌者(回復後保菌者)などに大別される。また，継続時間によって一時的保菌者，慢性(長期)保菌者とよぶこともある。ヒトに感染する病原微生物の多くは，保菌者あるいは保菌動物に由来する。例えば，食中毒*の原因となる黄色ブドウ球菌は，約30%のヒトが鼻腔前庭に保菌し，サルモネラ*菌は家畜，家禽，ペットなどが保菌している。

（食物）サルモネラは，家畜がある程度保菌している。

【補欠分子族】★　酵素*の活性発現に不可欠で，酵素と強く結びついた補助因子。酵素には，たんぱく質*のみで構成され，これだけで活性を発現するものと，活性発現のために，さらに1つ以上の非たんぱく質の補助因子を必要とするものがある。補助因子はたんぱく質部分(アポ酵素)に弱く結合している場合と，共有結合などで強く結合している場合がある。後者の場合の補助因子を特に補欠分子族という。補欠分子族は，透析などの簡単な処理で遊離する補酵素*などの補助因子とは異なる。補欠分子族の例として，コハク酸*デヒドロゲナーゼのFAD*があり，酵素のヒスチジン*残基にFADが共有結合で強く結合して容易には離れない。なおアポ酵素に補助因子が結合したものを，ホロ酵素とよぶ。

（人体）酵素の中には，補欠分子族が活性部位に結合しないと活性を発揮できないものがある。／ホロ酵素は，補欠分子族を含む。[2012]

【保健医療従事者】★《保健医療職》　医師，歯科医師，管理栄養士*・栄養士*，薬剤師，保健師，看護師，歯科衛生士など。健康*の問題に対し技術・情報の提供や調整ができる者。

（公栄）保健医療従事者は，住民，民間企業，関

●ホワ

ホ

係団体，NPOなどと協働で公衆栄養プログラムを進めることが必要である。

【保健管理】★　学校において児童生徒等（教職員含む）の健康*の保持増進を期して行われる健康のための活動。学校保健安全法*に定められ，人的管理として健康診断*・健康相談・感染症予防等があり，物的管理として学校環境衛生管理がある。関係職員は学校教育法*で保健主事・養護教諭*，学校保健安全法で学校医・学校歯科医・学校薬剤師と定められている。なお，地域や職場では健康管理と同意語として使用することがある。

(社) 学校保健には，保健教育と保健管理が含まれる。[2008]

【保健機能食品】★　食品成分の機能を表示している，特定保健用食品*（特保），栄養機能食品*，さらに2015年（平成27）4月から新たに加わった機能性表示食品*の3種類。特定保健用食品は，特別用途食品の1つでもある。食品の特性を理解し，消費者自らが正しい判断によりその食品を選択して適切な摂取に努めることが可能となるように，一定の規格基準*，表示基準等を定めた食品である。特定保健用食品は国の審査を受けて許可・承認されなければならない。栄養機能食品は規格基準が適合すれば，国等への許可申請は必要としないで販売できる。機能性表示食品は，安全性および機能性に関する一定の科学的根拠に基づき，食品関連事業者の責任において，疾病に罹患していない者（未成年者，妊産婦〈妊娠を計画している者を含む〉および授乳婦を除く）に対し，機能性関与成分によって健康の維持および増進に資する特定の保健の目的（疾病リスクの低減に係るものを除く）が期待できる旨を，容器包装に表示する食品である。機能性表示食品は規定の事項を販売日の60日前までに消費者庁長官へ届出を行う必要がある。

(食物) 栄養機能食品は，規格基準型の保健機能食品である。[2006][2008]／錠剤やカプセル剤も保健機能食品として扱われるようになった。

【保健機能食品制度】★　特定保健用食品*と栄養機能食品*と機能性表示食品*からなる保健機能食品*に関する制度。特定保健用食品は多種多様な食品がある中で，その食品を摂取することにより，身体への生理学的機能や生物学的機能が科学的に証明され，安全性や有効性が国の審査機関で承認されたものをいう。特定保健用食品は1991年（平成3）に制度化されたもので，健康増進法*に規定される特別用途食品*の1つである。また，栄養機能食品は通常の食生活で健康維持に不足しがちな栄養成分（ミネラル*〈無機質〉，ビタミン*やn-3系脂肪酸）の補給・補完を目的とした食品をいう。この制度は食品衛生法*により2001年（平成13）3月27日に施行されたが，現在では，食品基本法の食品表示基準において運用され，一定の健康機能表示形式が決められている。

(食物) 保健機能食品制度では，特定保健用食品と栄養機能食品が対象となった。

【保険給付】★★　要介護*または要支援認定された者に対して介護保険法*に基づき支給すること。介護給付*と予防給付*がある。介護給付は要介護認定*を受けた者が受ける給付，予防給付は要支援認定を受けた者が受ける給付。また，市町村が条例により独自の給付をする市町村特別給付がある。その他に健康保険，医療保険*，雇用保険などによる保険給付もある。

(社) 医療保険給付の対象となる者を，被保険者という。[2016]

(給) 介護保険施設において，栄養マネジメント費は保険給付されるものである。[2008]／介護保険施設において，栄養管理体制費は保険給付されるものである。[2008]

【保健教育】★　学校保健*における教育領域。健康*な生活に必要な基本的な行動様式を身につけさせ，的確な判断のもとに健康な生活ができるようにすることを目指している。この中には体育・保健体育，特別活動（学級活動等）など学習指導要領に基づく各教科等領域を中心に集団に対して行うものや，児童生徒の実態に

応じて行う個人を対象とした保健指導がある。

(社会) 学校保健には，保健教育と保健管理が含まれる。[2008]

【保健サービス】★ おもに地域住民を対象とした保健活動。市町村や保健所*が行う母子・老人・精神保健などの分野で健康教育*，予防接種，健康診査*，健康相談等の保健活動がある。これらは対人保健活動ともよばれ，給付行政的活動が中心となる。

(社会) 地域住民を対象として行う健康管理のうち，一般的な対人保健サービス提供は，市町村が行っている。

【保健所】★★★★ 保健・医療・福祉サービスを提供する専門的公共機関。都道府県知事*，政令市の市長，特別区の区長が設置主体である。1994年(平成6)に施行された地域保健法*による。保健所では前記以外に，特定給食施設*への指導，地区組織育成活動，調理師会の育成，管理栄養士*の臨地訓練指導，国民健康・栄養調査*の実施，国民健康づくりの推進などの事業を行っている。

(社会) 保健所は，地域保健法に基づいて設置される。[2008][2011][2012][2018]／保健所法(現地域保健法)は，1947(昭和22)年に制定された。[2014]／保健所は，2次医療圏(当初人口30万人)ごとに設置されている。[2012]／保健所の管轄人口は，定められていない。[2018]／わが国の保健所の数は，近年減少している。[2019]／わが国の保健所は，第二次世界大戦前に創設された。[2017][2018]／初めて保健所ができたのは，1937年(昭和12)である。[2012][2014]／健康危機管理の中核的な機能を担うのは，(都道府県)保健所である。[2006][2008]／保健所は広域的，専門的な対人保健サービスを提供する機関である。[2008][2010]／保健所には，栄養指導員として，医師または管理栄養士の配置を規定している。[2012]／保健所は，人口動態統計に関する業務を規定する。[2015]／食中毒発生時の疫学調査は，保健所の業務である。[2013][2018]／都道府県型の保健所は，市町村保健センターを支援あるいは連携する。[2015]／保健所は，要介護認定は行わない。

[2018]／飲食店の営業許可は，保健所の業務である。[2019]／結核発生時の接触者健康診断は，保健所の業務である。[2019]／精神保健福祉の専門相談は，保健所の業務である。[2019]／地域保健医療計画の作成は，保健所の業務である。[2019]

(公栄) 保健所の事業内容は，地域保健法に定められている事項である。[2016][2017]／都道府県が設置する保健所は，市町村に対して，技術的支援を行う。[2017]／都道府県が設置する保健所は，地域保健における広域的，専門的拠点としての業務を行う。[2007][2017]／都道府県が設置する保健所は，地域の栄養改善業務の企画・調整を行う。[2017]／特定給食施設への栄養管理に関する指導は，都道府県，保健所を設置する市および特別区の業務である。[2010][2012]／保健所・市町村における栄養指導延人数は，地域保健・老人保健事業報告で把握できる。[2010]／難病患者の食事支援ネットワークの構築は保健所栄養士の業務である。[2015]／都道府県が設置する保健所は，特定給食施設に対して，指導を行う。[2017]

(給食) 食中毒発生時には，検査用保存食の2週間分を保健所への提出にそなえる。[2007][2009]

【保健信念モデル】⭢ヘルス・ビリーフモデル

【補酵素】★★ 酵素たんぱく質に結合して化学反応を助ける有機化合物。補酵素と酵素たんぱく質(アポ酵素)との結合物をホロ酵素とよび，酵素活性があらわれる。アポ酵素や補酵素だけでは活性がない。補酵素の構造にはビタミンB群を含む場合が多く，これにリン酸やアデニン*が結合して形成される。補酵素が触媒する酵素反応には酸化還元(呼吸酵素)や転移(転移酵素)がある。酸化還元反応の補酵素の例はNAD(ニコチンアミドアデニンジヌクレオチド)*やNADP*やFAD(フラビンアデニンジヌクレオチド)*があり，水素原子を結合する。また，転移反応の補酵素にはホルミル基(－CHO)を転移するTHF(テトラヒドロ葉酸)*，アルデヒド・ケトン基を転移するTPP(チアミン二リン酸)*，アシル基*(－COR)を転移するコエンザイムA*(CoA)，アミノ

基（−NH₂）を転移するPLP（ピリドキサールリン酸）などがあり，それぞれ葉酸*，ビタミンB₁*，パントテン酸*，ビタミンB₆*を含む。

（人体）ピルビン酸脱水素酵素は，チアミンピロリン酸（ビタミンB₁の補酵素型）を補酵素とする。[2008][2011]

（基栄）ビタミンB₆は，アミノ酸代謝の補酵素として働く。[2012]

【補酵素A】⮕コエンザイムA

【母子栄養指導】★
母性ならびに乳児・幼児に対する栄養指導。母子保健指導の一環として行われている。母子保健法*では，市町村に対して，妊産婦または乳児もしくは幼児に対して，栄養の摂取につき必要な援助をするように努めるものと定めており，母親学級や乳幼児健診，離乳食講習会などがそれにあたる。なお，母子保健法による対策が，地域において総合的に推進されることについては，地域保健法により確保されている。少子化や両親共働きなどのライフスタイルの多様化により，幼児の食生活もリズムが乱れるなど，問題がみられる。保護者への栄養指導としては，まず，大人が生活習慣を規則正しくすると同時に，食生活のリズムを乱さず，バランスのとれた食事をとることなどの栄養指導が必要である。

（公栄）母子栄養指導は，市町村が主体となって行う公衆栄養活動である。

【母子感染】★★《母児感染，垂直感染》
母から子へ病原体が移行して子が感染すること。母子感染は，あるヒトから不特定多数のヒトに感染する水平感染に対して，垂直感染ともいわれる。母子感染の感染経路には3つあり，①妊娠*中に胎盤*を通じて感染する経胎盤感染，②分娩*時に感染する経産道感染，③生後母乳*を介して感染する母乳感染，である。病原体によって感染経路は異なる。梅毒やトキソプラズマ*感染症，風疹*などは経胎盤感染，B型肝炎などは経産道感染，HIV*感染症などではこの3つの感染経路全てが起こりうる。したがって例えば，

子へのHIV感染を予防するためには，この3つの感染経路を遮断する必要があり，具体的には妊婦への薬剤投与，帝王切開による分娩，人工乳による哺育が行われる。

（社会）HIV感染は，わが国では数は少ないが母子感染が確認されている。[2013]

（人体）母子感染の経路は，胎内感染，分娩時感染，経母乳感染が知られている。／垂直感染は，母体から児へ伝播する感染様式である。[2021]／風疹は，胎児に垂直感染する。[2019]

【母児感染】⮕母子感染

【母子健康手帳】★★《母子手帳》
市町村（特別区）長への妊娠*の届出により市町村区から交付される手帳。これに基づいて妊娠中の管理が行われ，出産時の状況が記録される。その後は子どもの身体発育状況や予防接種も記録され，育児に関する母と子の一貫した健康管理*に役立っている。

（社会）母子健康手帳は，母子保健法に基づき交付される。[2016]／母子健康手帳は，市・町・村長へ妊娠を届け出ることにより交付される。[2013][2016]／母子健康手帳は，市町村長より交付される。[2010][2016][2019]／わが国の母子健康手帳は，妊産婦および乳幼児の健康確保・健全育成の一環として導入された。[2017]／母子健康手帳は，厚生労働省が定めた身体発育曲線が用いられている。[2014][2016][2019]／母子健康手帳は，児が受けた予防接種を記録する欄を設けることが義務づけられている。[2014][2016]／母子健康手帳の省令様式には，乳児の食事摂取基準は含まれない。[2020]

【ポジティブリスト】★
農薬*，飼料添加物および動物用医薬品を原則的には全て使用禁止，残留を認めているものを一覧表に示すもの。厚生労働大臣により食品に残留基準*が定められている農薬，動物用医薬品などについて，基準以内であれば残留を認め，基準を超えている場合は流通を禁止する。残留基準が設定されていない農薬などについては，「一律基準」として設定された0.01ppmを超えて残留する食品の流通を禁止している。2018年（平成30）6月に食品衛生法が改正され，

食品用器具・容器包装について，ポジティブリスト制度が導入された。

（食物） ポジティブリストとは，原則規制（禁止）された状態で使用，残留を認めるものについてリスト化する制度である。[2008]／ポジティブリストは，農薬，飼料添加物，動物用医薬品が対象である。[2008]／ポジティブリストについて，残留基準が設定されていない農薬残留量は0.01ppmを一律基準とする。[2008]

【母子手帳】⊃ 母子健康手帳

【母子保健サービス】★★ 母子保健法*に基づく，思春期*から妊娠*，出産，育児，および乳幼児保健に至る一貫した保健サービス*。母子健康手帳*の交付，妊産婦・乳幼児の保健指導を市町村が主体となり実施。新生児訪問指導，未熟児の養育医療*の給付など。

（社会） 一般的な母子保健サービスや栄養指導は，市町村が行う。

（公栄） 母子保健に関する対策は，母性から乳幼児期までを対象としている。[2006]

【母子保健指標】★ 母子保健に関する様々な指標。人口動態の立場から利用されている。出生率や合計特殊出生率*は低下している。新生児死亡率*，乳児死亡率*はアイスランドなどとともに世界で最も低い。妊産婦死亡率も低下したが，欧米諸国と比べ改善の余地がある。

（社会） 母子保健の指標として，乳児，新生児および妊産婦の死亡率や周産期死亡率が用いられる。

【母子保健法】★★ 母性ならびに乳児や幼児の健康の保持・増進をはかるため，保健指導，健康診査*，医務その他の処置を行うことなどを制定した法律。1965年（昭和40）制定。1994年（平成6）の改正においては，母子保健事業について多様化する行政ニーズに対応し，妊娠，出産から育児まで，乳児保健の一貫したサービス提供をはかるため，事業の実施主体を市町村に一元化することが制定された。1997年（平成9）から施行。国および地方公共団体は，母性と子どもの健康の保持，増進をはかるために努力することが規定されている。おもな内容は，①母子保健の理念，②国や地方自治体は住民の生活に密着した方法で実践活動を実施すること，③妊娠，出産や育児などの母子保健に関係する知識の普及，母子健康手帳*を交付すること，④母子のための援護や施設の整備を行うことなどである。少子高齢化の今日，子どもを心身ともに健康に育んでいくことは国全体の問題としてとらえて考えることが必要である。本法律で規定されている母子健康手帳は，2012年（平成24）4月に10年ぶりに改訂された。

（社会） 未熟児の訪問指導は，母子保健法による。[2007]／未熟児養育医療は，母子保健法に基づいて行う。[2010]／母子保健法により，先天性代謝異常スクリーニングの拡充が行われている。[2009]

（公栄） 母子保健法では，健康診査を1歳6カ月児と3歳児で実施することになっている。[2006][2007]／低出生体重児の届出は，母子保健法に規定されている。[2016][2019]

【POS（ポス）】⊃ 問題志向型システム

【ポストハーベスト農薬】★ 収穫後の農産物に使用される農薬*のこと。わが国では，食品添加物*として取り扱っているポストハーベスト農薬がある。これには防虫剤のピペロニルブトキシドと防カビ剤*（防ばい剤）のイマザリル，オルトフェニルフェノールなどがある。

（食物） わが国では，食品添加物として取り扱っているポストハーベスト農薬がある。[2011]

【ホスピス】★ 《hospice，緩和医療病棟》終末期緩和医療病棟または病院。延命医療を目的とせず，心身の苦痛を除き，患者の有意義な生涯の終わりを実現するのがケアの目的である。ホスピスでのケアには医師・看護師・薬剤師等の医療職の他，患者の社会家族関係のケアにあたる福祉職と精神面でのケアを行う宗教家がチームをつくる点で一般医療病棟とは異なる。

（人体） ホスピスにおける緩和医療では，延命目的の抗がん剤の投与は行わない。[2014]／ホスピスにおける緩和医療では，低栄養患者でもできるだけ経口・経腸栄養を選択する。[2014]／

●ポシテ

ホ

ホスピスにおける緩和医療において，経口摂取の希望がある場合は，誤嚥に注意して摂食させる。[2014]／ホスピスにおける緩和医療において，必要なエネルギー量は患者によって異なる。[2014]

【ホスファチジルコリン】➡レシチン

【ホスフォリラーゼ】★《グリコーゲンホスフォリラーゼ》　グリコシド(配糖体)結合の加リン酸分解反応を触媒する酵素の総称。通常はグリコーゲンホスフォリラーゼを指し，でんぷん*やグリコーゲン*の加リン酸分解反応を触媒*する酵素*のこと。多糖類*の a -1,4結合を分解すると同時に，無機リン酸を導入してグルコース-1-リン酸*を生じる反応(加リン酸分解反応)を触媒する。活性型と不活性型があり，肝臓*ではグルカゴン*とエピネフリンにより，また筋肉*ではエピネフリンにより不活性型(b型)から活性型(a型)への変換が促進されるが，これはサイクリックAMP*(cAMP)を介したプロテインキナーゼA(Aキナーゼ)系による調節機構である。

(人体)グリコーゲンホスフォリラーゼによる反応生成物は，グルコース-1-リン酸である。

【保存基準】★　食品の安全性を確保するために定められている規格基準*の1つ。一般食品，清涼飲料水，氷菓，食肉*・鯨肉，食鳥卵(鳥の液卵*に限る)，血液・血球・血漿，食肉製品，鯨肉製品，魚肉ねり製品，ゆでだこ，ゆでがに，生食用鮮魚介類，生食用かき，豆腐，即席めん類，冷凍食品に設定されている。食品一般において食品を保存する場合には抗生物質*を使用してはならない。また，食品の保存の目的で食品に放射線を照射してはならない，などの規定がある。

(食物)食品衛生法では，冷凍食品の保存基準は－15℃以下である。

【保存食】★★《衛生検査試料，検食》　食中毒*などの事故発生のさいの原因究明の試料で，検食ともいう。食材料および調理済み食品を，食品別に約50g清潔な容器(ビニール袋など)に入れ，密閉して－20℃以下で2週間以上保存する。食材料は洗浄・消毒を行わず購入した状態で保存する。調理済み食品は，毎食，配膳後に採取する。食中毒発生時は，検査用保存食の2週間分を保健所*に提出する。

(給食)検食の保存期間は，2週間以上とする。[2015]／検食の保存温度は，－20℃前後に設定する。[2015]／検食は，原材料は洗浄・消毒を行わず，購入した状態で保存する。[2015]／検食で採取する食品の重量は，50g前後とする。[2015]／調理済み食品の検食は，配膳後の状態で採取する。[2015][2021]／食中毒発生時は，検査用保存食の2週間分を保健所に提出する。[2009]／検食担当者は，適合(製造)品質を評価する。[2017]／学校給食栄養管理者は，検食の実施および検査用保存食を管理する。[2007]／検食業務の委託は，保育所の給食運営において，認められていない事項である。[2021]

【保存料】★　食品の変質や腐敗*または食中毒*の原因となる微生物の増殖を抑制する目的で使用される食品添加物*。指定添加物は使用基準が定められており，そのうち酸型保存料は安息香酸*，安息香酸ナトリウム，ソルビン酸，ソルビン酸カリウム，プロピオン酸，プロピオン酸カルシウム，プロピオン酸ナトリウム，デヒドロ酢酸ナトリウムで，静菌作用は食品のpH*に大きく左右される。既存添加物は7品目(エゴノキ抽出物，しらこたんぱく抽出物，ε -ポリリジン，カワラヨモギ抽出物，ツヤプリシン〈抽出物〉，酵素分解ハトムギ抽出物，ペクチン分解物)がある。

(食物)ソルビン酸カリウムは保存料として使用される。[2008][2011]／せんべいに使用されたしょうゆに含まれる保存料は，表示が免除される。[2015]

【保存療法】★　病気を治療する時に，侵襲的手段によらず，病気に罹っている臓器組織やその生理機能をできるだけ温存し，生体に及ぼす侵襲の程度を最小限にとどめるようにくふうして行う治療。つまり，摘除手術などによって病巣を切除して根治を目指す治療に対して，内科的な薬物療法や各種の理学療法*などを併用して行う治療を指す。例えば，椎間板

●ホゾン

ホ

ヘルニアの治療では保存療法からスタートする場合が多く，特に腰椎椎間板ヘルニアの場合には，安静，牽引，硬膜外ブロックなどの保存療法が有効といわれる。

(人体) 手術を行わないで安静や投薬・牽引・ブロックなどで治癒をさせる方法を，保存療法という。

【**補体**】★《C:complement》11の成分（C1q，r，s，C2-C9）と2つの制御因子（DとB因子）からなる血清たんぱく質。抗体の働きを補うことからその名がある。通常活性のない酵素前駆体として存在し，細菌*や赤血球*等の抗原*と結合している抗体への補体第1成分C1q，r，sの結合がきっかけで酵素活性が生じると，他の補体成分も活性化されて最終的に膜傷害複合体(MAC:membrane attack complex)を形成し，溶菌や溶血を起こす。補体成分C1を活性化できるのは，IgM*およびIgG*抗体で，IgA*やIgE抗体はC1を活性化できず補体反応は起こさない。

(人体) 補体の多くは，酵素として機能する。[2010]

【**ボツリヌス菌**】★★ 偏性嫌気性のグラム陽性桿菌。偏在性の卵円形の耐熱性芽胞*を形成する。ボツリヌス菌は産生する毒素の免疫学的特徴によりA～G型に分類され，ヒトに中毒を起こす型はA，B，EおよびF型の4種である。本毒素は熱に対し不安定であり，A型の毒素は80℃で30～60秒，B型が80℃で15分，E型が63℃で数分間で不活化される。摂取前に食品を十分加熱すれば，この毒素は破壊され，中毒の危険性はなくなる。わが国における原因食品は大半が魚の発酵食品*であるいずしやきりこみである。ドイツではハム*，ソーセージ*などの食肉製品，ロシアやフランスでは魚肉，イギリスでは鶏肉，米国では野菜，果物，魚などの自家用缶詰が原因食品となっている。ボツリヌス菌中毒は他の食中毒*に比し致命率がきわめて高いが本菌毒素に対する抗毒素血清が開発され，診断が的確であれば，死亡に至る例はほとんどなくなっ

ている。

(食物) ボツリヌス菌は，真空包装では増殖しやすい。[2008][2013][2018]／ボツリヌス中毒の原因食は，ソーセージや缶詰，いずし，からしれんこんが多い。[2017]／ボツリヌス菌毒素は，100℃，15分の加熱で失活する。[2011][2020]／ボツリヌス菌は，pH4.5以下では増殖しない。[2010]

【**ボディマスインデックス**】⊙BMI

【**母乳**】★★★★《人乳》 母親から分泌される乳汁。乳児にとって最も安全な，最も消化しやすい乳汁。特に分娩*後3～4日の母乳を初乳といい，感染抑制物質が多く含まれているので，初乳*を飲ませる意義が強調されている。生後5カ月頃までの乳児の発育に必要な栄養素は十分に含まれており，母乳以外に栄養補給は必要としない。母親は，授乳により育児に関する満足感や安定感が得られるが，母乳の分泌は様々な環境因子の影響を受けやすい。また，後天性免疫不全症候群の母親の母乳は乳児に対する感染リスクがあるため，授乳は控える必要がある。

(人体) 母乳中の抗体による免疫は，受動免疫である。[2015]

(応栄) 食事摂取基準[2015年版]では，母乳の1日の平均泌乳量は0.78ℓとしている。[2006][2011]／牛乳には，母乳よりたんぱく質が多く含まれる。[2015][2017]／多価不飽和脂肪酸量は，牛乳より母乳に多い。[2017]／母乳には，牛乳よりラクトアルブミンが多く含まれている。[2009]／母乳中の鉄濃度は，成熟乳より初乳で高い。[2009]／母親の摂取したアルコールは，母乳に移行する。[2010][2015][2018]／食事由来の脂肪酸組成は，母乳の脂肪酸組成に影響する。[2011][2018]／WHO/UNICEF(1989年)では，分娩後30分以内に母乳を与えることを勧めている。[2012]／乳糖は，牛乳より母乳に多く含まれる成分である。[2019]／母乳は，児の欲するままに与える。[2019]

(栄教) 母乳，育児用ミルクなど乳汁の種類にかかわらず授乳支援の対象である。[2009]

(臨栄) 母乳のグロブリンは，食物アレルギーのアレルゲンになりにくい。[2014]

(公栄) 牛乳のカルシウム含量は，人乳に比べて

●ホタイ

ホ

多い。[2009]／牛乳のたんぱく質含量は，人乳の約3倍である。[2009]

【母乳栄養児】★★★ 母乳*で育てる乳児。乳児にとって母乳は最適であり，生後5カ月頃までは母乳のみで十分に育つ。それ以後は栄養が不足してくるため，離乳食を開始する。母乳中のビタミンK*の不足で出血症を起こすことから，臨床現場では出生時と生後1カ月にビタミンKシロップを経口投与する。

(社会) 出生後1カ月児の母乳育児の割合増加は，「健やか親子21」の目標とされている。[2009]

(応栄) 母乳栄養児は，人工栄養児よりビタミンKの欠乏になりやすい。[2021]

(栄) 母乳育児支援のための栄養教育では，退院時に地域の母乳支援グループを紹介する。[2009]／「母乳育児を成功させるための十か条（WHO/UNICEF，1989年）」では，「分娩後30分以内に，赤ちゃんに，母乳をあげましょう」としている。[2011]

(公栄) 母乳栄養児と人工栄養児の割合は，乳幼児栄養調査に記載されている。[2009]

【哺乳反射】★★ 新生児*特有の反射運動の1つ。口に物が触れると反射的に吸いたがる。母乳*を吸うための反射と考えられる。生後5～7カ月頃になると哺乳反射が減弱・消失していく過程で，スプーンが口に入ることが受け入れられていく。この頃を離乳の開始の目安とする。

(応栄) 哺乳反射は，生後4～5カ月から少しずつ消え始める。[2011]／哺乳反射の減弱がみられたら，離乳を開始する。[2010][2012][2013][2014][2015][2016][2018]

【骨】★★★ 骨格系を構成する器官。硬骨（いわゆる骨）と軟骨からなる。硬骨は，身体を支える，内臓を保護する，筋肉*とともに運動*に関与するなどの働きがある。カルシウム*，リン*，マグネシウム*などのミネラル*の貯蔵の働きもあり，カルシウムの99％は骨に存在している。

(人体) 骨の主成分であるリン酸カルシウムは，体液のカルシウムイオン濃度の調整に用いられる。[2019]／骨の主な有機質成分は，コラーゲンである。[2020]／骨への力学的負荷は，骨量を増加させる。[2019]

(食物) マグネシウムは，骨や歯の形成に必要な栄養素である。[2008]

(基栄) 骨の主成分は，リン酸カルシウムである。[2020]／血中カルシウム濃度が低下すると，骨からのカルシウム放出が促進される。[2009]／マグネシウムは，骨に含まれる。[2010]

(応栄) 筋肉や骨づくりには，たんぱく質摂取が重要である。[2017]

【ポピュレーション・ストラテジー】⇒ポピュレーション戦略

【ポピュレーション戦略】★★《ポピュレーション・ストラテジー，集団アプローチ，ポピュレーション・アプローチ》 集団全体を対象に保健活動を展開して疾病の発生を予防すること。生活習慣の改善等の一次予防*を中心に集団全体で取り組み，社会全体の行動変容によって患者数を減らす長期的な戦略をいう。ハイリスクグループは疾病の発生率が高いが集団全体からみれば少数であり，患者の多くは多数を占める比較的リスクが低いグループから発生する。したがって，集団全体のリスクを低減して患者数や死亡数の低下を目指すポピュレーション戦略が重要視されるようになってきた。皆で取り組むため取り組みやすいが，低リスクの者にとってはその恩恵がみえにくい。また，対象を一部に限定しないで集団全体へアプローチすることで，全体としてリスクを下げていこうという手法を「ポピュレーションアプローチ」という。

(社会) 公共の場所の分煙は，ポピュレーション戦略である。[2010]／たばこの広告制限は，ポピュレーション戦略である。[2010]／一般家庭への減塩食品の普及は，ポピュレーションアプローチである。[2018]

(公栄) 公衆栄養活動では，ポピュレーションアプローチを重視する。[2020]／ポピュレーションアプローチでは，集団全体で危険因子を低下させていく。[2010]／ポピュレーションアプローチは，リスクの高低にかかわらず集団全体を対象にする。[2015]／ポピュレーションアプローチでは，対象を限定せずに集団全体への働きかけを行う。[2021]

【ボーマン嚢】★ 糸球体*から濾過され

た原尿を受け止める嚢状の構造物。近位尿細管*へ原尿を送る。糸球体での濾過は，基本的に物質の大きさに依存する。β_2ミクログロブリンなどの小さいたんぱく質*やアミノ酸*，電解質*，ブドウ糖*，尿素，クレアチニン*，水分などの小さい物質は濾過される。一方，グロブリンなどの大きなたんぱく質，赤血球*などは濾過されない。ボーマン嚢と糸球体とを合わせて，腎小体*といい，腎臓*の皮質に約100万個存在する。腎不全*では変性し，濾過量が低下する。ボーマン嚢に出入りし，糸球体につながっている血管は輸入細動脈*と輸出細動脈で，糸球体での濾過の原動力となる血圧*を一定以上に調節している。

(人体) 腎小体は，糸球体とボーマン嚢からなる。[2009][2018]／糸球体は，ボーマン嚢の中にある。[2021]

【ホメオスタシス】★《恒常性》
体温，血圧*，中間代謝物濃度，体液*のイオン組成，pH*，浸透圧*などの内部環境を一定状態に保つしくみ。高等生物の身体は，外部環境および内部環境の変化に対応し，恒常状態に保つ機能をそなえている。能動輸送*やフィードバック阻害，神経系*やホルモン*による代謝調節によって行われ，これにより生体の正常な生命活動が可能になる。一例として，血糖調節のメカニズムについては，インスリン*，グルカゴン*，アドレナリン*等による調節機構が詳細に研究されている。

(人体) インスリンとグルカゴンは，互いに拮抗し合い，血糖のホメオスタシスに働く。

【ホモゲンチジン酸】★
たけのこやさといもなどに含まれ，不快な味わいを感じさせるえぐ味成分。フェニルアラニンやチロシンの代謝中間体の1つで，4ヒドロキシフェニルピルビン酸ジオキシダーゼにより，4ヒドロキシフェニルピルビン酸から生合成される。一般名は，2,5-ジヒドロキシフェニル酢酸である。たけのこにはフェニルアラニンが多いため，えぐ味成分であるホモゲンチジン酸が多く存在する。調理では，灰汁，重曹水，ぬか

を加えた水で茹でて，えぐ味成分を取り除く。

(食物) たけのこのえぐ味は，ホモゲンチジン酸による。[2019]

【ホモシスチン尿症】★★
先天性アミノ酸代謝異常の一つで新生児マススクリーニングの対象疾患。メチオニン*の代謝経路のシスタチオニン合成酵素の先天的欠損による。メチオニンの中間代謝産物であるホモシスチンがシスチンに変換されず，体内に蓄積されて尿中に排泄される濃度が上昇する遺伝性疾患である。出生時には無症状だが1歳位から知能障害*，骨格異常，水晶体*異常をきたす。治療には低メチオニンミルクやアミノ酸粉末を用いる。

(人体) ホモシスチン尿症では，血中のシステインが減少する。[2012]／ホモシスチン尿症では，血中ホモシスチン濃度が増加する。[2015][2021]

(臨栄) ホモシスチン尿症には，低メチオニンミルクを使用する。[2007][2010][2012][2013][2014][2017]／ホモシスチン尿症では，メチオニン制限食を行う。[2020]／ホモシスチン尿症の治療では，高シスチン食とする。[2014]

【ホモシステイン】★《homocysteine》
メチオニン*からメチル基を除いて形成される含硫アミノ酸*。血清ホモシステインの増加が動脈硬化*，心筋梗塞*，脳梗塞，認知症*の危険因子*となる。葉酸*，ビタミンB_{12}*，ビタミンB_6*いずれかの欠乏で蓄積する。日本人の15％にメチレンテトラヒドロ葉酸還元酵素のTT多型があり，葉酸欠乏でこれらの疾患を起こしやすい。先天性高ホモシステイン血症はシスタチオニン-β-シンターゼ遺伝子の欠損による。

(基栄) 葉酸が不足すると，血中ホモシステイン値は増加する。[2013][2017]

【ポリエチレンフィルム】★
ポリエチレンのフィルム状成型品。安価，加工しやすい，耐水性，耐薬性，透明度が高い，ガス透過性が高い，水蒸気を遮断するなどの特徴があり，食品の包装に広く利用

●ホメオ

ホ

されている。また，燃やしても有毒ガスを発生しない。

(食物) ポリエチレンは，ポリエチレンテレフタレート（PET）に比較して気体遮断性が低い。[2008]／ポリ塩化ビニリデンは，ポリエチレンに比べ耐熱性に優れる。[2008]

【ポリ塩化ビフェニル】★★《PCB:polychlorinated biphenyl》
ビフェニルに4〜8個の塩素が置換したもの。その優れた化学的性質から，熱媒体，電気器具，印刷インキなど多方面で使用されたが，これらの製品の廃棄により環境が汚染され問題となった。わが国ではPCB混入の食用油による「カネミ油症」事件が起こった。

(社会) ポリ塩化ビフェニル（PCB）の症状は，ニキビ様発疹である。

(食物) ポリ塩化ビフェニルは，高温で焼却するとダイオキシンが発生しにくい。[2007]／米ぬか油に起因した油症は，製造工程で混入したPCBが原因であった。[2010]／ポリ塩化ビフェニル（PCB）は，水に溶けにくい。[2019]

【ポリオ】★★《急性灰白髄炎》
小児麻痺の原因となるウイルス感染症。2類感染症*で，経口・飛沫・直接接触感染したウイルスが脊髄前角の運動神経前根を破壊して麻痺を起こす。WHO*の免疫拡大計画により世界で感染者は減少している。定期予防接種A類疾患に指定され，百日咳・ジフテリア・破傷風・不活化ポリオ混合ワクチン接種が行われている。学校伝染病第一種で治癒するまで出席停止*。

(社会) ポリオは，予防接種法による定期予防接種の対象疾病である。[2014]

(人体) ポリオ（急性灰白髄炎）は，ワクチン接種による予防対策が行われている。[2009]

【ポリフェノール】★《多価フェノール》
芳香族炭化水素の2個以上の水素が，水酸基（ヒドロキシ基）で置換された化合物の総称。カテキン，クロロゲン酸*，タンニン*，フラボノイド，アントシアニンなど広く植物界に分布し，ポリフェノールオキシダーゼ*の作用で褐色化することから，食品の酵素的褐変*反応の基質になる。渋味*をもつものが多い。

(食物) 茶重合ポリフェノールは，脂肪吸収抑制作用がある。[2014]

【ポリフェノールオキシダーゼ】★《ラッカーゼ》
植物性食品の色素や褐変*に関係のあるポリフェノール*の酸化を触媒する酵素*（EC1.10.3.2）。野菜や果物を切断すると褐変するが，これは酵素的褐変*とよばれ，ポリフェノール類がポリフェノールオキシダーゼにより酸化され，次いで重合するために起こる。りんごの切り口を食塩水に浸すと変色を防ぐことができるのは，食塩によりポリフェノールオキシダーゼの酵素活性が阻害され，かつ酸素の供給が制限されるためである。その他，ポリフェノールオキシダーゼの活性を阻害する方法は，酸性（pH3以下）にする，加熱して失活させる，低温下で酵素の活性を低下させるなどがある。

(食物) ポリフェノールオキシダーゼは，銅を含む金属酵素である。／じゃがいもの切断面の褐変には，ポリフェノールオキシダーゼが関与する。[2007]

【ポリメラーゼ連鎖反応】★《PCR:polymerase chain reaction》
DNA*増幅反応。DNAポリメラーゼ*を連鎖的に反応させて指数関数的にDNAを増幅させる反応。通常3段階の反応を繰り返す。①熱変性：DNAの二本鎖間の水素結合*を高温（95℃）によって切断する。②アニーリング：増幅範囲の両端と相補的な配列をもつ2つの短鎖DNA（プライマー）と鋳型DNA間で水素結合をつくらせる（55〜63℃）。③伸長：DNAポリメラーゼによって鋳型DNAに対して相補的ヌクレオチド*を取り込ませる（72℃）。このDNAポリメラーゼは好熱細菌（*Thermus aquaticus*）由来のもので高温（95℃）でも失活しにくい。この3段階の反応を20〜40サイクル繰り返すことによりPCR産物の量は220〜240倍に増幅する。微量の遺伝子*検査には必須の技術である。

(人体) ポリメラーゼ連鎖反応（PCR）法には，DNAポリメラーゼが用いられる。[2012]／ポリメラーゼ連鎖反応（PCR）法には，プライマーが必要である。[2016]

【ポルフィリン】★
ピロール環（炭素4個

と窒素1個からなる五角形の環)が4個，互いにメチレン基(-CH₂-)で結合してできた環状の化合物の総称。ヘム*はポルフィリンに鉄*が結合(テトラピロール環の中心に鉄が配位)したもので，ヘモグロビン*の構成成分。クロロフィル*はポルフィリンにマグネシウム*が結合したもので，ビタミンB₁₂はポルフィリン骨格にコバルトが配位した構造を有する。ポルフィリンはグリシン*とスクシニルCoA*を原料にして幼若赤血球や肝などで生合成される。ポルフィリン症は，ヘム合成経路の遺伝的な酵素欠損により体内(血中や尿中にも)にポルフィリンやその前駆体が増加して毒性があらわれる疾患である。内臓神経異常(急性ポルフィリン症)と皮膚光線過敏症(皮膚ポルフィリン症)の2つのタイプがよく知られており，発症には薬剤やホルモンが関わる場合も多い。

人体 グリシンのメチレン基は，テトラヒドロ葉酸に転移してポルフィリン，プリンなどの生合成に使われる。

【**ホルムアルデヒド**】★　有機化合物の一種。建築材料の接着剤や塗料，防腐剤などに広く用いられる。建材から放出されると「シックハウス症候群」の原因物質の1つとなる。建築基準法によりホルムアルデヒドを放散する建材の使用制限が設定されている。また合成樹脂の原料となり，フェノール樹脂，メラミン樹脂，ユリア樹脂などでは未反応の残留ホルムアルデヒドが製品から溶出し，食品に混入する恐れがあるため規制値が設定されている。食品中にも存在し，燻(くん)煙*食品，しいたけ，冷凍*たらなどから検出されるが，特に人の健康を損なう恐れがないと考えられている。

食物 ホルムアルデヒドは，発がん性が知られている。[2010]／ホルムアルデヒドの健康障害は，組織毒性である。[2015]

【**ホルモン**】★　特定の内分泌腺から直接血液中に分泌されて，目的の標的器官に作用する情報伝達物質。その化学的本体はたんぱく質*(インスリン*等)，ステロ

イド*(副腎皮質ホルモン*等)，アミノ酸*誘導体(チロキシン*等)に分かれる。神経系*と協力して体内の代謝を制御するため，視床下部*から脳下垂体ホルモンを介して各内分泌腺のホルモン分泌が調節される場合が多い。どのホルモンも標的器官の細胞の受容体*に結合して作用をあらわす。たんぱく質ホルモンは形質膜表面の受容体に結合して，細胞内のセカンドメッセンジャー*やカルシウムイオンやたんぱく質キナーゼを介して代謝を調節する。これに対してステロイドホルモンは核内の受容体に結合して遺伝子の転写を促進する。

人体 腎臓から分泌されるホルモンには，造血作用をもつエリスロポエチンがある。／松果体から分泌されるホルモンの1つが，メラトニンである。

【**ホルモン感受性リパーゼ**】★★　脂肪組織に存在するトリアシルグリセロール*を分解する酵素*。空腹になるとグルカゴン*やノルアドレナリン*によってホルモン感受性リパーゼは活性化され，脂肪組織中に蓄積されているトリアシルグリセロールをグリセロールと遊離脂肪酸*に分解する。生じたグリセロールは血中に拡散され，遊離脂肪酸はアルブミン*と結合してエネルギーを必要とする組織に血液を介して運搬される。この過程は脂肪組織から血中へ遊離脂肪酸が動員される上で重要と考えられている。一方，食後はホルモン感受性リパーゼはインスリン*によって不活性化される。

人体 脂肪組織中の中性脂肪は，ホルモン感受性リパーゼにより分解される。[2014]／ホルモン感受性リパーゼの活性は，インスリンによって抑制される。[2018]

基栄 ホルモン感受性リパーゼの活性は，インスリンにより低下する。[2012][2021]／ホルモン感受性リパーゼの活性は，空腹時に活性化される。[2018]／食後，脂肪組織でホルモン感受性リパーゼ活性は，低下する。[2019]

【**ホルモン様作用物質**】➡内分泌攪乱化学物質

【**ホワイトソース**】★　白色系のソース。

●ホルム

ホ

ホワイトルーを牛乳*でのばしたベシャメルソースとフォン(魚または鶏のだし)でのばしたブルーテソースに大別される。小麦粉の濃度により用途が変わり，仕上がりに対してスープ類は2〜4%，シチュー類は3〜6%，グラタンは4〜10%が目安である。ルー*の炒め温度は120〜130℃で，白色に仕上げる。160〜180℃で褐色に炒めてのばしたものはブラウンソースという。ルーと液体を合わせる時の温度を小麦粉の糊化温度58℃より低くするとだまになりにくい。

(食物) ルーは，薄力粉を油脂で炒めたもので，炒め方の程度によりホワイト(120〜130℃)，ブラウン(160〜180℃)がある。

【本膳料理】★　平安時代の公家社会でみられた大饗料理をモデルに，室町時代に武家社会を中心に発展し，日本料理の正式な膳立てとして最初に完成された形式。わが国の日常食の一汁三菜のかたちは，本膳料理の本膳が原型である。本膳料理の構成は，本膳のみの一汁三菜，二の膳を加えた二汁五菜，さらに三の膳が加わった三汁七菜などがある。膳の数は供応の格式に応じ，三の膳以降は，与(四)の膳，五の膳がある。献立の基本は本膳の一汁三菜で，飯と汁，汁の向こうになます，その左に坪(つぼ:汁気の少ない煮物)，中央の手塩皿に香の物が盛られる。本膳の汁はみそ汁，二の膳の汁はすまし仕立てが多く，三の膳の汁は潮(うしお)仕立てと変化をもたせる。

(食物) 本膳料理は室町時代以来，定着した食事様式である。[2015]

【本態性高血圧】 ➡高血圧症

【翻訳】★《たんぱく質生合成》　細胞質*のリボソーム*で行われるたんぱく質生合成。DNA*の塩基配列は転写によりmRNA*の塩基配列に変換され，核膜孔より出て細胞質に移送される。そこでリボソームと結合し，mRNAの塩基3個よりなるコドン*に相補性のアンチコドンをもつtRNA*が結合する。tRNAはアミノ酸*を結合しており，となりのコドンに結合したtRNAのアミノ酸とペプチド結合が形成される。この過程が繰り返されポリペプチド鎖(たんぱく質)が合成されていく。コドンはアミノ酸ごとに異なり，翻訳の開始と終止を決めるコドンもある。DNAの変異によりmRNAの塩基配列が変わり，コドンも変わることがあり，たんぱく質の働きに重要な部位の場合は遺伝疾患となる。

(人体) 翻訳は，mRNAを鋳型とするたんぱく質合成の過程である。[2013]

● ホンヤ

ホ

マ

【マイクロ波】★《極超短波》　周波数2450MHzの電磁波*。マイクロ波を極超短波ともよぶ。マイクロ波を食品に吸収させて誘電加熱を行うのが電子レンジ*である。マイクロ波は食品の表面でほとんど垂直に屈折するので，形状により加熱ムラが生じやすい。

(食物) 電子レンジは，食品にマイクロ波を吸収させて，誘電的に水分子の運動を激しくさせて加熱する。[2013][2014]

【マイコトキシン】★《カビ毒》　カビ毒のことで，カビ*類の代謝産物。ヒトや動物に急性または慢性の健康障害を与える。わが国では輸入黄変米*により，また世界的にはイギリスでの七面鳥中毒事件が契機となり本格的な研究が開始された。マイコトキシンは，アスペルギルス属のカビが産生するアフラトキシン*，オクラトキシン，ステリグマトシスチン，ペニシリウム属*のカビが産生するルテオスカイリン，シトリニン，パツリン，フザリウム属のカビが産生するトリコテセン類やゼアラレノンなどがある。アフラトキシンは十数種知られており，なかでもアフラトキシンB_1は，自然界の中で最強の発がん物質*である。

(食物) マイコトキシンは，食品を汚染したカビ（真菌）が生成する。[2006]

【マイコプラズマ】★　原核生物としては最も小さく，細胞壁を欠く細菌。ペニシリンなどの細胞壁合成阻害剤に対して抵抗性を示す。ヒトに肺炎（マイコプラズマ肺炎）を起こすマイコプラズマがあり，発熱*，激しい咳，結膜充血，頭痛*などの症状がみられる。

(人体) マイコプラズマ感染によって，肺炎が起こる。[2012]

【マイスネル神経叢】★《粘膜下神経叢，Meissner神経叢》　消化管*の壁内神経叢の1つ。粘膜下層にあり，主として分泌や局所血流量の調節に関与する。この他，輪状筋層と縦走筋層の2層間にある筋間神経叢（アウエルバッハ神経叢*）は平滑筋*の運動調節に関与する。これらの両神経叢は相互に連絡し，副交感神経*および交感神経*の支配を受け消化管の自律運動を調節している。

(人体) 消化管の粘膜下組織にマイスネル神経叢がある。

【マーガリン】★　バター*の代用品としてつくられた加工油脂。精製した動植物油や大豆*，魚油などの硬化油*に水，乳化剤*，食塩，乳製品，香料，着色料*などを加え撹拌し乳化させたものである。バターと異なり短鎖脂肪酸はほとんど含まれていない。一般的には，W/O型エマルション*の加工油脂であるが業務用には逆相型（O/W型）や，二重乳化型などがある。家庭用は純植物性の加工油脂である。JAS*規格では，油分80％以上をマーガリン，80％未満をファットスプレッドという。トランス脂肪酸*の健康被害の可能性が指摘されていたが，現在ではトランス脂肪酸の低減化がはかられ，通常の食生活では問題とされなくなった。

(食物) 硬化油は，マーガリンやショートニングの原料に使われる。[2010]／ブタン酸（酪酸）は，マーガリンよりバターに多い。[2011]

【膜消化】★　小腸吸収細胞の管腔側の微絨毛膜に固定されて存在する消化酵素*による消化方式。消化*の最終段階を担う。膜消化に関わる酵素としては，少糖類やオリゴペプチド分解酵素がある。膜消化に対して，食塊と消化酵素がまざり合って消化が進む方式を管腔内消化という。

(人体) 脂質は膜消化を受けない。[2016]

(基礎) 膜消化は，小腸粘膜微絨毛における終末消化である。

【膜性骨発生】⇒膜内骨化
【膜動輸送】⇒サイトーシス
【膜内骨化】★《膜性骨発生》　骨*の発生における様式。骨の発生には2種類の様式がある。①膜性骨発生（膜内骨化）とは，結合組織*の細胞*から分化した骨芽細胞が直接，骨を形成する様式。頭蓋冠の扁平骨，下顎骨，鎖骨でみられる。②軟骨性

骨発生（軟骨内骨化）とは，結合組織の中に硝子軟骨のモデルができ，それが骨に置き換わる様式。大多数の骨でみられる。
(人体) 骨の発生において，膜内骨化と軟骨内骨化という2種類の様式が知られている。

【マグネシウム】★★★ 生体構成分，代謝調節作用，生理作用に必須のミネラル*（無機質）。成人（70kg）体内に約20g含まれ，その60%はカルシウム*，リン*とともに骨*に存在。その他，筋肉*，神経，脳*に比較的多く含まれる。おもな生理機能として，酵素*の補因子，体温調節*，神経興奮，筋肉収縮，ホルモン*分泌などがある。緑黄色野菜，穀類*，海藻，ナッツに多い。食品中のクロロフィルが褐色になるのは，マグネシウムの離脱による。
(食物) 光過敏症の原因物質であるフェオフォルバイトは，クロロフィルからマグネシウムが離脱したものである。[2006]
(基栄) マグネシウムは，主要（多量）元素に含まれる。[2011]／体内マグネシウムの60%は，骨に蓄積している。[2010][2020]／マグネシウムを大量に摂取すると，下痢が誘発される。[2015]
(臨栄) 合併のない高血圧症では，マグネシウムの摂取を勧める。[2018]

【マクロファージ】★《大食細胞》 異物の貪食消化機能を有する単核細胞。侵入した微生物や異物，自己の老朽細胞などの抗原*を捕捉して除去するだけでなく，取り込んだ抗原物質を分解断片化して，T細胞*へ抗原を提示する。免疫の成立と発現に重要な役割をもつ。侵襲時，マクロファージはTNFαやIL-1，IL-6などの炎症性サイトカインを放出する。
(人体) 単球が血管外へ遊走すると，マクロファージになる。[2018]／マクロファージは，抗原の提示を行う。[2015]／侵襲時に，マクロファージは炎症性サイトカインを放出する。[2011]

【マーケティング】★★ 消費者，顧客，利用者の必要性や欲求を満たし，売上・利益，利用率などを高めるため，企業や団体が行う総合的活動のこと。マーケティングの機能には，調査，商品・サービス開発，広告，販売促進，流通システム，営業，情報，物流システム，価格戦略などがあるが，それらの機能を有機的に組み合わせる（マーケティング・ミックスといわれる）ことが求められる。給食のメニュー開発，販売政策などにもマーケティングが用いられる。
(給食) 給食費の設定は，マーケティングの機能に含まれる。[2010]／商品の販売促進は，マーケティングのプロモーション戦略である。[2008]／マーケティング理論を活用した社員食堂の利用率向上のためのくふうとして，イベントメニューの導入がある。[2011]

【麻疹】★★《はしか》 ヒトのみが感染するウイルス感染症。5類感染症*。定期予防接種A類疾患。伝染力が強く，空気感染，飛沫感染*や直接接触感染し不顕性はほとんどない。乳幼児期に感染し終生免疫ができる。しかし，感染者の減少に伴い，10～20歳代で再感染者が発生し，散発的流行がみられる。学校感染症*第二種で解熱後3日を経過するまで出席停止*。
(人体) 麻疹は，飛沫感染と空気感染する。[2006][2016][2017]／麻疹は，ワクチン接種による予防対策が行われている。[2009]／麻疹は，ウイルスによって起こる。[2014][2018]／麻しんによる出席停止期間は，解熱後3日を経過するまでである。[2019]

【マスキング】★ 複数の成分の組み合わせにより，一方または複数の刺激が緩和されて減弱する，または，感じなくなる効果。官能検査*における複数の刺激の相互効果，組み合わせ効果の一種。レモンジュースに砂糖*を加えると相殺効果*により酸味*が緩和されるのもマスキングである。これとは逆に，一方または複数の刺激が増強される場合は対比効果*である。マスキングは呈味成分同士だけではなく，呈味成分と無味成分，呈味成分と香気成分などでも起こる。
(食物) 2種類の刺激が同時に存在する時，一方の刺激が弱く感じられる場合をマスキング効果という。

【マス・コミュニケーション】★ 不特定多数の対象に対する情報伝達。媒体とし

て，新聞，雑誌，ラジオ，テレビ，映画，インターネット，有線放送，学校放送などが利用される。視聴覚機器を利用し，一度に多量の情報が伝達可能なことから，集団指導の際に用いる場合がある。情報への反響は大きいが，そのとらえ方は対象者によって様々であるため，正しい情報が伝わりにくい点に留意しなければならない。

(公栄) マスコミは，メタボリックシンドロームの概念を普及させる媒体として適切である。[2010]

【マスターテーブル法】★　食中毒*事件の発生にあたり，推定原因食品を特定する方法。原因食品を決定する際に，各食品ごとに喫食者群と非喫食者群の発病率を比較し，両群間で発病率に統計的に有意差があるかどうかを検定して，推定原因食品を割り出す。

(食物) マスターテーブル法は，食中毒事件の原因食品を推定する方法である。

【マスト細胞】➡肥満細胞

【マーチャンダイジング】★　マーケティング*活動の1つ。給食経営管理*においては，給食提供者がマーケティング目標を達成するために，喫食者のニーズをふまえた献立を中心として，仕入れ，価格設定，販売促進，食環境整備などを計画して，実行し管理することである。

(給食) マーチャンダイジングとして，メニューの商品化計画がある。[2012]／期間限定メニューの商品化計画は，マーチャンダイジングである。[2018]

【末梢血管抵抗】★　末梢の血管で生じる血液の流れにくさ。末梢血管抵抗は，毛細血管の手前にある細動脈*でおもに生じる。交感神経*によって細動脈が収縮して血管内腔が狭くなると，血管抵抗が増加し，血液が流れにくくなり，血圧*が上昇する。動脈硬化*によって血管内腔が狭くなったり，血液の粘性が高くなると末梢血管抵抗は増加する。血圧は心拍出量と末梢血管抵抗に比例するため，末梢血管抵抗が増加すると血圧は上昇する。

(人体) 動脈血圧は，心拍出量と末梢血管抵抗の積で表される。[2012]／末梢血管抵抗は，血液粘性の増加により上昇する。[2013]

【末梢静脈栄養法】★★《PPN:peripheral parenteral nutrition》　栄養素*を末梢静脈から直接注入する栄養法。一般に，10日から14日では末梢静脈栄養法で管理が可能とされているが，それ以上になると中心静脈栄養法*が適用となる。末梢静脈栄養法では，等張液の2～3倍の浸透圧*までの投与が限度である。脂肪乳剤*をうまく併用することにより，1000kcal程度を投与することが可能となる。高張液を注入すると激しい血栓性静脈炎を起こすため注意が必要である。

(人体) 末梢静脈栄養法のリスクには，感染症などがある。[2008]

(臨栄) 末梢静脈栄養では，成人の1日必要量の5～7割の補給しかできない。[2016]／末梢静脈栄養法では，1日に1200kcal程度を投与できる。[2006][2018][2020]／末梢静脈栄養法では，糖濃度7.5～12.5％の維持液が用いられる。[2007][2017][2020]／末梢静脈栄養補給法で用いる輸液のアミノ酸濃度は，3％前後である。[2016][2018][2020]／末梢静脈栄養では，血漿浸透圧の約2倍濃度の溶液を投与できる。[2016]／脂肪乳剤は，0.1g/kg標準体重/時以下の速度で投与できる。[2020]／浸透圧300mOsm/Lの溶液を投与できる。[2020]

【末梢神経】★　脳*・脊髄*からなる中枢神経系の各部位から出て，体表や体内の諸器官に分布する神経の全体。運動*や感覚に関与する体性神経系と内臓や血管を支配する自律神経系に分けられる。

(人体) 末梢神経は，体性神経系と自律神経系に分けられる。

【末端小粒】➡テロメア

【マトリックス組織】★　研究開発，営業，生産，技術などの職能別組織と，A，B，Cなどの事業部別組織を組み合わせた複合的組織形態。多岐にわたる商品を取り扱う企業，幅広い客層を対象にしている企業，複数の地域で事業を展開している企業などでは，組織編成の軸を地域と商品，商品と顧客，あるいは地域・商品・顧

客といったように複数軸をマトリックス的に組み合わせて編成するケースがみられる。

(給食) マトリックス組織は，複合的販売組織ともいわれる。[2006]

【マネジメントサイクル】 ⮕PDCA

【マーマレード】 ★　ジャム類のうち，柑橘類の果実を原料とし，柑橘類の果皮が認められるもの(JAS*)。果皮には苦味成分ナリンギンが含まれるため，苦味が強い場合には，果皮を熱湯や食塩水で処理し，苦味を除去してから使用する。ジャム類製造の際，砂糖(ショ糖)が多く添加されるため，水分活性は0.8程度である。

(食物) 中間水分食品は，水分活性が0.65〜0.85の範囲にある食品で，ジャムやマーマレードなどが代表的な食品である。

【マラスムス】 ★★《marasmus》　たんぱく質*欠乏と同時に，エネルギー*不足が顕著にみられる状態。幼児に多い。栄養性のるいそう*で体重減少・発育障害・皮下脂肪減少・筋萎縮などがみられる。

(基栄) エネルギーの深刻な不足は，マラスムスを誘発する。[2018]／マラスムスは，たんぱく質欠乏に加えてエネルギー欠乏で起こる。[2013]

(応栄) マラスムスでは，体脂肪量や骨格筋量の著しい減少がみられる。[2006]

(臨栄) マラスムスは，たんぱく質とエネルギーの欠乏症である。[2009]／マラスムス型栄養障害では，体重減少が見られるが，肝腫大や血清アルブミンの低下は見られない。[2009][2014]

【マラリア】 ★　マラリア原虫の感染で起こる4類感染症*。マラリア原虫がハマダラカの吸血で感染して起こる。特有の周期的発熱，貧血，脾腫を3大主徴とする。日本は非常在国で，アジアやアフリカでの感染の輸入例が大半。世界的にはWHO*の対策で急減したが最近は増加傾向。抗マラリア薬耐性原虫が出現。地球温暖化*で流行地の拡大が懸念される。検疫感染症。

(社会) マラリアは，マラリア原虫をもったハマダラカに刺されることによる熱性疾患である。

【マルターゼ】 ★　マルトース加水分解酵素。小腸粘膜細胞の膜に固定されている膜消化酵素。でんぷん*の消化*によって生じたマルトース(麦芽糖)のα-1,4結合を加水分解する。その結果，二糖類*であるマルトースは，2分子のグルコース*(ブドウ糖*)となり吸収される。

(基栄) マルターゼは，α-1,4結合に作用する酵素である。

【マルチトール】 ★　グルコース*とソルビトール*が結合した糖アルコール*。でんぷん*をβ-アミラーゼで糖化*して，生成したマルトース*(麦芽糖*)を高圧水素添加により還元して製造されるので還元麦芽糖ともいう。非還元性，溶液は無色透明。甘味度はショ糖*の80〜90％，加熱着色しない。血糖値*上昇を抑え，難消化性で低カロリー，微生物に利用されにくく，非う蝕性である。なお，過剰摂取は下痢*を誘発する。

(食物) マルチトールは，歯の健康維持に役立つ作用がある。[2016]

【マルトース】 ★《麦芽糖》　D-グルコース*2分子がα-1,4-グリコシド結合した還元性二糖。発芽種子，特に麦芽に多く含まれる。β-アミラーゼとでんぷん枝切り酵素(イソアミラーゼ，プルラナーゼ)との併用ででんぷんから高純度のマルトースを得られる。マルトースは希酸またはα-グルコシダーゼ(マルターゼ*)によってD-グルコース2分子に加水分解される。甘さはショ糖の32％，保水作用，でんぷん老化抑制作用，色素安定化作用，フレーバー増強作用をもつところから食品製造原料として広く利用される。麦芽糖を還元すると低エネルギー甘味料のマルチトールが得られる。

(食物) マルトースは，グルコースが2分子結合したもので，その結合はα-1,4結合である。[2010][2011][2020]／でんぷんにβ-アミラーゼが作用して，麦芽糖が生じる。[2008]

【マルピーギ小体】 ⮕腎小体

【マンガン】 ★　必須微量ミネラル(無機質)*の1つ。アルギニン*分解酵素，乳酸脱炭酸酵素，スーパーオキシドジスムターゼ*の構成成分。見かけの消化管吸収

率は1～5％，吸収されたマンガンの90％以上が胆汁を介して糞便中に排泄される。吸収量は食事中の鉄*含有量と反比例の関係にある。欠乏すると，骨の異常や成長障害を引き起こす可能性がある。マンガンは血中濃度の上昇と脳への蓄積によりパーキンソン病様の症状を呈する健康障害があらわれるとの報告があり，許容上限量が定められている。主要給源は穀類*や豆類である。

(基栄) マンガン不足は，骨代謝，糖脂質代謝，血液凝固能，皮膚代謝に影響を与える。

【慢性胃炎】★《chronic gastritis》　長期にわたり胃粘膜*に炎症性細胞湿潤や胃腺細胞の萎縮がみられる病態。表層性胃炎，萎縮性胃炎*，肥厚性胃炎に分類される。原因はA型：自己免疫性，B型：ヘリコバクター・ピロリ菌，C型：非ステロイド抗炎症薬などの薬の副作用，その他：暴飲暴食などによる胃粘膜刺激の繰り返しで，食欲不振，胃部圧痛，腹部膨満感など消化器系疾患*の一般的症状が認められる。食事療法*は，胃粘膜を保護する目的で，アルコール*，強い香辛料，甘味*の強い菓子，過熱(冷)食品，フライ類，食物繊維*に富む野菜を避ける。刺激の少ない食事を十分に咀嚼*してゆっくり摂取し，食事時間を一定とした規則正しい食生活をするように心掛ける。

(臨栄) 慢性胃炎は，胃酸分泌亢進による。[2007]／慢性胃炎の場合，少量で栄養成分の多い食事にする。

【慢性炎症】★　激しい徴候ではないが4週間以上の経過をたどる炎症*。炎症は激しさと持続時間によって急性炎症と慢性炎症に分けられる。発赤・発熱・腫脹・疼痛を炎症の四主徴という。しばしばこれに機能障害が加わる。炎症反応は局所組織や細胞*の変性，循環障害，増殖が組み合わさった複合反応である。急性炎症の主体をなす細胞は好中球*で変質性炎や滲出性炎病変としてみられる。慢性炎症の主体をなす細胞はリンパ球*や形質細胞，マクロファージ*で，線維芽細胞や細胞間質の炎症性組織増殖や肉芽腫など増殖性病変としてみられる。慢性炎症としての肺結核では，乾酪壊死を伴う肉芽腫がみられる。

(人体) 慢性炎症では，リンパ球，マクロファージ，形質細胞の浸潤がみられる。[2007]／慢性炎症では，乾酪壊死がみられる。[2010]／慢性炎症でみられる浸潤細胞は，主にリンパ球である。[2021]

【慢性カドミウム中毒】★《イタイイタイ病》富山県神通川流域で発生，1968年(昭和43)認定。鉱山廃水中のカドミウム*が蓄積した米*や農作物を摂取して慢性中毒となり，腎近位尿細管障害(ファンコニ症候群)や骨軟化症を起こし，老化や栄養状態などが誘因となって骨折が多発する疾病。

(社会) 神通川下流域は，カドミウムによるイタイイタイ病と関連づけられる。／イタイイタイ病は，河川および土壌のカドミウム汚染による。[2017]

【慢性肝炎】★　6カ月以上の肝機能検査値の異常とウイルス感染が持続している病態。わが国では，ほとんどが肝炎ウイルス*によるもので，B型が30～40％，C型は60～70％である。AST*，ALT*は100～200IU/L程度に上昇する。B型，C型ともに徐々に肝臓の線(繊)維化が進行し，肝硬変へ移行する。食事は良質のたんぱく質*，糖質*，ビタミン*を十分にとる。脂質*は40～50g/日とする。

(臨栄) C型慢性肝炎に対する抗ウイルス療法は，原因療法である。[2016]／C型慢性肝炎では，鉄の摂取量を制限する。[2016][2017][2018]

【慢性下痢】★《chronic diarrhea》　4週間以上持続する下痢*。1～2週間で治まる下痢は急性下痢，2～4週間では持続性下痢という。通常の糞便*に含まれる水分量は70～80％であるが，水分量が80％以上になり軟便・水様便を排泄する状態を下痢という。原因は多様であるが，消化管アレルギー，炎症性腸疾患などの免疫異常，短腸症候群などの消化吸収障害，内分泌疾患などがある。近年増加傾向にある過敏性腸症候群*や炎症性腸疾患などの疾患が原因となることも多い。脱水・

●マンセ

マ

494

栄養障害をきたしていることもあり，水分・電解質を含めた栄養管理が重要である。食事療法は粥食，繊維の多い野菜を除く低残渣食を行い，禁飲食で輸液（水分，電解質，栄養分補給）を行う場合もある。

（臨栄）慢性下痢では，脂肪の消化・吸収障害が多く脂肪便がみられる。

【慢性原発性副腎皮質機能低下症】 ➡アジソン病

【慢性腎臓病】 ★★★《CKD：chronic kidney disease》 慢性糸球体腎炎，糖尿病性腎症*，腎硬化症，多発性嚢胞腎などの原疾患を問わず，共通して糸球体濾過量の低下が慢性化した腎臓病。すなわち，GFR*（糸球体濾過量）で表される腎機能の低下があるか，または，腎臓*の障害を示唆する所見が慢性的に持続する病態を全て含む概念である。慢性腎臓病（CKD）は，①尿異常，画像診断，血液，病理で腎障害の存在が明らか，②GFR＜60mL/分/1.73m²，③①と②のどちらか，または両方が3カ月以上持続するものと定義・診断される。重症度は，原因疾患，GFRの程度，たんぱく尿の程度により分類される。CKDの栄養基準は透析以外は，エネルギー 25〜35kcal/kgBW/日，病態に合わせたたんぱく質，カリウムのコントロール，食塩3g以上6g未満/日である。

（人体）CKD（慢性腎臓病）の診断基準では，糸球体濾過量（GFR）が，60mL/分/1.73m²未満である。[2018]／慢性糸球体腎炎では，腎実質性高血圧を生じる。[2012]

（臨栄）CKD（慢性腎臓病）は，骨折のリスクを高める。[2016]／CKDの代謝性アシドーシスの評価には，HCO_3^- 濃度の排泄量を用いる。[2015][2017]／CKDのたんぱく質摂取量の推定式には，24時間尿素窒素排泄量を用いる。[2015][2017]／CKDの食塩摂取量の推定には，蓄尿中ナトリウム濃度を用いる。[2015][2017]／CKDの補正カルシウム濃度は，血清アルブミン値4.0g/dL未満で用いる。[2015]／CKDにおけるビタミンD活性化障害の評価には，1,25(OH)₂ビタミンD₃値を用いる。[2017]／CKDの重症度分類には，原疾患，たんぱく尿の

程度，GFRを用いる。[2015][2017][2020]／ステージ1では，リンの摂取量は制限しない。[2016]／ステージ1では，基本的にカリウムの摂取量は制限しない。[2018]／ステージ1，Ⅰ度高血圧の場合，エネルギー 25〜35kcalとする。[2019]／ステージ1，Ⅰ度高血圧の場合，たんぱく質は過剰にならないように1.0g/kg程度を目安とする。[2019]／ステージ2では，カリウムの摂取量は制限しない。[2016]／ステージ2では，たんぱく質の摂取量の制限はない。[2018]／ステージ3では，食塩摂取量を3g以上6g未満/日とする。[2018]／ステージ3aでは，食塩の摂取量は高血圧がある場合6g/日未満とする。[2016]／たんぱく質制限(0.8〜1.0g/kg標準体重/日)は，重症度分類ステージG3の患者に適用される。[2021]／たんぱく質制限(0.8〜1.0g/kg標準体重/日)は，糸球体過剰濾過を防ぐ効果がある。[2021]／ステージ4では，エネルギー摂取量を25〜35kcal/kg標準体重/日とする。[2010][2016][2018]／ステージ4では，食塩は5g/日とする。[2010]／ステージ4では，カリウムは1500mg/日以下とする。[2010]／ステージ5では，エネルギーの摂取量を25〜35kcal/kg標準体重/日とする。[2016]／ステージ5では，たんぱく質摂取量を0.6〜0.8g/kg標準体重/日とする。[2018]

【慢性腎不全】 ★★《CRF：chronic renal failure》 腎機能が数カ月以上から数年持続して低下し，正常時の30％以下になっている状態。尿毒症*毒素の排泄，水・電解質*・酸塩基平衡の調節，ホルモン*の産生・調節などの機能維持が十分にできなくなり，高尿素血，高カリウム血，低カルシウム血，高リン酸血，代謝性アシドーシスを特徴とする。原因としては，糖尿病性腎症*，慢性糸球体腎炎，腎硬化症などが多い。腎機能低下が進むと吐き気や食欲不振，むくみ，かゆみ，呼吸困難など尿毒症の症状があらわれる。腎臓*でつくられるエリスロポエチン*が不足するので，貧血*が進行する。腎機能が10％以下になった末期腎不全では血液透析*か腎移植が必要となる。

（人体）慢性腎不全では，正色素性正球性貧血が出現する。[2007]／慢性腎不全では，代謝性ア

シドーシスが認められる。[2007]／慢性腎不全では、高リン血症がみられる。[2019]／慢性腎不全は、骨粗鬆症の原因となる。[2012]／血清クレアチニン値10mg/dLの慢性腎不全では、過度な運動は避けるべきである。[2013]

(臨栄) 慢性腎不全は、治療により回復しない不可逆性変化である。[2010]／慢性腎不全では、血中1α,25-ジヒドロキシビタミンD値は低下する。[2011]／慢性腎不全では、代謝性アシドーシスを起こす。[2011]／慢性腎不全では、副甲状腺ホルモンの分泌は増加する。[2011]／慢性腎不全では、エリスロポエチンの分泌は低下する。[2010]／慢性腎不全における糸球体濾過量(GFR)は、正常の30%以下である。[2010]

【慢性膵炎】★★　膵臓*の慢性的な炎症*による線(繊)維化や、実質細胞の脱落によって、外分泌、内分泌の減少など膵臓の機能低下を招く状態。原因の60%がアルコール*の常習多飲である。臨床経過から、代償期、非代償期に分けられる。代償期は、上腹部や背部の疼痛、下痢*、食欲不振、膵アミラーゼの上昇、膵リパーゼ*の上昇、CRP*の上昇、血沈の亢進を認める。栄養食事療法は、膵臓の安静を保つため、過食を避け、脂質制限、禁酒、カフェイン飲料、炭酸飲料、香辛料を制限する。非代償期は、下痢、消化吸収障害による低栄養状態や膵内分泌異常による二次性糖尿病*を呈するが、インスリン*、グルカゴン*の分泌障害により低血糖*も生ずる。栄養食事療法は、消化のよい食事、二次性糖尿病の治療を目的として脂質制限を加えたエネルギーコントロール食とする。薬物療法は、消化酵素剤を投与し、二次性糖尿病にはインスリン療法を行う。

(人体) 慢性膵炎(非代償期)では体重減少がみられる。[2007]

(臨栄) 慢性膵炎では、グルカゴン分泌能は低下する。[2011]／慢性膵炎では、糖尿病を合併する。[2011]／慢性膵炎では、経口グルコース負荷試験を行う。[2011]／慢性膵炎の安定時の食事は、低脂質食とする。[2006][2009][2021]／非代償期の慢性膵炎では、中鎖脂肪酸を食事に利用する。[2017]／非代償期の慢性膵炎では、

たんぱく質摂取量を制限する必要はない。[2017]／慢性膵炎の非代償期には、脂肪性下痢が生じる。[2010]／慢性膵炎非代償期では、グルカゴン分泌が低下する。[2019]／慢性膵炎代償期患者が非代償期に移行する際、体重は減少する。[2013]／慢性膵炎代償期患者が非代償期に移行する際、腹部疼痛は軽減する。[2013][2017]／慢性膵炎代償期患者が非代償期に移行する際、血糖値は上昇する。[2013]／非代償期の慢性膵炎では、低血糖を起こしやすい。[2017]／非代償期の慢性膵炎は、飲酒を禁止する。[2017]

【慢性疲労】★　急性疲労が蓄積された状態である。この状態に陥ると短期間では回復せず、身体的疲労感のみならず精神的症状もあらわれる。慢性疲労の回復には、特に積極的な休養が有効である。

(栄教) 積極的休養法は、慢性疲労の回復に効果的である。

【慢性閉塞性肺疾患】★★★★　《COPD: chronic obstructive pulmonary disease》細気管支の炎症*により気道閉塞をきたす疾患の総称。かつて慢性気管支炎と肺気腫*とよばれた疾患を統合した概念である。主たる症状は労作時の息切れ、咳、痰である。喫煙*が主要な危険因子*であり、高齢者ほど有病率*が高い。呼吸機能検査では1秒率(=1秒量／努力性肺活量)が低下する。呼吸機能検査で同様に1秒率が低下する気管支喘息*は異なる病態と考えられている。COPD患者では、呼吸にエネルギーを必要とするため安静時エネルギー消費量*(REE)が増大している。

(社会) 健康日本21(第2次)の目標に、COPD認知度の向上がある。[2015]

(人体) COPDはわが国では、男性に多い。[2020]／COPDの病期分類では、1秒量が用いられる。[2013][2020]／呼吸機能検査では、COPDは閉塞性障害のパターンを示す。[2013][2014]／COPDでは、動脈血中の酸素分圧は低下する。[2014][2020]／COPDにおいて、喫煙はリスク因子である。[2014]／COPDでは、安静時エネルギー消費量(REE)は増加する。[2015][2017]／COPDでは、呼気時に口すぼ

め呼吸がみられる。[2017][2020]／COPDでは，フィッシャー比が低下する。[2017]／COPDでは樽状胸郭がみられる。[2020]

(臨栄) 慢性閉塞性肺疾患(COPD)では，体重減少，低栄養状態を呈する。[2006][2011][2013][2019]／体重減少のあるCOPD患者は，予後が悪い。[2016]／進行したCOPD患者では，1秒率の低下がみられる。[2013][2019]／進行したCOPD患者では，呼吸商の低下がみられる。[2013]／慢性閉塞性肺疾患(COPD)では，血中酸素分圧が低下する。[2011][2013][2019]／慢性閉塞性肺疾患(COPD)では，血中二酸化炭素分圧が上昇する。[2011]／COPDでは，安静時エネルギー消費量(REE)は増加する。[2013][2014][2016][2019]／進行した慢性閉塞性肺疾患(COPD)患者では，血清トランスサイレチン値の低下がみられる。[2019]／COPDでは糖質エネルギー比率を低下させる。[2016]／COPDの炭水化物の摂取エネルギー比率は，50％程度とする。[2015][2021]／COPDでは高脂肪食を勧める。[2016]／COPDの脂肪の摂取エネルギー比率は，40％前後とする。[2015][2021]／COPDでは分割食を勧める。[2016]／COPD慢性期は，実測REE×1.3～1.5倍，もしくはハリス・ベネディクトの式で用いたBEEの1.3～1.5倍のエネルギー量が必要である。[2015]／高CO2血症を認めるCOPD患者では，高たんぱく食(15～20％E)の指導が基本である。[2021]／COPDでは経腸栄養剤は，分枝アミノ酸含量が多いものを選択する。[2015]／COPDでは，呼吸筋の機能維持に必要なため，リンの十分な摂取が重要である。[2021]／COPDでは，骨粗鬆症の合併頻度が高く，Caの摂取も重要である。[2021]

【慢性マンガン中毒】★　職業性疾患の1つ。マンガン*の標的臓器は脳であり，特に慢性中毒では，筋肉*の硬直と振顫，歩行困難，会話障害等のパーキンソン病*様症状(錐体外路系障害症状)がみられる。

(社会) 慢性マンガン中毒は，パーキンソン症候群が重要な症状である。

【慢性薬物中毒】⊃薬物依存
【マンニトール】★　マンノース*のアルデヒド基が還元された糖アルコール*。

甘味度はショ糖*の約60％，難消化性，非う蝕性である。植物界に広く分布し，褐藻類(わかめ，ひじき，もずく，こんぶ)に多い。干しこんぶの表面に析出する白色物質。

(食物) こんぶの表面に生じる白い粉は，カビではなく，糖アルコールのマンニトールである。

【マンヌロン酸】★　D-マンノース*のウロン酸。遊離型では分布していない。褐藻類多糖のアルギン酸*の構成糖である。

(食物) 褐藻類に多く含まれるアルギン酸は，粘稠性のある多糖類でマンヌロン酸が重合したものである。／アルギン酸は，D-マンヌロン酸とL-グルロン酸の2種のウロン酸を構成糖とする。

【マンノース】★　六炭糖(アルドヘキソース)の1つ。D体はブドウ糖*の2-エピマーに相当。弱い甘味*を有する。遊離型は天然にはきわめて少なく，ほとんどは多糖(象牙ヤシのマンナン，大豆種皮のガラクトマンナン，こんにゃく*のグルコマンナン*)の構成糖として存在する。

(食物) 食品には，遊離態マンノースはほとんど含まれていない。

【ミエリン鞘】⊃髄鞘
【ミオグロビン】★★《メトミオグロビン》
筋肉*に含まれる赤色のヘム色素たんぱく質。たんぱく質グロビン1分子(哺乳類では153個のアミノ酸残基からなる)，ヘム*1分子から構成。分子量約1.7万。等電点：pH6.8。酸素親和性が高く生体内では酸素貯蔵機能をもつ。筋肉組織の壊死*，崩壊により容易に尿中に排出される(ミオグロビン尿)。新鮮食肉では二価鉄ヘム(ヘモクローム)で紫赤色，切断面が空気に触れると鮮紅色のオキシミオグロビンに変わる(ブルーミング現象)。これを放置すると三価鉄ヘム(ヘミクローム)に変わり，褐色のメトミオグロビンに変わる(メト化)。加熱調理によってもメト化が容易に起こり，同時にグロビンが変性し，褐色のメトミオクロモーゲンになる。ミオグロビンはハム*・ソーセージ*製造に用いられる食肉発色剤の硝酸塩から生成する亜硝酸と反応，安定な色調のニトロソミオグロビン*に変わる。

（人体）α-ヘリックスを含む球状たんぱく質としては、ヘモグロビンのサブユニットやミオグロビンがある。[2007]／遅筋線維は、速筋線維よりミオグロビンが多い。[2017]

（食物）亜硝酸ナトリウムは、食肉のミオグロビンの色を固定化させる。[2018]／ベーコンのミオグロビンは、発色剤として亜硝酸ナトリウムが添加されている。[2013]／ミオグロビンは、酸化すると褐色になる。[2017]／ミオグロビンが褐色になるのは、ヘム鉄の酸化による。[2015]

【ミオゲン】★ 《sarcoplasmic protein, myogen》 アルブミン*の性質をもった筋形質（肉漿）たんぱく質群の総称。筋原線（繊）維間の筋形質中に存在する水溶性たんぱく質群で熱凝固性を示す。解糖系酵素などが含まれる。生肉をすりつぶして圧搾する際に浸み出る。赤身の魚に比べて白身の魚には少ない。白身魚は、ミオゲンなどの筋形質たんぱく質が少なく、筋原線維が太いため、でんぶになりやすい。

（食物）白身魚は、赤身魚に比べてミオゲンが少ないので、煮ると組織がほぐれて「そぼろ」になりやすい。

【ミオシン】★ 筋肉*の主要たんぱく質*の一種。様々な種類があるが、基本骨格は重鎖（H鎖）2本と軽鎖（L鎖）4本からなる。束状に重合してミオシンフィラメントとよばれる細い糸状の構造を形成し、アクチンフィラメントとともに筋線（繊）維*を構成する横紋筋*の主体となっている。アクチンフィラメントはミオシンフィラメントとATP*存在下で滑りによる収縮を起こすが、そのエネルギーはミオシンのATP分解活性（ATPase活性）によりつくりだされる。アクチン*とミオシンの複合体をアクトミオシン*といい、死後硬直*により増加する。

（人体）心筋細胞内のカルシウムイオン濃度の上昇により、アクチンとミオシンが結合する。[2010]／筋収縮は、アクチンがミオシンの間に滑り込むことによって起こる。[2011]

【ミカエリス定数】★ 酵素*の最大速度（V_{max}）の半分の速度（$1/2V_{max}$）を与える基質濃度（K_m）。酵素濃度が一定の時、反応速度は基質濃度によって変化し、最大速度（V_{max}）になる（図）。反応速度（v）と基質濃度［S］には、$v=V_{max}[S]/K_m+[S]$の関係が成り立ちミカエリス・メンテン式という。

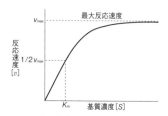

基質濃度と反応速度の関係

（人体）酵素と基質の親和性は、ミカエリス定数（K_m）が小さいほど高い。[2016][2018]

【味覚】★★★ 舌を中心とした口腔内で感じる接触化学感覚。受容器*は味蕾*である。甘味*・塩味*・苦味*・酸味*・うま味*を基本五味という。舌の前2/3は舌神経支配で、鼓索、顔面神経を通る。後1/3は舌咽神経の支配、舌根部は迷走神経*支配である。ヒトの味蕾総数は1万くらいといわれる。加齢により味蕾は萎縮して、味覚は鈍くなる。基本五味の中では塩味に対する味覚の変化が大きい。また、亜鉛*欠乏による味覚障害*が報告されている。

（人体）顔面神経と舌咽神経には、味覚を伝える感覚神経が含まれる。[2017][2019]

（基栄）亜鉛が欠乏すると、味覚の感受性が下がる。[2010]

（応栄）高齢者では、味覚閾値が上昇するため、食塩等に対する感受性は低下する。[2008]

（栄教）喫煙者の減煙指導では、味覚の低下（鈍麻）を考慮して行う。[2013]／高齢者の栄養教育において、若い頃よりも味覚が鈍感になっていることに気づかせる。[2015]

【味覚障害】★★ 味覚が鈍くなり味の識別が困難となる障害。味覚障害は、高齢者の生理的変化の1つとしてあげられる。加齢により口腔粘膜が萎縮し、舌の表面が平滑になり味蕾*が萎縮することによって味覚が鈍くなる。特に塩味*、甘味*に対して鈍くなり、塩味、甘味の閾値*

●ミオゲ

三

は上昇する。味覚障害は，亜鉛*の欠乏によっても生じる。また，高齢者の場合，食事摂取量の減少から亜鉛摂取不足となり味覚障害が起こるとも考えられる。若年者でも外食頻度の増加，栄養バランスの悪い食生活による亜鉛摂取不足が原因で味覚障害がみられる。

(基栄) 亜鉛が欠乏すると味覚異常を呈する。[2007]

(臨栄) 味覚障害の20%は薬剤で最も多く，特に苦味を訴える症例が一般的である。／亜鉛欠乏は，成長障害，味覚障害の原因となる。[2011] [2017]

【味覚変革物質】 ★　味に対する感覚を変える物質。西アフリカ原産の果実，ミラクルフルーツに存在する酸味*を甘く感じさせるたんぱく質ミラクリンや，インド原産のギムネマの葉に存在する甘味*を感じなくするギムネマ酸*などが知られている。

(食物) ミラクリンは，酸味を味わうと甘く感じさせる味覚変革物質である。

【見かけの消化吸収率】 ➡消化吸収率
【ミキサー食】 ➡ブレンダー食
【ミクロアルブミン】 ➡微量アルブミン
【味細胞】 ★　味蕾（みらい）*を構成する細胞。味細胞の一端には味毛という突起（受容体*）があり，味物質と結合し，味蕾の味孔から味刺激を受け取る。このことにより，味細胞の細胞膜*の内外の電位差が変化する。この電気的な変化が味蕾の底部にある神経線（繊）維に伝えられ脳*に送られ，味を感じる。

(人体) 1つの味蕾は，多数の味細胞から構成されている。

【未熟児】 ➡低出生体重児
【水欠乏性脱水症】 ➡高張性脱水症
【水チャネル】 ➡アクアポリン
【ミセル】 ★　疎水性基と親水性基をもつ界面活性剤が，疎水性基を内に向けて球状に会合する状態。中心部が疎水性であるので，水に溶けにくい油性の物質を，ミセルの内部に取り込むことができる。例えば，脂質*は消化吸収過程において界面活性剤である胆汁酸*と小腸内で複

合ミセルをつくる。それにより，脂肪の消化吸収が容易となる。

(基栄) コレステロールや脂溶性ビタミンは，胆汁酸，脂肪酸，モノアシルグリセリドからなるミセルに取り込まれ，小腸から吸収される。

【みそ】 ★　蒸煮した大豆*をつぶして，こうじと塩*を混ぜ，熟成*させることで製造する発酵食品*。製麹原料から，米みそ，麦みそ，豆みそ，これらを混合した調合みそに分類される。また，こうじ歩合と食塩の量により甘口，辛口に，製品の色により赤みそ，淡色みそ，白みそに分類される。色の違いの一番の原因は熟成時間で，熟成が短ければ，原料に近い色となり，熟成が長いとより褐色になる。

(食物) 米みその製造では，米麹が用いられる。[2015]／魚のみそ漬けのみそは，生臭み成分の吸着効果をもつ。[2009]／みその色は，アミノカルボニル反応が関与する。[2018]／みその褐色は，非酵素的褐変反応による。[2019]／みそ汁では，風味を低下させないために，みそを入れてから長時間の加熱は避ける。[2021]

【三日はしか】 ➡風疹
【ミトコンドリア】 ★★　細胞小器官の1つ。内膜に囲まれたマトリックスと内膜を包む外膜からなる。栄養素*は最終的にはミトコンドリアのマトリックス内のクエン酸回路*で脱炭酸を受け，水素部分はNADHなどとしてミトコンドリア内膜の電子伝達系*に伝えられ，酸素によって代謝水*となる。この時にミトコンドリア内膜の内外の水素イオン電気化学ポテンシャル差を形成し，これがATP*合成酵素を回転させながらATPを合成する。糖質*は解糖系*でピルビン酸*となってミトコンドリアのクエン酸回路で分解され，脂肪酸はアシルカルニチンとして内膜を通過し，β-酸化*を受ける。細胞質*で生成したNADHは内膜を通過できないのでリンゴ酸－アスパラギン酸シャトルでNADHの電子を運ぶ。ミトコンドリアには固有のDNA*があり母系遺伝する。

(人体) ミトコンドリアでは，ATPの合成が行わ

れる。[2006][2011][2012][2013]／酸化的リン酸化は，ミトコンドリアで起こる。[2007][2008]／ミトコンドリアには，DNAが存在する。[2008]／ミトコンドリアは，自己複製することができる。[2010]／脂肪酸のβ酸化は，ミトコンドリアのマトリクスで行われる。[2007][2010]／ミトコンドリアの電子伝達系において，酸素分子は電子受容体として働く。[2011]／赤血球には，ミトコンドリアが存在しない。[2014]／脱共役たんぱく質(UCP)は，ミトコンドリアに存在する。[2017][2020]／電子伝達はミトコンドリアで行われる。[2018][2019]／遅筋のミトコンドリアは，速筋より多い。[2021]

【MIDORIモデル】 ⇨プレシード－プロシードモデル

【水俣病】 ★　魚介類*に蓄積された有機水銀*を経口摂取することによって起こる神経疾患。後天性水俣病は四肢末端と口周のしびれ感に始まり，言語障害，歩行障害，求心性視野狭窄，難聴をもたらす。また，胎児性水俣病もみられている。水俣病は，1956年(昭和31)に熊本県の水俣湾沿岸地域で，1965年(昭和40)に新潟県阿賀野川流域で患者が発見された。工場排水に含まれる有機水銀(メチル水銀)が生物濃縮を受けた魚などを住民が長期に摂取したことが原因である。

(社会) 水俣病は，公害健康被害補償法で指定されている疾病である。／水俣病は，食物連鎖が大きく影響した公害病である。[2017]

【ミニマム・アクセス】 ★《最低輸入義務》
国内流通量の一定割合を輸入義務として定めた国際的な取り決め。1993年12月のGATTのウルグアイ・ラウンド合意において，農産物の輸入禁止撤廃に反対する日本などの主張に対して，輸入禁止はできないが関税化を認めると同時に，その品目に対して，一定割合を輸入することを定めた。日本ではこの制度により，1995年よりコメに778%の高関税をかける代わりに，一定量の輸入が義務付けられ，当初消費量の4%程度だったのが，平成21年度(2009)は7%を占めるようになった。WTOの発足でこれが引き継がれ，

漸増が求められている。

(公栄) GATTのウルグアイ・ラウンドにおいて，日本は米輸入を開放し，ミニマム・アクセス(最低輸入義務)は，2000年までに年間消費量の8%を輸入することが定められた。

【ミネラル】 ★★★《無機質》　ヒトのからだを構成する元素のうち，酸素，水素，炭素，窒素を除く元素。主要な役割は，①骨や歯の構成成分，②体液の主要電解質成分，③ヘモグロビン*，酵素などの生理活性物質の構成成分となることである。人体を構成する主要なミネラルには，多い順にカルシウム*，リン*，硫黄，カリウム*，ナトリウム*，塩素，マグネシウム*がある。日本人の食事摂取基準ならびに日本食品標準成分表では，多量ミネラルとしてナトリウム，カリウム，カルシウム，マグネシウム，リンの5元素，微量ミネラルとして鉄*，亜鉛*，銅*，マンガン*，ヨウ素*，セレン*，クロム*，モリブデン*の8元素が示されている。ミネラルの代謝速度は種類により大きく異なっている。体内のミネラルは，糞便中や腎臓*を経由して尿中へ排泄される他，一部は汗中へも排泄される。

(食物) ミネラルは，原子吸光分光光度計で測定する。[2019]

(基栄) 大腸での発酵により生成された短鎖脂肪酸は，ミネラル吸収を促進する。[2016]

(臨栄) 1000kcal/日未満の食事では，ビタミン，ミネラルを補充する。[2008]

(公栄) 国民健康・栄養調査の栄養素等摂取量には，錠剤・カプセル由来のビタミン，ミネラルも含む。[2009]

【ミネラルコルチコイド】 ⇨アルドステロン

【味蕾(みらい)】 ★　味の受容器*。味蕾は複数の支持細胞，基底細胞と複数の味細胞*から構成されている。味蕾は舌の茸状(じじょう)乳頭，葉状乳頭，有郭乳頭および喉頭，咽頭*などに存在する。舌の前方2/3は舌神経，後方1/3は舌咽神経，喉頭，咽頭は迷走神経*が支配している。

(人体) 味蕾は，舌の茸状乳頭，葉状乳頭，有郭

乳頭および喉頭，咽頭などに存在する。

【みりん】★　わが国固有の甘味の強い酒もしくは調味料。酒税法上では酒として取り扱われる。料理に甘味*，うま味*，つやを出す効果があり，みりん漬けやみりん干しに使われる。本みりんと本直しみりんの2種類がある。本みりんは，蒸したもち米*に焼酎またはアルコール*と米こうじを加えて仕込む。約20%の高アルコール存在下で1カ月程度熟成*後，圧搾濾過して製品とする（アルコール濃度は14%，糖分は約40%）。本直しは，本みりんが熟成する前に，焼酎またはアルコールを加えてアルコール度数を22%以上に高めたもので飲用酒として用いられる（糖分は約8%）。

(食物) みりんは，こうじカビを利用してつくられる。[2014]／本みりんのアルコール度数は，本直しより低い。[2018]

【みりん干し】★　魚をしょうゆ*または食塩，砂糖*，みりん*などの調味液に漬け，天日乾燥または機械乾燥した干物。頭や内臓を除いた小魚や三枚におろした大型の魚を用いる。つや出しにでんぷん*や植物油*などを塗ることも多い。

(食物) 魚類のみりん干しは，しょうゆ，砂糖，みりんなどの調味液に漬けた後，乾燥させた魚の干物である。

【ミルク・アルカリ症候群】★★《カルシウムアルカリ症候群》　カルシウム*過剰摂取の代表的な症状。血液中のカルシウム濃度が上昇し，pH*がアルカリ性に傾く。頭痛*，吐き気，倦怠感などから重症の場合には腎臓結石，腎不全*になることもある。大量のカルシウム摂取とアルカリ剤の併用により発症することがある。

(基栄) カルシウムの過剰によって，ミルクアルカリ症候群（カルシウムアルカリ症候群）が起こる。[2015]

(臨栄) カルシウム摂取量が過剰となると，ミルク・アルカリ症候群を引き起こす。[2006][2007]

【ミレニアム開発目標】★★《MDGs：Millennium Development Goals》　各国や国連が協力して達成に向けて取り組む2000年に策定された国際的な数値目標。国連ミレニアム宣言と1990年代に開催された主要な国際会議やサミットで採択された国際開発目標を統合し，1つの共通の枠組みとしてまとめられた。2015年までに達成すべき8つの数値目標を掲げている。国連ミレニアム宣言は，国連ミレニアム・サミット（2000年9月ニューヨーク）に参加した189の加盟国代表が採択した21世紀の国際社会の目標のことで，平和と安全，開発と貧困，環境，人権とグッドガバナンス（よい統治），アフリカの特別なニーズなどを課題として掲げ，21世紀の国連の役割に関する明確な方向性を提示している。第1目標は「極度の貧困と飢餓*の撲滅」で，1990年の飢餓人口の半減を目標としている。第4目標は乳幼児死亡率*の削減，第5目標は妊産婦の健康改善，第6目標はHIV*／エイズ，マラリア*等の感染症*の防止であり，いずれも栄養が関わる目標となっている。UNDPがこの達成に向けた進捗報告書を毎年取りまとめている。2015年に評価が行われ，飢餓，低栄養が改善されていないと指摘され，継続して取り組む「持続可能な開発目標*（Sustainable Development Goals；SDGs）」が設定された。

(社会) 乳幼児死亡率の削減は，国連のミレニアム開発目標（MDGs）に含まれる。[2013]

(公栄) ミレニアム開発目標の優先課題には，極度の貧困と飢餓の撲滅がある。[2014]

【ミロシナーゼ】★《チオグルコシダーゼ》　アブラナ科野菜に含まれるからし油配糖体*（グルコシノレート）のチオグリコシド結合を加水分解し，アリルイソチオシアネートなどのアルキルイソチオシアネート類を生成する酵素。グルコシノレートとしてメキャベツ，ブロッコリー，ホースラディッシュなどはシニグリン，白からしではシナルビンを含有し，組織を切断，すりつぶすとミロシナーゼによって香味成分，辛味成分が生成する。

(食物) わさびの辛味成分は，アリルイソチオシアネートで，配糖体シニグリンが酵素ミロシナーゼの作用により生成したものである。[2010]

●ミロシ

501

／ミロシナーゼは，だいこんやキャベツなどに含まれる辛味成分の合成に関与する酵素である。[2017]

【民間国際協力団体】 ➡NGO

【無機質】 ➡ミネラル

【無菌充填包装】★ 滅菌*処理した充填物を無菌状態で，滅菌包装材料・容器に充填，密封するシステム。アセプティック充填法ともいう。液状食品が主であるが，固形物にも利用される。ロングライフミルク(LL牛乳)*などの乳飲料，果汁飲料，デザート，医薬品などにも使用されている。充填物の滅菌は超高温処理が行われ，包装材料*・容器の滅菌には加熱処理の他，過酸化水素，紫外線，ガスが利用される。

(食物) LL牛乳は，UHT(超高温短時間殺菌)法で処理し，無菌充填して製造される。[2008]／無菌充填包装では，包装後の加熱殺菌は不要である。[2020]

【むくみ】 ➡浮腫

【無鉤(こう)条虫】★ 日本で散発的にみられる，頭部に鉤をもたない大型条虫。成虫はヒトの小腸粘膜に，頭部にある吸盤で吸着している。中間宿主*はウシであり，腰筋，舌筋，心筋*等に嚢(のう)虫の形で寄生しており，加熱不完全なこれらの肉をヒトが喫食すると消化管*内で成虫になる。

(食物) 無鉤条虫は，ウシを中間宿主とする。

【ムコ多糖】★《グリコサミノグリカン》 アミノ糖を含む酸性多糖。アミノ糖とウロン酸の二糖の反復単位からなる。ヒアルロン酸*(結合組織*)，ムコ多糖(角膜)，コンドロイチン硫酸*(軟骨，皮膚*)，ヘパリン(肝臓*，小腸*)などがある。

(人体) ヒアルロン酸，ヘパリン，コンドロイチン硫酸は，一般にムコ多糖類とよばれ，いずれもその分子中に窒素を含む。[2008]／グリコサミノグリカンは，二糖の繰り返し構造をもつ。[2008]

【無作為化比較試験】 ➡ランダム化比較試験

【無作為化比較対照試験】 ➡ランダム化比較試験

【無作為抽出法】★ 統計調査において，母集団から調査対象を選び出す方法の1つ。ある部分に偏ることのないように，対象をばらばらに抜き出す方法。選ばれた調査対象を標本(客体)という。標本が広範な地域に散在し，調査実施がむずかしい場合には，便宜的な段階抽出法が用いられることも多い。国民健康・栄養調査*の対象世帯は，段階抽出法による無作為抽出法によって選定されており，母集団は国民全体である。

(公栄) 国民健康・栄養調査の客体は，国民生活基礎調査により設定された地区から無作為抽出した300地区約5000世帯である。

【無酸素運動】★★ 全力疾走，重量挙げ，ジャンプなどの瞬間的に力強いパワーを出す一過性の激しい運動*のこと。呼吸*による酸素供給が不十分になり，嫌気的代謝(解糖系)によってのみエネルギーが産生されるので，無酸素運動という。エネルギー源はグルコース*とグリコーゲン*であり，脂肪*は利用されない。筋肉中にはグルコースの代謝産物である乳酸*の産生がみられる。

(基栄) 急激な無酸素運動時のグルコース生成は，主にコリ回路による。[2021]

(応栄) 筋肉中の乳酸は，無酸素運動では増加する。[2019]

(臨栄) 無酸素運動は，尿酸値を上昇させる。[2010]

【虫歯】 ➡う歯

【蒸しもの】★ 水蒸気を熱の媒体とした食品の加熱。100℃の水蒸気が食品に接して水になる時に放出される潜熱(凝縮熱ともいう，2.3kJ/g)によって加熱される。水蒸気は水に比べ，比熱，熱伝導率が小さい。静置加熱で食品を動かさない。卵液を加熱する場合は，85～90℃に保ち加熱する。

(食物) 対流熱は，茹でる，煮る，揚げる，蒸す調理で利用されている。[2008]

【無重力環境】★★ 身体に重力のかからない状態。宇宙空間などがこれに相当する。無重力環境下では，下肢から上半身に体液*が移動しやすくなり，顔のむくみや目の充血等がみられる。また，抗重

力筋(骨格筋*)に対する負荷がなくなることから筋の萎縮による筋力低下や骨密度*の低下等の筋骨格系の退化がみられる。このため，骨組織*からのカルシウム*の脱失量が増加する。

(社会) 無重力環境下では，体液量は減少する。[2009]

(応栄) 無重力環境では，循環血液量が減少する。[2012]／無重力環境下では，骨量が減少する。[2014]／無重力環境では，尿中カルシウム排泄量が増加する。[2010][2020]

【無条件の受容】★　カウンセリングを実施するにあたって相手のよい点，悪い点を含め，ありのままを認め受け入れること。無条件の肯定的配慮である。相手に対して人間としての尊厳の気持ちがないとカウンセリングは成立しない。

(栄教) カウンセリングにおいて，クライエントをありのままの姿で受容することを「無条件の受容」という。

【6つの基礎食品】★　栄養成分の類似している食品ごとに分類したもの。第1群はたんぱく質供給源となる魚*，肉*，卵*，大豆*・大豆製品。第2群はカルシウム*供給源となる牛乳・乳製品，小魚，海藻。第3群はカロテン供給源となる緑黄色野菜であり，原則100g中にカロテン600μg以上含有されるもの。第4群はビタミンC*供給源となるその他の野菜，果物。第5群は糖質性エネルギー源となる穀類，芋類，砂糖類。第6群は脂肪性エネルギー源となる油脂。

(栄教) 「6つの基礎食品」では，第1群は魚，肉，卵，大豆類が該当する。／「6つの基礎食品」における第4群は，主としてビタミンCの供給源となる淡色野菜，果物が該当する。

【無尿期】★　尿量が1日100mL以下となること。健康人の1日平均尿量は，1～2Lで，無尿に対し尿量が1日500mL以下を乏尿といい，2500mL以上を多尿とする。急性腎不全*では尿細管*の機能低下により無尿となることがあり，この時期をいう。無尿期に起こる尿毒症*に対しては透析療法を行う。

(臨栄) 急性腎不全の乏尿期または無尿期では，尿の比重は上昇する。／急性腎不全の乏尿期または無尿期では，酸性尿やたんぱく尿が出現する。

【無発酵パン】★　パン酵母による発酵*を行わないパン。蒸しパンや甘食など。膨張剤としてベーキングパウダー*(主成分：重曹*)を使用する。発酵パンも無発酵パンも生地を膨化させるおもなガスは二酸化炭素である。無発酵パンでは，加熱により重曹(炭酸水素ナトリウム)が分解し，炭酸ガス(二酸化炭素*)が生じる。小麦粉*の加水混捏により形成されたグルテン*の網目構造の中に炭酸ガスが保持されることで膨張する。

(食物) 無発酵パンとは，ベーキングパウダーなど化学膨剤による二酸化炭素発生を利用したものである。

【ムラミダーゼ】⤵リゾチーム
【ムラング】⤵メレンゲ
【迷走神経】★★　12対ある脳神経の1つ。運動*と知覚，副交感神経*の混合したもの。口蓋，咽頭，喉頭の運動および喉頭，気管*，気管支，肺*，心臓*，大動脈，消化管*に副交感神経として働く。心拍数の調整(抑制)，胃腸の蠕動運動(促進)などに関与する非常に重要な神経である。

(人体) 迷走神経は脳神経である。[2006][2021]／迷走神経は，副交感神経線維を含む。[2021]／迷走神経が興奮すると，胃酸の分泌は促進される。[2016][2018][2021]／迷走神経の興奮により，心拍数が減少する。[2021]／迷走神経の興奮により，胆嚢が収縮する。[2021]

(基栄) 迷走神経の刺激は，胃液の分泌を引き起こす。[2006][2010][2015]／食欲は，迷走神経の影響を受ける。[2015]

【メイラード反応】⤵アミノ-カルボニル反応
【メサンギウム増殖性糸球体腎炎】⤵IgA腎症
【メタアナリシス】★★《メタ分析》　1つの課題について独立して行われた複数の研究結果を統合し，統計学的に解析して，より信頼性の高い結論を引き出す方法。手順は，①そのテーマを扱った研究結果を系統的に収集，②採用基準を決めて的

●メタア

ムメ

確な研究を採択，③データの抽出，④データを統合して統計学的に解析。研究結果が一致しない場合や研究の標本サイズが小さく有効な結果が出ない場合，大規模な研究が不可能な場合に有効。収集できる研究が公表されたものに限られる出版バイアス*を生じることがある。

(社会) メタアナリシスは，複数の研究において得られた効果を総合的に判断するときに有用である。[2015][2019]／無作為化比較試験の評価には，同種であり，なおかつ多数のRCTのメタアナリシスを行う。[2008]／減塩指導の高血圧予防効果に関するメタアナリシスは，エビデンスの統合である。[2018]

(人体) EBM(evidence-based medicine)では，複数の無作為化比較対照試験(RCT)の結果を用いたメタアナリシスのエビデンスの質が最も高い。[2006]

【メタノール中毒】 ⤵メチルアルコール中毒
【メタ分析】 ⤵メタアナリシス
【メタボリックシンドローム】★★★★《死の四重奏》
耐糖能異常，脂質異常症*，高血圧*を合併し，動脈硬化易発症状態にある代謝異常症候群。心血管疾患発症の背景には高血圧，脂質代謝異常，肥満*など複数の危険因子*が重複して存在している。2005年(平成17) 4月，日本内科学会でメタボリックシンドロームの日本独自の診断基準が発表された。すなわち，内臓脂肪蓄積を必須項目とし，高血糖*，血清脂質異常，高血圧の3項目のうち2つ以上を有する場合をメタボリックシンドロームと診断する。その基準となる数値は，①内臓脂肪蓄積：へそ周囲径が男性で85cm，女性で90cm(CTスキャンで測定した内臓脂肪面積100cm²にあたる)以上，②空腹時血糖110mg/dL以上，③トリグリセリド*150mg/dL以上，HDLコレステロール40mg/dL未満，④血圧130/85mmHg以上である。メタボリックシンドロームは男性が女性の約3倍多く，男性は70歳以上，女性は60歳代で最も頻度が高い。

(人体) メタボリックシンドロームの診断には，LDL-コレステロール値を用いない。[2016]／メタボリックシンドロームの診断基準項目に，BMIは含まれない。[2018]

(応栄) わが国のメタボリックシンドロームの診断においては，ウエスト周囲径として臍の位置の水平周囲径を測定する。[2008]／学童期のメタボリックシンドロームの診断は，成人の基準とは異なる基準を用いる。[2010]／ウエスト周囲長≧85cmは，メタボリックシンドロームの診断基準である。[2014]／収縮期血圧≧130mmHgは，メタボリックシンドロームの診断基準である。[2014]／空腹時血糖値≧110mg/dLは，メタボリックシンドロームの診断基準である。[2014]／空腹時血清トリグリセリド値≧150mg/dLは，メタボリックシンドロームの診断基準である。[2014]／血清HDL-コレステロール値<40mg/dLは，メタボリックシンドロームの診断基準である。[2014]

(臨栄) メタボリックシンドロームは，内臓脂肪蓄積型肥満を呈する。[2012]

(公栄) メタボリックシンドロームが強く疑われる者の割合は，女性より男性で高い。[2012]

【メタンチオール】 ⤵メチルメルカプタン
【メチオニン】★★
MetまたはMと表記。2-アミノ-4-メチルチオ-n-酪酸。L型の異性体は生体内に存在する含硫アミノ酸*の1つで，必須アミノ酸*。硫黄(S)にアデノシル基がついたS-アデノシルメチオニン*は生体内のメチル基転移反応に関わり，クレアチン*やコリン*，カルニチン*などの生合成時のメチル基供与体になる。メチオニンの硫黄はシステイン*となり，またタウリン*にも代謝される。血栓症や認知症*の危険因子*とされるホモシステイン*は葉酸*とビタミンB₁₂*の存在下で，メチオニンに変換されるので，これらのビタミン摂取が重要である。

(人体) システインは，メチオニンから誘導される。[2009]

(食物) メチオニンは，卵たんぱく質に多い含硫アミノ酸である。[2011]

(臨栄) ホモシスチン尿症では，メチオニンの摂取を制限する。[2012][2014][2020]

【メチシリン耐性黄色ブドウ球菌】 ⤵MRSA
【メチルアルコール中毒】★《メタノール中毒》
第二次世界大戦後の混乱期にメタノ

●メタノ

メ

ールの誤用または故意の添加によって起こった中毒。症状は中枢神経*抑制による頭痛*，めまい*，腹痛*，下痢*，視神経障害，失明などで，重症な場合は呼吸困難，心臓衰弱により死に至る。

(食物) メタノールによる食中毒は，近年発生していない。

【メチル水銀】★★《アルキル水銀，有機水銀》
水銀がメチル化された有機化合物。中毒の例として水俣病*が知られている。工場排水に含まれたメチル水銀が水俣湾を汚染し，魚介類*に生物濃縮され発症の原因となった。その後，阿賀野川流域でも発生した(新潟水俣病)。現在，環境汚染と関わりなく比較的高い値を示すマグロ類，内水面水域の河川産の魚介類と深海性魚介類を除く魚介類について，水銀として総水銀0.4ppm以下かつメチル水銀0.3ppm以下という暫定的規制値*が定められている。中毒症状は四肢のしびれ，歩行障害，言語障害，視野狭窄，難聴など。

(社会) 水俣湾沿岸地域は，メチル水銀による水俣病と関連づけられる。[2013][2021]／妊婦における食品からの有機水銀摂取量と胎児影響との関連は，症例対照研究で調査される。[2015]／阿賀野川下流地域では，メチル水銀が原因の公害が発生した。[2021]

(食物) 有機水銀の健康障害は，中枢神経障害である。[2015][2019]／キンメダイは，メチル水銀を蓄積するため，妊婦に対する注意が示されている。[2021]

(栄養) 妊娠初期は，メチル水銀を多く含む魚の種類に気をつける。[2006]

【3-メチルヒスチジン】★★　骨格筋たんぱく質の異化産物。筋たんぱく質であるアクチン*とミオシンのヒスチジン*残基が翻訳後修飾によってメチル基が付加され生成する。たんぱく質の分解後に尿中に排泄されるため，尿中含有量は筋たんぱく質の代謝回転の指標として用いられる。健康人では1日に約50mgが尿中に排泄される。低栄養*，栄養不良*で低下し，進行性筋ジストロフィー，筋硬直症で増加する。

(応栄) 3-メチルヒスチジンはたんぱく質栄養状態を示す。[2011]

【S-メチルメチオニン】★《ビタミンU，メチルメチオニン》　非たんぱく性含硫アミノ酸*の一種。キャベツより抗潰瘍性成分として分離され，ビタミンUといわれるが，一般的にはビタミンとして認められていない。キャベツ以外の種々の植物にも含有される。

(食物) キャベツの香気成分に，S-メチルメチオニンがある。[2018]

【メチルメルカプタン】★《メタンチオール》
強い悪臭物質。含硫アミノ酸*の分解によって生じる。常温で気体。だいこん，たまねぎなどの刺激臭。みそ，しょうゆ，動物性食品などの香り成分。

(食物) だいこんの辛味はからし油により，煮ている時に発するにおいはメチルメルカプタンによる。

【滅菌】★　熱などを使用して全ての菌を死滅させ無菌の状態にすること。火炎滅菌，乾熱滅菌，煮沸滅菌，蒸気滅菌，高圧蒸気滅菌などや，各種濾過滅菌，化学的滅菌の他，紫外線*照射，放射線照射*などが用いられている。

(食物) 滅菌とは，全ての菌を殺すことである。

【メッセンジャーRNA】★《mRNA：messenger RNA，伝令RNA》　DNA*にRNAポリメラーゼ*Ⅱが作用してできる一本鎖RNA*。転写においては，まずDNAの2重らせんがゆるく広がり，RNAポリメラーゼがATP*，GTP*，CTP*，UTPを材料として，DNAの塩基配列と相補性の塩基配列をもつ一本鎖mRNAを合成する。真核細胞のmRNAは，5'末端(キャップ構造)−開始コドン*−アミノ酸配列を規定する連続したコドン−終止コドン−(ポリA構造)3'末端という構成からなる。mRNAは核膜孔から細胞質*に出てリボソーム*と結合し，tRNAがアミノ酸を次々に運び，たんぱく質合成が行われる。

(人体) DNAをもとにmRNAがつくられることを，転写という。[2019]／成熟したmRNA(伝令RNA)は，イントロン部分をもたない。[2008]／mRNA(伝令RNA)はポリA構造をもつ。[2009]

●メッセ

メ

505

【METs(メッツ)】 ★★《metabolic equivalents》
身体活動の強度を表す単位。身体活動時の総エネルギー消費量が，安静時の何倍に相当するかを示す。身体活動量*を表す単位「エクササイズEx」は，身体活動強度(METs)に運動時間(h)をかけた値で表される。ある身体活動のMETs値は安静時酸素摂取量を測定して求められる運動強度の単位。1MET＝3.5mL酸素消費量/kg体重/分したがって，METsから消費エネルギー(kcal)へ換算が可能である。エネルギー消費量(kcal)＝1.05×体重(kg)×METs×h(Ex)

(社会)「健康づくりのための身体活動基準2013」では，18～64歳で，強度が3メッツ以上の身体活動が推奨されている。[2015]

(基栄)メッツ(METs)は，身体活動時の全エネルギー消費量を安静時代謝量の倍数として表したものである。[2008][2010][2016][2019]／メッツ(METs)は，身体活動の種類(歩く，走る等)ごとのエネルギー消費量を示す指標である。[2021]

(応栄)ある運動のMETsは，運動中の酸素摂取量を測定し，これを安静時の値で割って求める。[2011]

【メトミオグロビン】 ➡ミオグロビン
【メナキノン】 ➡ビタミンK
【メープルシロップ尿症】 ★★《カエデ糖尿病，MSUD:maple syrup urine disease》
先天的な分枝鎖アミノ酸*(ロイシン*，イソロイシン*，バリン*)の代謝障害。分枝鎖α-ケト酸脱水素酵素の先天的欠如，活性低下により，分枝鎖アミノ酸，α-ケト酸の蓄積がみられアシドーシス*となる。新生児期にケトアシドーシス，嘔吐，意識障害*，けいれんで発症する。尿はメープルシロップ臭を発する。日本では約50万人に1人の発症頻度。新生児マススクリーニングで発見される。食事療法として3種の分枝鎖アミノ酸の摂取量を必要最小限にする。最も量の多いロイシンを基準にして食事からの摂取量を調整する。ロイシン・イソロイシン・バリンを除去したアミノ酸混合物を用いた特殊ミルク*の摂取が食事療法の基本となり，

エネルギーを十分に与える。

(人体)メープルシロップ尿症は，分岐鎖アミノ酸の代謝異常症である。[2014][2015]／メープルシロップ尿症では，血中のロイシンが増加する。[2012]／メープルシロップ尿症では，分枝アミノ酸の摂取制限が行われる。[2021]

(臨栄)メープルシロップ尿症は，α-ケト酸脱水素酵素の機能障害である。[2013]／メープルシロップ尿症の治療では，分岐鎖アミノ酸除去ミルクや無たんぱく質，高エネルギーの特殊食品を用いる。[2007][2017]／メープルシロップ尿症では，分枝アミノ酸制限食を行う。[2019][2020]／メープルシロップ尿症の栄養管理では，十分なエネルギーの摂取量が必要である。[2019]／メープルシロップ尿症の食事療法の評価は，血中ロイシン値を用いる。[2019]／メープルシロップ尿症の食事療法は，一生涯必要である。[2019]

【めまい】 ★
安静時あるいは運動中に，自分自身の体と周囲の空間との平衡感覚が乱れていると感じる不快感を伴う症状。動揺感，昇降感，傾斜感であらわれるものと，回転感であらわれるものとで大きく区別される。回転性めまいは通常，吐き気や嘔吐を伴うことが多く，頭位変化の影響が強い。この場合には，たいがい前庭機能障害を伴った，内耳*障害，メニエール病，突発性難聴などの基礎疾患が原因となっている。一方，動揺性めまい発作は急激な血圧*上昇，脳血管障害，脳腫瘍などの基礎疾患が原因となっていること以外に，自律神経*失調などが背景にある場合もある。

(応栄)自律神経障害として，ほてり，のぼせ，発汗，冷え性，頭痛，めまい，耳鳴り，不眠などがある。

(臨栄)脳出血では，めまいが緊急かつ重篤な病気の症状としてあらわれる。

【目安量】 ★★★《AI:adequate intake》
特定の対象集団における，ある一定の栄養状態を維持するのに十分と考えられる1日あたりの摂取量。実際には，特定の集団において不足状態を示す人がほとんど観察されない量として求められる。「推定平均必要量*」「推奨量*」が算出されない

場合に限り算定する。栄養素摂取量と身体状況を観察した疫学的な研究から求められる。乳児は栄養素についてはほとんど全て目安量であり、母乳中の栄養素含量と哺乳量、離乳食*からの供給量から算出されている。

(応栄) 目安量(AI)は、特定の集団における、ある一定の栄養状態を維持するのに十分な量として定義される。[2015]／摂取量がAIを下回っていても、当該栄養素が不足しているかを判断できない。[2021]／目安量(AI)は、基本的には健康な多数の人を対象として栄養摂取量を観察した疫学研究によって得られる。[2013][2016]／推奨量または目安量には、ビタミンの調理損失が考慮されていない。[2009]／ビタミンDのAIの設定には、紫外線曝露の影響を考慮している。[2021]

(公栄) 目安量とは、推定平均必要量・推奨量を算定するのに十分な科学的根拠がない場合に設定されるものである。[2006][2010]／集団の食事改善計画では、栄養素の摂取不足を防ぐために、平均摂取量を目安量(AI)付近まで改善するように計画を立てる。[2012]／ある集団の栄養素の摂取不足を評価する場合、推定平均必要量(EAR)または目安量(AI)を下回る者の割合をみる。[2014]／栄養素の摂取不足の評価は、摂取量の中央値と目安量(AI)を比較する。[2019]

(給食) 目安量は、特定給食施設の利用者集団のエネルギーを除く栄養素摂取量の評価として用いることができる。[2010]／給食管理を目的とした食事摂取基準[2015年版]の適用による食事計画では、推奨量を算定できない栄養素については、目安量に近づくように目標となる給与量を決定する。[2011]

【目安量記録法】 ★
実際の重量測定は行わず、食品を数える通常の単位である目安量*(portion size、例えば魚・切り身一切れなど)を記録していく栄養調査方法の1つ。各食について目安量とそれに対応する重量を決めて、標準化をはかる必要がある。

(公栄) 栄養調査法には、陰膳法、目安量記録法、24時間思い出し法などがある。／目安量法では、目安量と食品重量の標準化が必要である。[2013]／食事記録法において、目安量法は秤量

法に比べて摂取量推定の誤差が大きい。[2021]／24時間思い出し法では、目安量食事記録法に比べ、調査員の熟練を必要とする。[2020]

【メラトニン】 ★★
松果体*においてトリプトファン*からセロトニン*を経て合成されるホルモン*。その合成はサーカディアンリズム*(概日リズム)および光刺激により調節されており、夜は高く、昼は低い。ゴナドトロピン(性腺刺激ホルモン*)分泌を抑制する。メラトニンには、時差ぼけ防止、睡眠・リズム障害の改善、ストレス緩和物質の作用強化、免疫機能亢進などの作用があるとの報告がみられる。

(人体) 松果体からは、メラトニンが分泌される。[2020]／メラトニンは、夜間に分泌が増加する。[2019]／メラトニンは、概日リズム(サーカディアンリズム)に関係する。[2018]

(基栄) メラトニンは、日中にその分泌が低下し、夜間に上昇する日内リズムを示す。

【メラニン】 ★★
皮膚*、髪などの黒褐色色素。チロシン*からチロシナーゼの重合反応を経て生成する。動物では細胞内顆粒メラノサイトで、植物では損傷部で生成する。一般にポリフェノールオキシダーゼ*によってポリフェノール*から生成したキノン類による褐色重合色素もメラニンという。

(人体) メラニンは、チロシンから合成される。

(食物) じゃがいもを切ると、中のチロシンがチロシナーゼの作用で酸化され、褐色のメラニンを生成する。

【メラノイジン】 ★
アミノ−カルボニル反応で生成する褐色色素。加熱加工・調理による褐変の原因物質。分子量数百から数十万に及ぶ。低分子区分は水溶性であるが高分子区分は不溶性。水溶液は弱い酸性を呈し、両性電解質であり、各種の金属イオンやたんぱく質*と結合する。抗酸化作用、変異原物質の生成抑制、活性酸素消去作用を示す。みそ*、しょうゆ*、パン*、焼き菓子、糖蜜などに多く含まれる。

(食物) メラノイジンは、大豆の成分であるアミノ化合物とカルボニル化合物が反応し、アミノ

●メラノ

メ

507

－カルボニル反応で生成した色素である。
[2006]

【メレナ】 ➡タール便

【メレンゲ】 ★《ムラング》 卵白*に砂糖*を加え，気泡のきめが細かく安定性があり，形が保たれるように泡立てたもの。卵白に含まれるたんぱく質*のオボアルブミン*やオボムチンが空気を抱え込んで泡立ち，空気に触れると膜状に硬くなる性質を利用したもの。

(食物) メレンゲは，レオペクシーを示す。[2021]／メレンゲは，泡立てやすくするために，砂糖は卵白が適度に泡立つった後に加える。[2020]

【免疫寛容】 ★《immunological tolerance, 免疫学的寛容, 免疫トレランス》 抗原特異的に誘導される免疫無反応状態。免疫系が成熟していない胎生期や新生児期に接触した抗原*に対して免疫寛容になる。また成熟後，少量の抗原の頻回投与あるいはきわめて大量の抗原の投与で起こることが報告されている。自己の体成分に対する免疫細胞クローンの消失による免疫寛容は，自己寛容とよばれる。抗原を経口投与して誘導する免疫寛容として経口免疫寛容がある。関連語の免疫学的不応性（免疫学的不応答性）は，免疫抑制剤によって，免疫応答が抗原非特異的に抑制されている状態をいう。

(臨栄) 免疫寛容は，食物アレルギーを抑制する。[2006]

【免疫機能】 ★★《免疫能》 免疫応答を引き起こす能力。特異的生体防御，抵抗力などの意味で用いられることもあるが，一般的ではない。免疫機能の低下により，重篤なウイルス*感染，真菌*感染，悪性腫瘍*の発生をみることがある。

(応栄) 成人期に比較して，高齢期では，免疫機能は低下する。[2016][2020]

(臨栄) 末梢血リンパ球数は，免疫能の指標である。[2010][2015]

【免疫グロブリン】 ➡抗体
【免疫グロブリンE】 ➡IgE
【免疫グロブリンA】 ➡IgA
【免疫グロブリンM】 ➡IgM
【免疫グロブリンG】 ➡IgG
【免疫グロブリンD】 ➡IgD
【免疫トレランス】 ➡免疫寛容
【免疫能】 ➡免疫機能
【蒙古症】 ➡ダウン症候群

【毛根】 ★ 皮膚*に埋まった毛の根元。真皮基底層に位置し，先端はふくらみ毛球となる。毛球での細胞分裂で1日約0.1mm毛が伸びる。毛根を包む毛包には立毛筋が接続して毛を逆立てる。周囲には汗腺*や皮脂腺，圧受容体などが存在する。

(人体) 毛球での細胞分裂で，毛が伸びる。

【盲点】 ➡盲斑

【盲斑】 ★《盲点》 眼球から視神経が出ていく部分のこと。視神経乳頭，視神経円板ともよばれる。杆状体*も錐状体*もないため，全く視力がなく，ここに像が結ばれるとなにもみえない（盲点）。

(人体) 視野上の盲斑は，視細胞がない網膜の視神経乳頭に対応している。

【目的設定型アプローチ】 ★《課題設定型アプローチ》 地域づくり型保健活動，プリシード－プロシードモデルなどの保健計画策定手法。理想とする姿を計画策定に関わるスタッフ皆で考え，協議するのを原則とするため，目的の共有化がはかりやすく，計画の推進が容易。課題解決型アプローチと対比される。

(公栄) 目的設定型アプローチとは，目的となる理想の方向性を考え，計画していく取り組みをいう。／公衆栄養プログラムにおいて，目的設定型アプローチでは目的設定は住民と行政が行う。

【目標指向型健康増進施策】 ★ 目標を設定し，それを達成するために施策を進める手法のこと。日本では「健康日本21」で取り入れられた。科学的な根拠により目標を定め，運動*を推進する施策は，アメリカのヘルシーピープルで取り入れられ，1980年代に世界中に広がった。

(公栄) 「健康日本21」は，目標指向型健康増進施策である。[2008]

【目標量】 ★★★《DG:tentative dietary goal for preventing life-style related diseases》 生活習慣病*の発症予防を目標

●メレナ

メモ

とした当面の摂取量。疫学研究によって得られた知見をもとに、実験栄養学による知見を加えて策定。食事摂取基準*[2020年版]では、飽和脂肪酸、食物繊維、ナトリウム（食塩相当量）、カリウム、エネルギー産生栄養素バランス（たんぱく質、脂質、炭水化物［アルコールを含む］が、総エネルギー摂取量に占めるべき割合）について、目標量が策定されている。

(応栄) 目標量(DG)は、生活習慣病の一次予防及び重症化予防のために、日本人が当面の目標とすべき摂取量（またはその範囲）の値である。[2013][2015][2019]／エネルギー産生栄養素バランスは、目標量(DG)として設定された。[2016]／DGの算定に、エビデンスレベルが付された。[2021]／目標量(DG)の算定根拠となる研究の典型的な観察期間は、数年〜数十年である。[2016]／食物繊維の目標量(DG)は、6歳以上の全ての年齢区分で設定された。[2016]

(公栄) 目標量とは、生活習慣病の一次予防および重症化予防のために目指すべき栄養素摂取量である。[2006][2009][2010][2011]／ある集団の生活習慣病の予防を目的とした評価をする場合、目標量(DG)の範囲を逸脱する者の割合をみる。[2014][2015][2019]／DGの設定で対象とした生活習慣病に、CKDが含まれる。[2021]／炭水化物の目標量(DG)は、成人と同じである。[2019]／たんぱく質のDGの下限は、50歳以上で他の年齢区分よりも高く設定されている。[2021]／脂質の目標量(DG)は、男女で同じである。[2019]／総脂質のDGの上限の設定には、飽和脂肪酸のDGが考慮されている。[2021]／小児（1〜17歳）の脂質のDG(%エネルギー)は、成人（18歳以上）と同じである。[2021]

【もち米】★ でんぷん*がほぼアミロペクチン*のみから構成された米。うるち米*より膨潤しやすく粘性が強いのが特徴である。こわ飯（赤飯）や餅に用いられる。こわ飯にするには、食味上から炊き上がりの飯重量がもとの米重量の1.6〜1.9倍が好まれる。また、予備浸水時の吸水率が30〜40％と高く、低温で糊化開始となるのでうるち米のような炊飯はむずかしい。そのため蒸す方法がとられる。蒸す間の吸水は少なくなるので、加熱中に

ふり水を行って吸水させるのが普通である。もち米の飯は老化しにくい。

(食物) もち米は、うるち米より水浸漬中の吸水量が多い。[2011]／もち種の米でんぷんでは、ほぼ100％がアミロペクチンである。[2009]／100gあたりのアミロース含量は、もち米はうるち米に比べて少ない。[2011]／もち米を蒸す場合は、不足する水分を振り水で補う。[2017]

【モニタリング】★★★ 公衆栄養活動*の実施中に行うassessment（状況把握）。公衆栄養活動の進め方は、Plan（計画）

(応栄) モニタリングは、栄養ケアプログラム実施の過程の評価である。[2014][2018]／モニタリングでは、中間の評価を行う。[2015]／モニタリングでは、栄養ケア計画の実施上の問題がなかったかを評価・判定する。[2021]

(栄教) プログラムが計画どおり進んでいるかの確認を、モニタリングという。[2016]

(臨栄) モニタリングは、栄養ケア実施後の継続的な観察、評価である。[2013]／高尿酸血症では、腎機能のモニタリングをする。[2011]

(公栄) 公衆栄養活動において、実施途中においても随時モニタリングや評価を行い、進捗状況や効果などを把握し、計画の見直しに生かすべきである。[2009]

【モノアシルグリセリド】⊃モノアシルグリセロール

【モノアシルグリセロール】★★《モノアシルグリセリド、モノグリセリド、モノグリセロール》 グリセロールに1分子の脂肪酸*（アシル基）がエステル結合したもの。食事から摂取されたトリアシルグリセロール*は、膵リパーゼ*の加水分解によって、2-モノアシルグリセロール（グリセロールの2位の炭素に脂肪酸がエステル結合したもの）と2分子の脂肪酸に分解され、胆汁酸*と複合ミセルをつくり吸収される。したがって、小腸内では、脂肪の消化過程における中間代謝物として、モノアシルグリセロールが多く見出される。

(食物) モノアシルグリセロールが共存すると、老化が起こりにくい。[2014]

(基栄) トリグリセリドは、おもにモノグリセロールと2分子の脂肪酸に消化されてから吸収される。[2010]

【モノグリセリド】⇒モノアシルグリセロール

【モラール・モチベーション管理】★　人事・労務管理*における人間関係管理。職場内の人間関係をよい状態におき，労働意欲を大きくするための管理のことであり，経営や職場への帰属意識（モラール）を高め，動機（モチベーション）づけをし，やる気を起こさせることなどが含まれる。

(給食) 調理担当者に対する教育・訓練の目標は，効率的な作業と品質管理の技能に対するモチベーションづくりである。

【モリブデン】★　必須微量元素の1つ。酵素*（キサンチンオキシダーゼ，アルデヒドオキシダーゼ，亜硫酸オキシダーゼ）に含まれ，生体内酸化還元反応*に関与する。穀類，豆類が主要な給源であり，食事からの吸収率は高く，93％と推定されている。余剰分は速やかに尿中に排泄され，通常の食生活では過剰症*は起こりにくい。

(基栄) モリブデンは，成人の体内に約9mg含まれる。／モリブデンの尿中排泄は，モリブデンの摂取量と強く相関する。

【モンゴリスムス】⇒ダウン症候群

【問診】⇒医療面接

【問題志向型システム】★★《POS：problem oriented system》医療スタッフ間で共通の言語やルールで記入された栄養指導記録システム。プロブレム（problem）のP，オリエンテッド（oriented）のO，システム（system）のSをとったPOSシステムとよばれる。POSの記録形式はSOAP*（ソープ）とよばれ，次の4項目で構成されている。①主観的情報（Subjective data）：プロブレム（問題）に関する主観的情報を収集し記録。②客観的情報（Objective data）：身体所見，検査値などデータを収集し記録。面接で得た情報も含まれる。③評価（Assessment）：SとOの情報を統合して問題解決のためのプログラムについて検討し，その過程を記録する。今後の達成目標やその期日を記録。④計画（Plan）：診断計画（diagnostic plan：Dx），栄養ケア計画

(therapeutic plan：Rx)，教育計画（education plan：Ex）についてDx，Rx，Exの記号を用いて，計画を整理して記録する。

(臨栄) 栄養ケア目標は，POS（問題志向システム）の初期計画として表現する。[2006]／POS（問題志向システム）は，栄養アセスメントの結果を記録する。[2013]／POSは，患者の全人的ケアを目指す。[2013]／POSは，複数の医療スタッフからの情報が収集できる。[2013]／POSは，問題解決のためのプロセスを示す。[2013]

(給食) マーケティングは，POSシステムである。[2019]

【問題志向型診療記録】⇒POMR

【モントリオール議定書】★　オゾン層保護のためのウィーン条約（1985年）に基づき，オゾン層*を破壊するフロン*類などの生産・消費に関する規制措置を定めたもの。正式名称は「オゾン層を破壊する物質に関するモントリオール議定書」。議定書の採択（1987年）により，国際的に協調して特定フロン等の生産・消費の削減等を行うことが合意された。国内的には，特定物質の規制等による オゾン層の保護に関する法律（オゾン層保護法）（1988年）が制定され，特定のフロン等の生産量と消費量が削減された。また，フロン回収破壊法（2001年）が制定されている。

(社) モントリオール議定書では，オゾン層破壊物質の削減を定めている。[2007][2008][2010][2015]

【門脈】★★★　毛細血管が集まって静脈となり心臓*に戻る途中，再び毛細血管網となる血管系。肝門脈系・脳下垂体門脈系などがある。肝門脈系は，胃*，小腸*，大腸*，膵臓*などの消化管*からの静脈血*を集めて肝臓に運ぶ静脈のことであり，通常，門脈というと肝門脈を指すことが多い。肝門脈系は，グルコース*やアミノ酸*などおもな栄養素の吸収の経路として重要である。

(人体) 静脈管は，門脈と下大静脈をつなぐ。[2011]／門脈を流れる血液は，静脈血である。[2015][2018]

(基栄) 腸管から吸収されたグルコース，アミノ

酸. 中鎖脂肪酸は, 門脈を通って肝臓に運ばれる。
[2008][2010]

(臨栄) 非代償期の肝硬変における食道静脈瘤の
原因は, 門脈圧の亢進である。[2010]

ヤ

【薬事・食品衛生審議会】★　食中毒*や食品添加物*に関する重要事項を調査審議する機関。2001年(平成13)の食品衛生法*改正により第7章に規定されていた食品衛生調査会の条項が削除され、それに代わり、厚生労働大臣の諮問機関として新設された。

(食物) 薬事・食品衛生審議会は、厚生労働大臣の諮問機関として、食中毒の防止や食品添加物公定書の作成などの重要事項を調査審議するために、食品衛生調査会に代わり新設された。

【約束食事箋】★《食事箋》　医療施設において、診療部門と栄養部門の協議により、各施設で予測される個々の患者の各疾患、病態、年齢、性、体格、身体活動量*に対応した栄養管理ができるように食事の栄養基準を定めた書類。疾患別に食種(治療食の種類)を定める方法と、栄養成分別に食種を定める方法がある。食種ごとに、特徴、適応疾患、対象、栄養基準量、食品構成*などが決められている。病院給食は医師が発行する食事箋(食事処方箋)に従って食事が提供される。約束食事箋を定めることにより、医師、看護師、管理栄養士*、栄養士*、調理師*間の食事情報が共有でき、患者ごとに栄養成分値を決めなくても食事提供ができる。

(給食) 入院時食事療養費の算定に必要な帳票は、献立表、食数管理表、食材料消費日計表、食事箋である。[2008]

【薬物依存】★《慢性薬物中毒》　生体が薬物に対して精神依存、身体依存にある状態。通常は精神的依存に留まる状態と、さらに進行して離脱(退薬)症状の出現する身体的依存状態に分けられる。また、自分の意思では薬物の使用をコントロールできなくなってしまう障害を薬物依存症という。WHO*による疾患の国際統計分類(ICD*-10〈2013年版〉)には6つの基準があり、その中の3つ以上が同時に1カ月以上存在した場合に薬物依存の診断が確定される。中枢抑制作用のあるモルヒネなど

のアヘン類は精神的依存も身体的依存も高いが、中枢興奮作用のあるコカインや覚せい剤のアンフェタミンは、精神的依存性は高いものの、身体的依存性はほとんどない。

(社会) 薬物依存の危険因子は、少年期の非行、社会的孤立、貧しい生活などである。

【薬物乱用】★　医薬品を本来の目的以外に使用し、あるいは目的から逸脱した用法や容量で使用すること。アメリカ精神医学会(2013年改訂のDSM-5)によると、薬物依存*症の定義に満たない薬物の使用状態を指し、耐性や離脱、強迫的な使用がない場合を薬物乱用としている。また、薬物の依存と乱用を薬物の使用障害ととらえ、両者を区別しない考え方も示している。

(社会) 薬物乱用とは、正当な目的から逸脱して気分の転換や束の間の快楽のため、薬物を使用することをいう。

【薬物離脱】★《離脱症候群》　常用してきた薬物の摂取を中止したさいに認められる症状。一般的に薬物離脱(または離脱症候群)とは、それまで常用してきた精神作用物質の摂取を中止または減量したさいに、物質特異的な症候がみられることとされている。初期の離脱症状としては、不愉快感に加えて不安感や焦燥、不眠、注意障害、せん妄などがあり、身体症状として頭痛*や嘔吐、発汗*などがみられる場合もある。出生前に母親に投与された薬物や嗜好品が体外に排泄される過程で、新生児*に薬物離脱症候群とよばれる脳や消化管、自律神経*に異常をきたす症状を示すことがある。

(人体) 薬物のおもな離脱症状は頭痛、悪心・嘔吐、低血圧、頻拍、睡眠障害、不穏、不安などである。

【役割演技法】➡ロールプレイング
【野次馬調査】➡アドホック調査

【やせ】★★★《るいそう》　標準体重よりも著しく体重が減少している状態。日本肥満学会ではBMI*(体重kg/身長m²)が18.5未満をやせと判定している。原因は、飢餓*、ダイエット、嚥下障害*、下剤の乱

512

用などの外因性の場合と，甲状腺機能亢進症*，消化・吸収障害，糖尿病*，がん*，神経性食欲不振症，うつ病などの内因性の場合がある。やせは，体脂肪のみならず体たんぱく質の喪失も伴っており，低たんぱく質血症や貧血*など低栄養を呈する。やせの割合は，特に若年女性で多い。

(人体) 甲状腺機能亢進症では，基礎代謝の亢進によって，るいそうが起こる。[2008]

(応栄) 非妊娠時のやせは，低出生体重児の出産リスクが高い。[2010]

(栄教) 症候性やせは，基礎疾患の病態に応じて栄養管理を行う。

(臨栄) 慢性閉塞性肺疾患（COPD）の患者には，るいそう者が多い。[2008]

【UIBC】 ⇨不飽和鉄結合能

【融解】 ★　一般に固体が熱せられて液体になる変化。固体が結晶性であれば融解する温度はその物質に固有な定数であり，通常1気圧のもとでの値を融点（融解点）という。非結晶性固体でも，熱せられて変形しはじめれば融解という。融点は不純物が混入すると低下する（凝固点降下）ので，物質の不純物の検査に用いられる。液相が固化しはじめる凝固点と固相が液化しはじめる融点は，理論的には同じである。しかしゼラチン*のような熱可逆性ゲルでは，凝固点が融点よりかなり低い。

(食物) 食肉の脂肪の融解温度は，豚脂は30〜45℃と低いが，牛脂は40〜50℃でないと融けない。／寒天の凝固温度と融解温度は，ともにゼラチンより高い。[2010]

【融解壊死】 ★《液化壊死》　臓器部分が軟化・融解*する型の壊死*。壊死に陥った組織が，そこに存在する水分に溶解して軟化し，液状の物質に変化する。壊死組織の凝固（凝固壊死*）を妨げる物質があること，液化を起こすような物質（酵素など）があることなどが原因と考えられる。たんぱく質分解酵素を多量に含む膵臓*の壊死や，脳組織の虚血壊死による脳軟化症は一般にこの形をとる。

(人体) 融解壊死は，脳軟化症でみられる。

【有害業務従事者】 ★　粉塵，放射線，騒音*，特定有機溶剤，その他の有害因子にさらされる業務に従事する者。その健康確保については，災害防止基準を守るとともに，労働安全衛生法*による特殊健康診断*が実施されている。

(社会) 有害業務従事者の健康管理は，特殊健康診断が重要であり，法規でその内容，実施時期，実施回数等が細かく定められている。

【有機栽培食品】 ★　3年以上農薬*や化学合成肥料を使わず，堆肥などで土づくりを行った農地で収穫した農産物による食品。農水省の登録認定機関（JAS*）の検査を受けて，基準を満たした農地で栽培された農産物には有機JASマークが貼付できる。

(食物) 有機野菜は，JAS法により認証制度が設けられている。

【有機酸】 ★　有機化合物である酸の総称。無機酸の対語。一般には，ギ酸，酢酸，乳酸*，シュウ酸*，酒石酸*，クエン酸*，脂肪酸*などのカルボン酸類を指す。広義には，アミノ酸*，スルホン酸も含む。

(食物) オレンジ果汁添加によるゼラチン液のゲル化阻害は，有機酸によるペプチド鎖の加水分解による。[2007]／有機酸は，高速液体クロマトグラフィーで測定する。[2019]

【有機水銀】 ⇨メチル水銀

【有機溶剤中毒】 ★　他の物質を溶かす性質をもつ有機化合物（有機溶剤）による中毒。脂溶性・揮発性が強く，印刷・塗装・接着・洗浄などに使用。吸入や皮膚*・口から体内に侵入し，皮膚・粘膜*の刺激，肝・腎・神経障害を起こすものが多い。特殊健康診断*の対象である。有機溶剤には第1種有機溶剤（クロロホルム，四塩化炭素，トリクロルエチレンなど），第2種有機溶剤（アセトン，イソブチルアルコール，エチルエーテルなど），第3種有機溶剤（ガソリン，石油エーテル，テレピン油など）がある。

(社会) 塗装作業では，各種の有機溶剤中毒が生じる。

【有機リン】 ★　大部分は殺虫剤として利用。スミチオン，マラソン，パラチオン

●ユウキ

ユ

などがある。これらの有機リン剤はアセチルコリン*を分解するコリンエステラーゼの働きを阻害し、縮瞳、呼吸困難などの中毒を起こす原因となる。

(社会) 有機リンは、血中コリンエステラーゼ活性の低下を起こす。

【有効温度】➡感覚温度

【有鉤(こう)条虫】★ 頭部に鉤をもつ条虫。成虫は多数の片節からなり全長2〜3mで、頭部鉤の吸盤で腸管壁に吸着、寄生する。中間宿主*はブタであり、筋肉*、特に舌筋、心筋*、横隔膜*、大腿筋等に嚢(のう)虫の形で寄生しており、このような豚肉を不完全加熱調理状態で喫食することにより感染する。また、虫卵汚染輸入キムチの喫食による感染事例がある。

(食物) 有鉤条虫は、ブタを中間宿主とする。[2007][2021]

【有効性リシン】★《有効性リジン》 栄養的に有効なリシン*。食品たんぱく質を構成するリシン(必須アミノ酸*)は、側鎖のε-アミノ基が還元糖と反応(アミノ−カルボニル反応)、化学修飾を受けて栄養的有効性を失うことがある。また、たんぱく質のアルカリ*処理ではリシノアラニン*が生成し、同様に有効性が減少する。粉乳の長期貯蔵中にも有効性リシンが減少し、たんぱく質栄養価が低下することがある。

(食物) 食品加工の過程で遊離の還元糖とたんぱく質が反応すると、有効性リシンが減少して栄養価が低下する。

【有酸素運動】★★《エアロビクス》 呼吸*により酸素を取り込みながらエネルギー*を発生させて行う運動*(徒歩、エアロビックダンス、自転車走行、水泳、ジョギング等)のこと。これらの運動は、十分な酸素供給のもとに、クエン酸回路(TCAサイクル)*により効率よく産生されたATPを利用するので有酸素運動とよばれる。グルコース、グリコーゲンに加え、脂肪もエネルギー源として利用できる。健康の維持増進には全身持久力の向上が望ましく、そのためには最大酸素摂取量

を増加させる有酸素運動が適している。また全身持久力の向上により肥満*、高血圧*、糖尿病*、脂質異常症*、虚血性心疾患*等の生活習慣病*予防の効果が期待される。

(応栄) 有酸素運動により、血清HDL-コレステロール値は上昇する。[2013][2014]／有酸素運動により、血清トリグリセリド値は低下する。[2014]／有酸素運動により、安静時収縮期血圧は低下する。[2013][2014]／有酸素運動により、安静時心拍数は低下する。[2013]／有酸素運動により、最大酸素摂取量は増加する。[2013][2014]／有酸素運動により、インスリン感受性は増大する。[2014]／インスリン抵抗性は、有酸素運動で改善する。[2021]

(臨栄) 低HDL血症では、有酸素運動を勧める。[2007][2017]／動脈硬化症の予防のために、有酸素運動を積極的に行う。[2011]

【有髄神経】★《有髄神経線(繊)維》 神経線(繊)維の周りをミエリンで構成される鞘(しょう)、髄鞘*)が取り囲んでいるもの。跳躍伝導とよばれる作用により、無髄神経線維に比べ神経伝達速度が速い。

(人体) 有髄神経の伝導速度は、無髄神経より速い。

【有訴者率】★ 症状を訴える人の割合。有訴者率は、人口1000人に対する有訴者数。有訴者とは、在宅者でけがや病気などの自覚症状がある者をいう。高齢期*では複数の慢性疾患をもつ人が多く、症状も複合的になり様々な症状を訴えることが多い。生理的な機能低下などから生じる場合もあり、これらの問題と疾患の状況をふまえて対応することが必要。有訴者率は、国民生活基礎調査によって得られる。

(社会) 有訴者率は、国民生活基礎調査に掲載されている。[2014]

【誘電加熱】➡電子レンジ
【誘導多能性幹細胞】➡iPS細胞

【有毒成分】★ 生体に対して毒性を有する成分のこと。食品固有の有毒成分と、食物連鎖などによって蓄積して食品が有毒化する場合とがある。前者には毒キノコ、毒草などがあり、後者ではフグ毒、

下痢性貝毒*，麻痺性貝毒などがある。これらの有毒成分による中毒を自然毒*食中毒という。

(食物) ツキヨタケの有毒成分は，胃腸カタルを主とした胃腸炎型食中毒をきたす。 ／貯水槽を設置している場合，毎日遊離残留塩素を始業前に検査する。[2010]

【有病率】 ★★《時点有病率，期間有病率》 静態的な観察指標であり，一時点（または特定の期間の中点）における単位人口に対する疾病異常者の割合。有病率は，罹患率*の調査と比べ容易に調査でき，公衆衛生上の問題の大きさの確定に役立つ。しかし，有病期間が短い急性疾患のように，すぐに治癒・治療するものや，死亡してしまう疾患には適さず，医療技術の違いが反映されるなど，因果関係の調査には用いることはできない。また，疾病の発生状況を直接示すものではない。

(社会) 疾病Bの有病率は，通常ある時点である疾病を持つ人の対象集団に対する比率をいう。[2017] ／時点有病率は，ある一時点において疾病を有する人数を，危険曝露人口で割ったものである。[2010] ／有病率は，横断研究において算出される。[2013]

【幽門】 ★ 胃*と十二指腸*の移行部。胃は流入路が食道*で，その結合部位を噴門，流出路が十二指腸で，その結合部位を幽門という。食物が胃に達すると噴門から胃体部が収縮し，次に蠕動運動が起き，食物と胃液*を混ぜ合わせ，幽門から十二指腸に送り出す。

(人体) ダンピング症候群は，手術による幽門側胃切除によって起こる。

【遊離残留塩素】 ★ 水を液体塩素などで消毒したさいに生成する次亜塩素酸と次亜塩素酸イオン。水道水の遊離残留塩素は0.1mg/L以上あることが水道法*で義務づけられている。

(給食) 使用水の遊離残留塩素は，0.1mg/L以上で，色，にごり，味に異常がないことである。

【遊離脂肪酸】 ★★★ 非エステル結合型の脂肪酸*。体内では，おもに血中でアルブミン*と結合して見出される。血中の遊離脂肪酸はホルモン感受性リパーゼ*

の働きにより，脂肪組織から放出されたものであることから，一般に早朝空腹時に高く日中は低い。細胞に取り込まれた遊離脂肪酸はミトコンドリア*，ペルオキシソームで酸化される他，脂質の合成素材として利用される。

(食物) 油脂中の遊離脂肪酸は，リパーゼによって生成する。[2020]

(基栄) 血液中の遊離脂肪酸は，アルブミンと結合して存在する。[2012] ／絶食時には，血中の遊離脂肪酸濃度が上昇する。[2012][2013][2016] ／食後，脂肪組織において遊離脂肪酸の放出が低下する。[2015] ／糖質の摂取は，血中遊離脂肪酸値を低下させる。[2021] ／血中遊離脂肪酸濃度の上昇は，食欲を亢進する。[2019][2020][2021]

(応栄) ストレス応答の抵抗期では，遊離脂肪酸の生成は増加する。[2015] ／遊離脂肪酸は，持久的運動時の主なエネルギー基質となる。[2019]

【UA】 **⊃尿酸**

【輸液】 ★★ 点滴注射による水・電解質*，薬物，栄養素*の補給法。非経口的（おもに経静脈）に，水，電解質，糖質*，アミノ酸*，脂質*などを投与する治療行為で用いるもの。輸液は，手術後・熱射病，激しい下痢・嘔吐などの体液異常状態を改善するための水・電解質を主とする輸液，意識不明や絶食・絶水などの経口栄養補給が不十分な場合に栄養状態を改善するための栄養剤輸液，血漿の浸透圧*を改善するための浸透圧輸液，特殊病態での薬剤・栄養成分の投与の持続点滴などがある。

(応栄) 暑熱環境下で作業していた者が熱射病で倒れた場合には，速やかに体を冷やし，輸液を行う。

(臨栄) 高カロリー輸液用基本液には，亜鉛が含まれる。[2012] ／末梢静脈栄養補給法で用いる輸液のアミノ酸濃度は，3％である。[2013]

【UNHCR】 ★《国連難民高等弁務官事務所》難民の保護と救援を目的として，1950年に設立された国連の付属機関。難民の人権保護（強制送還の禁止や教育を受ける権利などの保護），緊急事態における物質

的(衣食住など)支援や自立支援，ならびに自主的本国帰還や第三国定住等の支援，などが活動内容である。難民とは「難民の地位に関する条約(通称，難民条約)」に基づき，「人種，宗教，国籍，政治的意見または特定の社会集団に属するなどの理由で迫害を受けるか迫害を受ける恐れがあるため他国に逃れた人々」と規定されており，政治的あるいは紛争による避難民であり，自然災害等による被災者や経済目的の移動民ではない。UNHCRは難民キャンプの運営や支援の他，国内避難民，帰還難民への支援も行っている。

(社会) UNHCRは難民を保護し，生活の手助けをする。

【UNDP】★《United Nations Development Programme, 国連開発計画》　多角的に経済開発や社会開発を行う国連の援助機関。1966年に2つの国連技術協力機関の統合で発足。本部はニューヨークにある。世界各国や地域に事務所をもち，情報収集や支援プロジェクトを実施し，国連機関が各途上国で行う開発援助の調整機能も担っている。従来，各国の豊かさを示す指標は経済指標だけであったが，1990年に「人間開発指標*」を提案し，その後は毎年「人間開発報告書」を発行している。さらに，「ジェンダー開発指標」やこれを改訂した「ジェンダー不平等指標」なども提案。2000年の「ミレニアム開発目標*」およびその後継目標である「持続可能な開発目標*」の推進もUNDPが担っている。

(公衆) UNDPの「人間開発指標」は，1人あたりGNI，平均寿命，就学率，識字率を基本要素として，独自の数式で算出したものである。

【UF】⤷不確実性因子
【UL】⤷耐容上限量
【輸血】★★　事故による外傷や外科手術に伴う不足血液成分の補充あるいは白血病などの血液疾患治療などの目的で，健常な供血者(ドナー)からの血液・血液成分を，患者(受血者〈レシピエント〉)に移すこと。輸血に際しては，ABO式およびRh式血液型検査，患者血清中の不規則抗

体スクリーニング検査*などの輸血検査が行われる。これらの血液型が一致して，かつ不規則抗体が検出される場合は対応する抗原*が陰性の血液がまず選択される。さらに患者血球・血清および供血者血清・血球の間で交差適合試験を実施し，適合するならば輸血する。アルブミン*製剤の投与は，成分輸血にあたる。

(人体) 不適合輸血で重篤な副作用が生じる。[2006]／輸血でB型肝炎ウイルス感染が起きることがある。[2006]／自己輸血で，移植片対宿主病(GVHD：graft-versus-host disease)を予防できる。[2006]／アルブミン製剤の投与は，成分輸血にあたる。[2014][2017]

【油脂】⤷食用油脂
【UCP】★★《uncoupling protein, 脱共役たんぱく質》　ミトコンドリア*内膜に存在する膜たんぱく質。電子伝達のエネルギー*をATP*合成に変換する機構を共役とよび，この共役を解除して熱エネルギーに変えATP合成を低下させることを脱共役とよぶ。すなわちUCPはミトコンドリア内膜の水素イオン透過性を高めて電子伝達のエネルギーを熱に変えるたんぱく質を意味する。栄養学上，活性酸素*の発生を抑制し，肥満*の防止，体温維持の役割を担う。主要なUCPとして，UCP1は幼児の体温維持器官である褐色脂肪に存在し，UCP2は白色脂肪をはじめ，全身の臓器に分布し，UCP3は骨格筋*に存在する。UCP1, UCP2, UCP3ともに遺伝子多型があり，白人ではUCPの機能が強く，エネルギー多消費型，日本人などでは逆にUCPが少なく飢餓*耐性である。このため，摂取エネルギーが多く運動不足などの場合には，日本人が糖尿病*にかかりやすい一因とされる。

(人体) 脱共役たんぱく質(UCP)は，ミトコンドリアに存在する。[2017][2020]／脱共役たんぱく質(UCP)は，電子伝達とATP合成を脱共役させる。[2009][2011]／脱共役たんぱく質(UCP)は，酸化的リン酸化を脱共役する。[2012]／脱共役たんぱく質(UCP)は，ATP合成を抑制する。[2014][2015]／褐色脂肪細胞には，脱共役たんぱく質(UCP)が存在する。

[2019]

(基栄) 脱共役役たんぱく質（UCP）遺伝子は，倹約（節約）遺伝子の候補である。[2016]

【輸送たんぱく質】 ★　難溶性物質と結合して複合体をつくり血液中を運搬する血漿たんぱく質*。輸送たんぱく質には，次のようなものがある。プレアルブミン*（チロキシン*の輸送），アルブミン（金属，胆汁色素，ホルモン*，脂肪酸*，尿酸*，薬剤など），リポたんぱく質*（脂質*），レチノール結合たんぱく質*（ビタミンA*），セルロプラスミン*（銅*），トランスフェリン*（鉄*），トランスコバラミン（ビタミンB_{12}*），ハプトグロビン（ヘモグロビン*）。

(人体) 血清アルブミンは，輸送たんぱく質である。[2009]

【UDP】 ★《uridine diphosphate，ウリジン二リン酸》　ウラシル*，リボース*，2分子のリン酸からなるヌクレオチド*。1個の高エネルギーリン酸結合をもつヌクレオチドである。乳腺における乳糖*の生成は次のように行われる。UDP-グルコース→UDP-ガラクトース，UDP-ガラクトース＋グルコース→乳糖＋UDP，またUDP-グルコースはグリコーゲン*合成やグルクロン酸*接合体の中間物としても重要である。

(人体) ラクトースの生合成は，UDPグルコースからUDPガラクトースを経てなされる。

【UNICEF(ユニセフ)】 ★《United Nations Children's Fund，国際連合児童基金》　全ての子どもたちの権利が守られる世界を実現するために活動する国連機関。保健・栄養，水と衛生，教育などの支援事業をその国の政府やNGO*，コミュニティと協力しながら実施し，またこの分野の人材育成や政策策定支援を行っている。毎年，「世界子供白書」を発行し，子どもの健康・栄養状態，教育，経済状況等に関する基礎統計データを示している。

(公栄) UNICEFは，5歳未満児死亡数などの死亡率に関する統計値を「世界子供白書」に掲載している。

【ゆば】 ★　水浸漬大豆を磨砕して得られた豆乳を加熱した時，蒸発による表面濃縮とたんぱく質*の変性によって生成する皮膜状物。これをすくい取って水気をきったものが生ゆば，さらに風干しにしたものが干しゆばである。はじめにすくい取ったものほどたんぱく質や脂質*が多く，終わり頃になると糖質*の多い，やや褐色を帯びたものになる。これを甘ゆばといい，油で軽く揚げて酒肴などにすると独特の味わいをもつ。

(食物) ゆばは，大豆たんぱく質を加熱変性させたものである。[2017]

【ユビキチン】 ★　真核細胞に普遍的（ユビキタス）に見出される76個のアミノ酸*からなるたんぱく質*。エネルギー依存的なたんぱく質の分解に関与する。細胞内の半減期*の短いたんぱく質（がん遺伝子産物，増殖因子受容体など）や異常な構造のたんぱく質，あるいは不要になったたんぱく質がユビキチンとの結合（ユビキチン化）を介して，プロテアソーム*（高分子のたんぱく質分解酵素）によって認識されるようになる。ユビキチンによるたんぱく質の分解シグナル付加反応にはATP*により活性化された酵素を含めて3種の酵素が関与し，ポリユビキチン化されてプロテアソームに認識されるようになって，たんぱく質は分解される。この時にもATPが使われる。このようなたんぱく質の分解の仕方を，「ユビキチン共役たんぱく質分解」「エネルギー依存性たんぱく質分解」という。

(人体) ユビキチンは，たんぱく質分解に関与するたんぱく質の1つである。[2007][2008][2014][2015][2017]／ユビキチンは，エネルギー依存的なたんぱく質の分解に関与するたんぱく質である。[2013]

【養育医療】 ★　未熟児等に対してその養育に必要な医療給付のこと。市区町村が行う。母子保健法*第20条では「養育のため病院*又は診療所*に入院することを必要とする未熟児に対し，その養育に必要な医療」を「養育医療」としている。出生時の体重が極めて少ない（2000g以下）場合や体温が34℃以下の場合，呼吸器系・消化

器系に異常がある場合や異常に黄疸*が強い場合など，医師が入院養育を必要と認めたものが対象となる。

(社会) 未熟児に対する養育医療の給付は，市区町村が行う。[2020]

【要因加算法】★ エネルギー*や栄養素*の必要量を推定する方法の1つ。例えば，カルシウム*の場合，腎臓*，皮膚*，消化管*からのカルシウム不可避的損失量の合計を，また，成長期*の場合には，この合計に骨*への蓄積量を加えたものを求め，さらに，吸収効率を考慮したものが必要量となる。いくつかの要因(損失量と蓄積量)を加算することで，代謝の基本レベルを決定し，ある栄養素の必要量を導くことから要因加算法とよばれている。

(応栄) 鉄の推定平均必要量は，要因加算法をもとに算出した。[2008]

【要因対照研究】⊃コホート研究

【要介護】★★★ 日常生活において介護を要すると見込まれる状態のこと。介護保険法*に基づき，部分的な介護を要する最も軽い状態の要介護1から，全面介護を要する最も重い状態の要介護5の5段階に分けられている。市町村が認定を行う。要介護認定をされると介護給付*が受けられる。

(社会) 要介護2の方が要支援2より，多くの介護が必要とみなされる。[2012]

(人体) ロコモティブシンドロームでは，要介護になるリスクは高い。[2013]

(応栄) 介護保険制度における特定高齢者とは，要介護認定非当該者で要支援・要介護状態となる恐れのある者をいう。[2008]／ロコモティブシンドロームでは，要介護になるリスクが高い。[2018]

(公栄) 介護保険法に基づく地域支援事業の目的は，被保険者が要介護状態または要支援状態になることの予防である。[2008]

【要介護高齢者】★ 身体の障害や認知機能の低下のために介護を必要とする高齢者。入浴，排泄，食事等の日常生活での基本的な動作について，一定期間継続して常時介護を必要とし，要介護*1～5の

いずれかに認定される状態を要介護状態という。

(公栄) 健康日本21策定の社会背景は，少子・高齢化の進行，生活習慣病の増加，要介護高齢者の増加，医療費の増大である。

【要介護認定】★★ 介護保険*制度において，介護サービス*の利用に先立って介護を要する状態であることを公的に認定すること。認定までの流れは，要介護認定を受けようとする介護保険被保険者が市町村に対し申請を行う。市町村は調査員を派遣して認定調査を実施し，同時に申請書で指定された医師に対して意見書作成を依頼する。この結果をもとに国の基準で介護にかかる時間を判定する。調査結果と意見書，時間判定に基づき，介護認定審査会で判定が行われる。

(社会) 要介護認定は介護保険法による。[2007]／要介護認定を受けた者は，介護サービスを自分で選択することができる。[2015]／要介護認定において「非該当」の者は，介護予防事業の対象となる。[2015]／要介護認定は，市町村の介護認定審査会が行う。[2009][2013][2015]

【溶血性尿毒症症候群】⊃HUS

【溶血性貧血】★★★ 先天的あるいは後天的な原因により，赤血球*の破壊が亢進した結果，引き起こされる貧血*。この貧血を呈する疾患には，自己免疫性溶血性貧血，鎌状赤血球症や球状赤血球症，赤血球破砕症候群(血栓性血小板減少性紫斑病，溶血性尿毒症症候群，播種性血管内凝固症候群)，発作性夜間血色素尿症などがあげられる。治療には，先天性では脾臓摘出，後天性では脾臓摘出の他，副腎皮質ステロイド剤や免疫抑制剤等が使用される。低出生体重児などでは，ビタミンE欠乏により溶血性貧血が起こることが知られている。

(人体) 溶血性貧血は，血液型不適合輸血でみられる。／溶血性貧血は，Ⅱ型アレルギーの機序で起こる。[2020]／溶血性貧血では，間接ビリルビン優位の黄疸をきたす。[2009][2010][2016][2017]／溶血性貧血では，ハプトグロビンは低値となる。[2012][2018][2019]

(基栄) ビタミンEの不足によって，溶血性貧血

●ヨウイ

ヨ

が生じる。[2006][2007][2012][2013]

応栄 運動選手では，着地などの衝撃により，溶血性貧血を起こすことがある。[2009]

【**養護教諭**】★　学校教育法*で定められた「児童*生徒の養護をつかさどる」教諭。学校保健の中核的な存在であり，児童生徒および教職員の健康*の保持増進を行う。具体的な職務内容は，①救急処置，②健康診断*，③疾病予防などの保健管理*，④保健教育*，⑤健康相談・健康相談活動，⑥保健室経営，⑦保健組織活動である。学校保健の課題は，感染症対策中心の時代から様変わりし，いじめや不登校などのメンタルヘルスに関する問題からアレルギー疾患まで，問題が多様化してきている。そのため，2008年（平成20）に改正された学校保健安全法における改正の趣旨は，児童生徒の健康や安全が脅かされている事態への対応とし，養護教諭には子どもの健康問題の早期発見と解決を求めた。小学校，中学校，高等学校，特別支援学校にはほぼ全校配置されている。

公栄 養護教諭は，保健管理・保健指導の専門職として，学校保健活動の運営・実施にあたる。

【**養護老人ホーム**】★　老人福祉法*に基づく老人福祉施設。65歳以上であり，身体上・認知上・環境上の理由または経済的理由により居宅での生活が困難な人が入居することのできる施設。養護するとともに，自立した日常生活を営み，社会的活動に参加するために必要な訓練その他の援助を行う。介護保険施設ではなく行政の措置施設であるため，市町村に申請して入居の決定を受ける。

社会 養護老人ホームは，65歳以上の者で，身体上もしくは精神上または環境上の理由および経済的な理由により居宅での生活が困難な者を入所させる施設である。

公栄 養護老人ホームの給食は，原則として65歳以上を対象とする。

【**葉酸**】★★★★★《プテロイルグルタミン酸》
B群ビタミンの1つ。生化学的意義は，テトラヒドロ葉酸*となってメチレン基，メチル基，ホルムイミノ基など各種のC1

単位の転移反応に関与する酵素*の補酵素*として働くことであり，プリン，ピリミジンの代謝，グリシン*，セリン*，ヒスチジン*，メチオニン*などアミノ酸*代謝，たんぱく質*合成の開始，メタン生成などに関与している。葉酸の栄養学的意義は，貧血因子である。これが欠乏すると大赤血球性の貧血*になり，骨髄では巨赤芽球の出現をみる。特に妊娠*時には大量の消費があるため不足に陥ることがあり，妊娠性巨赤芽球性貧血*として取り扱われている。高齢者ではその慢性的不足が認知症*，心筋梗塞*，脳梗塞の原因となっている。葉酸の不足によって有害なホモシステインが増加する。食物中の葉酸の大部分はポリグルタミン酸型であるが，消化によってモノグルタミン酸型として吸収される。

人体 葉酸欠乏性貧血は，神経症状を伴わない大球性貧血である。[2006]／葉酸の欠乏症は，巨赤芽球性貧血である。[2012][2015]／神経管の閉鎖には，葉酸が必要である。[2018]／神経管閉鎖障害の予防には，妊娠前から妊娠初期にかけての葉酸摂取が有効である。[2013]

食物 緑黄色野菜に含まれる葉酸の存在形態は，大部分が結合型である。[2009]／妊娠初期の葉酸不足により，胎児の神経管閉鎖障害（二分脊椎など）のリスクが高くなる。[2006][2008]

基栄 葉酸は，モノグルタミン酸型として吸収される。[2016]／葉酸やビタミンB₁₂が不足すると，巨赤芽球性貧血が引き起こされる。[2009][2010][2019]／葉酸の摂取不足は，血中ホモシステイン濃度を上昇させる。[2007][2013][2017]／葉酸が不足すると，DNAおよびRNA合成が阻害される。[2008]／核酸の合成が亢進すると，葉酸の必要量は増加する。[2011][2015]

応栄 葉酸は，妊婦の付加量が設定されている。[2015]／日本人の食事摂取基準[2015年版]において，葉酸の推定平均必要量（EAR）は，体内の葉酸栄養状態を適正に維持するために必要な量をもとに算定された。[2014]／葉酸では，プテロイルモノグルタミン酸としての量で設定されている。[2018]

栄教 葉酸の栄養機能食品の利用は，妊娠を計

画していたり，妊娠初期の人に勧める。[2012]

(臨栄) 葉酸の欠乏では，高ホモシステイン血症がみられる。[2021]／巨赤芽球性貧血の治療に，ビタミンB_{12}あるいは葉酸の投与を行う。[2008]／妊娠の可能性がある時期では，葉酸のサプリメントの使用も検討する。[2015]

(公栄) パンへの葉酸添加プログラムにより，神経管閉鎖障害を予防する。[2011]／妊産婦のための食生活指針では，栄養機能食品による葉酸の摂取を推奨している。[2021]

【要支援】★★★ 日常生活上において支援を要すると見込まれる状態のこと。介護保険法*に基づき，状態により2段階に分けられている。要支援1は，日常生活はほぼ自分で行えるが，今後要介護状態になることを予防するため，支援が必要な状態。要支援2は，日常生活に少し支援が必要だが，介護サービス*を利用すれば，機能の維持，改善が見込める状態。市町村が認定を行う。要支援認定をされると予防給付*が受けられる。2015年(平成27)の介護保険法の改正により，要支援1・2のサービスは市町村の地域支援事業に移行された。

(社会) 要介護2の方が要支援2より，多くの介護が必要とみなされる。[2012]

(応栄) 介護保険制度における特定高齢者とは，要介護認定非該当者で要支援・要介護状態となる恐れのある者をいう。[2008]

(公栄) 介護保険法に基づく地域支援事業の目的は，被保険者が要介護状態または要支援状態になることの予防である。[2008]

【幼児期】★★★《幼少期》 生後1歳から6歳(小学校入学)までの期間。成長の最も盛んな乳児期*と比較すると，幼児期の身体発育の速度はやや緩慢になるが，まだ成長の盛んな時期である。活動量が増加するため乳児期の皮下脂肪*はしだいに減少し，細い体つきに変化するが，必要とされる栄養量は多い。そのため幼児期では1日の推定エネルギー必要量*の配分は3食を25〜30％とほぼ均等にし，残り5〜15％を間食で補う。精神発達は目覚ましく，記憶や知能の発達・自己の形成が進む。食事に関しては偏食*，遊び食べ，

食欲不振などの問題が起こりやすい。

(社会) 幼児の虫歯予防として，フッ化物塗布が実施されている。[2006]／幼児の歯科保健対策では，歯口清掃の指導が重視されている。[2010]

(応栄) 幼児の体水分中の細胞外液量の比率は，成人に比べて高い。[2006][2009]／幼児期の頭囲は，胸囲より小さい。[2017]／幼児期1年間当たりの体重増加率は，乳児期より低い。[2017][2019]／幼児期の体脂肪率は，乳児期に比べて低くなる。[2019]／カウプ指数による肥満判定基準は，男女とも同じである。[2019]／幼児期の体重あたりの推定エネルギー必要量は，成人より大きい。[2008][2012][2017]／幼児の水分必要量は，体重あたり成人の約2倍である。[2007]／幼児期の間食は，総エネルギー摂取量の約10〜15％とする。[2019]／幼児期は，成人に比べて脱水症状を起こしやすい。[2011]／幼児期の貧血の原因としては，鉄欠乏が多い。[2011][2019]

【溶出限度】★ 容器などに使用している成分が溶け出し，食品に移行した場合に，有害性を示さない限界の濃度。食品に接する器具や容器包装については，ガラス，陶磁器，合成樹脂などの原材料別に鉛，カドミウム*，ヒ素，フェノール，ホルムアルデヒド*などの溶出試験が行われ，溶出限度が定められている。

(食物) 陶磁器やホウロウの着色には，重金属の顔料が使用されることが多いため，カドミウム，鉛の溶出限度が定められている。

【幼少期】⇒幼児期

【羊水】★ 胎児をおおう液。羊水は胎児の運動*を自由にし，四肢の発育を助ける。また，母体に対しては胎動をやわらげる。羊水の量は，妊娠*7カ月で約700mLに達し，妊娠後期にはしだいに減少して約500mLとなる。

(応栄) 胎児付属物としては，胎盤，卵膜，羊水，臍帯がある。

【陽性反応適中度】★★《陽性反応的中度，陽性的中度》 スクリーニング検査*で検査陽性者のうち本当に疾病がある者の割合。スクリーニング検査の評価の指標の1つ。「疾病があって，かつ検査陽性の人数(真陽性)÷検査陽性者総数」で算出。検査陽

性の信頼性を表す。感度*と特異度*が一定の場合は，有病率*が高いとこの値も高くなる。検査陽性者に対して一定の行為（精密検査，入院，就業制限等）が求められる場合，この値が低いと偽陽性者に対する不利益やコストが増加する。検査陰性者のうち真に疾病のない者の割合は陰性反応的中度という。

(社) 陽性反応的中度は，スクリーニング検査で陽性であった者のうち，実際に疾病があった者の割合である。[2010][2017]／感度も特異度も高い検査であっても，有病率の低い集団では陽性反応適中度は低くなる。[2010]／陽性反応的中度は，対象集団における疾病の有病率によって変化する。[2010][2017][2021]／陰性反応適中度とは，陰性になった者のうち，真に疾患がない者の割合を示す指標である。／陽性反応適中度や陰性反応適中度は，対象集団の有病率に左右される。

【ヨウ素】★★★《ヨード》 必須微量元素*の1つ。甲状腺ホルモン*であるチロキシン*，トリヨードチロニン*の成分。たんぱく質*の合成促進，物質代謝促進，体内の熱産生に必要である。欠乏や不足により小児の成長障害と知能障害*をもたらす。ヨウ素は海藻類*，魚介類*などの海産物に多く含まれる。欠乏すると甲状腺ホルモン不足による甲状腺腫*がみられる。先天性甲状腺機能低下症をクレチン症*とよぶ。先進国では新生児マススクリーニングにより早期発見し，甲状腺ホルモンを投与する早期治療により障害を防止している。

(食) ヨウ素131の集積部位は，甲状腺である。[2014]

(基) ヨウ素は，甲状腺ホルモン（チロキシン，トリヨードチロニン）の構成成分である。[2008][2009][2012]／ヨウ素は，70％以上が甲状腺に存在する。[2015]／ヨウ素が不足すると，甲状腺腫になる。[2011]

(臨栄) 橋本病では，ヨウ素の摂取量の制限はしない。[2020]

(公栄) 食卓塩へのヨード添加プログラムにより，甲状腺腫を予防する。[2011]／世界のヨウ素欠乏症は，減少している。[2018]／開発途上国では，欠乏症が多く認められる栄養素に，ヨウ素がある。[2019]

【ヨウ素価】★★ 油脂100gに吸収されるヨウ素*のg数。ヨウ素は不飽和脂肪酸*の二重結合部に付加反応するので，油脂中の不飽和脂肪酸の含量が大きいほど，また不飽和度の高い脂肪酸*を多く含むほどこの値は大きくなる。油脂の種類によっておおよその値が定まっている。植物油脂は，不乾性油*（ヨウ素価100以下），半乾性油（100～130），乾性油*（130以上）に分類されている。不乾性油（オリーブ油，落花生油*など）や半乾性油（ごま油*，なたね油，綿実油など）は食用とされるものが多い。乾性油（あまに油，桐油など）は皮膜形成性を利用してペンキや印刷インキなどに用いられる。

(食) ヨウ素価は，構成脂肪酸の不飽和度を示す。[2018]／ヨウ素価の高い油脂ほど，その油脂の構成脂肪酸の二重結合が多く酸化されやすい。[2015]／ラードのヨウ素価は，イワシ油より小さい。[2016]／パーム油のヨウ素価は，いわし油より低い。[2020]

【溶存酸素量】★《DO:dissolved oxygen》 水に溶解している酸素量のことで，水質汚濁の指標の1つとなる。汚染度の高い水中では，有機物などの汚染物質によって消費される酸素量が増えるため，溶存酸素量が減少する。すなわち，溶存酸素量が低いほど水質が悪いことを意味する。溶存酸素量の低下は，好気性微生物の活動を抑制して水中の浄化作用を低下させる。溶存酸素量については，河川，湖沼，海域などの水域の類型に応じて環境基準が定められている。

(社) 溶存酸素量（DO）の上昇は，河川または湖沼の水質改善を示す所見である。[2017]

【用量反応評価】★ 摂取量と生体反応との関係に基づく評価。量-影響関係と量-反応関係の2種類の評価法がある。前者は個体において，化学物質や微生物の曝露量と，それにより生体がどのような影響を受けるかの関係，後者はヒトや動物の集団において，化学物質や微生物の曝露量と，それにより影響を受ける個体の割

合の関係を表すもの。要因と疾病の関連性の評価や環境影響評価*，化学物質等の健康影響評価*に用いる。

(社会) リスクアセスメントは，有害性確認，用量反応評価，曝露評価，リスク判定の4つを行うことである。

【葉緑素】⤴クロロフィル

【ヨーグルト】★★ 牛乳*，羊乳，山羊乳などの乳を乳酸菌*を用いて乳酸発酵させることにより，たんぱく質が酸で凝固した沈殿ゲル。工業的製法は，脱脂乳・還元脱脂乳・均質化した全乳・還元牛乳などを原料とし，殺菌*後複数種の乳酸菌の菌株の純粋培養（スターター）を添加し，一定温度に保持して，発酵*させる。静置型はカード（凝乳）が固まった状態のプレーンまたはハードヨーグルトがあり，撹拌型は撹拌でカードを砕いたソフトヨーグルト，ドリンクあるいはフローズンがある。

(食物) ヨーグルトは，酸変性を利用した食品である。[2007]／牛乳を乳酸菌により乳酸発酵させ，乳たんぱく質のカゼインを凝固させたものがヨーグルトである。[2014][2017]／ヨーグルトは，たんぱく質が酸で凝固した沈殿ゲルである。[2012]／ヨーグルトの酸味成分は，乳酸である。[2021]

【予後栄養（評価）指数】⤴PNI

【横川吸虫】★ ヒトの空腸上部に寄生する吸虫。虫卵が糞便*とともに排泄される。この吸虫は発育で中間宿主*を2つ必要とし，第一中間宿主はクロカワニナであり，第二中間宿主はアユやシラウオ等の淡水魚であり，ヒトへはアユやシラウオの生食によって感染する。その他の異型吸虫類は汽水域のボラやハゼ等の魚介類*の生食によって感染する。

(食物) 横川吸虫の第一中間宿主はカワニナで，その後淡水魚に感染する。／横川吸虫は，シラウオなどの淡水魚の生食によって感染する。[2007][2018]

【予後推定栄養評価】⤴PNI

【予後判定栄養指数】⤴PNI

【ヨード】⤴ヨウ素

【予防給付】★《介護予防給付》 介護保険*で「支援」が必要と認められた人に給付される保険給付*。要支援*・介護認定では，「支援」や「介護」の必要な度合いを7段階に分類する。うち予防給付の対象者は「要支援1」および「要支援2」で，介護給付*の対象者は「要介護1〜5」である。予防給付は，介護までは必要ない人に日常生活の支援を行うとともに，心身機能の改善や維持をはかることを目的としており，施設サービスなどの介護給付は含まない。

(社会) 予防給付の対象者は，要支援1，要支援2に該当する者である。[2018]／施設サービスは，予防給付の対象とならない。[2021]

【予防接種】★★ 病に対して免疫の効果を得るため，疾病の予防に有効であることが確認されているワクチン*を人体に注射する，または接種すること。集団における感染症*流行の一次予防*（特異的予防）として不可欠である。予防接種法で定められている定期接種には，集団予防を目的としたA類疾病と，個人の予防を目的としたB類疾病がある。A類疾病には，ジフテリア，百日咳，破傷風，急性灰白髄炎*（ポリオ），麻疹*，風疹*，日本脳炎*，結核*，インフルエンザ菌b型(Hib)，小児の肺炎*球菌，ヒトパピローマウイルス(HPV)，水痘，B型肝炎*，ロタウイルスが含まれる。B類疾病には，65歳以上の高齢者を対象とした季節性インフルエンザ*，肺炎球菌が定められている。A類疾病は，予防接種の対象者に予防接種を受ける努力義務があるが，B類疾病にはない。

(社会) 65歳以上の者のインフルエンザ予防接種は，努力義務ではない。[2018]／定期予防接種は，市町村が実施主体として行う。[2018]／小児の肺炎球菌予防接種は，努力義務である。[2018]／風しんの初回接種は，生後12カ月から24カ月未満に行う。[2018]／結核のワクチン(BCG)は，生ワクチンである。[2018]

【IV型アレルギー】★《遅延型アレルギー，細胞性免疫型アレルギー》 T細胞*サブセットの1つの遅延型T細胞を主体とした細胞性免疫*によって引き起こされるアレルギー反応*。ツベルクリン反応*に代表され

る皮膚反応は，抗原*注射後24〜48時間
で細胞浸潤がピークとなる。金属などの
接触過敏症皮膚炎や臓器移植で起きる拒
絶反応は，Ⅳ型アレルギーによる機序す
なわち細胞性免疫が関与している。

(人体) Ⅳ型アレルギー反応は細胞性免疫であ
る。［2006］／Ⅳ型アレルギー反応は遅延型過敏
反応である。［2006］／ツベルクリン反応は，遅
延型アレルギーの例である。［2011］

【4類感染症】★　感染症法*で，動物，飲
食物を介してヒトに感染し，国民の健康*
に影響を与える恐れのある感染症*。ヒ
トからヒトには直接感染しない。A型肝
炎*，E型肝炎，マラリア*，ウエストナ
イル熱，エキノコックス症，黄熱*，オ
ウム病*，回帰熱，Q熱，狂犬病，炭疽，
つつが虫病，デング熱，高病原性鳥イン
フルエンザ，日本紅斑熱，ニパウイルス
感染症，日本脳炎*，ブルセラ症，発疹
チフス*，ボツリヌス症，野兎病，ライ
ム病，レジオネラ症，レプトスピラ症な
ど。おもな対応としては，媒介動物の輸
入禁止，消毒，ネズミ等の駆除，物件に
かかる措置がある。

(社会) 日本脳炎は4類感染症である。／デング熱
は4類感染症である。

ラワ

【ライソソーム水解小胞】 ➡リソソーム

【ライディヒ細胞】 ★《間質細胞》 精巣*における、男性ホルモン(アンドロゲン、テストステロン*)の生成・内分泌細胞。おもに黄体形成ホルモン*(LH)が機能を促進する。精細管の外に位置する。

(人体) 黄体形成ホルモン(LH)は、ライディヒ細胞を刺激する。[2012]／ライディヒ細胞は、テストステロンを分泌する。[2012]

【らい病】 ➡ハンセン病

【ライヘルトマイスル価】 ★ 油脂に含まれる水溶性揮発性脂肪酸の指標。油脂5gをケン化し、アルコール*を揮発させた後、酸性条件で水蒸気蒸留により回収した脂肪酸*を中和するのに必要な0.1Nの水酸化カリウム溶液のmL数で表す。乳脂肪*の特徴となる酪酸、カプロン酸など、低級脂肪酸の含量の指標となるため、乳脂肪の純度の指標や、バター*の品質判定などに利用することができる。

(食物) 乳脂肪は、水可溶性脂肪酸の割合(ライヘルトマイスル価)が大きい。

【ラインアンドスタッフ組織】 ★ ライン部門とスタッフ部門とから構成される組織形態の1つ。ライン部門は直接的な利益を生む部門であり、スタッフ部門はライン部門に助言や支援を行う。ライン組織は、指揮・命令がトップから末端まで直線的に流れる。このライン組織のラインに対して、補佐、促進、指導、助言などを行うスタッフが加わっている。

(給食) ラインアンドスタッフ組織は、製品の生産や販売などを行うライン部門に対して、助言や助力を行うスタッフ部門を配した組織である。[2006][2010]／ラインアンドスタッフ組織では、スタッフ部門は利益の産出に直接関与しない。[2010]

【ラクターゼ】 ★ 乳糖(ラクトース)*をグルコース*とガラクトース*に加水分解する酵素。β-D-ガラクトシダーゼともいう。空腸の微絨毛膜に存在する膜消化酵素。ラクターゼが不足すると乳糖の消化、吸収*が悪く、牛乳摂取の際、腹部膨満や下痢*を起こす(乳糖不耐症*)。

(食物) ラクターゼは、乳糖をガラクトースとグルコースに分解する。[2017]

【ラクツロース】 ★★《ラクチュロース、lact-ulose》 ガラクトース*とフルクトース*からなる二糖類*で、オリゴ糖*の1つ。胃や腸で分解されず大腸でのアンモニア*生成と体内への吸収を抑制し、腸内細菌*のビフィズス菌*を増殖させるので整腸効果がある。緩下作用があり、便秘を改善させるだけでなく、腸管内のアンモニアの発生・吸収を抑制するので肝硬変*に伴う高アンモニア血症の治療薬として経口もしくは注腸にて投与される。また、手術後の排ガス、排便*の促進に用いられることもある。

(食物) ラクチュロースは、お腹の調子を整える作用がある。[2016]

(臨栄) 肝硬変における便秘予防には、ラクチュロースを投与する。[2006][2015]／ラクツロースは、腸内アンモニア産生抑制作用がある。[2010][2017]

【ラクトアルブミン】 ★《乳アルブミン》 乳清たんぱく質*の1つ。分子量約1万4000の球状たんぱく質*。乳糖*の合成に関与する。カルシウム結合性がある。加熱により凝固する。

(応栄) 母乳には、牛乳よりラクトアルブミンが多く含まれている。[2009]

【ラクトグロブリン】 ★《乳グロブリン》 乳清たんぱく質*の1つ。β-ラクトグロブリン(乳清たんぱく質*の50%)、α-ラクトグロブリン、免疫グロブリン等がある。加熱によって変性、凝固する。

(食物) β-ラクトグロブリンは、乳清たんぱく質の50%を占める。[2021]

(臨栄) 牛乳アレルギーは、カゼインやβ-ラクトグロブリンがアレルゲンである。

【ラクトース】 ★★★《乳糖》 ガラクトース*とグルコース*がβ-1,4結合した還元性二糖。牛乳*に約4.5%、人乳*に約6.7%含まれる。甘味度は砂糖*の約1/6。腸内ラクターゼ*によりガラクトースとグルコースに加水分解、吸収され、ガラク

524

ラ
●ライソ

トースはグルコースに代謝変換される。溶解度が低く，析出しやすい。アイスクリーム*の長期冷凍やヒートショック(一度溶けて，再冷凍)により，乳糖が析出する場合がある(サンディ化*または砂状化)。非還元糖*のスクロース*に比べてアミノ－カルボニル反応を起こし褐変しやすい。

(人体) D-ガラクトースは，ラクトースの構成要素の1つである。[2009][2019]／ラクトースは，β-1,4-グリコシド結合をもつ。[2011]

(食物) ラクトースは，グルコースとガラクトースから構成される。[2020]／乳糖不耐症者用の牛乳では，乳糖が分解されている。[2009]／大腸菌群は，乳糖を分解して酸とガスを生産する。[2011]

(基栄) ラクトースを構成する単糖の吸収は，ナトリウムによって促進される。[2009]

(応栄) 乳糖は，初乳より成熟乳に多く含まれる。[2010][2016][2018]／乳糖は，牛乳より母乳に多く含まれる成分である。[2019]

(臨栄) ガラクトース血症では，離乳期以降も乳糖を含む食品を与えないようにする。[2011]／ガラクトース血症(Ⅰ型)では，ラクトースを除去する。[2018]

【ラクトフェリン】★★　乳中に存在する鉄*と結合した金属たんぱく質*。おもに牛乳*やヒトの母乳*に含まれる。その他，唾液*，涙，消化管粘液などにも含まれ，抗菌作用，鉄吸収調節作用，免疫機能調節作用などが知られている。

(食物) ラクトフェリンは，鉄結合性たんぱく質である。[2006][2011]

(応栄) 初乳には，成熟乳よりラクトフェリンが多く含まれている。[2009][2010][2016][2018]

【ラクナ梗塞】★　脳梗塞の病型の1つ。基底核，内包，視床，脳幹*などの脳動脈深部穿通枝に生じた梗塞*であり，直径15mm未満の小さな梗塞であることが多い。慢性的な高血圧*の影響を受けて生じた脳動脈深部穿通枝の動脈硬化*が原因とされる。神経症状は軽微であることが多い。

(人体) ラクナ梗塞は，高血圧症がリスク因子で

ある。[2019]

【ラセミ化】★　有機化合物の不斉炭素に関する立体配置が反転した鏡像異性体(対掌体)同士の等量混合物になること。例えば，L型アミノ酸のα位炭素に関して立体配置が反転してD型に変わり，DLの等量混合物になること。生体内反応や食品成分間反応でラセミ化が起こる。

(食物) ラセミ化は，アルカリ処理や加熱によりアミノ酸残基が化学修飾を受けることであり，必須アミノ酸の有効性が低下する。／ローストによるたんぱく質の栄養価低下の一因には，アミノ酸残基のラセミ化がある。

【ラッカーゼ】⇨ポリフェノールオキシダーゼ

【落花生油】★　らっかせいの種子から圧搾法により採油される液状油。淡黄色または赤褐色で，食用油，マーガリン，せっけんなどの原料となる。不乾性油*(ヨウ素価86〜103)で，オレイン酸*(40〜60%)やリノール酸*(10〜30%)を多く含む。

(食物) 落花生油は，不乾性油でオレイン酸とリノール酸を多く含む。

【ラップ】⇨プラスチックフィルム

【ラフィノース】★　ショ糖*にガラクトース*がα-1,6結合した三糖。非還元性オリゴ糖。結合ガラクトース分子数の異なる一連のオリゴ糖をラフィノース族といい，大豆*に多く含まれる。腸内有用細菌のビフィズス菌の増殖を促進する。

(食物) 大豆に含まれる炭水化物はショ糖，ラフィノース，スタキオースなどのオリゴ糖である。[2009][2016]／ラフィノースは，スクロースにガラクトースがα-1,6結合した三糖である。[2010]

【ラボアジエ】★《Lavoisier, A. L.》　フランス，パリ出身の化学者(1743〜94)。酸素は空気の一部分として含まれ，燃焼に際しては酸素が物質と結合することで酸化分解が起こることを発見した。さらに，ヒトの呼吸*は物質の燃焼と同じことであり，呼吸が体内における熱の発生や機械的作業のエネルギー*を与えていることを示した。エネルギー代謝における基礎概念を初めて明らかにし，現代栄養学

●ラボア

ラ

の基礎を築いたといわれている。

（基栄）ラボアジエは，呼吸が燃焼と同じ現象であることを見出した。[2014]

【ラボート】➡ラポール

【ラポール】★《ラポート》 カウンセラー*とクライアント*との間に相互的な信頼関係が成立すること。カウンセリング*を行うためにはお互いが双方向に理解し合える関係の形成が重要である。ラポールが形成されてクライアントは心を開き，コミュニケーションがはかられ，自己の行動変容を起こすことが可能になる。しかし，カウンセラーとクライアントの関係が親密になりすぎると，クライアントにとってマイナスの影響を与える場合があるため，適切な距離を保ちながら進めることが必要である。

（栄教）カウンセリングにおいて，指導者と相談者の間に相互的信頼関係が成立することを「ラポールの形成」という。[2010]

【ラミネートフィルム】★ 2種類以上のフィルムを張り合わせて，耐酸，耐アルカリ，耐熱，耐通気性等の性質を高めたプラスチックフィルム*。食品の種類により，その包装に適したフィルムが選択されて用いられている。

（食物）ラミネートフィルムとは，2種類以上のフィルムを張り合わせて，耐酸，耐アルカリ，耐熱，耐通気性等の性質を高めたものである。[2008]／レトルト食品の包材には，ラミネートフィルムが使われる。[2008]

【ラムサール条約】★ 湿地のもつ経済上，文化上，科学上の価値を認識するだけでなく，動植物，特に水鳥の生息地として確保すべくつくられた国際条約。正式名称は「特に水鳥の生息地として国際的に重要な湿地に関する条約」という。水辺，湿地は，ともすれば安価に開発できる場所として，経済活動の犠牲にされ失われてしまうことが多い。また，湿地や浅い水辺は周辺に人が住むことが多く，水の汚染があり，そこに生息する鳥類は減少し続け，特に体の大きいものはその傾向が顕著である。そこで，1971年2月2日にこの条約が制定されたが，その会議

の場所がイラン北部カスピ海沿岸の町ラムサール（Ramsar）であったことから，ラムサール条約の略称でよばれることが多い。

（社会）ラムサール条約は，水鳥の湿地生息地の保護についての条約である。[2008][2010][2015][2016]

【卵円孔】★ 胎児の心房中隔にある卵形の孔。胎児は肺呼吸*をしていないため，酸素の供給という点からは肺循環は発達していない。胎盤*で供給された酸素をいち早く全身に供給するためのバイパスが卵円孔といえる。生後間もなく，肺呼吸開始に伴って閉じる。

（人体）卵円孔は胎児の心房中隔にある。[2008][2011]

【卵黄】★★ 卵*の中心にある球体構造。濃色部分と淡色部分が交互に層状をなしている。卵黄球，顆粒，低密度リポたんぱく質*粒など多くの微細粒を含む。卵黄の約50％は固形分，その大部分はたんぱく質*と脂質*を1:2の割合で含むリポたんぱく質複合体で，リポビテリン，ホスビチンなどがある。脂質の主成分はトリアシルグリセロール*（約65％）とリン脂質*（約30％）であり，コレステロール*，カロテノイド*を少量含む。トリアシルグリセロールの脂肪酸*組成は飼料の影響を受ける。リン脂質にはホスファチジルコリン（レシチン*）が多い。卵黄色のもとになるカロテノイド（ルテイン，ゼアキサンチンなど）は全て飼料に由来。

（食物）卵黄の色素成分は，クリプトキサンチン，ゼアキサンチン，ルテインである。[2019]／マヨネーズは，卵黄で油を乳化させたものである。[2008]／卵黄は，卵白よりアレルギーを起こしにくい。[2012]／卵黄のリン脂質は，レシチンを含む。[2018]／卵黄のリン脂質では，レシチンの割合が最も高い。[2020]／卵黄の水分含量は，卵白に比べて少ない。[2020]

（応栄）卵黄（固ゆで）は，生後7，8カ月頃から与える。[2013]

【卵黄係数】★《Yolk Index》 鶏卵*の鮮度*判定指標の一つ。卵黄係数は，卵黄*の高さを直径で除したものであり，産卵

直後の値は0.5前後と高いが，品質が低下するにつれて値も低下する。実際の測定では，平板に割卵した卵黄の高さ(mm)を直径(mm)で割った値として算出される。時間の経過とともに，卵白*中の水分の移行や卵黄の膜組織が脆弱になり，球状を保てなくなることから，品質低下が進むと値は低下する。一方，卵を低温で長期保存した場合，卵黄係数は低下しにくいという欠点がある。鶏卵の鮮度判定指標として，他にハウユニット*(Haugh Unit，HU)や卵白係数が知られている。

(食物) 卵黄係数は，鮮度が低下すると低くなる。[2018]

【ランシッド油】●酸敗油脂

【卵巣】★　女性腹腔内左右に1対ある扁平な楕円形の器官。親指の第一関節より先くらいの大きさである。卵胞*内で卵子をつくり排卵*するとともに，卵胞では卵胞ホルモン(エストロゲン*)，排卵後の卵胞が変化した黄体*では黄体ホルモン*(プロゲステロン)を産生する。閉経期*には卵巣機能は低下していく。

(人体) 卵巣の皮質には，発達段階の卵胞がある。[2006]／下垂体前葉は，卵胞刺激ホルモンを分泌する。[2019]

【ランダム化比較試験】★★《RCT:randomized controlled trial，無作為化比較試験，無作為化比較対照試験》疾病の治療法や予防法の有効性を評価するための介入研究*の1つ。対象者を乱数表やくじ引きでランダム(無作為)に介入群と対照群の2群に分けて，介入群には評価しようとする治療や予防を実施し，対照群にはこれらを行わずに従来の治療やプラシーボ*(偽薬)を与える。その後に2群の疾病の死亡率*や罹患率*を比較して，介入群が対照群よりも低ければ治療法や予防法の有効性を証明できる。無作為割付により研究者の恣意や対象者の希望を排除し，さらに対象者や研究者の先入観を排除するために割付や効果の測定，分析の過程を盲検化することによって高い信頼性が得られるが，費用や手間がかかり，対象者への事前の十分な説明と同意(インフォームド・コンセント*)を得ないと倫理的な問題が生ずる。

(社会) 疫学研究で最も科学的に信頼性のある結果が得られるのは，無作為化比較試験である。[2006][2016]／無作為化比較対照試験(RCT)では，乱数表を用いて，対照群(プラシーボ投与群)と介入群(試験食品投与群)について比較する。[2008][2009]／無作為化比較対照試験(RCT)では，無作為割付を行う前に，インフォームド・コンセントをとる。[2009][2020]／ランダム化比較対照試験は，仮説を設定するためには用いられない。[2014]／ランダム化比較対照試験は，曝露と結果との時間的関係が明確である。[2014]／ランダム化比較対照試験は，発生頻度の低い疾患に適用しにくい。[2014]／ランダム化比較対照試験は，未知の交絡因子について制御しやすい。[2014][2020]／ランダム化比較試験において，参加者の希望でも，割り付け後には群の変更はできない。[2020]／ランダム化比較試験は，利益相反の関係にある企業の商品でも評価できる。[2020]

【卵白】★★★　濃厚卵白，水様卵白，カラザから構成。水分約88％，たんぱく質*10％を含む。たんぱく質は50％以上がオボアルブミンで卵白の加熱ゲル形成に主要な役割を占め，他に鉄*・銅*・マンガン*・亜鉛*結合性のオボトランスフェリン(12％)，トリプシン*阻害性のオボムコイド*(11％)，オボグロブリン，粘稠性のオボムコイド，殺菌性(グラム陽性菌)のリゾチーム*，オボインヒビター(トリプシン，キモトリプシン*阻害性)，ビオチン*結合性のアビジン*などがある。鶏卵貯蔵中に卵白pHが上昇すると，濃厚卵白ゲル構造が崩れ水様卵白に変化する(水様化)。濃厚卵白の盛り上がりの高さを鮮度指標とするハウユニット*，卵白係数などがある。卵白たんぱく質には起泡性*界面活性があり，これを利用したものにメレンゲ*，あわゆきかん，マシュマロ，スポンジケーキ，カステラなどがある。

(食物) 卵白には，遊離の糖質が含まれる。[2007]／卵白のたんぱく質では，オボアルブミ

ンの割合が最も高い。[2020]／卵白のオボムチンは，泡沫安定性に寄与する。[2007]／卵白は，脂質をほとんど含まない。[2020]／卵黄の水分含量は，卵白に比べて少ない。[2020]／鶏卵白のビオチン含有量は，鶏卵黄より少ない。[2020]／卵白は，親水コロイドである。[2012]／卵白を泡立てるときに，砂糖を始めから加えると泡立てにくい。[2015]／卵白を攪拌してできる泡の安定性は，たんぱく質の表面変性による。[2009]／卵白は，熱凝固しない範囲で温度が高いほど起泡性が高い。[2008]

(基栄) ビオチンの吸収は，卵白の摂取により抑制される。[2017]

(臨栄) 卵白のアレルゲンには，オボムコイドがある。[2017]

【卵胞】★　卵巣*中に存在する卵細胞を含有する細胞。細胞内で卵細胞(卵子)を成熟させて，排卵*する。脳下垂体*前葉からの性腺刺激ホルモン*(卵胞刺激ホルモン*FSH，黄体形成ホルモン*LH)の働きにより，成熟，排卵，黄体*形成が調節される。卵巣中には種々の成熟段階の卵胞が含まれている。

(人体) 排卵後の卵胞は，黄体を経て白体へ退縮する。[2008][2014]

【卵胞刺激ホルモン】★★　《FSH:follicle stimulating hormone》　下垂体前葉より分泌されるたんぱく質性の性腺刺激ホルモン*。卵巣*においては，卵胞*を刺激して卵胞の発育と成熟やエストロゲン*の産生・分泌を促し，卵巣の重量を増す。男性では，睾丸の発達と精巣*における精子形成を促進する。卵胞ホルモン*の血中濃度が高まると，卵胞刺激ホルモン(FSH)の分泌は抑制され，黄体形成ホルモン(LH)*の分泌へと移行し，LHはFSHと協同して排卵*，黄体*形成を促す。

(人体) 更年期には，卵胞刺激ホルモンの分泌が増加する。[2006][2010][2012][2016]／卵胞刺激ホルモン(FSH)は，脳下垂体前葉で合成・分泌される。[2008]

(応栄) 女性の更年期の卵胞刺激ホルモン(FSH)の分泌量は，更年期前と比べて増加する。[2011][2018][2021]／思春期の女子では，思春期前に比べ，卵胞刺激ホルモン(FSH)の分泌量は増

加する。[2013][2014][2016]

【卵胞ホルモン】★★★《エストロゲン，発情ホルモン物質，女性ホルモン様物質，卵胞ホルモン類》　卵巣中の成熟した卵胞*や妊娠*した場合の胎盤*でつくられる炭素数18のステロイドホルモン*の総称。初潮開始前から徐々に分泌が増大し，付属性腺の発育を促す。子宮内膜を増殖させ，受精卵の着床に適した状態とする。エストロゲン分泌が急増すると，下垂体前葉から黄体形成(黄体化)ホルモン(LH)*が放出され，排卵が誘発される。卵胞細胞におけるエストロゲンの合成は下垂体前葉から分泌される卵胞刺激ホルモン*によって促進される。一方，エストロゲンは卵胞刺激ホルモン(FSH)の分泌を抑制する(フィードバック機構*)。閉経*後は，エストロゲン減少により骨粗鬆症*を起こしやすい。

(人体) エストロゲンは，発達した卵胞細胞から分泌される。／卵胞期には，エストロゲンの分泌が増加する。[2008][2014][2015]／子宮内膜の増殖は，エストロゲンで促進される。[2019]／骨量は，エストロゲンにより増加する。[2016]／エストロゲンは，骨吸収を抑制する。[2017][2018]／エストロゲンは，骨形成を促進する。[2020]

(基栄) エストロゲンは，血中LDLコレステロール値を低下させる。[2021]

(応栄) エストロゲンの分泌は，閉経により減少する。[2011][2012][2015]／更年期女性は，エストロゲン分泌量が減少する。[2018][2020][2021]／思春期の女子では，思春期前に比べ，エストロゲンの分泌量は増加する。[2014][2016][2018]

(臨栄) エストロゲンには，尿酸の尿中排泄促進作用がある。[2012]

【卵胞ホルモン類】⤵卵胞ホルモン

【利益相反】★《COI:conflict of interest》　ある行為が一方の利益になると同時に他方の不利益になること。研究者または研究組織と外部との間に利益関係があることによって研究で必要とされる公正かつ適正な判断が損なわれる可能性がある。このような状態を利益相反という。

特に研究者・研究組織が研究資金や報酬を企業や営利を目的とした団体などから受け取る場合に，経済的利益関係が問題となることが多い。ただし，研究を実施する上で利益相反の状態が存在すること自体は問題ではない。利益相反の状態を適切に管理することが重要であり，多くの学会では学会発表や論文発表の際に，利益相反の状態に関して自己申告・開示することが求められている。

（社会）民間企業との共同研究で得られた成果は,利益相反を開示しなければならない。[2019]

【リオ宣言】★《Rio Declaration on Environment and Development，環境と開発に関するリオ宣言》 1992年，環境と開発に関する国連会議（リオ・デ・ジャネイロで開催）で地球環境保全の国際的枠組みを目指した，人と国家の行動原則に関する宣言。同時に行動計画のアジェンダ21，地球温暖化*対策のための気候変動枠組み条約などを採択した。

（社会）リオ宣言は，「持続可能な開発目標（SDGs）」に先立ち，地球規模の環境問題に対する行動原則として，「持続可能な開発」を示した文書である。[2020]

【理学療法】★ 身体に障害（けがや病気，加齢変化など）のある者に対し，運動機能の回復・維持をはかるため，治療体操その他の運動，また電気，マッサージ，水，光線，温熱その他の物理的手段を用いて行う治療法の1つ。理学療法士（PT）は日常生活に必要な，起きる，座る，立ち上がる，歩くなどの基本動作を，作業療法士（OT）はトイレ，着替え，食事，入浴家事，外出などの作業を，言語聴覚士（ST）は言語，音声，嚥下*に関わる機能を専門に関わる。

（人体）脳梗塞後の麻痺に対するリハビリテーションは,理学療法である。[2019]

【リガンド】★ 機能たんぱく質に特異的に結合する物質のこと。酵素*に結合する基質，補酵素*，調節因子，あるいは，受容体*に結合するホルモン，サイトカイン，神経伝達物質*，レクチン*等をいう。

（人体）酵素のアロステリック部位には，リガンドが結合する。[2006]／アロステリック効果は，基質結合部位以外へのリガンドの結合によって生じる。[2010]

【罹患率】★ 観察集団において，ある一定期間の疾病の発生頻度を表す指標の1つ。一般に，罹患とは，ある疾病の一定期間内の新たな発生を意味している。保健統計または疫学*では，罹患率は，（1年間の新規届出患者数／人口）×10万で求められる。罹患率は，罹患が明確に把握できる急性疾患，がん，結核などの発生頻度の指標として用いられる。

（社会）コホート研究（cohort study）は，曝露群と非曝露群のそれぞれについて罹患率を求めることができる。[2010][2013]／疾病Bの罹患率は，単位人口当たりの疾患Bの1年間の発症者数である。[2017]

【リグニン】★ 植物の木部や細胞壁に多量に含まれる不溶性の食物繊維*。ヒドロキシフェニルプロパン単位（C6-C3）が重合した構造をもつ高分子化合物を示す。セルロースやヘミセルロースと結合して存在し，植物体の構造強化に関与する。ココア，豆類，にんじん，だいこんなどに含まれる。

（食物）非炭水化物系の食物繊維の構成成分として，リグニンがある。

【リケッチア感染症】★ リケッチア科に属する微生物による感染症*。急性熱性疾患である発疹チフス*，つつが虫病に代表される。発疹チフスはシラミを媒介としてヒトに感染したもので，高熱，発疹，脳症状がみられる。つつが虫病は恙（つつが）虫に寄生するリケッチアの感染によるもので,高熱,リンパ節腫大,出血*傾向などの症状がみられる。

（人体）リケッチア感染によって，高熱，発疹，脳症状がみられる。

【リコピン】★《リコペン》 カロテノイド*系色素のカロテン類に属する赤色色素。トマト，すいか，かき，グァバ，ピンクグレープフルーツなどの限定された野菜や果物に含まれる。構造上，β-イオノン環をもたないため，プロビタミンA*と

しての作用はない。他のカロテノイドと同様に抗酸化作用や抗がん作用などの生理学的機能が報告されている。

(食物) すいかの色素成分は，リコペンである。[2019]

【リコペン】 ➡リコピン

【リシノアラニン】 ★《リジノアラニン》 アルカリ*条件下，たんぱく質*の加熱処理で生成するアミノ酸*化合物。シスチンやシステイン残基などからデヒドロアラニンが生じ，近傍のリシン残基と縮合してリシノアラニンを形成する。食品中にリシノアラニンが形成されるとリシン*が減少するため栄養価が低下する。動物実験では腎障害を誘起することが知られている。

(食物) たんぱく質をアルカリで処理すると，リシン残基とデヒドロアラニン残基が反応してリシノアラニンを生成する。[2017]

【リジノアラニン】 ➡リシノアラニン

【離漿】 ★《シネレシス》 膨潤食品から水が分離する現象。高分子ゲルの収縮による。ゼリー*，豆腐*，ヨーグルト*，寒天*，ゼラチン*などの高分子ゲル*食品で起こる。糖類には離漿抑制効果がある。

(食物) 砂糖の添加は，寒天ゲルの離漿を抑制する。[2010]

【リシン】 ★★《リジン》 たんぱく質*を構成する塩基性アミノ酸*の1つ。必須アミノ酸*の1つでもある。代謝されアセトアセチルCoAとなるケト原性。米*，小麦などの穀類*中のたんぱく質には少なく，第一制限アミノ酸である場合が多い。一方，魚肉などの動物性たんぱく質*には豊富に含まれる。

(食物) リシン残基は，アミノカルボニル反応の反応性が高い。[2016]／有効性リシンは，アミノカルボニル反応により減少し，たんぱく質の栄養価を低下させる。[2016]

【リジン】 ➡リシン

【リスクアセスメント】 ★★《リスク評価》 可能なかぎりのデータをもとに科学的根拠に基づいてリスクの原因，伝播経路，曝露側の応答を定量的に評価すること。そのプロセスは，ハザードの同定(有害性

確認・危害要因判定)→用量反応関係評価→曝露評価→リスク判定の4つからなる。食品の安全性を確保するために，日本では食品安全基本法*に基づき，内閣府の食品安全委員会*が科学的根拠に基づいてリスクを評価している。

(社会) リスクアセスメント実施のため，内閣府に食品安全委員会が設置されている。[2010]

(食物) リスク評価は，危害要因判定，曝露評価，リスク判定からなる。[2013]／リスク分析の3要素は，リスク評価，リスク管理，リスクコミュニケーションである。[2013]／わが国においてリスク評価は，食品安全委員会が行う。[2013][2018]

【リスクアナリシス】 ★《リスク分析》 ヒトの健康に悪影響を及ぼすハザードを特定し，そのリスクを評価して，その発生を防止しリスクを低減するための考え方。リスクアセスメント，リスクマネジメント，リスクコミュニケーションで構成される。

(社会) リスクアナリシスは，食品の安全性を確保するのに用いられている。

【リスク因子】 ➡危険因子

【リスク管理】 ➡リスクマネジメント

【リスクコミュニケーション】 ★★ 産業界，地域住民等の利害関係者が，対象となるリスクに関する情報や意見を交換する相互プロセス。関係者がリスクについてともに考え対応する姿勢が重要であり，そのリスクに関してポジティブな面もネガティブな面も公正に伝えねばならない。

(社会) 食品安全委員会は，食品安全に関するリスクコミュニケーションを行う。[2010]

(食物) リスクコミュニケーションとは，関係者の間で情報や意見をお互いに交換することである。[2013]／リスク分析の3要素は，リスク評価，リスク管理，リスクコミュニケーションである。[2013]

【リスク比】 ➡相対危険

【リスク評価】 ➡リスクアセスメント

【リスクファクター】 ➡危険因子

【リスク分析】 ➡リスクアナリシス

【リスクマネジメント】 ★★★《リスク管理》

リスクの低減措置をとることを目的とした，実際的な意思決定行動。リスクマネジメントは問題の性格を把握することに始まり，手順はリスクマネジメントの計画の立案(plan)，計画の実施(do)，結果の評価(check)を行い，さらに評価結果に基づいて対応の見直し(action)を行う。食品の安全性の確保のために，リスクアセスメント*を受けておもに行政(農林水産省や厚生労働省)が食品添加物*などの基準を設定したり，リスク低減のための規制や指導などの対策を実施し，その効果を検証している。

(食物)リスク分析の3要素は，リスク評価，リスク管理，リスクコミュニケーションである。[2013]／わが国においてリスク管理は，行政の責務である。[2013]／食品のリスク管理は，厚生労働省等行政機関が行う。[2018]

(臨栄)リスクマネジメントには，リスクの特定が含まれる。[2017]

(給食)食事への毛髪混入予防は，リスクマネジメントの1つである。[2012]

【リスク要因】★ ⇨曝露要因
【リステリア菌】★ 人獣共通感染症*であるリステリア症の起因菌。グラム陽性の通性嫌気性桿菌で，自然界に広く分布し，魚介類*，農作物，生乳から検出される。食肉*では，牛肉，豚肉，鶏肉を汚染する。低温，酸性条件でも増殖し，食塩耐性であるため，長期冷蔵保存食品(乳製品，食肉製品，魚介類加工食品など)が汚染された場合，リステリア菌が増殖し原因食品となる。免疫機能の低い高齢者や新生児，妊婦*が感染しやすく，胃腸炎症状のみならずインフルエンザ*様症状が起き，重症化すると髄膜炎や敗血症*を併発し死亡することがある。

(食物)リステリア菌による食中毒は，チーズが原因となる。[2013]／リステリア菌は，ナチュラルチーズから感染しやすい。[2020]

【リスボン宣言】★ 1981年のWMA(World Medical Association:世界医師会)においてポルトガル・リスボンで採択された「患者の権利」に関する宣言。医師は，常に自らの良心に従い，また常に患者の利益のために行動し，また患者の自律性と正義を保証するための努力を払わねばならない。このことから，この宣言では，医師が認め推進する患者の主要な権利を述べている。おもな患者の権利として，①良質の医療を受ける権利，②医療保健サービス選択の自由の権利，③自己決定の権利，等々の権利が述べられ，「医師・医療従事者，医療組織は，この権利を認識・擁護していく上で共同の責任を負う」としている。

(臨栄)リスボン宣言とは，「患者の権利に関する世界医師会リスボン宣言」のことである。[2011]

【リセプター】⇨受容体
【リソソーム】★《ライソソーム水解小胞》加水分解酵素*を含む消化能をもつ細胞内小器官。一重の膜で包まれた小胞で内部構造をもたない。機能は①異物消化，②自己消化*:細胞内酵素，顆粒が新陳代謝により除去される，③生理活性物質の制御:過剰に生産された分泌顆粒が消化される。また生理活性物質の前駆体が活性化される。②自己消化のうち自己の細胞質成分を分解するものをオートファジー*(autophagy)という。栄養飢餓などにより過剰たんぱく質，異常たんぱく質が細胞内に蓄積するとその周りにリン脂質*が集まりリン脂質二重膜からなるオートファゴソームが形成される。そのオートファゴソームにリソソームが融合し分解酵素が供給されて内部の細胞質成分が分解される。

(人体)リソソームは，細胞質内の異物を分解処理する。[2006][2011][2013]／リソソームでは，たんぱく質の分解が行われる。[2014]

【リゾチーム】★★《ムラミダーゼ》 植物および動物の各種組織や分泌液，卵白などに広く存在する溶菌作用をもつ酵素*(EC3.2.1.17)。細菌*の細胞壁を構成するペプチドグリカンに作用し，N-アセチルムラミン酸とN-アセチルグルコサミンの間のβ-1,4ムラミド結合を加水分解する。おもにグラム陽性菌に対して溶菌活性を示す。

●リ/ソ/チ

リ

（人体）唾液はリゾチームを含む。[2013]

（食物）リゾチームは，卵黄よりも卵白に多い。[2018]

（応栄）リゾチームは，成熟乳よりも初乳に多く含まれる。[2016]

【離脱症候群】→薬物離脱

【律速酵素】★★《**鍵酵素，調節酵素**》 連続する酵素反応の中で一番活性の低い調節酵素。特定の成分の合成や分解などの代謝過程が2段階以上の酵素反応を経て行われる場合に，その一連の代謝速度を決定する律速段階になる酵素。一般に律速酵素の特徴には，非可逆的な反応を触媒*し，種々の代謝産物により阻害や活性化を受けること，半減期が短いものが多いこと，数秒～数分程度と比較的短時間で代謝変化に素早く応答すること，などがある。調節機構から2種類に分けられ，触媒部位以外で酵素活性が調節されるアロステリック酵素*と，酵素活性が別の酵素により化学修飾（リン酸化*，脱リン酸化，メチル化，アデニル化，アセチル化など）を受けて調節されるものがある。脂肪酸生合成ではアセチルCoAカルボキシラーゼが，またコレステロール生合成ではヒドロキシメチルグルタリルCoA還元酵素*（HMG-CoAレダクターゼ）が律速酵素である。

（人体）律速酵素（鍵酵素）とは，代謝経路で反応速度の最も遅い段階を触媒する酵素のことをいう。[2008][2012][2015][2017][2018]／律速酵素は，代謝系の速度を決める酵素である。[2021]／ヒトのコレステロール合成の律速酵素は，HMG-CoA還元酵素（HMG-CoAレダクターゼ）である。[2008][2009]／ヘキソキナーゼは，解糖系の律速酵素である。[2012]

【リナマリン】★《**ファセオルナチン，ファゼオルナチン**》 マメ科の種皮や果実，キャッサバの根などに含まれることがある有毒の青酸配糖体*。ビルマ豆，五色豆などの雑豆は製あんの原料として東南アジアなどから輸入されるが，分解酵素のリナマラーゼによりシアン化合物*（青酸）を生じ食中毒*を発生させることがある。消化不良，嘔吐，けいれんを起こす。食

中毒防止策として，輸入や製造について規制がある。食品衛生法*では豆類と生あんに成分規格が設けられ，製あん後にシアン化合物（青酸）は検出されてはならない。

（食物）キャッサバや青酸配糖体含有雑豆には，リナマリンが含まれる。

【離乳】★★ 乳児の成長に伴い，母乳または育児用ミルクなどの乳汁だけでは不足してくるエネルギーや栄養素を補完するために，乳汁から幼児食に移行する過程のこと。離乳の開始とは，なめらかにすりつぶした状態の食べものを初めて与えた時をいう。開始時期の乳児の発達の目安は，首のすわりがしっかりして寝返りができる，5秒以上座れる，スプーンなどを口に入れても舌で押し出すことが少なくなる，食べものに興味を示す，などがあげられる。

（応栄）離乳開始前に果汁を与えることは，栄養学的には認められていない。[2012][2019]／哺乳反射の減弱は，離乳開始の目安となる。[2010][2012][2017]／離乳の開始とは，なめらかにすりつぶした食物を初めて与えた時をいう。[2019]／離乳の開始は，生後5，6カ月頃が適当である。[2006][2008][2009][2017]／離乳開始後ほぼ1カ月は，離乳食を1日1回与える。[2006][2019]／離乳食の開始時は，調味料は必要ない。[2019]／離乳を開始して1カ月を過ぎた頃から，離乳食は1日2回にしていく。[2014][2018]／離乳の進め方において，舌と上あごでの押しつぶしが可能になってきたら，舌でつぶせる固さのものを与える。[2014]／咀嚼機能は，離乳の完了より後に完成される。[2014]

【離乳食】★★ 母乳または育児用ミルクなどの乳汁だけでは不足してくるエネルギーや栄養素を補完するために，乳汁から幼児食に移行する過程を離乳といい，その時に与える食事を離乳食という。「離乳の進め方の目安」について2019年版の特徴は，次のとおり。①「離乳の進め方の目安」のとらえ方について理解を深めるため，「以下に示す事項は，あくまでも目安であり，子どもの食欲や成長・発達の状

●リダツ

リ

況に応じて調整する」が上部にあげられた。②「離乳初期」「離乳中期」「離乳後期」「離乳完了期」という表現が加えられた。③卵黄は、アレルギーに対する最近の知見を反映し、離乳初期より開始となった。④離乳の進行には、乳幼児の口内の状態や摂食機能の発達などが影響するため「歯の萌出の目安」「摂食機能の目安」が付け加えられた。⑤「衛生面に十分に配慮して食べやすく調理したものを与える」が補足された。

(応栄) 哺乳反射の減弱がみられたら、離乳食を開始する。[2012][2018][2020]／離乳食は、1日1回から与える。[2015][2020]／離乳を開始して1カ月を過ぎた頃から、離乳食は1日2回にしていく。[2009][2018]／生後9カ月頃から、離乳食は1日3回にする。[2007][2008][2010][2012][2013][2017]／離乳食介助では、スプーンを乳児の口の奥までは入れない。[2012]／離乳食を開始しても、母乳をフォローアップミルクに置き換えなくてよい。[2020]

【リノール酸】★★　必須脂肪酸*の1つ。炭素数18、二重結合2のn-6系の脂肪酸*。生体内では、エネルギー*源となる他、生体膜リン脂質成分であるアラキドン酸*に代謝される。ヒト血清中では総脂肪酸の約5%を占める。コレステロールエステル画分の主要脂肪酸である。食品としては植物乾性油に含まれ、サフラワー油では脂肪酸の約70%を占める。一般にリノール酸、α-リノレン酸など不飽和脂肪酸*含量の高い油脂は自動酸化*を受けやすく、加熱重合を起こしやすい製品が多い。

(人体) アラキドン酸は、リノール酸から生成される。[2011][2012]

(食物) バターのパルミチン酸含量は、リノール酸含量より多い。[2011]

(基栄) リノール酸は、飽和脂肪酸から生成できない。[2012][2015]

【リパーゼ】★★★　グリセロール・エステル加水分解酵素*。膵リパーゼは食事由来の中性脂肪*をモノアシルグリセロールと脂肪酸に加水分解する。ホルモン感受性リパーゼ*は脂肪細胞*内に存在して中性脂肪の分解を促進し、血中遊離脂肪酸*濃度を増加させる。リポたんぱく質リパーゼは毛細血管の血管内皮細胞表面に存在し、細胞外で血中中性脂肪の分解を促進、生じた遊離脂肪酸を細胞内に取り込ませて中性脂肪の貯蔵を促進させる。血中リパーゼの上昇は膵臓疾患の指標となる。慢性膵炎*の非代償期では膵機能の荒廃によりアミラーゼ*、リパーゼ活性は低値となる。リパーゼが有するエステル交換反応を利用し、消化性のよいMCT(中鎖脂肪酸*)の合成、安定性の高い高度不飽和脂肪酸*含有油脂が開発されている。

(人体) 膵液は、リパーゼを含む。[2019]／リパーゼは、中性脂肪を分解する。[2021]

(食物) グロビンたんぱく分解物は、リパーゼの阻害による中性脂肪の低下作用がある。[2013]

(基栄) 中鎖脂肪酸で構成されたトリアシルグリセロールは、リパーゼによって分解され、吸収される。[2011]／膵リパーゼの働きは、胆汁酸によって促進される。[2020]

(臨栄) 急性膵炎では、血清リパーゼ値が上昇する。[2011]

【リフィーディング症候群】★《リフィーディングシンドローム、RFS:refeeding syndrome》　慢性的な低栄養患者が栄養を急速に摂取することで、水、電解質分布の異常を起こす病態。低リン*血症、低カリウム*血症、低マグネシウム*血症、尿*量の減少、浮腫*、高血糖*を呈し、症状としては不整脈、心不全*、呼吸困難、けいれん発作、脱力、溶血性貧血*などがあり、重篤な場合は死に至る。長期間の経口摂取不足、アルコール依存症、神経性食欲不振症*、長期間の静脈栄養が原因となる。低BMI*(<16)、過去3～6カ月で体重減少が15%を超える高リスクの患者には、栄養投与開始12～24時間前にビタミンB群と総合ビタミン製剤、リン、カルシウム*、マグネシウム、カリウム、微量元素*製剤の投与を行い、栄養投与速度を考慮する。

(臨栄) リフィーディング症候群とは、飢餓状態での栄養投与が致死的な全身合併症を引き起こ

●リフィ

リ

す病態をいう。[2006]／リフィーディング (refeeding)症候群の評価には，血清リン値を用いる。[2016]／神経性食欲不振症において急激な栄養補給は，リフィーディング症候群を起こすことがある。[2016]

【リフィーディングシンドローム】➡リフィーディング症候群

【リプロダクティブ・ヘルス】★　生殖システムとその機能・過程において，身体的・精神的・社会的に完全に良好な状態。1994年にカイロで開催された第3回「国際人口開発会議」において，この概念が提唱された。この概念は，今日ではかならずしも妊娠*・出産だけを対象とはしていない。性行動(特に青少年)，家族計画，中絶と避妊，乳児・妊産婦死亡，性感染症*もその対象となる。

(栄教) リプロダクティブ・ヘルスは，女性の性に関わる権利を守り，女性自身の健康を守ることを重視している。／少子高齢社会のわが国では，今後，リプロダクティブ・ヘルスを積極的に推進する必要がある。

【リボ核酸】➡RNA

【リポキシゲナーゼ】★　脂肪酸基質に分子状酸素を添加する酵素*。−CH＝CH−CH₂−CH＝CH−(シス型*の二重結合)の構造をもつ多価不飽和脂肪酸*(リノール酸*，アラキドン酸*など)に酸素分子を添加し，ヒドロペルオキシドを生成する。マメ類，アスパラガス，小麦，らっかせいなどに多い。

(食物) 大豆の青臭いにおいは，リポキシゲナーゼにより生成した脂質ヒドロペルオキシドの分解物であるアルデヒドによる。

【リボース】★　五炭糖*の一種。生体内では，塩基*と結合してヌクレオシドに，さらにリン酸と結合してヌクレオチド*になって存在する。RNA*に含まれ，NAD*，NADP*，FAD*，CoA*などの補酵素*の構成成分である。ペントースリン酸経路(五炭糖リン酸回路*)でリボース-1-リン酸，リボース-5-リン酸のような糖リン酸エステルとして生合成される。DNA*の構成成分の五炭糖はリボースの2位が水酸基に置換されたデオキシ

リボース*である。

リボースの構造

(人体) リボースは，RNAの構成糖である。[2015]／ペントースリン酸回路では，リボース-5-リン酸が生成される。[2008]

【リボソーム】★《リボゾーム》　RNA*とたんぱく質*からなる大きな複合体で，大小2つの構成単位からなる，たんぱく質合成の場である。リボソームは，細胞質*に遊離状態で存在するか，あるいは小胞体*等に付着(粗面小胞体)している。DNAからの遺伝情報を転写したmRNA*は，はじめにリボソームの小サブユニットに結合する。次にmRNAのアミノ酸に対応するコドン*に相補的な，tRNA*のアンチコドンが結合し，その遺伝情報をもとにtRNAが運搬したアミノ酸が連結して，たんぱく質が合成される。リボソームは，全ての生物に存在するが，生物種により構造が異なる。

(人体) リボソームでは，たんぱく質が合成される。[2017][2021]／核小体は，リボソームRNAの合成とリボソームの組み立ての場である。[2008]／細胞内RNAで量が最も多いのは，リボソームRNAである。[2012]

【リボゾーム】➡リボソーム

【リポたんぱく質】★★★　脂質*とたんぱく質*の複合体の総称。細胞膜*や赤血球膜を構成する成分もリポたんぱく質であるが，普通リポたんぱく質とよぶ時には血漿(清)リポたんぱく質を指す。血漿(清)リポたんぱく質は水に不溶の脂質の運搬などに重要な役割を果たしている。比重の低いものから順に，キロ(カイロ)ミクロン，超低比重リポたんぱく質(VLDL*)，低比重リポたんぱく質(LDL*)，高比重リポたんぱく質(HDL*)に，大きく分類される。その組成はリポたんぱく質によって異なるが，たんぱく

質を2～50％含み，脂質としては中性脂肪*（トリアシルグリセロール）・コレステロール*・コレステロールエステル・リン脂質*などを含んでいる。キロミクロンとVLDLはトリアシルグリセロール，LDLはコレステロール，HDLはリン脂質が比較的多い。

(人体) リポたんぱく質のコア部分は，中性脂肪とコレステロールエステルからなる。[2012]／アポたんぱく質（アポリポたんぱく質）は，リポたんぱく質のたんぱく質部分をいう。[2009]

(基栄) リポたんぱく質は，粒子の内側に疎水成分をもつ。[2018]

【リポたんぱく質リパーゼ】 ★《LPL:lipo-protein lipase》 リポたんぱく質*中のトリアシルグリセロール*を分解する酵素*。キロ（カイロ）ミクロン*やVLDL*によって運ばれたトリアシルグリセロールは毛細血管壁に存在するリポたんぱく質リパーゼによって分解される。生じた遊離脂肪酸*は各組織へ取り込まれ利用される。リポたんぱく質リパーゼ欠損により原発性（家族性）脂質異常症*を呈する。

(人体) リポたんぱく質リパーゼ（LPL）は，トリグリセリドを加水分解する。[2008]／リポたんぱく質リパーゼは，インスリンによって合成亢進される。[2010][2012]／食後，リポたんぱく質リパーゼの活性が上昇する。[2014]

【リボフラビン】 ⤵ビタミンB₂

【リモデリング】 ★ 骨吸収*と骨形成*からなる骨代謝（骨の再構築）。骨は絶えず吸収と形成を繰り返している。成長期*には骨形成が骨吸収を上回るため，骨は大きくなる。一方，成人期以降では骨吸収が骨形成を上回るため骨量*は減少していく。

(人体) 骨吸収と骨形成は連続して行われ，骨が生まれ変わることを，骨のリモデリングという。

【リモネン】 ★《limonene》 かんきつ類に多く含まれる香気物質。単環式モノテルペン炭化水素のリモネン（$C_{10}H_{16}$）はレモン様の香気を示す。橙皮油，レモン油，ベルガモット油，ハッカ油などに多量に含まれる。

(食物) リモネンは，みかんのにおい成分である。

【硫酸紙】 ★ 硫酸で処理することにより，紙の表面を緻密な構造とし，耐水性・耐脂性を高めた紙。薬包紙としても利用される。カニの缶詰*では内容物を包み，変色防止に用いる。カニに含まれている硫黄化合物が，缶の金属と反応して，部分的に黒い斑点ができるのを防ぐためである。最近は，缶の金属表面をコーティングしてある缶（TFS缶*）があるため，こうした缶では硫酸紙を必要としないのだが，身崩れの防止などに利用することもできる。

(食物) かにの缶詰に入っている硫酸紙は，化学反応によって起きる黒変を防止する。

【流動食】 ★ 流動状で消化*がよく，食物残渣や機械的刺激の少ないもの，また口腔内で速やかに流動状になる食物の総称。水分補給がおもな目的で，糖質*食品を主とした水分が多く，栄養価は低い。

(臨栄) 栄養失調の治療は，早期にはバランスのとれた流動食を少量ずつ与えていく。[2012]／流動食の目的の1つは，水分の補給である。[2012]

【量－反応関係】 ⤵用量反応評価

【リン】 ★★★ 主要ミネラル（無機質）*の1つ。成人の体内には体重の1％に相当する約670gのリンが含まれている。体内リンのうち，80％が骨*，歯*に，残りが筋肉*，脳*・神経に存在する。核酸*や細胞膜*，FAD*，NAD*などの構成成分である。エネルギー代謝*に関与しているATP*もリンを含む。食事中のカルシウム*とリン比率が1：1程度が望ましく，リン比率が極端に高くなるとカルシウムの吸収率が減少する。高リン血症は腎不全*でみられ，腎の排泄障害が主因とされている。副甲状腺機能低下症でも血清リンは高値を示す。

(人体) 副甲状腺ホルモンは，リンの再吸収を抑制する。[2010][2015][2017]

(基栄) リンは，核酸の構成成分である。[2012]／体内のリンの80％以上は，骨組織に存在する。[2015]／小腸でのリンの吸収は，ビタミンDで増加する。[2009]／リンの過剰摂取は，カルシ

●リ

リ

ウムの腸管吸収率を低下させる。[2010][2018]

(臨栄) 飢餓状態患者では，血清リン値を確認する。[2013]／原発性副甲状腺機能亢進症では，血清リン値の低下がみられる。[2013]／慢性腎不全では，血清リン値は上昇する。[2011]／COPDでは，呼吸筋の機能維持に必要なため，リン の十分な摂取が重要である。[2021]／くる病では，高リン食を指導する。[2020]

【リンゴ酸】★ クエン酸*，酒石酸*などと同じ有機酸*の一種。炭素数4個からなり，2位に水酸基をもつジカルボン酸。りんごやぶどうの果実中に広く存在し，酸味を呈する。クエン酸回路*の一員でリンゴ酸デヒドロゲナーゼの作用でオキサロ酢酸*(オキザロ酢酸)になる。

(食物) 果物に含まれる有機酸は，クエン酸，リンゴ酸，酒石酸などが主要なもので，特にクエン酸はさわやかな酸味を与える。

【リン酸化】★ 物質がリン酸基を得ること。代謝調節の多くは律速酵素*のリン酸化，脱リン酸化によって行われている。よく知られているものはグリコーゲン*の代謝調節で，グリコーゲンシンターゼはリン酸化により不活性型となり，脱リン酸化により活性型となる。グリコーゲン分解を触媒するグリコーゲンホスフォリラーゼ*は逆にリン酸化で活性型となり，脱リン酸化で不活性型となる。また，一般にATP*などのリン酸基を他の化合物に転移し，リン酸化する酵素*を総称してキナーゼとよぶ。キナーゼの反応にはMg^{2+}などの金属イオンを必要とすることが多い。また，たんぱく質*のリン酸化酵素(プロテインキナーゼ)はアミノ酸*の中でセリン*／トレオニン*かチロシン*をリン酸化することがほとんどで，細胞内シグナル伝達*における例として，インスリン受容体のチロシンリン酸化が有名である。

(人体) 解糖系の第一段階は，グルコースのリン酸化の反応である。[2009]／酵素たんぱく質のリン酸化は，酵素活性を調節する。[2021]

【リン脂質】★★ リンを含んだ複合脂質の総称。おもに生体膜*の構成成分として広く分布する。血清脂質や卵黄などに

も含まれる。構成成分により，グリセロリン脂質とスフィンゴリン脂質とに分けられる。グリセロリン脂質は，グリセロール，脂肪酸*，リン酸，塩基*からなる。グリセロール1,2位炭素に脂肪酸が，3位炭素にリン酸がエステル結合したものをホスファチジン酸とよぶ。また，3位のリン酸基にコリン*，エタノールアミン，イノシトール，セリン*などが結合するが，コリンの結合したホスファチジルコリン(レシチン*)は，グリセロリン脂質の中で最も多く見いだされる。エタノールアミンが結合したものはホスファチジルエタノールアミン(ケファリン)である。分子中に疎水性の部分と親水性の部分をもつので乳化作用*があり，マヨネーズの製造などに利用される。2位の脂肪酸は不飽和脂肪酸*であり，酸化されやすい。スフィンゴリン脂質はスフィンゴシン，脂肪酸，リン酸からなる。スフィンゴシンと脂肪酸が結合したものをセラミドという。セラミドにコリンリン酸が結合したものをスフィンゴミエリン*という。スフィンゴミエリンは脳神経細胞の構成脂質である。

(人体) スフィンゴミエリンは，リン脂質である。[2007]／細胞膜は，リン脂質の二重層からなる。[2014]／細胞膜ではリン脂質は，疎水性の部分をお互いに内側に向けた二重層の配置をとっている。[2012]

(食物) リン脂質のリン酸部分は，親水性を示す。[2015]／卵黄のリン脂質は，レシチンを含む。[2018][2020]

【臨床検査】★ 病気の診断，治療のために行う様々な検査のこと。検査は大きく2つに分けられる。血液・尿*などの成分の測定や細胞や組織構造などを調べる検体検査と，心電図*，呼吸機能検査，脳波，画像検査(CT*スキャン，MRI*検査，超音波検査*など)も含む生理的検査である。検体検査には，生化学的，血液学的，免疫学的，細菌学的，病理学的，遺伝子学的の検査などがある。対象者の健康・栄養状態や病態を客観的に評価するには，低栄養状態の指標として総たんぱく値，血

●リンゴ

リ

清アルブミン値，窒素平衡，尿中クレアチニン値，総リンパ球数など，貧血*の指標として赤血球*数，ヘモグロビン*値，ヘマトクリット*値など，脂質異常症*の指標として血清総コレステロール値，LDLコレステロール値，HDLコレステロール値，トリグリセリド値など，耐糖能異常の指標としてヘモグロビンA1c値，血糖値*などが用いられる。

(人体) 健常者の臨床検査値は，基準値からはずれることもある。[2006]

(栄教) 臨床検査では，血液や尿の検査を行う。

【臨床診査】★ 視診，触診，問診*などにより，対象者の健康・栄養状態や病態を把握する方法。視診では，対象者の顔貌，頭髪，眼瞼結膜，口唇，口腔内，皮膚*・爪などの状態を観察する。触診では，皮膚の状態，浮腫*の有無，甲状腺腫*の有無，リンパ腺腫大の有無などを観察する。問診では，自覚症状，既往歴*，家族歴*，現病歴，体重歴，生活パターン，食事内容，摂食機能・作業能力，薬剤服用歴，喫煙歴，飲酒歴，などを多角的に聴取する。

(栄教) 臨床診査とは，主訴，現病歴，既往歴，体重歴，家族歴，臨床症状の観察(肥満，るいそう，無月経など)である。[2006]

【リンたんぱく質】★ 構成アミノ酸の水酸基側鎖(セリン*，トレオニン*，チロシン*残基)にリン酸基をエステル結合*したたんぱく質*。乳たんぱく質カゼイン，卵黄ホスビチン，卵黄*ビテリン，卵白*オボアルブミンなどがある。

(食物) カゼイン，ホスビチンは，リンたんぱく質である。

【リンパ管】★★ 集まった組織液(細胞外液*のうち細胞間を満たす組織間液)を，胸管を介して静脈系に移行する役割をもつ管。その中を流れる液をリンパ液という。食後，消化吸収された脂質*は，リポたんぱく質であるキロ(カイロ)ミクロン*を形成し，腸管のリンパ管に取り込まれる。さらに，胸管を経て鎖骨下静脈と合流し，全身に運ばれる。

(人体) リンパ管は，左鎖骨下静脈に合流する。[2008]

(基栄) 中性脂肪，脂溶性ビタミンなどの脂溶性栄養素は，小腸吸収細胞でキロミクロンに取り込まれてリンパ管に入る。[2008]

【リンパ球】★ おもにリンパ系組織や血液中に存在する細胞*。末梢血の白血球*中に占める割合は30%前後。赤血球*や血小板*とともに骨髄造血幹細胞を起源とする。骨髄で分化・成熟してできるB細胞，骨髄を出たのち胸腺に入り，そこで分化・成熟するT細胞*がある。

(人体) Bリンパ球は，骨髄でつくられる。[2007] ／Tリンパ球は，胸腺で成熟・分化する。[2007]

【リンパ組織】★ リンパ節，脾臓，胸腺，パイエル板，扁桃など，リンパ球*を主体とする組織や器官。胸腺や骨髄の一次リンパ器官で成熟した免疫担当細胞は，脾臓やリンパ節，パイエル板などの二次リンパ器官のリンパ組織に分布する。

(人体) 胸腺は，造血臓器からきた未熟なリンパ球を分化させT細胞を産生して，全身のリンパ組織に分配させる。

(応栄) リンパ組織の機能的成長は，思春期で最大となる。[2015]

【倫理指針】★ 個人の尊厳および人権の尊重，その他の倫理的観点ならびに科学的観点から，研究および治療に携わる全ての関係者が遵守すべき指針。社会の理解と協力を得て，研究および治療の適正な推進をはかるために作成されている。例えば，研究計画の学問的合理性は「人を対象とする医学系研究に関する倫理指針」の対象となる。

(社会) 研究は，「人を対象とする医学系研究に関する倫理指針」に従う。[2018]／「疫学研究に関する倫理指針」では，研究対象者が当該研究の実施に同意した場合であっても，随時これを撤回できることになっている。[2011][2018]／研究計画の学問的合理性は，「疫学研究に関する倫理指針」の対象になっている。[2011]

【ルー】★ 薄力粉*を油脂で炒めたもの。ソースやスープに濃度をつけるために用いる。温度と時間によってホワイトルー(120～130℃)，ブラウンルー(160～180℃)，未加熱のブールマニエがある。加熱とともにでんぷん*の一部がデキストリ

ン*化し，粘性*が低下する。

（食物）ルーは，薄力粉を油脂で炒めたもので，炒め方の程度によりホワイト(120～130℃)，ブラウン(160～180℃)がある。

【累積度数】★ 「特定の階級まで」にあるデータの数。したがって，ある階級までに，全体の度数のうちどれだけ集まっているかをみることができる。また，各階級の累積度数全体に対する比率を示したものが相対累積度数である。

（栄）累積度数分布は，ある級までに全体の度数のうちどれだけが集まっているかをみる場合に便利である。

【るいそう】⇨やせ

【ループス腎炎】★ 全身性エリテマトーデスの自己免疫反応の結果生じる免疫複合体が，腎臓*に沈着したり局所で産生されることにより惹起される糸球体腎炎。血尿かたんぱく尿*，あるいはその両者がみられ，高血圧*を伴うこともある。約半数はネフローゼ症候群の形をとる。進行性には劇症型の経過をたどり，腎不全*に至ることもある。ちなみにループスとはラテン語でオオカミの意味である。本疾患の英語名(SLE：systemic lupus erythematosus)にはループス(lupus)の語が入っており，これはオオカミに噛まれたような皮疹が出ることに由来している。

（人体）全身性エリテマトーデスではループス腎炎が起こる。[2008][2015]

【ルブナー】⇨ルブネル

【ルブネル】★《Max Rubner, ルブナー》ドイツの生理学者(1854～1932)。特異動的作用(食事誘発性熱量)をみいだし，三大栄養素の生理的燃焼係数を糖質* 4.1kcal/g，脂肪* 9.3kcal/g，たんぱく質* 4.1kcal/gと定めた。

（基栄）ルブネル(Rubner,M.)は，特異動的作用(食事誘発性熱量)を見出した。[2006][2014]

【レアギン抗体】⇨IgE

【冷蔵】★ 0～15℃の温度帯で，食品を凍結*させることなく貯蔵する方法。常温と比較して，品質低下を抑制することができる。この温度帯では，青果物は呼吸

を続け，微生物の繁殖を完全に防止することはできないため，長期保管はできない。近年，チルド(0℃付近)，氷温(－1℃付近)，パーシャル(－3℃近辺)といった冷蔵と冷凍の中間に位置する温度帯での冷蔵技術が活用されている。

（食物）冷蔵では，保存性が低下する野菜類がある。[2017]

（給食）検収から調理までの間，魚介類は5℃以下，食肉類は10℃以下で冷蔵保管する。

【冷凍】★★ 食品を氷結点以下に冷却して凍結*する操作。冷凍保存食品に広く利用される標準的な冷凍貯蔵温度は－18℃以下で，微生物の繁殖限界温度以下となる。1～2年間品質保持可能。食品の冷凍法には送風による凍結法，接触による凍結法，ブラインに浸漬する凍結法，液体窒素による凍結法などがある。魚介類の冷凍食品は－30～－70℃を利用した急速凍結*法で処理し，5mm程度の薄い氷の被膜(グレーズ)をつけて酸化を防止している。

（食物）食品衛生法では，冷凍食品とは－15℃以下で流通する食品をいう。[2007]／冷凍すると，魚の油焼けが起こりやすくなる。[2007]／冷凍保存しても食品の酸化は進む。[2016]／冷凍魚の表面に氷衣(グレーズ)をつけるのは，脂質の酸化を抑制するためである。[2009][2010]／冷凍する時は，最大氷結晶生成帯(－1～－5℃)での滞留時間を短くする。[2010]／冷凍状態では，酵素の活性は低下する。[2014]／冷凍保存により，食品は脱湿する。[2014]／冷凍処理は，寄生虫症の予防になる。[2016]／冷凍では，一般的な微生物の生育は抑制される。[2015]

（給食）冷凍状態で納品される食材は，表面温度計で品温を測定する。[2011]／野菜の冷凍食品は，食数変動に対応することが可能である。[2017]／野菜の冷凍食品は，下処理の労力を削減することができる。[2017]

【冷凍野菜】★《凍結野菜》 野菜中の酵素*作用による変質を防止するためにブランチング*を行い，酵素を不活性化させて凍結したもの。冷凍食品の保存温度は一般に－18℃以下であり，この温度以上では保存中に氷結晶が生成し色や香り，テ

クスチャー*の劣化等が生ずる。市販の冷凍野菜は，ミックスタイプの冷凍野菜と単品の冷凍野菜があり，それぞれカットや下処理されたものや加熱済みのものもあるので，用途に応じて選択する。

(食物) 冷凍野菜をつくる時には，ブランチングが必要である。

【冷凍冷蔵庫】 ★　食品類の鮮度*保持，貯蔵，冷却を行うため，断熱材で囲まれた一定空間を低温に制御した保存用機器。冷蔵庫の庫内温度は一般に0〜10℃程度(冷蔵室は3〜5℃，ドアポケットは6〜8℃)，冷凍室は−18℃以下に設定されている。わが国の家庭用冷凍冷蔵庫は多機能で，野菜室(6〜9℃)，パーシャル(−2〜−3℃)，チルド(0〜−2℃)など温度調整ができるものが多い(温度幅は製品差あり)。冷蔵庫の冷却方式には，ガス圧縮方式(冷媒の状態変化に伴う気化熱・凝縮熱を利用，現在の冷蔵庫の大部分がこれを採用)，ガス吸収式(気化熱を利用)，電子式などがある。冷媒は環境汚染問題によって，従来のフロン*(フルオロカーボン)から代替フロン(HFC:Hydrofluoro-carbons)などへ移行し，さらにノンフロンのイソブタンなどに代わっている。日本では2002年(平成14)以降，イソブタンを用いたノンフロン冷蔵庫が出回っている。貯蔵には乾燥やにおい移り防止のため密閉容器やラップ*を用い，庫内容量の65%以下が望ましい。

(給食) 食材保管においては，細菌の増殖を防ぐため，冷蔵庫の温度の管理基準を設定する。[2008]

【レイノー病】 ⤳白ろう病

【レクチン】 ★　細菌*，植物，動物などに広く含まれる血球凝集作用物質。たんぱく質*または糖たんぱく質からなり，細胞膜*複合糖質の糖鎖と結合することによって，細胞の機能活性化，凝集，障害，分裂誘発などの作用を及ぼす。豆類には赤血球*を凝集させるレクチン(ヘマグルチニン)が含まれている。

(食物) 小豆のレクチンは，赤血球凝集作用があり有毒たんぱく質であるが，加熱により消失する。

る。

【レジスタンス運動】 ★★　局所あるいは全身の筋群に負荷(抵抗)を与え，筋力，筋パワーに代表される筋活動力の向上を目的とした運動*。有効に実施すれば，筋力，筋持久力を増強し，柔軟性を高め，有酸素運動*と同じように体構成を改良し，インスリン抵抗性*や耐糖能*を改善させ基礎代謝*を高めることができる。抵抗負荷のかけ方として，ダンベルやバーベルなどの重量物を用いる方法がよく知られている。

(社会) 高齢者に対しては，持久運動と軽レジスタンス運動が推奨されている。

(応栄) 軽レジスタンス運動は，健康増進の目的に適切である。

【レジスタントスターチ】 ★《難消化性でんぷん》　α-アミラーゼ*で加水分解されにくいでんぷん*のこと。消化*に対して抵抗性(レジスタント)があるという意味でレジスタントスターチとよばれる。通常，でんぷんのほとんどは唾液*および膵液*中のα-アミラーゼ，小腸粘膜のグルコアミラーゼ，マルターゼ*やイソマルターゼによって完全に消化されて吸収*される。しかし，硬い結晶構造をもつ炭水化物*や生でんぷん，老化でんぷん*の一部は消化されずに大腸まで到達する。大腸まで移行したレジスタントスターチは食物繊維*と類似した生理作用をもつ他，腸内細菌によって発酵*を受け，短鎖脂肪酸*，炭酸ガス，水素ガス，メタンガスなどを生成する。

(食物) レジスタントスターチには，食物繊維としての特性がある。[2006]／レジスタントスターチは，でんぷんの難消化性部分からなる。[2012]／レジスタントスターチは消化されにくい。[2016]

【レシチン】 ★★《ホスファチジルコリン》　代表的なリン脂質。グリセロール(グリセリン)に脂肪酸*2分子とリン酸が結合したホスファチジン酸のリン酸部にコリン*がエステル結合した構造。1つの分子が疎水性(脂肪酸部)と親水性(リン酸部)の性質をもつ両親媒性物質で，乳化性(界面活

性作用）を有する。大豆*や卵黄*に多く含まれ、マヨネーズの製造などに乳化剤として利用される。

（**人体**）ホスファチジルコリン（レシチン）は、複合脂質である。[2021]／ホスファチジルコリンは、リン脂質である。[2014]／ホスファチジルコリンは、生体膜の構成成分である。[2021]／ホスファチジルコリン（レシチン）は、滑面小胞体で合成される。[2021]／ホスファチジルコリン（レシチン）は、胆汁に含まれる。[2021]／ホスファチジルコリン（レシチン）は、ホスホリパーゼで分解される。[2021]

（**食物**）大豆レシチンは、乳化剤として利用される。[2012]／卵黄のリン脂質では、レシチンの割合が最も高い。[2020]

【レシチンコレステロールアシルトランスフェラーゼ】★《LCAT：lecithin-cholesterol acyltransferase》
遊離コレステロール*をコレステロールエステルに変換する酵素*。組織のコレステロールをリポたんぱく質であるHDL*に取り込むさいに働く。レシチンコレステロールアシルトランスフェラーゼ（LCAT）は、HDLの表面に存在し、レシチン*の2位の脂肪酸*を抜き取り、遊離型コレステロールに転移する。その結果、末梢組織の遊離コレステロールはエステル型に変換される。エステル型となったコレステロールの水和性は減少し、それによりHDL内部に取り込まれる。

（**人体**）LCATは、レシチンの脂肪酸を遊離コレステロールに転移する酵素である。

（**基栄**）HDLは、レシチンコレステロールアシルトランスフェラーゼ（LCAT）の作用によりコレステロールを取り込む。[2021]

【レセプター】⊃受容体
【レセプト】★
医療機関が保険者に医療費を請求する時に用いる診療報酬*明細書。特定健康診査*・保健指導においては、健診・保健指導データとレセプトを突合して分析することにより、医療費の変化等を評価すること（アウトカム評価*）などに活用することが可能である。

（**公栄**）医療保険のレセプトは、アウトカム評価に活用できる。[2011][2012]

【レチナール】⊃ビタミンA
【レチノイン酸】★
ビタミンA*（レチノイド）のカルボン酸型。成長や上皮組織*の維持に必要である。また、発がん抑制作用などの生理効果を発揮する。レチノイン酸は核内のレチノイン酸レセプターと結合し、標的遺伝子群の発現を転写レベルで制御している。レチノイン酸には視覚作用維持の効果はない。

（**人体**）レチノイン酸は、細胞内の受容体と結合して、DNAからのmRNAの転写調節に関与する。

【レチノール】⊃ビタミンA
【レチノール活性当量】★
ビタミンA*の効力を表す単位。μgRAEとも表記する。ビタミンAは植物性食品に多く含まれるカロテノイド色素（β-、α-カロテン*、β-クリプトキサンチン*など）からも生成される。カロテノイドのビタミンAとしての働きの大きさは、その吸収率と変換率の両方から算出される。レチノールの吸収率は70～90％以上であるのに対して、β-カロテンの吸収率は精製β-カロテンを油に溶かしたβ-カロテンサプリメントを摂取した場合と比べると、それより低く約1/6となている。また、β-カロテンのビタミンAへの転換効率は50％である。そこで、食品中のビタミンAとしての働きの大きさは、レチノール活性当量として次式で表される。レチノール活性当量（μgRAE）＝レチノール（μg）＋β-カロテン当量（μg）×1/12＋α-カロテン（μg）×1/24＋β-クリプトキサンチン（μg）×1/24＋その他のプロビタミンAカロテノイド（μg）×1/24。

（**食物**）日本食品標準成分表では、レチノール活性当量は、レチノールとβ-カロテン当量に係数1/12を乗じたものとの合計で求める。[2014]

【レチノール結合たんぱく質】★★★
ビタミンA（レチノール）輸送たんぱく質。肝細胞で合成される。血清中濃度3～7mg/dL。半減期は12～16時間と短く、急速代謝回転たんぱく質の1つである。短期間の食事たんぱく質の栄養状態の判定指標として利用される。

（**基栄**）トランスフェリンの半減期は、レチノー

●レシチ

レ

ル結合たんぱく質より長い。[2017]

（応栄）血清レチノール結合たんぱく質は，動的アセスメントの指標として用いられる。[2016]／血清レチノール結合たんぱく質は肝機能異常（肝胆道疾患）で減少する。[2011]

（臨栄）動的栄養アセスメントとしてレチノール結合たんぱく質を測定する。[2008][2015][2017]

【劣化】★　加工・貯蔵中に起こる食品の品質低下。加熱処理・長期貯蔵に伴う食品成分間反応，生組織の酵素的反応，微生物汚染・繁殖，害虫による食害などによって起こる。食品成分間反応による劣化には非酵素的褐変，有効性リシン*（リジン）の損失，でんぷん*老化，油脂の自動酸化*などがある。

（食物）油脂の劣化は，光線により促進される。[2014]／油脂の劣化は，窒素により抑制される。[2014]

【レディフードシステム】★　給食生産システムの1つ。調理システムとしては，クックチル，クックフリーズ*，真空調理*である。あらかじめ調理してストックしたものを，必要な時に再加熱して提供する。病院給食*の院外調理*方式がこれに該当する。

（給食）クックフリーズは，レディフードシステムである。[2019]

【レトルト食品】★《レトルトパウチ食品》
製造工程中にレトルト（高圧殺菌釜）を使って容器に詰めた食品を殺菌*したもの。広義では缶詰*も含まれるが，一般には袋（パウチ）に詰めたレトルトパウチ食品をいう。パウチはプラスチックを主体とした合成樹脂や，アルミ箔を積層加工（ラミネート加工）したフィルムの包装材が広く使用される。最近では，高温による短時間殺菌により，テクスチャー*の変化，ビタミン類の損失を防いでいる。

（食物）レトルトパウチ包装は，調理済み食品に使われている。[2006]／レトルト食品の包材には，ラミネートフィルムが使われる。[2008]

【レトルトパウチ食品】→レトルト食品
【レニン】★★　血圧維持のためのたんぱく質分解酵素*の1つ。腎の傍糸球体装置

から分泌され循環血に入る。血中でレニンは，アンギオテンシノーゲンに作用してアンギオテンシン*Ⅰを産生する。アンギオテンシンⅠは，アンギオテンシン変換酵素*（ACE）によりアンギオテンシンⅡとなる。アンギオテンシンⅡは末梢血管の平滑筋*を直接収縮させ，また，副腎皮質にある受容体に結合することによりアルドステロンの合成・分泌を促進させて，強い血圧上昇作用を発現する。全身血圧が上昇するとレニンの分泌が抑制され，血圧が下がるとレニンの分泌が増加する。このように，レニン－アンギオテンシン系は血圧上昇を介した血液の循環調節にとって重要な機構である。

（人体）レニンは，アンギオテンシノーゲンからアンギオテンシンⅠを生成する。[2007][2011][2013]／レニンは腎臓の傍糸球体装置から分泌される。[2008][2014]／循環血液量が減少すると，レニンの分泌が促進される。[2013][2018]／原発性アルドステロン症では，血漿レニン活性が低下する。[2013]／レニン分泌の増加は，血圧を上昇させる。[2021]

【レプチン】★★★　脂肪細胞から分泌される肥満*抑制ペプチドホルモン。1994年に発見され肥満研究に新しい時代を拓いた。脂肪細胞から分泌され，食欲を抑制しエネルギー消費を促進させることにより肥満抑制作用がある。視床下部*の他，多くの組織に受容体が発見され，多彩な機能が明らかになった。健康人では脂肪組織量と血液中のレプチン濃度は正の相関を示し，レプチン受容体の機能や末梢のレプチン抵抗性などが研究されている。

（人体）レプチンは，脂肪組織から分泌される。[2015][2020]／レプチンは，エネルギー消費を亢進する。[2013][2019]／レプチンは，食欲を低下させる。[2016][2017]／肥満者は，レプチンの分泌が増加している。[2018]

（基栄）レプチンは，食欲を抑制する。[2008][2012][2015][2019][2020]／レプチンの分泌量は，体脂肪量の影響を受ける。[2021]／脂肪組織からのレプチンの分泌は，脂肪蓄積量が多くなると増大する。[2010][2015]／レプチンは脂肪

組織から分泌される。[2017]

(臨栄) 減量により，血中レプチン値は低下する。[2016]

【連鎖球菌感染】★《レンサ球菌感染》 ヒトの皮膚*や口腔，膣などに常在するグラム陽性球菌による感染。病原性が強いのは溶血性連鎖球菌で，上気道感染から猩紅(しょうこう)熱といわれる全身症状を呈することもある。また中耳炎，産褥熱，リウマチ熱などの原因にもなる。

(人体) 連鎖球菌感染によって，皮膚の膿瘍形成がみられる。

【レンサ球菌感染】→連鎖球菌感染
【練習効果】→訓練効果
【レンチオニン】★ しいたけの香りを特徴づける成分。干ししいたけの水戻しや生しいたけの調理による組織の損傷により，前駆体のレンチニン酸(システインスルホキシド誘導体)が酵素と反応して生成する環状の硫黄*化合物。香りの生成反応には，γ-グルタミルトランスフェラーゼとC-Sリアーゼの2つの酵素が関与する。

(食物) 干ししいたけ特有の香りは，レンチオニンによる。[2007][2015]

【レントゲン検査】→エックス線検査
【レンニン】→キモシン
【LOAEL(ロアエル)】→最低健康障害発現量

【ロイコトリエン】★ アラキドン酸*のような炭素数20の多価不飽和脂肪酸*から合成される生理活性物質で，エイコサノイドの一種。肥満細胞(マスト細胞)*や好中球*，好塩基球*でつくられる。アナフィラキシーの遅反応性物質(SRS-A)として知られている。

(人体) ロイコトリエンは，肥満細胞や白血球で生合成される。／ロイコトリエンは，アラキドン酸から生成される。[2009]

【ロイシン】★★《α-アミノイソカプロン酸，2-オキソイソカプロン酸》 LeuまたはLと表記。L型の異性体は生体内に存在する分岐鎖アミノ酸*で，必須アミノ酸*。ケト原性アミノ酸*であり，分解されると炭素骨格はアセト酢酸*(ケトン体*の1

つ)とアセチルCoA*になる。必須アミノ酸の中でもロイシンには強いタンパク同化作用があることが知られており，特に高齢者では筋肉におけるこの作用を促す閾値が高いことから，サルコペニアを予防する上でロイシンの十分な摂取が重要とされる。一方，メープルシロップ尿症*は，α-ケト酸脱水素酵素複合体の活性低下より生じる分枝鎖アミノ酸(バリン*，ロイシン，イソロイシン*)の先天性代謝異常症である。

(人体) ロイシンは，ケト原性アミノ酸である。[2020]／バリン，ロイシン，イソロイシンは分岐鎖アミノ酸である。[2008][2021]／メープルシロップ尿症では，血中のロイシンが増加する。[2012]

(基栄) ロイシンは，糖新生の材料として利用されない。[2016]／ロイシンは，筋たんぱく質の合成を促進する。[2017][2020]

【ロウ】★《ワックス》 長鎖脂肪酸*と長鎖一級アルコールとのエステル。動植物体表に分布，撥水機能をもつ。構成脂肪酸*，アルコール*の炭素鎖には二重結合はなく，空気酸化に対して安定である。

(食物) 果物表皮の光沢は，ロウ物質による光反射による。

【老化でんぷん】★★《βでんぷん》 α化(糊化*)したでんぷんを室温に放置したとき，もとのβでんぷんに近いミセル*構造が再生され，ゲル化したり，糊が離水し沈殿を生じたりしたもの。固く，消化酵素も作用しにくいため消化が悪い。老化は，アミロース*含量が高いでんぷんで起こりやすく，水分30～60％，0～5℃付近の低温，pHが低い条件で起こりやすい。老化を防止するには，60℃以上で保温，80℃以上で乾燥，急速冷凍，凍結乾燥*，多量のショ糖の添加などの方法がある。

(食物) じゃがいもでんぷんゲルは，冷却時間が長いほど老化しやすい。[2008]／砂糖の添加は，老化に対して遅延効果がある。[2010]／水分含量が30～60％の時に，老化が最も進みやすい。[2010]／アミロースは，アミロペクチンより老化が進みやすい。[2010]

基栄 老化でんぷんの消化吸収率は，糊化でんぷんより低い。[2017]

【瘻管栄養法】⇒経管栄養法

【老人福祉施設給食】★ 老人福祉法*に規定される施設における給食のこと。老人福祉法に規定される施設は，①養護老人ホーム*，②特別養護老人ホーム*，③軽費老人ホーム*，④老人デイサービスセンター，⑤老人介護支援センター，⑥老人短期入所施設，⑦老人福祉センター*である。このうち，入所者50人以上の養護老人ホーム，入所者40人以上の特別養護老人ホーム，軽費老人ホームには，栄養士*を置かなければならない。老人福祉施設の食事計画*は，入所者の身体活動レベル*，栄養状態，摂食機能を把握し，個人差に対応したものでなければならない。

給食 老人福祉施設の給食献立は，栄養ならびに身体的状況や嗜好を考慮して作成される。

【老人福祉センター】★ 老人福祉法*に基づく老人福祉施設。地域の高齢者に対して各種の相談に応じるとともに，健康*の増進，教養の向上およびレクリエーション等を総合的に供与している。入居施設ではなく利用施設であり，健康な高齢者が生きがいや，健康づくりなどの活動を行っている。市町村や社会福祉法人によって運営されており，利用料は無料または，低額な料金である。

公栄 老人福祉センターでは，栄養士の配置は努力規定になっている。／老人福祉センターは，健康増進，教養の向上などの便宜を受ける人を対象に給食を行う。

【老人福祉法】★ 老人福祉を増進することを目的とした法律。1963年(昭和38)制定。かつては老人医療も含む包括的な制度であったが，1982年(昭和57)の老人保健法制定後は，老人福祉を担当する機関や施設，事業について定めた現在の内容に移行。軽費・養護・特別養護老人ホーム*を含む7種の老人福祉施設，居宅介護・デイサービス・短期入所などの6種の居宅生活支援事業について定めている。これらの利用にあたって，2000年(平成12)以

降は緊急時などを除き原則として介護保険制度が適用されているが，施設・サービスの根拠規定は現在も老人福祉法におかれている。例として，介護保険法*における介護老人福祉施設*には老人福祉法の特別養護老人ホームが指定されている。

社会 老人デイサービス事業は，介護保険法と老人福祉法による。[2007]／養護老人ホームの給食は，老人福祉法に規定されている。[2015]

【労働安全衛生法】★★《安衛法》 職場における労働者の安全と健康*を確保するとともに，快適な職場環境の形成を促進することを目的とした法律。健康の保持増進のため事業者は労働者に対し，一般健康診断(定期健康診断*，海外派遣労働者の健康診断，給食従業員の検便等)，特殊健康診断*(じん肺*健康診断，有機溶剤健康診断等)，臨時の健康診断(有害物質の漏えいにより健康影響が懸念される場合等)を実施することが義務付けられている。さらに2015年(平成27)から心の健康管理*のために，労働者を50人以上雇用する事業者には，年1回「ストレス*チェック」の実施が義務化された。また同法に基づく労働安全衛生規則において，健康診断の具体的項目，食堂・炊事場，休憩設備等の基準や栄養士配置の努力義務(1回100食以上または1日250食以上の給食を行う事業者)等が規定されている。

社会 海外派遣労働者の健康診断は，労働安全衛生法に規定されている一般健康診断である。[2018]／給食従業員の検便は，労働安全衛生法に規定されている一般健康診断である。[2018]

給食 労働安全衛生法において，健康診断の回数は，1年以内ごとに1回とされている。[2015]／労働安全衛生法において，1回100食以上の給食を行う時は，栄養士をおくように努めるとされている。[2015]／労働安全衛生法において，食堂の床面積は，食事の際の1人について，1m²以上とされている。[2015]／労働安全衛生法において，炊事従業者の休憩室は，専用のものを設けるとされている。[2015]／労働安全衛生法において，食堂と炊事場は，作業場外に設置するとされている。[2015]

●ロウド

543

【労働災害】★ 業務で災害にあうこと。労働災害の死傷者数は減少傾向にある。業務上疾病件数はこの10年間横ばいで，腰痛などの負傷に起因する疾病が過半数を占める。

(社会)労働災害による死傷者数(休業4日以上)は，減少傾向にある。[2006][2008]／労働災害による年間死亡者数は，1000人以上である。[2010]／通勤途上の交通事故による負傷は，労働者災害補償の対象である。[2008]

【労働生産性】★ 投下する労働量に対しどのくらいの生産量があるかを示す指標。給食の場合は，調理従事者1人あたりの生産食数，1人60分の労働時間あたりの食数・料理数・食器洗浄数，1食あるいは100食あたりの労働時間や労務費*などで表すことができる。適正な調理作業員の検討や効率化をはかる指標として用いられる。

(給食)労働生産性は従事者1人あたりの給食生産数を表すことが多く，従事者1人あたりの粗利益で表すこともある。[2011]／労働生産性が高い施設では，労務費が低くなる。[2011]／労働生産性が低い施設では，製造原価が高くなる。[2011]

【労働力人口】★ 就業者と完全失業者(就労の意思があり就職活動をしているが職に就いていない者)の合計。日本は減少傾向にある。人口の高齢化に伴って，15歳以上に占める労働力人口の割合である労働力人口比率も減少傾向にある。

(社会)労働力人口は就業者と完全失業者の合計である。

【老年化指数】★ 人口の高齢化を示す指標。(老年人口*／年少人口*)×100で表され，少子高齢化が進むとその指数は高くなる。人口構造を簡単に表現する方法として，0〜14歳を年少人口，15〜64歳を生産年齢人口，65歳以上を老年人口として区分している。わが国では，年少人口と老年人口の割合が1997年(平成9)に逆転し，老年人口比が年少人口比を上回るようになった。

(社会)老年化指数は，年少人口に対する老年人口の比をいう。[2010]

【老年人口】★《65歳以上人口》 65歳以上の人口。75歳以上を後期老年人口という。1935年(昭和10)に全人口の4.7％だった老年人口は，現在27％を超え，将来は40％と推計されている。欧米に比べて，日本は人口の高齢化の速度がきわめて速い。

(社会)老年人口割合の増加にともない，老年人口指数は上昇している。[2018]／老年人口割合の高い都道府県ほど，人口増加率は低い傾向にある。[2007]／年齢調整死亡率は，老年人口が多い集団と少ない集団を比較できる。[2016]

【労務管理】★《labour management》 企業の目標達成のために労働力を効率的に運用するために行う経営管理の1つ。労務とは，労賃を得るためにする労働または労働に関する事務などを指す。狭義では，労働条件，労使関係，福利厚生を含む施策であるが，現在では，人事，教育・訓練，人間関係管理などを含め，人事・労務管理として広義に用いられている。

(給食)求人，採用，教育訓練，昇進昇格，配置転換，労働時間管理，福利厚生，労使関係管理など，職場で働く人の管理全般を労務管理という。

【労務計画】★《人事計画》 求人，採用，配置，配置転換，昇進昇格，教育訓練，労働時間管理，福利厚生，労使関係管理など，職場で働く人の管理に関する計画。人・モノ・金の経営資源の3要素のうち，最も重要な資源は人であるとされていることから，労務計画は経営の最重要項目にあげられている。

(給食)特定給食施設の労務計画においては，労務費を削減しても提供するサービスを低下させないくふうが必要である。／特定給食施設の労務計画において，給食運営の総経費に占める労務費割合の適否は，損益計算書によって評価することができる。

【労務費】★★《人件費》 労働力に支払われる費用。給食では，給食をつくる人の直接労務費と，販売・サービスを行う人の間接労務費がある。労務費の内訳は，賃金，賞与，退職金引当金の他，諸手当として住宅手当，家族手当，役職手当，通勤手当，福利厚生費として社会保険費用，レクリ

●ロ□ウド
□

エーション費用，運動*・保養施設費用などが含まれる。

(給食) 調理従事者の賃金は，給食原価を構成する労務費である。[2008]／直接製造費は，材料費と労務費と経費で構成される。[2015]／従業員の通勤手当は，労務費である。[2009]／調理従事者の福利厚生費は，労務費である。[2011]／間接労務費は，販売・サービスにかかわる労務費である。[2016]／労働生産性が高い施設では，労務費が低くなる。[2011]

【65歳以上人口】 ⇨老年人口

【6・6式討議】★　参加者全員を6人1グループに分け，各組が同時に6分ずつ，1人1分程度で1つの問題について討議し，その後，各グループの代表が意見をまとめて発表し，全体で討議する方法。各グループが同時に討論するので，短時間に参加者全員が発言する機会をもつことが可能となる。

(栄養) 6・6式討議は，短時間で参加者全員の意向を把握することができる。

【ロコモティブシンドローム】★★　筋肉*，骨*，関節，軟骨，椎間板といった運動器のいずれか，あるいは複数に障害が生じることにより歩行や日常生活等の移動機能が低下した状態。要支援*・要介護*につながるリスクが高い。

(社会) ロコモティブシンドロームは，日本整形外科学会が最初に提唱した概念である。[2018]／ロコモティブシンドロームは，運動器の障害のために，要介護リスクが高くなった状態のことである。[2018]／健康日本21(第二次)では，ロコモティブシンドロームの認知度を80％にするという目標が設定されている。[2018]／ロコモティブシンドロームの予防には，アクティブガイドのプラス・テンが勧められている。[2018]／2ステップテストは，ロコモティブシンドロームの診断に用いられる。[2018]

(人体) ロコモティブシンドロームでは，要介護になるリスクは高い。[2013][2014][2018]

【ローズ】★《William Cumming Rose》 米国の生化学者(1887～1985)。1935年，フィブリンの分解産物からトレオニン*を単離し構造を決定した。1942年から，ヒトについての研究にとり組み，男子大学院学生を被験者として，窒素平衡の実験により必須アミノ酸8種の必要量を定めた。この実験目的のためには高カロリー食が必要であることを提唱した。

(基栄) ローズ(Rose,W.C.)は，必須アミノ酸としてのトレオニンを発見した。[2009]

【ローマクラブ】★　1970年に設立された，世界各国の科学者，経済学者，財界人等から構成される，民間の国際的な研究・提言グループ。地球規模の危機や課題に対しての提言を行っている。1968年に準備会合をローマで開いたことから名づけられた。1972年に「成長の限界」レポートを発表し，人口増加*や工業化がこのまま進行すれば，自然資源が枯渇し環境汚染が不可逆的に悪化して(経済)成長は100年以内に限界に達するというシミュレーションモデルを提示し，警鐘を発した。

(公栄) ローマクラブとは，1970年に世界の科学者，経済学者などが集まって活動を開始した民間組織であり，「成長の限界」は1972年に当クラブが発表したレポートである。

【ローマ宣言】★《The Rome Declaration on World Food Security and the World Food Summit Plan of Action，世界食糧安全保障に関するローマ宣言と世界食糧サミット行動計画》　1996年のFAO*・世界食糧サミットで出された宣言。「全ての人は，十分な食糧に対する権利および飢餓*から解放される基本的権利とともに，安全で栄養のある食糧を入手する権利を有すること」を再確認し，「全ての人にとっての食糧安全保障(food security for all)の達成，全ての国において飢餓を撲滅するための継続的努力，まず2015年までに栄養不足人口*を半減することを目指すとの政治的意思」を宣誓した。食糧入手が権利であること，また，栄養不足解決の具体的な達成目標を示した点で画期的な宣言である。これは政治的意思で達成可能であるとされ，各国が援助なども含めて多方面にわたって努力することを誓約した。達成に向けた「行動計画」として，貧困解消，持続可能な農業などの7つの具体的な施

策の方向性を示した。この宣言が，2000年のミレニアム開発目標*の一部に採用された。

(公栄) ローマ宣言(1996年)は，2015年までに世界の栄養不良人口を半減することを目標とした。[2006]／世界食糧サミット(ローマ宣言, 1996年)では，食糧安全保障についてとりあげられている。[2009]

【ロールプレイング】★《役割演技法》 ある課題について擬似的場面を設定し，その場面に登場する者を学習者や教育者がそれぞれ演じ，具体的な問題点を明確にしたり，新たな解決方法を考えていく方法。学習者の現実的な状況に近づけて行うことが重要で，ロールプレイの各参加者に，それぞれの役割の状況と要点を説明しておくことが重要である。観察する学習者は，演技を観察することでモデリングの機会を得ることができ，態度の変容や経験の獲得に役立つ。

(栄) 母乳育児に抵抗を示す妊婦に対して，ロールプレイングは，有用な栄養教育の方法である。[2013]／ロールプレイは，グループダイナミクスの効果が期待される学習形態である。[2014]

【ローレル指数】★★ 学童期*の栄養状態評価*。身長と体重の身体計測*値を組み合わせて算出する体格指数*。体重(kg)／身長(cm)$^3 \times 10^7$で算出され，評価は，やせ型：100未満，標準：100〜140未満，やや肥満：140〜160未満，肥満：160以上である。なお，乳幼児期はカウプ指数*，成人はBMI*の体格指数を用いて栄養状態の評価を行う。

(応) 肥満判定法に，ローレル指数が用いられる。[2006][2012]／ローレル指数は年齢とともに低下する。[2013]

(栄教) ローレル指数は，学童に適用される体格指数である。

【ロングライフミルク】★《LL牛乳》 牛乳*の常温保存可能品。135〜150℃で1〜3秒の超高温短時間滅菌により殺菌*し，あらかじめ過酸化水素で殺菌処理した紙容器に無菌充填するのが一般的である。紙容器は，内側からポリエチレン・アルミ

箔・ポリエチレン・紙・ポリエチレンとなっているラミネートフィルム*である。この容器は，微生物の侵入を防ぐだけでなく，ガス透過性(酸素の侵入)が低下することと，光を遮断することにより，ビタミン量の低下を抑制している。未開封ならば室温でも比較的長期間(3カ月程度など)の保存が可能となるため，山間僻地や離島等の遠隔地の他，遠洋船舶に供給するのにも適している。

(食物) ロングライフミルクは，開封しなければ室温で2〜3カ月保存できる牛乳である。[2011]／LL牛乳は，UHT(超高温短時間殺菌)法で処理し，無菌充填して製造される。[2008][2014][2019]

【ワイル病】★《黄疸出血性レプトスピラ症》 レプトスピラ菌による感染症*。感染したイヌなどの家畜やネズミの尿に汚染された水や泥土との接触や飲食物の摂取でレプトスピラ菌が感染し，出血性黄疸*を示す人獣共通感染症*。稲作・食品加工・飲食業などとネズミが出没し水と接する職業で多い。

(社会) ワイル病は，黄疸出血性レプトスピラ菌の感染により起こる。

【ワイン】★ 果汁を発酵，熟成させた果実酒。おもにぶどうを原料とする。でんぷんの糖化工程のない単発酵形式で製造される。果汁にワイン酵母*を作用させると，含有する糖(グルコース)からアルコール*が生成する。多く飲用されているのは非発泡性ワインで，色調により赤，白に大別される。赤ワインは赤色または黒色系のぶどうを原料とし，果実をつぶして果皮，種を含んだまま発酵*させる。白ワインは緑色または赤色系のぶどうを原料とし，搾汁から果肉，果皮，種果を除去してから発酵させる。酸化防止，有害菌の繁殖抑制の目的で，発酵前の果汁に亜硫酸塩を添加したものが多い。

(食物) ワインの製造には，酵母が使われる。[2009][2015]／ワインの醸造では，酸化防止のために亜硫酸塩を加える。[2006]

【ワークショップ】★《研究集会》 ある課題を解決するために行われる討議や講義

を組み合わせた学習方法の1つ。討議のみでなく、日常の経験を生かした調査や研究を通して相互に思考し、具体的な案を作成する。全体会議→分科会→全体会議→分科会のサイクルを繰り返し行い、最終的に問題を解決していく。30〜50人位の参加者に適する。全体集会では、全員が意見を述べることは困難である。しかし、分科会では全員の顔がみえ、全員の意見が聞け、各自が意見を述べることに、本方法の特徴がある。

(栄教) ワークショップは、グループ学習である。[2007]／ワークショップは、グループダイナミクスの効果が期待される学習形態である。[2014]

【ワクチン】★　非感染者を免疫するための予防接種に用いる抗原*のこと。感染症*の病原体を弱毒化したものや不活化したものを用いる。予防接種は、感染症に対する抵抗力を増強させて個人および集団レベルにおける感染予防や重症化軽減にはたらく。また母子感染*予防として、児の風疹*、水痘などによる先天異常予防やB型肝炎ウイルスのキャリア化を防ぐ働きà。

(人体) A型肝炎、B型肝炎、ポリオ（急性灰白髄炎）、日本脳炎、風疹、麻疹は、ワクチン接種による予防対策が行われている。[2009]／ワクチン接種による免疫は、能動免疫である。[2021]

【ワシントン条約】★　絶滅の恐れのある野生動植物の種の国際取引に関する条約のこと。野生動植物の国際取引の規制を輸出国と輸入国とが協力して実施することにより、絶滅の恐れのある野生動植物の保護をはかることを目的として1975年に締結された。また、同時に「水鳥の生息地として国際的に重要な湿地に関する条約」（ラムサール条約*）が締結されている。わが国でも、「絶滅のおそれのある野生動植物の種の保存に関する法律」（種の保存法、1992年〈平成4〉）が制定されている。

(社会) ワシントン条約は、野生動植物国際取引規制である。[2008]／ワシントン条約は、野生生物の種の減少の保護を目的としている。

[2010]

【ワックス】⤵ロウ
【ワーファリン】⤵ワルファリン
【ワルファリン】★★《ワーファリン》　抗血液凝固*剤（抗凝固薬ともいう）の一種。血栓塞栓症*（静脈血栓症、心筋梗塞症、肺塞栓症、緩徐に進行する脳血栓症*など）の治療や再発予防に用いられる経口薬。ワルファリンはビタミンK*の構造類似体であるため、ビタミンKの作用に拮抗阻害して、肝におけるプロトロンビン*（第Ⅱ因子）や第X因子などの血液凝固に必要な凝固因子の合成（ビタミンKが必要）を阻害する。ビタミンKの多い食事を多量にとるとワルファリンの効果が弱まるので、ワルファリン服用者は納豆*や青汁の摂取を控える。ワルファリンの体内動態（吸収、分布、代謝、排泄）には、個人差が大きい。また、ワルファリンは血清アルブミンと結合して存在するが、同一の結合部位を争う薬剤（アスピリンなどの非ステロイド性抗炎症薬など）が併用された場合、血中で遊離型が増えることによってその効果が高まる。したがって、プロトロンビン時間を比較的頻繁に測定して国際標準比（PT-INR：prothrombin time-international normalized ratio）を算出し、患者に適した投与量への増減を行う。

(臨栄) ワルファリンは、抗血液凝固（血栓防止）に用いられる。[2007]／ワルファリンは、ビタミンKの作用を減弱する。[2009][2021]／脳梗塞回復期では、ワルファリン使用時は、ビタミンKを制限する。[2015]／納豆摂取は、ワルファリンの効果を減弱する。[2009][2016]／クロレラは、ワルファリンの効果を減弱する。[2016]／セント・ジョーンズ・ワートは、ワルファリンの効果を減弱する。[2016]

●ワルフ

ワ

資料

表1　おもな元素

元素記号	原子量	元素名	元素記号	原子量	元素名
H	1.008	水素	Mn	54.94	マンガン
He	4.003	ヘリウム	Fe	55.85	鉄
Li	6.941	リチウム	Co	58.93	コバルト
B	10.81	ホウ素	Ni	59.69	ニッケル
C	12.01	炭素	Cu	63.55	銅
N	14.01	窒素	Zn	65.39	亜鉛
O	16.00	酸素	As	74.92	ヒ素
F	19.00	フッ素	Se	78.96	セレン
Na	22.99	ナトリウム	Br	79.90	臭素
Mg	24.31	マグネシウム	Sr	87.62	ストロンチウム
Al	26.98	アルミニウム	Mo	95.94	モリブデン
Si	28.09	ケイ素	Cd	112.4	カドミウム
P	30.97	リン	Sn	118.7	スズ
S	32.07	硫黄	I	126.9	ヨウ素
Cl	35.45	塩素	Cs	132.9	セシウム
K	39.10	カリウム	Ba	137.3	バリウム
Ca	40.08	カルシウム	Hg	200.6	水銀
V	50.94	バナジウム	Pb	207.2	鉛
Cr	52.00	クロム			

表2　おもな原子団（基）

メチル基	$-CH_3$	アミノ基	$-NH_2$
エチル基	$-CH_2CH_3$	イミノ基	$>NH$
アルキル基	$-CH_2CH_2\cdots CH_3$	アミド基	$-CONH_2$
フェニル基(ベンゼン基)	$-C_6H_5$	ニトロ基	$-NO_2$
ビニル基	$-CH=CH_2$	ニトロソ基	$-NO$
メチレン基	$-CH_2-$	スルフヒドリル基	$-SH$
アルコール基(水酸基)	$-OH$	スルホン酸基	$-SO_3H$
アルデヒド基	$-CHO$	ジスルフィド基	$-S-S-$
ケトン基	$>C=O$	リン酸基	$\begin{matrix} O \\ \parallel \\ -O-P-OH \\ \mid \\ OH \end{matrix}$
カルボキシル基	$-COOH$		
アセチル基	$-COCH_3$		
エステル基	$-COO-$		
エーテル基	$-O-$		

表3　よく使うギリシア文字

文字	読み方	数字	数え方
α	アルファ	1	mono
β	ベータ	2	di
γ	ガンマ	3	tri
δ	デルタ	4	tetra
ε	イプシロン	5	penta
κ	カッパ	6	hexa
λ	ラムダ	7	hepta
μ	ミュー	8	octa
π	パイ	9	nona
ρ	ロー	10	deca
σ	シグマ	11	undeca
τ	タウ	12	dodeca
ω	オメガ	20	eicosa
		100	hecta

● 資料 ●

表4　たんぱく質を構成するアミノ酸

分類		構造	名称	略号	
中性アミノ酸	脂肪族アミノ酸（分岐鎖アミノ酸）	H–CH–COOH（NH₂）	グリシン	Gly	G
		CH₃–CH–COOH（NH₂）	アラニン	Ala	A
		CH₃–CH–CH–COOH（CH₃）（NH₂）	バリン	Val	V
		CH₃–CH–CH₂–CH–COOH（CH₃）（NH₂）	ロイシン	Lau	L
		CH₃–CH₂–CH–CH–COOH（CH₃）（NH₂）	イソロイシン	Ile	I
	オキシアミノ酸	HO–CH₂–CH–COOH（NH₂）	セリン	Ser	S
		CH₃–CH–CH–COOH（OH）（NH₂）	トレオニン	Thr	T
	含硫アミノ酸	HS–CH₂–CH–COOH（NH₂）	システイン	Cys	C
		CH₃–S–CH₂–CH₂–CH–COOH（NH₂）	メチオニン	Met	M
	芳香族アミノ酸	⬡–CH₂–CH–COOH（NH₂）	フェニルアラニン	Phe	F
		HO–⬡–CH₂–CH–COOH（NH₂）	チロシン	Tyr	Y
		インドール–CH₂–CH–COOH（NH₂）	トリプトファン	Trp	W

552

酸性アミノ酸	$HOOC-CH_2-\overset{NH_2}{\underset{|}{CH}}-COOH$	アスパラギン酸	Asp	D
	$HOOC-CH_2-CH_2-\overset{NH_2}{\underset{|}{CH}}-COOH$	グルタミン酸	Gln	E
酸アミド アミノ酸	$H_2N-CO-CH_2-\overset{NH_2}{\underset{|}{CH}}-COOH$	アスパラギン	Asn	N
	$H_2N-CO-CH_2-CH_2-\overset{NH_2}{\underset{|}{CH}}-COOH$	グルタミン	Gln	Q
塩基性 アミノ酸	$H_2N-CH_2-CH_2-CH_2-CH_2-\overset{NH_2}{\underset{|}{CH}}-COOH$	リシン	Lys	K
	$H_2N-\overset{NH}{\overset{\|}{C}}-NH-CH_2-CH_2-CH_2-\overset{NH_2}{\underset{|}{CH}}-COOH$	アルギニン	Arg	R
	ヒスチジン構造式	ヒスチジン	His	H
イミノ酸	プロリン構造式	プロリン	Pro	P

表5　おもな脂肪酸

炭素数：二重結合数	脂肪酸名	炭素数：二重結合数	脂肪酸名
4：0	酪酸	18：2 n-6	リノール酸
6：0	ヘキサン酸 (カプロン酸)	18：3 n-3	α-リノレン酸
8：0	オクタン酸 (カプリル酸)	18：3 n-6	γ-リノレン酸
10：0	デカン酸 (カプリン酸)	20：0	アラキジン酸
12：0	ラウリン酸	20：3	エイコサトリエン酸
14：0	ミリスチン酸	20：4 n-6	アラキドン酸
16：0	パルミチン酸	20：5 n-3	エイコサペンタエン酸
16：1	パルミトレイン酸	22：1 n-9	ドコセン酸（エルカ酸）
18：0	ステアリン酸	22：5 n-3	ドコサペンタエン酸(n-3)
18：1	オレイン酸	22：6 n-3	ドコサヘキサエン酸

表6　おもな単位

物理量	単位の名称	単位記号	単位の定義
力	キログラム力	kgf	9.80665N
	キログラム重	kgw	9.80665N
圧力	気圧	atm	101325Pa
	トル	Torr	（101325/760）Pa
	ミリメートル水銀柱		$13.5951 \times 980.665 \times 10^{-2}$Pa
エネルギー	キロワット時	kWh	3.6×10^{6}J
	熱化学カロリー	cal	4.1868J
	電子ボルト	eV	$1.6021892 \times 10^{-19}$J
放射能	キュリー	Ci	3.7×10^{10}s^{-1}
仕事	エルグ	erg	10^{-7}J
温度	摂氏温度	℃	t℃＝（273.15 ＋ t）K
粘度	ポアズ	P	0.1Pa・s
動粘度	ストークス	St	10^{-4}m^2・s^{-1}

表7　単位の大きさ

接頭語	記号	大きさ	接頭語	記号	大きさ
exa：エクサ	E	10^{18}	deci：デシ	d	10^{-1}
peta：ペタ	P	10^{15}	centi：センチ	c	10^{-2}
tera：テラ	T	10^{12}	milli：ミリ	m	10^{-3}
giga：ギガ	G	10^{9}	micro：マイクロ	μ	10^{-6}
mega：メガ	M	10^{6}	nano：ナノ	n	10^{-9}
kilo：キロ	k	10^{3}	pico：ピコ	p	10^{-12}
hecto：ヘクト	h	10^{2}	femto：フェムト	f	10^{-15}
deka(＝ deca)：デカ	da	10^{1}	atto：アト	a	10^{-18}

索引

1. 【キーワード】，《同義語または別名》，⮕項
   目の該当ページを示した。
2. ⮕項目については(　)内に示した。
3. 外国語はアルファベット順に配列し，
   前にまとめた。
4. 日本語は本編の配列と同様に扱った。

A

AAA··61
AAA：aromatic amino acid ···········476
acceptable daily intake ··············64
ACE ·······························26,(63)
ACTH ···63
ACTH：adrenocorticotropic hormone ··451
ad hoc study ·······························11
adenosine triphosphate ···············65
ADH ··65
ADH：antidiuretic hormone··········414
ADI ···64
adipocytokine ··························10
adiponectin ···························10
ADL ··65
ADL：activities of daily living ········388
adult T-cell leukemia ················65
AED ··52
Af ··61
Af：Activity factor·····················7
AFP ··61
AFP：α-fetoprotein ···················22
AI ··50
AI：adequate intake···················506
A. L. ···525
alanine aminotransferase············61
ALDH··61
ALDH：aldehyde dehydrogenase ·······21
alkaline phosphatase·················61
alkaloid ································19
ALP ··61
ALT ··61
Alzheimer's disease ··············20
AMC···61
AMC：arm muscle circumference ·····252
Anemia ································444
Anisakis································11
AQP ··63
AQP：Aquaporin ·····················5
aspartate aminotransferase············61
AST ··61
ATL ··65
ATP ··65
automated external defibrillator ······52
autophagy ····························82
Aw ···64
Aw：water activity ················287

B

B/S ··422
B/S：balance sheet ··················316
Bacillus anthracis ··················330
bacteria ································208
Bandura A. ································420
BCAA ···425
BCAA：branched-chain amino acid ····463
biochemical oxygen demand··········423
blast chiller·····························457
blood urea nitrogen·················437
BMI···422
BOD ··423
BP：baking powder ·················467

Bq ···468
Bq：becquerel ························467
BT ··435
BT：bacterial translocation ···········412
BUN ··437

C

C：complement ························484
CA：controlled atmosphere storage ····222
CAD：Coronary Artery Disease ·······139
cAMP ···222
cAMP：cyclic AMP ···················208
CAPD ···222
Casimir Funk ························464
CCK：cholecystokinin ·················204
Ccr ··227
Ccr：creatinine clearance ············154
CCU ···228
cDNA ···231
ChE ··222
ChE：cholinesterase ··················203
CHI ··222
CHI：creatinine height index·········155
Christiaan Eijkman ·················50
chronic diarrhea ···················494
chronic gastritis·····················494
CK ··································(225),235
CKD ···225
CKD：chronic kidney disease ·········495
Clostridium perfringens ···········46
CMC ···223
CMC：carboxymethylcellulose ·······112
CO·····························36,(223)
C.O. ···223
C.O.：community organization ········202
CoA ··223
CoA：coenzyme A ····················192
COD ··223
Codex Alimentarius ················200
COI ··223
COI：conflict of interest ·············528
complementary DNA ················231
compliance ···························207
continuous ambulatory peritoneal dialysis
··222
COPD ···223
COPD：chronic obstructive pulmonary
disease ···························496
coronary care unit··················228
CP ··235
CP：crinical pathway·················147
CPK ··235
CPP ··235
CPP：casein phosphopeptide ·········97
C-reactive protein ··················221
creatine phosphokinase ···········235
CRF ··221
CRF：chronic renal failure ···········495
CRP··221
CT ··231
CT：computed tomography ··········232
CTP ··232
cyclic vomiting ·····················240

cytidine triphosphate ················232

D

DCH ································352
DCH：delayed cutaneous hypersensitivity
  ································336
deoxyribonucleic acid ···············348
DG ································352
DG：tentative dietary goal for preventing
  life-style related diseases ··········508
DHA ································348
DHA：docosahexaenoic acid ··········374
DIC ··························· (348),413
dietary supplement ·················315
Directly Observed Treatment
  Short-course ····················375
DIT ································348
DIT：diet-induced thermogenesis ······258
DL：Dyslipidemia ··················227
DN ································348
DN：diabetic nephropathy ···········367
DNA ································348
DO ································350
DO：dissolved oxygen ··············521
DRI(DRIs) ·····················348
DRI(DRIs)：dietary reference intakes
  ································256
DS ································348
DS：dumping syndrome ············334
DW ································352
DW：dry weight ··················376

E

EAR ································29
EAR：estimated average requirement ···287
EBM ································39
ED ································37
ED：Eating disorder ···············304
ED：elemental diet ················300
EER ································29
EER：estimated energy requirement ···286
emerging infectious disease ·········276
EN ································29
EN：enteral nutrition···············160
EPA ·························· (39),50
ES：embryonic stem cells············29
ET ·························· (37),114
evidence based medicine ···········39

F

FAD ································71
FAO ································70
FFQ ································71
FFQ：food frequency questionnaire ····267
flavin adenine dinucleotide ·········71
Food and Agriculture Organization of the
  United Nations ··················70
Food deserts ·····················455
FSH ································70
FSH：follicle stimulating hormone ····528

G

G ································146

GABA：gamma-amino-butyric acid ·····121
GDM ································231
GDM：gestational diabetes mellitus ····399
genome ································167
GFR ································223
GI ································221
GI：glycemic index ···············147
GIP ································221
GIP：glucose-dependent insulinotropic
  polypeptide ·····················41
glomerular filtration rate············223
GLP-1 ································223
GLP-1：glucagon-like peptide-1 ········41
Gly ··························146,(221)
GOT ································223
GOT：glutamic oxaloacetic transaminase
  ································61
GPT ································235
GPT：glutamic-pyruvic transaminase ···61
GTH ································231
GTH：gonadotropic hormone ·········297
GTP ································232
guanosine triphosphate ·············232

H

hazard analysis and critical control point
  ································413
Hb ·························· (52),165
HbA1c ································471
HBE ································52
HBE：Harris-Benedict Equation ·······418
HBM ································52
HBM：health belief model ···········472
HCV ·························· (51),113
HD ································51
HD：hemodialysis ·················163
HDI ································51
HDI：human development index·······397
HDL ································51
health promotion ·················473
Healthy People 2020 ···············472
hemolytic uremic syndrome ·········52
high density lipoprotein·············51
HIV ································51
HL：Hyperlipidemia ···············227
homocysteine ·····················486
hospice ································482
Ht ·························· (51),470
HTLV-1 ································52
H.U. ································411
human immunodeficiency virus·······51
human T-cell leukemia virus 1········52
HUS ································52

I

I-Bil ································117
IBS ································4
IBS：irritable bowel syndrome ·······106
ICD ································3
IgA ································2
IgD ································3
IgE ································2
IgG ································3

IgM ··3
IHD ··2
IHD：ischemic heart disease ·········139
ILO ··2
immunoglobulin A ·····················3
immunoglobulin D·····················3
immunoglobulin E······················2
immunoglobulin G ·····················3
immunoglobulin M ·····················3
immunological tolerance ············508
IMP ··2
IMP：inosine mono-phosphate ··········38
inslin therapy ··························44
International Labor Organization ·······2
International Organization for
　Standardization ·····················2
International Statistical Classification of
　Diseases and Related Health Problems
···3
IPA ··(4),50
iPS：induced pluripotent stem cells······4
ISO ··2
IVH ··4
IVH：intravenous hyperalimentation ···341

J

Japan Coma Scale ····················222
Japanese Agricultural Standard·······239
Japanese Industrial Standards ········229
JCS ··222

K

knee-height caliper ··················231
kwashiorkor ···························157

L

labour management ··················544
lactate dehydrogenase ···············73
lactulose·······························524
Lavoisier ·······························525
LBM ··73
LBM：Lean body mass ················271
LCAT：lecithin-cholesterol acyltransferase
···540
LD ··73
LDH ··73
LDL ··73
LH ··72
LH：luteinizing hormone ·············78
limonene ·······························535
LOAEL：lowest observed adverse effect
　level ···································211
low density lipoprotein ···············73
LPL ··73
LPL：lipoprotein lipase ···············535
LTH ··73
LTH：luteotropic hormone ···········462

M

marasmus ·······························493
Max Rubner ···························538
MCH ··71
MCH：mean corpuscular hemoglobin ··465

MCHC ··71
MCHC：mean corpuscular hemoglobin
　concentration ·····················465
MCT ··71
MCT：midium chain triacylglycerol ···340
MCV ··71
MCV：mean corpuscular volume ·····466
MDGs ··71
MDGs：Millennium Development Goals
···501
metabolic equivalents···············506
methicillin-resistant staphylococcus aureus
···71
Modified Atmosphere Packaging·······71
MRI································(71),92
mRNA ··71
mRNA：messenger RNA ·············505
MRSA··71
MSG ····································(71),153
MSUD：maple syrup urine disease ····506
MTH ··71
MTH：mammotropic hormone ········462
myogen ·······························498

N

NAD ··65
NADP··66
Na⁺，K⁺-ATPase····················383
NASH：non-alcoholic steatohepatitis ···421
NCD ··66
NGO ··66
nicotinamide adenine dinucleotide ·····65
nicotinamide adenine dinucleotide
　phosphate ···························66
NO ································36,(66)
NOAEL：no observed adverse effect level
···172
Non-Governmental Organization ·······66
Non-Profit Organization ·············67
normalization ·························405
NPO ··67
NS ··65
NS：nephrotic syndrome·············402
NST ································55,(65)
NTD ··67
NTD：neural tube defect ·············275
nutrition transition ··················60

O

O157 ·······························(78),343
obesity ·······························329
ODA ··82
OECD ··78
Off-JT ··82
off-the-job-training ··················82
Official Development Assistance ······82
OGTT··81
OGTT：oral glucose tolerance test·····454
OJT··81
on-the-job-training ··················81
open question ························440
oral rehydration therapy ·············77
Organization for Economic Cooperation

and Development ···················· 78
ORT ······························· 77
oxidative stress ···················· 217

P

PAL ····························· 422
PAL：physical activity level ········· 280
PCB····························· 425
PCB：polychlorinated biphenyl ········ 487
PCR····························· 425
PCR：polymerase chain reaction······· 487
PDCA ···························· 435
PEG：percutaneous endoscopic
　gastrostomy ····················· 467
PEM ····························· 421
periodontal disease ················· 228
PG······························· 425
PG：prostaglandin ·················· 460
pH ······························· 421
PH：past history ··················· 124
photochemical oxidant ··············· 178
plasticity ························· 312
PMH：past medical history ··········· 124
PMI ····························· 423
PMR ···························· 423
PMR：proportional mortality rate ····· 423
PN ······························· 422
PN：parenteral nutrition ············· 251
PNI ····························· 422
POMR ···························· 423
POS······························ 423
POS：problem oriented system ········ 510
postoperative ····················· 244
PPN ····························· 436
PPN：peripheral parenteral nutrition ·· 492
PRL····························· 421
PRL：prolactin····················· 462
problem-oriented medical record ······ 423
prognostic nutritional index········· 422
proportional mortality indicator······· 423
prostate specific antigen ············ 422
proteasome ······················ 461
Protein energy malnutrition ·········· 421
PSA ····························· 422
PTH ····························· 435
PTH：parathyroid hormone ··········· 450

Q

QOL ····························· 135
Quality of life ···················· 135

R

radioactive substance ··············· 477
RCT ···························· 20
RCT：randomized controlled trial ····· 527
RDA ····························· 21
RDA：recommended dietary allowance
　······························· 285
re-emerging infectious disease ········ 209
receiver operating characteristic curve
　································ 19
REE ····························· 18
REE：resting energy expenditure ······ 26

RF ······························· 19
RF：renal failure ··················· 282
RFS······························ 19
RFS：refeeding syndrome ··········· 533
Rio Declaration on Environment and
　Development ···················· 529
RNA ····························· 18
ROD ····························· 19
ROD：renal osteodystrophy ·········· 278
ROS ····························· 19
ROS：reactive oxygen species········· 102
RQ······························· 20
RQ：respiratory quotient ············ 193
RTP ····························· 21
RTP：rapid turnover protein ·········· 334

S

safari expedition ··················· 215
SAM····························· 63
sarcoplasmic protein················· 498
scurvy ··························· 85
SDA ····························· 64
SDA：specific dynamic action ········· 259
SDGs····························· 64
SDGs：Sustainable Development Goals
　······························· 230
SIDS····························· 63
SIDS：sudden infant death syndrome ·· 393
Sir Hans Adolf Krebs ··············· 155
Smart Meal ······················ 294
SMR····························· 63
SMR：standardized mortality ratio ···· 439
SNP：single nucleotide polymorphism··· 33
SOD ····························· 63
SOx····························· 29,(63)
SPM····························· (64),456
STD ····························· 64
STD：sexually transmitted diseases ··· 296
superoxide dismutase················ 63
SV ······························· (64),215
Sv：sievert ······················· 235

T

T_3······························· (352),379
T_4······························· 346,(353)
The Rome Declaration on World Food
　Security and the World Food Summit
　Plan of Action ··················· 545
THF ····························· (348),357
THP ····························· 175,(348)
THP：total health promotion plan ····· 375
time-temperature tolerance············ 353
tin-free steel ····················· 349
TNF-a ··························· 349
TNFSF2(tumor necrosis factor ligand
　superfamily member 2) ············ 349
TPN ····························· 353
TPN：total parenteral nutrition ······· 341
TPP ····························· 353
TPP：thiamine pyrophosphate ········ 335
triceps skinfold thickness ··········· 253
tRNA ····························· 348
tRNA：transfer RNA ················ 377

TSF ······························ 348
TSF：triceps skinfolds ··············· 253
TSH ······························ 348
TSH：thyroid stimulating hormone ···· 184
TT ······························· 353
TT：team teaching ·················· 339
T-T・T ···························· 353
tube feeding ······················ 158
TX ······························· 348
TX：thromboxane ··················· 380
type 2DM：type2 diabetes mellitus ···· 385

UA ······························· 515
UA：uric acid ······················ 395
UCP ····························· 516
UDP ····························· 517
UF ······························· 516
UF：uncertainty factor ·············· 449
UIBC ····························· 513
UIBC：unsaturated iron binding capacity
····························· 456
UL ······························· 513
UL：tolerable upper intake level ······· 321
uncoupling protein ················· 516
UNDP ···························· 516
UNHCR ··························· 515
United Nations Children's Fund ······· 517
United Nations Development Programme
····························· 516
uridine diphosphate ················ 517

V

VBN ····························· 446
VBN：volatile basic nitrogen ·········· 130
very low calorie diets ··············· 445
very low density lipoprotein ·········· 445
VLCD ···························· 445
VLDL ···························· 445
VT ······························· 446
VT：VeroToxin ···················· 473

W

WBGT ···························· 327
well-being ························ 46
wet-bulb globe temperature ·········· 327
WFP ····························· 326
WHO ····························· 326
Wilbur Olin Atwater ················ 11
William Cumming Rose ············· 545
World Declaration on Nutrition ······· 301
World Food Programme ············· 326
World Health Organization ··········· 326
World Trade Organization ··········· 326
WTO ····························· 326

Y

Yolk Index ······················· 526

ア

IgA腎症 ························· 2
アイスクリーム ··················· 3
アイソザイム ····················· 4
アイソトープ ················ (4),362
iPS細胞 ························· 4
アウエルバッハ神経叢 ·············· 4
アウトカム評価 ··················· 4
アウトプット評価 ················· 4
和えもの ························· 5
亜鉛 ···························· 5
青臭 ·························· 318
アカラシア ················· (5),262
あく ···························· 5
アクアポリン ····················· 5
悪液質 ·························· 5
アクシデントレポート(類語) ········· 42
アクシデントレポート ·············· 6
悪性黒色腫 ······················ 6
悪性腫瘍 ························· 6
悪性新生物 ······················ 6
悪性中皮腫 ······················ 6
悪性貧血 ················· (6),432
アクチン ························· 6
アクティビティファクター ·········· 7
アクティブガイド ·········· (7),175
アクトミオシン ··················· 7
アクリルアミド ··················· 7
アクロレイン ····················· 7
アジソン病 ······················ 7
Addison病 ······················ 7
アシドーシス ····················· 8
亜硝酸塩 ························· 8
アシル基 ························· 8
アシルCoA ······················ 8
アスコルビン酸 ············ (8),430
アスタキサンチン ················· 8
アスパラギン ····················· 8
アスパラギン酸 ··················· 9
アスパラギン酸アミノトランスフェラーゼ
 ·························· (9),61
アスパルテーム ··················· 9
アスベスト ················· (9),32
アセチルCoA ····················· 9
アセチルコリン ··················· 9
アセチル補酵素A ·················· 9
アセチルメチルカルビノール ········ 9
アセトイン ······················ 9
アセト酢酸 ····················· 10
アセトン血性嘔吐症 ········· (10),240
アセトン体 ·············· (10),167
厚揚げ ················· (10),384
圧覚 ··························· 10
暑さ指数 ··············· (10),327
圧迫壊疽 ··············· (10),260
圧力鍋 ························· 10
アディポサイトカイン ············· 10
アディポネクチン ················ 10
アデニン ······················ 10
アデノシルメチオニン ········· (10),63

アデノシン三リン酸 ·········· (11),65
アテローム(動脈)硬化症 ······· (11),243
アトウォーター ·················· 11
アドヒアランス ·················· 11
アドヒアレンス ·················· 11
アドホック研究 ·················· 11
アドレナリン ·············· (11),70
アナフィラキシー型アレルギー (11),34,266
アナフィラキシーショック ········· 11
アニサキス ····················· 11
アノイリナーゼ ·················· 12
アビジン ······················ 12
油 ····················· (12),269
アフラトキシン ·················· 12
アフラトキシンM₁ ················ 12
アフラトキシンG₁ ················ 12
アフラトキシンB₁ ················ 12
油焼け ························· 12
アポたんぱく質 ·················· 12
アポトーシス ··················· 13
アポリポたんぱく質 ·········· (12),13
アミノ−カルボニル反応 ··········· 13
アミノ基転移反応 ················ 14
2-アミノグルタルアミド酸 ········· 152
2-アミノコハク酸 ··········· 9,(14)
アミノ酸 ······················ 14
アミノ酸インバランス ············ 14
アミノ酸価 ····················· 15
アミノ酸スコア ·················· 15
アミノ酸採点パターン ············ 15
アミノ酸不均衡 ············· 14,(15)
アミノ酸プール ·················· 15
アミノ酸補足効果 ················ 15
アミノ酸味 ····················· 15
アミノ糖反応 ·············· 13,(16)
2-アミノプロピオン酸 ············ 17
アミラーゼ ····················· 16
アミロイドーシス ················ 16
アミログラフ ··················· 16
アミロース ····················· 16
アミロペクチン ·················· 16
アメーバ性大腸炎 ················ 17
アメーバ赤痢 ··················· 17
アラキドン酸 ··················· 17
アラニン ······················ 17
アラニンアミノトランスフェラーゼ
 ························· (17),61
アラニン・グルコース回路 ······· (17),150
アラビノース ··················· 18
アリシン ······················ 18
アリチアミン ··················· 18
アリルイソチオシアネート ········· 18
アリルからし油 ·················· 18
RNAポリメラーゼ ················ 18
ROC曲線 ······················ 19
アルカリ ······················ 19
アルカリホスファターゼ ······· (19),61
アルカロイド ··················· 19
アルカローシス ·················· 19
アルギニン ····················· 19
アルキル水銀 ············· (20),505
アルギン酸 ····················· 20
アルコール ····················· 20

アルコールアシルトランスフェラーゼ
・・・・・・・・・・・・・・・・・・・・・・ (20),64
アルコール発酵・・・・・・・・・・・・・・・・20
アルツハイマー病・・・・・・・・・・・・・・20
アルデヒド脱水素酵素・・・・・・・・・・21
アルドース・・・・・・・・・・・・・・・・・・・21
アルドステロン・・・・・・・・・・・・・・・・21
アルドステロン過剰症・・・・・・・・・・21
アルドステロン症・・・・・・・・・・・・・・21
α-アミノイソカプロン酸・・・・ (22),542
α-アミノイソ吉草酸・・・・・・ (22),418
α-グルコシダーゼ・・・・・・・・・・・・・・22
α-グルコシダーゼ阻害薬・・・・・・・・22
α-ケトグルタル酸・・・・・・・・・・・・・・22
α-ケトプロピオン酸・・・・・・ (22),442
α-構造・・・・・・・・・・・・・・・・ (22),23
α-酸化・・・・・・・・・・・・・・・・・・・・・・22
α-ヒドロキシプロピオン酸・・・・・ (22),390
α-フェトプロテイン・・・・・・・・・・・・22
α-ヘリックス・・・・・・・・・・・・・・・・・23
α-らせん・・・・・・・・・・・・・・・・・・・・23
α-リノレン酸・・・・・・・・・・・・・・・・・23
アルブミン・・・・・・・・・・・・・・・・・・・23
アルマ・アタ宣言・・・・・・・・・・・・・・24
アルミニウム・・・・・・・・・・・・・・・・・24
アレルギー・・・・・・・・・・・・・・・・・・・24
アレルギー反応・・・・・・・・・・・・・・・24
アレルギー表示・・・・・・・・・・・・・・・24
アレルギー様食中毒・・・・・・・・・・・25
アレルゲン・・・・・・・・・・・・・・・・・・・25
アロステリック酵素・・・・・・・・・・・25
アロステリック阻害剤・・・・・・・・・25
アロプリノール・・・・・・・・・・・・・・・25
安衛法・・・・・・・・・・・・・・・・ (26),543
アンギオテンシン・・・・・・・・・・・・・26
アンギオテンシン変換酵素・・・・・26
アンジオテンシン・・・・・・・・・・・・・26
安静時エネルギー消費量・・・・・・・26
安静時代謝・・・・・・・・・・・・・ 26,(27)
安全衛生管理体制・・・・・・・・・・・・・27
安息香酸・・・・・・・・・・・・・・・・・・・・27
アンチコドン・・・・・・・・・・・・・・・・・27
アンチトリプシン・・・・・・・・・ (27),378
安定剤・・・・・・・・・・・・・・・・ (27),311
アントシアン系色素・・・・・・・・・・・27
アンドロゲン・・・・・・・・・・・・ 27,(355)
1,5-アンヒドログルシトール・・・・・27
アンモニア・・・・・・・・・・・・・・・・・・・28

イ

胃・・・・・・・・・・・・・・・・・・・・・・・・・・28
胃液・・・・・・・・・・・・・・・・・・・・・・・・29
ES細胞・・・・・・・・・・・・・・・・・・・・・29
胃炎・・・・・・・・・・・・・・・・・・・・・・・・29
硫黄(イオウ)・・・・・・・・・・・・・・・・29
硫黄酸化物・・・・・・・・・・・・・・・・・・29
イオンチャネル・・・・・・・・・・・・・・・29
イオンチャンネル・・・・・・・・・・・・・29
胃潰瘍・・・・・・・・・・・・・・・・・・・・・・30
異化作用・・・・・・・・・・・・・・・・・・・・30
医科診療医療費・・・・・・・・・・・・・・30
胃がん・・・・・・・・・・・・・・・・・・・・・・30
閾値・・・・・・・・・・・・・・・・・・・・ 31,103

育児用粉ミルク・・・・・・・・・・・・ (31),344
移行便・・・・・・・・・・・・・・・・・・・・・・31
イコサノイド・・・・・・・・・・・・・ (31),50
イコサペンタエン酸・・・・・・・・ (31),50
意識障害・・・・・・・・・・・・・・・・・・・・31
萎縮性胃炎・・・・・・・・・・・・・・・・・・31
胃食道逆流症・・・・・・・・・・・・・・・・31
石綿(いしわた)・・・・・・・・・・・・・・32
イースト・・・・・・・・・・・・・・・・ (32),190
異性化糖・・・・・・・・・・・・・・・・・・・・32
胃切除手術・・・・・・・・・・・・・・・・・・32
イソ酵素・・・・・・・・・・・・・・・・ (4),33
イソフラボン・・・・・・・・・・・・・・・・・33
イソプレノイド・・・・・・・・・・・・・・・33
イソロイシン・・・・・・・・・・・・・・・・・33
イタイイタイ病・・・・・・・・・・・ (33),494
炒めもの・・・・・・・・・・・・・・・・・・・・33
一塩基多型・・・・・・・・・・・・・・・・・・33
Ⅰ型アレルギー・・・・・・・・・・ 34,266
1型糖尿病・・・・・・・・・・・・・・・・・・34
1,5-AG・・・・・・・・・・・・・・・・・・・・34
1,5-AG:1,5-anhydro-D-glucitol・・・・・27
一次性脱水症・・・・・・・・・・・・・ (34),188
一次予防・・・・・・・・・・・・・・・・・・・・34
一炭素基転移反応・・・・・・・・・・・・35
1,25-(OH)₂-D・・・・・・・・・・・・・・102
1,25-ジヒドロキシビタミンD・・・・ 102,(235)
1日摂取許容量・・・・・・・・・・・ (35),64
1秒率・・・・・・・・・・・・・・・・・・・・・・35
1類感染症・・・・・・・・・・・・・・・・・・35
一価不飽和脂肪酸・・・・・・・・・・・・35
1歳半健診・・・・・・・・・・・・・・・・・・36
1歳6カ月健診・・・・・・・・・・・・・・・36
1歳6カ月児健康診査・・・・・・・・・36
一酸化炭素・・・・・・・・・・・・・・・・・・36
一酸化窒素・・・・・・・・・・・・・・・・・・36
一対比較法・・・・・・・・・・・・・・・・・・36
1.5歳児健診・・・・・・・・・・・・・・・・36
一般細菌数・・・・・・・・・・・・・・・・・・36
一般成分・・・・・・・・・・・・・・・・・・・・36
一般廃棄物・・・・・・・・・・・・・・・・・・37
遺伝暗号・・・・・・・・・・・・・・・・ (37),200
遺伝子・・・・・・・・・・・・・・・・・・・・・・37
遺伝子組換え食品・・・・・・・・・・・・37
遺伝子疾患・・・・・・・・・・・・・・・・・・37
遺伝子発現・・・・・・・・・・・・・・・・・・38
遺伝子病・・・・・・・・・・・・・・・・ 37,(38)
イニシエーション・・・・・・・・・・・・・38
イヌリン・・・・・・・・・・・・・・・・・・・・38
易熱性・・・・・・・・・・・・・・・・・・・・・・38
胃粘膜・・・・・・・・・・・・・・・・・・・・・・38
イノシン一リン酸・・・・・・・・・・・・・38
イノシン酸・・・・・・・・・・・・・・・・・・38
イノベーション普及理論・・・・・・・38
イミテーション食品・・・・・・・・ (39),201
イムノグロブリン・・・・・・・・・・ (39),187
医薬品・・・・・・・・・・・・・・・・・・・・・・39
医薬品医療機器等法(旧薬事法)・・・39
医薬分業・・・・・・・・・・・・・・・・・・・・40
医療機器等の品質・・・・・・・・・・・・39
医療圏・・・・・・・・・・・・・・・・・・・・・・40
医療費・・・・・・・・・・・・・・・・・・ (40),194
医療扶助・・・・・・・・・・・・・・・・・・・・40

医療法・・・・・・・・・・・・・・・・・・・40
医療法施行規則・・・・・・・・・・・・・・40
医療保険・・・・・・・・・・・・・・・・・・40
医療保護入院・・・・・・・・・・・・・・・41
医療面接・・・・・・・・・・・・・・・・・・41
イレウス・・・・・・・・・・・・・・・(41),344
胃瘻・・・・・・・・・・・・・・・・・(41),467
色もどり・・・・・・・・・・・・・・・・・41
院外調理・・・・・・・・・・・・・・・・・41
インクレチン・・・・・・・・・・・・・・・41
インシデントレポート・・・・・・・・・・42
飲酒・・・・・・・・・・・・・・・・・・・・42
インスリン・・・・・・・・・・・・・・・・42
インスリン感受性・・・・・・・・・・・・43
インスリン抵抗性・・・・・・・・・・・・43
インスリン療法・・・・・・・・・・・・・44
インターネット・・・・・・・・・・・・・44
咽頭・・・・・・・・・・・・・・・・・・・・44
イントロン・・・・・・・・・・・・・・・・44
インピーダンス法・・・・・・・・・・・・45
インヒビター・・・・・・・・・・・(45),311
インフォームド・コンセント・・・・・・45
インフルエンザ・・・・・・・・・・・・・45
インベルターゼ・・・・・・・・・・(45),290

ウ

ヴァリアンス・・・・・・・・・・・(45),418
ウイルス・・・・・・・・・・・・・・・・・45
ウィルソン病・・・・・・・・・・・・・・46
ウインタリング・・・・・・・・・・・・・46
ウエスト周囲径・・・・・・・・・・・・・46
ウエスト周囲長・・・・・・・・・・・・・46
ウエルシュ菌・・・・・・・・・・・・・・46
ウェルニッケ―コルサコフ症候群・・・・46
ウェルニッケ脳症・・・・・・・・・・・・46
ウェルビーイング・・・・・・・・・・・・46
う歯・・・・・・・・・・・・・・・・・・・47
右室肥大・・・・・・・・・・・・・・・・・47
う蝕・・・・・・・・・・・・・・・・・・・47
右心室肥大・・・・・・・・・・・・・・・47
右心室不全・・・・・・・・・・・・・・・47
右心不全・・・・・・・・・・・・・・・・・47
うつ・・・・・・・・・・・・・・・・・・・47
うっ血・・・・・・・・・・・・・・・・・・47
うま味・・・・・・・・・・・・・・・・・・48
ウラシル・・・・・・・・・・・・・・・・・48
ウリジン二リン酸・・・・・・・・・(48),517
うるち米・・・・・・・・・・・・・・・・・48
ウレア・・・・・・・・・・・・・・・(48),395
ウロビリノーゲン・・・・・・・・・・・・48
ウロン酸回路・・・・・・・・・・・・・・48
運動・・・・・・・・・・・・・・・・・・・49
運動指導・・・・・・・・・・・・・・・・・49
運動習慣・・・・・・・・・・・・・・・・・49
運動神経・・・・・・・・・・・・・・・・・49
運動性貧血・・・・・・・・・・・・・(50),294

エ

エアロビクス・・・・・・・・・・・(50),514
影響評価・・・・・・・・・・・・・・・・・50
エイクマン・・・・・・・・・・・・・・・50
エイコサノイド・・・・・・・・・・・・・50
エイコサペンタエン酸・・・・・・・・・50

衛生害虫・・・・・・・・・・・・・・・・・51
衛生検査試料・・・・・・・・・・・(51),483
HMG-CoA還元酵素・・・・・・・・・・・51
HMG-CoAレダクターゼ・・・・・・・・・51
H4葉酸・・・・・・・・・・・・・・・・・357
栄養・・・・・・・・・・・・・・・・・・・52
栄養アセスメント・・・・・・・・・(52),58
栄養改善法・・・・・・・・・・・・・・・52
栄養管理報告書・・・・・・・・・・・・・53
栄養機能食品・・・・・・・・・・・・・・53
栄養教育・・・・・・・・・・・・・・・・・53
栄養強化・・・・・・・・・・・・・・・・・54
栄養行政・・・・・・・・・・・・・・・・・54
栄養強調表示・・・・・・・・・・・・・・54
栄養教諭・・・・・・・・・・・・・・・・・54
栄養教諭制度・・・・・・・・・・・・・・55
栄養ケア・・・・・・・・・・・・・・・・・55
栄養ケアプラン・・・・・・・・・・・・・55
栄養欠乏症・・・・・・・・・・・・・(55),56
栄養サポートチーム・・・・・・・・・・55
栄養士・・・・・・・・・・・・・・・・・・56
栄養失調・・・・・・・・・・・・・・・・・56
栄養指導員・・・・・・・・・・・・・・・56
栄養士配置規定・・・・・・・・・・・・・57
栄養士法・・・・・・・・・・・・・・・・・57
栄養士免許・・・・・・・・・・・・・・・57
栄養障害の二重苦・・・・・・・・・・・・57
栄養障害の二重負荷・・・・・・・・・・57
栄養士養成施設・・・・・・・・・・・・・58
栄養状態判定・・・・・・・・・・・・・・58
栄養状態評価・・・・・・・・・・・・・・58
栄養食事指導料・・・・・・・・・・・・・58
栄養食事療法・・・・・・・・・・・(58),259
栄養所要量・・・・・・・・・・・・・・・58
栄養出納表・・・・・・・・・・・・・・・59
栄養スクリーニング・・・・・・・・・・59
栄養成分表示・・・・・・・・・・・・・・59
栄養摂取状況調査・・・・・・・・・・・・60
栄養素・・・・・・・・・・・・・・・・・・60
栄養素密度・・・・・・・・・・・・・・・60
栄養転換・・・・・・・・・・・・・・・・・60
栄養不足人口・・・・・・・・・・・・・・60
栄養不良・・・・・・・・・・・・・・(56),61
栄養補助食品・・・・・・・・・・・(61),315
栄養マネジメント肝・・・・・・・・・・61
A型ウイルス性肝炎・・・・・・・・・・・62
A型H1N1亜型インフルエンザ・・・(62),273
A型H5N1亜型インフルエンザ・・・(62),378
A型肝炎・・・・・・・・・・・・・・・・・62
液化壊死・・・・・・・・・・・・・・(62),513
疫学・・・・・・・・・・・・・・・・・・・62
液汁・・・・・・・・・・・・・・・・・(62),378
エキソペプチダーゼ・・・・・・・・・・62
エキソン・・・・・・・・・・・・・・・・・62
エキノコッカス症・・・・・・・・・・・・62
液卵・・・・・・・・・・・・・・・・・・・63
エクステンソグラフ・・・・・・・・・・63
エクソン・・・・・・・・・・・・・・62,(63)
えぐみ(えぐ味)・・・・・・・・・・・・・63
壊死・・・・・・・・・・・・・・・・・・・63
壊死性筋膜炎・・・・・・・・・・・・・・63
S-アデノシルメチオニン・・・・・・・・63
エステル結合・・・・・・・・・・・・・・64

ア

ア

カ

エステル合成酵素・・・・・・・・・・・・・・・・・・・64
エステル類・・・・・・・・・・・・・・・・・・・・・・・・64
エストロゲン・・・・・・・・・・・・・・・・・・(64),528
S-メチルメチオニン・・・・・・・・・・・・・・・・・505
枝切り酵素・・・・・・・・・・・・・・・・・・・(64),325
エタノール発酵・・・・・・・・・・・・・・・20,(64)
エチレン・・・・・・・・・・・・・・・・・・・・・・・・・64
エチレンガス・・・・・・・・・・・・・・・・・・・・・・64
エックス線検査・・・・・・・・・・・・・・・・・・・・64
n-3系脂肪酸・・・・・・・・・・・・・・・・・・・・・・66
N-ニトロソ化合物 ・・・・・・・・・・・・・・・・・・67
NPC/N比・・・・・・・・・・・・・・・・・・・・・・・・67
NPC/N比：non protein calorie/nitrogen
・・・・・・・・・・・・・・・・・・・・・・・・・・・・434
n-6系脂肪酸・・・・・・・・・・・・・・・・・・・・・・67
エネルギー・・・・・・・・・・・・・・・・・・・・・・・67
エネルギー換算係数・・・・・・・・・・・・・・・・・68
エネルギー産生栄養素バランス・・・・・・・・・68
エネルギー消費量・・・・・・・・・・・・・・・・・・69
エネルギー代謝・・・・・・・・・・・・・・・・・・・・69
エネルギー代謝測定室・・・・・・・・・(69),438
ABC分析・・・・・・・・・・・・・・・・・・・・・・・・69
エビデンスに基づいた医療・・・・・・・39,(70)
エピネフリン・・・・・・・・・・・・・・・・・・・・・70
エマルション・・・・・・・・・・・・・・・・・・・・・71
MA包装・・・・・・・・・・・・・・・・・・・・・・・・71
エムデン-マイヤーホフ経路（EM経路）・・88
エムデン-マイヤーホフ-パルナス経路（EM
P経路）・・・・・・・・・・・・・・・・・・・・・・・88
エラスチン・・・・・・・・・・・・・・・・・・・・・・71
エリスリトール・・・・・・・・・・・・・・・・・・・71
エリスロポエチン・・・・・・・・・・・・・・・・・・72
エリソルビン酸・・・・・・・・・・・・・・・・・・・72
L-α-アスパルチル-L-フェニルアラニンメチ
ルエステル・・・・・・・・・・・・・・・・・・・・・9
L-アラビノース・・・・・・・・・・・・・・・・・・・18
LHサージ・・・・・・・・・・・・・・・・・・・・・・72
LL牛乳・・・・・・・・・・・・・・・・・・・(72),546
エルカ酸・・・・・・・・・・・・・・・・・・・・・・・72
LCAT（エルキャット）・・・・・・・・・・・・・・72
エルゴステリン・・・・・・・・・・・・・・・・・・・72
エルゴステロール・・・・・・・・・・・・・・・・・72
エルシニア菌・・・・・・・・・・・・・・・・・・・・72
エルシン酸・・・・・・・・・・・・・・・・・・・・・72
LDLアフェレーシス ・・・・・・・・・・・・・・・73
エロモナス・・・・・・・・・・・・・・・・・・・・・73
遠位尿細管・・・・・・・・・・・・・・・・・・・・・74
塩化ナトリウム・・・・・・・・・・・・・(74),254
塩化マグネシウム・・・・・・・・・・・・(74),386
塩基・・・・・・・・・・・・・・・・・・・・・・・・・74
塩基性アミノ酸・・・・・・・・・・・・・・・・・・74
塩基対・・・・・・・・・・・・・・・・・・・・・・・74
嚥下・・・・・・・・・・・・・・・・・・・・・・・・・74
嚥下訓練・・・・・・・・・・・・・・・・・・・・・・74
嚥下困難者用食品・・・・・・・・・・・・・・・・75
嚥下障害・・・・・・・・・・・・・・・・・・・・・・75
嚥下食・・・・・・・・・・・・・・・・・・・・・・・75
塩酸ブホルミン・・・・・・・・・・・・・・(76),425
塩酸メトホルミン・・・・・・・・・・・・(76),425
炎症・・・・・・・・・・・・・・・・・・・・・・・・・76
炎症性腸疾患・・・・・・・・・・・・・・・・・・・76
援助協力・・・・・・・・・・・・・・・・・・・・・193
延髄・・・・・・・・・・・・・・・・・・・・・・・・・76

塩析・・・・・・・・・・・・・・・・・・・・・・・・・76
塩蔵・・・・・・・・・・・・・・・・・・・・・・・・・76
円柱上皮・・・・・・・・・・・・・・・・・・・・・・76
エンテロトキシン・・・・・・・・・・・・・・・・・76
エンドペプチダーゼ・・・・・・・・・・・・・・・・77
エンパワメント・・・・・・・・・・・・・・・・・・・77

オ

オイゲノール・・・・・・・・・・・・・・・・・・・・78
横隔膜・・・・・・・・・・・・・・・・・・・・・・・78
黄色腫・・・・・・・・・・・・・・・・・・・・・・・78
黄色ブドウ球菌・・・・・・・・・・・・・・(78),454
黄体・・・・・・・・・・・・・・・・・・・・・・・・・78
黄体化ホルモン・・・・・・・・・・・・・・・・・・78
黄体形成ホルモン・・・・・・・・・・・・・・・・78
黄体刺激ホルモン・・・・・・・・・・・・(79),462
黄体ホルモン・・・・・・・・・・・・・・・・・・・79
黄疸・・・・・・・・・・・・・・・・・・・・・・・・・79
横断研究・・・・・・・・・・・・・・・・・・・・・・79
黄疸出血性レプトスピラ症・・・・・・(79),546
横断的調査・・・・・・・・・・・・・・・・・・・・79
黄熱・・・・・・・・・・・・・・・・・・・・・・・・・80
黄変米・・・・・・・・・・・・・・・・・・・・・・・80
オウム病・・・・・・・・・・・・・・・・・・・・・・80
横紋筋・・・・・・・・・・・・・・・・・・・・・・・80
オーガナイザー・・・・・・・・・・・・・・・・・・80
オキサロ酢酸・・・・・・・・・・・・・・・・・・・80
オキシダーゼ・・・・・・・・・・・・・・・(80),217
オキシダント・・・・・・・・・・・・・・・(80),178
オキシトシン・・・・・・・・・・・・・・・・・・・80
オキシドレダクターゼ・・・・・・・・・(81),217
2-オキソイソカプロン酸・・・・・・・・(81),542
2-オキソグルタル酸・・・・・・・・・・・22,(81)
2-オキソプロパン酸・・・・・・・・・・・(81),442
オクタデカン酸・・・・・・・・・・・・・・(81),291
汚染作業区域・・・・・・・・・・・・・・・・・・81
オゾン層・・・・・・・・・・・・・・・・・・・・・・81
オーダリング・・・・・・・・・・・・・・・・・・・81
オタワ憲章・・・・・・・・・・・・・・・・・・・・81
オッズ比・・・・・・・・・・・・・・・・・・・・・・82
オートファジー・・・・・・・・・・・・・・・・・・82
オペラント学習・・・・・・・・・・・・・・・・・・83
オペラント条件づけ・・・・・・・・・・・・・・・83
オボアルブミン・・・・・・・・・・・・・・・・・・83
オボムコイド・・・・・・・・・・・・・・・・・・・83
ω-酸化・・・・・・・・・・・・・・・・・・・・・・83
ω3系脂肪酸・・・・・・・・・・・・・・・66,(83)
ω6系脂肪酸・・・・・・・・・・・・・・・67,(83)
オリゴ糖・・・・・・・・・・・・・・・・・・・・・・83
オリゴペプチド・・・・・・・・・・・・・・・・・・83
オルニチン・・・・・・・・・・・・・・・・・・・・83
オルニチン回路・・・・・・・・・・・・・・(84),396
オレイン酸・・・・・・・・・・・・・・・・・・・・84
オンコジーン・・・・・・・・・・・・・・・(84),113
温室効果ガス・・・・・・・・・・・・・・・・・・84
温蔵庫・・・・・・・・・・・・・・・・・・・・・・・84

カ

壊血病・・・・・・・・・・・・・・・・・・・・・・・85
介護医療院・・・・・・・・・・・・・・・・・・・85
外呼吸・・・・・・・・・・・・・・・・・・・・・・・85

介護給付・・・・・・・・・・・・・・・・・・・・・・・・85
介護サービス・・・・・・・・・・・・・・・・・・・・・85
介護支援専門員・・・・・・・・・・・・・・・(85),157
介護保険・・・・・・・・・・・・・・・・・・・・・・・・85
介護保険施設・・・・・・・・・・・・・・・・・・・・86
介護保険法・・・・・・・・・・・・・・・・・・・・・・86
介護予防給付・・・・・・・・・・・・・・・・・・・522
介護老人福祉施設・・・・・・・・・・・・(86),373
介護老人保健施設・・・・・・・・・・・・・・・・86
介在配列・・・・・・・・・・・・・・・・・・・44,(87)
概日(性)リズム・・・・・・・・・・・・・(87),213
外食・・・・・・・・・・・・・・・・・・・・・・・・・・・87
外食料理栄養成分表示ガイドライン・・・・87
外挿法・・・・・・・・・・・・・・・・・・・・・・・・・87
海藻類・・・・・・・・・・・・・・・・・・・・・・・・・87
回虫・・・・・・・・・・・・・・・・・・・・・・・・・・・87
回腸・・・・・・・・・・・・・・・・・・・・・・・・・・・88
回転釜・・・・・・・・・・・・・・・・・・・・・・・・・88
解糖系・・・・・・・・・・・・・・・・・・・・・・・・・88
解糖経路・・・・・・・・・・・・・・・・・・・・・・・88
貝毒・・・・・・・・・・・・・・・・・・・・・・・・・・・88
介入研究・・・・・・・・・・・・・・・・・・・・・・・89
灰白質・・・・・・・・・・・・・・・・・・・・・・・・・89
開発途上国・・・・・・・・・・・・・・・・・・・・・89
外部委託・・・・・・・・・・・・・・・・・・・・・・・89
灰分・・・・・・・・・・・・・・・・・・・・・・・・・・・90
潰瘍性大腸炎・・・・・・・・・・・・・・・・・・・90
カイロミクロン・・・・・・・・・・・・・・(90),140
カウプ指数・・・・・・・・・・・・・・・・・・・・・90
カウンセラー・・・・・・・・・・・・・・・・・・・91
カウンセリング・・・・・・・・・・・・・・・・・91
カエデ糖尿病・・・・・・・・・・・・・・(91),506
カカオ・・・・・・・・・・・・・・・・・・・・・・・・・91
化学性食中毒・・・・・・・・・・・・・・・・・・・91
化学的酸素要求量・・・・・・・・・・・(91),223
過換気症候群・・・・・・・・・・・・・・・・・・・91
鍵酵素・・・・・・・・・・・・・・・・・・・(91),532
核・・・・・・・・・・・・・・・・・・・・・・・・・・・・・91
核黄疸・・・・・・・・・・・・・・・・・・・・・・・・・92
拡散・・・・・・・・・・・・・・・・・・・・・・・・・・・92
核酸・・・・・・・・・・・・・・・・・・・・・・・・・・・92
拡散現象・・・・・・・・・・・・・・・・・・・・・・・92
核磁気共鳴イメージング・・・・・・・・・・92
核磁気共鳴(NMR)スペクトル分析・・・・93
学習指導案・・・・・・・・・・・・・・・・・・・・・93
学習指導要領・・・・・・・・・・・・・・・・・・・93
核小体・・・・・・・・・・・・・・・・・・・・・・・・・93
学童期・・・・・・・・・・・・・・・・・・・・・・・・・93
学童期の肥満・・・・・・・・・・・・・・・・・・・94
核内受容体・・・・・・・・・・・・・・・・・・・・・94
確率論・・・・・・・・・・・・・・・・・・・・・・・・・94
家計調査・・・・・・・・・・・・・・・・・・・・・・・94
カケクチン・・・・・・・・・・・・・・・・(94),349
陰膳法・・・・・・・・・・・・・・・・・・・・・・・・・94
加工食品・・・・・・・・・・・・・・・・・・・・・・・95
加工助剤・・・・・・・・・・・・・・・・・・・・・・・95
過呼吸症候群・・・・・・・・・・・・・・・91,(95)
過酸化物・・・・・・・・・・・・・・・・・・・・・・・95
過酸症・・・・・・・・・・・・・・・・・・・・・・・・・95
カシオコア・・・・・・・・・・・・・・・・(95),157
可視光線・・・・・・・・・・・・・・・・・・・・・・・95
果汁・・・・・・・・・・・・・・・・・・・・・・・・・・・95
過剰換気症候群・・・・・・・・・・・・・91,(96)

過剰症・・・・・・・・・・・・・・・・・・・・・・・・・96
過小申告・・・・・・・・・・・・・・・・・・・・・・・96
過食症・・・・・・・・・・・・・・・・・・・・・・・・・96
可食部・・・・・・・・・・・・・・・・・・・・・・・・・96
下垂体・・・・・・・・・・・・・・・・・・・・・・・・・96
下垂体性巨人症・・・・・・・・・・・・・(97),308
加水分解酵素・・・・・・・・・・・・・・・・・・・97
ガス貯蔵・・・・・・・・・・・・・・・・・・(97),222
ガストリン・・・・・・・・・・・・・・・・・・・・・97
化生・・・・・・・・・・・・・・・・・・・・・・・・・・・97
カゼイン・・・・・・・・・・・・・・・・・・・・・・・97
カゼインホスホペプチド・・・・・・・・・・97
家族性高コレステロール血症・・・・・・・98
家族歴・・・・・・・・・・・・・・・・・・・・・・・・・98
課題解決型アプローチ・・・・・・・・・・・・98
課題設定型アプローチ・・・・・・・・(98),508
カタ温度計・・・・・・・・・・・・・・・・・・・・・98
片栗粉・・・・・・・・・・・・・・・・・・・・(98),239
カタボリズム・・・・・・・・・・・・・・30,(98)
偏り・・・・・・・・・・・・・・・・・・・・・・(98),407
カタラーゼ・・・・・・・・・・・・・・・・・・・・・98
脚気・・・・・・・・・・・・・・・・・・・・・・・・・・・98
喀血・・・・・・・・・・・・・・・・・・・・・・・・・・・99
学校栄養職員・・・・・・・・・・・・・・・・・・・99
学校感染症・・・・・・・・・・・・・・・・・・・・・99
学校給食・・・・・・・・・・・・・・・・・・・・・・・99
学校給食実施基準・・・・・・・・・・・・・・・99
学校給食法・・・・・・・・・・・・・・・・・・・100
学校教育法・・・・・・・・・・・・・・・・・・・100
学校において予防すべき感染症・・・99,(100)
学校保健・・・・・・・・・・・・・・・・・・・・・100
学校保健安全法・・・・・・・・・・・・・・・100
学校保健体制・・・・・・・・・・・・・・・・・101
学校保健統計調査・・・・・・・・・・・・・101
褐色細胞腫・・・・・・・・・・・・・・・・・・・101
褐色脂肪組織・・・・・・・・・・・・・・・・・101
活性汚泥・・・・・・・・・・・・・・・・・・・・・102
活性化エネルギー・・・・・・・・・・・・・102
活性型ビタミンD・・・・・・・・・・・・・102
活性酸素・・・・・・・・・・・・・・・・・・・・・102
活性中心・・・・・・・・・・・・・・・・・・・・・103
活性部位・・・・・・・・・・・・・・・・・・・・・103
活性メチオニン・・・・・・・・・・・63,(103)
カッティング野菜・・・・・・・・・・・・・103
活動係数・・・・・・・・・・・・・・・・・・7,(103)
活動電位・・・・・・・・・・・・・・・・・・・・・103
カットオフ値・・・・・・・・・・・・・・・・・103
カットオフポイント・・・・・・・・・・・103
カット野菜・・・・・・・・・・・・・・・・・・・103
κ-カゼイン(カッパ-カゼイン)・・・・・103
褐変・・・・・・・・・・・・・・・・・・・・・・・・・103
過程評価・・・・・・・・・・・・・・・・・(104),158
カテキン類・・・・・・・・・・・・・・・・・・・104
カテコールアミン・・・・・・・・・・・・・104
カテーテル・・・・・・・・・・・・・・・・・・・104
カテプシン・・・・・・・・・・・・・・・・・・・104
果糖・・・・・・・・・・・・・・・・・・・・・(104),458
稼働マニュアル・・・・・・・・・・・・・・・104
カドミウム・・・・・・・・・・・・・・・・・・・104
加熱香気・・・・・・・・・・・・・・・・・・・・・105
加熱調理・・・・・・・・・・・・・・・・・・・・・105
化膿性髄膜炎・・・・・・・・・・・・・・・・・105
カノーラ油・・・・・・・・・・・・・・(106),131

カ

カビ・・・・・・・・・・・・・・・・・・・・・106
カビ毒・・・・・・・・・・・・・・・・・(106),490
過敏性腸症候群・・・・・・・・・・・・・・106
カフェイン・・・・・・・・・・・・・・・・106
カフェテリア方式・・・・・・・・・・・・106
カプサイシン・・・・・・・・・・・・・・107
カヘキシー・・・・・・・・・・・・5,(107)
芽胞・・・・・・・・・・・・・・・・・・・・・107
カーボカウント・・・・・・・・・・・・107
カーボカウント法・・・・・・・・・・107
カミサリー・・・・・・・・・・・・・・・・107
可溶性食物繊維・・・・・・・・・・・・107
カラギーナン・・・・・・・・・・・・・・107
カラギニン・・・・・・・・・・・107,(108)
ガラクタン・・・・・・・・・・・・・・・・108
ガラクトサミン・・・・・・・・・・・・108
ガラクトース・・・・・・・・・・・・・・108
ガラクトース血症・・・・・・・・・・108
カラゲナン・・・・・・・・・・・107,(108)
カラゲニン・・・・・・・・・・・107,(108)
からし油配糖体・・・・・・・・・・・・108
硝子(ガラス)質小麦・・・・・・・・108
辛み(辛味)・・・・・・・・・・・・・・・・109
カラメル化・・・・・・・・・・・・・・・・109
カリウム・・・・・・・・・・・・・・・・・・109
カルシウム・・・・・・・・・・・・・・・・109
カルシウムアルカリ症候群・・・・・(110),501
カルシウムアンタゴニスト・・・・・(110),111
カルシウム拮抗薬・・・・・・・・・・111
カルシウム結合たんぱく質・・・・111
カルシウムチャネルブロッカー・・・111
カルシウム流入阻害剤・・・・・・・・111
カルシトニン・・・・・・・・・・・・・・111
カルシフェロール・・・・・・・(111),430
カルニチン・・・・・・・・・・・・・・・・111
カルパイン・・・・・・・・・・・・・・・・111
カルバミド・・・・・・・・・・・(112),395
カルバミルリン酸・・・・・・・・・・112
カルバモイルリン酸・・・・・・・・112
カルボキシメチルセルロース・・・112
カルモジュリン・・・・・・・・・・・・112
カロチノイド・・・・・・・・・・・・・・112
カロテノイド・・・・・・・・・・・・・・112
カロテン・・・・・・・・・・・・・・・・・・112
がん・・・・・・・・・・・・・・・・6,(113)
簡易生命表・・・・・・・・・・・・・・・・113
がん遺伝子・・・・・・・・・・・・・・・・113
肝炎・・・・・・・・・・・・・・・・・・・・・113
肝炎ウイルス・・・・・・・・・・・・・・113
感覚温度・・・・・・・・・・・・・・・・・・114
肝がん・・・・・・・・・・・・・・・・・・・・114
環境アセスメント・・・・・・・・・・114
環境影響評価・・・・・・・・・・・・・・114
環境基本計画・・・・・・・・・・・・・・114
環境基本法・・・・・・・・・・・・・・・・114
環境と開発に関するリオ宣言・・・・(115),529
環境ホルモン・・・・・・・・・・・(115),382
がん検診・・・・・・・・・・・・・・・・・・115
還元糖・・・・・・・・・・・・・・・・・・・・115
還元乳・・・・・・・・・・・・・・・・・・・・115
肝硬変・・・・・・・・・・・・・・・・・・・・115
肝硬変非代償期・・・・・・・・・・・(115),427
肝細胞がん・・・・・・・・・・・(114),115

乾式灰化法・・・・・・・・・・・・・・・・115
間質細胞・・・・・・・・・・・・・・・(116),524
患者給食業務・・・・・・・・・・・・・・116
患者対照研究・・・・・・・・・・・(116),252
患者調査・・・・・・・・・・・・・・・・・・116
冠状静脈洞・・・・・・・・・・・・・・・・116
杆状体・・・・・・・・・・・・・・・・・・・・116
環状デキストリン・・・・・・・(117),209
冠状動脈・・・・・・・・・・・・・・・・・・117
肝小葉・・・・・・・・・・・・・・・・・・・・117
かんしょ糖・・・・・・・・・・・・・(117),272
かんすい・・・・・・・・・・・・・・・・・・117
肝性脳症・・・・・・・・・・・・・・・・・・117
乾性油・・・・・・・・・・・・・・・・・・・・117
間接ビリルビン・・・・・・・・・・・・117
汗腺・・・・・・・・・・・・・・・・・・・・・118
感染症・・・・・・・・・・・・・・・・・・・・118
感染症の予防及び感染症の患者に対する医
療に関する法律・・・・・・・・・・118
感染症発生動向調査・・・・・・・・118
感染症法・・・・・・・・・・・・・・・・・・118
完全静脈栄養・・・・・・・・・・・(119),341
感染症流行予測事業・・・・・・・・119
感染症流行予測調査事業・・・・・・119
肝臓・・・・・・・・・・・・・・・・・・・・・119
乾燥限界・・・・・・・・・・・・・・・・・・120
乾燥食品・・・・・・・・・・・・・・・・・・120
杆体・・・・・・・・・・・・・・・116,(120)
缶詰・・・・・・・・・・・・・・・・・・・・・120
寒天・・・・・・・・・・・・・・・・・・・・・120
感度・・・・・・・・・・・・・・・・(120),443
冠動脈・・・・・・・・・・・・・・117,(120)
官能検査・・・・・・・・・・・・・・・・・・120
官能評価・・・・・・・・・・・・・・120,(121)
カンピロバクター・・・・・・・・・・121
乾物・・・・・・・・・・・・・・・・・・・・・121
γ-アミノ酪酸・・・・・・・・・・・・・・121
γ1-マクログロブリン・・・・・3,(121)
γ-カルボキシグルタミン酸・・・・121
γ-glutamyl transpeptidase・・・・・・122
γ-グルタミルトランスペプチダーゼ・・・122
γ-グロブリン・・・・・・・・・(122),187
γ-GTP・・・・・・・・・・・・・・・・・・122
甘味・・・・・・・・・・・・・・・・・・・・・13
甘味料・・・・・・・・・・・・・・・・・・・・122
がん抑制遺伝子・・・・・・・・・・・・122
がん予防・・・・・・・・・・・・・・・・・・122
乾酪壊死・・・・・・・・・・・・・・・・・・122
管理栄養士・・・・・・・・・・・・・・・・122
管理栄養士制度・・・・・・・・・・・・123
含硫アミノ酸・・・・・・・・・・・・・・123
顔料・・・・・・・・・・・・・・・・・・・・・124
肝レンズ核変性症・・・・・・・46,(124)
緩和医療・・・・・・・・・・・・・・・・・・124
緩和医療病棟・・・・・・・・・・・(124),482
緩和ケア・・・・・・・・・・・・・・・・・・124

キ

偽陰性率・・・・・・・・・・・・・・・・・・124
既往症・・・・・・・・・・・・・・・・・・・・124
既往歴・・・・・・・・・・・・・・・・・・・・124
飢餓・・・・・・・・・・・・・・・・・・・・・124
危害分析重要管理点・・・・・・・・(125),413

規格基準・・・・・・・・・・・・・・・・・・・・・・125
気管・・・・・・・・・・・・・・・・・・・・・・・・・・・125
気管支喘息・・・・・・・・・・・・・・・・(125),308
期間支払金額・・・・・・・・・・・・・・・・・・・125
期間有病率・・・・・・・・・・・・・・・(125),515
危機管理対策・・・・・・・・・・・・・・・・・・・125
危険因子・・・・・・・・・・・・・・・・・・・・・・125
期限表示・・・・・・・・・・・・・・・・・・・・・・126
起坐呼吸・・・・・・・・・・・・・・・・・・・・・・126
キサントフィル類・・・・・・・・・・・・・・・126
キサントーム・・・・・・・・・・・・・(78),126
基質・・・・・・・・・・・・・・・・・・・・・・・・・・126
器質的疾患・・・・・・・・・・・・・・・・・・・・126
記述疫学・・・・・・・・・・・・・・・・・・・・・・127
基準アミノ酸パターン・・・・・・・・・15,(127)
キシリトール・・・・・・・・・・・・・・・・・・127
キシレン・・・・・・・・・・・・・・・・・・・・・・127
キシロース・・・・・・・・・・・・・・・・・・・・127
偽性コリンエステラーゼ・・・・・(127),203
寄生虫病・・・・・・・・・・・・・・・・・・・・・・127
基礎体温・・・・・・・・・・・・・・・・・・・・・・128
基礎代謝・・・・・・・・・・・・・・・・・・・・・・128
基礎代謝基準値・・・・・・・・・・・・・・・・128
既存添加物・・・・・・・・・・・・・・・・・・・・128
既存添加物名簿・・・・・・・・・・・・・・・・128
キチン・・・・・・・・・・・・・・・・・・・・・・・・128
喫煙・・・・・・・・・・・・・・・・・・・・・・・・・・129
喫煙対策・・・・・・・・・・・・・・・・(129),325
機能訓練・・・・・・・・・・・・・・・・・・・・・・129
機能性表示食品・・・・・・・・・・・・・・・・129
キノコ中毒・・・・・・・・・・・・・・・・・・・・130
揮発性塩基窒素量・・・・・・・・・・・・・・130
揮発性脂肪酸・・・・・・・・・・・・・・・・・・130
気分障害・・・・・・・・・・・・・・・・47,(130)
起泡性・・・・・・・・・・・・・・・・・・・・・・・・130
基本味・・・・・・・・・・・・・・・・・・・・・・・・130
ギムネマ酸・・・・・・・・・・・・・・・・・・・・130
キモシン・・・・・・・・・・・・・・・・・・・・・・130
キモトリプシン・・・・・・・・・・・・・・・・131
偽薬・・・・・・・・・・・・・・・・・・・・(131),457
逆性石けん・・・・・・・・・・・・・・・・・・・・131
客膳食・・・・・・・・・・・・・・・・・(131),136
逆流性食道炎・・・・・・・・・・・・・・・・・・131
キャッシュフロー計算書・・・・・・・・・131
キャッスル内因子・・・・・・・・・(131),381
キャノーラ油・・・・・・・・・・・・・・・・・・131
GABA(ギャバ)・・・・・・・・・・・・・・・・131
キャリーオーバー・・・・・・・・・・・・・・131
吸エルゴン反応・・・・・・・・・・・・・・・・131
嗅覚・・・・・・・・・・・・・・・・・・・・・・・・・・132
嗅細胞・・・・・・・・・・・・・・・・・・・・・・・・132
吸収・・・・・・・・・・・・・・・・・・・・・・・・・・132
吸収率・・・・・・・・・・・・・・・・・(132),247
給食管理・・・・・・・・・・・・・・・・・・・・・・132
給食経営管理・・・・・・・・・・・・・・・・・・132
給食システム・・・・・・・・・・・・・・・・・・132
給食施設・・・・・・・・・・・・・・・・・・・・・・133
急性胃炎・・・・・・・・・・・・・・・・・・・・・・133
急性ウイルス性肝炎・・・・・・・・・・・・133
急性炎症・・・・・・・・・・・・・・・・・・・・・・133
急性灰白髄炎・・・・・・・・・・・・・(133),487
急性化膿巣・・・・・・・・・・・・・・・・・・・・133
急性肝炎・・・・・・・・・・・・・・・・・・・・・・133

急性糸球体腎炎・・・・・・・・・・・・・・・・133
急性腎炎・・・・・・・・・・・・・・・・・・・・・・133
急性腎不全・・・・・・・・・・・・・・・・・・・・134
急性膵炎・・・・・・・・・・・・・・・・・・・・・・134
急速代謝回転たんぱく質・・・・・・・(134),334
急速凍結・・・・・・・・・・・・・・・・・・・・・・134
吸啜(きゅうてつ)刺激・・・・・・・・・・・・・・134
牛乳・・・・・・・・・・・・・・・・・・・・・・・・・・134
牛乳規格・・・・・・・・・・・・・・・・・・・・・・135
休養・・・・・・・・・・・・・・・・・・・・・・・・・・135
給与栄養目標量・・・・・・・・・・・・・・・・135
給与栄養量・・・・・・・・・・・・・・・・・・・・135
教案・・・・・・・・・・・・・・・・・・・・・・・・・・93
供応食・・・・・・・・・・・・・・・・・・・・・・・・136
強化インスリン療法・・・・・・・・・・・・136
共感的理解・・・・・・・・・・・・・・・・・・・・136
供給熱量・・・・・・・・・・・・・・・・・・・・・・136
凝固壊死・・・・・・・・・・・・・・・・・・・・・・137
教材・・・・・・・・・・・・・・・・・・・・・・・・・・137
狭心症・・・・・・・・・・・・・・・・・・・・・・・・137
強制対流式ガスオーブン・・・・・・・・137
偽陽性率・・・・・・・・・・・・・・・・・・・・・・137
胸膜・・・・・・・・・・・・・・・・・・・・・・・・・・137
競争入札方式・・・・・・・・・・・・・・・・・・138
胸痛・・・・・・・・・・・・・・・・・・・・・・・・・・138
京都議定書・・・・・・・・・・・・・・・・・・・・138
強皮症・・・・・・・・・・・・・・・・・・・・・・・・138
魚介類・・・・・・・・・・・・・・・・・・・・・・・・138
許可証票・・・・・・・・・・・・・・・・・・・・・・138
寄与危険・・・・・・・・・・・・・・・・・・・・・・139
寄与危険度・・・・・・・・・・・・・・・・・・・・139
局所浸潤・・・・・・・・・・・・・・・・・・・・・・139
局所免疫・・・・・・・・・・・・・・・・・・・・・・139
虚血・・・・・・・・・・・・・・・・・・・・・・・・・・139
虚血性心疾患・・・・・・・・・・・・・・・・・・139
虚弱・・・・・・・・・・・・・・・・・・・・・・・・・・459
巨赤芽球性貧血・・・・・・・・・・・・・・・・139
居宅介護・・・・・・・・・・・・・・・・・・・・・・140
魚類・・・・・・・・・・・・・・・・・・・・・138,(140)
キロミクロン・・・・・・・・・・・・・・・・・・140
近位尿細管・・・・・・・・・・・・・・・・・・・・140
禁煙サポート・・・・・・・・・・・・・・・・・・141
禁煙支援・・・・・・・・・・・・・・・・・・・・・・141
禁煙支援プログラム・・・・・・・・・・・・141
菌核・・・・・・・・・・・・・・・・・・・・・・・・・・141
筋原線(繊)維たんぱく質・・・・・・・・141
筋細胞・・・・・・・・・・・・・・・・・・・・・・・・141
筋収縮・・・・・・・・・・・・・・・・・・・・・・・・141
筋線(繊)維・・・・・・・・・・・・・・・・・・・・141
筋肉・・・・・・・・・・・・・・・・・・・・・・・・・・141
筋肉細胞・・・・・・・・・・・・・・・・141,(142)
筋肉線(繊)維・・・・・・・・・・・・・141,(142)

ク

グアニル酸・・・・・・・・・・・・・・・・・・・・142
グアニン・・・・・・・・・・・・・・・・・・・・・・142
グアノシン5′-三リン酸・・・・・・・(142),232
グアノシン三リン酸・・・・・・・・・・・(142),232
空気酸化・・・・・・・・・・・・・・・・・(142),233
空腸・・・・・・・・・・・・・・・・・・・・・・・・・・142
クエン酸・・・・・・・・・・・・・・・・・・・・・・142
クエン酸回路・・・・・・・・・・・・・・・・・・142
ククルビタシン・・・・・・・・・・・・・・・・143

くず・・・・・・・・・・・・・・・・・143
くず粉・・・・・・・・・・・・・・・143
果物香気成分・・・・・・・・・・・143
クックサーブ・・・・・・・・・・・143
クックチルシステム・・・・・・143
クックフリーズ・・・・・・・・・144
クッシング症候群・・・・・・・・144
Cushing症候群・・・・・・・・・・・144
クライアント・・・・・・・・・・・144
クライマクテリック・・・・・・・145
倉出し係数・・・・・・・・・・・・145
グラム染色・・・・・・・・・・・・145
グリアジン・・・・・・・・・・・・145
グリコアルブミン・・・・・・・・145
グリコーゲン・・・・・・・・・・・145
グリコーゲンホスフォリラーゼ・・(146),483
グリコサミノグリカン・・・・・・・・(146),502
グリコシド・・・・・・・・・・(146),409
グリコシド結合・・・・・・・・・(146)
グリコヘモグロビン・・・・・(146),471
グリシニン・・・・・・・・・・・・146
グリシン・・・・・・・・・・・・・146
グリストラップ・・・・・・・・・・147
グリセミックインデックス・・・・・147
グリセロール-3-リン酸・・・・・・147
グリチルリチン・・・・・・・・・・147
クリティカルケア・・・・・・・・・147
クリティカルパス・・・・・・・・・147
クリニカルパス・・・・・・・・・・147
クリープ現象・・・・・・・・・・・148
クリプトキサンチン・・・・・・・・148
クリプトコッカス・・・・・・・・・148
クリプトコックス・・・・・・・・・148
クリプトスポリジウム・・・・・・・148
クリーミング性・・・・・・・・・・149
クリームダウン・・・・・・・・・・149
グルカゴン・・・・・・・・・・・・149
グルカゴン様ペプチド・・・・・・41,(149)
グルクミン・・・・・・・・・・・・149
グルクロン酸・・・・・・・・・・・149
グルクロン酸回路・・・・・・48,(149)
グルココルチコイド・・・・・・(149),451
グルコース・・・・・・・・・・・・149
グルコース・アラニン回路・・・・・150
グルコースイソメラーゼ・・・・・・151
グルコース依存性インスリン分泌刺激ポリ
　ペプチド・・・・・・・・・・・・41,(151)
グルコース-1-リン酸・・・・・・・151
グルコーストランスポーター・・・・151
グルコース負荷試験・・・・・・(151),454
グルコース輸送体・・・・・・・・・151
グルコース-6-ホスファターゼ・・・・151
グルコース-6-リン酸・・・・・・・151
グルコノデルタラクトン・・・・・・152
グルコノラクトン・・・・・・・・・152
グルコマンナン・・・・・・・・・・152
グルコン・・・・・・・・・・・・・152
グルタチオン・・・・・・・・・・・152
グルタチオンペルオキシダーゼ・・・152
グルタミン・・・・・・・・・・・・152
グルタミン酸・・・・・・・・・・・152
グルタミン酸エチルアミド・・・・・(153),348
グルタミン酸オキサロ酢酸トランスアミナ

ーゼ・・・・・・・・・・・・・61,(153)
グルタミン酸脱水素酵素・・・・・・153
グルタミン酸デヒドロゲナーゼ・・・153
グルタミン酸ピルビン酸トランスアミナー
ゼ・・・・・・・・・・・・・・・61,(153)
グルタミン酸モノナトリウム・・・・153
グルテニン・・・・・・・・・・・・153
グルテリン・・・・・・・・・・・・153
グルテン・・・・・・・・・・・・・153
くる病・・・・・・・・・・・・・・154
グループダイナミクス・・・・・・・154
グレーズ処理・・・・・・・・・・・155
クレアチニン・・・・・・・・・・・154
クレアチニン・クリアランス・・・・154
クレアチニン身長係数・・・・・・・155
クレアチン・・・・・・・・・・・・154
クレアチンキナーゼ・・・・・・(155),235
クレアチンホスフォキナーゼ・・・(155),235
グレージング・・・・・・・・・・・155
クレチン症・・・・・・・・・・155,184
クレチン病・・・・・・・・・・・・155
クレブス・・・・・・・・・・・・・155
クレブス回路・・・・・・・・・142,(156)
グレリン・・・・・・・・・・・・・156
クロストリジウム属・・・・・・・・156
クロマチン・・・・・・・・・・・・156
クロム・・・・・・・・・・・・・・156
クロロゲン酸・・・・・・・・・・・156
クロロフィル・・・・・・・・・・・156
クローン病・・・・・・・・・・・・156
Crohn病・・・・・・・・・・・・・156
クワシオルコル・・・・・・・・・・157
燻（くん）煙・・・・・・・・・・・157
訓練効果・・・・・・・・・・・・・157

ケ

ケアマネジャー・・・・・・・・・・157
経営資源・・・・・・・・・・・・・158
計画的行動理論・・・・・・・・・・158
経過評価・・・・・・・・・・・・・158
経管栄養法・・・・・・・・・・・・158
経管栄養補給法・・・・・・・・158,(159)
頸肩腕（けいけんわん）症候群・・・159
経口栄養摂取・・・・・・・・・・・159
経口栄養法・・・・・・・・・・・・159
経口栄養補給法・・・・・・・・・・159
経口感染・・・・・・・・・・・・・159
経口血糖降下剤・・・・・・・・・・159
経口血糖降下薬・・・・・・・・・・159
経口糖尿病薬・・・・・・・・・・・159
経口ブドウ糖負荷試験・・・・・(159),454
経口補液（療）法・・・・・・・77,(159)
経口補水療法・・・・・・・・・77,(159)
経済協力開発機構・・・・・・・78,(159)
経済的評価・・・・・・・・・・・・159
形質膜・・・・・・・・・・・・(160),213
経静脈栄養法・・・・・・・・・(160),251
傾聴・・・・・・・・・・・・・・・160
経腸栄養・・・・・・・・・・・・・160
経腸栄養剤・・・・・・・・・・・・160
経腸栄養法・・・・・・・・・・・・160
系統誤差・・・・・・・・・・・・・161
系統的レビュー・・・・・・・・・・161

経鼻経管法・・・・・・・・・・・・・・・・・158,(161)
軽費老人ホーム・・・・・・・・・・・・・・・・161
鶏卵・・・・・・・・・・・・・・・・・・・・(161),327
けいれん性便秘・・・・・・・・・・・・・・・・161
KAPモデル・・・・・・・・・・・・・・・・・・161
劇症肝炎・・・・・・・・・・・・・・・・・・・・162
下水処理・・・・・・・・・・・・・・・・・・・・162
下水道処理人口普及率・・・・・・・・・・・162
下水道普及率・・・・・・・・・・・・・・・・・162
ケースコントロールスタディ・・・・(162),252
K値・・・・・・・・・・・・・・・・・・・・・・・162
血圧・・・・・・・・・・・・・・・・・・・・・・・162
血液凝固・・・・・・・・・・・・・・・・・・・・163
血液透析・・・・・・・・・・・・・・・・・・・・163
結核・・・・・・・・・・・・・・・・・・・・・・・164
結核予防法・・・・・・・・・・・・・・・・・・164
結果評価・・・・・・・・・・・・・・・・4,(164)
血管作動性因子・・・・・・・・・・・・・・・・164
血管作動性物質・・・・・・・・・・・・・・・・164
血管作動物質・・・・・・・・・・・・・・・・・164
月経・・・・・・・・・・・・・・・・・・・・・・・164
結合水・・・・・・・・・・・・・・・・・・・・・164
結合組織・・・・・・・・・・・・・・・・・・・・165
血色素・・・・・・・・・・・・・・・・・(165),471
血色素量・・・・・・・・・・・・・・・・・・・・165
血漿交換・・・・・・・・・・・・・・・・73,(165)
血漿浸透圧・・・・・・・・・・・・・・・・・・165
血小板・・・・・・・・・・・・・・・・・・・・・165
血清キロミクロン・・・・・・・・・・・140,(166)
血清クレアチニン・・・・・・・・・・・154,(166)
血清ビリルビン・・・・・・・・・・・・(166),442
血栓・・・・・・・・・・・・・・・・・・・・・・・166
血中尿素窒素・・・・・・・・・・・・・・(166),437
血糖・・・・・・・・・・・・・・・・・・・・・・・166
血糖指数・・・・・・・・・・・・・・・・147,(166)
血糖値・・・・・・・・・・・・・・・・・・・・・166
血友病・・・・・・・・・・・・・・・・・・・・・167
ケト原性アミノ酸・・・・・・・・・・・・・・167
ケトース・・・・・・・・・・・・・・・・・・・・167
ケトン体・・・・・・・・・・・・・・・・・・・・167
ゲノム・・・・・・・・・・・・・・・・・・・・・167
ケラチン・・・・・・・・・・・・・・・・・・・・168
下痢・・・・・・・・・・・・・・・・・・・・・・・168
下痢原性大腸菌・・・・・・・・・・・・(168),439
下痢症・・・・・・・・・・・・・・・・・・・・・168
下痢性貝中毒・・・・・・・・・・・・・・・・・168
下痢性貝毒・・・・・・・・・・・・・・・・・・168
ゲル・・・・・・・・・・・・・・・・・・・・・・・168
ゲル化剤・・・・・・・・・・・・・・・・(169),311
ゲル状食品・・・・・・・・・・・・・・・・・・169
ケルダール法・・・・・・・・・・・・・・・・・169
減圧症・・・・・・・・・・・・・・・・・・・・・169
原因食・・・・・・・・・・・・・・・・・・・・・169
原因療法・・・・・・・・・・・・・・・・・・・・169
検疫感染症・・・・・・・・・・・・・・・・・・170
減塩しょうゆ・・・・・・・・・・・・・・・・・170
原価・・・・・・・・・・・・・・・・・・・・・・・170
ケン化価・・・・・・・・・・・・・・・・・・・・170
原価計算期間・・・・・・・・・・・・・・・・・170
減価償却費・・・・・・・・・・・・・・・・・・170
嫌気性菌・・・・・・・・・・・・・・・・・・・・171
研究集会・・・・・・・・・・・・・・・・(171),546
健康・・・・・・・・・・・・・・・・・・・・・・・171

健康運動指導士・・・・・・・・・・・・・・・・171
健康格差・・・・・・・・・・・・・・・・・・・・171
健康管理・・・・・・・・・・・・・・・・・・・・171
健康教育・・・・・・・・・・・・・・・・・・・・171
健康強調表示・・・・・・・・・・・・・・・・・172
健康指標・・・・・・・・・・・・・・・・・・・・172
健康寿命・・・・・・・・・・・・・・・・・・・・172
健康障害非発現量・・・・・・・・・・・・・・172
健康診査・・・・・・・・・・・・・・・・・・・・172
健康診断・・・・・・・・・・・・・・・・・・・・172
健康信念モデル・・・・・・・・・・・・(173),472
健康増進施設・・・・・・・・・・・・・・・・・173
健康増進法・・・・・・・・・・・・・・・・・・173
健康阻害要因・・・・・・・・・・・・・・・・・174
健康づくりのための食生活指針・・(174),259
健康づくりのための身体活動基準2013・174
健康づくりのための身体活動指針・・・・175
健康日本21(第2次)・・・・・・・・・・・・175
健康保持増進措置・・・・・・・・・・・・・・175
健康補助食品・・・・・・・・・・・・・・・・・176
検査食・・・・・・・・・・・・・・・・・・・・・176
原子吸光法・・・・・・・・・・・・・・・・・・176
検収・・・・・・・・・・・・・・・・・・・・・・・176
検食・・・・・・・・・・・・・・・・・・・(176),483
懸濁液・・・・・・・・・・・・・・・・・・(176),214
倹約遺伝子・・・・・・・・・・・・・・・・・・176

コ

ゴイトロゲン・・・・・・・・・・・・・・・・・177
高圧環境・・・・・・・・・・・・・・・・・・・・177
高圧処理・・・・・・・・・・・・・・・・・・・・177
高アルドステロン症・・・・・・・・・21,(177)
高エネルギーリン酸化合物・・・・・・・・177
好塩基球・・・・・・・・・・・・・・・・・・・・177
高温環境・・・・・・・・・・・・・・・・・・・・177
公害健康被害補償法・・・・・・・・・・・・177
光化学オキシダント・・・・・・・・・・・・178
口角炎・・・・・・・・・・・・・・・・・・(178),188
硬化油・・・・・・・・・・・・・・・・・・・・・178
高カロリー輸液・・・・・・・・・・・・・・・・178
睾丸・・・・・・・・・・・・・・・・・・・・(178),297
交感神経・・・・・・・・・・・・・・・・・・・・178
好気性菌・・・・・・・・・・・・・・・・・・・・179
好気的代謝・・・・・・・・・・・・・・・・・・179
行軍貧血・・・・・・・・・・・・・・・・(179),294
合計特殊出生率・・・・・・・・・・・・・・・179
高血圧・・・・・・・・・・・・・・・・・・・・・179
高血圧症・・・・・・・・・・・・・・・・・・・・179
高血糖・・・・・・・・・・・・・・・・・・・・・180
抗原・・・・・・・・・・・・・・・・・・・・・・・180
抗原抗体反応・・・・・・・・・・・・・・・・・181
膠原病・・・・・・・・・・・・・・・・・・・・・181
抗酸化剤・・・・・・・・・・・・・・・・(181),218
抗酸化作用・・・・・・・・・・・・・・・・・・181
抗酸化物質・・・・・・・・・・・・・・・・・・181
好酸球・・・・・・・・・・・・・・・・・・・・・181
高山病・・・・・・・・・・・・・・・・・・・・・181
こうじカビ属・・・・・・・・・・・・・・・・・181
こうじ菌・・・・・・・・・・・・・・・・・・・・181
高脂血症・・・・・・・・・・・・・・・・(182),227
硬質小麦・・・・・・・・・・・・・・・・・・・・182
鉱質コルチコイド・・・・・・・・・・・21,(182)
公衆衛生・・・・・・・・・・・・・・・・・・・・182

公衆栄養・・・・・・・・・・・・・・・・54,(182)
公衆栄養活動・・・・・・・・・・・・・・・・182
公衆栄養行政・・・・・・・・・・・・・54,(183)
公衆栄養プログラム・・・・・・・・・・・・183
恒常性・・・・・・・・・・・・・・・(183),486
甲状腺・・・・・・・・・・・・・・・・・・183
甲状腺機能亢進症・・・・・・・・・・・・・183
甲状腺機能低下症・・・・・・・・・・・・・184
甲状腺刺激ホルモン・・・・・・・・・・・・184
甲状腺腫・・・・・・・・・・・・・・・・・184
甲状腺ホルモン・・・・・・・・・・・・・・184
向精神薬・・・・・・・・・・・・・・・・・185
合成酢・・・・・・・・・・・・・・・・・・185
抗生物質・・・・・・・・・・・・・・・・・185
厚生労働省・・・・・・・・・・・・・・・・185
広節裂頭条虫・・・・・・・・・・・(186),389
光線過敏症原因物質・・・・・・・・・・・・186
酵素・・・・・・・・・・・・・・・・・・・186
梗塞・・・・・・・・・・・・・・・・・・・186
酵素的褐変・・・・・・・・・・・・・・・・186
抗体・・・・・・・・・・・・・・・・・・・187
抗体媒介型アレルギー・・・・・・・・(187),385
講壇式討議法・・・・・・・・・・・(187),283
紅茶・・・・・・・・・・・・・・・・・・・187
好中球・・・・・・・・・・・・・・・・・・187
高張性脱水症・・・・・・・・・・・・・・・188
行動科学・・・・・・・・・・・・・・・・・188
行動契約・・・・・・・・・・・・・・・・・188
行動修正療法・・・・・・・・・・・・・・・188
行動変容技法・・・・・・・・・・・・・・・188
行動変容ステージモデル・・・・・・・・・・377
行動変容段階モデル・・・・・・・・(188),377
行動療法・・・・・・・・・・・・・・・・・188
口内炎・・・・・・・・・・・・・・・・・・188
高尿酸血症・・・・・・・・・・・・・・・・188
更年期・・・・・・・・・・・・・・・・・・189
更年期障害・・・・・・・・・・・・・・・・189
更年期症状・・・・・・・・・・・・189,(190)
高比重リポたんぱく質・・・・・・・・51,(190)
公費負担制度・・・・・・・・・・・・・・・190
酵母・・・・・・・・・・・・・・・・・・・190
高密度リポたんぱく質・・・・・・・・51,(190)
高野豆腐・・・・・・・・・・・・・(190),192
交絡・・・・・・・・・・・・・・・・・・・190
高リスク戦略・・・・・・・・・・・・・・・411
抗利尿ホルモン・・・・・・・・・・・(190),414
効力予期・・・・・・・・・・・・・・(190),226
高齢期・・・・・・・・・・・・・・・・・・190
高齢者医療確保法・・・・・・・・・・・・・191
高齢者医療制度・・・・・・・・・・・・・・191
高齢者入所施設・・・・・・・・・・・・・・191
高齢者の医療の確保に関する法律・・・・・・191
誤嚥・・・・・・・・・・・・・・・・・・・191
コエンザイムA・・・・・・・・・・・・・・192
誤嚥性肺炎・・・・・・・・・・・・・・・・192
凍り豆腐・・・・・・・・・・・・・・・・・192
糊化・・・・・・・・・・・・・・・・・・・192
呼吸・・・・・・・・・・・・・・・・・・・192
呼吸鎖・・・・・・・・・・・・・・(193),359
呼吸商・・・・・・・・・・・・・・・・・・193
呼吸性アシドーシス・・・・・・・・・・・・193
呼吸性アルカローシス・・・・・・・・・・・193
呼吸比・・・・・・・・・・・・・・・・・・193

5′-グアニル酸・・・・・・・・・・・・・・142
国際栄養会議・・・・・・・・・・・・・・・193
国際援助・・・・・・・・・・・・・・・・・193
国際開発援助・・・・・・・・・・・・・・・193
国際協力・・・・・・・・・・・・・・・・・193
国際疾病分類・・・・・・・・・・・・3,(194)
国際食品規格委員会・・・・・・・・(194),200
国際標準化機構・・・・・・・・・・・2,(194)
国際連合児童基金・・・・・・・・・(194),517
国際連合食糧農業機関・・・・・・・70,(194)
国際労働機関・・・・・・・・・・・・2,(194)
黒色便・・・・・・・・・・・・・・(194),328
国勢調査・・・・・・・・・・・・・・・・・194
告知に基づく同意・・・・・・・・・・45,(194)
極超短波・・・・・・・・・・・・・(194),490
国内消費仕向量・・・・・・・・・・・・・・194
国民医療費・・・・・・・・・・・・・・・・194
国民健康・栄養調査・・・・・・・・・・・・194
国民健康・栄養調査員・・・・・・・・・・・195
国民健康づくり運動・・・・・・・・・・・・195
国民健康づくり対策・・・・・・・・・・・・195
国民生活基礎調査・・・・・・・・・・・・・195
穀物・・・・・・・・・・・・・・・・・・・196
穀類・・・・・・・・・・・・・・・・・・・196
穀類エネルギー比率・・・・・・・・・・・・196
国連開発計画・・・・・・・・・・・(196),516
国連世界食糧計画・・・・・・・・・(196),326
国連難民高等弁務官事務所・・・・・(196),515
固形脂・・・・・・・・・・・・・・・・・・196
5原味・・・・・・・・・・・・・・130,(196)
5′-GMP・・・・・・・・・・・・・・・・142
孤食・・・・・・・・・・・・・・・・・・・196
個人間変動・・・・・・・・・・・・・・・・196
個人差・・・・・・・・・・・・・・・・・・196
個人指導・・・・・・・・・・・・・・・・・196
個人内変動・・・・・・・・・・・・・・・・197
枯草菌・・・・・・・・・・・・・・・・・・197
固体脂・・・・・・・・・・・・・・・・・・196
五炭糖・・・・・・・・・・・・・・・・・・197
五炭糖リン酸回路・・・・・・・・・・・・・197
コチニン・・・・・・・・・・・・・・・・・197
骨格筋・・・・・・・・・・・・・・・・・・197
骨吸収・・・・・・・・・・・・・・・・・・198
骨形成・・・・・・・・・・・・・・・・・・198
骨組織・・・・・・・・・・・・・・・・・・198
骨粗鬆症・・・・・・・・・・・・・・・・・198
骨粗鬆症治療薬・・・・・・・・・・(199),426
骨膜・・・・・・・・・・・・・・・・・・・199
骨密度・・・・・・・・・・・・・・・・・・199
骨量・・・・・・・・・・・・・・・・・・・199
固定費・・・・・・・・・・・・・・・・・・199
Codex(コーデックス)・・・・・・・・・・200
子ども・子育て支援新制度・・・・・・・・・200
コドン・・・・・・・・・・・・・・・・・・200
ゴナドトロピン・・・・・・・・・・(200),297
粉ミルク・・・・・・・・・・・・・(200),464
コハク酸・・・・・・・・・・・・・・・・・200
コバラミン・・・・・・・・・・・・(200),431
コバルト・・・・・・・・・・・・・・・・・200
コーヒー・・・・・・・・・・・・・・・・・200
コピー食品・・・・・・・・・・・・・・・・201
個別指導・・・・・・・・・・・・・・196,(201)
個別評価型病者用食品・・・・・・・・・・・201

力

コホート研究・・・・・・・・・・・・・・・・・・・・・・・・201
ごま油・・・・・・・・・・・・・・・・・・・・・・・・・・・・・・201
古米臭・・・・・・・・・・・・・・・・・・・・・・・・・・・・・201
五味・・・・・・・・・・・・・・・・・・・・・・・130,(201)
ごみ処理・・・・・・・・・・・・・・・・・・・・・・・・・・・201
コミュニティオーガニゼーション・・・・・・202
小麦粉・・・・・・・・・・・・・・・・・・・・・・・・・・・・・202
米・・・・・・・・・・・・・・・・・・・・・・・・・・・・・・・・・202
米粉・・・・・・・・・・・・・・・・・・・・・・(202),275
米ぬか・・・・・・・・・・・・・・・・・・・・・・・・・・・・・202
コラーゲン・・・・・・・・・・・・・・・・・・・・・・・・・203
コリ回路・・・・・・・・・・・・・・・・・・・・・・・・・・・203
糊料・・・・・・・・・・・・・・・・・・・・・・・(203),311
コリン・・・・・・・・・・・・・・・・・・・・・・・・・・・・・203
コリンエステラーゼ・・・・・・・・・・・・・・・・・203
5類感染症・・・・・・・・・・・・・・・・・・・・・・・・・・203
コルサコフ症・・・・・・・・・・・・・・・・46,(204)
コール酸・・・・・・・・・・・・・・・・・・・・・・・・・・・204
ゴルジ装置・・・・・・・・・・・・・・・・・・・・・・・・204
ゴルジ体・・・・・・・・・・・・・・・・・・・・・・・・・・204
コルチゾール・・・・・・・・・・・・・・・(204),451
コールドチェーン・・・・・・・・・・・・・(204),350
ゴールドプラン21・・・・・・・・・・・・・・・・・・204
コレシストキニン・・・・・・・・・・・・・・・・・・204
コレステロール・・・・・・・・・・・・・・・・・・・・204
コレラ・・・・・・・・・・・・・・・・・・・・・・・・・・・・205
コロイド・・・・・・・・・・・・・・・・・・・・・・・・・・206
コロナウイルス・・・・・・・・・・・・・・・・・・・・206
コーン油・・・・・・・・・・・・・・・・・・・・・・・・・368
根拠に基づいた医療・・・・・・・・・・・39,(206)
コーンスターチ・・・・・・・・・・・・・・・・・・・・206
献立計画・・・・・・・・・・・・・・・・・・・・・・・・・・206
献立表・・・・・・・・・・・・・・・・・・・・・・・・・・・・206
献立評価・・・・・・・・・・・・・・・・・・・・・・・・・・206
根治療法・・・・・・・・・・・・・・・・・・・・169,(207)
コンドロイチン硫酸・・・・・・・・・・・・・・・・207
こんにゃく・・・・・・・・・・・・・・・・・・・・・・・・207
こんにゃくマンナン・・・・・・・・・・152,(207)
コンピュータ断層装置検査・・・・・・(207),232
コンプライアンス・・・・・・・・・・・・・・・・・・207
コンベンショナルシステム・・・・・・・・・・207

サ

サイアザイド系利尿薬・・・・・・・・・・・・・・・208
細菌・・・・・・・・・・・・・・・・・・・・・・・・・・・・・・208
細菌性食中毒予防・・・・・・・・・・・・・・・・・・208
細菌性髄膜炎・・・・・・・・・・・・・・・・・105,(208)
サイクリックAMP・・・・・・・・・・・・・・・・・208
サイクルメニュー・・・・・・・・・・・・・・・・・・208
サイクロデキストリン・・・・・・・・・・・・・・209
再興感染症・・・・・・・・・・・・・・・・・・・・・・・・209
在庫金額・・・・・・・・・・・・・・・・・・・・・・・・・・209
在庫量・・・・・・・・・・・・・・・・・・・・・・・・・・・・209
再生医療・・・・・・・・・・・・・・・・・・・・・・・・・・209
再生能力・・・・・・・・・・・・・・・・・・・・・・・・・・209
再生不良性貧血・・・・・・・・・・・・・・・・・・・・210
最大酸素摂取量・・・・・・・・・・・・・・・・・・・・210
最大氷結晶生成帯・・・・・・・・・・・・・・・・・・210
在宅介護・・・・・・・・・・・・・・・・・・・・・・・・・・210
在宅介護支援センター・・・・・・・・・・・・・・210
在宅患者訪問栄養食事指導料・・・・・・・・・210

最低健康障害発現量・・・・・・・・・・・・・・・・・211
最低副作用発現量・・・・・・・・・・・・・・・・・・211
最低輸入義務・・・・・・・・・・・・・・・・(211),500
最適塩分・・・・・・・・・・・・・・・・・・・(211),232
最適温度・・・・・・・・・・・・・・・・・・・(211),233
細動脈・・・・・・・・・・・・・・・・・・・・・・・・・・・・211
サイトーシス・・・・・・・・・・・・・・・・・・・・・・211
細胞・・・・・・・・・・・・・・・・・・・・・・・・・・・・・・211
細胞外液・・・・・・・・・・・・・・・・・・・・・・・・・・211
細胞核・・・・・・・・・・・・・・・・・・・・・・・91,(212)
細胞死・・・・・・・・・・・・・・・・・・・・・・13,(212)
細胞質・・・・・・・・・・・・・・・・・・・・・・・・・・・・212
細胞傷害型アレルギー・・・・・・・・・(212),385
細胞性免疫・・・・・・・・・・・・・・・・・・・・・・・・212
細胞性免疫型アレルギー・・・・・・・・(212),522
細胞内液・・・・・・・・・・・・・・・・・・・・・・・・・・212
細胞内シグナル伝達・・・・・・・・・・・・・・・・212
細胞膜・・・・・・・・・・・・・・・・・・・・・・・・・・・・213
サイロキシン・・・・・・・・・・・・・・・・(213),346
サーカディアンリズム・・・・・・・・・・・・・・213
魚・・・・・・・・・・・・・・・・・・・・・・・・・138,(213)
作業環境管理・・・・・・・・・・・・・・・・・・・・・・213
作業管理・・・・・・・・・・・・・・・・・・・・・・・・・・213
作業動線・・・・・・・・・・・・・・・・・・・・・・・・・・214
酢酸発酵・・・・・・・・・・・・・・・・・・・・・・・・・・214
サクシニルCoA・・・・・・・・・・・・・・・・・・289
サーズ・・・・・・・・・・・・・・・・・・・・・・・・・・・・241
SARS(サーズ)・・・・・・・・・・・・・・・・・・214
SARS(サーズ):severe acute respiratory
　syndrome・・・・・・・・・・・・・・・・・・・・・・241
サスペンション・・・・・・・・・・・・・・・・・・・・214
サッカラーゼ・・・・・・・・・・・・・・・・(214),290
サッカリン・・・・・・・・・・・・・・・・・・・・・・・・214
殺菌・・・・・・・・・・・・・・・・・・・・・・・・・・・・・・214
雑節・・・・・・・・・・・・・・・・・・・・・・・・・・・・・・215
砂糖・・・・・・・・・・・・・・・・・・・・・・・(215),272
砂漠化・・・・・・・・・・・・・・・・・・・・・・・・・・・・215
サービング・・・・・・・・・・・・・・・・・・・・・・・・215
サファリ調査・・・・・・・・・・・・・・・・・・・・・・215
サブシステム・・・・・・・・・・・・・・・・・・・・・・215
サプリメント・・・・・・・・・・・・・・・・176,(215)
サポニン・・・・・・・・・・・・・・・・・・・・・・・・・・215
サラダ油・・・・・・・・・・・・・・・・・・・・・・・・・・216
サルコペニア・・・・・・・・・・・・・・・・・・・・・・216
サルモネラ・・・・・・・・・・・・・・・・・・・・・・・・216
酸価・・・・・・・・・・・・・・・・・・・・・・・・・・・・・・216
参加型学習・・・・・・・・・・・・・・・・・・・・・・・・217
酸化還元酵素・・・・・・・・・・・・・・・・・・・・・・217
酸化還元反応・・・・・・・・・・・・・・・・・・・・・・217
酸化酵素・・・・・・・・・・・・・・・・・・・・・・・・・・217
酸化作用・・・・・・・・・・・・・・・・・・・・・・・・・・217
酸化水・・・・・・・・・・・・・・・・・・・・・・(217),316
酸化ストレス・・・・・・・・・・・・・・・・・・・・・・217
酸化的脱炭酸反応・・・・・・・・・・・・・・・・・・217
酸化的リン酸化・・・・・・・・・・・・・・・・・・・・218
酸化防止剤・・・・・・・・・・・・・・・・・・・・・・・・218
産業医・・・・・・・・・・・・・・・・・・・・・・・・・・・・218
産業給食・・・・・・・・・・・・・・・・・・・・(218),225
産業廃棄物・・・・・・・・・・・・・・・・・・・・・・・・218
産業疲労・・・・・・・・・・・・・・・・・・・・・・・・・・218
酸欠症・・・・・・・・・・・・・・・・・・・・・・・・・・・・218
3歳児健康診査・・・・・・・・・・・・・・・・・・・・218
3歳児健診・・・・・・・・・・・・・・・・・・・・・・・・218

カ

サ

残菜調査・・・・・・・・・・・・219
三叉神経・・・・・・・・・・・・219
残差法・・・・・・・・・・・・・219
3-3-9度方式・・・・・・・・(219),222
参照体位・・・・・・・・・・・・219
産褥期・・・・・・・・・・・・・219
三次予防・・・・・・・・・・・・219
酸性アミノ酸・・・・・・・・・・219
酸性雨・・・・・・・・・・・・・220
三尖弁・・・・・・・・・・・・・220
酸素解離曲線・・・・・・・・・・220
酸素欠乏症状・・・・・・・218,(220)
酸素分圧・・・・・・・・・・・・220
サンディ化・・・・・・・・・・・220
暫定基準・・・・・・・・・・・・220
暫定的な規制値・・・・・・・・・220
酸敗油脂・・・・・・・・・・・・220
サンプル調査・・・・・・・(220),440
酸味・・・・・・・・・・・・・・220
残留基準・・・・・・・・・・・・221
残留農薬基準・・・・・・・・・・221
3類感染症・・・・・・・・・・・221

シ

次亜塩素酸ナトリウム・・・・・・221
シアン化合物・・・・・・・・・・221
GTP-結合たんぱく質・・・・(232),235
死因・・・・・・・・・・・・・・222
シェーグレン症候群・・・・・・・222
CA貯蔵・・・・・・・・・・・・222
塩・・・・・・・・・・・・(223),254
塩味・・・・・・・・・・・・・・223
塩から味・・・・・・・・・・・・223
紫外線・・・・・・・・・・・・・223
視覚・・・・・・・・・・・・・・223
自家中毒症・・・・・・・・(224),240
シガテラ毒・・・・・・・・・・・224
弛緩性便秘・・・・・・・・・・・224
子宮・・・・・・・・・・・・・・224
糸球体・・・・・・・・・・・・・224
糸球体濾過値・・・・・・・223,(225)
事業実施量評価・・・・・・・4,(225)
事業所給食・・・・・・・・・・・225
軸索・・・・・・・・・・・・・・225
シグナル伝達・・・・・・・212,(225)
シクロデキストリン・・・・209,(225)
自計調査・・・・・・・・・・・・225
刺激伝導系・・・・・・・・・・・225
刺激統制法・・・・・・・・・・・225
死後硬直・・・・・・・・・・・・225
自己効力感・・・・・・・・・・・226
自己消化・・・・・・・・・・・・226
自己調整機能・・・・・・・・・・226
自己調節授乳・・・・・・・(226),273
自己免疫疾患・・・・・・・・・・226
自殺・・・・・・・・・・・・・・226
脂質・・・・・・・・・・・・・・227
脂質異常症・・・・・・・・・・・227
脂質エネルギー比率・・・・(228),236
脂質摂取量・・・・・・・・・・・228
歯周病・・・・・・・・・・・・・228
思春期・・・・・・・・・・・・・228
思春期スパート・・・・・・(229),298

視床下部・・・・・・・・・・・・229
糸状菌・・・・・・・・・・106,(229)
耳小骨・・・・・・・・・・・・・229
自助集団・・・・・・・・・・・・229
JIS(ジス)・・・・・・・・・・229
シス型・・・・・・・・・・・・・229
シス-9-オクタデセン酸・・・・・84,(230)
システイン・・・・・・・・・・・230
システマティックレビュー・・・161,(230)
自然死産率・・・・・・・・・・・230
自然毒・・・・・・・・・・・・・230
自然発酵・・・・・・・・・・・・230
持続可能な開発目標・・・・・・・230
持続携行式腹膜透析・・・・222,(230)
G-たんぱく質・・・・・・・(230),235
シチジン5′-三リン酸・・・・(230),232
シチジン三リン酸・・・・・(230),232
市町村健康センター・・・・・・・230
市町村保健センター・・・・・・・230
市町村保健福祉センター・・・・・230
膝下(しっか)高・・・・・・・・231
湿球黒球温度・・・・・・・・(231),327
実効温度・・・・・・・・・114,(231)
疾病及び関連保健問題の国際統計分類
・・・・・・・・・・・・3,(231)
指定介護療養型医療施設・・・・・231
指定介護老人福祉施設・・・・・・231
CT検査・・・・・・・・・・・・232
指定添加物・・・・・・・・・・・232
至適塩分・・・・・・・・・・・・232
至適温度・・・・・・・・・・・・233
至適体重・・・・・・・・・(233),376
至適発育食塩濃度・・・・・232,(233)
時点有病率・・・・・・・・(233),515
児童・・・・・・・・・・・・・・233
指導案・・・・・・・・・・・・・93
自動酸化・・・・・・・・・・・(233)
自動体外式除細動器・・・・・52,(233)
児童福祉施設・・・・・・・・・・233
児童福祉法・・・・・・・・・・・233
シトクロームC・・・・・・・・・234
シトシン・・・・・・・・・・・・234
シトステリン・・・・・・・・・・234
シトステロール・・・・・・・・・234
シトルリン・・・・・・・・・・・234
シナプス・・・・・・・・・・・・234
シニグリン・・・・・・・・・・・235
シネレシス・・・・・・・・(235),530
死の四重奏・・・・・・・・(235),504
C反応性たんぱく質・・・・221,(235)
ジヒドロキシアセトンリン酸・・・235
1,25-ジヒドロキシビタミンD・・・(235)
渋きり・・・・・・・・・・・・・235
渋抜き・・・・・・・・・・(235),324
渋味・・・・・・・・・・・・・・235
G-プロテイン・・・・・・・・・・235
シーベルト・・・・・・・・・・・235
脂肪・・・・・・・・・・・・(236),341
脂肪エネルギー比率・・・・・・・236
脂肪肝・・・・・・・・・・・・・236
脂肪球・・・・・・・・・・・・・236
脂肪細胞・・・・・・・・・・・・237
脂肪酸・・・・・・・・・・・・・237

サ
シ

脂肪摂取量・・・・・・・・・・・・・・・・・・・・・228,(237)
脂肪組織・・・・・・・・・・・・・・・・・・・・・・・・・・237
脂肪乳剤・・・・・・・・・・・・・・・・・・・・・・・・・・238
死亡率・・・・・・・・・・・・・・・・・・・・・・・・・・・・238
凍み豆腐・・・・・・・・・・・・・・・・・・・・192,(238)
市民参加型プログラム・・・・・・・・・(238),242
指名競争入札方式・・・・・・・・・・・・・・・・・・238
ジメチルケトール・・・・・・・・・・・・・・・9,(239)
社会調査法・・・・・・・・・・・・・・・・・・・・・・・・239
社会的学習理論・・・・・・・・・・・・・・・・・・・・239
社会的認知理論・・・・・・・・・・・・・・・・・・・・239
じゃがいもでんぷん・・・・・・・・・・・・・・・・239
JAS(ジャス)・・・・・・・・・・・・・・・・・・・・・239
ジャム・・・・・・・・・・・・・・・・・・・・・・・・・・・・239
ジャム類・・・・・・・・・・・・・・・・・・・・・・・・・・239
自由エネルギー・・・・・・・・・・・・・・・・・・・・240
就学時健康診断・・・・・・・・・・・・・・・・・・・・240
習慣拮抗法・・・・・・・・・・・・・・・・・・・(240),420
周期性嘔吐症・・・・・・・・・・・・・・・・・・・・・・240
充血・・・・・・・・・・・・・・・・・・・・・・・・・・・・・・240
集合管・・・・・・・・・・・・・・・・・・・・・・・・・・・・240
シュウ酸・・・・・・・・・・・・・・・・・・・・・・・・・・241
周産期死亡率・・・・・・・・・・・・・・・・・・・・・・241
周術期・・・・・・・・・・・・・・・・・・・・・・・・・・・・241
重症急性呼吸器症候群・・・・・・・・・・・・・・241
自由水・・・・・・・・・・・・・・・・・・・・・・・・・・・・241
重曹・・・・・・・・・・・・・・・・・・・・・・・・・・・・・・241
従属人口指数・・・・・・・・・・・・・・・・・・・・・・242
集団アプローチ・・・・・・・・・・・・・・(242),485
集団栄養教育・・・・・・・・・・・・・・・・・・・・・・242
重炭酸ナトリウム・・・・・・・・・・・・241,(242)
集団免疫・・・・・・・・・・・・・・・・・・・・・・・・・・242
十二指腸・・・・・・・・・・・・・・・・・・・・・・・・・・242
終末期医療・・・・・・・・・・・・・・・・・・・(242),327
住民参加・・・・・・・・・・・・・・・・・・・・・・・・・・242
住民参加(型)プログラム・・・・・・・・・・・242
住民主体プログラム・・・・・・・・・・・・・・・242
住民組織活動・・・・・・・・・・・・・・・・・・・・・・337
主観的規範・・・・・・・・・・・・・・・・・・・・・・・・243
授業案・・・・・・・・・・・・・・・・・・・・・・・・・・・・・93
粥状(じゅくじょう)硬化症・・・・・・・・・243
熟成・・・・・・・・・・・・・・・・・・・・・・・・・・・・・・243
シュクロース・・・・・・・・・・・・・・・・・(243),272
手術後・・・・・・・・・・・・・・・・・・・・・・・(243),244
受信者動作特性曲線・・・・・・・・・・・19,(243)
酒税法・・・・・・・・・・・・・・・・・・・・・・・・・・・・243
酒石酸・・・・・・・・・・・・・・・・・・・・・・・・・・・・243
主調理・・・・・・・・・・・・・・・・・・・・・・・・・・・・243
出血・・・・・・・・・・・・・・・・・・・・・・・・・・・・・・243
出血性梗塞・・・・・・・・・・・・・・・・・・・・・・・・243
術後・・・・・・・・・・・・・・・・・・・・・・・・・・・・・・244
出席停止・・・・・・・・・・・・・・・・・・・・・・・・・・244
10%病・・・・・・・・・・・・・・・・・・・・・・101,(244)
受動拡散・・・・・・・・・・・・・・・・・・・・・・・・・・244
受動喫煙・・・・・・・・・・・・・・・・・・・・・・・・・・244
受動輸送・・・・・・・・・・・・・・・・・・・・・・・・・・244
授乳期・・・・・・・・・・・・・・・・・・・・・・・・・・・・245
授乳・離乳の支援ガイド・・・・・・・・・・・245
腫瘍・・・・・・・・・・・・・・・・・・・・・・・・・・・・・・245
腫瘍壊死因子・・・・・・・・・・・・・・・・・(245),349
受容器・・・・・・・・・・・・・・・・・・・・・・・・・・・・245
受容体・・・・・・・・・・・・・・・・・・・・・・・・・・・・245
受療率・・・・・・・・・・・・・・・・・・・・・・・・・・・・245

順位法・・・・・・・・・・・・・・・・・・・・・・・・・・・・246
純食材料費・・・・・・・・・・・・・・・・・・・(246),255
順序効果・・・・・・・・・・・・・・・・・・・・・・・・・・246
消化・・・・・・・・・・・・・・・・・・・・・・・・・・・・・・246
障害者総合支援法・・・・・・・・・・・・・・・・・・246
障害者の日常生活及び社会生活を総合的に
　支援するための法律・・・・・・・・・・・・・・246
消化管・・・・・・・・・・・・・・・・・・・・・・・・・・・・246
消化管運動・・・・・・・・・・・・・・・・・・・・・・・・247
消化管ホルモン・・・・・・・・・・・・・・・・・・・・247
消化器系疾患・・・・・・・・・・・・・・・・・・・・・・247
消化吸収率・・・・・・・・・・・・・・・・・・・・・・・・247
消化酵素・・・・・・・・・・・・・・・・・・・・・・・・・・247
消化性潰瘍・・・・・・・・・・・・・・・・・・・・・・・・248
松果体・・・・・・・・・・・・・・・・・・・・・・・・・・・・248
消化態栄養剤・・・・・・・・・・・・・・・・・・・・・・248
消極的休養法・・・・・・・・・・・・・・・・・・・・・・248
症候性肥満・・・・・・・・・・・・・・・・・・・・・・・・248
常食・・・・・・・・・・・・・・・・・・・・・・・・・・・・・・248
上新粉・・・・・・・・・・・・・・・・・・・・・・・(248),275
精進料理・・・・・・・・・・・・・・・・・・・・・・・・・・248
脂溶性ビタミン・・・・・・・・・・・・・・・・・・・・249
焦性ブドウ糖・・・・・・・・・・・・・・・・・(249),442
醸造酒・・・・・・・・・・・・・・・・・・・・・・・・・・・・249
醸造酢・・・・・・・・・・・・・・・・・・・・・・・・・・・・249
小腸・・・・・・・・・・・・・・・・・・・・・・・・・・・・・・249
小腸瘻(空腸瘻)・・・・・・・・・・・・・・・・・・・467
小腸瘻・・・・・・・・・・・・・・・・・・・・・・・・・・・・249
少糖・・・・・・・・・・・・・・・・・・・・・・・・・・83,(249)
小児期・・・・・・・・・・・・・・・・・・・・・・・・・・・・249
小児慢性特定疾患・・・・・・・・・・・・・・・・・・250
消費期限・・・・・・・・・・・・・・・・・・・・・・・・・・250
上皮小体ホルモン・・・・・・・・・・・・・(250),450
上皮組織・・・・・・・・・・・・・・・・・・・・・・・・・・250
消泡剤・・・・・・・・・・・・・・・・・・・・・・・・・・・・250
小胞体・・・・・・・・・・・・・・・・・・・・・・・・・・・・250
情報伝達・・・・・・・・・・・・・・・・・・・・212,(250)
情報へのアクセス・・・・・・・・・・・・・・・・・・250
賞味期限・・・・・・・・・・・・・・・・・・・・・・・・・・251
正味たんぱく質利用率・・・・・・・・・・・・・・251
静脈栄養剤・・・・・・・・・・・・・・・・・・・・・・・・251
静脈栄養法・・・・・・・・・・・・・・・・・・・・・・・・251
静脈血・・・・・・・・・・・・・・・・・・・・・・・・・・・・251
しょうゆ・・・・・・・・・・・・・・・・・・・・・・・・・・252
蒸留酒・・・・・・・・・・・・・・・・・・・・・・・・・・・・252
症例対照研究・・・・・・・・・・・・・・・・・・・・・・252
上腕筋囲・・・・・・・・・・・・・・・・・・・・・・・・・・252
上腕筋囲長・・・・・・・・・・・・・・・・・・・・・・・・252
上腕筋周囲・・・・・・・・・・・・・・・・・・・・・・・・252
上腕筋周囲長・・・・・・・・・・・・・・・・・・・・・・252
上腕三頭筋部皮下脂肪厚・・・・・・・・・・・・253
除去食療法・・・・・・・・・・・・・・・・・・・・・・・・253
除去療法・・・・・・・・・・・・・・・・・・・・・・・・・・253
食育・・・・・・・・・・・・・・・・・・・・・・・・・・53,(253)
食育ガイド・・・・・・・・・・・・・・・・・・・・・・・・253
食育基本法・・・・・・・・・・・・・・・・・・・・・・・・253
食育推進基本計画・・・・・・・・・・・・・・・・・・253
食塩・・・・・・・・・・・・・・・・・・・・・・・・・・・・・・254
食塩摂取量・・・・・・・・・・・・・・・・・・・・・・・・255
食環境づくり・・・・・・・・・・・・・・・・・・・・・・255
食教育・・・・・・・・・・・・・・・・・・・・・・・・53,(255)
食材料管理・・・・・・・・・・・・・・・・・・・・・・・・255
食材料原価・・・・・・・・・・・・・・・・・・・・・・・・255

サ

食材料費・・・・・・・・・・・・・・・・256
食事記録法(秤量法)・・・・・・・・・(256),440
食事計画・・・・・・・・・・・・・・・256
食嗜好・・・・・・・・・・・・・・・256
食事摂取基準・・・・・・・・・・・・・256
食事箋・・・・・・・・・・・・・(258),512
食事調査法・・・・・・・・・・・・・・258
食事バランスガイド・・・・・・・・・・258
食事誘発性体熱産生・・・・・・・・・・258
食事療法・・・・・・・・・・・・・・・259
食事療法用宅配食品等栄養指針・・・・・259
食酢・・・・・・・・・・・・・・(259),284
食スキル・・・・・・・・・・・・・・・259
食生活改善推進員・・・・・・・・・・・259
食生活指針・・・・・・・・・・・・・・259
褥瘡(じょくそう)・・・・・・・・・・260
食中毒・・・・・・・・・・・・・・・261
食中毒発生状況・・・・・・・・・・・・261
食道・・・・・・・・・・・・・・・・261
食道アカラシア・・・・・・・・・・・・262
食道炎・・・・・・・・・・・・・・・262
食堂加算・・・・・・・・・・・・・・・262
食道静脈瘤・・・・・・・・・・・・・・262
食道裂孔ヘルニア・・・・・・・・・・・262
食肉・・・・・・・・・・・・・・・・262
職能(別)組織・・・・・・・・・・(262),445
食の砂漠・・・・・・・・・・・・(262),455
触媒・・・・・・・・・・・・・・・・262
職場外研修・・・・・・・・・・・82,(263)
職場内教育・・・・・・・・・・・81,(263)
職場内訓練・・・・・・・・・・・81,(263)
食品安全委員会・・・・・・・・・・・・263
食品安全基本法・・・・・・・・・・・・263
食品衛生監視員・・・・・・・・・・・・263
食品衛生管理者・・・・・・・・・・・・264
食品衛生行政・・・・・・・・・・・・・264
食品衛生推進員・・・・・・・・・・・・264
食品衛生法・・・・・・・・・・・・・・264
食品管理・・・・・・・・・・・255,(264)
食品群別荷重平均成分表・・・・・・・・264
食品原価・・・・・・・・・・・255,(264)
食品構成・・・・・・・・・・・・・・・264
食品照射・・・・・・・・・・・・・・・264
食品成分表・・・・・・・・・・・(265),389
食品添加物・・・・・・・・・・・・・・265
食品添加物表示・・・・・・・・・・・・265
食品表示法・・・・・・・・・・・・・・265
食品包装・・・・・・・・・・・・・・・266
食品保管温度・・・・・・・・・・・・・266
食品リサイクル法・・・・・・・・・・・266
食品ロス・・・・・・・・・・・・・・・266
食品ロス率・・・・・・・・・・・・・・266
植物油・・・・・・・・・・・・・216,(266)
食物アレルギー・・・・・・・・・・・・266
食物感染・・・・・・・・・・・・・・・267
食物摂取頻度調査法・・・・・・・・・・267
食物摂取量調査法・・・・・・・・258,(268)
食物繊維・・・・・・・・・・・・・・・268
食物へのアクセス・・・・・・・・・・・268
食用農産物・・・・・・・・・・・・・・268
食用油脂・・・・・・・・・・・・・・・269
食欲・・・・・・・・・・・・・・・・269
食欲中枢・・・・・・・・・・・・・・・269

食料安全保障・・・・・・・・・・・(269),455
食料供給量・・・・・・・・・・・・・・269
食料自給率・・・・・・・・・・・・・・269
食料資源・・・・・・・・・・・・・・・270
食料需給・・・・・・・・・・・・・・・270
食料需給表・・・・・・・・・・・・・・270
食料統計・・・・・・・・・・・・・・・271
食料・農業・農村白書・・・・・・・・・271
食料・農業白書・・・・・・・・・・・・271
食料不足・・・・・・・・・・・・・・・271
除脂肪体重・・・・・・・・・・・・・・271
除水後体重・・・・・・・・・・・(271),376
女性化乳房・・・・・・・・・・・・・・271
女性ホルモン様物質・・・・・・・・(272),528
食器洗浄・・・・・・・・・・・・・・・272
ショック・・・・・・・・・・・・・・・272
ショック期・・・・・・・・・・・・・・272
ショック相・・・・・・・・・・・・・・272
ショ糖・・・・・・・・・・・・・・・272
所得弾力性・・・・・・・・・・・・・・272
ショートニング・・・・・・・・・・・・272
初乳・・・・・・・・・・・・・・・・273
暑熱環境・・・・・・・・・・・177,(273)
白玉粉・・・・・・・・・・・・・・・273
自律授乳・・・・・・・・・・・・・・・273
自律神経・・・・・・・・・・・・・・・273
白底翳(しろそこひ)・・・・・・・(273),412
仁・・・・・・・・・・・・・・・93,(273)
新型インフルエンザ・・・・・・・・・・273
真菌・・・・・・・・・・・・・・106,274
心筋・・・・・・・・・・・・・・・・274
心筋梗塞・・・・・・・・・・・・・・・274
真菌症・・・・・・・・・・・・・・・274
真空調理・・・・・・・・・・・・・・・274
真空パック・・・・・・・・・・・・・・275
真空包装・・・・・・・・・・・・・・・275
神経管欠損・・・・・・・・・・・・・・275
神経管閉鎖不全・・・・・・・・・・・・275
神経系・・・・・・・・・・・・・・・275
神経細胞・・・・・・・・・・・・・・・275
神経性食欲不振症・・・・・・・・(275),304
神経性摂食障害・・・・・・・・・(275),304
神経線(繊)維・・・・・・・・・225,(275)
神経伝達物質・・・・・・・・・・・・・275
人件費・・・・・・・・・・・・・(275),544
しん粉・・・・・・・・・・・・・・・275
新興感染症・・・・・・・・・・・・・・276
人工腎臓・・・・・・・・・・・・163,(276)
人口静態統計・・・・・・・・・・・・・276
人口増加・・・・・・・・・・・・・・・276
人工多能性幹細胞・・・・・・・・・4,(276)
人口転換・・・・・・・・・・・・・・・276
人工透析・・・・・・・・・・・・163,(276)
人口動態調査・・・・・・・・・・・・・276
人口動態統計・・・・・・・・・・・(276),277
人工乳・・・・・・・・・・・・・・・277
人口爆発・・・・・・・・・・・・・・・277
人口ピラミッド・・・・・・・・・・・・277
申告誤差・・・・・・・・・・・・・・・277
人事計画・・・・・・・・・・・・・(277),544
心室・・・・・・・・・・・・・・・・277
心疾患・・・・・・・・・・・・・・・277
心疾患(冠動脈疾患)集中治療室・・228,(278)

人獣共通感染症・・・・・・・・・・・・・・・・・・278
侵襲係数・・・・・・・・・・・・・・・・・・・(278),293
腎小体・・・・・・・・・・・・・・・・・・・・・・・278
腎上体皮質・・・・・・・・・・・・・・・・・(278),451
腎性骨異栄養症・・・・・・・・・・・・・・・・・278
新生児・・・・・・・・・・・・・・・・・・・・・・・278
新生児黄疸・・・・・・・・・・・・・・・・・(278),300
新生児死亡率・・・・・・・・・・・・・・・・・・・278
新生児生理的黄疸・・・・・・・・・・・(279),300
新生児特発性高ビリルビン血症・・(279),300
新生児マススクリーニング検査・・(279),309
腎性貧血・・・・・・・・・・・・・・・・・・・・・・279
心臓・・・・・・・・・・・・・・・・・・・・・・・・・279
腎臓・・・・・・・・・・・・・・・・・・・・・・・・・279
心臓死・・・・・・・・・・・・・・・・・・・・・・・279
腎臓病食品交換表・・・・・・・・・・・・・・・280
身体活動量・・・・・・・・・・・・・・・・・・・・280
身体活動レベル・・・・・・・・・・・・・・・・280
身体計測・・・・・・・・・・・・・・・・・・・・・280
身体障害児・・・・・・・・・・・・・・・・・・・・281
身体障害者・・・・・・・・・・・・・・・・・・・・281
身体状況調査・・・・・・・・・・・・・・・・・・281
新調理システム・・・・・・・・・・・・・・・・281
人的資源・・・・・・・・・・・・・・・・・・・・・281
心電図・・・・・・・・・・・・・・・・・・・・・・・281
浸透圧・・・・・・・・・・・・・・・・・・・・・・・282
人乳・・・・・・・・・・・・・・・・・・・・・(282),484
真の消化吸収率・・・・・・・・・・・247,(282)
じん肺・・・・・・・・・・・・・・・・・・・・・・・282
心不全・・・・・・・・・・・・・・・・・・・・・・・282
腎不全・・・・・・・・・・・・・・・・・・・・・・・282
心房細動・・・・・・・・・・・・・・・・・・・・・283
シンポジウム・・・・・・・・・・・・・・・・・283
診療所・・・・・・・・・・・・・・・・・・・・・・・283
診療報酬・・・・・・・・・・・・・・・・・・・・・283

ス

酢・・・・・・・・・・・・・・・・・・・・・・・・・・・284
随意筋・・・・・・・・・・・・・・・・・・・・・・・284
随意契約方式・・・・・・・・・・・・・・・・・・284
膵液・・・・・・・・・・・・・・・・・・・・・・・・・284
水解酵素・・・・・・・・・・・・・・・・97,(284)
水銀・・・・・・・・・・・・・・・・・・・・・・・・・284
水産乾製品・・・・・・・・・・・・・・・・・・・・285
水産練製品・・・・・・・・・・・・・・・・・・・・285
髄鞘・・・・・・・・・・・・・・・・・・・・・・・・・285
水晶体・・・・・・・・・・・・・・・・・・・・・・・285
推奨量・・・・・・・・・・・・・・・・・・・・・・・285
水素イオン指数・・・・・・・・・・・・(286),421
膵臓・・・・・・・・・・・・・・・・・・・・・・・・・286
水素結合・・・・・・・・・・・・・・・・・・・・・286
水素受容体・・・・・・・・・・・・・・・・・・・・286
錐体路・・・・・・・・・・・・・・・・・・・・・・・286
垂直感染・・・・・・・・・・・・・・・・・(286),481
推定エネルギー必要量・・・・・・・・・・286
推定平均必要量・・・・・・・・・・・・・・・287
水道法・・・・・・・・・・・・・・・・・・・・・・・287
水分活性・・・・・・・・・・・・・・・・・・・・・287
睡眠・・・・・・・・・・・・・・・・・・・・・・・・・288
睡眠指針2014・・・・・・・・・・・・・・・・・288
睡眠時無呼吸症候群・・・・・・・・・・・・288
睡眠障害・・・・・・・・・・・・・・・・・・・・・289
水溶性ビタミン・・・・・・・・・・・・・・・289

スキャモンの発育曲線・・・・・・・・・・・・289
スクシニルCoA・・・・・・・・・・・・・・・・289
スクラーゼ・・・・・・・・・・・・・・・・・・・・290
スクリーニング検査・・・・・・・・・・172,290
スクロース・・・・・・・・・・・・・・272,(290)
健やか親子21・・・・・・・・・・・・・・・・・290
スズ・・・・・・・・・・・・・・・・・・・・・・・・・290
鈴木梅太郎・・・・・・・・・・・・・・・・・・・・291
スタキオース・・・・・・・・・・・・・・・・・291
スチームコンベクションオーブン・・・291
スチコン・・・・・・・・・・・・・・・・・・・・・291
スチコン(短縮形)・・・・・・・・・・・・・・291
スチレン・・・・・・・・・・・・・・・・・・・・・291
頭痛・・・・・・・・・・・・・・・・・・・・・・・・・291
酢漬・・・・・・・・・・・・・・・・・・・・・・・・・291
ステアリン酸・・・・・・・・・・・・・・・・・291
ステビオシド・・・・・・・・・・・・・・・・・291
ステーリング・・・・・・・・・・・・・・・・・292
ステロイド・・・・・・・・・・・・・・172,292
ステロイドホルモン・・・・・・・・・・・・292
ステンレススチール・・・・・・・・・・・・292
ストレス・・・・・・・・・・・・・・・・・・・・・292
ストレス管理・・・・・・・・・・・・・・・・・293
ストレス係数・・・・・・・・・・・・・・・・・293
ストレスコーピング・・・・・・・・・・・・293
ストレス対処法・・・・・・・・・・・・・・・293
ストレスファクター・・・・・・・・・・・・293
ストレスマネジメント・・・・・・・・・・293
ストレッカー分解・・・・・・・・・・・・・・293
スニップ・・・・・・・・・・・・・・・・33,(294)
頭脳衝撃法・・・・・・・・・・・・・・・(294),460
スパイロメトリ・・・・・・・・・・・・・・・294
スーパーオキシドジスムターゼ・・63,(294)
スーパーチリング・・・・・・・・・・(294),413
スフィンゴミエリン・・・・・・・・・・・・294
スプライシング・・・・・・・・・・・・・・・294
スポーツ性貧血・・・・・・・・・・・・・・・294
スマートミール・・・・・・・・・・・・・・・294
炭・・・・・・・・・・・・・・・・・・・・・・・・・・・295
ずり応力・・・・・・・・・・・・・・・・・・・・・295
するめ・・・・・・・・・・・・・・・・・・・・・・・295
スレオニン・・・・・・・・・・・・・・・(295),379

セ

生育至適温度・・・・・・・・・・・・・・・233,(295)
生活活動強度・・・・・・・・・・・・・・280,(295)
生活習慣病・・・・・・・・・・・・・・・・・・・・295
生活の質・・・・・・・・・・・・・・・・135,(295)
生活保護・・・・・・・・・・・・・・・・・・・・・295
成果評価・・・・・・・・・・・・・・・・・・4,(296)
性感染症・・・・・・・・・・・・・・・・・・・・・296
生菌数・・・・・・・・・・・・・・・・・・36,(296)
制限アミノ酸・・・・・・・・・・・・・・・・・296
制限酵素・・・・・・・・・・・・・・・・・・・・・296
性行為感染症・・・・・・・・・・・・・・・・・296
青酸化合物・・・・・・・・・・・・・・221,(296)
青酸配糖体・・・・・・・・・・・・・・・・・・・・296
清酒・・・・・・・・・・・・・・・・・・・・・(296),389
成熟乳・・・・・・・・・・・・・・・・・・・・・・・296
成熟ホルモン・・・・・・・・・・・・・・64,(297)
精神障害者・・・・・・・・・・・・・・・・・・・・297
成人T細胞性白血病・・・・・・・・・・65,(297)
精神的疲労・・・・・・・・・・・・・・・・・・・・297

サ

精神疲労・・・・・・・・・・・・・・・・・・・297
精神福祉保健総合センター・・・・・・・・・297
精神保健福祉センター・・・・・・・・・・・297
精神保健福祉総合センター・・・・・・・・・297
性腺刺激ホルモン・・・・・・・・・・・・・297
生鮮食材料・・・・・・・・・・・・・・・・297
生鮮食品・・・・・・・・・・・・・・・・・297
精巣・・・・・・・・・・・・・・・・・・・297
製造品質・・・・・・・・・・・・・(297),354
生存率・・・・・・・・・・・・・・・・・・297
生態学的研究・・・・・・・・・・・・・・・297
生態学的モデル・・・・・・・・・・・・・・298
生体膜・・・・・・・・・・・・・・・・・・298
成長期・・・・・・・・・・・・・・・・・・298
成長ホルモン・・・・・・・・・・・・・・・298
静的アセスメント・・・・・・・・・・・・・299
静的栄養アセスメント・・・・・・・・・・・299
政府開発援助・・・・・・・・・・・82,(299)
生物価・・・・・・・・・・・・・・・・・・299
生物化学的酸素要求量・・・・・・・(299),423
生物学的モニタリング・・・・・・・・・・・299
生物心理社会モデル・・・・・・・・・・・・299
成分栄養剤・・・・・・・・・・・・・・・・300
生命徴候・・・・・・・・・・・・・・(300),409
生命表・・・・・・・・・・・・・・・・・・300
精油成分・・・・・・・・・・・・・・・・・300
生理活性ペプチド・・・・・・・・・・・・・300
生理的黄疸・・・・・・・・・・・・・・・・300
生理的体重減少・・・・・・・・・・・・・・300
生理的燃焼値・・・・・・・・・・・・・・・301
ゼイン・・・・・・・・・・・・・・・(301),347
世界栄養宣言・・・・・・・・・・・・・・・301
世界食糧安全保障に関するローマ宣言と世
界食糧サミット行動計画・・・・・(301),545
世界人口・・・・・・・・・・・・・・・・・301
世界貿易機関・・・・・・・・・・・・(301),326
世界保健機関・・・・・・・・・・・・(301),326
セカンドメッセンジャー・・・・・・・・・・301
赤外線・・・・・・・・・・・・・・・・・・301
赤色梗塞・・・・・・・・・・・・・・243,(302)
脊髄・・・・・・・・・・・・・・・・・・・302
石綿(せきめん)・・・・・・・・・・・・・・32
セクレチン・・・・・・・・・・・・・・・・302
セシウム・・・・・・・・・・・・・・・・・302
世代時間・・・・・・・・・・・・・・・・・302
舌炎・・・・・・・・・・・・・・・・188,(302)
積極的休養法・・・・・・・・・・・・・・・302
積極的支援・・・・・・・・・・・・・・・・302
赤筋・・・・・・・・・・・・・・・・(303),337
設計品質・・・・・・・・・・・・・・・・・303
赤血球・・・・・・・・・・・・・・・・・・303
摂取1日許容量・・・・・・・・・・64,(303)
絶食・・・・・・・・・・・・・・・・・・・303
摂食障害・・・・・・・・・・・・・・・・・304
節約遺伝子・・・・・・・・・・・・・176,(304)
ゼラチン・・・・・・・・・・・・・・・・・304
ゼリー・・・・・・・・・・・・・・・・・・305
セリン・・・・・・・・・・・・・・・・・・305
セルトリ細胞・・・・・・・・・・・・・・・305
セルフ・エフィカシー・・・・・・226,(305)
セルフケア・・・・・・・・・・・・・・・・305
セルフヘルプ・グループ・・・・・・229,(305)
セルフモニタリング・・・・・・・・・・・・305

セルロース・・・・・・・・・・・・・・・・305
セルロプラスミン・・・・・・・・・・・・・305
セレウス菌・・・・・・・・・・・・・・・・306
セレクト給食・・・・・・・・・・(306),308,446
セレニウム・・・・・・・・・・・・・・・・306
セレブロシド・・・・・・・・・・・・・・・306
セレン・・・・・・・・・・・・・・・・・・306
0歳平均余命・・・・・・・・・・・(306),465
セロトニン・・・・・・・・・・・・・・・・306
セロビオース・・・・・・・・・・・・・・・306
潜函病・・・・・・・・・・・・・・・169,(307)
前駆物質・・・・・・・・・・・・・・・・・307
洗剤・・・・・・・・・・・・・・・・・・・307
潜在性鉄欠乏状態・・・・・・・・・・・・・307
洗浄・・・・・・・・・・・・・・・・・・・307
洗浄剤・・・・・・・・・・・・・・・・・・307
染色質・・・・・・・・・・・・・・・156,(307)
染色体・・・・・・・・・・・・・・・・・・307
染色体異常症・・・・・・・・・・・・・・・307
全身性エリテマトーデス・・・・・・・・・・308
潜水病・・・・・・・・・・・・・・・169,(308)
喘息・・・・・・・・・・・・・・・・・・・308
選択食・・・・・・・・・・・・・・・・・・308
選択メニュー・・・・・・・・・・・・・・・308
せん断応力・・・・・・・・・・・・・295,(308)
先端巨大症・・・・・・・・・・・・・・・・308
先天性再生不良性貧血・・・・・・・・(308),445
先天性代謝異常症・・・・・・・・・・・・・308
先天性代謝異常等検査・・・・・・・・・・・309
鮮度・・・・・・・・・・・・・・・・・・・309
セントラルキッチン・・・・・・・・・・・・309
潜伏期・・・・・・・・・・・・・・・・・・309
線溶系・・・・・・・・・・・・・・・・・・309
前立腺・・・・・・・・・・・・・・・・・・309
前立腺特異抗原・・・・・・・・・・・(309),422
前立腺肥大症・・・・・・・・・・・・・・・309

ソ

騒音・・・・・・・・・・・・・・・・・・・310
騒音性難聴・・・・・・・・・・・・・・・・310
総合衛生管理製造過程・・・・・・・・(310),413
相互決定主義・・・・・・・・・・・・・・・310
相殺効果・・・・・・・・・・・・・・・・・310
相乗効果・・・・・・・・・・・・・・・・・310
増殖曲線・・・・・・・・・・・・・・・・・310
相対危険・・・・・・・・・・・・・・・・・311
相対危険度・・・・・・・・・・・・・・・・311
相対リスク・・・・・・・・・・・・・・・・311
総鉄結合能・・・・・・・・・・・・・(311),356
増粘剤・・・・・・・・・・・・・・・・・・311
僧帽弁・・・・・・・・・・・・・・・・・・311
相補の塩基対・・・・・・・・・・・・74,(311)
相補的DNA・・・・・・・・・・・・231,(311)
総リンパ球数・・・・・・・・・・・・・・・311
阻害剤・・・・・・・・・・・・・・・・・・311
即時型アレルギー・・・・・・・・34,266,(311)
塞栓症・・・・・・・・・・・・・・・・・・311
束縛水・・・・・・・・・・・・・・・164,(312)
疎血・・・・・・・・・・・・・・・・(312),444
組織呼吸・・・・・・・・・・・・・・(312),381
咀嚼・・・・・・・・・・・・・・・・・・・312
ソーシャルキャピタル・・・・・・・・・・・312
ソーシャルサポート・・・・・・・・・・・・312

サ

ソーシャルマーケティング・・・・・・・・・312
塑性・・・・・・・・・・・・・・・・・・・・・・・・・・・・312
ソーセージ・・・・・・・・・・・・・・・・・・・・・・312
措置入院・・・・・・・・・・・・・・・・・・・・・・・・313
速筋・・・・・・・・・・・・・・・・・・・・・・・・・・・・313
SOAP(ソープ)・・・・・・・・・・・・・・・・・313
ソマトトロピン・・・・・・・・・・・・298,(313)
ソラニン・・・・・・・・・・・・・・・・・・・・・・・・313
ゾル・・・・・・・・・・・・・・・・・・・・・・・・・・・・313
ソルビット・・・・・・・・・・・・・・・・・・・・・・313
ソルビトール・・・・・・・・・・・・・・・・・・・・313
損益分岐点・・・・・・・・・・・・・・・・・・・・・・314
尊厳死・・・・・・・・・・・・・・・・・・・・・・・・・・314

タ

体位基準値・・・・・・・・・・・・・・・・・ 219,(315)
体液・・・・・・・・・・・・・・・・・・・・・・(315),318
体液性免疫・・・・・・・・・・・・・・・・・・・・・・315
ダイエタリーサプリメント・・・・・・・・・315
耐塩菌・・・・・・・・・・・・・・・・・・・・・・・・・・315
ダイオキシン類・・・・・・・・・・・・・・・・・・315
体温調節・・・・・・・・・・・・・・・・・・・・・・・・315
体格指数・・・・・・・・・・・・・・・・・(316),422
大気汚染物質・・・・・・・・・・・・・・・・・・・・316
胎児期・・・・・・・・・・・・・・・・・・・・・・・・・・316
体脂肪・・・・・・・・・・・・・・・・・・・・・・・・・・316
貸借対照表・・・・・・・・・・・・・・・・・・・・・・316
代謝水・・・・・・・・・・・・・・・・・・・・・・・・・・316
代謝性アシドーシス・・・・・・・・・・・・・・317
代謝性アルカローシス・・・・・・・・・・・・317
対症療法・・・・・・・・・・・・・・・・・・・・・・・・317
大食細胞・・・・・・・・・・・・・・・・・(317),491
大豆・・・・・・・・・・・・・・・・・・・・・・・・・・・・317
体水分・・・・・・・・・・・・・・・・・・・・・・・・・・318
大豆加工品・・・・・・・・・・・・・・・・・・・・・・318
大豆臭・・・・・・・・・・・・・・・・・・・・・・・・・・318
大豆たんぱく質・・・・・・・・・・・・・・・・・・318
大豆油・・・・・・・・・・・・・・・・・・・・・・・・・・318
大泉門・・・・・・・・・・・・・・・・・・・・・・・・・・318
体組成・・・・・・・・・・・・・・・・・・・・・・・・・・319
体たんぱく質・・・・・・・・・・・・・・・・・・・・319
大腸・・・・・・・・・・・・・・・・・・・・・・・・・・・・319
大腸がん・・・・・・・・・・・・・・・・・・・・・・・・319
大腸菌群・・・・・・・・・・・・・・・・・・・・・・・・319
大腸憩室症・・・・・・・・・・・・・・・・・・・・・・319
耐糖試験・・・・・・・・・・・・・・・・・・(320),454
耐糖能・・・・・・・・・・・・・・・・・・・・・・・・・・320
大脳萎縮・・・・・・・・・・・・・・・・・・(320),404
胎盤・・・・・・・・・・・・・・・・・・・・・・・・・・・・320
対比効果・・・・・・・・・・・・・・・・・・・・・・・・320
タイプA行動パターン・・・・・・・・・・・・320
胎便・・・・・・・・・・・・・・・・・・・・・・・・・・・・321
大便・・・・・・・・・・・・・・・・・・・・・・(321),464
タイムスタディ調査・・・・・・・・・・・・・・321
耐容上限量・・・・・・・・・・・・・・・・・・・・・・321
ダイラタンシー・・・・・・・・・・・・・・・・・・321
対流伝熱・・・・・・・・・・・・・・・・・・・・・・・・321
対流熱・・・・・・・・・・・・・・・・・・・・・321,(322)
大量調理施設衛生管理マニュアル・・・322
タウリン・・・・・・・・・・・・・・・・・・・・・・・・322
ダウン症候群・・・・・・・・・・・・・・・・・・・・322

Down症候群・・・・・・・・・・・・・・・・・・・・322
唾液・・・・・・・・・・・・・・・・・・・・・・・・・・・・322
唾液腺・・・・・・・・・・・・・・・・・・・・・・・・・・323
高木兼寛(たかき かねひろ)・・・・・・・・323
多核白血球・・・・・・・・・・・・・・・・・・・・・・323
多価フェノール・・・・・・・・・・・・・(323),487
多価不飽和脂肪酸・・・・・・・・・・・・・・・・323
ダグラスバッグ法・・・・・・・・・・・・・・・・323
多型・・・・・・・・・・・・・・・・・・・・・・・・・・・・323
多形核白血球・・・・・・・・・・・・・・・323,(324)
他計調査・・・・・・・・・・・・・・・・・・・・・・・・324
唾腺・・・・・・・・・・・・・・・・・・・・・・・323,(324)
脱共役たんぱく質・・・・・・・・・・・・(324),516
脱酸素剤・・・・・・・・・・・・・・・・・・・・・・・・324
脱渋・・・・・・・・・・・・・・・・・・・・・・・・・・・・324
脱水・・・・・・・・・・・・・・・・・・・・・・・・・・・・324
脱水症・・・・・・・・・・・・・・・・・・・・・・・・・・324
脱分極・・・・・・・・・・・・・・・・・・・・・・・・・・325
脱分枝酵素・・・・・・・・・・・・・・・・・・・・・・325
脱ろう・・・・・・・・・・・・・・・・・・・・・46,(325)
多糖類・・・・・・・・・・・・・・・・・・・・・・・・・・325
ターナー症候群・・・・・・・・・・・・・・・・・・325
Turner症候群・・・・・・・・・・・・・・・・・・・・325
たばこ対策・・・・・・・・・・・・・・・・・・・・・・325
多発性骨髄腫・・・・・・・・・・・・・・・・・・・・326
ダブルブラインド試験・・・・・・・・(327),387
卵・・・・・・・・・・・・・・・・・・・・・・・・・・・・・・327
ターミナルケア・・・・・・・・・・・・・・・・・・327
ターメリック色素・・・・・・・・・・・149,(328)
タール・・・・・・・・・・・・・・・・・・・・・・・・・・328
タール便・・・・・・・・・・・・・・・・・・・・・・・・328
単一遺伝子病・・・・・・・・・・・・・・・・・・・・328
胆管・・・・・・・・・・・・・・・・・・・・・・・・・・・・328
単球・・・・・・・・・・・・・・・・・・・・・・・・・・・・328
短鎖脂肪酸・・・・・・・・・・・・・・・・・・・・・・328
炭酸水素ナトリウム・・・・・・・・・・241,(328)
胆汁・・・・・・・・・・・・・・・・・・・・・・・・・・・・328
胆汁酸・・・・・・・・・・・・・・・・・・・・・・・・・・329
胆汁色素・・・・・・・・・・・・・・・・・・・(329),442
単純性肥満・・・・・・・・・・・・・・・・・・・・・・329
単身者・・・・・・・・・・・・・・・・・・・・・・・・・・329
炭水化物・・・・・・・・・・・・・・・・・・・(329),364
炭水化物エネルギー比率・・・・・・・・・・329
炭水化物含量・・・・・・・・・・・・・・・・・・・・330
弾性・・・・・・・・・・・・・・・・・・・・・・・(330),335
男性ホルモン・・・・・・・・・・27,(330),355
胆石症・・・・・・・・・・・・・・・・・・・・・・・・・・330
炭疽菌・・・・・・・・・・・・・・・・・・・・・・・・・・330
短腸症候群・・・・・・・・・・・・・・・・・・・・・・331
単糖・・・・・・・・・・・・・・・・・・・・・・・・・・・・331
単糖類・・・・・・・・・・・・・・・・・・・・・・・・・・331
タンニン・・・・・・・・・・・・・・・・・・・・・・・・331
胆囊・・・・・・・・・・・・・・・・・・・・・・・・・・・・331
胆囊炎・・・・・・・・・・・・・・・・・・・・・・・・・・331
たんぱく・エネルギー栄養障害・・・(331),421
たんぱく質・・・・・・・・・・・・・・・・・・・・・・331
たんぱく質栄養状態・・・・・・・・・・・・・・333
たんぱく質凝固・・・・・・・・・・・・・・・・・・333
たんぱく質生合成・・・・・・・・・・・・(333),489
たんぱく質節約作用・・・・・・・・・・・・・・333
たんぱく質分解酵素・・・・・・・・・・(333),461
たんぱく質変性・・・・・・・・・・・・・・・・・・333
たんぱく尿・・・・・・・・・・・・・・・・・・・・・・333

たんぱく漏出性胃腸症・・・・・・・・・・・・・・334
たんぱく漏出喪失性胃腸障害・・・・・・・・・・334
短半減期たんぱく質・・・・・・・・・・・・・・・334
ダンピング症候群・・・・・・・・・・・・・・・・334
断面研究・・・・・・・・・・・・・・・・・・・・・79
断面調査・・・・・・・・・・・・・・・79,(335)
弾力・・・・・・・・・・・・・・・・・・・・・・335
弾力性・・・・・・・・・・・・・・・・・・・・・335
鍛錬性貧血・・・・・・・・・・・・・・・294,(335)

チ

血合肉・・・・・・・・・・・・・・・・・・・・・335
チアジド系利尿薬・・・・・・・・・・・208,(335)
チアノーゼ・・・・・・・・・・・・・・・・・・・335
チアミナーゼ・・・・・・・・・・・・・・12,(335)
チアミン・・・・・・・・・・・・・・・(335),433
チアミン二リン酸・・・・・・・・・・・・・・・335
チアミンピロリン酸・・・・・・・・・・・・・・335
地域栄養活動・・・・・・・・・・・・・182,(335)
地域栄養調査・・・・・・・・・・・・・・・・・335
地域支援事業・・・・・・・・・・・・・・・・・335
地域相関研究・・・・・・・・・・・・・297,(336)
地域組織活動・・・・・・・・・・・202,(336),337
地域包括支援センター・・・・・・・・・・・・・336
地域保健・・・・・・・・・・・・・・・・・・・336
地域保健法・・・・・・・・・・・・・・・・・・336
遅延型アレルギー・・・・・・・・・・・・(336),522
遅延型皮内反応・・・・・・・・・・・・・・・・336
遅延型皮膚過敏反応・・・・・・・・・・336,(337)
チオグルコシダーゼ・・・・・・・・・・(337),501
チキソトロピー・・・・・・・・・・・・・・・337
地球温暖化・・・・・・・・・・・・・・・・・・337
遅筋・・・・・・・・・・・・・・・・・・・・・337
地区組織活動・・・・・・・・・・・・・・・・・337
地産地消・・・・・・・・・・・・・・・・・・・337
致死率・・・・・・・・・・・・・・・・・(337),339
窒素出納・・・・・・・・・・・・・・・・・・・337
窒素－たんぱく質換算係数・・・・・・・・・・・337
窒素バランス・・・・・・・・・・・・337,(338)
知的作業能力・・・・・・・・・・・・・・・・・338
チトクロームC・・・・・・・・・・・・・234,(338)
知能障害・・・・・・・・・・・・・・・・・・・338
痴呆・・・・・・・・・・・・・・・・・・(338),399
チミン・・・・・・・・・・・・・・・・・・・・338
チーム医療・・・・・・・・・・・・・・・・・・338
チームティーチング・・・・・・・・・・・・・339
致命率・・・・・・・・・・・・・・・・・・・・339
茶・・・・・・・・・・・・・・・・・・・・・・339
着色料・・・・・・・・・・・・・・・・・・・・339
中央配膳方式・・・・・・・・・・・・・・・・・339
中温性細菌・・・・・・・・・・・・・・・・・・339
中間質小麦・・・・・・・・・・・・・・・・・・339
中間宿主・・・・・・・・・・・・・・・・・・・340
中間水分食品・・・・・・・・・・・・・・・・・340
中鎖脂肪酸・・・・・・・・・・・・・・・・・・340
中心温度・・・・・・・・・・・・・・・・・・・340
中心静脈栄養法・・・・・・・・・・・・・・・・341
中心静脈栄養補給法・・・・・・・・・・・・・・341
中心体・・・・・・・・・・・・・・・・・・・・341
中枢神経・・・・・・・・・・・・・・・・・・・341
中枢神経系・・・・・・・・・・・・・・・・・・341
中性アミノ酸・・・・・・・・・・・・・・・・・341
中性脂肪・・・・・・・・・・・・・・・・・・・341

チューズマイプレート・・・・・・・・・・・・・342
腸炎ビブリオ・・・・・・・・・・・・・・・・・342
超音波検査・・・・・・・・・・・・・・・・・・342
聴覚・・・・・・・・・・・・・・・・・・・・・343
腸管出血性大腸菌・・・・・・・・・・・・・・・343
腸肝循環・・・・・・・・・・・・・・・・・・・343
腸管毒・・・・・・・・・・・・・・・・76,(343)
腸間膜・・・・・・・・・・・・・・・・・・・・343
腸球菌・・・・・・・・・・・・・・・・・・・・343
長鎖脂肪酸・・・・・・・・・・・・・・・・・・344
超酸化物不均化酵素・・・・・・・・・・63,(344)
腸上皮化生・・・・・・・・・・・・・・・・・・344
調製粉乳・・・・・・・・・・・・・・・・・・・344
調節酵素・・・・・・・・・・・・・・(344),532
超低エネルギー食・・・・・・・・・・・(344),445
超低比重リポたんぱく質・・・・・・・・(344),445
超低密度リポたんぱく質・・・・・・・・(344),445
腸内細菌・・・・・・・・・・・・・・・・・・・344
腸閉塞・・・・・・・・・・・・・・・・・・・・344
調味料・・・・・・・・・・・・・・・・・・・・344
調理機器・・・・・・・・・・・・・・・・・・・345
調理工程・・・・・・・・・・・・・・・・・・・345
調理師・・・・・・・・・・・・・・・・・・・・345
調理施設・・・・・・・・・・・・・・・・・・・345
調理操作・・・・・・・・・・・・・・・・・・・345
直接監視下短期化学療法・・・・・・・(345),375
直接ビリルビン・・・・・・・・・・・・・・・345
直接服薬確認・・・・・・・・・・・・・(346),375
直接服薬確認療法・・・・・・・・・・・・・・375
貯蔵脂肪・・・・・・・・・・・・・・・・・・・346
貯蔵たんぱく質・・・・・・・・・・・・・・・・346
チロキシン・・・・・・・・・・・・・・・・・・346
チロシン・・・・・・・・・・・・・・・・・・・346

ツ

椎骨・・・・・・・・・・・・・・・・・・・・・346
追跡可能性・・・・・・・・・・・・・・(347),379
通性嫌気性菌・・・・・・・・・・・・・・・・・347
痛風・・・・・・・・・・・・・・・・・188,(347)
痛風結節・・・・・・・・・・・・・・・・・・・347
ツェイン・・・・・・・・・・・・・・・・・・・347
ツキヨタケ・・・・・・・・・・・・・・・・・・347
つくだ煮・・・・・・・・・・・・・・・・・・・347
漬物・・・・・・・・・・・・・・・・・・・・・347
ツベルクリン反応・・・・・・・・・・・・・・・347
つわり・・・・・・・・・・・・・・・・(348),398

テ

テアニン・・・・・・・・・・・・・・・・・・・348
テアフラビン・・・・・・・・・・・・・・・・・348
低圧環境・・・・・・・・・・・・・・・・・・・348
低栄養・・・・・・・・・・・・・・56,(348),421
低栄養性浮腫・・・・・・・・・・・・・・・・・348
低栄養と過栄養・・・・・・・・・・・・・・・・57
DNA依存RNAポリメラーゼ・・・・18,(349)
DNA組換え食品・・・・・・・・・・・37,(349)
DNA合成酵素・・・・・・・・・・・・・・・349
DNAポリメラーゼ・・・・・・・・・・・・・349
TFS缶・・・・・・・・・・・・・・・・・・・349
DLW法・・・・・・・・・・・・・・・・・・349
DLW法:double labeled water法・・・・・・387
低塩仕込み・・・・・・・・・・・・・・・・・・349
低温環境・・・・・・・・・・・・・・・・・・・350

低温細菌・・・・・・・・・・・・・・・・・・・・350
低温殺菌・・・・・・・・・・・・・・・・・・・・350
低温障害・・・・・・・・・・・・・・・・・・・・350
低温貯蔵・・・・・・・・・・・・・・・・・・・・350
低温保存・・・・・・・・・・・・・・・・・・・・350
低温流通機構・・・・・・・・・・・・・・・・350
D型アミノ酸・・・・・・・・・・・・・・・・351
D-ガラクツロン酸・・・・・・・・・・・・351
低甘味ブドウ糖重合製品・・・・・・・351
定期健康診断・・・・・・・・・・・・・・・・351
低級脂肪酸・・・・・・・・・・・・・328,(351)
低血糖・・・・・・・・・・・・・・・・・・・・・・351
低血糖症・・・・・・・・・・・・・・・・・・・・351
低血糖発作・・・・・・・・・・・・・・・・・・351
T細胞・・・・・・・・・・・・・・・・・・・・・・351
TCAサイクル(回路)・・・・・・・・・142,(352)
低周波音・・・・・・・・・・・・・・・・・・・・352
低周波空気振動・・・・・・・・・・・・・・352
低周波振動・・・・・・・・・・・・・・・・・・352
低出生体重児・・・・・・・・・・・・・・・・352
定食方式・・・・・・・・・・・・・・・・・・・・352
低たんぱく栄養失調症・・・・・・157,(352)
低たんぱく血症・・・・・・・・・・・・・・352
低たんぱく質血症・・・・・・・・352,(353)
低張性脱水症・・・・・・・・・・・・・・・・353
低比重リポたんぱく質・・・・・・73,(353)
低密度リポたんぱく質・・・・・・73,(353)
Tリンパ球・・・・・・・・・・・・・・351,(353)
ティルティングパン・・・・・・・・・・353
ティンフリースチール缶・・・・・・349,(353)
1-デオキシグルコース・・・・・・・27,(353)
デオキシリボ核酸・・・・・・・・・348,(353)
デオキシリボース・・・・・・・・・・・・353
テオブロミン・・・・・・・・・・・・・・・・354
適温給食・・・・・・・・・・・・・・・・・・・・354
適合品質・・・・・・・・・・・・・・・・・・・・354
DXA(DEXA・デキサ)・・・・・・・・・354
デキストリン・・・・・・・・・・・・・・・・354
テクスチャー・・・・・・・・・・・・・・・・354
テストステロン・・・・・・・・・・・・・・355
テタニー発作・・・・・・・・・・・・・・・・355
データベース・・・・・・・・・・・・・・・・355
鉄・・・・・・・・・・・・・・・・・・・・・・・・・・355
鉄吸収・・・・・・・・・・・・・・・・・・・・・・356
鉄結合能・・・・・・・・・・・・・・・・・・・・356
鉄欠乏性貧血・・・・・・・・・・・・・・・・356
テトラヒドロ葉酸・・・・・・・・・・・・357
テトロドトキシン・・・・・・・・・・・・357
デュラム小麦・・・・・・・・・・・・108,(357)
テルペン類・・・・・・・・・・・・・・・・・・357
テロメア・・・・・・・・・・・・・・・・・・・・357
転移RNA・・・・・・・・・・・・・・・(358),377
電解質・・・・・・・・・・・・・・・・・・・・・・358
電解質コルチコイド・・・・・・・・21,(358)
転化糖・・・・・・・・・・・・・・・・・・・・・・358
電気泳動法・・・・・・・・・・・・・・・・・・358
電光性眼炎・・・・・・・・・・・・・・・・・・358
てんさい糖・・・・・・・・・・・・・272,(358)
電子カルテ・・・・・・・・・・・・・・・・・・358
電磁調理器・・・・・・・・・・・・・・・・・・358
電子伝達系・・・・・・・・・・・・・・・・・・359
電磁波・・・・・・・・・・・・・・・・・・・・・・359
転写・・・・・・・・・・・・・・・・・・・・・・・・359

転写酵素・・・・・・・・・・・・・・・・・18,(359)
電子レンジ・・・・・・・・・・・・・・・・・・359
伝導伝熱・・・・・・・・・・・・・・・・・・・・360
伝導熱・・・・・・・・・・・・・・・・・・・・・・360
天然香料・・・・・・・・・・・・・・・・・・・・360
天然痘・・・・・・・・・・・・・・・・・・・・・・360
天然痘根絶宣言・・・・・・・・・・・・・・360
天日乾燥・・・・・・・・・・・・・・・・・・・・360
天ぷら・・・・・・・・・・・・・・・・・・・・・・360
でんぷん・・・・・・・・・・・・・・・・・・・・361
電離放射線・・・・・・・・・・・・・・・・・・361
伝令RNA・・・・・・・・・・・・・(361),505

ト

ドウ・・・・・・・・・・・・・・・・・・・・・・・・361
銅・・・・・・・・・・・・・・・・・・・・・・・・・・361
糖アルコール・・・・・・・・・・・・・・・・361
同位元素・・・・・・・・・・・・・・・・・・・・362
同位体・・・・・・・・・・・・・・・・・・・・・・362
糖化・・・・・・・・・・・・・・・・・・・・・・・・362
同化作用・・・・・・・・・・・・・・・・・・・・362
動機づけ支援・・・・・・・・・・・・・・・・362
凍結・・・・・・・・・・・・・・・・・・・・・・・・362
凍結乾燥・・・・・・・・・・・・・・・・・・・・363
洞結節・・・・・・・・・・・・・・・・・・・・・・363
凍結野菜・・・・・・・・・・・・・・363),538
糖原性アミノ酸・・・・・・・・・・・・・・363
糖原病・・・・・・・・・・・・・・・・・・・・・・363
統合失調症・・・・・・・・・・・・・・・・・・363
橈骨・・・・・・・・・・・・・・・・・・・・・・・・363
動作強度・・・・・・・・・・・・・・・・7,(364)
糖脂質・・・・・・・・・・・・・・・・・・・・・・364
糖質・・・・・・・・・・・・・・・・・・・・・・・・364
糖質コルチコイド・・・・・・・・(364),451
凍傷・・・・・・・・・・・・・・・・・・・・・・・・364
糖新生・・・・・・・・・・・・・・・・・・・・・・365
透析後体重・・・・・・・・・・・・・(365),376
痘瘡・・・・・・・・・・・・・・・・・・360,(365)
糖蔵・・・・・・・・・・・・・・・・・・・・・・・・365
疼痛・・・・・・・・・・・・・・・・・・・・・・・・365
動的アセスメント・・・・・・・・・・・・365
動的栄養アセスメント・・・・・・・・365
動的平衡状態・・・・・・・・・・・・・・・・365
等電点・・・・・・・・・・・・・・・・・・・・・・366
銅鍋・・・・・・・・・・・・・・・・・・・・・・・・366
糖尿病・・・・・・・・・・・・・・・・・・・・・・366
糖尿病食事療法のための食品交換表・・・366
糖尿病食品交換表・・・・・・・・・・・・366
糖尿病性腎症・・・・・・・・・・・・・・・・367
糖尿病性末梢神経障害・・・・・・・・367
糖尿病性網膜症・・・・・・・・・・・・・・367
糖尿病内服治療薬・・・・・・・・159,(368)
豆腐・・・・・・・・・・・・・・・・・・・・・・・・368
動物性脂質・・・・・・・・・・・・・・・・・・368
動物性脂肪・・・・・・・・・・・・・・・・・・368
動物性たんぱく質・・・・・・・・・・・・368
洞房結節・・・・・・・・・・・・・・・363,(368)
動脈血・・・・・・・・・・・・・・・・・・・・・・368
動脈硬化・・・・・・・・・・・・・・・・・・・・368
とうもろこし油・・・・・・・・・・・・・・368
糖輸送体阻害薬・・・・・・・・・・・・・・369
トキソプラズマ・・・・・・・・・・・・・・369
トキソプラズマ症・・・・・・・・・・・・369

タ

特異性炎・・・・・・・・・・・・・・・・・・・369
特異度・・・・・・・・・・・・・・・・・・・・・369
特異動的作用・・・・・・・・・・・259,(369)
特殊健康診断・・・・・・・・・・・・・・・369
特殊ミルク・・・・・・・・・・・・・・・・369
特定給食施設・・・・・・・・・・・・・・・369
特定給食施設の衛生管理・・・・・・370
特定給食施設の栄養管理・・・・・・370
特定給食施設の栄養計画・・・・・・370
特定給食施設の品質管理・・・・・・371
特定健康診査・・・・・・・・・・・・・・・371
特定健康診査・特定保健指導・・・371
特定原材料・・・・・・・・・・・・・・・・371
特定健診・・・・・・・・・・・・・・・・・・371
特定健診・特定保健指導・・・・・・371
特定保健指導・・・・・・・・・・・・・・・371
特定保健用食品・・・・・・・・・・・・・372
特別食・・・・・・・・・・・・・・・・・・・・372
特別食加算・・・・・・・・・・・・・・・・373
特別治療食・・・・・・・・・・・372,(373)
特別メニュー・・・・・・・・・・・・・・・373
特別養護老人ホーム・・・・・231,(373)
特別用途食品・・・・・・・・・・・・・・・373
吐血・・・・・・・・・・・・・・・・・・・・・373
ドコサヘキサエン酸・・・・・・・・・374
床ずれ・・・・・・・・・・・・・・・260,(374)
トコフェロール・・・・・・・・・(374),428
ところてん・・・・・・・・・・・・・・・・374
閉ざされた質問・・・・・・・・・・・・・374
都市ガス・・・・・・・・・・・・・・・・・374
トータルシステム・・・・・・・・・・・374
トータルダイエットスタディ・・・374
トータルヘルスプロモーションプラン・・375
DOTS(ドッツ)・・・・・・・・・・・・・375
都道府県知事・・・・・・・・・・・・・・・375
ドーパミン・・・・・・・・・・・・・・・・375
ドパミン・・・・・・・・・・・・・・・・・375
ドライウェイト・・・・・・・・・・・・・376
ドライシステム・・・・・・・・・・・・・376
トランス型脂肪酸・・・・・・・・・・・376
トランスクリプターゼ・・・・・18,(376)
トランスサイレチン・・・・・・・・・376
トランス酸・・・・・・・・・・・・・・・・376
トランス脂肪酸・・・・・・・・・・・・・376
トランスセオレティカルモデル・・・376
トランスチレチン・・・・・・・376,(377)
トランスファーRNA・・・・・・・・・377
トランスフェリン・・・・・・・・・・・377
トリアシルグリセロール・・・・・341,378
鳥インフルエンザ・・・・・・・・・・・378
トリカルボン酸回路・・・・・・142,(378)
トリグリセリド・・・・・・・・・341,(378)
ドリップ・・・・・・・・・・・・・・・・・378
トリハロメタン・・・・・・・・・・・・・378
トリプシン・・・・・・・・・・・・・・・・378
トリプシンインヒビター・・・・・・378
トリプトファン・・・・・・・・・・・・・378
トリメチルアミン・・・・・・・・・・・379
トリヨードサイロニン・・・・・・・・・379
トリヨードチロニン・・・・・・・・・379
トルエン・・・・・・・・・・・・・・・・・379
トレオニン・・・・・・・・・・・・・・・・379
トレーサビリティ・・・・・・・・・・・379

トレハロース・・・・・・・・・・・・・・・380
トロンビン・・・・・・・・・・・・・・・・380
トロンボキサン・・・・・・・・・・・・・380

ナ

ナイアシン・・・・・・・・・・・・・・・・381
ナイアシン欠乏症・・・・・・・・(381),472
内因子・・・・・・・・・・・・・・・・・・・381
内因性窒素・・・・・・・・・・・・・・・・381
内呼吸・・・・・・・・・・・・・・・・・・・381
内耳・・・・・・・・・・・・・・・・・・・・・381
内視鏡的経皮胃瘻増設術・・・・・(382),467
内臓脂肪型肥満・・・・・・・・・・・・・382
内臓脂肪蓄積・・・・・・・・・・・・・・・382
内臓周囲脂肪組織・・・・・・・237,(382)
内分泌攪乱化学物質・・・・・・・・・382
中食・・・・・・・・・・・・・・・・・・・・・382
ナチュラルチーズ・・・・・・・・・・・383
NASH(ナッシュ)・・・・・・・・・・・383
納豆・・・・・・・・・・・・・・・・・・・・・383
ナトリウム・・・・・・・・・・・・・・・・383
Na^+, K^+-ATPアーゼ・・・・・・・383
Na-Kポンプ・・・・・・・・・・・・・・・384
Na-Kポンプ(ナトリウム-カリウムポンプ)・・・・383
ナトリウム欠乏性脱水症・・・・・353,(384)
75gOGTT・・・・・・・・・・・・(384),454
2-ナフチルアミン・・・・・・・・・・・384
鍋・・・・・・・・・・・・・・・・・・・・・・384
生揚げ・・・・・・・・・・・・・・・・・・・384
生クリーム・・・・・・・・・・・・・・・・384
鉛中毒・・・・・・・・・・・・・・・・・・・384
ナリンギン・・・・・・・・・・・・・・・・384
ナリンジン・・・・・・・・・・・・・・・・384
軟菜・・・・・・・・・・・・・・・・・(384),385
軟質小麦・・・・・・・・・・・・・・・・・384
難消化性でんぷん・・・・・・・(385),539
難消化性糖質・・・・・・・・・・・・・・・385
軟食・・・・・・・・・・・・・・・・・・・・・385

ニ
2-アミノ-3-(インドリル)プロピオン酸・・379
2-アミノ-3-ヒドロキシフェニルプロピオン酸
・・・・・・・・・・・・・・・・・・・・・346
2-アミノ-3-ヒドロキシプロピオン酸・・・・305
2-アミノ-3-ヒドロキシ酪酸・・・・・・・・・379
2-アミノ-3-メチル-n-吉草酸・・・・33
2-アミノ-5-グアニジノ吉草酸・・・・19
Ⅱ型アレルギー・・・・・・・・・・・・・385
2型糖尿病・・・・・・・・・・・・・・・・385
苦味・・・・・・・・・・・・・・・・・・・・・386
苦味ペプチド・・・・・・・・・・・・・・・386
にがり・・・・・・・・・・・・・・・・・・・386
肉・・・・・・・・・・・・・・・・・・262,(386)
肉むれ・・・・・・・・・・・・・・・・・・・386
肉類・・・・・・・・・・・・・・・262,(386)
ニコチン・・・・・・・・・・・・・・・・・386
ニコチンアミド・・・・・・・・・381,(386)
ニコチンアミドアデニンジヌクレオチド
・・・・・・・・・・・・・・・・・・65,(386)
ニコチンアミドアデニンジヌクレオチドリ

ン酸・・・・・・・・・・・・・・・・・・・・・・・・・・・・・・ 66,(386)
ニコチン酸・・・・・・・・・・・・・・・・・・・・・ 381,(386)
二酸化炭素・・・・・・・・・・・・・・・・・・・・・・・・・・・386
二次汚染・・・・・・・・・・・・・・・・・・・・・・・・・・・・・387
二次性脱水症・・・・・・・・・・・・・・・・・・・ 353,(387)
二次性肥満・・・・・・・・・・・・・・・・・・・・・ 248,(387)
二次メッセンジャー・・・・・・・・・・・・・・ 301,(387)
21世紀における国民健康づくり運動
・・・・・・・・・・・・・・・・・・・・・・・・・・・・・・ 175,(387)
二重エネルギーX線吸収法・・・・・・ 354,(387)
二重標識水法・・・・・・・・・・・・・・・・・・・・・・・・387
二重盲検法・・・・・・・・・・・・・・・・・・・・・・・・・387
24時間思い出し法・・・・・・・・・・・・・・・・・・・387
二重らせん構造・・・・・・・・・・・・・・・・・・・・・388
二次予防・・・・・・・・・・・・・・・・・・・・・・・・・・388
煮たき釜・・・・・・・・・・・・・・・・・ 88,353,(388)
日常生活動作・・・・・・・・・・・・・・・・・・・・・・388
日内リズム・・・・・・・・・・・・・・・・・・・ 213,(388)
日間変動・・・・・・・・・・・・・・・・・・・・・・・・・388
日光臭・・・・・・・・・・・・・・・・・・・・・・・・・・・388
日周リズム・・・・・・・・・・・・・・・・・・・ 213,(388)
二糖類・・・・・・・・・・・・・・・・・・・・・・・・・・・388
ニトログリセリン・・・・・・・・・・・・・・・・・・388
ニトロソミオグロビン・・・・・・・・・・・・・・388
日本海裂頭条虫・・・・・・・・・・・・・・・・・・・389
日本産業規格・・・・・・・・・・・・・・・・・ 229,(389)
日本酒・・・・・・・・・・・・・・・・・・・・・・・・・・・389
日本食品標準成分表・・・・・・・・・・・・・・・・389
日本食品標準成分表2020年版(八訂)・・・・389
日本人の食事摂取基準[2020年版]
・・・・・・・・・・・・・・・・・・・・・・・・・・・ 256,(389)
日本脳炎・・・・・・・・・・・・・・・・・・・・・・・・・389
日本農林規格・・・・・・・・・・・・・・・・・ 239,(390)
ニーマンピック病・・・・・・・・・・・・・・・・・390
Niemann-Pick病・・・・・・・・・・・・・・・・・・・390
乳アルブミン・・・・・・・・・・・・・・・・ (390),524
入院時食事療養費・・・・・・・・・・・・・・・・・390
乳及び乳製品の成分規格等に関する省令
・・・・・・・・・・・・・・・・・・・・・・・・・ (390),393
乳化剤・・・・・・・・・・・・・・・・・・・・・・・・・・・390
乳化作用・・・・・・・・・・・・・・・・・・・・・・・・・390
乳がん・・・・・・・・・・・・・・・・・・・・・・・・・・・390
乳グロブリン・・・・・・・・・・・・・・・・ (390),524
乳酸・・・・・・・・・・・・・・・・・・・・・・・・・・・・・390
乳酸菌・・・・・・・・・・・・・・・・・・・・・・・・・・・391
乳酸脱水素酵素・・・・・・・・・・・・・・・ 73,(391)
乳酸発酵・・・・・・・・・・・・・・・・・・・・・・・・・391
乳児院・・・・・・・・・・・・・・・・・・・・・・・・・・・391
乳児期・・・・・・・・・・・・・・・・・・・・・・・・・・・391
乳児下痢症・・・・・・・・・・・・・・・・・・・・・・392
乳児死亡率・・・・・・・・・・・・・・・・・・・・・・392
乳児ビタミンK欠乏性出血症・・・・・・・・392
乳脂肪・・・・・・・・・・・・・・・・・・・・・・・・・・・392
乳児ボツリヌス症・・・・・・・・・・・・・・・・・392
乳汁分泌・・・・・・・・・・・・・・・・・・・・・・・・・392
乳児用調製粉乳・・・・・・・・・・・・・・・ 344,(393)
乳清たんぱく質・・・・・・・・・・・・・・・・・・・393
乳腺刺激ホルモン・・・・・・・・・・・・ (393),462
乳濁液・・・・・・・・・・・・・・・・・・・・・・・ 71,(393)
乳糖・・・・・・・・・・・・・・・・・・・・・・・・ (393),524
乳等省令・・・・・・・・・・・・・・・・・・・・・・・・・393
乳糖不耐症・・・・・・・・・・・・・・・・・・・・・・393
乳・乳製品・・・・・・・・・・・・・・・・・・・・・・・134

乳幼児栄養調査・・・・・・・・・・・・・・・・・・・393
乳幼児死亡率・・・・・・・・・・・・・・・・・・・・・393
乳幼児身体発育調査・・・・・・・・・・・・・・・393
乳幼児突然死症候群・・・・・・・・・・・・・・・393
ニュートリションサポートチーム・ 55,(394)
ニュートン流動性・・・・・・・・・・・・・・・・・394
ニューモシスチス肺炎・・・・・・・・・・・・・394
ニューロン・・・・・・・・・・・・・・・・・・・ 275,(394)
尿・・・・・・・・・・・・・・・・・・・・・・・・・・・・・・394
尿アミラーゼ・・・・・・・・・・・・・・・・・・・・・394
尿管・・・・・・・・・・・・・・・・・・・・・・・・・・・・394
尿検査・・・・・・・・・・・・・・・・・・・・・・・・・・・394
尿細管・・・・・・・・・・・・・・・・・・・・・・・・・・・395
尿酸・・・・・・・・・・・・・・・・・・・・・・・・・・・・395
尿素・・・・・・・・・・・・・・・・・・・・・・・・・・・・395
尿素回路・・・・・・・・・・・・・・・・・・・・・・・・・396
尿素サイクル・・・・・・・・・・・・・・・・・・・・・396
尿毒症・・・・・・・・・・・・・・・・・・・・・・・・・・・396
尿路結石症・・・・・・・・・・・・・・・・・・・・・・396
尿路疾患・・・・・・・・・・・・・・・・・・・・・・・・・396
2類感染症・・・・・・・・・・・・・・・・・・・・・・・396
任意入院・・・・・・・・・・・・・・・・・・・・・・・・・397
人間開発指標・・・・・・・・・・・・・・・・・・・・・397
妊産婦の食生活指針・・・・・・・・・・・・・・・397
妊娠・・・・・・・・・・・・・・・・・・・・・・・・・・・・397
妊娠悪阻・・・・・・・・・・・・・・・・・・・・・・・・・398
妊娠期・・・・・・・・・・・・・・・・・・・・・・・・・・・398
妊娠高血圧症候群・・・・・・・・・・・・・・・・・398
妊娠中毒症・・・・・・・・・・・・・・・・・・ 398,(399)
妊娠糖尿病・・・・・・・・・・・・・・・・・・・・・・399
認知行動療法・・・・・・・・・・・・・・・・・・・・・399
認知再構成法・・・・・・・・・・・・・・・・・・・・・399
認知症・・・・・・・・・・・・・・・・・・・・・・・・・・・399
妊婦・・・・・・・・・・・・・・・・・・・・・・・・・・・・400
妊婦健康診査・・・・・・・・・・・・・・・・・・・・・400
妊婦健診・・・・・・・・・・・・・・・・・・・・・・・・・400

ヌ

ヌクレオチド・・・・・・・・・・・・・・・・・・・・・400

ネ

熱けいれん・・・・・・・・・・・・・・・・・・・・・・400
熱傷・・・・・・・・・・・・・・・・・・・・・・・・・・・・400
熱中症・・・・・・・・・・・・・・・・・・・・・・・・・・・401
熱中症Ⅱ度・・・・・・・・・・・・・・・・・・・・・・401
熱中症Ⅱ度(中等症)・・・・・・・・・・・・・・・401
ネット・・・・・・・・・・・・・・・・・・・・・・ 44,(401)
熱疲弊・・・・・・・・・・・・・・・・・・・・・・・・・・・401
熱疲労・・・・・・・・・・・・・・・・・・・・・・・・・・・401
熱量・・・・・・・・・・・・・・・・・・・・・・・・ 67,(401)
ネト・・・・・・・・・・・・・・・・・・・・・・・・・・・・402
ネフローゼ症候群・・・・・・・・・・・・・・・・・402
ネフロン・・・・・・・・・・・・・・・・・・・・・・・・・402
粘液水腫・・・・・・・・・・・・・・・・・・・・・・・・・402
年少人口・・・・・・・・・・・・・・・・・・・・・・・・・402
粘性・・・・・・・・・・・・・・・・・・・・・・・・・・・・402
粘膜・・・・・・・・・・・・・・・・・・・・・・・・・・・・403
粘膜下神経叢・・・・・・・・・・・・・・・・ (403),490
粘膜局所免疫・・・・・・・・・・・・・・・ 139,(403)
粘膜上皮の化生・・・・・・・・・・・・・・ 97,(403)
粘膜免疫・・・・・・・・・・・・・・・・・・・ 139,(403)
年齢3区分・・・・・・・・・・・・・・・・・・・・・・403
年齢調整死亡率・・・・・・・・・・・・・・・・・・・403

ナ

年齢別死亡率・・・・・・・・・・・・・・・・・・403
ノ
NOAEL(ノアエル)・・・・・・・・・・・・・・・403
脳・・・・・・・・・・・・・・・・・・・・・・・・・・・・・403
脳萎縮・・・・・・・・・・・・・・・・・・・・・・・・404
脳下垂体・・・・・・・・・・・・・・・・・96,(404)
脳幹・・・・・・・・・・・・・・・・・・・・・・・・・・404
農業白書・・・・・・・・・・・・・・・・271,(404)
脳血管疾患・・・・・・・・・・・・・・・・・・・404
脳血栓症・・・・・・・・・・・・・・・・・・・・・404
脳死・・・・・・・・・・・・・・・・・・・・・・・・・・404
能動輸送・・・・・・・・・・・・・・・・・・・・・405
農薬・・・・・・・・・・・・・・・・・・・・・・・・・・405
農薬残留基準・・・・・・・・・・・・221,(405)
ノーマライゼーション・・・・・・・・・・405
ノーマリゼーション・・・・・・・・・・・・405
海苔(のり)・・・・・・・・・・・・・・・・・・・405
ノルアドレナリン・・・・・・・・・・・・・・405
ノルエピネフリン・・・・・・・・・・・・・・405
ノロウイルス・・・・・・・・・・・・・・・・・・406

ハ

歯・・・・・・・・・・・・・・・・・・・・・・・・・・・・407
肺・・・・・・・・・・・・・・・・・・・・・・・・・・・・407
肺・迷走神経反射・・・・・・・・・(410),472
バイアス・・・・・・・・・・・・・・・・・・・・・407
肺炎・・・・・・・・・・・・・・・・・・・・・・・・・・407
肺炎死亡・・・・・・・・・・・・・・・・・・・・・407
肺活量・・・・・・・・・・・・・・・・・・・・・・・407
肺気腫・・・・・・・・・・・・・・・・・・・・・・・408
肺吸虫・・・・・・・・・・・・・・・・・・・・・・・408
廃棄率・・・・・・・・・・・・・・・・・・・・・・・408
肺気量分画・・・・・・・・・・・・・・・・・・・408
バイキング給食・・・・・・・・・・・・・・・408
敗血症・・・・・・・・・・・・・・・・・・・・・・・408
肺呼吸・・・・・・・・・・・・・・・・・・・85,(409)
配食・・・・・・・・・・・・・・・・・・・・・・・・・・409
配食サービス・・・・・・・・・・・・・・・・・409
肺水腫・・・・・・・・・・・・・・・・・・・・・・・409
胚性幹細胞・・・・・・・・・・・・・・29,(409)
陪席式討議法・・・・・・・・・・・・(409),417
配膳・・・・・・・・・・・・・・・・・・・・・・・・・・409
バイタルサイン・・・・・・・・・・・・・・・409
配糖体・・・・・・・・・・・・・・・・・・・・・・・409
梅毒・・・・・・・・・・・・・・・・・・・・・・・・・・410
排便・・・・・・・・・・・・・・・・・・・・・・・・・・410
肺胞・・・・・・・・・・・・・・・・・・・・・・・・・・410
廃用症候群・・・・・・・・・・・・・・・・・・・410
廃用性萎縮・・・・・・・・・・・・・・・・・・・410
排卵・・・・・・・・・・・・・・・・・・・・・・・・・・410
ハイリスク・アプローチ・・・・・・・・・411
ハイリスク・ストラテジー・・・・・・・・411
ハイリスク戦略・・・・・・・・・・・・・・・411
PAI-1(パイワン)・・・・・・・・・・・・・・411
ハウユニット・・・・・・・・・・・・・・・・・411
パーオキシダーゼ・・・・・・・・・・・・・411
パーオキシラジカル・・・・・・・・・(411),472
バーキットリンパ腫・・・・・・・・・・・411
Burkittリンパ腫・・・・・・・・・・・・・・411
バーキットリンパ腫瘍・・・・・・・・・411

パーキンソン病・・・・・・・・・・・・・・・411
麦芽糖・・・・・・・・・・・・・・・・・(412),493
白色脂肪組織・・・・・・・・・・・・・・・・・412
白体・・・・・・・・・・・・・・・・・・・・・・・・・・412
バクテリア・・・・・・・・・・・・・208,(412)
バクテリアルトランスロケーション・・・・412
白内障・・・・・・・・・・・・・・・・・・・・・・・412
薄力粉・・・・・・・・・・・・・・・・・・・・・・・412
白ろう病・・・・・・・・・・・・・・・・・・・・・413
曝露効果・・・・・・・・・・・・・・・・・・・・・413
曝露要因・・・・・・・・・・・・・・・・・・・・・413
HACCP(ハサップ)・・・・・・・・・・・・413
はしか・・・・・・・・・・・・・・・・・・(413),491
橋本病・・・・・・・・・・・・・・・・・184,(413)
パーシャルフリージング・・・・・・・・413
播種性血管内凝固症候群・・・・・・・・413
バシラス属・・・・・・・・・・・・・・(414),415
バズ・セッション・・・・・・・・・・・・・・414
パスツリゼーション・・・・・・・・(350),414
バセドウ病・・・・・・・・・・・・・183,(414)
バーセルインデックス・・・・・・・・・414
バーセル指数・・・・・・・・・・・・・・・・・414
バーセル尺度・・・・・・・・・・・・・・・・・414
バーゼル条約・・・・・・・・・・・・・・・・・414
パーセンタイル値・・・・・・・・・・・・・414
パーソナルコミュニケーション・・・・414
バソプレシン・・・・・・・・・・・・・・・・・414
バター・・・・・・・・・・・・・・・・・・・・・・・415
バチルス属・・・・・・・・・・・・・・・・・・・415
発育期・・・・・・・・・・・・・・・・・298,(415)
発汗・・・・・・・・・・・・・・・・・・・・・・・・・・415
発がん遺伝子・・・・・・・・・・・113,(415)
発がん物質・・・・・・・・・・・・・・・・・・・415
白筋・・・・・・・・・・・・・・・・・・・313,(415)
白血球・・・・・・・・・・・・・・・・・・・・・・・415
発酵・・・・・・・・・・・・・・・・・・・・・・・・・・416
発酵食品・・・・・・・・・・・・・・・・・・・・・416
発酵茶・・・・・・・・・・・・・・・・・・・・・・・416
発酵パン・・・・・・・・・・・・・・・・・(416),418
発情ホルモン物質・・・・・・・・・(416),528
発色剤・・・・・・・・・・・・・・・・・・・・・・・416
発疹チフス・・・・・・・・・・・・・・・・・・・416
発生・・・・・・・・・・・・・・・・・・・・・・・・・・416
発注・・・・・・・・・・・・・・・・・・・・・・・・・・416
発注係数・・・・・・・・・・・・・・・145,(417)
発展途上国・・・・・・・・・・・・・・89,(417)
発熱・・・・・・・・・・・・・・・・・・・・・・・・・・417
発泡酒・・・・・・・・・・・・・・・・・・・・・・・417
パネルディスカッション・・・・・・・・417
パパイン・・・・・・・・・・・・・・・・・・・・・417
ハバース管・・・・・・・・・・・・・・・・・・・417
ハム・・・・・・・・・・・・・・・・・・・・・・・・・・417
パラソルモン(パラトルモン)・・・・(418),450
バランスシート・・・・・・・・・・・316,(418)
バリアンス・・・・・・・・・・・・・・・・・・・418
ハリス－ベネディクトの式・・・・・・・・418
Harris-Benedictの式・・・・・・・・・・418
バリン・・・・・・・・・・・・・・・・・・・・・・・418
パルミチン酸・・・・・・・・・・・・・・・・・418
パン・・・・・・・・・・・・・・・・・・・・・・・・・・418
半規管・・・・・・・・・・・・・・・・・・・・・・・419
半減期・・・・・・・・・・・・・・・・・・・・・・・419
瘢痕・・・・・・・・・・・・・・・・・・・・・・・・・・419

瘢痕（はんこん）組織・・・・・・・・・・・・・・・・・419
半消化態栄養剤・・・・・・・・・・・・・・・・・・・・419
斑状歯・・・・・・・・・・・・・・・・・・・・・・・・・420
ハンセン病・・・・・・・・・・・・・・・・・・・・・・420
ハンター舌炎・・・・・・・・・・・・・・・・・・・・・420
バンデューラ・・・・・・・・・・・・・・・・・・・・・420
パントテン酸・・・・・・・・・・・・・・・・・・・・・420
パントリー配膳方式・・・・・・・・・・・・（420),440
反応妨害・拮抗法・・・・・・・・・・・・・・・・・・420
半発酵茶・・・・・・・・・・・・・・・・・・・・・・・421

ヒ

ピアエデュケーション・・・・・・・・・・・・・・・421
非アルコール性脂肪肝炎・・・・・・・・・・・・・・421
ヒアルロン酸・・・・・・・・・・・・・・・・・・・・421
非営利団体・・・・・・・・・・・・・・・・・・・67,(422)
PFC比・・・・・・・・・・・・・・・・・・・・・・・422
非汚染作業区域・・・・・・・・・・・・・・・・・・・423
ビオチン・・・・・・・・・・・・・・・・・・・・・・423
皮下脂肪・・・・・・・・・・・・・・・・・・・・・・424
皮下脂肪型肥満・・・・・・・・・・・・・・・・・・・424
皮下脂肪組織・・・・・・・・・・・・・237,(424)
B型肝炎・・・・・・・・・・・・・・・・・・・・・・424
非加熱食肉製品・・・・・・・・・・・・・・・・・・・424
光増感作用・・・・・・・・・・・・・・・・・・・・・424
光増感酸化・・・・・・・・・・・・・・・・・・・・・424
非還元糖・・・・・・・・・・・・・・・・・・・・・・424
非感染性疾患・・・・・・・・・・・・・・・66,(425)
ビグアナイド薬・・・・・・・・・・・・・・・・・・・425
ピクルス・・・・・・・・・・・・・・・・・・・・・・425
微好気性菌・・・・・・・・・・・・・・・・・・・・・425
B細胞・・・・・・・・・・・・・・・・・・・・・・・425
膝高・・・・・・・・・・・・・・・・・・・・231,(425)
微小変化型ネフローゼ症候群・・・・・・・・・425
ビスコグラフ・・・・・・・・・・・・・16,(426)
ヒス束・・・・・・・・・・・・・・・・・・・・・・・426
ヒスタミン・・・・・・・・・・・・・・・・・・・・・426
ヒスチジン・・・・・・・・・・・・・・・・・・・・・426
ヒストン・・・・・・・・・・・・・・・・・・・・・・426
ビスホスホネート・・・・・・・・・・・・・・・・・426
非政府組織・・・・・・・・・・・・・・・66,(426)
微生物増殖条件・・・・・・・・・・・・・・・・・・・427
ヒ素中毒・・・・・・・・・・・・・・・・・・・・・・427
肥大・・・・・・・・・・・・・・・・・・・・・・・・427
非代償性肝硬変・・・・・・・・・・・・・・・・・・・427
ビタミン・・・・・・・・・・・・・・・・・・・・・・428
ビタミンE・・・・・・・・・・・・・・・・・・・・・428
ビタミンA・・・・・・・・・・・・・・・・・・・・・428
ビタミンK・・・・・・・・・・・・・・・・・・・・・429
ビタミンK依存性凝固因子・・・・・・・・・・429
ビタミンC・・・・・・・・・・・・・・・・・・・・・430
ビタミンC欠乏症・・・・・・・・・・・・85,(430)
ビタミンD・・・・・・・・・・・・・・・・・・・・・430
ビタミンB₁₂・・・・・・・・・・・・・・・・・・・・431
ビタミンB₁₂欠乏症・・・・・・・・・・・・・・・・432
ビタミンB₂・・・・・・・・・・・・・・・・・・・・432
ビタミンB₆・・・・・・・・・・・・・・・・・・・・432
ビタミンB₆補酵素型・・・・・・・・・・（433),441
ビタミンB₁・・・・・・・・・・・・・・・・・・・・433
ビタミンB₁欠乏症・・・・・・・・・・・・・・・・434
ビタミンB₁節約効果・・・・・・・・・・・・・・・434
ビタミンB₁節約作用・・・・・・・・・・・・・・・434
ビタミンU・・・・・・・・・・・・・・・（434),505

ピータン・・・・・・・・・・・・・・・・・・・・・・434
非たんぱく質エネルギー／窒素比・・・・・・434
非たんぱく質呼吸商・・・・・・・・・・・・・・・434
非たんぱく態窒素・・・・・・・・・・・・・・・・・434
備蓄食品・・・・・・・・・・・・・・・・・・・・・・434
必須アミノ酸・・・・・・・・・・・・・・・・・・・434
必須脂肪酸・・・・・・・・・・・・・・・・・・・・・435
PDCAサイクル・・・・・・・・・・・・・・・・・435
非糖質系天然甘味料・・・・・・・・・・・・・・・435
ヒトT細胞白血病ウイルス1型・・・・52,(435)
ヒト免疫不全ウイルス・・・・・・・・・51,(435)
2-ヒドロキシプロパン酸・・・・・・・・390,(435)
ヒドロキシプロリン・・・・・・・・・・・・・・・435
ヒドロキシメチルグルタリルCoA（hydroxy
　　methylglutaryl-CoA）還元酵素
　　・・・・・・・・・・・・・・・・・・・・（51),436
ビネグレットソース・・・・・・・・・・・（436),460
皮膚・・・・・・・・・・・・・・・・・・・・・・・・436
ビフィズス菌・・・・・・・・・・・・・・・・・・・436
皮膚感覚・・・・・・・・・・・・・・・・・・・・・・436
ビーフン・・・・・・・・・・・・・・・・・・・・・・436
非抱合型ビリルビン・・・・・・・・・117,(436)
被保険者・・・・・・・・・・・・・・・・・・・・・・436
飛沫感染・・・・・・・・・・・・・・・・・・・・・・436
肥満・・・・・・・・・・・・・・・・・・・329,436
肥満細胞・・・・・・・・・・・・・・・・・・・・・・437
肥満症・・・・・・・・・・・・・・・・・・・・・・・437
ビュッフェ・・・・・・・・・・・・・・・・・・・・・438
ヒューマンカロリーメーター・・・・・・・・438
ピューレ食・・・・・・・・・・・・・・・・・（438),460
病院・・・・・・・・・・・・・・・・・・・・・・・・438
病院給食・・・・・・・・・・・・・・・・・・・・・・438
氷温保存・・・・・・・・・・・・・・・・・・・・・・439
氷温冷蔵・・・・・・・・・・・・・・・・・・・・・・439
病原大腸菌・・・・・・・・・・・・・・・・・・・・・439
費用効果分析・・・・・・・・・・・・・159,(439)
病者用食品・・・・・・・・・・・・・・・・・・・・・439
標準化死亡比・・・・・・・・・・・・・・・・・・・439
標準的な健診・保健指導プログラム・・・・439
病態識別値・・・・・・・・・・・・・・・103,(440)
病棟配膳方式・・・・・・・・・・・・・・・・・・・440
漂白剤・・・・・・・・・・・・・・・・・・・・・・・440
費用便益分析・・・・・・・・・・・・・159,(440)
標本調査・・・・・・・・・・・・・・・・・・・・・・440
秤量記録法・・・・・・・・・・・・・・・・・・・・・440
秤量法・・・・・・・・・・・・・・・・・・・・・・・440
日和見（ひよりみ）感染・・・・・・・・・・・・440
開いた質問・・・・・・・・・・・・・・・・・・・・・440
開かれた質問・・・・・・・・・・・・・・・・・・・440
ピラジン類・・・・・・・・・・・・・・・・・・・・・441
ピリドキサミン・・・・・・・・・・・・432,(441)
ピリドキサール・・・・・・・・・・・・432,(441)
ピリドキサールリン酸・・・・・・・・・・・・・441
ピリドキシン・・・・・・・・・・・・・・432,(441)
ピリミジンヌクレオチド・・・・・・・・・・・441
微量アルブミン尿・・・・・・・・・・・・・・・・441
微量元素・・・・・・・・・・・・・・・・・・・・・・441
ビリルビン・・・・・・・・・・・・・・・・・・・・・442
Bリンパ球・・・・・・・・・・・・・・・425,(442)
ビール・・・・・・・・・・・・・・・・・・・・・・・442
ピルビン酸・・・・・・・・・・・・・・・・・・・・・442
比例案分法・・・・・・・・・・・・・・・・・・・・・443
比例配分法・・・・・・・・・・・・・・・・・・・・・443

ハ

疲労順応効果・・・・・・・・・・・・・・・・・・443
ピロフェオホルバイドa・・・・・・・・・・・・・443
ピロフェオホルビドa・・・・・・・・・・・・・443
ピロリジン-2-カルボン酸 ・・・・・・ (443),463
頻回食・・・・・・・・・・・・・・・・・・・・・・・443
敏感度・・・・・・・・・・・・・・・・・・・・・・・443
貧血・・・・・・・・・・・・・・・・・・・・・・・・・444
品質保持剤・・・・・・・・・・・・・・・324,(444)
品質保証システム・・・・・・・・・・・・・・・444
ビン詰・・・・・・・・・・・・・・・・・・・・・・・444
瓶詰め・・・・・・・・・・・・・・・・・・・・・・・444
頻脈・・・・・・・・・・・・・・・・・・・・・・・・・444

フ

ファゼオルナチン(ファセオルナチン)
・・・・・・・・・・・・・・・・・・・・・・445,(532)
ファリノグラフ・・・・・・・・・・・・・・・・・・445
ファンクショナル組織・・・・・・・・・・・・・445
ファンコニ貧血・・・・・・・・・・・・・・・・・・445
Fanconi貧血・・・・・・・・・・・・・・・・・・・445
フィコエリスリン・・・・・・・・・・・・・・・・・446
フィチン酸・・・・・・・・・・・・・・・・・・・・・446
フィッシャー比・・・・・・・・・・・・・・・・・・446
フィードバック機構・・・・・・・・・・・・・・・446
フィードバック制御・・・・・・・・・・・・・・・446
フィードバック調節・・・・・・・・・・・・・・・446
フィブリナーゼ・・・・・・・・・・・・・・(446),457
フィブリノーゲン・・・・・・・・・・・・・・・・・446
フィブリノリシン・・・・・・・・・・・・・・(446),457
フィロキノン・・・・・・・・・・・・・・・・429,(446)
フィロズルチン・・・・・・・・・・・・・・・・・・446
風疹・・・・・・・・・・・・・・・・・・・・・・・・・447
フェオクロモサイトーマ・・・・・・・・101,(447)
フェオフィチン・・・・・・・・・・・・・・・・・・447
フェオホルバイドa・・・・・・・・・・・・443,(447)
フェオホルビドa・・・・・・・・・・・・・443,(447)
フェニルアラニン・・・・・・・・・・・・・・・・・447
フェニルアラニン水酸化酵素・・・・・・・447
フェニルケトン尿症・・・・・・・・・・・・・・・447
フェニルチオカルバミド(PTC:phenylthio
carbamide)・・・・・・・・・・・・・・・・・・・448
フェニルチオ尿素・・・・・・・・・・・・・・・・448
フェリチン・・・・・・・・・・・・・・・・・・・・・448
フェロオキシダーゼ・・・・・・・・・・305,(448)
フォーカスグループインタビュー・・・・・448
フォローアップミルク・・・・・・・・・・・・・448
不確実性因子・・・・・・・・・・・・・・・・・・449
不確定因子・・・・・・・・・・・・・・・・・・・449
不確定係数・・・・・・・・・・・・・・・・・・・449
不可欠アミノ酸・・・・・・・・・・・・434,(449)
不可欠脂肪酸・・・・・・・・・・・・・435,(449)
不活性ガス・・・・・・・・・・・・・・・・・・・449
不可避尿・・・・・・・・・・・・・・・・・・・・・449
不感蒸散・・・・・・・・・・・・・・・・・・・・・449
不感蒸泄・・・・・・・・・・・・・・・・・・・・・449
不乾性油・・・・・・・・・・・・・・・・・・・・・449
不感損失・・・・・・・・・・・・・・・・・・・・・449
副交感神経・・・・・・・・・・・・・・・・・・・449
副甲状腺機能亢進症・・・・・・・・・・・・450
副甲状腺ホルモン・・・・・・・・・・・・・・・450
副菜・・・・・・・・・・・・・・・・・・・・・・・・・450
副作用非発現量・・・・・・・・・・・172,(450)
福祉事務所・・・・・・・・・・・・・・・・・・・450

副食・・・・・・・・・・・・・・・・・・・・・・・・・451
副腎髄質ホルモン・・・・・・・・・・・・・・・451
副腎皮質・・・・・・・・・・・・・・・・・・・・・451
副腎皮質刺激ホルモン・・・・・・・・・・・451
副腎皮質ホルモン・・・・・・・・・・・・・・・451
腹水・・・・・・・・・・・・・・・・・・・・・・・・・452
複数献立・・・・・・・・・・・・・・・・・・・・・452
腹膜透析・・・・・・・・・・・・・・・・・・・・・452
ふくらし粉・・・・・・・・・・・・・・・・(453),467
副流煙・・・・・・・・・・・・・・・・・・・・・・・453
不ケン化物・・・・・・・・・・・・・・・・・・・453
浮腫・・・・・・・・・・・・・・・・・・・・・・・・・453
豚インフルエンザ・・・・・・・・・・・273,(453)
プチアリン・・・・・・・・・・・・・・・・・・・・・453
フッ化水素・・・・・・・・・・・・・・・・・・・453
フッ化物濃度調整・・・・・・・・・・453,(463)
フッ素・・・・・・・・・・・・・・・・・・・・・・・453
ブッフェ・・・・・・・・・・・・・・・・・・438,(454)
物理的燃焼値・・・・・・・・・・・・・・・・・454
プテロイルグルタミン酸・・・・・・・(454),519
ブドウ球菌・・・・・・・・・・・・・・・・・・・454
ブドウ糖・・・・・・・・・・・・・・・・・149,(454)
ブドウ糖負荷試験・・・・・・・・・・・・・・・454
フードガイド・・・・・・・・・・・・・・・・・・・454
フードセキュリティ・・・・・・・・・・・・・・・455
フードデザート・・・・・・・・・・・・・・・・・455
フードバランスシート・・・・・・・・270,(455)
フードマイレージ・・・・・・・・・・・・・・・455
腐敗・・・・・・・・・・・・・・・・・・・・・・・・・455
腐敗臭・・・・・・・・・・・・・・・・・・・・・・・455
不発酵茶・・・・・・・・・・・・・・・・・・・・・456
不飽和脂肪酸・・・・・・・・・・・・・・・・・456
不飽和鉄結合能・・・・・・・・・・・・・・・456
浮遊粒子状物質・・・・・・・・・・・・・・・456
フライパン・・・・・・・・・・・・・・・・・・・・・456
プライマリーヘルスケア・・・・・・・・・・・456
フラクトオリゴ糖・・・・・・・・・・・・・・・・457
プラシーボ・・・・・・・・・・・・・・・・・・・・・457
プラスチックフィルム・・・・・・・・・・・・・457
プラスティシティ(plasticity) ・・・(312),457
ブラストチラー・・・・・・・・・・・・・・・・・457
プラスミノ(ー)ゲンアクチベーターインヒ
ビター1・・・・・・・・・・・・・・・・・(411),457
プラスミノ(ー)ゲン活性化因子阻害物質1
・・・・・・・・・・・・・・・・・・・・・・(411),457
プラスミン・・・・・・・・・・・・・・・・・・・・・457
プラセボ・・・・・・・・・・・・・・・・・・・・・・457
フラットサワー・・・・・・・・・・・・・・・・・457
フラビンアデニンジヌクレオチド
・・・・・・・・・・・・・・・・・・・・・・・71,(457)
フラボノイド系色素・・・・・・・・・・・・・・458
ブランチング・・・・・・・・・・・・・・・・・・・458
プリシドコリンエステラーゼ・・・203,(458)
プリオン・・・・・・・・・・・・・・・・・・・・・・・458
プリシード-プロシードモデル・・・・・・・458
フリーズドライ・・・・・・・・・・・・・363,(458)
フリッカー値・・・・・・・・・・・・・・・・・・・458
プリンヌクレオチド・・・・・・・・・・・・・・・458
ふるい分け検査・・・・・・・・・・・・290,(458)
フルクトース・・・・・・・・・・・・・・・・・・・458
プルニン・・・・・・・・・・・・・・・・・・・・・・459
フルフラール・・・・・・・・・・・・・・・・・・・459
プレアルブミン・・・・・・・・・・・・・376,(459)

八

ブレイジングパン・・・・・・・・・・・・・・・・ 353,(459)
フレイル・・・・・・・・・・・・・・・・・・・・・・・・・・459
フレイルティ・・・・・・・・・・・・・・・・・・・・・459
プレシード–プロシードモデル・・・・・・459
PRECEDE-PROCEEDモデル・・・・・・・・・459
プレバイオティクス・・・・・・・・・・・・・・・・460
ブレーンストーミング・・・・・・・・・・・・・460
ブレンダー食・・・・・・・・・・・・・・・・・・・・・460
フレンチドレッシング・・・・・・・・・・・・・460
プロゲステロン・・・・・・・・・・・・・・ 79,(460)
プロスタグランジン・・・・・・・・・・・・・・・460
プロセスチーズ・・・・・・・・・・・・・・・・・・・460
プロセス評価・・・・・・・・・・・・・・・・ 158,(461)
プロテアーゼ・・・・・・・・・・・・・・・・・・・・・461
プロテアソーム・・・・・・・・・・・・・・・・・・・461
プロテイナーゼ・・・・・・・・・・・・・・・・・・・461
プロテインボディ・・・・・・・・・・・・・・・・・461
プロトロンビン・・・・・・・・・・・・・・・・・・・461
プロバイオティクス・・・・・・・・・・・・・・・461
プロビタミンA・・・・・・・・・・・・・・・・・・・461
プロビタミンD・・・・・・・・・・・・・・・・・・・462
ブロメリン・・・・・・・・・・・・・・・・・・・・・・・462
プロモーション・・・・・・・・・・・・・・・・・・・462
プロモーション戦略・・・・・・・・・・・・・・・462
プロラクチン・・・・・・・・・・・・・・・・・・・・・462
プロラミン・・・・・・・・・・・・・・・・・・・・・・・462
フロリデーション・・・・・・・・・・・・・・・・・463
プロリン・・・・・・・・・・・・・・・・・・・・・・・・・463
フロン・・・・・・・・・・・・・・・・・・・・・・・・・・・463
分圧・・・・・・・・・・・・・・・・・・・・・・・・・・・・・463
分煙・・・・・・・・・・・・・・・・・・・・・・・・・・・・・463
分岐鎖アミノ酸・・・・・・・・・・・・・・・・・・・463
フンク・・・・・・・・・・・・・・・・・・・・・・・・・・・464
分枝(鎖)アミノ酸・・・・・・・・・・・ 463,(464)
分食・・・・・・・・・・・・・・・・・・・・・・・ 443,(464)
分析疫学・・・・・・・・・・・・・・・・・・・・・・・・・464
分団式討議・・・・・・・・・・・・・・・・・・ 414,(464)
粉乳・・・・・・・・・・・・・・・・・・・・・・・・・・・・・464
ブンブン討議・・・・・・・・・・・・・・・・ 414,(464)
糞便・・・・・・・・・・・・・・・・・・・・・・・・・・・・・464
分娩・・・・・・・・・・・・・・・・・・・・・・・・・・・・・465
糞便汚染指標菌・・・・・・・・・・・・・・・・・・・465

ヘ

平滑筋・・・・・・・・・・・・・・・・・・・・・・・・・・・465
平均寿命・・・・・・・・・・・・・・・・・・・・・・・・・465
平均赤血球血色素濃度・・・・・・・・・・・・・465
平均赤血球血色素量・・・・・・・・・・・・・・・465
平均赤血球ヘモグロビン量・・・・・・ 465,(466)
平均赤血球容積・・・・・・・・・・・・・・・・・・・466
平均余命・・・・・・・・・・・・・・・・・・・・・・・・・466
閉経・・・・・・・・・・・・・・・・・・・・・・・・・・・・・466
閉経期・・・・・・・・・・・・・・・・・・・・・・ 189,(466)
平衡覚・・・・・・・・・・・・・・・・・・・・・・・・・・・466
平衡感覚・・・・・・・・・・・・・・・・・・・・・・・・・466
ヘキサデカン酸・・・・・・・・・・・・・・ 418,(466)
ヘキサナール・・・・・・・・・・・・・・・・・・・・・466
ヘキソース-リン酸経路・・・・・・・・ 197,(467)
ベーキングソーダ・・・・・・・・・・・・ 241,(467)
ベーキングパウダー・・・・・・・・・・・・・・・467
ペグ・・・・・・・・・・・・・・・・・・・・・・・・・・・・・467
PEG(ペグ)・・・・・・・・・・・・・・・・・・・・・・467
ペクチン・・・・・・・・・・・・・・・・・・・・・・・・・467
ペクチンエステラーゼ・・・・・・・・・・・・・467
ペクチンメチルエステラーゼ・・・・・・・467
ベクレル・・・・・・・・・・・・・・・・・・・・・・・・・467
ベーコン・・・・・・・・・・・・・・・・・・・・・・・・・468
ペスト・・・・・・・・・・・・・・・・・・・・・・・・・・・468
ペースト食・・・・・・・・・・・・・・・・・・ 460,(468)
β-ガラクトシダーゼ・・・・・・・・・・・・・・・468
β-グルコシダーゼ・・・・・・・・・・・・・・・・・468
β-構造・・・・・・・・・・・・・・・・・・・・・・・・・・・468
β-酸化・・・・・・・・・・・・・・・・・・・・・・・・・・・468
β-シート・・・・・・・・・・・・・・・・・・・・・・・・・468
β3アドレナリン受容体・・・・・・・・・・・・・469
βでんぷん・・・・・・・・・・・・・・・・・ (469),542
β-フルクトフラノシダーゼ・・・・ 290,(469)
ペニシリウム属・・・・・・・・・・・・・・・・・・・469
ペーハー・・・・・・・・・・・・・・・・・・・・ 421,(469)
ペプシン・・・・・・・・・・・・・・・・・・・・・・・・・469
ペプチド・・・・・・・・・・・・・・・・・・・・・・・・・469
ペプチド結合・・・・・・・・・・・・・・・・・・・・・470
ペプチドホルモン・・・・・・・・・・・・・・・・・470
ヘマトクリット・・・・・・・・・・・・・・・・・・・470
ヘミセルロース・・・・・・・・・・・・・・・・・・・470
ヘム・・・・・・・・・・・・・・・・・・・・・・・・・・・・・470
ベム・・・・・・・・・・・・・・・・・・・・・・・・ 421,(471)
ヘム色素・・・・・・・・・・・・・・・・・・・・ 470,(471)
ヘム鉄・・・・・・・・・・・・・・・・・・・・・・・・・・・471
ヘモグロビン・・・・・・・・・・・・・・・・・・・・・471
ヘモグロビンA1c・・・・・・・・・・・・・・・・・471
ヘモグロビン濃度・・・・・・・・・・・・ 165,(471)
ヘモクロマトーシス・・・・・・・・・・・・・・・471
ヘモジデローシス・・・・・・・・・・・・・・・・・472
ペラグラ・・・・・・・・・・・・・・・・・・・・・・・・・472
ヘーリング・ブロイエル反射・・・・・・・472
Hering-Breuer反射・・・・・・・・・・・・・・・472
ベルオキシダーゼ・・・・・・・・・・・・ 411,(472)
ベルオキシラジカル・・・・・・・・・・・・・・・472
Berger(ベルジェ)病・・・・・・・・・・・ 2,(472)
ヘルシーピープル2020・・・・・・・・・・・・・472
ヘルスエデュケーション・・・・・・ 171,(472)
ヘルス・ビリーフモデル・・・・・・・・・・・472
ヘルスプロモーション・・・・・・・・・・・・・472
ヘルスメイト・・・・・・・・・・・・・・・・ 259,(473)
ベロ毒素・・・・・・・・・・・・・・・・・・・・・・・・・473
便・・・・・・・・・・・・・・・・・・・・・・・・・・ 464,(473)
変異係数・・・・・・・・・・・・・・・・・・・・ 473,(474)
変形性関節症・・・・・・・・・・・・・・・・・・・・・473
変形性膝関節症・・・・・・・・・・・・・・・・・・・473
偏食・・・・・・・・・・・・・・・・・・・・・・・・・・・・・473
偏性嫌気性菌・・・・・・・・・・・・・・・・ 171,(474)
ベンゼン・・・・・・・・・・・・・・・・・・・・・・・・・474
ベンチジン・・・・・・・・・・・・・・・・・・・・・・・474
変動係数・・・・・・・・・・・・・・・・・・・・・・・・・474
変動費・・・・・・・・・・・・・・・・・・・・・・・・・・・474
ペントース・・・・・・・・・・・・・・・・・・ 197,(474)
ペントースリン酸経路・・・・・・・・・ 197,(474)
ペントースリン酸サイクル・・・・・ 197,(474)
便秘・・・・・・・・・・・・・・・・・・・・・・・・・・・・・474
扁平上皮・・・・・・・・・・・・・・・・・・・・・・・・・474
扁平上皮化生・・・・・・・・・・・・・・・・・・・・・475

ホ

保育所・・・・・・・・・・・・・・・・・・・・・・・・・・・475
保育所給食・・・・・・・・・・・・・・・・・・・・・・・475

ハ

防煙対策‥‥‥‥‥‥‥‥‥‥‥476
膨化‥‥‥‥‥‥‥‥‥‥‥‥‥476
防カビ剤‥‥‥‥‥‥‥‥‥‥‥476
乏血‥‥‥‥‥‥‥‥‥444,(476)
縫合‥‥‥‥‥‥‥‥‥‥‥‥‥476
抱合型ビリルビン‥‥‥‥345,(476)
膀胱がん‥‥‥‥‥‥‥‥‥‥476
芳香族アミノ酸‥‥‥‥‥‥‥476
房室束‥‥‥‥‥‥‥‥‥426,(477)
放射性同位元素‥‥‥‥‥‥‥477
放射性同位体‥‥‥‥‥‥‥‥477
放射性物質‥‥‥‥‥‥‥‥‥477
放射線障害‥‥‥‥‥‥‥‥‥477
放射線照射‥‥‥‥‥‥264,(477)
放射線治療‥‥‥‥‥‥‥‥‥477
包装材料‥‥‥‥‥‥‥‥‥‥477
乏尿期‥‥‥‥‥‥‥‥‥‥‥477
防ばい剤‥‥‥‥‥‥‥476,(477)
ホウロウ‥‥‥‥‥‥‥‥‥‥477
飽和脂肪酸‥‥‥‥‥‥‥‥‥477
ホエーたんぱく質‥‥‥‥393,(478)
保温‥‥‥‥‥‥‥‥‥‥‥‥478
保温庫‥‥‥‥‥‥‥‥‥84,(478)
保菌‥‥‥‥‥‥‥‥‥‥‥‥478
補欠分子族‥‥‥‥‥‥‥‥‥478
保健医療従事者‥‥‥‥‥‥‥478
保健医療職‥‥‥‥‥‥‥‥‥478
保健管理‥‥‥‥‥‥‥‥‥‥479
保健機能食品‥‥‥‥‥‥‥‥479
保健機能食品制度‥‥‥‥‥‥479
保険給付‥‥‥‥‥‥‥‥‥‥479
保健教育‥‥‥‥‥‥‥‥‥‥479
保健サービス‥‥‥‥‥‥‥‥480
保健所‥‥‥‥‥‥‥‥‥‥‥480
保健信念モデル‥‥‥‥472,(480)
補酵素‥‥‥‥‥‥‥‥‥‥‥480
補酵素A‥‥‥‥‥‥‥192,(481)
母子栄養指導‥‥‥‥‥‥‥‥481
母子感染‥‥‥‥‥‥‥‥‥‥481
母児感染‥‥‥‥‥‥‥‥‥‥481
母子健康手帳‥‥‥‥‥‥‥‥481
ポジティブリスト‥‥‥‥‥‥481
母子手帳‥‥‥‥‥‥‥481,(482)
母子保健サービス‥‥‥‥‥‥482
母子保健指標‥‥‥‥‥‥‥‥482
母子保健法‥‥‥‥‥‥‥‥‥482
POS(ポス)‥‥‥‥‥‥‥‥‥482
ポストハーベスト農薬‥‥‥‥482
ホスピス‥‥‥‥‥‥‥‥‥‥482
ホスファチジルコリン‥‥(483),539
ホスホリラーゼ‥‥‥‥‥‥‥483
保存基準‥‥‥‥‥‥‥‥‥‥483
保存食‥‥‥‥‥‥‥‥‥‥‥483
保存料‥‥‥‥‥‥‥‥‥‥‥483
保存療法‥‥‥‥‥‥‥‥‥‥483
補体‥‥‥‥‥‥‥‥‥‥‥‥484
ボツリヌス菌‥‥‥‥‥‥‥‥484
ボディマスインデックス‥‥‥484
body mass index(ボディマスインデック
ス)‥‥‥‥‥‥‥‥‥‥‥‥422
母乳‥‥‥‥‥‥‥‥‥‥‥‥484
母乳栄養児‥‥‥‥‥‥‥‥‥485
哺乳反射‥‥‥‥‥‥‥‥‥‥485

骨‥‥‥‥‥‥‥‥‥‥‥‥‥485
ポピュレーション・アプローチ‥‥485
ポピュレーション・ストラテジー‥‥485
ポピュレーション戦略‥‥‥‥485
ボーマン嚢‥‥‥‥‥‥‥‥‥485
ホメオスタシス‥‥‥‥‥‥‥486
ホモゲンチジン酸‥‥‥‥‥‥486
ホモシスチン尿症‥‥‥‥‥‥486
ホモシステイン‥‥‥‥‥‥‥486
ポリエチレンフィルム‥‥‥‥486
ポリ塩化ビフェニル‥‥‥‥‥487
ポリオ‥‥‥‥‥‥‥‥‥‥‥487
ポリフェノール‥‥‥‥‥‥‥487
ポリフェノールオキシダーゼ‥‥487
ポリメラーゼ連鎖反応‥‥‥‥487
ポルフィリン‥‥‥‥‥‥‥‥487
ホルムアルデヒド‥‥‥‥‥‥488
ホルモン‥‥‥‥‥‥‥‥‥‥488
ホルモン感受性リパーゼ‥‥‥488
ホルモン様作用物質‥‥‥382,(488)
ホワイトソース‥‥‥‥‥‥‥488
本膳料理‥‥‥‥‥‥‥‥‥‥489
本態性高血圧‥‥‥‥‥179,(489)
翻訳‥‥‥‥‥‥‥‥‥‥‥‥489

マ

マイクロ波‥‥‥‥‥‥‥‥‥490
マイコトキシン‥‥‥‥‥‥‥490
マイコプラズマ‥‥‥‥‥‥‥490
マイスネル神経叢‥‥‥‥‥‥490
Meissner神経叢‥‥‥‥‥‥‥490
マーガリン‥‥‥‥‥‥‥‥‥490
膜消化‥‥‥‥‥‥‥‥‥‥‥490
膜性骨発生‥‥‥‥‥‥‥‥‥490
膜動輸送‥‥‥‥‥‥‥211,(490)
膜内骨化‥‥‥‥‥‥‥‥‥‥490
マグネシウム‥‥‥‥‥‥‥‥491
マクロファージ‥‥‥‥‥‥‥491
マーケティング‥‥‥‥‥‥‥491
麻疹‥‥‥‥‥‥‥‥‥‥‥‥491
マスキング‥‥‥‥‥‥‥‥‥491
マス・コミュニケーション‥‥491
マスターテーブル法‥‥‥‥‥491
マスト細胞‥‥‥‥‥‥437,(492)
マーチャンダイジング‥‥‥‥492
末梢血管抵抗‥‥‥‥‥‥‥‥492
末梢静脈栄養法‥‥‥‥‥‥‥492
末梢神経‥‥‥‥‥‥‥‥‥‥492
末端小粒‥‥‥‥‥‥‥357,(492)
マトリックス組織‥‥‥‥‥‥492
マネジメントサイクル‥‥435,(493)
マーマレード‥‥‥‥‥‥‥‥493
豆臭‥‥‥‥‥‥‥‥‥‥‥‥318
マラスムス‥‥‥‥‥‥‥‥‥493
マラリア‥‥‥‥‥‥‥‥‥‥493
マルターゼ‥‥‥‥‥‥‥‥‥493
マルチトール‥‥‥‥‥‥‥‥493
マルトース‥‥‥‥‥‥‥‥‥493
マルピーギ小体‥‥‥‥278,(493)
マンガン‥‥‥‥‥‥‥‥‥‥493
慢性胃炎‥‥‥‥‥‥‥‥‥‥494

ハ
マ

慢性炎症・・・・・・・・・・・・・・・・・・・・・494
慢性カドミウム中毒・・・・・・・・・・・・・494
慢性肝炎・・・・・・・・・・・・・・・・・・・・・494
慢性下痢・・・・・・・・・・・・・・・・・・・・・494
慢性原発性副腎皮質機能低下症・・・・ 7,(495)
慢性腎臓病・・・・・・・・・・・・・・・・・・・495
慢性腎不全・・・・・・・・・・・・・・・・・・・495
慢性膵炎・・・・・・・・・・・・・・・・・・・・・496
慢性疲労・・・・・・・・・・・・・・・・・・・・・496
慢性閉塞性肺疾患・・・・・・・・・・・・・・・496
慢性マンガン中毒・・・・・・・・・・・・・・・497
慢性薬物中毒・・・・・・・・・・・・・・(497),512
マンニトール・・・・・・・・・・・・・・・・・・497
マンヌロン酸・・・・・・・・・・・・・・・・・・497
マンノース・・・・・・・・・・・・・・・・・・・497

― ミ ―

ミエリン鞘・・・・・・・・・・・・・・ 285,(497)
ミオグロビン・・・・・・・・・・・・・・・・・・497
ミオゲン・・・・・・・・・・・・・・・・・・・・・498
ミオシン・・・・・・・・・・・・・・・・・・・・・498
ミカエリス定数・・・・・・・・・・・・・・・・498
味覚・・・・・・・・・・・・・・・・・・・・・・・・498
味覚障害・・・・・・・・・・・・・・・・・・・・・498
味覚変革物質・・・・・・・・・・・・・・・・・・499
見かけの消化吸収率・・・・・・・・ 247,(499)
ミキサー食・・・・・・・・・・・・・・・ 460,(499)
ミクロアルブミン・・・・・・・・・・・・・・499
ミクロアルブミン尿・・・・・・・・・・・・441
味細胞・・・・・・・・・・・・・・・・・・・・・・499
未熟児・・・・・・・・・・・・・・・・・ 352,(499)
水欠乏性脱水症・・・・・・・・・・・ 188,(499)
水チャネル・・・・・・・・・・・・・・・ 5,(499)
ミセル・・・・・・・・・・・・・・・・・・・・・・499
みそ・・・・・・・・・・・・・・・・・・・・・・・・499
三日はしか・・・・・・・・・・・・・・・ 447,(499)
ミトコンドリア・・・・・・・・・・・・・・・・499
MIDORIモデル・・・・・・・・・・・・・ 459,(500)
水俣病・・・・・・・・・・・・・・・・・・・・・・500
ミニマム・アクセス・・・・・・・・・・・・・500
ミネラル・・・・・・・・・・・・・・・・・・・・500
ミネラルコルチコイド・・・・・・・・ 21,(500)
味蕾(みらい)・・・・・・・・・・・・・・・・・500
みりん・・・・・・・・・・・・・・・・・・・・・・501
みりん干し・・・・・・・・・・・・・・・・・・・501
ミルク・アルカリ症候群・・・・・・・・・・501
ミレニアム開発目標・・・・・・・・・・・・・501
ミロシナーゼ・・・・・・・・・・・・・・・・・501
民間国際協力団体・・・・・・・・・・・・ 66,(502)

― ム ―

無機質・・・・・・・・・・・・・・・・・ 500,(502)
無菌充填包装・・・・・・・・・・・・・・・・・502
むくみ・・・・・・・・・・・・・・・・・ 453,(502)
無鉤(こう)条虫・・・・・・・・・・・・・・・502
ムコ多糖・・・・・・・・・・・・・・・・・・・・502
無作為化比較試験・・・・・・・・・・(502),527
無作為化比較対照試験・・・・・・・(502),527
無作為抽出法・・・・・・・・・・・・・・・・・502
無酸素運動・・・・・・・・・・・・・・・・・・・502
虫歯・・・・・・・・・・・・・・・・・・・・47,(502)
蒸しもの・・・・・・・・・・・・・・・・・・・・502
無重力環境・・・・・・・・・・・・・・・・・・・502

無条件の受容・・・・・・・・・・・・・・・・・503
6つの基礎食品・・・・・・・・・・・・・・・・503
無尿期・・・・・・・・・・・・・・・・・・・・・・503
無発酵パン・・・・・・・・・・・・・・・・・・・503
ムラミダーゼ・・・・・・・・・・・・(503),531
ムラング・・・・・・・・・・・・・・・・(503),508

― メ ―

迷走神経・・・・・・・・・・・・・・・・・・・・503
メイラード反応・・・・・・・・・・・ 13,(503)
メサンギウム増殖性糸球体腎炎・・・・ 2,(503)
メタアナリシス・・・・・・・・・・・・・・・503
メタノール中毒・・・・・・・・・・・・・・・504
メタ分析・・・・・・・・・・・・・・ 503,(504)
メタボリックシンドローム・・・・・・・・504
メタンチオール・・・・・・・・・・・(504),505
メチオニン・・・・・・・・・・・・・・・・・・504
メチシリン耐性黄色ブドウ球菌・・・ 71,(504)
メチルアルコール中毒・・・・・・・・・・・504
メチル水銀・・・・・・・・・・・・・・・・・・505
3-メチルヒスチジン・・・・・・・・・・・・505
メチルメチオニン・・・・・・・・・・・・・505
メチルメルカプタン・・・・・・・・・・・・505
滅菌・・・・・・・・・・・・・・・・・・・・・・・505
メッセンジャー RNA・・・・・・・・・・・505
METs(メッツ)・・・・・・・・・・・・・・・506
メトミオグロビン・・・・・・・・・ 497,(506)
メナキノン・・・・・・・・・・・・・・ 429,(506)
メープルシロップ尿症・・・・・・・・・・・506
めまい・・・・・・・・・・・・・・・・・・・・・・506
目安量・・・・・・・・・・・・・・・・・・・・・・506
目安量記録法・・・・・・・・・・・・・・・・・507
メラトニン・・・・・・・・・・・・・・・・・・507
メラニン・・・・・・・・・・・・・・・・・・・・507
メラノイジン・・・・・・・・・・・・・・・・・507
メレナ・・・・・・・・・・・・・・・・・ 328,(508)
メレンゲ・・・・・・・・・・・・・・・・・・・・508
免疫学的寛容・・・・・・・・・・・・・・・・・508
免疫寛容・・・・・・・・・・・・・・・・・・・・508
免疫機能・・・・・・・・・・・・・・・・・・・・508
免疫グロブリン・・・・・・・・・・・ 187,(508)
免疫グロブリンE・・・・・・・・・・・ 2,(508)
免疫グロブリンA・・・・・・・・・・・ 2,(508)
免疫グロブリンM・・・・・・・・・・・ 3,(508)
免疫グロブリンG・・・・・・・・・・・ 3,(508)
免疫グロブリンD・・・・・・・・・・・ 3,(508)
免疫トレランス・・・・・・・・・・・・・・・508
免疫能・・・・・・・・・・・・・・・・・・・・・・508

― モ ―

蒙古症・・・・・・・・・・・・・・・・・ 322,(508)
毛根・・・・・・・・・・・・・・・・・・・・・・・508
盲点・・・・・・・・・・・・・・・・・・・・・・・508
盲斑・・・・・・・・・・・・・・・・・・・・・・・508
目的設定型アプローチ・・・・・・・・・・・508
目標指向型健康増進施策・・・・・・・・・・508
目標量・・・・・・・・・・・・・・・・・・・・・・508
もち米・・・・・・・・・・・・・・・・・・・・・・509
モニタリング・・・・・・・・・・・・・・・・・509
モノアシルグリセリド・・・・・・・・・・・509
モノアシルグリセロール・・・・・・・・・509
モノグリセリド・・・・・・・・・・・ 509,(510)
モノグリセロール・・・・・・・・・・・・・509

モラール・モチベーション管理・・・・・・・510
モリブデン・・・・・・・・・・・・・・・・・510
モンゴリスムス・・・・・・・・・・・322,(510)
問診・・・・・・・・・・・・・・・・41,(510)
問題志向型システム・・・・・・・・・・・510
問題志向型診療記録・・・・・・・・423,(510)
モントリオール議定書・・・・・・・・・・510
門脈・・・・・・・・・・・・・・・・・・・510

ヤ

薬事・食品衛生審議会・・・・・・・・・・512
約束食事箋・・・・・・・・・・・・・・・512
薬物依存・・・・・・・・・・・・・・・・512
薬物乱用・・・・・・・・・・・・・・・・512
薬物離脱・・・・・・・・・・・・・・・・512
役割演技法・・・・・・・・・・・(512),546
野次馬調査・・・・・・・・・・・・11,(512)
やせ・・・・・・・・・・・・・・・・・・512

ユ

融解・・・・・・・・・・・・・・・・・・513
融解壊死・・・・・・・・・・・・・・・・513
有害業務従事者・・・・・・・・・・・・・513
有機栽培食品・・・・・・・・・・・・・・513
有機酸・・・・・・・・・・・・・・・・・513
有機水銀・・・・・・・・・・・・505,(513)
有機溶剤中毒・・・・・・・・・・・・・・513
有機リン・・・・・・・・・・・・・・・・513
有効温度・・・・・・・・・・・・114,(514)
有鉤(こう)条虫・・・・・・・・・・・・514
有効性及び安全性の確保等に関する法律
・・・・・・・・・・・・・・・・・・・39
有効性リジン・・・・・・・・・・・・・・514
有酸素運動・・・・・・・・・・・・・・・514
有髄神経・・・・・・・・・・・・・・・・514
有髄神経線(繊)維・・・・・・・・・・・514
有訴者率・・・・・・・・・・・・・・・・514
誘電加熱・・・・・・・・・・・・359,(514)
誘導多能性幹細胞・・・・・・・・・4,(514)
有毒成分・・・・・・・・・・・・・・・・514
有病率・・・・・・・・・・・・・・・・・515
幽門・・・・・・・・・・・・・・・・・・515
遊離残留塩素・・・・・・・・・・・・・・515
遊離脂肪酸・・・・・・・・・・・・・・・515
輸液・・・・・・・・・・・・・・・・・・515
輸血・・・・・・・・・・・・・・・・・・516
油脂・・・・・・・・・・・・・・269,(516)
輸送たんぱく質・・・・・・・・・・・・・517
UNICEF(ユニセフ)・・・・・・・・・・517
ゆば・・・・・・・・・・・・・・・・・・517
ユビキチン・・・・・・・・・・・・・・・517

ヨ

養育医療・・・・・・・・・・・・・・・・517
要因加算法・・・・・・・・・・・・・・・518
要因対照研究・・・・・・・・・・・201,(518)
要介護・・・・・・・・・・・・・・・・・518
要介護高齢者・・・・・・・・・・・・・・518
要介護認定・・・・・・・・・・・・・・・518
溶血性尿毒症症候群・・・・・・・・52,(518)
溶血性貧血・・・・・・・・・・・・・・・518

養護教諭・・・・・・・・・・・・・・・・519
養護老人ホーム・・・・・・・・・・・・・519
葉酸・・・・・・・・・・・・・・・・・・519
要支援・・・・・・・・・・・・・・・・・520
幼児期・・・・・・・・・・・・・・・・・520
溶出限度・・・・・・・・・・・・・・・・520
幼少期・・・・・・・・・・・・・・・・・520
羊水・・・・・・・・・・・・・・・・・・520
陽性的中度・・・・・・・・・・・・・・・520
陽性反応適中度・・・・・・・・・・・・・520
陽性反応的中度・・・・・・・・・・・・・520
ヨウ素・・・・・・・・・・・・・・・・・521
ヨウ素価・・・・・・・・・・・・・・・・521
溶存酸素量・・・・・・・・・・・・・・・521
用量反応評価・・・・・・・・・・・・・・521
葉緑素・・・・・・・・・・・・・156,(522)
ヨーグルト・・・・・・・・・・・・・・・522
予後栄養(評価)指数・・・・・・・・・・522
予後栄養指数・・・・・・・・・・・・・・422
予後栄養評価指数・・・・・・・・・・・・422
横川吸虫・・・・・・・・・・・・・・・・522
予後推定栄養評価・・・・・・・・422,(522)
予後判定栄養指数・・・・・・・・422,(522)
ヨード・・・・・・・・・・・・・521,(522)
予防給付・・・・・・・・・・・・・・・・522
予防接種・・・・・・・・・・・・・・・・522
IV型アレルギー・・・・・・・・・・・・522
4類感染症・・・・・・・・・・・・・・・523

ラ

ライソソーム水解小胞・・・・・・・・(524),531
ライディヒ細胞・・・・・・・・・・・・・524
らい病・・・・・・・・・・・・・420,(524)
ライヘルトマイスル価・・・・・・・・・・524
ラインアンドスタッフ組織・・・・・・・・524
ラクターゼ・・・・・・・・・・・・・・・524
ラクチュロース・・・・・・・・・・・・・524
ラクツロース・・・・・・・・・・・・・・524
ラクトアルブミン・・・・・・・・・・・・524
ラクトグロブリン・・・・・・・・・・・・524
ラクトース・・・・・・・・・・・・・・・524
ラクトフェリン・・・・・・・・・・・・・525
ラクナ梗塞・・・・・・・・・・・・・・・525
ラセミ化・・・・・・・・・・・・・・・・525
ラッカーゼ・・・・・・・・・・・487,(525)
落花生油・・・・・・・・・・・・・・・・525
ラップ・・・・・・・・・・・・・457,(525)
ラフィノース・・・・・・・・・・・・・・525
ラボアジエ・・・・・・・・・・・・・・・525
ラポート・・・・・・・・・・・・・・・・526
ラポール・・・・・・・・・・・・・・・・526
ラミネートフィルム・・・・・・・・・・・526
ラムサール条約・・・・・・・・・・・・・526
卵円孔・・・・・・・・・・・・・・・・・526
卵黄・・・・・・・・・・・・・・・・・・526
卵黄係数・・・・・・・・・・・・・・・・526
ランシッド油・・・・・・・・・・・220,(527)
卵巣・・・・・・・・・・・・・・・・・・527
ランダム化比較試験・・・・・・・・・・・527
卵白・・・・・・・・・・・・・・・・・・527
卵胞・・・・・・・・・・・・・・・・・・528

マ
ヤ
ラ

卵胞刺激ホルモン・・・・・・・・・・・・・・・・・528
卵胞ホルモン・・・・・・・・・・・・・・・・・・・・528
卵胞ホルモン類・・・・・・・・・・・・・・・・・・528

リ

利益相反・・・・・・・・・・・・・・・・・・・・・・528
リオ宣言・・・・・・・・・・・・・・・・・・・・・・529
理学療法・・・・・・・・・・・・・・・・・・・・・・529
リガンド・・・・・・・・・・・・・・・・・・・・・・529
罹患率・・・・・・・・・・・・・・・・・・・・・・・529
リグニン・・・・・・・・・・・・・・・・・・・・・・529
リケッチア感染症・・・・・・・・・・・・・・・・529
リコピン・・・・・・・・・・・・・・・・・・・・・・529
リコペン・・・・・・・・・・・・・・・・・・529,(530)
リジノアラニン・・・・・・・・・・・・・・・・・・530
離漿・・・・・・・・・・・・・・・・・・・・・・・・530
リジン・・・・・・・・・・・・・・・・・・・・・・・530
リスクアセスメント・・・・・・・・・・・・・・530
リスクアナリシス・・・・・・・・・・・・・・・・530
リスク因子・・・・・・・・・・・・・・・・・125,(530)
リスク管理・・・・・・・・・・・・・・・・・・・・530
リスクコミュニケーション・・・・・・・・530
リスク比・・・・・・・・・・・・・・・・・・311,(530)
リスク評価・・・・・・・・・・・・・・・・・・・・530
リスクファクター・・・・・・・・・・・・125,(530)
リスク分析・・・・・・・・・・・・・・・・・・・・530
リスクマネジメント・・・・・・・・・・・・・・530
リスク要因・・・・・・・・・・・・・・・・・413,(531)
リステリア菌・・・・・・・・・・・・・・・・・・531
リスボン宣言・・・・・・・・・・・・・・・・・・531
リセプター・・・・・・・・・・・・・・・・・245,(531)
リソソーム・・・・・・・・・・・・・・・・・・・・531
リゾチーム・・・・・・・・・・・・・・・・・・・・531
離脱症候群・・・・・・・・・・・・・・・・・512,(532)
律速酵素・・・・・・・・・・・・・・・・・・・・・532
リナマリン・・・・・・・・・・・・・・・・・・・・532
離乳・・・・・・・・・・・・・・・・・・・・・・・・532
離乳食・・・・・・・・・・・・・・・・・・・・・・532
リノール酸・・・・・・・・・・・・・・・・・・・・533
リノレン酸・・・・・・・・・・・・・・・・・・・・23
リパーゼ・・・・・・・・・・・・・・・・・・・・・533
リフィーディング症候群・・・・・・・・・・533
リフィーディングシンドローム・・533,(534)
リプロダクティブ・ヘルス・・・・・・・・・・534
リボ核酸・・・・・・・・・・・・・・・・・・18,(534)
リポキシゲナーゼ・・・・・・・・・・・・・・・・534
リボース・・・・・・・・・・・・・・・・・・・・・534
リボソーム・・・・・・・・・・・・・・・・・・・・534
リポたんぱく質・・・・・・・・・・・・・・・・・534
リポたんぱく質リパーゼ・・・・・・・・・・535
リボフラビン・・・・・・・・・・・・・・432,(535)
リモデリング・・・・・・・・・・・・・・・・・・535
リモネン・・・・・・・・・・・・・・・・・・・・・535
硫酸紙・・・・・・・・・・・・・・・・・・・・・・535
流動食・・・・・・・・・・・・・・・・・・・・・・535
量－反応関係・・・・・・・・・・・・・・・・・・535
リン・・・・・・・・・・・・・・・・・・・・・・・535
リンゴ酸・・・・・・・・・・・・・・・・・・・・・536
リン酸化・・・・・・・・・・・・・・・・・・・・・536
リン脂質・・・・・・・・・・・・・・・・・・・・・536
臨床検査・・・・・・・・・・・・・・・・・・・・・536
臨床診査・・・・・・・・・・・・・・・・・・・・・537
リンたんぱく質・・・・・・・・・・・・・・・・・537

リンパ管・・・・・・・・・・・・・・・・・・・・・537
リンパ球・・・・・・・・・・・・・・・・・・・・・537
リンパ組織・・・・・・・・・・・・・・・・・・・・537
倫理指針・・・・・・・・・・・・・・・・・・・・・537

ル

ルー・・・・・・・・・・・・・・・・・・・・・・・537
累積度数・・・・・・・・・・・・・・・・・・・・・538
るいそう・・・・・・・・・・・・・・・・・512,(538)
ループス腎炎・・・・・・・・・・・・・・・・・・538
ルブナー・・・・・・・・・・・・・・・・・・・・・538
ルブネル・・・・・・・・・・・・・・・・・・・・・538

レ

レアギン抗体・・・・・・・・・・・・・・・・2,(538)
冷蔵・・・・・・・・・・・・・・・・・・・・・・・538
冷凍・・・・・・・・・・・・・・・・・・・・・・・538
冷凍野菜・・・・・・・・・・・・・・・・・・・・・538
冷凍冷蔵庫・・・・・・・・・・・・・・・・・・・・539
レイノー病・・・・・・・・・・・・・・・・・413,(539)
レクチン・・・・・・・・・・・・・・・・・・・・・539
レジスタンス運動・・・・・・・・・・・・・・・・539
レジスタントスターチ・・・・・・・・・・・・539
レシチン・・・・・・・・・・・・・・・・・・・・・539
レシチンコレステロールアシルトランスフ
　ェラーゼ・・・・・・・・・・・・・・・・・・・・540
レセプター・・・・・・・・・・・・・・・・・245,(540)
レセプト・・・・・・・・・・・・・・・・・・・・・540
レチナール・・・・・・・・・・・・・・・・・428,(540)
レチノイン酸・・・・・・・・・・・・・・・428,540
レチノール・・・・・・・・・・・・・・・・・428,(540)
レチノール活性当量・・・・・・・・・・・・・・540
レチノール結合たんぱく質・・・・・・・・・540
劣化・・・・・・・・・・・・・・・・・・・・・・・541
レディフードシステム・・・・・・・・・・・・541
レトルト食品・・・・・・・・・・・・・・・・・・541
レトルトパウチ食品・・・・・・・・・・・・・・541
レニン・・・・・・・・・・・・・・・・・・・・・・541
レプチン・・・・・・・・・・・・・・・・・・・・・541
連鎖球菌感染・・・・・・・・・・・・・・・・・・542
レンサ球菌感染・・・・・・・・・・・・・・・・・542
練習効果・・・・・・・・・・・・・・・・・157,(542)
レンチオニン・・・・・・・・・・・・・・・・・・542
レントゲン検査・・・・・・・・・・・・・・64,(542)
レンニン・・・・・・・・・・・・・・・・・130,(542)

ロ

LOAEL(ロアエル)・・・・・・・・・・・・・・・542
ロアエル・・・・・・・・・・・・・・・・・・・・・211
ロイコトリエン・・・・・・・・・・・・・・・・・542
ロイシン・・・・・・・・・・・・・・・・・・・・・542
ロウ・・・・・・・・・・・・・・・・・・・・・・・542
老化でんぷん・・・・・・・・・・・・・・・・・・542
瘻管栄養法・・・・・・・・・・・・・・・・・158,(543)
老人福祉施設給食・・・・・・・・・・・・・・・543
老人福祉センター・・・・・・・・・・・・・・・543
老人福祉法・・・・・・・・・・・・・・・・・・・543
労働安全衛生法・・・・・・・・・・・・・・・・・543
労働災害・・・・・・・・・・・・・・・・・・・・・544
労働生産性・・・・・・・・・・・・・・・・・・・544
労働力人口・・・・・・・・・・・・・・・・・・・544
老年化指数・・・・・・・・・・・・・・・・・・・544
老年人口・・・・・・・・・・・・・・・・・・・・・544

労務管理······························544
労務計画······························544
労務費·······························544
65歳以上人口··················544,(545)
6・6式討議···························545
ロコモティブシンドローム···········545
ローズ·······························545
ローマクラブ·······················545
ローマ宣言··························545
ロールプレイング···················546
ローレル指数·······················546
ロングライフミルク·················546

ワ

ワイル病····························546
ワイン······························546
ワークショップ·····················546
ワクチン···························547
ワシントン条約·····················547
ワックス····················542,(547)
ワーファリン·······················547
ワルファリン·······················547

ラ

ワ

MEMO

MEMO

[編者]
女子栄養大学管理栄養士国家試験対策委員会

本学の管理栄養士・栄養士養成課程の教員から構成され,
教材作成,公開模試の実施,学生への試験対策指導などに
あたっている。

管理栄養士国家試験

受験必修キーワード集　第10版

2002年 4 月 1 日	初版第 1 刷発行
2003年 3 月 1 日	初版第 3 刷発行
2003年11月20日	第 2 版第 1 刷発行
2005年 4 月 1 日	第 2 版第 6 刷発行
2005年 9 月20日	第 3 版第 1 刷発行
2007年 7 月 1 日	第 3 版第 5 刷発行
2008年 4 月 1 日	第 4 版第 1 刷発行
2010年 1 月20日	第 4 版第 3 刷発行
2010年 9 月20日	第 5 版第 1 刷発行
2012年 5 月20日	第 5 版第 3 刷発行
2012年10月20日	第 6 版第 1 刷発行
2013年 9 月 1 日	第 6 版第 2 刷発行
2014年12月20日	第 7 版第 1 刷発行
2016年 2 月20日	第 7 版第 2 刷発行
2016年11月20日	第 8 版第 1 刷発行
2018年11月30日	第 9 版第 1 刷発行
2021年11月20日	第10版第 1 刷発行

編　者　女子栄養大学管理栄養士国家試験対策委員会

発行者　香川明夫

発行所　女子栄養大学出版部

　　　　〒170-8481 東京都豊島区駒込3-24-3

　　　　☎03-3918-5411(販売) 03-3918-5301(編集)

　　　　ホームページ　https://eiyo21.com/

振　替　00160-3-84647

印刷・製本　大日本印刷株式会社

乱丁・落丁本はお取り替えいたします。本書の内容の無断掲載・
複写を禁じます。また,本書を代行業者等の第三者に依頼して電
子複製を行うことは一切認められておりません。

ISBN978-4-7895-2450-6　　　　Printed in Japan

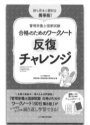
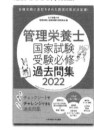
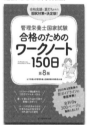
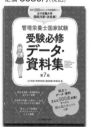
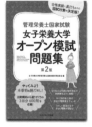
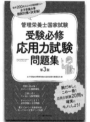